国家出版基金项目
NATIONAL PUBLICATION FOUNDATION

Artificial Intelligence for Drug Design

人工智能 与药物设计

李洪林　郑明月　主　编

朱　峰　白　芳　副主编

化学工业出版社

·北京·

内容简介

人工智能用于药物研发,在评估生物靶标和药物分子相互作用、优化药物设计路径等工作中发挥着越来越重要的作用,有助于加快药物研发进程、降低研发风险成本。

本书面向广大有志从事生命科学领域与药物研发领域交叉研究的科研或技术工作者。内容主要分为三部分:①人工智能算法基础;②数据基础与表征;③人工智能与药物设计。系统介绍了人工智能算法,重点介绍生物医药的关键数据资源,特别是基于人工智能的一些数据挖掘手段。以药物研发流程为主线,针对每个 AI 算法融入的关键步骤,首先介绍药物设计基础原理与现存挑战,进而系统性介绍 AI 算法在该研究方向上的进展情况。特别提供了交叉应用实例,并可免费下载程序代码。

电子课件的获取方式

请扫描右侧二维码,关注化学工业出版社"化工帮 CIP"微信公众号,在对话框页面输入"人工智能与药物设计电子课件"发送至公众号,获取电子课件下载链接。

图书在版编目(CIP)数据

人工智能与药物设计 / 李洪林,郑明月主编;朱峰,
白芳副主编. 一北京:化学工业出版社,2023.4(2023.9 重印)
ISBN 978-7-122-42928-5

Ⅰ.①人… Ⅱ.①李…②郑…③朱…④白… Ⅲ.
①人工智能—应用—药物—设计学 Ⅳ.①R914.2-39

中国国家版本馆 CIP 数据核字(2023)第 023287 号

责任编辑:李晓红　　　　文字编辑:毕梅芳　师明远
责任校对:宋　玮　　　　装帧设计:王晓宇

出版发行:化学工业出版社
　　　　　(北京市东城区青年湖南街 13 号　邮政编码 100011)
印　　装:天津图文方嘉印刷有限公司
787mm×1092mm　1/16　印张 41¾　字数 1015 千字
2023 年 9 月北京第 1 版第 2 次印刷
购书咨询:010-64518888
售后服务:010-64518899
网　　址:http://www.cip.com.cn

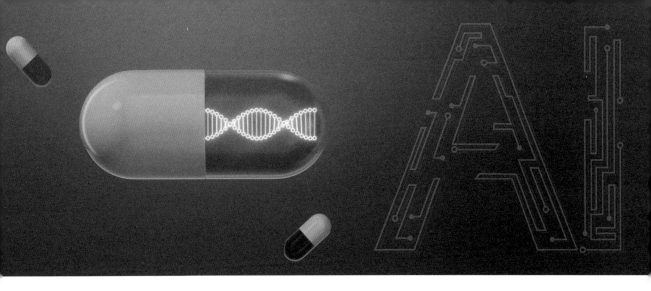

编写人员名单

主　编：李洪林　华东师范大学/临港实验室/华东理工大学
　　　　郑明月　中国科学院上海药物研究所
副主编：朱　峰　浙江大学
　　　　白　芳　上海科技大学
编　委：（按汉语拼音排序）
　　　　白　芳　上海科技大学
　　　　曹东升　中南大学
　　　　刁妍妍　华东理工大学
　　　　付　伟　复旦大学
　　　　高盛华　上海科技大学
　　　　侯廷军　浙江大学
　　　　胡乔宇　华东师范大学
　　　　兰　曼　华东师范大学
　　　　李国菠　四川大学
　　　　李洪林　华东师范大学/临港实验室/华东理工大学
　　　　李建华　华东理工大学
　　　　李　磊　加州大学圣巴巴拉分校

Artificial Intelligence for Drug Design

李诗良 华东师范大学
李叙潼 中国科学院上海药物研究所
刘　琦 同济大学
罗小民 中国科学院上海药物研究所
裴剑锋 北京大学
戚逸飞 复旦大学
王　喆 华东理工大学
曾坚阳 清华大学
郑　杰 上海科技大学
郑明月 中国科学院上海药物研究所
周水庚 复旦大学
朱　峰 浙江大学

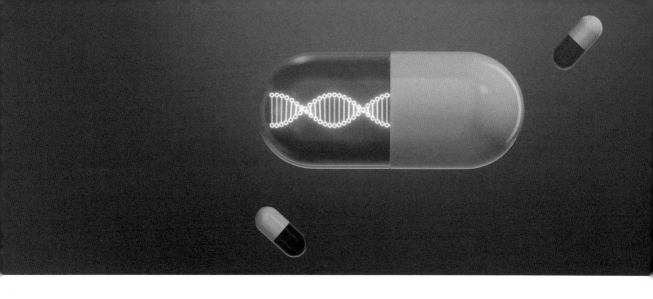

序一
FOREWORD 1

新药的研发之路从来都不是一帆风顺的，任何环节的失败都有可能导致所有努力付诸东流。从 18 世纪以来，人类发现新药一直缺乏深入的理论指导，除了偶然的发现以外，主要依赖于随机、盲目的实验筛选，这种方法效率低、成本高、风险大，成为新药研究的瓶颈。科学技术整体的发展和进步，为突破瓶颈带来了希望。20 世纪 60 ～ 70 年代，理性的药物设计这一新兴前沿领域应运而生并迅速发展，药物构效关系研究也从以前的定性推测水平提升到定量计算水平。科学技术的不断进步，推动新药的研发范式不断更迭，以冲破各阶段的研发技术瓶颈。

人工智能的概念于 20 世纪 50 年代被正式提出，它可以在一定程度上赋予机器以推理和执行的能力。从线性回归到支持向量机再到人工神经网络，人工智能的发展经历了数次起伏，并在如今的硬件支持下大放异彩。随着大数据时代的到来，人们深切体会到了人工智能给生活带来的种种便利，包括人脸识别、语音识别和自动驾驶等。这不禁令人思考，人工智能该如何面向人类生命健康的重大需求发挥出自身的作用呢？

近年来，随着生物医药数据的不断积累，人工智能技术在药学领域中的应用越来越广泛。新药研发过程中产生的数据涉及从靶点发现、药物设计、临床前研究到临床试验的各个阶段。人工智能可以从海量的药物研发原始数据中快速挖掘信息密度高的数据，并通过整合分析这些数据，为药物研发提供更多新的见解。随着众多研究团队及各大知名药企纷纷布局基于人工智能的新药研发规划，国内"First-in-Class"新药研发进展有望得到新的突破。

当收到这本书的样稿时，我内心的兴奋和欣慰不言而喻——此书正填补了人工智能与药学交叉领域的空缺。本书系统性地介绍了人工智能的专业知识及其在药学领域各方面的应用。全书整体编排循序渐进、由浅入深，内容层层递进，章节之间的联系具有很强的逻辑性与系统性。每个章节不仅有关于人工智能原理、算法与模型的详尽讲解，还紧密地联系药学领域和药物研发的实际案例，以满足不同专业背景读者的知识需求。总的来说，本书不仅立足于当下，为读者提供了人工智能药学领域的基础知识，帮助读者顺利进入这个快速发展的科学前沿领域；同时也展望未来，为读者介绍当前新药研发的前沿方向，包括新型药物靶标发现、蛋白质结构预测、药物分子设计新方法研究等，助力读者向这个领域的深度和广度进军。

在国家相关政策的引导、支持和推动下，我国创新药物研发出现了前所未有的繁荣景象。利用人工智能技术推动医药产业的高质量、可持续发展，是未来科技创新发展的大趋势。这不仅需要当前领域内领军人物的不断努力，同时也需要更多交叉学科背景的青年才俊成长起来以推动此领域的不断前行。在此背景下，本书的出版可以说是正当其时，我相信并期待它将产生广泛的影响，对推动新药研发领域中人工智能技术的发展和应用发挥出重要的作用。

陳凱先

中国科学院院士
上海中医药大学原校长
中国科学院上海药物研究所原所长
2023 年 4 月

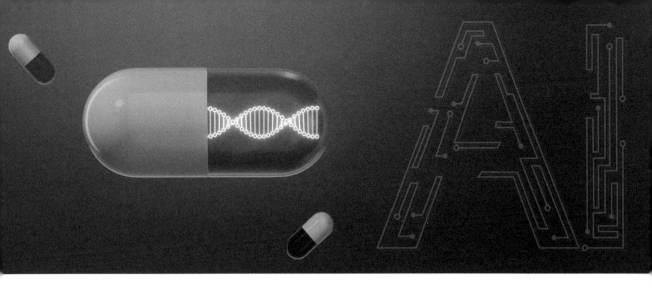

序二
FOREWORD 2

　　李洪林教授邀请我为《人工智能与药物设计》一书写序，我既为难，又激动。激动的是在人工智能如爆炸般蓬勃发展的时代，在人们对健康医疗，特别是高效、精准治疗药物高度需求的时代，能有一本系统介绍和阐述人工智能和药物设计融合发展的著作，无疑是这个领域和相关领域学者和研究者的福音；而我之所以为难，是因为我不在这个领域从事研究工作，对人工智能了解极少，对药物设计也知之甚少，但对李洪林教授的邀请，有盛情难却之感，也觉得写序就得拜读其内容，这也不失是一个熟悉和学习"人工智能与药物设计"的好机会。

　　回顾一下自己的学业和研究经历，我确实可以从中学到许多新知识、新技术，特别是新思维。原因是，我在硕士、博士阶段，除了繁重的实验室合成、测试操作以外，还要在研究中基于计算机大量运用量子化学及其计算，去解析染料的吸收和荧光。今日的染料前沿主要就是用于超分辨荧光生物成像、荧光传感、荧光手术、光动力诊疗等。在那时，20世纪80年代，计算机还非常原始，体积非常庞大，一台计算机就是一个教学楼或者实验楼，为了设计一个染料分子，我们需要用像机关枪一样的穿孔机，在计算机的纸带上打下如盲文的计算程序代码和数据代码，长长的纸带盘，如同当年硕大的电影胶卷盘，如果验证时出了错，还得赶忙趴在地上用胶水和黑纸填补或者手动打孔，修改程序，非常辛苦和魔幻。那时，根本不可能想象分子设计能够进入今天的智能时代。因此，我对"人工智能与药物设计"领域，天然就有亲近感。

　　另一方面，许多人不知道，我在独立开展研究工作后，即在20世纪90年代，还同时开展绿色农药研究，除了合成、生测、药效以外，还要基于计算机从事农药的分子设计工作，也偶然设计了一些药物分子。运用当时的神经网络进行构效关系的研究，其技术方法就比其它方法和技术表现优越，只是当时的计算机不够得力。但在20世纪90年代后期，我和计算机辅助药物分子设计的源头——定量构效关系的发现和建立者——日本京都大学藤田（Fujita）先生认识并成为"忘年交"，他传授了我许多这方面的知识、理念和思维。所以，整个分子设计学的发展，大致了然于心。这让我对人工智能与药物设计的结合有了更多的期待。

我们生活的时空可分为信息、物质和能量三个部分，而"人工智能与药物设计"恰恰就是信息部分（数字逻辑）和物质部分（分子物质）的交汇，并且基于能量最小（关系转换）基础之上。这同样高度体现了这一领域在学科专业上的交叉性和跨学科、超学科性，对超学科人才培养和跨学科研究突破，均有重要意义。

在人工智能深入推进并与药物研发融合的浪潮中，多学科交叉的复合型人才的培养与孵化，对创新药物研发起着决定性作用，而国内外基于人工智能的药物设计相关图书极度缺乏。在这种大背景下，李洪林等人组织编撰的《人工智能与药物设计》，无疑是一场及时雨。该书着眼于药物科学、生命科学与计算机科学领域的交叉研究基础，以药物研发历程为书籍脉络，从人工智能算法基础、数据基础与表征到人工智能与药物设计三个不同维度，深入探讨了人工智能技术在药物研发每个关键阶段最前沿的应用实例与先进技术，剖析和展望了广泛的应用前景。由此可以预见，随着人工智能与药物设计技术的不断融合，药物开发将会更加快速、高效、低耗。人工智能技术的进步也将进一步推进药物靶标发现、合理药物设计、药物再利用等研究领域的持续创新发展。

该书的作者队伍阵容强大，由国内外 20 余位人工智能研究领域的精英科学家或药物设计领域具有交叉研究背景的杰出学者专家组成，他们活跃在药物研发领域并取得了丰硕的成果，能够传递给读者最前沿的学术思想和方法。

相信通过阅读和学习本书籍，读者会对药物研发流程有系统的认识，同时掌握基础理论知识和技术应用能力，特别是对人工智能技术与药物研发技术相融合开展研究的能力。对有志于从事生物医药与信息科学交叉领域的研究工作者而言，这是一本极为重要的入门和进阶的书籍，势必也将成为该交叉领域复合型人才培养的重要科技读物。

中国工程院院士

华东师范大学校长

华东理工大学原校长

英国女王大学荣誉博士

2023 年 3 月 16 日

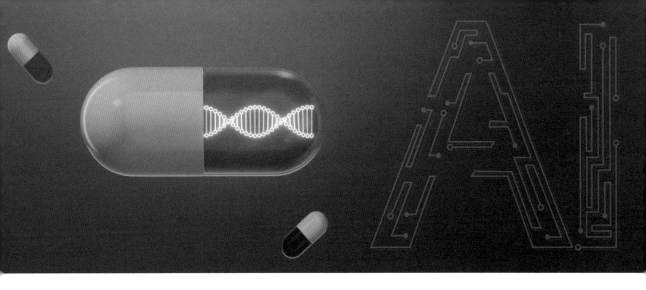

序三
FOREWORD 3

计算机辅助药物设计领域在国际上兴起于 20 世纪 60 年代，最初的工作主要围绕化合物的结构与活性来建立定量构效关系，后来随着化学信息学、结构生物学、计算化学与生物学的发展而进入基于结构的药物设计阶段。其发展一直受到多学科新技术发展的驱动，例如过去几十年中快速发展的计算模拟和高性能计算技术、结构生物学、化学信息编码与处理技术、基因组测序和多种组学技术等。我国的药物研发在过去的几十年间从仿制为主逐渐发展到模仿和原始创新，药物设计方法和技术的发展在此过程中发挥了重要作用。在国家各类科研计划的支持下，我国计算机辅助药物设计方法发展与软件开发得到了高速发展，涌现出了一批在国际上有影响力的方法与软件，但总体来说能够引领领域发展的工作还比较少。

近年来人工智能领域的新一轮复兴与飞速发展为科学研究带来了新的范式，为药物设计及相关领域带来了新的革命，也为我国药物设计领域的发展带来了新的机遇。事实上，我国的科学家在 20 世纪 90 年代就开始将人工神经网络、支持向量机、决策树等机器学习方法引入药物设计领域，用于进行药物靶标、化合物类药性及性质预测等研究。近年来，我国科学家比较早地意识到深度学习方法及大数据领域的突破为药物设计带来的机遇，及时地将最新的人工智能技术引入药物设计领域的各个方面，基本上与国际同步地（从大约 2014 年开始）发展了多种基于人工智能的药物设计方法，并逐步开始进行实验验证。相关研究队伍也从学术研究单位，如中国科学院上海药物研究所、北京大学、华东理工大学、复旦大学、浙江大学、四川大学、中南大学、上海科技大学、华东师范大学、临港实验室等扩展到专业从事人工智能技术开发或药物研发的研究单位和企业，并出现了一批以人工智能药物设计为主要方向的新兴初创企业和研发单位，为我国新药创制提供了新的驱动力。与之相对应的是对于既懂药物设计又懂人工智能技术人才的迫切需求，许多从事药物研发或人工智能算法研究的人员十分渴望能够尽快学习并掌握人工智能药物设计相关技术，一本既包含人工智能算法和药物设计基础，又涵盖人工智能药物设计最新进展的参考书受到很大期待。

李洪林、郑明月等主编的《人工智能与药物设计》一书为人工智能药物设计领域从业者和来自不同学科背景有志于从事药物研发的科技工作者提供了一本内容全面和新颖的参考书，也为人工智能药物设计相关课程的开设提供了重要参考。他们邀请了一批在一线从事人工智能算法研究、传统药物设计和人工智能药物设计方法发展的中青年专家撰写相关章节，覆盖了人工智能算法基础、药物设计相关数据基础与表征、人工智能药物设计方法等方面的内容，还为典型的算法提供了可以下载学习和应用的程序代码。其中，人工智能算法基础部分，引领读者学习机器学习的基本算法和药物设计研究中常用的深度网络；数据基础与表征部分、全面介绍了生物分子结构与活性数据库以及常用的分子表征方法，是开展人工智能药物设计的数据基础，覆盖全面的数据库介绍与链接，为读者提供了方便；人工智能药物设计部分，较为全面地总结了人工智能在药物设计及相关领域的应用，包括药物靶标发现与识别，蛋白质、核酸结构预测与小分子构象预测，量子力学与分子力场的新发展，小分子及大分子药物从头生成、设计与优化，药物的 ADMET 性质及晶型预测等。

　　人工智能药物设计领域尚处于爆发式发展的前期，新方法、新技术不断涌现，将这些散布在文献中的宏量内容进行整理，抽提精华，形成专业书，无疑是一个巨大的工程。感谢主编和参加写作的专家团队克服重重困难完成该书的编写，为人工智能药物设计从业人员、拟进入该领域或希望对该领域有所了解的人员提供了很好的参考。已故蒋华良院士生前致力于推动我国新药创制的发展，鼓励不同学科人员跨学科合作，身体力行地进行人工智能药物设计方法发展与应用研究，《人工智能与药物设计》一书的出版是对他的告慰与致敬。

　　人工智能药物设计是新兴的交叉学科领域，随着创新算法的不断引入和适用于药物研发需求算法的发展，新的药物设计方法与技术会不断涌现。通用人工智能，特别是 ChatGPT 的发展，为药物设计提供了新的可能。相信该书的内容也会在将来得到不断的更新与完善。

北京大学化学与分子工程学院 / 定量生物学中心 教授

2023 年 5 月 5 日于北京

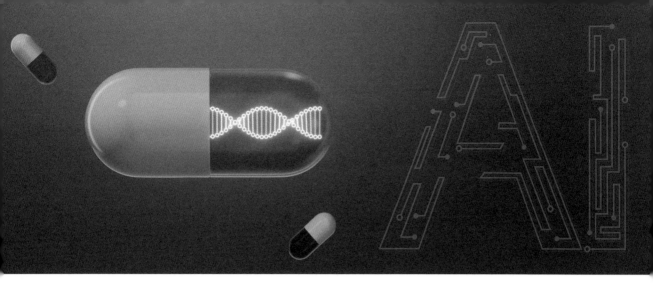

前言
PREFACE

时光如白驹过隙。特殊的三年使大家的生活和工作都放慢了节奏，也改变了人们的行为和思维方式。回溯过往，思绪又被拉回至 2019 年 8 月中旬，2019 中国药物化学学术会议在成都举办。蒋华良院士做了《我国药物分子设计 40 年历程》的大会报告，并在《中国科学：生命科学》期刊"新中国成立 70 周年生命科学研究进展"专辑上同期发表了《中国药物分子设计 40 年发展成就》的评述文章。该文系统地总结了我国药物分子设计在方法发展和具体药物研发中 40 年的进展，指出中国药物创新的春天已经来临，而作为创新药物研发的重要技术支撑的药物设计也必将迎来新的发展机遇和更为广阔的发展空间，并预见在市场需求和技术进步的双重推动之下，药物设计在我国创新药物研发中必将发挥更大的作用。

当时，人工智能（Artificial Intelligence，AI）在国外的进展已经有了坚实和颠覆性的成果。如 DeepMind 提出 Alpha 系列：从 Alpha Go 到 Alpha Zero，再到 AlphaStar、AlphaFold，以及到现在的 AlphaFold2 等科学发现领域的一项项重要里程碑，给大家展示了人工智能和传统科学结合带来的巨大潜能，也使得从人类思维方式中获取灵感的人工智能技术，逐渐在慢慢改变人类的学习和思维方式。作为人工智能技术的重要应用场景，其在我国药物设计领域的探索和研究正逐步开展。尽管当时会场上与人工智能新药发现相关的报告还不是很多，但已经场场爆满，足以说明大家对该主题的兴趣和期望之高。编者本人也受邀做了《人工智能与药物设计》命题报告，就前期发展的一些 AI 药物设计方法与具体的新药发现相结合案例在会上进行了分享。会后化学工业出版社编辑邀约，希望我能组织编写一本入门级或研究生教育课程读本。但苦于本人才疏学浅又事务繁忙，一直不能静下心来仔细思考、理清思路，又担心撰写的速度跟不上国际该领域发展的进度，便一直没有组织好编写队伍。感谢编辑的信任和坚持，在她的再三邀约下，终于在 2022 年上海新冠疫情封控的几个月里，组织国内本领域的中青年学者完成了本书初稿的撰写。

人工智能药物设计是一门基于计算机科学、药学、人工智能、化学和生物学等学科的交叉研究学科。目的是利用人工智能技术，阐明药物分子与靶标生物大分子的相互作用以及药物在体内的复杂过程，揭示药物分子结构与生物活性、成药性和安全性的相互关系，助力新药物研发和先进制造。以人工智能等为代表的新一代信息技术正推动着生命与健康领域研究发生快速变革。

人工智能在创新药物研发领域的应用需要算法工程师和药学家、化学家的紧密合作，更需要同时掌握人工智能技术和药物设计研发手段的复合型创新人才。但现实情况是，一方面，交叉学科人才培养规模与人工智能医药研发的产业需求规模相比，存在较大缺口；另一方面，由于相关课程大纲及学习材料相对匮乏，各地院校目前在相关人才培养过程中存在挑战，学生较难在短时间内建立系统化的知识体系。本书主要从人工智能重要算法理论知识及其在药物设计中的应用进展两方面展开介绍，受众面向有兴趣开展学科交叉研究的深度学习初学者、进阶者及工程师，同时包括生物和医药相关专业的本科生、研究生和研发人员。

本书首先强调以人工智能算法为切入点，提高药物设计的质量和效率。第一部分系统介绍了深度学习的基础知识和常用算法；第二部分介绍了在药物分子设计中常见的数据类型，简要地介绍了药物相关的数据资源，并且探讨了如何设计神经网络架构来自动学习不同数据类型的特征和表示方法；第三部分主要介绍了人工智能算法在新药研发不同环节或细分场景中的应用和案例，这些场景涉及不同学科的交叉，也有技术之间的互相渗透。高价值的应用场景、高效的算法、海量的数据，是实现人工智能垂直领域价值的基础。在药物研究的一些场景中，人工智能已经开始帮助解决行业的核心痛点，而在另一些场景中仍有待探索，仍需要长时间的积累与提升才有可能真正实现突破。

本书在专业铺陈中，突出问题导向。以药物研发中的科学问题和技术难题为落脚点，最终满足临床新药发现需求。这一方面要求我们深入理解新药发现中具体的生物学、化学或医学等科学问题，另一方面需要我们具备将其转化成为应用边界清晰的人工智能建模问题的能力。我们希望读者能通过本书所介绍的算法和应用案例，学习到如何从计算机、数据和信息科学的角度思考和解决生命科学问题，以及如何利用人工智能这一前沿和先进方法解决新药研发中的技术难点问题，而不是简单地了解人工智能药物设计能做些什么。

本书作者都是国内外长期从事机器学习、人工智能和药物设计领域科研和教学工作的中青年学者，能够较为准确地把握本领域研究的最新进展和发展方向。他们结合自己丰富的工作和实践经验，在本书中系统地介绍了人工智能和药物设计的理论、技术、方法及其实际应用。由于绝大部分内容都出自编写者的研究工作和经验，因此本书兼具较高的学术性和实用性。感谢化学工业出版社对本书的重视以及为本书出版所做的一切。

谨以此书献给中国科学院院士蒋华良先生！先生是我国药物设计学科的开拓者之一，也是我国人工智能新药设计领域的先驱者。他带领我们率先开展了基于大数据和人工智能的药物设计前沿技术的前瞻性探索，极大地推动了我国该前沿领域和人工智能药物发现产业的发展。先生虽已仙逝，但他的科学精神将永存。

限于编者水平和该领域发展迅速，难免有疏漏和不当之处，恳请广大师生和同行批评指正。

编者

2023 年 4 月

目录
CONTENTS

第 3 章　深度生成模型 078

第三部分　人工智能与药物设计　261

第 8 章　药物靶标发现与识别　262

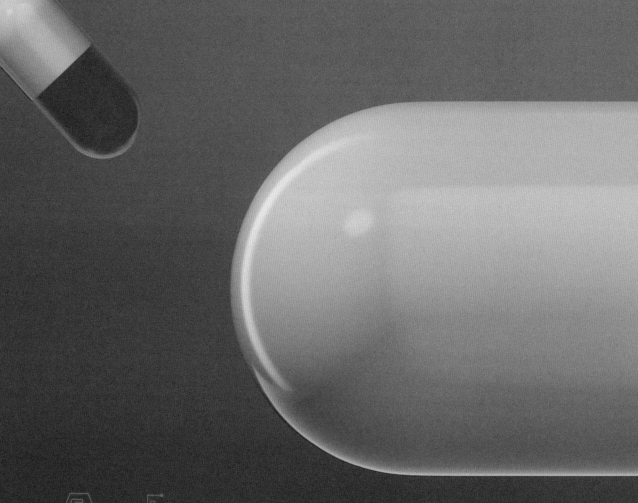

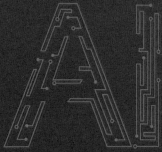

Artificial Intelligence
for
Drug Design

绪 论
——人工智能与药物设计的发展

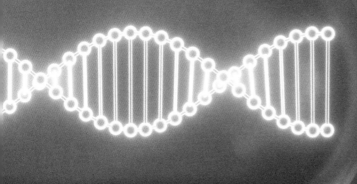

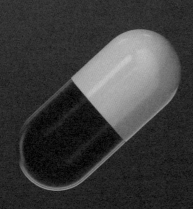

人工智能（Artificial Intelligence，AI）是一门利用计算机技术、理论、方法和软件等来研究和开发能够用来扩展人的智能、模拟人类行为和思维，从而对数据进行分析的科学，主要包括机器学习（machine learning，ML）和深度学习（deep learning，DL）两个方面（图 0-1）[1]。随着计算机技术的快速发展和大数据时代的到来，AI 在多个领域取得了一定的突破，例如在棋类竞技领域，阿尔法围棋（AlphaGo）利用 DL 技术在人机围棋对决中战胜职业围棋选手[2]；在自动工程领域，依靠人工智能、视觉计算、雷达、监控装置和全球定位系统协同合作实现自动驾驶[3]；在知识工程领域，以知识本身为处理对象，研究如何运用 AI 和软件技术，设计、构造和维护知识系统[4]；在医药领域，DeepMind 公司开发了高度准确的蛋白结构预测程序 AlphaFold2[5]，并专注于应用 AI 驱动药物发现，这些实例充分说明了 AI 的应用范围广阔并呈现出较好的发展趋势。

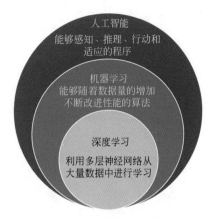

图 0-1　人工智能、机器学习及深度学习的关系

纵观我国的药物研究及医药产业的发展，新药发现虽然经历了从以仿制为主到模仿创新的过程，但是目前创新药物的研制仍具有重要性及紧迫性。传统药物发现耗资大、风险高、周期长，计算机辅助药物设计（computer-aided drug design，CADD）方法的出现大大加速了药物先导化合物的发现[6]。近几十年随着算法、算力的提高和海量化学、生物学和药学信息的积累，AI 也开始应用于新药发现过程中（图 0-2），其中 ML 和 DL 等方法依靠强大的数据挖掘技术和数据处理能力，可以更有效地缩短药物设计进程，提高研发效率，加快先导化合物的发现，相较传统的药物设计方法更加经济高效[7]。同时，大数据时代的来临也对传统的药物设计方法提出新的挑战，基于 AI 的药物设计方法在一定程度上可进一步促进药物设计的发展。

（1）AI 与药物设计的发展

新药研发与新药研发技术变革息息相关，而新技术手段的出现可以不断带动新药研发的发展。纵观新药研发技术的变革，主要可以分为以下若干阶段。19 世纪以前，治疗药物多来自自然界，医者主要根据经验将天然植物、动物、矿物直接用于部分疾病的治疗；20 世纪 30～50 年代，新药研发行业已获得了巨大的发展，此时抗生素、磺胺类药物、麻醉镇痛、疫苗等领域都涌现出了较多的新药；20 世纪 60 年代，药物化学家提出了定量构效关系，药物设计方法开始了飞速的发展。20 世纪 80 年代前，药物设计主要依赖药物化学家的经验来对先导化合物结构进行优化，这一阶段也称经验药物设计阶段；20 世纪 90 年代起，计算机的发展和结构生物学的兴起，使人们对疾病靶标结构的认识更加深入，通过"锁钥"模式结合药物的化学和生物学特性，寻找与结合口袋形状和性质互补的分子。至此，药物设计从传统的经验药物设计迈入理性药物设计阶段，从而以靶点研究为基础的新药研发模式得到广泛应用，并加快了对化学药物研发的进程，促进了单抗、基因治疗药物等的开发[8]。

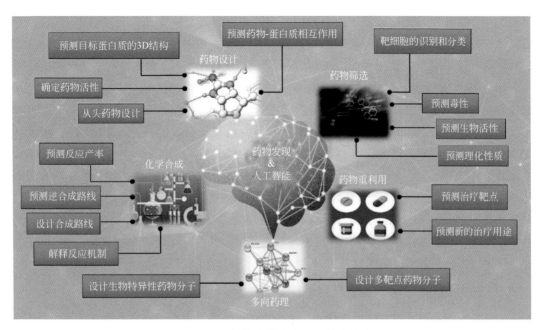

图 0-2 人工智能在药物发现领域中的应用

药物研发过程主要包括靶点识别与验证、先导化合物的发现及优化、临床前评价以及临床研究四大过程。其中靶点的识别与验证作为药物研发的关键点，主要利用基因组学研究和蛋白质组学研究进行靶点的确证。当科学家揭示出新的基因或蛋白质的功能，并深入明晰分子生物学机制，即可找到在该生物学效应传导机理上的相关环节作为靶点，如可以发挥生物信号转导功能的蛋白质，以其作为药物靶标可以研发激动药物或拮抗药物，以调控相应的生理学效应达到疾病治疗的目的。先导化合物的发现及优化方法包括对大型化合物库的高通量筛选、天然活性物质筛选、基于结构的药物设计（structure-based drug design，SBDD）、基于片段的药物设计（fragment-based drug design，FBDD）、DNA 编码化合物库技术（DNA encoded compound library，DEL）、计算机辅助设计等。经过上述方法获取的候选药物即可进入药物开发阶段，在临床前评价阶段，主要对候选药物进行人体外或动物体内安全性、有效性评价以及工艺质量研究，主要包括原料药和制剂的药学评价（结构确证、制备工艺、理化性质等）、药效药代动力学研究（量效关系、药-时曲线、ADME 等），以及毒理学评价等。经过临床前的开发之后，通过 IND 申报，即可开始临床研究 [9, 10]。研究人员统计发现平均随机筛选 10000 ～ 20000 种化合物才能发现 1 ～ 2 种有希望的先导化合物 [11]。因此，新药发现的效率极低，迫切需要新技术新方法来不断促进新药研发进程。

AI 的定义是在 1956 年的达特茅斯会议上由约翰·麦卡锡提出的，几十年间该技术在各个领域取得了惊人的成就，获得了迅速的发展。ML 是大数据技术的一个应用，多用于处理大型和多样化的数据集 [12, 13]，使用算法来解析数据，并利用大量数据和算法对机器进行训练，通过算法，使其具备在数据中学习以及执行任务的能力，并且可对新数据集的未来状态做出判断或预测，较传统 QSAR 物理模型能更有效地缩放大型数据集。早在 2016 年，IBM Watson 就联合辉瑞公司，将 ML 用于发现抗癌药物。ML 分为监督学习、无监督学习和强化学习。监督学习包括分类和回归方法，其中预测模型是基于输入和输出的数据开发的，如基于分类模型的疾病诊断以及基于回归模型预测药物 ADMET 性质[14]。无监督学习包括聚类和仅基于输入数据进行分组和解释的特征查找方法[15]，如聚类模型基于特征查找方法预测疾病靶标[16]。强化学习则主要解决决策问题（decision-making），尤其是对于连续决策问题，可应用于从头药物设计[17]。AI 的另一个子领域称为深度学习（DL），DL 是从神经网络理论出发得到的一类算法集合。基于学习是联结的创造和强度的改变的神经网络理论，DL 试图模仿大脑神经元之间的传递、处理信息的模式，使其能自发地通过反复实践进行自行优化，形成准确和高效的模式[18]。由于 DL 具有卷积神经网络（convolutional neural networks, CNNs）、循环神经网络（recurrent neural networks, RNNs）和深度置信网络（deep belief networks, DBNs）等神经网络体系结构的灵活性，近年来随着计算性能的快速发展及图形处理单元（graphics processing unit, GPU）的应用，DL 在药物发现领域的应用展现出巨大潜力[19]。随着 AI 方法的不断发展，新药发现的临床试验失败将可能减少到最低限度，并带来一个快速、高效、低消耗的药物开发时代。

（2）药物设计中 AI 须解决的五大挑战

计算机辅助的小分子药物设计长期以来一直被认为是具有巨大应用价值的方法，而数据处理能力的提高和 AI 工具的发展更是推动了该领域的前进。为了取得更好的发展，研究人员总结了使用 AI 的药物设计必须解决的五个"重大挑战"[20]：

① 获取适当的数据集　适当的输入数据对于创建具有实用价值的预测模型和生成新的化学实体至关重要[21]。即使现在有许多包含数以百万计化合物信息的公共数据库出现，例如 ChEMBL[22] 和 PubChem[23]，可以为 ML 模型提供输入数据，从而预测药物分子的生物学活性或物理、化学性质，而由于许多制药公司或科研机构仍拥有较大且未公开的数据集，使得现有数据仍具有一定局限性。

② 产生新的假说　即使高通量筛选技术不断发展以及药物化学发明不断优化的今天，药物发现的过程仍然局限于化学空间中的小部分类药分子。因此，随着药物研发知识的发展，AI 需要考虑到人类疾病的复杂性和药物化学家或药物设计者面临的挑战，在药物设计中产生更彻底的生成方法假说[24, 25]。药物发现过程中的一个关键限制是人类生物学的基础知识缺乏，使得药物设计面临越来越复杂的数据和未知靶点[26]。而 AI 模型则可以通过分析各个级别（例如遗传水平、细胞水平和分子水平）的行为并提供有关这些行为如何演化和相互作用的解释来应对这些挑战[27]。因此，可以通过产生新的假设和 ML 模型，并通过给出实验数据来检验新的假设并修正模型，从而建立一种虚拟循环，产生一个更为完整的学习系统。

③ 多目标优化　新药研发并不是单一的过程，而是需要在药物设计过程中平衡多个指标，如药物分子对靶标的活性与选择性以及给药后在体内的清除率和渗透性等。但是，针对某单一属性进行优化具有局限性且可能会影响其他属性，而多目标优化的计算框架有助于解决这种潜在的目标冲突问题[28]。过去，多目标优化的算法主要为遗传算法，该算法将问题的求解过程转变成类似生物进化中染色体基因的交叉、变异等过程。在求解较为复杂的组合优化问题时，相对一些常规的优化算法，遗传算法通常能够较快地获得较好的优化结果[29]。此后分布式估计算法（estimation of distribution algorithm, EDA）逐渐兴起，例如自适应协

方差矩阵进化算法，并与其他 ML 方法相辅相成。采用合理的 AI 模型来解决多目标优化问题仍具挑战。

④ 减少周期时间　在药物研发过程中，发现并优化先导化合物所需的时间、投资以及承受的风险均是巨大的。从先导化合物到候选药物需经过设计 - 合成 - 测试 - 分析（DMTA）四步，虽然"设计"和"分析"阶段可能完成较快，但是"测试"以及"合成"阶段通常很慢，具有较大的优化空间[30]。AI 为提高药物发现效率提供了一种途径，例如利用大数据进行合理决策、快速整合和适宜分析可用的实验数据，进而提供药物设计思路并加快药物设计过程。此外，针对合成过程耗时较长的问题可以通过 AI 模型分析合成路线和优化反应条件，进而预测出快速高效的合成路线，从而最终缩短化学合成周期。

⑤ 知识和思维　除了技术问题，AI 在药物研发中面临的主要挑战可能在于如何培养研究人员的思维方式以及增加研究人员的文化积累，进而使得研究人员能够解释 AI 模型并能够合理应用模型结果。不同领域的专家合作交流，共同发展通用的术语和范例，并为 AI 辅助药物设计过程建立明确的标准，将 AI 视为合作伙伴去扩大药物化学研究的领域，而非完全替代传统方法作茧自缚[20]。

（3）AI 在药物设计中的应用

已知的化合物空间约含有 10^{60} 个分子，然而，由于缺乏先进的技术，限制了药物开发过程，使其成为一项耗时和成本高昂的任务，而 AI 的出现可改善药物开发过程中的缺陷，通过识别靶标和先导化合物，为药物靶标的快速验证和药物结构设计的优化提供依据[31]。目前，在新药研发中引入 AI 方法已经成为一种明显的趋势，同时，不同的 AI 模型已经广泛应用于药物开发的各个阶段（图 0-3），例如药物靶标的识别与验证、化合物高通量筛选、生物医学信息的分析决策以及招募患者进行临床试验[32]。AI 在药物设计中的应用将有效改善传统药物设计效率低下的问题，并降低人为干预的影响。

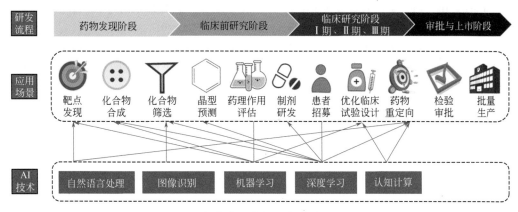

图 0-3　人工智能在新药研发各个阶段的应用场景

AI 在药物设计中的应用场景还包括预测药物分子的合成路线[33]、药理特性[34]、蛋白质结构[35]、分子生成[36]、药物组合和药物 - 靶标关联分析[37]以及老药新用[38]。同时，新的生物标记物与靶标、药物和疾病关系的发现，有助于利用基因组学或蛋白质组学分析识别新的通路和靶点研究的发展[39, 40]。此外，DL 方法已被验证在药物分子的发现及理化性质、毒性风险预测领域具有巨大的应用潜力。据不完全统计，一个新药的研发往往需要花费 10 年以上的时间，耗资约 26 亿美元，而 AI 可使药物开发更加快速、高效、低消耗。AI 技术的进步将促进药物靶标发现、合理药物设计、药物再利用等研究领域的持续创新发展。本书将详细介绍相关算法及应用实例。

参考文献

[1] Mak K K, Pichika M R. Artificial intelligence in drug development: present status and future prospects. *Drug Discov Today,* **2019,** *24* (1): 773-780.

[2] Silver D, Huang A, Maddison C J, et al. Mastering the game of Go with deep neural networks and tree search. *Nature,* **2016,** *529* (7587): 484-489.

[3] Nascimento A M, Vismari L F, Molina C B S T, et al. A systematic literature review about the impact of artificial intelligence on autonomous vehicle safety. *IEEE Transactions on Intelligent Transportation Systems,* **2019,** *21* (12): 4928-4946.

[4] O'Leary D E. Using AI in knowledge management: Knowledge bases and ontologies. *IEEE Intelligent Systems and Their Applications,* **1998,** *13* (3): 34-39.

[5] Jumper J, Evans R, Pritzel A, et al. Highly accurate protein structure prediction with AlphaFold. *Nature,* **2021,** *596* (7873): 583-589.

[6] Kuntz I D. Structure-based strategies for drug design and discovery. *Science,* **1992,** *257* (5073): 1078-1082.

[7] Paul D, Sanap G, Shenoy S, et al. Artificial intelligence in drug discovery and development. *Drug Discov Today,* **2021,** *26* (1): 80-93.

[8] Sneader W E. History of drug discovery. *e LS,* **2001.**

[9] Lahn M. The development of a drug: A pharmaceutical drug development perspective. *Phase I Oncology Drug Development,* **2020,** 1-15.

[10] Honek J. Preclinical research in drug development. *Medical Writing,* **2017,** *26* (4): 5-8.

[11] 陈凯先. 计算机辅助药物设计: 原理、方法及应用. 上海: 上海科学技术出版社, 2000.

[12] Vopham T, Hart J E, Laden F, et al. Emerging trends in geospatial artificial intelligence (geoAI): potential applications for environmental epidemiology. *Environ Health,* **2018,** *17* (1): 40.

[13] Bishop C M. Model-based machine learning. *Philosophical Transactions,* **2013,** *371* (1984): 20120222.

[14] Gunčar G, Kukar M, Notar M, et al. An application of machine learning to haematological diagnosis. *Scientific Reports,* **2018,** *8* (1): 1-12.

[15] Koohy H. The rise and fall of machine learning methods in biomedical research. *F1000 Research,* **2017,** *6*: 2012.

[16] Young J D, Cai C, Lu X. Unsupervised deep learning reveals prognostically relevant subtypes of glioblastoma. *BMC Bioinform,* **2017,** *18* (11): 5-17.

[17] Chen H, Engkvist O, Wang Y, et al. The rise of deep learning in drug discovery. *Drug Discovery Today,* **2018,** *23* (6):

[18] Andrews, Brenda, J., et al. Machine learning and computer vision approaches for phenotypic profiling. *J Cell Biol,* **2017,** *216* (1): 65-71.

[19] Cho, Young-Won, Lee, et al. Deep learning in medical imaging: General overview. *Korean Journal of Radiology: Official Journal of the Korean Radiological Society,* **2017,** *18* (4): 570-584.

[20] Schneider P, Walters W P, Plowright A T, et al. Rethinking drug design in the artificial intelligence era. *Nat Rev Drug Discov,* **2020,** *19* (5): 353-364.

[21] Esaki T, Watanabe R, Kawashima H, et al. Data curation can improve the prediction accuracy of metabolic intrinsic clearance. *Mol Inform,* **2019,** *38* (1-2): 1800086.

[22] Anna G, Anne H, Michat N, et al. The ChEMBL database in 2017. *Nucleic Acids Res,* **2017** (D1): D945-D954.

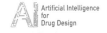

[23] Kim S, Chen J, Cheng T, et al. PubChem 2019 update: improved access to chemical data. *Nucleic Acids Res,* **2019,** *47* (D1): D1102-D1109.

[24] Paul S M, Mytelka D S, Dunwiddie C T, et al. How to improve R&D productivity: the pharmaceutical industry's grand challenge. *Nat Rev Drug Discov,* **2010,** 203-214.

[25] Satyanarayanajois S D, Hill R A. Medicinal chemistry for 2020. *Future Med Chem,* **2011,** *3* (14): 1765-1786.

[26] Yang Y, Adelstein S J, Kassis A I. Target discovery from data mining approaches. *Drug Discovery Today,* **2012,** *17*: S16-S23.

[27] Silverbush D, Grosskurth S, Wang D, et al. Cell-specific computational modeling of the PIM pathway in acute myeloid leukemiacell-specific computational models of acute myeloid leukemia. *Cancer Res,* **2017,** *77* (4): 827-838.

[28] Nicolaou C A. Multi-objective optimization methods in drug design. *Drug Discovery Today Technologies,* **2013,** *10* (3): e427-e435.

[29] Gillet V J. Designing combinatorial libraries optimized on multiple objectives. *Methods in Mol Biol,* **2004,** *275*: 335-354.

[30] Plowright A T, Johnstone C, Kihlberg J, et al. Hypothesis driven drug design: improving quality and effectiveness of the design-make-test-analyse cycle. *Drug Discovery Today,* **2012,** *17* (1-2): 56-62.

[31] Segler M, Kogej T, Tyrchan C, et al. Generating focused molecule libraries for drug discovery with recurrent neural networks. *Acs Central Sci,* **2018,** *4* (1): 120-131.

[32] Mamoshina P, Vieira A, Putin E, et al. Applications of deep learning in biomedicine. *Molecular Pharmaceutics,* **2016,** *13* (5): 1445-1454.

[33] Merk D, Friedrich L, Grisoni F, et al. De novo design of bioactive small molecules by artificial intelligence. *Mol Inform,* **2018,** *37* (1-2): 1700153.

[34] Klopman G, Chakravarti S K, Zhu H, et al. ESP: A method to predict toxicity and pharmacological properties of chemicals using multiple MCASE databases. *J Chem Information and Modeling,* **2004,** *44* (2): 704-715.

[35] Menden M P, Iorio F, Garnett M, et al. Machine learning prediction of cancer cell sensitivity to drugs based on genomic and chemical properties. *PLoS ONE,* **2013,** *8* (4): e61318.

[36] Zhavoronkov A, Ivanenkov Y A, Aliper A, et al. Deep learning enables rapid identification of potent DDR1 kinase inhibitors. *Nat Biotechnol,* **2019,** *37* (9): 1038-1040.

[37] Zhao T, Hu Y, Valsdottir L R, et al. Identifying drug–target interactions based on graph convolutional network and deep neural network. *Briefings in Bioinformatics,* **2021,** *22* (2): 2141-2150.

[38] Schneider G. Automating drug discovery. *Nat Revi Drug Discov,* **2018,** *17* (2): 97-113.

[39] Emig D, Ivliev A, Pustovalova O, et al. Drug target prediction and repositioning using an integrated network-based approach. *Plos One,* **2013,** *8*.

[40] Patel V L, Shortliffe E H, Stefanelli M, et al. The coming of age of artificial intelligence in medicine. *Artificial Intelligence in Medicine,* **2009,** *46* (1): 5-17.

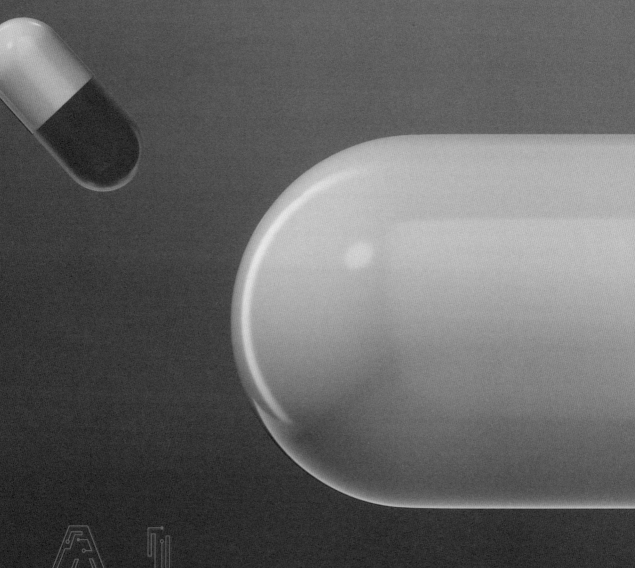

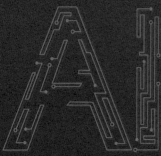

Artificial Intelligence
for
Drug Design

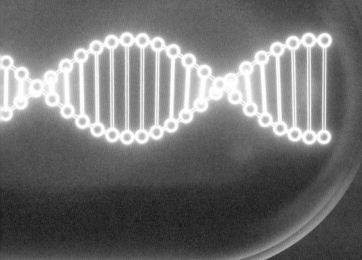

第一部分
人工智能算法基础

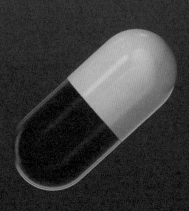

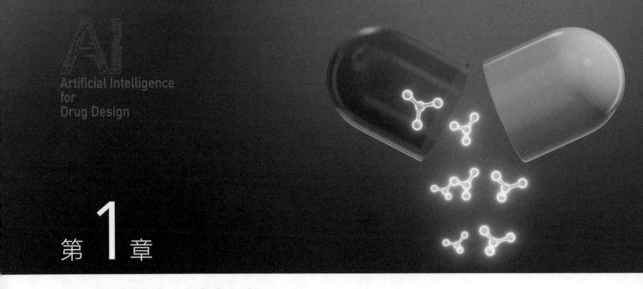

第 1 章

机器学习基础

王　喆

1.1　监督学习

监督学习是什么？简单来说，它是使用一些类别已知的样本来指导模型的学习和参数优化，使得模型能够准确地对新的未知数据进行分类、预测或者其他任务。本节将通过监督学习的概念、监督学习的发展分析以及监督学习中的代表性算法来对监督学习进行介绍。

1.1.1　概念

1.1.1.1　什么是监督学习

监督学习（supervised learning），是机器学习中的一种方法，可以从带标签的训练集中学到或建立一个模型，并根据该模型对新的实例进行预测[1]。训练集由一系列带标签的数据组成，数据是其输入，对应的标签是其期望得到的输出。函数的输出可以是一个连续的值（一般称为回归分析），或是预测一个分类标签（一般称为分类）。一个监督学习者的任务是在观察完一些训练数据（输入对象和预期输出）后，去预测这个函数对任何可能出现的输入值的输出。要达到此目的，学习者必须以"合理"的方式从现有的训练集中一般化到新出现范例的情况。在人类和动物感知中，则通常被称为概念学习（concept learning）。

这里通过一个简单的例子更直观地对监督学习进行解释。假设，我们有如下数据，分别是：房子面积数、小区地理位置、楼层高度、是否有电梯等。现在，我们希望通过这些数据来预测房子的价格。那么，这就是一个典型的监督学习案例。在这个例子中，我们首先需要获得上面这些数据对应的房子的实际价格，这就是我们上面说的标签，也就是预测目标或因变量，即 Y。而那些可能影响房子实际售价的因素，例如房子面积大小、房子所属小区、小区地理位置、楼层高度、是否有电梯等，我们统称为特征，即自变量 X。有了这些数据后，监督学习的算法模型会去探索特征（房子面积大小、房子所属小区、小区地理位置、楼层高度、是否有电梯）与标签（房子价格）之间的关系，并用数学公式定义这种关系。这样以后又来了一栋房子的新数据，只要提供它对应的房子面积大小、房子所属小区、小区地理位置、楼层高度、是否有电梯等数据，我们就能自动算出房子的售价。这也就是监督学习的目的，它探索自变量 X 与因变量 Y 之间的关系，并找到数学函数去尽可能准确地定义这种关系。这样就能得到一个训练好的函数，也就是模型，当新的自变量输入模型的时候，我们就可以用该模型预测出对应的标签。

但是值得注意的是，监督学习算法得到的预测结果都是基于概率统计的，例如上面的这个例子，模型输出的结果，只会是房价大概率上可能是多少，模型算法都是利用现有数据给出最大的可能性，既然是概率值，那么就不会百分之百正确。除此之外，监督学习算法的准确率受特征选择和特征质量的影响特别大。俗话说，"巧妇难为无米之炊"，即使是再好的预测模型，如果输入的数据不准确，或者是数据的质量很差，那么得到的结果一定也不会是好的结果。比如说，我们利用老虎的图片，去预测这个动物是不是狮子，那么预测结果很有可能是根本无法使用的 [2]。这也是监督学习目前存在的最大的瓶颈，同样也是半监督学习和无监督学习应运而生的原因。无监督学习只使用未标记的样本来学习，而监督学习则只使用标记的样本集进行学习。通过利用无标签样本的信息，半监督学习在有限标签样本的情况下提供更好的学习性能。这种方法在标注成本较高或者标签样本不足的情况下非常有用，可以扩展监督学习的应用范围。

1.1.1.2　监督学习的发展分析

监督学习的算法有很多种，每个算法都有其优点也有其缺点，没有什么算法能够解决所有监督学习的问题，这被称为"天下没有免费的午餐"理论 [3]。目前被广泛使用的监督学习算法有人工神经网络、高斯混合模型、朴素贝叶斯方法、决策树、支持向量机、K 最近邻算法、线性回归、逻辑回归、线性识别分析等。

监督学习目前在各种领域都有所进展，发挥着重要的作用。例如：生物信息学、化学信息学（如定量构效关系）、数据库营销、手写识别、信息检索、信息提取、计算机视觉、光学字符识别、垃圾邮件检测、模式识别、语音识别等。

监督学习需要采用有标签的数据来进行训练。这对数据的获取和标注提出要求，如果数据不充足，将会导致过拟合问题。因此神经网络监督学习方法目前遇到的瓶颈是：需要大量的参数、可解释性差、学习时间长。其他几种常见的监督学习方法也存在其所遇到的瓶颈，例如：朴素贝叶斯方法对输入数据的表达形式敏感，输入变量必须为条件独立；逻辑回归不适用于大特征空间，容易发生欠拟合；线性回归不能拟合非线性数据；K 最近邻算法计算量大且存在样本不平衡问题；决策树忽略了数据之间的相关性，容易发生过拟合，遇到新样本后需要全部重建，提升方法的每个决策模型必须独立，对 outlier 比较敏感；支持向量机内存消耗大，在噪声过多的情况下容易造成过拟合，对缺失数据敏感。因此，对于监督学习的研究还在不断地完善和深入，可以弥补监督学习不足的半监督和无监督方法也在逐步发展 [4]。

1.1.2　分类

1.1.2.1　分类的概念

如果被预测目标 Y 是分类型的数据，比如好坏、有无生病、客户级别等，我们会把这类问题叫作分类问题。其实分类问题与回归问题在方法上并没有太多差异，分类问题的结果仍然是连续的数值，只是我们可以人为地将某些数值划分为一个类别，将另一些数值划分为另一个类别而已。分类问题就是将回归问题的结果归集成不同的类别而已。

典型且众所周知的分类算法包括逻辑回归、决策树、支持向量机等等。但是需要特别说明的是，有很多分类算法也可以被用在回归问题中，如决策树可以转化为回归树，进而预测连续型的数据。现在我们之所以把它放在分类问题中介绍，是因为这个算法被更加广泛地应用在分类问题中，而不是说它们只能用于解决分类问题。同时我们将逻辑回归算法放在下一小节回归来讲，原因是逻辑回归的名字中带有回归，且把它和线性回归放在一起可以更好地理解二者的联系与区别。

1.1.2.2 K最近邻算法

K最近邻算法（又称邻近算法，KNN算法）是数据挖掘分类技术中最简单的方法之一。所谓K最近邻，就是相距最近的K个邻居，意思是每个样本的分类都可以用最近的K个邻居表示。最开始的KNN是一种分类算法，是由Cover和Hart在1967年提出的[5]。

KNN首先测量不同特征值之间的距离，然后利用这些距离来进行分类。其总体思路是：在样本空间中，对于一个样本，距离它最近的邻居中哪个类别数量最多，那么该样本将被划分为哪一类。在KNN算法中，样本的邻域都是带有正确标签的带标签样本。在分类决策中，该方法仅根据最近K个样本的类别确定要分类的样本的类别。

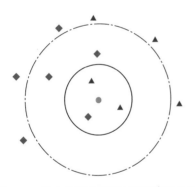

图1-1能更好地帮助我们理解KNN算法。现在需要判断绿色点的分类，我们可以看到，当我们选择$K = 3$的时候，距离绿色点最近的三个邻居分别是两个红色点和一个蓝色点，因此我们就判断绿色点和红色点属于一类。可以发现，如果选择的K再大一些，可能结果就与之前不同，因此K的选择也会影响KNN算法的结果。

样本之间的距离该如何定义？距离就是平面上两个点之间的直线距离。关于距离的度量方法，常用的有：欧几里得距离、余弦值（cosine）或其他度量方法。

图1-1　**样本空间中KNN算法对样本的分类结果以及不同K值对分类效果的影响**

那么KNN算法有什么优缺点呢？KNN算法是一种简单有效的分类方法，实现起来也非常容易，但是其缺点也很明显，当训练数据量很大的时候，对于存储空间的要求很高，而且要计算待测样本和训练集中所有数据之间的距离，非常耗时。除此之外，KNN对随机分布的数据集效果并不好，对于类内间距小、类间间距大的数据集分类效果好，对于边界不规则的数据分类效果较线性分类器好。我们有时候可以通过赋予K个邻近数据权重来对其效果进行调整，但是这个方法不能够解决所有不足。

1.1.2.3 决策树

决策树模型一般用于分类问题，但是决策树模型其实也可以用于回归问题。决策树算法

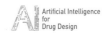

是根据数据的属性采用树状结构建立决策模型，当其对未知数据进行分类时非常高效。如今决策树是一种简单且广泛使用的分类器[6]。常见的算法包括 ID3、C4.5、随机森林等。

决策树的构造过程就是选择合适的分割属性的过程。选择合适的分割属性作为判断节点，可以快速对数据进行分类，降低决策树的深度。决策树的目标是根据相应的类标号对数据集进行分类。理想情况下，可以通过选择分割属性将不同类别的数据集标记为相应的类别。特征属性选择的目标是使分类数据集纯粹（即使每个拆分子集尽可能"纯粹"）。尽可能"纯粹"是使要在拆分子集中分类的项尽可能属于同一个类别。

决策树的变量可以有数字型和名称型两种。①数字型：整数或浮点数，如"月工资"，用"大于等于"、"大于"、"小于"或"小于等于"作为分割条件。②名称型：相当于枚举类型，变量只能从有限的选项中选择合适的分类，比如"学历"，只能从"小学"、"初中"、"高中"、"本科"、"研究生"中选，使用"="来分割。构造决策树的关键就是进行属性选择度量，属性选择度量是一种选择分类准则，目的是将训练集合的数据划分为个体类，属性选择度量的算法有很多种类。

与其他方法相比，决策树有下面几个优势：

① 决策树方便实现，易于理解，通过解释能够理解决策树所表达的意义。

② 不需要进行数据的准备，或者只是简单的准备，而其他技术要求先把数据一般化。

③ 能够同时处理多种数据属性，而其他技术一般只能处理单一的数据属性。

当然决策树也存在一些缺点，如：

① 决策树方法训练的时候容易过拟合。

② 数据集中属性的相互关联是容易被忽略的点。

③ 数值比较多的特征比较容易影响 ID3 算法计算信息增益的结果。

1.1.3 回归

1.1.3.1 回归的概念

如果被预测目标 Y 是连续型的数据，比如房价、利润、公里数、耗电量等，我们会把这类问题叫作回归问题。我们前面举的预测房价的例子，就是一个典型的监督学习回归问题，因为房价是一个连续型的数据。回归问题看似简单，但是实际上还包含其他许多模型。我们最常见的、初中就学习过的一元一次方程：$Y = a + bX$ 其实是回归问题中最基础的一元线性回归，其他回归模型，如广义线性回归、岭回归、LASSO 等等回归模型大多也是以一元线性回归为原型发展出来的。因此回归顾名思义就是将一些数据的规律能够回归到某一个函数或模型上体现出来，当有新的数据出现时能够对新数据进行预测和分析。

1.1.3.2 线性回归

给定有 n 个属性描述的示例 $x = (x_1, x_2, \cdots, x_n)$，其中 x_i 是 x 在第 i 个属性上的取值，线性模型希望学习得到一个线性组合来进行预测的函数，即

$$f(x) = w_1 x_1 + w_2 x_2 + \cdots + w_n x_n + b \tag{1-1}$$

该函数一般用向量形式可以写为 $f(x) = \boldsymbol{w}^{\mathrm{T}} x + b$，其中 $\boldsymbol{w} = (w_1, w_2, \cdots, w_n)$。$\boldsymbol{w}$ 和 b 通过学习得到之后，模型就可以基本确定下来了[7]。

线性模型蕴藏着机器学习中的一些重要基本思想，虽然其模型形式简单，易于建模，但很多功能更加强大的非线性模型也是在线性模型的基础上通过引入层级结构或者高维映射而得到的。除此之外，由于参数矩阵直观地表达了各个属性在预测中的重要性，因此线性模型的可解释性非常好。

当线性回归满足一些条件时，它就适合用于回归问题：自变量和因变量之间是否存在线性关系？如果因变量 Y 和自变量 X 之间存在曲线趋势，则可以通过变量变换进行校正。常用的变量变换方法有对数变换、倒数变换、平方根变换等。因变量是否正态分布？因变量是否相互独立？也就是说，自变量之间不存在多重共线性。

线性回归的优点：模型比较简单，可解释性强。

线性回归的缺点：对异常值敏感，容易过拟合，容易陷入局部最优。

1.1.3.3 逻辑回归

逻辑回归分析是机器学习领域最常见的模型方法之一，经常被用作处理各种任务的基线模型[8]。当然，用于各种任务的模型的性能远优于逻辑回归方法，但模型结构的复杂性和训练时间也往往超过逻辑回归方法。

逻辑回归之所以比线性回归更加适合分类问题，是因为逻辑回归在线性回归的基础上，将输出值 $\boldsymbol{w}^{\mathrm{T}} + b$ 通过 Sigmoid 激活函数映射到 [0,1] 的区间。逻辑回归模型的假设是：

$$h_{\boldsymbol{\theta}}(x) = g(\boldsymbol{\theta}^{\mathrm{T}} x) \tag{1-2}$$

Sigmoid 函数的数学形式为：

$$g(z) = \frac{1}{1 + \mathrm{e}^{-z}} \tag{1-3}$$

$h_{\boldsymbol{\theta}}(x)$ 的作用是，对于给定的输入变量，根据选择的参数计算输出变量等于 1 的可能性，即：

$$h_{\boldsymbol{\theta}}(x) = P(y = 1 \mid x; \boldsymbol{\theta}) \tag{1-4}$$

由于每个样本之间是相互独立的，因此样本之间的联合分布为各边缘分布的乘积。由此得到似然函数公式为：

$$L(\boldsymbol{\theta}) = \prod_{i=1}^{m} h_{\boldsymbol{\theta}}(x_i)^{y_i} [1 - h_{\boldsymbol{\theta}}(x_i)]^{1-y_i} \tag{1-5}$$

接下来我们的目标就是求解似然函数的最大值，对上式两边取对数，我们可以构造损失函数如下式：

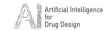

$$J(\boldsymbol{\theta}) = -\frac{1}{m}\sum_{i=1}^{m}y_i\ln\left[h_{\boldsymbol{\theta}}(x_i)\right]+(1-y_i)\ln\left[1-h_{\boldsymbol{\theta}}(x_i)\right] \tag{1-6}$$

使用梯度下降法（向函数上当前点对应梯度或近似梯度的反方向的规定步长距离点进行迭代搜索，以找到一个函数的极小值）求解，其更新函数为：

$$\boldsymbol{\theta}_j = \boldsymbol{\theta}_j - \alpha\frac{\partial}{\partial\boldsymbol{\theta}}J(\boldsymbol{\theta}) \tag{1-7}$$

而

$$\frac{\partial}{\partial\boldsymbol{\theta}}J(\boldsymbol{\theta}) = \frac{1}{m}\sum_{i=1}^{m}\left[h_{\boldsymbol{\theta}}(x_i)-y_i\right]x_i^j \tag{1-8}$$

逻辑回归的优点：Sigmoid 函数的输出在 [0,1] 之间，输出范围有限，优化稳定，可以用作输出层；连续函数，便于求导。

逻辑回归的缺点：Sigmoid 函数在变量取绝对值非常大的正值或负值时会出现饱和现象，意味着函数会变得很平，并且对输入的微小改变会不敏感。

1.1.4　小结

监督学习是机器学习中的一个重要研究方向，其衍生出的相关算法在生物信息、化学信息、计算机视觉等领域做出了巨大贡献。然而因为要求训练数据都是有标注的，而有标注数据的成本往往很大，这也是监督学习研究发展的最大瓶颈，因此一些无监督学习方法和半监督学习方法得到了发展。

1.2　无监督学习

无监督学习是一种机器学习方法，与监督学习不同，它没有标签信息或类别信息来指导学习过程。本节我们主要从无监督学习的基本概念和基本算法两大模块对无监督学习进行介绍，其中基本概念分为定义和特点两部分介绍，基本算法分聚类、降维和自编码器三部分介绍。

1.2.1　无监督学习的基本概念

1.2.1.1　什么是无监督学习

无监督学习相较前述监督学习而言，最大的区别就是监督学习的样本带有"标签"，而无监督学习没有"标签"[9]。用生活中的例子来说，监督学习就是做事情有一个明确的目标，通过一次次实施这些事情，使结果达到这个目标；而无监督学习则是做没有目标的事情，但随着事情一次次地被执行，因为个人习惯或者偏好而达到一个最终的结果，即发现事情之间的相似之处。从学术角度讲，无监督学习是根据类别未知（没有被标记）的训练样本解决模式识别中的各种问题。

无监督学习的出现源于现实中存在的问题，一方面缺乏足够的先验知识，因此难以人工标注类别，另一方面进行人工类别标注的成本太高[10]。基于上述两个现实问题，无监督学习逐渐成为一项热门研究。但是，正因为无监督学习缺少"标签"数据，所以在研究过程中具有极大的挑战性。无监督学习的主要挑战就是难以评估算法是否学到了有用的东西，是否达到学习的目的。无监督学习算法一般用于不包含任何标签信息的数据，所以不知道正确的输出应该是什么，因此很难判断一个模型是否"表现很好"。这个挑战是研究者们在研究道路上遇到的难题之一。

1.2.1.2 无监督学习的特点

无监督学习相较于监督学习来说最大的特点就是样本数据没有"标签"信息。要学习的样本数据在进入算法模型之前是不知道类别分布情况的，经过模型的学习逐渐划分出不同的组别。无监督学习通过寻找数据集中的内在规律性来提取有用的信息，并且它不局限于一种规律。无监督学习可以大大降低成本，包括人工标注的人力成本和时间成本[11]。但是其算法性能没有监督学习高，并且无法量化效果，面临的挑战也大大高于监督学习。

1.2.2 无监督学习的基本算法

无监督学习根据它的特性主要被用来解决聚类和降维两大问题[12]。随着深度学习的不断发展，也出现了一些无监督学习深度网络框架。

1.2.2.1 聚类

聚类（clustering）[13]是一种将数据集根据特定的标准分割成不同的类或簇的方法。其目标是尽可能地增大同一个簇内数据对象的相似性，并使不同簇之间的差异性最大化。聚类和分类（classifying）有着本质的区别：聚类的目的是找出一组数据集中的相似之处，而分类的目的是判断测试数据集中的样本属于哪个类别。

聚类的过程通常包含如下几个步骤。①数据准备：对特征进行标准化和降维；②特征选择：从原始的特征中选取最有效的几个特征并将它们保存到集合中；③特征提取：通过对选取的特征进行变换形成新的代表性特征；④聚类：实施某种距离函数进行相似度度量来获取簇；⑤聚类结果评估：分析聚类得到的结果，可采用距离误差和误差平方和（sum of squares for error，SSE）等。

数据聚类方法可以分为三类：划分式聚类方法、基于密度的聚类方法和层次化聚类方法。基于划分式聚类方法最典型的算法是 K 均值聚类算法（K-means clustering）。基于密度的聚类方法中 DBSCAN 方法最为突出。层次化聚类方法以 Agglomerative 和 Divisive 为代表算法。

（1）K 均值聚类算法[14]

顾名思义该方法最基本的思想是通过探究样本的均值来达到聚类的效果。其算法步骤为：①随机选取 k 个初始化样本作为初始的聚类中心：$\mu_1, \mu_2, \cdots, \mu_k$；②针对数据集中的每个样本 x_i，计算该样本到 k 个聚类中心的距离，选取最近的聚类中心对应的类别作为该样本的

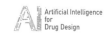

暂时类别；③全部的样本划分结束后，计算此时每个类别的中心，即所属该类别所有样本的均值；④重复步骤②和步骤③直到达到一个稳定的状态，此时聚类任务结束。

从算法层面来看，K 均值聚类算法的伪代码见算法 1-1。

算法 1-1　K 均值聚类算法伪代码

输入：样本集合 $X = \{x_1, x_2, \cdots, x_n\}$；聚类的簇数 k
输出：最终的划分集合 $C = \{C_1, C_2, \cdots C_k\}$

从 X 中随机选取 k 个样本作为初始的聚类中心：$\mu_1, \mu_2, \cdots, \mu_k$
while（不收敛）：
　　　令聚类集合 $C_i = \{\mu_i\}(1 \leqslant i \leqslant k)$
　　　for j in n：
　　　　　计算样本 x_j 与 k 个聚类中心的距离：$d_{ji} = \left\| x_j - \mu_i \right\|_2 (1 \leqslant i \leqslant k)$
　　　　　将样本 x_j 划分到距离最短的聚类中心所对应的集合内，即如果 $\min(d_{ji}） = \left\| x_j - \mu_i \right\|_2) = d_{jh}$，那么 $C_h = C_h \bigcup \{x_j\}(1 \leqslant h \leqslant k)$；
　　　for i in k：
　　　　　计算每个聚类集合的均值，即 $\mu_i' = \dfrac{1}{|C_i|} \sum_{j=1}^{|C_i|} x_j$，更新 k 个聚类中心。

K 均值聚类算法容易理解，在处理大规模数据集时有良好的伸缩性。尤其是当簇近似服从高斯分布时，该算法的效果非常显著。而且算法复杂度低。但是由于该算法首先需要人为确定 k 的大小（簇的个数）和初始化聚类中心，对后续的算法性能影响很大，并且该算法对异常值的敏感性比较高，通常只适用于凸数据集，鲁棒性较低。

（2）K 均值 ++ 算法[15]

由于 K 均值聚类算法需要随机初始化 k 个聚类中心，选取聚类中心的质量直接影响到整个算法的性能，所以需要对它进行改进。在众多改进算法中，K 均值 ++ 算法最为出名。该算法是 K 均值聚类算法的先前步骤，具体算法如下：①从数据集中随机选取一个聚类中心 μ_1；②计算并统计数据集中每个样本与当前聚类中心之间的距离，将其中最短的距离记为 $D(x_i)$；③用公式 $P(x_i) = \dfrac{D(x_i)^2}{\sum\limits_{j=1}^{n} D(x_j)^2}$ 计算每个样本被选为下一个聚类中心的概率，距离越远的样本有更高的概率成为第 $n+1$ 个聚类中心；④使用轮盘法选择下一个聚类中心。重复执行步骤②③④直到选出 k 个聚类中心，然后继续进行 K 均值聚类算法的后续步骤。

（3）DBSCAN 算法[16]

DBSCAN 是基于密度的聚类算法，其核心思想是通过研究样本点的密度来进行聚类任务。DBSCAN 算法有两个关键参数：邻域半径 R 和最少点数目 minPoints。算法通过计算固定邻域半径内的样本点数目并与最少点数目 minPoints 进行对比，若超过则认定为密集。在这个算法中有几个术语需要注意。①核心点：邻域半径 R 内样本点的数量大于等于 minPoints 的点。②边界点：不属于核心点但在某个核心点的邻域内的点。③噪声点：既不是核心点也不是边界点的点。④密度直达：如果 P 为核心点，Q 在 P 的 R 邻域内，那么称 P 到 Q 密度直达。⑤密度可达：如果存在核心点 P_1，P_2，P_3，$\cdots$，P_n，且 P_1 到 P_2 密度直达，

P_2 到 P_3 密度直达，……，$P_{(n-1)}$ 到 P_n 密度直达，P_n 到 Q 密度直达，则称 P_1 到 Q 密度可达。⑥密度相连：如果存在核心点 S，使得 S 到 P 和 Q 都密度可达，则称 P 和 Q 密度相连。⑦非密度相连：如果两个点不属于密度相连关系，则两个点为非密度相连。⑧簇：由密度可达关系导出的最大密度相连的样本集合，代表了最终聚类的一个群体。

　　DBSCAN 算法可以如下步骤进行：①随机选取数据集中的一个样本点 O；②对于参数邻域半径 R 和最少点数目 minPoints，如果选中的样本点 O 为核心点则找出所有从 O 密度可达的样本点组成一个簇，如果选中的样本点 O 为边界点则继续随机选取下一个样本点；③重复步骤②直到处理完所有的样本点。算法的伪代码可以参照算法 1-2。

算法 1-2　DBSCAN 算法伪代码

输入：样本集合 $\boldsymbol{X} = \{x_1, x_2, \cdots, x_n\}$；邻域半径 R 和最少点数目 minPoints
输出：最终的划分集合 C

从 $\boldsymbol{X}$ 中随机选取一个样本点 x_1
while（还有没有处理的样本点）：
　　if 当前选中的样本点 = 核心点，
　　　　找出所有从当前样本点密度可达的样本点组成一个簇；
　　else if 当前选中的样本点 = 边界点，
　　　　继续选取下一个样本点。

　　DBSCAN 算法具有对任意分布形状的稠密数据集进行聚类的能力，而且它还能够在聚类过程中检测和标记出异常点。这使得 DBSCAN 成为一种强大的聚类算法，特别适用于处理包含噪声和异常值的数据集。经过该算法的聚类结果没有偏倚，而 K 均值聚类算法需要设定一个初始值，其会大大影响最终的聚类结果。同时 DBSCAN 也有一些缺陷，在遇到聚类间距相差很大或者样本集的密度不均匀的情况时，该算法聚类质量较差。并且，当样本集数量较大时，聚类的收敛时间不理想。另外，调试参数需要耗费大量的时间，不同的参数组合对最后的聚类效果有较大影响。DBSCAN 算法可过滤噪声点，这同时也是其缺点，因为这造成了其不适用于某些领域，如对网络安全领域中恶意攻击的判断。

（4）Agglomerative 算法

　　Agglomerative 算法是典型的层次聚类算法之一。层次聚类如它的名字可在不同层次上对数据集进行聚类。Agglomerative 的基本思想是首先将每个样本点看成一个簇，接着通过某种规则将这些簇一步步地合并，直到达到预先确定好的簇个数为止。这里的某种规则其实是基于每个集合之间的距离来说的，一般这个距离规则可分为五种：最小距离 $d(u, v) = \min\left[\mathrm{dis}(u[i], v[j])\right]$，最大距离 $d(u, v) = \max\left[\mathrm{dis}(u[i], v[j])\right]$，组平均距离 $d(u, v) = \sum_{i,j} \dfrac{\mathrm{dis}(u[i], v[j])}{|u| * |v|}$，质心距离 $d(u, v) = \left\| C_u - C_v \right\|_2$（$C_u$，$C_v$ 为簇 u 和簇 v），沃德方差最小化距离 $d(u, v) = \sqrt{\dfrac{|s| + |v|}{T} \mathrm{dis}(s, v)^2 + \dfrac{|t| + |v|}{T} \mathrm{dis}(t, v)^2 - \dfrac{|v|}{T} d(s, t)^2}$（$u = s \bigcup t, T = |s| + |t| + |v|$）。Agglomerative 算法的伪代码可以归纳为算法 1-3。

算法 1-3　Agglomerative 算法伪代码

输入：样本集合 $X = \{x_1, x_2, \cdots, x_n\}$；聚类簇距离度量函数；聚类簇数量 k
输出：最终的划分集合 C

将 X 中的每个样本点 x_i 初始化为一个簇，即 $C_i = \{x_i\}$；
while（当前簇的个数 $< k$）：
　　运用距离度量函数计算每两个簇之间的距离；
　　找出距离最近的两个簇合并。

（5）Divisive 算法

如果说上面所介绍的 Agglomerative 算法是自底向上的层次聚类方法，那么 Divisive 算法是自顶向下的聚类方法。它的基本思想是将所有样本点看成一个初始的簇，然后用某种距离规则将样本集合分成指定簇个数的划分集。在该算法中有两个很重要的术语：簇的直径（在一个簇中任意两个样本点之间距离的最大值）和平均相异度（$d_{\mathrm{avg}}(C_i, C_j) = \dfrac{1}{n_i n_j} \sum_{x \in C_i} \sum_{y \in C_j} |x - y|$）。算法 1-4 是 Divisive 算法的伪代码。

算法 1-4　Divisive 算法伪代码

输入：样本集合 $X = \{x_1, x_2, \cdots, x_n\}$；聚类簇数量 k
输出：最终的划分集合 C

将 X 中的所有样本点 x_i 初始化为一个簇，即 $C = \{x_1, x_2, \cdots, x_n\}$；
for i **in** k：
　　在所有簇类中挑选出簇的直径最大的簇 C_P；
　　找出 C_P 中与其他点平均相异度最大的样本点 p，并把 p 放入分裂组 splinter group，剩下的放入原来的分组 old group 中；
　　while（没有新的 old group 中的样本点被分入 splinter group 中）：
　　　　在 old group 里找出到 splinter group 中最近点的距离≤到 old group 中最近点的距离的样本点并放入 splinter group；
　　　　splinter group 和 old group 为选中的簇 C_P 分裂成的两个簇，并且与其他簇一起组成新的划分集合。

上述两种层次聚类方法运算步骤简单易懂，但是聚合和分裂一旦完成就不能撤销，所以在聚合或分裂过程中选择了错误的簇对划分结果会产生巨大的影响，并且这两种算法复杂度高，不适合用于大规模数据集。

1.2.2.2　降维

降维（dimensionality reduction）[17] 是无监督学习另外一个研究方向。随着技术的不断发展，机器学习面临上千上万维度的状况，这不仅会大大降低机器学习算法的效率，还会影响算法的性能，形成维数灾难 [18]（即在涉及向量计算的问题中，随着维数的增加，计算量呈指数倍增长的一种现象）。降维就是为了解决这个问题而衍生出来的。降维是将高维的难以学习的数据集转变为低维的易于学习的数据集，在这个过程中难免会损失一些数据信息，会影响机器学习算法的准确度。因而，如何选取包含有用信息的空间而去掉一些无用的信息是降维问题的关键。降维方法主要分为线性降维方法和非线性降维方法，线性方法最具代表性的是奇异值分解（SVD）和主成分分析（PCA），非线性方法数核主成分分析（KPCA）、局部线性嵌入（LLE）和 t 分布领域嵌入算法（T-SNE）最为有名。

（1）奇异值分解（SVD）

在介绍 SVD 之前首先回顾一下特征值和特征向量。假设有这样一个等式：$Ax = \lambda x$，其中 A 是一个 $n \times n$ 的实对称矩阵，x 是一个 n 维向量，那么可以说 λ 是矩阵 A 的一个特征值，并且 x 矩阵是 A 的一个特征向量。通过计算上述等式，可以得到矩阵 A 所有的特征值和特征向量，分别记为 $\{\lambda_1, \lambda_2, \cdots, \lambda_n\}$ 和 $\{\omega_1, \omega_2, \cdots, \omega_n\}$。如果这 n 个特征向量线性无关，那么矩阵 A 就可以分解为：$A = W \Sigma W^{-1}$，其中 W 是 n 个特征向量所张成的矩阵，而 Σ 是一个 $n \times n$ 的对角矩阵，其主对角线上的值为 n 个特征值。一般在计算最后会把 n 个特征向量进行标准化，以标准正交基的形式展现，即 $W^T W = I$，那么特征值分解可以写成 $A = W \Sigma W^T$。特征值分解的前提是矩阵 A 是一个方阵，那么当遇到不是方阵的时候特征值分解就失去了价值，这个时候就要用到奇异值分解。假设矩阵 A 是一个 $m \times n$ 的矩阵，那么定义其 SVD 为：$A = U \Sigma V^T$。其中 U 是一个 $m \times m$ 的矩阵，Σ 是一个 $m \times n$ 的对角矩阵（通常被称为 A 的奇异值矩阵），主对角线上的值为奇异值，V 是一个 $n \times n$ 的矩阵，并且 U 和 V 都为酉矩阵。接下来就要思考如何计算这三个矩阵。

首先，将矩阵 A 与其转置矩阵 A^T 做乘法得到一个 $m \times m$ 的方阵 AA^T，既然它是一个方阵就可以对它进行特征值分解：$(AA^T)u_i = \lambda_i u_i$。这样就可以得到 m 个特征值对应的特征向量，将这 m 个特征向量张成一个矩阵 U，其中每个向量叫作矩阵 A 的左奇异向量。接着，将转置矩阵 A^T 与矩阵 A 做乘法得到一个 $n \times n$ 的方阵 $A^T A$，既然它是一个方阵就可以对它进行特征值分解：$(A^T A)v_i = \lambda_i v_i$。这样就可以得到 n 个特征值对应的特征向量，将这 n 个特征向量张成一个矩阵 V，其中每个向量叫作矩阵 A 的右奇异向量。最后，从 $A = U \Sigma V^T$ 可以推出 $A^T A = V \Sigma U^T U \Sigma V^T = V \Sigma^2 V^T$，可以得到 $A^T A$ 的特征值矩阵等于 A 的奇异值矩阵的平方，也就是说特征值和奇异值满足 $\sigma_i = \sqrt{\lambda_i}$。这样就可以得到奇异值矩阵了。

那么奇异值分解到底有什么性质可以用来降维呢？在奇异值分解中，奇异值矩阵中的元素按照从大到小的顺序排列，类似于特征值分解中的特征值的排序。奇异值的数值下降速度非常快。所以在许多情况下，前 10% 甚至 1% 的奇异值之和就占据了全部奇异值之和 99% 以上的比率。这样一来，我们可以用最大的 k 个奇异值和它们对应的左右奇异向量来近似描述矩阵，从而实现降维的目的。这种近似描述可以有效地减少原始数据的维度，同时保留了主要信息。由此可得 $A_{m \times n} = U_{m \times m} \Sigma_{m \times n} V_{n \times n}^T \approx U_{m \times k} \Sigma_{k \times k} V_{k \times n}^T$，其中的 k 要远远小于 n。这样就可以实现样本矩阵的降维。

（2）主成分分析（PCA）[19, 20]

主成分分析算法是一种最为常见的用于给数据降维的算法。PCA 的主要思想是将 n 维特征映射到 k 维上，此 k 维特征是基于原来 n 维特征经过正交操作重新构造出来的，另外此 k 维特征也叫主成分。PCA 要进行的工作就是根据数据本身的特性从原始特征空间按照顺序找一组互相正交的向量。其中，第一个向量选择的是原始数据中具有最大方差的特征向量，第二个新向量选取与第一个向量正交的平面中使得方差最大的，第三个向量是与第一、二个向量构成平面正交并且具有最大方差的。按照这样进行下去，可以得到 n 个符合规律的向量。可以发现，通过这种方式获得的新向量大部分方差都包含在最开始的 k 个向量中，接下来的向量所含的方差几乎为 0。这样就可以舍去后面方差接近 0 的向量，只选取前 k 个特征向量作为主成分，以此来实现数据的降维目的。

PCA 算法有两种实现方式，一种是基于协方差矩阵的特征值分解，另一种是基于上述的 SVD 分解。基于协方差矩阵的特征值分解的算法伪代码如算法 1-5 所示。

算法 1-5　PCA 算法伪代码

输入：样本集合 $X = \{x_1, x_2, \cdots, x_n\}$；需要降到的维数为 k
输出：降维后的样本矩阵 Y

将 X 去中心化，即计算该样本所有维度的均值，再让每一维的数据减去该均值；
计算样本的协方差矩阵 $1/nXX^T$；
对协方差矩阵 $1/nXX^T$ 进行特征值分解，得到特征值和特征向量；
按照特征值从大到小的顺序进行排序，并选择前 k 个特征值对应的特征向量组成特征向量矩阵 P；
将原始数据映射到特征向量矩阵所构建的新空间中，即 $Y = PX$。

考虑到样本的维度一般都很大，计算协方差矩阵的计算代价会很高，并且得到的协方差矩阵维度大，进行特征值分解会带来极大的计算复杂度。这就需要引入上述的 SVD 分解，它除了特征值分解 AA^T 这种求解方式外，还有更高效且更准确的迭代求解法，避免了协方差矩阵的计算。

（3）核主成分分析（KPCA）[21]

用 PCA 算法只能解决线性分布的数据集，而生活中需要处理的样本集很多都呈现非线性分布，那么 PCA 算法就失去了用武之地。考虑到核映射可以解决非线性问题，核主成分分析方法被提出。核主成分分析方法的基本思想是把原始的非线性数据映射到高维空间变成线性的，然后用 PCA 来处理映射后的高维数据。在 PCA 中有 $XX^Tw = \lambda w$，即 $\left(\sum_{i=1}^{n} x_i x_i^T\right)w = \lambda w$。那么在 KPCA 中就自然有 $ZZ^Tw = \lambda w$，即 $\left(\sum_{i=1}^{n} z_i z_i^T\right)w = \lambda w$。其中 $z = \phi(x)$，那么可以得到 $ZZ^Tw = \phi(X)\phi(X)^Tw$，接着引入核函数 $K = \phi(X)\phi(X)^T$，则可以推出 $Kw = \lambda w$。最后选取 K 最大的 k 个特征值对应的特征向量组成变换矩阵，即可实现样本集的降维。

（4）局部线性嵌入（LLE）[22]

局部线性嵌入也是一种应用广泛的降维方法，它属于一种流形学习（manifold learning）。流形学习的目的是将在高维空间里的一个曲面结构映射到低维空间，并且在这个过程中保留原有的局部结构特征。LLE 的基本思想就是希望特征在映射过程中保持局部线性关系不变。假设有个在高维空间中的流形结构，在较小的局部范围内它满足线性关系，这也就说明某个样本可以由它周边的几个其他样本线性表示。首先，确定一个样本 x_1，在这个样本的邻域内用 K 近邻思想找出三个近邻样本 x_2, x_3, x_4。接着，基于线性假设，样本 x_1 可以由 x_2, x_3, x_4 线性表示：$x_1 = w_{12}x_2 + w_{13}x_3 + w_{14}x_4$。其中，$w_{12}, w_{13}, w_{14}$ 为权重系数。经过 LLE 算法进行降维之后，希望样本 x_1 在低维空间中对应的样本 x_1' 同样可以由周边的样本 x_2', x_3', x_4' 近似表示：$x_1' \approx w_{12}x_2' + w_{13}x_3' + w_{14}x_4'$。

对于 LLE 算法，需要进行一系列的推导过程。假设样本集有 n 个 m 维的样本点 $\{x_1, x_2, \cdots, x_n\}$，用均方差作为损失函数可以得到：

$$J(\boldsymbol{w}) = \sum_{i=1}^{n} \left\| \boldsymbol{x}_i - \sum_{j \in N(i)} w_{ij} \boldsymbol{x}_j \right\|_2^2 \qquad (1\text{-}9)$$

其中，$N(i)$ 表示样本 $\boldsymbol{x}_i$ 的 K 近邻样本集合。对权重系数 w_{ij} 做归一化处理后得到：

$$\sum_{j \in N(i)} w_{ij} = 1 \qquad (1\text{-}10)$$

对于不属于样本 $\boldsymbol{x}_i$ 的 K 近邻样本集合的样本 $\boldsymbol{x}_j$ 对应的权重系数 w_{ij}，设置它为 0。接下来就要通过上述两个式子求出权重向量 $\boldsymbol{w}$。这里可以使用拉格朗日乘子来解决，首先将公式（1-9）进行矩阵化：

$$\begin{aligned}
J(\boldsymbol{w}) &= \sum_{i=1}^{n} \left\| \boldsymbol{x}_i - \sum_{j \in N(i)} w_{ij} \boldsymbol{x}_j \right\|_2^2 \\
&= \sum_{i=1}^{n} \left\| \sum_{j \in N(i)} w_{ij} \boldsymbol{x}_i - \sum_{j \in N(i)} w_{ij} \boldsymbol{x}_j \right\|_2^2 \\
&= \sum_{i=1}^{n} \left\| \sum_{j \in N(i)} w_{ij} (\boldsymbol{x}_i - \boldsymbol{x}_j) \right\|_2^2 \\
&= \sum_{i=1}^{n} \boldsymbol{W}_i^{\mathrm{T}} (\boldsymbol{x}_i - \boldsymbol{x}_j)(\boldsymbol{x}_i - \boldsymbol{x}_j)^{\mathrm{T}} \boldsymbol{W}_i
\end{aligned} \qquad (1\text{-}11)$$

其中，$\boldsymbol{W}_i = (w_{i1}, w_{i2}, \cdots, w_{ik})^{\mathrm{T}}$，$k = |N(i)|$。令 $\boldsymbol{Z}_{ij} = (\boldsymbol{x}_i - \boldsymbol{x}_j)(\boldsymbol{x}_i - \boldsymbol{x}_j)^{\mathrm{T}}$，那么公式（1-11）可以进一步简化为：

$$J(\boldsymbol{w}) = \sum_{i=1}^{k} \boldsymbol{W}_i^{\mathrm{T}} \boldsymbol{Z}_{ij} \boldsymbol{W}_i, j \in \mathbb{N}(i) \qquad (1\text{-}12)$$

对于公式（1-10）也可以矩阵化为：

$$\sum_{j \in N(i)} w_{ij} = \boldsymbol{W}_i^{\mathrm{T}} \boldsymbol{1}_k = 1 \qquad (1\text{-}13)$$

其中，$\boldsymbol{1}_k$ 是元素都为 1 的 k 维向量。经过矩阵化后可以运用拉格朗日乘子算法合为一个优化目标：

$$L(\boldsymbol{W}) = \sum_{i=1}^{k} \boldsymbol{W}_i^{\mathrm{T}} \boldsymbol{Z}_{ij} \boldsymbol{W}_i + \lambda(\boldsymbol{W}_i^{\mathrm{T}} \boldsymbol{1}_k - 1) \qquad (1\text{-}14)$$

根据拉格朗日乘子算法的计算过程，对 $\boldsymbol{W}_i$ 求偏导并令值为 0，可以得到：

$$2\boldsymbol{Z}_i \boldsymbol{W}_i + \lambda \boldsymbol{1}_k = 0 \qquad (1\text{-}15)$$

将公式（1-13）和公式（1-15）结合可以得到最终的权重向量 $\boldsymbol{W}_i$ 为：

$$\boldsymbol{W}_i = \frac{\boldsymbol{Z}_i^{-1} \boldsymbol{1}_k}{\boldsymbol{1}_k^{\mathrm{T}} \boldsymbol{Z}_i^{-1} \boldsymbol{1}_k} \tag{1-16}$$

得到权重向量之后需要计算低维空间中的样本 $\boldsymbol{X}' = \{\boldsymbol{x}_1', \boldsymbol{x}_2', \cdots, \boldsymbol{x}_n'\}$。根据流形映射的思想，这些权重系数对应的线性关系在降维后的低维一样得到保持，即保持最小化对应的均方差损失函数：

$$J(\boldsymbol{x}') = \sum_{i=1}^{n} \left\| \boldsymbol{x}_i' - \sum_{j=1}^{n} w_{ij} \boldsymbol{x}_j' \right\|_2^2 \tag{1-17}$$

加入约束条件得到标准化的低维数据：

$$\frac{1}{n} \sum_{i=1}^{n} \boldsymbol{x}_i' \boldsymbol{x}_i'^{\mathrm{T}} = \boldsymbol{I} \tag{1-18}$$

同样，可以将公式（1-17）和公式（1-18）矩阵化：

$$\begin{aligned} J(\boldsymbol{X}') &= \sum_{i=1}^{n} \left\| \boldsymbol{x}_i' - \sum_{j=1}^{n} w_{ij} \boldsymbol{x}_j' \right\|_2^2 \\ &= \sum_{i=1}^{n} \left\| \boldsymbol{X}' \boldsymbol{I}_i - \boldsymbol{X}' \boldsymbol{W}_i \right\|_2^2 \\ &= \mathrm{tr}\left[\boldsymbol{X}' (\boldsymbol{I} - \boldsymbol{W})(\boldsymbol{I} - \boldsymbol{W})^{\mathrm{T}} \boldsymbol{X}'^{\mathrm{T}} \right] \end{aligned} \tag{1-19}$$

$$\text{s.t.} \boldsymbol{X}' \boldsymbol{X}'^{\mathrm{T}} = n\boldsymbol{I}$$

和上面求解方式一样，用拉格朗日乘子算法进行求解可得：

$$J(\boldsymbol{X}') = \mathrm{tr}\left[\boldsymbol{X}' (\boldsymbol{I} - \boldsymbol{W})(\boldsymbol{I} - \boldsymbol{W})^{\mathrm{T}} \boldsymbol{X}'^{\mathrm{T}} \right] + \lambda (\boldsymbol{X}' \boldsymbol{X}'^{\mathrm{T}} - n\boldsymbol{I}) \tag{1-20}$$

令 $(\boldsymbol{I} - \boldsymbol{W})(\boldsymbol{I} - \boldsymbol{W})^{\mathrm{T}} = \boldsymbol{M}$，将公式（1-20）对 $\boldsymbol{X}'$ 求导并令为 0，可得：

$$\boldsymbol{M} \boldsymbol{X}'^{\mathrm{T}} = \lambda \boldsymbol{X}'^{\mathrm{T}} \tag{1-21}$$

这个式子大家肯定再熟悉不过了，对 $\boldsymbol{M}$ 进行特征值分解，取低维空间维数个特征值对应的特征向量组成矩阵 $\boldsymbol{X}'$ 即可。假设低维空间的维数为 d，则一般取第 2 个至第 $d+1$ 个特征值。这里需要说明一下，去掉了第一个特征值的原因是第一个特征值是 0，不能反映数据特征。

LLE 算法的计算伪代码如算法 1-6 所示。

输入：样本集合 $X = \{x_1, x_2, \cdots, x_n\}$；需要降到的维数为 d；近邻数为 k
输出：降维后的样本矩阵 X'

for i **in** n:
　　按欧式距离作为度量，计算 x_i 的近邻样本点 $\{x_{i1}, x_{i2}, \cdots, x_{ik}\}$；
　　计算 $Z_{ij} = (x_i - x_j)(x_i - x_j)^{\mathrm{T}}$，$x_j \in \{x_{i1}, x_{i2}, \cdots, x_{ik}\}$ 以及根据公式 (1-16) 计算权重向量 W_i；
根据权重向量组成权重矩阵 W，并计算 $M = (I - W)(I - W)^{\mathrm{T}}$；
计算 M 的第 2 个至第 $d + 1$ 个特征值，并计算对应的特征向量，将这些特征向量张成低维空间中的样本集 $X' = \{x_1', x_2', \cdots, x_n'\}$。

　　LLE 算法可以学习任意维的局部线性的低维流形，并且该算法最后归结为计算稀疏矩阵的特征值分解，计算复杂度小，容易实现。但是该算法所学习的流形只能是不闭合的，且样本集是稠密均匀的。近邻数量的选择对算法性能有比较大的影响，鲁棒性低。在选择 LLE 算法时需要权衡利弊。

　　（5）t 分布领域嵌入算法（T-SNE）

　　T-SNE 是另一个在机器学习领域广泛应用的降维算法，它的主要目的是将高维数据降到低维空间中，这个低维一般指 2 维或者 3 维，便于可视化。T-SNE 是基于 SNE（stochastic neighbor embedding）算法发展而来的。SNE 通过采取仿射变换的方式将样本点投影到概率分布上，该算法一般可分为以下两步：①为高维对象构建一个概率分布，这个分布具有以下特点，即相似的对象具有比不相似对象更高的被选择率；②对于低维对象，我们可以构建一个概率分布，以使其在低维空间中的概率分布尽可能接近高维空间的概率分布。学习 SNE 的原理需要了解欧几里得距离公式和条件概率，它实际上是把欧几里得距离转换为条件概率来表达点与点之间的相似度。具体来说，假设高维样本集合 $X = \{x_1, x_2, \cdots, x_n\}$，首先计算条件概率：

$$p_{j|i} = \frac{\exp(-\|x_i - x_j\|^2 / 2\sigma_i^2)}{\sum_{k \neq i} \exp(-\|x_i - x_k\|^2 / 2\sigma_i^2)} \tag{1-22}$$

其中，参数 σ_i 代表通常以样本点 x_i 为中心的高斯均方差。考虑到求的是两个不同样本点的相似度，所以令 $p_{i|i} = 0$。同样地，在低维空间中假设样本集合为 $X' = \{x_1', x_2', \cdots, x_n'\}$，这里指定高斯均方差为 $\frac{1}{\sqrt{2}}$，那么在低维空间中两两样本点的相似度为：

$$q_{j|i} = \frac{\exp(-\|x_i' - x_j'\|^2)}{\sum_{k \neq i} \exp(-\|x_i' - x_k'\|^2)} \tag{1-23}$$

同样令 $q_{i|i} = 0$。依据降维原理（通过仿射变换将数据点映射到概率分布上 [23]），要保持局部特征不变，需要满足 $q_{j|i} = p_{j|i}$。一般采用 KL 散度（Kullback-Leibler divergences）来优化两个概率分布的相似度：

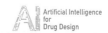

$$F = \sum_i \text{KL}(P_i|Q_i) = \sum_i \sum_j p_{j|i} \lg\left(\frac{p_{j|i}}{q_{j|i}}\right) \tag{1-24}$$

接下来进行 SNE 的推导过程。将公式（1-24）对 $\boldsymbol{x}'_i$ 求梯度可得以下形式：

$$\frac{\partial F}{\partial \boldsymbol{x}'_i} = 2\sum_j (p_{j|i} - q_{j|i} + p_{i|j} - q_{i|j})(\boldsymbol{x}'_i - \boldsymbol{x}'_j) \tag{1-25}$$

上述介绍 SNE 的时候有提到高斯均方差 σ_i，那么该如何选择这个参数的初始值呢？这里需要用到困惑度的概念，其表达式为：

$$P_{\text{erp}}(P_i) = 2^{H(P_i)} \tag{1-26}$$

其中，$H(P_i)$ 为概率 P_i 的香农熵：

$$H(P_i) = -\sum_j p_{j|i} \log_2 p_{j|i} \tag{1-27}$$

SNE 中的困惑度通常选择在 5～50 之间，选定困惑度之后就可以通过二分法来确定 σ_i 的初始值。设定初始值之后就要进行梯度的更新，为了加速优化过程和避免陷入局部最优解，这里除了要更新当前的梯度还需要引入之前的梯度累加的指数衰减项，具体更新公式如下：

$$X'^{(t)} = X'^{(t-1)} + \eta \frac{\partial F}{\partial X'} + \alpha(t)\left[X'^{(t-1)} - X'^{(t-2)}\right] \tag{1-28}$$

其中，$X'^{(t)}$ 表示 t 次迭代后的解；η 为学习率；$\alpha(t)$ 表示 t 次迭代的动量。

　　了解了 SNE 之后，接下来扩展到 T-SNE。T-SNE 解决了 SNE 难以优化和存在的拥挤问题（crowding problem），即不同类别的簇挤在一起，无法区分。它主要采用了对称的思想，对 SNE 进行了改进，并且在低维空间下，使用 t 分布替代高斯分布表达两点之间的相似度。首先对于对称思想，原先无论是在高维空间中的 $p_{j|i}$ 和 $p_{i|j}$ 还是在低维空间中的 $q_{j|i}$ 和 $q_{i|j}$ 都是不相等的，现在令两者相等。那么可以将条件概率分布优化为联合分布，即：

$$F = \sum_i \text{KL}(P_i|Q_i) = \sum_i \sum_j p_{ij} \log\left(\frac{p_{ij}}{q_{ij}}\right) \tag{1-29}$$

其中 $p_{ij} = \dfrac{\exp(-\|\boldsymbol{x}_i - \boldsymbol{x}_j\|^2 / 2\sigma^2)}{\sum_{k \neq l} \exp(-\|\boldsymbol{x}_k - \boldsymbol{x}_l\|^2 / 2\sigma^2)}$，$q_{ij} = \dfrac{\exp(-\|\boldsymbol{x}'_i - \boldsymbol{x}'_j\|^2)}{\sum_{k \neq l} \exp(-\|\boldsymbol{x}'_k - \boldsymbol{x}'_l\|^2)}$。但是思考一个问题，如果出现一个异常值 $\boldsymbol{x}_i$，由它计算出来的 $\|\boldsymbol{x}_i - \boldsymbol{x}_j\|^2$ 会非常大，那么对于所有的 j 都会得到非常小

的 p_{ij}，从而导致在低维空间中对代价函数的惩罚很小，这该怎么解决呢？这里更改了联合概率分布的表达形式来避免异常值出现的问题：

$$p_{ij} = \frac{p_{i|j} + p_{j|i}}{2} \tag{1-30}$$

采用修正后的联合概率分布表达式之后，梯度公式就可以表达为：

$$\frac{\partial F}{\partial \boldsymbol{x}_i'} = 4\sum_j (p_{ij} - q_{ij})(\boldsymbol{x}_i' - \boldsymbol{x}_j') \tag{1-31}$$

T-SNE 还有一个特点就是低维空间采用了 t 分布代替高斯分布。即 q_{ij} 用以下公式来表达：

$$q_{ij} = \frac{(1 + \|\boldsymbol{x}_i' - \boldsymbol{x}_j'\|^2)^{-1}}{\sum_{k \neq l}(1 + \|\boldsymbol{x}_k' - \boldsymbol{x}_l'\|^2)^{-1}} \tag{1-32}$$

那么梯度公式随即更新为：

$$\frac{\partial F}{\partial \boldsymbol{x}_i'} = 4\sum_j (p_{ij} - q_{ij})(\boldsymbol{x}_i' - \boldsymbol{x}_j')(1 + \|\boldsymbol{x}_i' - \boldsymbol{x}_j'\|^2)^{-1} \tag{1-33}$$

到此，T-SNE 的推导结束，该算法的伪代码可以总结如算法 1-7 所示。

算法 1-7　T-SNE 算法伪代码

输入：样本集合 $\boldsymbol{X} = \{\boldsymbol{x}_1, \boldsymbol{x}_2, \cdots, \boldsymbol{x}_n\}$；最大迭代次数 T；学习率 η；动量 $\alpha(t)$
输出：降维后的样本矩阵 X'

---

for i in n:
　　计算困惑度 $P_{\text{erp}}(P_i)$
　　确定参数 σ_i
　　计算条件概率 $p_{j|i}$
　　计算联合概率 p_{ij}
随机初始化低维样本 $\boldsymbol{X}' = \{\boldsymbol{x}_1', \boldsymbol{x}_2', \cdots, \boldsymbol{x}_n'\}$
while $t \leqslant T$:
　　计算 q_{ij}
　　计算梯度 $\partial F / \partial \boldsymbol{x}_i'$
　　更新 $X'^{(t)}$

　　T-SNE 虽在数据可视化方面表现良好，但它也存在不少缺陷。首先，它计算复杂度很大，不适合用于规模较大的数据集；其次，它的结果具有一定的随机性并且鲁棒性较差；最后，用它降维容易出现不规则的分布形态。所以，需要根据实际情况来选择更有利的降维方法。

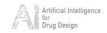

1.2.2.3　自编码器

随着神经网络的发展，出现了用于无监督学习的网络模型，自编码器（auto-encoder, AE）网络[24]就是一种可以处理无标签数据的网络模型。自编码器网络是一个 3 层及更多层的神经网络，其目的是将一个输入表达式 x 通过编码器生成表达式 y，再经过解码器输出表达式 $\tilde{x}$。如图 1-2，左边的方框是一个编码器，表达式 x 经过某种变换 $f(x)$ 输出表达式 y，再经过右边的方框，这是一个解码操作 $g(y)$，输出表达式 $\tilde{x}$。

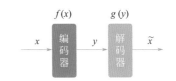

图 1-2　自编码器结构：从左至右分别经过了编码器和解码器

自编码器的目的就是使表达式 $\tilde{x}$ 尽可能和最初的输入 x 保持相似。

这里思考一个问题，如果我们采用恒等变换 $f(\bullet)$ 和 $g(\bullet)$，那么不就可以保证 $\tilde{x}=x$？但是这样的变换没有什么学习价值，因此一般都需要对变换做一些约束，这样才有学习的意义。一般对于自编码器，往往并不关心输出，更加关注中间的编码层。换一种说法，如果编码后的表达式 y 和输入的表达式 x 不同，但是表达式 y 却可以复原输入信号，那么不就说明表达式 y 已经学习了表达式 x 的特征？这也是特征提取的一种表现形式，并且这是主动进行学习而得到的特征。以上自主学习原始数据的特征正是神经网络所追求的目标。

自编码器网络的层次结构如图 1-3 所示。自编码器通过隐藏层对输入进行压缩，并在输出层中解压缩，整个过程肯定会丢失信息，然而，在训练过程中，我们可以通过优化目标来最小化信息损失，最大化地保留其主要特征。在图中可以看到隐藏层的神经元个数小于输入层，输出层的神经元个数等于输入层。这里就有两层意义：①自编码器网络可以看作将数据进行压缩（从原来的 n 维输入降到 m 维）；②在需要的时候用损失尽量小的方式将数据恢复出来。这也就规定了目标函数为：

$$J(W,b)=\frac{1}{n}\sum_{i=1}^{n}(\tilde{x}_i-x_i)^2 \tag{1-34}$$

通过最小化该目标函数得到权重及偏置。

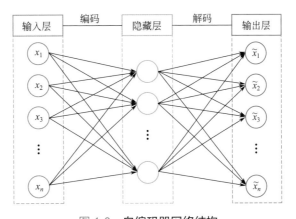

图 1-3　自编码器网络结构

注意到上述自编码器网络的隐藏层拥有的神经元个数要小于输入层和输出层。那么，自然可以想到如果增加隐藏层的神经元个数，当其拥有比输入层更多的神经元个数时，就形成了另外一种自编码器——稀疏自编码器。该编码器的实现原理是给自编码器加上一个稀疏性的限制，即在同一时间，只有某些隐藏层节点是处于"活跃"状态的，以此来表示稀疏性。如图 1-4，隐藏层中的白色神经元是"活跃"的，灰色神经元是当前没有被激活的。当神经元的输出接近于 1 时认为其是"活跃"的，同时，被抑制的神经元输出接近于 0，这样使得神经元在大部分时间内都是被抑制的。

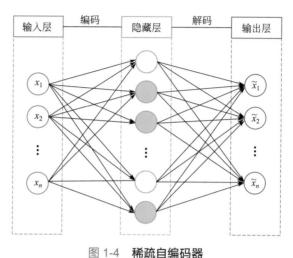

图 1-4　稀疏自编码器

通常采用 KL 散度来衡量某个隐藏层神经元的平均激活输出和设定的稀疏度 ρ 之间的相似性：

$$KL(\rho\|\hat{\rho}_j) = \rho\lg\frac{\rho}{\hat{\rho}_j} + (1-\rho)\lg\frac{1-\rho}{1-\hat{\rho}_j} \qquad (1\text{-}35)$$

其中，$\hat{\rho}_j = \frac{1}{n}\sum_{i=1}^{n}a_j^{(2)}\boldsymbol{x}^{(i)}$，$a_j^{(2)}\boldsymbol{x}^{(i)}$ 代表隐藏层第 j 个神经元对第 i 个样本的响应输出。一般设定稀疏度 $\rho = 0.05$ 或者 0.1。这样就可以把 KL 散度加入目标函数中得到稀疏自编码器的目标函数，其中 s_2 代表隐藏层的神经元个数：

$$J_{\text{sparse}}(W,b) = J(W,b) + \beta\sum_{j=1}^{s_2}\text{KL}(\rho\|\hat{\rho}_j) \qquad (1\text{-}36)$$

自编码器是数据相关的，这意味着自编码器只能对与训练数据相似的数据进行压缩。它是有损的，即通过压缩后的输出和输入之间是不完全一样的，会缺少部分特征。因为自编码器从数据样本中自动学习，所以它的目标是对指定类别的输入数据训练出一种特定的编码器，而不需要完成其他新的工作。

1.2.3　小结

本节介绍了无监督学习的基本概念和基本算法。首先给出无监督学习的定义，然后阐述其特

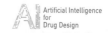

点，接着从聚类、降维和自编码器三个方向对无监督算法进行分类并分别列举了几个经典方法。

1.3　强化学习

强化学习是类似于人类学习的一种方式，通过不断地从环境反馈中进行学习，从而促进智能体不断地更新，增强智能体的性能。本节主要从以下几个方面来对强化学习进行介绍：强化学习的概念、有模型学习和免模型学习、求解方法以及强化学习算法。

1.3.1　强化学习的概念

1.3.1.1　什么是强化学习

现在的机器学习算法中，主要可以分为三类方法：监督学习[2]、无监督学习[25]和强化学习[26]。强化学习已然成为了炙手可热的学习方法，那么什么是强化学习呢？强化学习主要由智能体和环境组成，智能体表示具有行为能力的主体，例如人、车等；环境就是指智能体所在的场景，例如车辆所在的交通场景[27]。

在强化学习中是没有标签的，即没有监督信息。强化学习是一个不断"试错"的过程，智能体在环境中采取各种动作，环境给予相应的反馈，即奖励或惩罚。通过不断"试错"，智能体学会采取可以获得最大回报的策略来执行一系列的动作。而学习的过程就是在获得奖励后，在下一次遇到类似环境时，这个策略会被加强，即会有更大的趋势去执行这些动作；如果执行完一组动作后获得了惩罚，那么下一次遇到类似的环境后，会有更大的趋势去避开这组动作，从而避免被惩罚。

1.3.1.2　强化学习和马尔可夫决策过程

① 马尔可夫性。马尔可夫性是马尔可夫过程的基础，是指智能体的状态只有前后相邻的状态相关，即相互影响[28]。马尔可夫性只是约束了智能体相邻状态的依赖关系，若每个随机变量之间都满足马尔可夫性，那么描述这些随机变量序列的过程就称为马尔可夫随机过程。

② 马尔可夫过程。马尔可夫过程由状态集和转移概率组成[29]。每次执行，都是从当前状态根据一定概率转移到下一个状态。下面给出一个例子。

如图 1-5 所示，该图表示一个学生各个状态之间的转移概率，并且其包含四种状态（上课、吃饭、运动、睡觉）。可以发现，从上课状态出发，可以获得两个状态序列，即马尔可夫链：

上课—吃饭—睡觉；

上课—运动—睡觉。

马尔可夫链可以反映从某个状态出发可能的状态转移情况。智能体在环境中可能执行各

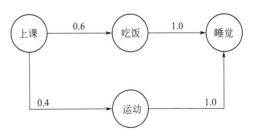

图 1-5　马尔可夫过程示例图

种动作和行为，而环境根据其执行的动作可以做出相应的反应，将这两种引入马尔可夫过程中就可以形成马尔可夫决策过程。

③ 马尔可夫决策过程。马尔可夫决策过程通常包含以下四要素：

a. 状态集合 S，即包含在智能体中，可以转换的各种状态的集合。

b. 动作集合 A，即智能体在环境中可以执行的动作或行为的集合。

c. 状态转移函数 P，即从一个状态转移到另一个状态的概率。

d. 奖励函数 R，即智能体做出相应动作后，环境返回的奖励或惩罚。

相比于马尔可夫过程，马尔可夫决策过程在状态转移的过程中加入了动作和奖励。强化学习的目标就是通过一系列算法寻找最优的方式，使得智能体能够在环境中执行一系列动作后达到目的。这里所说的一系列动作就是常说的策略，如下式所示，策略 π 表示在当前状态 S_t 时，执行动作 A_t 的概率。

$$\pi = P(A_t \mid S_t) \tag{1-37}$$

图 1-6 给出了强化学习的示意图。在一个环境中，智能体在当前状态下按照一定概率执行某个动作，环境根据当前动作给出相应的奖励或者惩罚作为反馈，同时智能体转移到下一个状态。详细流程如下：

a. 在 t 时间，智能体以一定的策略 π 结合当前状态 S_t 从动作集合中选取动作 A_t。动作集合和状态集合可以是连续的也可以是离散的。

b. 执行完动作 A_t 后，环境会给予智能体相应的反馈 R_t，即奖励或者惩罚。这里是执行每一步动作之后所获得的反馈，那么强化学习是希望执行完整个策略后，所获得的累积回报最大。这里介绍累积回报的一种经典计算方法：

$$G_t = R_t + \gamma R_{t+1} + \ldots + \gamma^n R_{t+n} \tag{1-38}$$

其中 G_t 表示累积回报；γ 表示衰减系数。当 $\gamma = 1$ 时，说明累积回报考虑了当前奖励和之后的所有决策，并且它们的重要性一样；当 $\gamma = 0$ 时，说明累积回报只考虑当前的奖励，是一种贪心的方法；当 $0 < \gamma < 1$ 时，说明累积回报中当前奖励最重要，越往后权重越小。

c. 执行完动作 A_t 之后，环境的状态会发生改变，即从 S_t 转移到 S_{t+1}。之后，智能体继续根据新的状态选择执行新的动作，重复上述过程进行迭代。可以发现上述过程中，状态的转移只依赖于前一时刻的状态，这就是马尔可夫性。

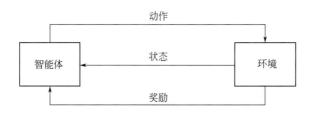

图 1-6 强化学习示意图

1.3.2 有模型学习和免模型学习

强化学习可以分为有模型学习和免模型学习。有模型学习是指根据真实环境构建虚拟环境，结合虚拟环境和真实环境同时对模型进行训练学习；而免模型学习则是直接在真实环境中进行交互，使模型学习到最优策略。

1.3.2.1　有模型学习

有模型学习主要由动作集合、状态集合、状态转移函数和奖励函数的四元组组成。有模型学习需要通过真实环境的经验来构建虚拟环境，因此需要我们对四元组中的四个元素都已知，并且动作集合和状态集合需要是有限集，因为如果是无限的就无法模拟出虚拟环境。图 1-7 为有模型强化学习的主要流程示意图，如果智能体知道奖励函数和状态转移函数，那么它就可以在某个具体的状态下执行每个动作获得不同奖励值以及可能转移到的下一状态。通过这种有模型学习方法，智能体可以直接在虚拟世界中进行学习，而不需要在真实环境中尝试各种动作来学习最优策略。

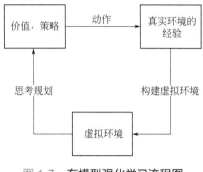

图 1-7　有模型强化学习流程图

1.3.2.2　免模型学习

通常情况下智能体无法知道状态转移函数和奖励函数，它们是比较难估计的，而在没有完全知晓四元组中每个元素的情况下，有模型学习是行不通的，这时候就需要用到免模型学习。免模型学习是直接对真实环境建模，智能体直接在真实环境中执行一系列动作，并得到环境给予的相应的反馈，从而学习到最优策略。

在区别有模型学习和免模型学习的时候，我们只需要去判断智能体在执行下一步动作之前是否能对下一步的状态和奖励进行预测，如果能预测则说明能用有模型学习，反之，则只能采用免模型学习。有模型学习和免模型学习的区别如下：

① 由于有模型学习方法是在虚拟环境中进行的，因此可以适用于数据缺少的情况；而免模型学习方法，则只能在真实环境中训练，因此需要采集大量的数据用于状态函数和奖励函数的估计。

② 由于有模型学习需要对真实环境进行虚拟环境建模，而两个环境之间多少会有一些差异。因此，有模型学习方法的泛化性通常不如免模型学习。

③ 有模型学习可以在虚拟环境中预测下一步的状态和可能获得的奖励，然后根据所预测的信息来构建最优策略；但是免模型学习只能通过做出动作后，等待环境给予反馈来判断，没有预测的能力。

由于目前的研究中，大部分环境是静态的，并且智能体的状态是离散的，这种简单确定的问题不需要估计奖励函数和状态转移函数，因此目前的强化学习方法，很多都是免模型学习的，例如 DQN（deep Q-network）。

1.3.3　求解方法

如果马尔可夫决策过程中的状态转移函数已知，则我们可以采用动态规划来进行决策。

在马尔可夫决策过程中采用动态规划求解的方式主要可以被分为两类：策略迭代和价值迭代（又称值迭代）。

1.3.3.1 策略迭代

策略迭代主要包含两部分：策略评估和策略提升。一方面，在策略评估过程中，数值迭代算法在给定策略下不断计算该策略下的值函数从而评估当前策略的优劣；另一方面，在策略提升过程中，计算当前状态下最好的动作，更新策略。不断循环迭代，最后收敛达到最优策略。如图 1-8 所示，此过程为策略评估和策略提升交替进行的过程，其中 π 表示不同的策略，v 表示策略对应的价值。策略迭代伪代码见算法 1-8。

$$\pi_0 \xrightarrow{\text{评估}} v_0 \xrightarrow{\text{改善}} \pi_1 \xrightarrow{\text{评估}} v_1$$

图 1-8 **策略迭代流程示意图**

算法 1-8 **策略迭代伪代码**

初始化值函数 $V(s)$，策略 $\pi(s)$

策略评估：
   重复：
      $\Delta \leftarrow 0$
      对每一个状态 s 循环：
         $v \leftarrow V(s)$;
         $V(s) \leftarrow \sum_{s',r} p[s',r|s,\pi(s)][r + \gamma V(s')]$;
         $\Delta \leftarrow \max[\Delta, |v - V(s)|]$
      直到 Δ 小于阈值
策略提升：
   首先初始化 policy-stable 为 True
   对每一个状态 s 循环：
      旧动作 $\leftarrow \pi(s)$
      $\pi(s) \leftarrow \text{argmax}_a \sum_{s',r} p(s',r|s,a)[r + \gamma V(s')]$
      如果旧动作和 $\pi(s)$ 不等
         policy-stable 设置为 False
   如果 policy-stable 为 True，则停止循环，返回动作和价值
   否则跳转到策略评估

1.3.3.2 值迭代

值迭代是对策略迭代的一种改进，能够有效地减少策略评估所需的时间。在策略迭代中，每次都需要值函数收敛的情况下才能进行策略的更新，因此速度较慢。值迭代就是将策略评估的要求放低，从而提升效率。对于每一个状态 s，对每个动作 a 计算转移后的下一个状态的期望价值，比较所有期望价值找到最大值以及其对应的动作和状态。将这个最大的价值函数作为当前的价值函数，循环上述步骤，直至收敛。

具体流程如算法 1-9。

初始化值函数 $V(s)$

策略评估：
　　重复；
　　　　$\Delta \leftarrow 0$
　　　　对每一个状态 s 循环：
　　　　　　$v \leftarrow V(s)$ ；
　　　　　　$V(s) \leftarrow \sum_{s',r} p\big[s',r|s,\pi(s)\big]\big[r+\gamma V(s')\big]$ ；
　　　　　　$\Delta \leftarrow \max\big[\Delta, |v-V(s)|\big]$
　　　　直到 Δ 小于阈值
策略提升：
　　首先初始化 policy-stable 为 True
　　对每一个状态 s 循环：
　　　　旧动作 $\leftarrow \pi(s)$
　　　　$\pi(s) \leftarrow \mathrm{argmax}_a \sum_{s',r} p(s',r|s,a)\big[r+\gamma V(s')\big]$
　　　　如果旧动作和 $\pi(s)$ 不等
　　　　　　policy-stable 设置为 False
　　如果 policy-stable 为 True，则停止循环，返回动作和价值
　　否则跳转到策略评估

1.3.4　强化学习算法

1.3.4.1　蒙特卡洛强化学习

　　蒙特卡洛强化学习方式属于免模型学习方法，它通过采集完整的状态序列来更新价值函数。直接采用动态规划算法来求解只适用于模型已知的情况，但是很多情况下模型是未知的，即四元组中的状态转移函数很有可能是未知的，此时，可以采用蒙特卡洛方法从经验中进行学习，在得到一些样本的经验后，通过经验平均回报求解来解决强化学习问题。

　　蒙特卡洛方法就是通过不断地采样来接近我们需要求解的值。在强化学习中，通常我们采用累积回报的期望来求值函数，但是蒙特卡洛方法在求解值函数时采用经验平均回报，当采样数足够多的时候，经验平均回报会收敛到累积回报的期望。

　　强化学习中我们经常会用到 episode 的概念，episode 表示为一个智能体经过一系列的策略最终达到终止状态。例如一辆智能车，从起点开到终点后停止，这就是一个 episode。那么在蒙特卡洛强化学习方法中，我们将一个 episode 看作一次采样的样本。通常可以将蒙特卡洛强化学习方法划分为两类，分别是 first-visit 蒙特卡洛方法和 every-visit 蒙特卡洛方法。first-visit 蒙特卡洛方法就是在一个 episode 中，将所有第一次访问到的状态 s 的回报求均值作为经验平均回报；而 every-visit 蒙特卡洛方法就是在一个 episode 中，将所有访问到的状态的回报都求均值。

1.3.4.2　时序差分强化学习

　　时序差分强化学习方法属于免模型学习方法，时序差分方法是用在状态转移函数未知的情况下，通过采样来得到不完整的状态序列，用这个不完整的状态序列估计某个状态在完整状态序列中的奖励，同时更新价值。与蒙特卡洛方法和动态规划方法相比，时序差分方法的

主要不同点在于值函数的估计方式。

动态规划方法通过当前时间的后续所有的状态 s' 所处的值函数来计算当前时刻的状态 s_t 的值函数，即用后续状态的值函数估计当前状态的值函数，因此动态规划方法适用于有模型学习，需要四元组中的元素都是已知的。其值函数计算公式如下：

$$V(s_t) = \sum_a \pi(a|s_t) \sum_{s',r} p(s',r|a,s_t)[r + \gamma V(s')] \tag{1-39}$$

而无模型时，我们可以采用上述蒙特卡洛方法，采用每条 episode 走完后的均值来进行估计，而这种方式只有每次到达 episode 的终点才能计算，学习效率低，速度慢。而时序差分方法就是结合了动态规划和蒙特卡洛方法两者的优势，将动态规划中的后续状态估计和蒙特卡洛方法中的采样方法结合，从而提升了训练的效率。

时序差分算法的公式为：

$$V(s_t) \leftarrow V(s_t) + \alpha[R_{t+1} + \gamma V(s_{t+1}) - V(s_t)] \tag{1-40}$$

其中，$R_{t+1} + \gamma V(s_{t+1})$ 为时序差分算法的目标，而 $R_{t+1} + \gamma V(s_{t+1}) - V(s_t)$ 称为时序差分算法的偏差。

1.3.4.3　*Q*-learning

Q-learning 是经典的基于价值迭代的时序差分强化学习方法。*Q*-learning 在定义好价值函数 Q 后，可以通过价值函数反映不同策略 π 下所能获得的奖励。状态 s_t 时执行动作 a_t 的价值函数可以通过该状态和动作下的累积奖励 G_t 的期望来计算：

$$Q(s_t, a_t) = E[G_t|s_t, a_t] \tag{1-41}$$

展开可得下式：

$$Q(s_t, a_t) = E[r_t + \gamma(r_{t+1} + \gamma r_{t+2} + \ldots)|s_t, a_t] = E[r_t + \gamma Q(s_{t+1}, a_{t+1})|s_t, a_t] \tag{1-42}$$

上式即为 Bellman 方程的基本形式，其含义为：越靠近当前时间的决策影响越大，通过参数 γ 来将执行当前动作后的后续决策带来的影响考虑在内。从上面的递推式可以发现该问题是一个最优子问题计算的过程，可以用动态规划来求解。

从上式可以看出，在计算时刻 t 的价值 Q 时，我们需要得到 t 之后时间的所有奖励情况，通过回溯进行计算。这样的计算方式无法在大规模问题中使用，并且在状态转移函数未知时也无法使用。因此 *Q*-learning 采用了时序差分采样学习的方式，在计算累积回报时，通过模型基于当前策略预测接下来 n 个时间步可能对应的动作，并计算它们对应的奖励值。

Q-learning 的使用是根据获得的累积回报来进行决策，累积回报的期望越高，说明该策略的价值越大，后续的动作选择会更加倾向于选择这些动作，因此最优策略 π 对应的价值可以表示为下式：

$$Q = \max_{\pi} Q^{\pi}(s_t, a_t) \tag{1-43}$$

Q-learning 在执行过程中，根据价值函数和动作选择策略转移到下一个状态和要执行的动作。动作选择的策略可以是直接进行贪心选择，即每次直接选择价值最大的动作；也可以采用 ξ 贪心，即每次以 ξ 的概率随机选取动作，以 $1-\xi$ 的概率选取价值最大的动作。具体流程如算法 1-10 所示。

算法 1-10　Q-learning 伪代码

初始化 $Q(s,a)$

---

episode 迭代：

　　初始状态 s_1；

　　重复：

　　　　基于现有策略，根据状态 s_t 得到动作 a_t；

　　　　执行动作 a_t 后得到奖励 r_t 并转移到下一个状态 s_{t+1}；

　　　　参数更新，$Q(s_t, a_t) \leftarrow Q(s_t, a_t) + \alpha \left[r_t + \gamma \max_{a_{t+1}} Q(s_{t+1}, a_{t+1}) - Q(s_t, a_t) \right]$

从上述过程，我们不难看出 Q-learning 不考虑所处环境的具体情况，只考虑与环境交互后得到的奖励值和相应的下一个转移状态，因此其为免模型学习方法。

1.3.4.4　深度强化学习

深度学习模型具有出色的拟合能力和特征提取能力，因此将深度学习和强化学习相结合可以显著提升强化学习模型的性能。在 2013 年的 NIPS 会议上，DeepMind 公司首次提出了深度强化学习的概念，并于 2015 年在 *Nature* 上发表了深度强化学习的论文从而引起人们对深度强化学习的关注。本节将以经典深度强化学习方法 DQN（deep Q-network）[30, 31] 为例，介绍深度强化学习。

DQN 的总体思想为：将深度学习与 Q-learning 结合，用深度神经网络来近似估计价值函数，并采用回放的方式对网络进行训练。这里我们先解释一下为什么需要近似价值函数。

生活中有很多问题是很复杂的，其状态数量和行为数量是非常庞大的，并且这些状态和动作可能是连续的，不是离散的，因此想要直接通过字典的方式查询得到状态和动作对应的价值是很不现实的。所以我们需要通过近似的方式，引入一定的参数和特征来描述状态，同时构造函数来近似计算状态或行为价值。对于带参数的价值函数，只要确定了参数，就可以计算出特征描述的状态的值。这种设计的优点是不需要存储每个状态或行为值的数据，只需要存储参数和功能设计。

我们构建的函数可以是简单的线性函数，也可以是复杂的神经网络。使用模型来近似价值函数，替代原来字典的方式，这是更加高效的。其过程可以表示为下式：

$$Q(s,a;\theta) \approx Q_{\pi}(s,a) \tag{1-44}$$

其中，s 为状态变量；a 为动作变量；θ 为可学习参数。在训练过程中，Q 网络会逐渐符合

某一策略 π 的价值函数。

通常在构建深度神经网络的时候需要构建一个损失函数用于指导整个网络的参数更新，DQN 的思路和 Q-learning 的思路是类似的，都是以强化学习中的价值函数 $r_t + \gamma \max_{a_{t+1}} Q\left(s_{t+1}, a_{t+1}; \theta\right)$ 为目标函数，当其收敛时，说明在某个状态采取某个动作时，模型能够拟合出近似的价值。损失函数构建如下：

$$\text{Loss}\left(\theta\right) = E\left\{\left[r_t + \gamma \max_{a_{t+1}} Q\left(s_{t+1}, a_{t+1}; \theta\right) - Q\left(s_t, a_t; \theta\right)\right]^2\right\} \tag{1-45}$$

DQN 采用了回放的方式，所谓回放就是将当前的状态、动作、奖励以及转移后的下一个状态存储起来，当存储到足够的数据后，这些数据就可以对模型进行训练。例如，在训练小车上下左右移动的强化学习中，我们可以在小车移动过程中对上述四个数据进行采集存储。

DQN 和 Q-learning 的不同点：

a. DQN 将深度学习模型与 Q-learning 结合，从而使用深度神经网络来近似拟合价值函数。

b. Q-learning 采用下一个状态数据进行学习，而 DQN 通过回放的方式进行采样，从历史数据中进行训练。

DQN 的总体流程如算法 1-11 所示。

算法 1-11　DQN 总体流程

初始化经历数据集 D 和价值函数 Q
初始化整个网络； 训练迭代： 　　初始状态 s_1； 　　重复： 　　　　基于现有策略，根据状态 s_t 得到动作 a_t； 　　　　执行动作 a_t 后得到奖励 r_t 并转移到下一个状态 s_{t+1}； 　　　　将这组数据存入经历数据集 D 中； 　　　　在数据集 D 中随机采样得到四元组 $<s_i, a_i, r_i, s_{i+1}>$； 　　　　更新参数。

总的来说，DQN 将深度学习与 Q-learning 结合，并且采用经历回放的策略进行学习，使得强化学习的性能进一步提升。同时，DQN 开启了强化学习的新篇章，在这之后涌现出大量对 DQN 进行相关改进的工作，比如 double DQN[32, 33]、dueling-DQN[34, 35]、A3C[36, 37] 等等。

1.3.5　小结

本文对强化学习的基本概念，以及相关方法进行了简单介绍，对有模型学习和免模型学习进行了区分，并且对相关的求解方法进行了介绍，最后对强化学习的相关方法进行了简单汇总，对蒙特卡洛方法、时序差分方法以及与深度学习结合的 DQN 系列方法进行了介绍。通过对这些内容的梳理，使读者对强化学习有一个总体的概念。

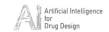

1.4 模型评估与验证

在训练好模型之后，如何对获得模型的性能进行判断是非常重要的一步，研究者希望能够有量化的评价指标以及行业内通用认可度比较高的实验验证标准。针对以上两点内容，本节将会从模型评估指标和模型验证方法两个部分对模型的评估与验证进行详细介绍。

1.4.1 模型评估指标介绍

1.4.1.1 分类准确度

分类准确度是一种性能度量，在机器学习领域有着广泛的应用场景，比如在小样本学习领域，分类准确度就是衡量其在不同分类任务上模型表现好坏的一个至关重要的指标。分类准确度，是正确分类的样本数在总样本数中的占比。对于一个给定数据集，分类准确度计算公式如下：

$$\mathrm{acc} = \frac{1}{m}\sum_{i=1}^{m} o\big[f(x_i) \neq y_i\big] \tag{1-46}$$

其中 $o(\ )$ 函数当内容为 false 时为 1。更高的准确度往往代表模型分类精度更好，也说明模型学习到了更加有用的信息来帮助进行分类。

1.4.1.2 查准率和查全率

模型分类准确度并不能满足所有任务需求。比如，有一个果农卖一些苹果，这种情况下我们并不关心有多少苹果被错误分类，我们更加关心查准率和查全率。查准率（precision）即算法所挑苹果中好苹果的占比；查全率（recall）即所有的好苹果中被算法挑出的比例。类似的需求都采用查准率和查全率来衡量算法的性能。继续按照上述前提，对于二分类问题，我们根据真实类别与算法预测类别会有下面四个情形：真正例、假正例、真反例和假反例，这种分类依据是按照其真实类别与分类器预测类别的组合。将上述四类分别用 TP、FP、TN、FN 表示，分类结果的"混淆矩阵"（confusion matrix）如表 1-1 所示。

表 1-1 分类结果混淆矩阵

真实情况	预测结果	
	正例	反例
真例	TP	TN
假例	FP	FN

查准率 P 与查全率 R 分别定义为

$$P = \frac{\text{TP}}{\text{TP} + \text{FP}} \tag{1-47}$$

$$R = \frac{\text{TP}}{\text{TP} + \text{FN}} \tag{1-48}$$

P 和 R 是互逆的一组值。正常应用当中，二者中一者较高时往往另一者则较低。就 IR 系统而言，一个 IR 系统可以在这两者之间进行折中。在极端情况下，如果一个系统把一个文件集的所有文件都作为结果集返回，那么它的召回率是 100%；如果一个系统只返回一个文档，它的召回率可能很低，但它的准确率可能是 100%。

但是，在实际的模型评估中，单用查准率或者查全率来评价模型是不完整的，评价模型时必须用查准率 / 查全率两个值。这里介绍三种使用方法：平衡点（break-even point，BEP）、F1 度量、F1 度量的一般化形式，其中 F1 度量将在下一节进行介绍。

通常，我们可对分类器的输出结果按照"最可能"是正例的样本至"最不可能"是正例的样本排序。按此顺序进行预测，则可画出查准率 - 查全率曲线（P-R 曲线），即"P-R 图"，图 1-9 给出了一个示意图。

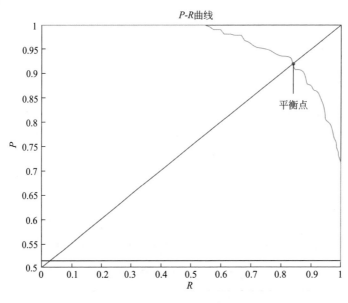

图 1-9　*P-R* 曲线与平衡点示意图

分类器在样本总体上的查全率、查准率可以非常直观地从 P-R 图中观察到。但是，数值不太好去进行确定。因此，设计了一些同时考虑准确性和完整性的性能度量。平衡点（break-even point，简称 BEP）就是一个这样的度量，它是"准确性 = 完整性"时的值。

1.4.1.3　F1 度量

在上一节我们介绍了查准率、查全率以及平衡点，但是在此基础上，更常用的是 F1 度量，我们将在本节进行相关介绍。F1 度量的计算公式如下：

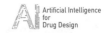

$$F1 = \frac{2 \times TP}{样例总数 + TP - TN} \tag{1-49}$$

实际应用中，对上一节两种指标的需求有所不同，因此，F1 度量的一般形式——F_β 能表达出对这两种指标的不同侧重，它定义为

$$F_\beta = \frac{(1+\beta)^2 \times P \times R}{\beta^2 \times P + R} \tag{1-50}$$

其中 $\beta > 0$ 度量了查全率对查准率的相对重要性。具体来说，当 $\beta = 1$ 时，F_β 变为标准的 F1；如果想要让查全率有更大影响，则 $\beta > 1$；反之则令 $\beta < 1$。

1.4.1.4 ROC、AUC

目前很多分类器是在测试过程中，为样本所属类别生成一个预测概率值，若该值大于分类阈值（threshold）则将其分为正类，否则为负类。那么评判一个分类器性能好坏的指标就变成了这个预测概率值是否能够真切表征这个样本实际所属类别，也直接决定了分类器的泛化能力。在分类任务中，我们还有另一种理解方式，即将这个预测概率值结果进行排序，从高至低，依次进行罗列，从中寻找一个断点，这之前都为正类，之后为负类，这时候，这个断点我们管它叫作阈值。

对于种类繁多的应用任务，我们可以根据分类任务的需要，使用不同的阈值来干预最终的结果。所以模型本身的性能取决于分类器在不同任务中的"期望泛化性能"或"一般情况"泛化性能。ROC 曲线从这个角度考察了分类器的泛化性能。

ROC 又叫"受试者工作特征"（receiver operating characteristic）曲线，现在已经被引入机器学习领域 [38]。实际应用中与之前介绍的 $P\text{-}R$ 曲线相似，我们进行排序后，以"真正例率"（true positive rate，简称 TPR）为纵轴，"假正例率"（false positive rate，简称 FPR）为横轴可得到 ROC 图，两者分别定义为

$$TPR = \frac{TP}{TP + FN} \tag{1-51}$$

$$FPR = \frac{FP}{TN + FP} \tag{1-52}$$

ROC 图可以直观显示 ROC 曲线。图 1-10 给出了一个例图。显然，对角线对应于"随机猜测"模型，而点 $(0, 1)$ 则对应于"理想模型"。

从图中可以看出，曲线并不是平滑曲线，这是因为根据真实场景案例，测试样例数量是有限的，因此用有限数量样例画 ROC 图仅能获得有限个坐标对。我们可以想象到，若在理想情况下，即样例数量无穷的情况下，ROC 图的曲线应该是一条光滑曲线。

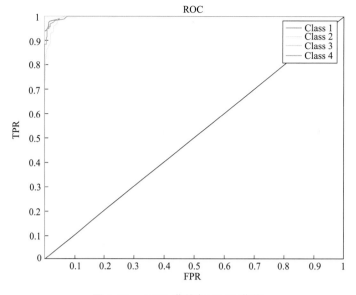

图 1-10　ROC 曲线与 AUC 曲线

那么我们如何从 ROC 曲线中得到我们所需要的关键信息呢？接下来我们将进行介绍。与 *P-R* 图的比较方法相类似，如果一个分类器的 ROC 曲线被另一个曲线覆盖，则后者强于前者；但是如果发生交叉，那就不好判断谁好谁坏了。如果这个时候一定要有一个结果的话，目前大家认为应该比较这两条 ROC 曲线下的面积，这个面积就叫作 AUC（area under ROC curve）。

我们看一下定义，可以看出 ROC 曲线下面积求和就是 AUC。假定 ROC 曲线是由坐标为 $(x_1, y_1), (x_2, y_2), \cdots, (x_m, y_m)$ 的点按序连接而形成（$x_1 = 0, x_m = 1$），参见图 1-10，则 AUC 可估算为

$$\mathrm{AUC} = \frac{1}{2}\sum_{i=1}^{m-1}\left(x_{i+1} - x_i\right) \times \left(y_i + y_{i+1}\right) \qquad (1\text{-}53)$$

形式化地看，我们可以发现，AUC 与排序误差有紧密联系，因为其考虑的是样本预测的排序质量。

1.4.1.5　代价敏感错误率

在真实的应用中，不同的误差会产生不同的影响。例如，在医疗诊断中，病人被诊断为正常人，而正常人被诊断为病人，就"一个错误"而言，后果可能导致病人的生命损失；再如，同样的门禁系统识别错误，陌生人进入门会影响到更多的人，可能造成更严重的后果。为了权衡不同类型错误的不同代价，可以给错误分配一个"不相等代价"。

再举一例，首先假设一个"代价矩阵"（cost matrix），如表 1-2 所示，其中模型将 i 类判定为 j 类的代价用 cost_{ij} 表示。$\mathrm{cost}_{ii} = 0$；若将第 0 类判别为第 1 类所造成的损失更大，则 $\mathrm{cost}_{01} > \mathrm{cost}_{10}$；同理，$\mathrm{cost}_{01}$ 与 cost_{10} 值的差距大小表示损失程度的差距大小。

表 1-2　二分类代价矩阵

真实类别	预测类别	
	0	1
0	0	cost_{01}
1	cost_{10}	0

上述描述的大多数性能指标都基于代价相等，例如错误率是"错误数量"的直接计算，没有考虑不同分类情况的后果。当各类错误成本不相等的时候，我们的目标则变为总成本（total cost）最小化。若将表 1-2 中的第 0 类作为正类、第 1 类作为反类。令 D^+ 与 D^- 分别代表样例集 D 的正例子集和反例子集，则"代价敏感"（cost-sensitive）错误率为

$$E = \frac{1}{m}\left[\sum_{x \in D^+} o\big(f(x_i) \neq y_i\big) \times \text{cost}_{01} + \sum_{x \in D^-} o\big(f(x_i) \neq y_i\big) \times \text{cost}_{10} \right] \tag{1-54}$$

这样，我们就可以很轻松地知道其他一些性能度量如精度的代价敏感版本。同样地，也可将二分类任务的代价矩阵拓展到多分类任务中。

1.4.2　模型验证方法介绍

1.4.2.1　交叉验证法

交叉验证法（cross validation）是一种验证方法，其工作原理为：先将数据集 D 划分为 k 份互斥子集，即 $D = D_1 \cup D_2 \cup \cdots \cup D_k$，$D_i \cap D_j = \varnothing (i \neq j)$。对于任意子集都要保持一致性数据分布，将其中一个子集作为测试集，其余子集作为训练集用于模型的训练和评估，这个过程会重复 k 次，从而得到 k 组实验设置。最后，计算这 k 个结果的平均值作为模型的性能指标。我们通常把这种方法又称为"k 折交叉验证"（k-fold cross validation）。在实际应用中，k 一般是 10，此时称为 10 折交叉验证；k 值有时也可以取 5、20 等。

与之相似的方法还有留出法，我们将在下一节进行介绍。划分数据集 D 的方式有很多，为了尽量减小不同策略之间的差异，k-fold 交叉验证通常使用不同的划分随机重复 p 次，最终评价结果为这 p 个 k 折交叉验证结果的平均值，如 10 倍交叉验证是常见的。

交叉验证方法有一种特殊情况，即数据集 D 包含 m 个样本，如果 $k = m$，则得到留一法（leave-one-out，简称 LOO）。显然，该方法不受随机样本划分方式的影响，因为这种情况下样本划分方式固定；该方法使用的训练集只比初始数据集少一个样本，这使得在该方法中被评估的实际模型与用 D 训练的预期被评估的模型结果基本类似。在这种情况下，留一法的结果往往被认为更准确，因为它能够充分利用所有可用的数据进行模型评估然而，留一法同样存在缺点，即训练 m 模型的计算开销较大，当数据集很大时这种现象尤为明显，而且这还没有考虑到算法调整。此外，留一法的估计结果不一定比其他评价方法更准确。著名的"no free lunch"（没有免费的午餐）定理同样适用于实验评价方法。

1.4.2.2 留出法

留出法（hold-out）将数据集 D 划分为两个集合，其中 S 为训练集，T 为测试集，即 $D = S \cup T$，$S \cap T = \emptyset$。

确保数据集划分后的子集分布一致是非常重要的，这有助于避免引入额外误差，从而保证最终评估结果的准确性。如划分前后的类别占比应尽可能一致，通常可通过对各类别分层抽样实现。

还需注意的问题是，即使确定训练/测试集样本比例，同样可以划分为不同的子集，而与不同子集对应的训练模型结果也会存在差异。因此，不能采用单次评估结果作为最终结果，常用的做法是多次评估，并取其中平均值。例如，对原始数据集随机划分 50 次，并对划分后的数据集进行模型评估，50 次试验得到 50 个结果，并返回这 50 个结果的平均值。

1.4.2.3 自助法

在留出法和交叉验证法中，由于仅采用部分样本训练、部分样本测试，因此用于模型实际评估的规模小于原始数据集，从而会引入额外的偏差。留一法则有计算成本过高的问题。因此在保持低计算成本的同时评估模型十分重要。

自助法（boot strapping）直接以自助采样法（boot strap sampling）为基础。假设数据集 D 有 m 个样本，数据集 D' 是对 D 进行采样产生的，方式是从 D 中随机挑选样本将其复制送到 D' 然后再将该样本还回去，这样下次还可以接着采；以上执行 m 次后，包含 m 个样本的数据集就得到了，这就是自助采样的结果。很明显，D' 中会有样本重复多次出现，同时也会有一些样本自始至终都不曾出现在数据集 D' 之中。那么这个时候就可以保证样本从未被采样的概率是 $\left(1-\dfrac{1}{m}\right)^m$，取极限得到

$$\lim_{m \to \infty} \left(1 - \frac{1}{m}\right)^m \to \frac{1}{e} \approx 0.368 \tag{1-55}$$

以上公式可以说明，原始数据集 D 中约有 36.8% 的样本未被采样。将采样后的子集 D' 作为训练集，$D \backslash D'$ 用作测试集来调整模型，则还剩 1/3 的数据可用于评估模型。这个时候的测试结果，也叫作"包外估计"（out-of-bag estimate）。

在数据集较小且难以有效划分数据集的情况下，往往选择自助法；此外，自助法将数据集划分为大量子集，集成方法则可以从中受益。然而，自助法产生的子集与原始数据集分布不同，可能会引入估计偏差。因此，当初始数据集足够多时，更常使用交叉验证法。

1.4.2.4 比较检验法

比较检验法是使用一些实验评价方法测量分类器的性能指标，然后将结果进行比较。机器学习的性能是复杂的，涉及几个重要因素：首先，泛化性能难以通过实验评估；其次，测试集的性能高度依赖于测试集本身的选择，结果不会因测试集大小而改变，即使用相同大小

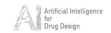

的测试集，如果使用的测试集不一样，则会得到不同的结果；最后，许多算法在本质上是随机的，在相同的参数下多次执行的结果可能会不同。

还有一种检验方式为比较分类器的性能贡献了重要的依据，那就是统计假设检验（hypothesis test）。根据假设检验的结果，如果在测试集中观察到分类器 A 优于 B，可以推断出分类器 A 在统计上的泛化性能是否优于 B，以及我们可以有多大把握得出这个结论。

（1）交叉验证 t 检验

给定分类器 A 和 B，如果用 k 折交叉验证法算出来测试错误率为 $\epsilon_1^A, \epsilon_2^A, \cdots, \epsilon_k^A$ 和 $\epsilon_1^B, \epsilon_2^B, \cdots, \epsilon_k^B$，在相同的第 k 折数据集上得到结果 ϵ_k^A 和 ϵ_k^B，这个时候检验方法就可以选择比较检验中的"交叉验证 t 检验"（paired t-tests）。该方法思路是若有性能相似的两个分类器，那么这两个分类器使用同一个数据集得到的错误率也应该一样，即 $\epsilon_k^A = \epsilon_k^B$。

得到验证产生的错误率之后，求它们之间的差值；如果不为零，则说明性能不一样。所以根据这个数值就可以对"分类器 A 与 B 性能相同"这一个说法进行我们前面提到的检验，之后再计算统计值信息，若变量

$$\tau_t = \left| \frac{\sqrt{k}\mu}{\sigma} \right| > t_{\alpha/2,\ k-1} \quad \text{（临界值）} \tag{1-56}$$

则说明假设错误，也就是说两个模型差距很大；否则说明两个分类器相差不大。注意，临界值是 t 分布上尾部累积分布为 $\alpha/2$ 的临界值，并且这个时候自由度设置的是 $k-1$。

当样本有限的时候，我们就换另一种验证方法，即"5×2 交叉验证"法。5×2 交叉验证是 2 折交叉验证做 5 次，将数据随机打乱之后再进行 2 折交叉验证，这样的目的是令 5 次交叉验证中的数据划分不重复。对分类器 A 和 B，第 i 次验证将产生两对测试错误率。对两个差值结果进行平均值计算，结果是由 2 折验证得到的，对每次 2 折验证的结果进行方差计算，公式如下：

$$\tau_t = \left| \frac{\mu}{\sqrt{0.2 \sum_{i=1}^{5} \sigma_i^2}} \right| \tag{1-57}$$

（2）Friedman 检验

有多个算法进行比较的时候，我们可以在每个数据集上分别列出两两比较的结果，也可以使用 Friedman 检验。

假设有 A、B、C 算法在 D_1、D_2、D_3 和 D_4 四个数据集进行比较：①使用留出法或交叉验证法来评估每个算法在每个数据集上的性能，并得到它们的测试结果；②根据每个算法在各个数据集上的性能表现，对性能好坏进行排序，赋值 1, 2, …；若算法性能相同则平分序值，最终可以得到一个表（表 1-3），用于比较每个算法在不同数据集上的平均性能。

表 1-3　算法比较指标

数据集	算法 A	算法 B	算法 C
D_1	1	2	3
D_2	1	2.5	2.5
D_3	1	2	3
D_4	1	2	3
平均序值	1	2.125	2.875

算法是否性能相同需要用到 Friedman 检验进行进一步深入的判断。现在给出假设，k 个算法在 N 个数据集上进行对比，第 i 个算法的平均序值用 r_i 表示，则 r_i 服从正态分布，其均值和方差分别为 $(k+1)/2$ 和 $(k^2-1)/12$。公式如下：

$$\tau_{\chi^2} = \frac{12N}{k(k+1)}\left[\sum_{i=1}^{k} r_i^2 - \frac{k(k+1)^2}{4}\right] \tag{1-58}$$

在 k 和 N 都较大时，服从自由度为 $k-1$ 的 χ^2 分布。

1.4.3　小结

本小节对于机器学习中的模型评估与验证进行了细致地介绍。首先从模型评估指标入手，介绍了准确度、查准率、查全率、F1 度量、ROC、AUC 以及代价敏感错误率的相关概念，同时利用公式和图表较为直观地介绍了相关概念的具体应用。然后，对于模型的验证方法进行了细致介绍，包括交叉验证法、留出法、自助法以及比较检验法。同样为了方便读者理解，配以必要的文字与表格说明，希望读者能够有所收获。

1.5　应用实例与代码

1.5.1　监督学习应用

1.5.1.1　"回归"案例——个人信用评估方法

① 问题构建及模型选择　我们首先要找到影响一个人信用的因素，从逻辑上讲，一个人的身高、体重跟他的信用应该没有关系，比如我们身边讲信用的人有高有低、有胖有瘦。而一般信用似乎都跟财富相关，大老板不讲信用的损失是非常巨大的，而小混混在一条街混不下去了，可以到另外一条街继续去混，因此根据我们的判断，大概找到了 5 个信用的影响因素：A 付款记录、B 账户总金额、C 逾期记录、D 新账户个数、E 工作情况。这个时候，我们就构建了一个简单的模型：$Y = f(A,B,C,D,E)$。f 可以简单理解为一个特定的公式，这个公式可以将 5 个因素跟个人信用分形成关联。我们的目标就是得到 f 这个公式具体是什么，这样我们只要有了一个人的这 5 种数据，就可以得到一个人的信用分数了。

② 收集已知数据　为了找出这个公式 f，我们需要先收集大量的已知数据，这些数据必须包含一个人的 5 种数据和这个人的信用状态（把信用状态转化为分数）。我们把数据分成

几个部分，一部分用来训练，一部分用来测试，一部分用来验证。

③ 训练出理想模型　有了这些数据，我们通过机器学习，就能构建出这 5 种数据和信用分数的关系。这个关系就是公式 f。然后我们再用验证数据和测试数据来验证这个公式是否准确。测试验证的具体方法是：a. 将 5 种数据套入公式，计算出信用分；b. 用计算出来的信用分跟这个人实际的信用分进行比较；c. 评估公式的准确度，如果准确度很低再进行调整优化。

④ 对新用户进行预测　当我们想知道一个新用户的信用状况时，只需要收集到他的这 5 种数据，套进公式 f 进行计算就可以知道结果了。

1.5.1.2　"分类"案例——离婚率预测

① 问题构建及模型选择　戈特曼认为，谈话反映了夫妻之间潜在的问题，他们的争吵、笑声、戏弄和情感表露都表明了一种情感联系。通过这些对话中的情感联系，可以将夫妻分为不同的类型，表示不同的离婚概率。

② 收集已知数据　研究人员邀请 700 对夫妻参与本次实验，他们被安排在一间屋子内，并讨论一个比较有争议的话题，比如金钱、婚姻等。研究人员将每对夫妻关于这些话题的谈论都记录下来，并根据丈夫和妻子之间的谈话情况给他们打分。

③ 训练出理想模型　戈特曼的方法并不是用机器学习来得到结果，不过原理都是类似的。他得到的结论如下：首先，他们将这对夫妇的分数绘制在图表上，两条线的交点表示婚姻是否会持续。如果丈夫或妻子继续得分为负，则很可能离婚。重点是量化对话中正面和负面影响的比例。理想的比例是五比一，但如果低于这个比例，婚姻就会陷入困境。最后，将结果用于一个数学模型上，该模型使用差分方程来突出成功婚姻的潜在特征。

1.5.2　无监督学习应用

① 发现异常　利用无监督学习的优点将它作为反欺诈的手段之一。它可以通过发现用户的共性行为，以及用户和用户的关系来检测欺诈。假设有一组用户注册事件，里面包含了注册时间、注册浏览器、注册系统、注册地点等。对这组数据进行无监督聚类可以得到一个类别有相似的用户行为，虽然这些用户单独拿出来分析再正常不过了，但是一旦符合某种超乎寻常的一致性就十分可疑。

② 用户细分　这个应用通常都出现在一些广告投放平台，比如获取了用户的性别、年龄、地理位置、社会身份等多维度的信息，再运用无监督学习算法对用户进行细分，可以得到一个个具有不同用户特点的类簇，再对不同类别的用户簇投放不同的广告，这样更加有针对性，具有明显的效果。

③ 推荐系统　购物软件大家都很熟悉了，几乎每天都会打开浏览一下主页上的物品。你会发现这些物品都非常合你的喜好，有时候甚至觉得自己的内心被监视了。确实，我们在购物软件上进行的一系列操作都会被网站获取，进而转换成一个个多维度的样本，这一组组数据经过无监督算法的学习之后就会聚类成一个个拥有相似行为的用户簇，这样就能为同一个簇内的用户推荐相似的商品。

[1] van Engelen J E, Hoos H H. A survey on semi-supervised learning. *Machine Learning,* **2020,** *109* (2): 373-440.

[2] Cunningham P, Cord M, Delany S J. Supervised learning. Machine learning techniques for multimedia. Springer, 2008: 21-49.

[3] Wolpert D H, Macready W G. No free lunch theorems for optimization. *IEEE Transactions on Evolutionary Computation,* **1997,** *1* (1): 67-82.

[4] Hastie T, Tibshirani R, Friedman J. Overview of supervised learning. The elements of statistical learning. Springer, 2009: 9-41.

[5] Cover T, Hart P. Nearest neighbor pattern classification. *IEEE Transactions on Information Theory,* **1967,** *13* (1): 21-27.

[6] Lewis R J. An introduction to classification and regression tree (CART) analysis. Annual Meeting of the Society for Academic Emergency Medicine in San Francisco, California, 2000.

[7] Schmidt A F, Finan C. Linear regression and the normality assumption. *Journal of Clinical Epidemiology,* **2018,** *98*: 146-151.

[8] Nusinovici S, Tham Y C, Yan M Y C, et al. Logistic regression was as good as machine learning for predicting major chronic diseases. *Journal of Clinical Epidemiology,* **2020,** *122*: 56-69.

[9] Dike H U, Zhou Y, Deveerasetty K K, et al. editors. Unsupervised learning based on artificial neural network: A review. 2018 IEEE International Conference on Cyborg and Bionic Systems (CBS), 2018.

[10] Solorio-Fernndez S, Carrasco-Ochoa J A, Martnez-Trinidad J F. A review of unsupervised feature selection methods. *Artificial Intelligence Review,* **2020,** *53* (2): 907-948.

[11] Ang J C, Mirzal A, Haron H, et al. Supervised, unsupervised, and semi-supervised feature selection: a review on gene selection. *IEEE/ACM Transactions on Computational Biology and Bioinformatics,* **2015,** *13* (5): 971-989.

[12] Kiselev V Y, Andrews T S, Hemberg M. Challenges in unsupervised clustering of single-cell RNA-seq data. *Nat Rev Gen,* **2019,** *20* (5): 273-282.

[13] Govender P, Sivakumar V. Application of k-means and hierarchical clustering techniques for analysis of air pollution: A review (1980—2019). *Atmospheric Pollution Research,* **2020,** *11* (1): 40-56.

[14] Zhou K, Yang S. Effect of cluster size distribution on clustering: a comparative study of *k*-means and fuzzy *c*-means clustering. *Pattern Anal Appl,* **2020,** *23* (1): 455-466.

[15] Vassilvitskii S, Arthur D. *K*-means++: The advantages of careful seeding. Proceedings of the Eighteenth Annual ACM-SIAM Symposium on Discrete Algorithms, 2006.

[16] Bäcklund H, Hedblom A, Neijman N. A density-based spatial clustering of application with noise. *Data Mining TNM033,* **2011,** 11-30.

[17] Li X, Zhang T, Zhao X, et al. Guided autoencoder for dimensionality reduction of pedestrian features. *Appl Intell,* **2020,** *50* (12): 4557-4567.

[18] Bellman R. Dynamic programming. *Science,* **1966,** *153* (3731): 34-37.

[19] Wold S, Esbensen K, Geladi P. Principal component analysis. *Chemom Intell Lab Syst,* **1987,** *2* (1): 37-52.

[20] Geetharamani R, Sivagami G. Iterative principal component analysis method for improvised classification of breast cancer disease using blood sample analysis. *Medical & Biological Engineering & Computing,* **2021,** *59* (10): 1973-1989.

[21] Schölkopf B, Smola A, Müller K R. Kernel principal component analysis. International Conference on Artificial Neural Networks, 1997.

[22] Saul L K, Roweis S T. An introduction to locally linear embedding. *http://www. cs. toronto. edu/~ roweis/lle/ publications. html,* **2000.**

[23] Hinton G E, Roweis S. Stochastic neighbor embedding. *Advances in Neural Information Processing Systems,* **2002,**

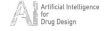

　　15: 833-840.

[24] Srinidhi C L, Ciga O, Martel A L. Deep neural network models for computational histopathology: A survey. *Medical Image Analysis*, **2021**, *67*: 101813.

[25] Barlow H B. Unsupervised learning. *Neural Computation*, **1989**, *1* (3): 295-311.

[26] Kaelbling L P, Littman M L, Moore A W. Reinforcement learning: A survey. *Journal of Artificial Intelligence Research*, **1996**, *4*: 237-285.

[27] Collins A G E, Cockburn J. Beyond dichotomies in reinforcement learning. *Nat Rev Neurosci*, **2020**, *21* (10): 576-586.

[28] Khujamatov K, Ahmad K, Reypnazarov E, et al. Markov chain based modeling bandwith states of the wireless sensor networks of monitoring system. *Int J Adv Sci Technol*, **2020**, *29* (4): 4889-4903.

[29] Hu H, Xu L. Existence and uniqueness theorems for periodic Markov process and applications to stochastic functional differential equations. *J Math Anal Appl*, **2018**, *466* (1): 896-926.

[30] Mnih V, Kavukcuoglu K, Silver D, et al. Playing atari with deep reinforcement learning [J]. arXiv preprint arXiv:1312.5602, 2013.

[31] Zhang Q, Lin M, Yang L T, et al. Energy-efficient scheduling for real-time systems based on deep Q-learning model. *IEEE Transactions on Sustainable Computing*, **2017**, *4* (1): 132-141.

[32] van Hasselt H, Guez A, Silver D. Deep reinforcement learning with double q-learning. Proceedings of the AAAI Conference on Artificial Intelligence, **2016**.

[33] He Z, Li L, Zheng S, et al. Variational quantum compiling with double Q-learning. *New J Phys*, **2021**, *23* (3): 033002.

[34] Wang Z, Schaul T, Hessel M, et al. Dueling network architectures for deep reinforcement learning. International Conference on Machine Learning. PMLR, **2016**: 1995-2003.

[35] Ban T W. An autonomous transmission scheme using dueling DQN for D2D communication networks. *IEEE Transactions on Vehicular Technology*, **2020**, *69* (12): 16348-16352.

[36] Mnih V, Badia A P, Mirza M, et al. Asynchronous methods for deep reinforcement learning. International Conference on Machine Learning. PMLR, **2016**: 1928-1937.

[37] Sewak M. Actor-critic models and the A3C. Deep Reinforcement Learning. Springer, 2019: 141-152.

[38] Spackman K A. Signal detection theory: Valuable tools for evaluating inductive learning. Proceedings of the Sixth International Workshop on Machine Learning, 1989.

拓展阅读

　　近年来，人工智能（AI）和机器学习（ML）在飞速地发展，尤其是过去一年里 ChatGPT 的出现，在各个领域都产生了一定的影响。以下就本章节未涉及内容简要介绍，供读者深入了解。

　　GPT（generative pre-training transformer）是一种基于 Transformer 架构的预训练语言模型，最早由 OpenAI 实验室在 2018 年提出，目前已经在语音识别、机器翻译、语言生成等领域得到广泛应用。GPT-1（Radford, Narasimhan et al. 2018）的核心思想是先在未标注数据上训练一个通用的语言模型，然后通过对特定任务进行微调，如自然语言推理、问答、常识推理和语义相似度等有监督任务。这一方法突破了传统 NLP 模型仅通过有监督训练进行学习的限制为模型带来了更大的灵活性和适应性。随后问世的 GPT-2（Radford, Wu et al. 2019）旨在训练一个泛化能力更强的词向量模型，而无须对 GPT-1 的网络结构进行过多的创新与设计。相反，GPT-2 通过增加网络参数和扩大数据集规模，并引入多任务学习的概念，来进一步提升模型的性能。这些改进措施旨在增强模型对各种语言任务的处理能力，并取得了令人瞩目的成果。而 GPT-3（Brown, Mann et al. 2020）的出现对 NLP 领域产生了巨大的冲击，它引入了海量的参数，仅仅需要小样本或零样本的训练基础，就可以在下游任务表现的非常好。举世瞩目的 ChatGPT（OpenAI，2022）就是基于 GPT-3.5 微调而来。ChatGPT 将 GPT 模型应用于对话生成，是由 OpenAI 开发的一个人工智能聊天机器人程序。通过 ChatGPT 能够学习大量现成文本和对话集合，实现即时对话，并流畅地回答各种问题。为了改进 GPT-3.5 模型，研究人员引入了基于人类反馈的强化学习技术（Chen, Tworek et al. 2021）进行微调，这种方法为模型和人类意图之间的有效对齐提供了一个良好的范式。ChatGPT 的成功为生成式大模型的应用提供了一个明确的技术方向，即在微调阶段的指令对齐技术。这其中包含了强化学习、提示优化（Lester, Al-Rfou et al. 2021）、思想链（Wei, Wang et al. 2022）等技术手段。研究人员提出一种新方法，即自问（self-ask），进一步改善了思维链。模型在回答最初的问题之前明确地问自己，然后回答后续问题，从而进一步提高 ChatGPT 准确性（Press, Zhang et al. 2022）。GPT-4（OpenAI，2022）是 OpenAI 在 GPT-3.5 后的更新，可以理解并解决更复杂的提问，其最大特点在于使模型可以对图像输入进行理解，是大语言模型领域的又一重大突破。除 GPT 之外，各类大语言模型也不断更迭。由 Meta 开源的大语言模型 LLaMA（Touvron, Lavril et al. 2023），参数范围从 7B 到 65B，以更少的参数量提供可观的性能竞争力。LLaMA 在 Transformer 结构上做了一点细节上的改进，使用了 RMS Pre-Norm（root mean square layer normalization）、SwiGLU 激活函数以及 RoPE（rotary position embedding）来替换原有模块并验证性能，因此得到提升。

在图像领域，StyleGAN3（Karras, Aittala et al. 2021）是谷歌团队在图像生成领域的最新成果，它的目标是生成高质量、多样化的图像。StyleGAN3 采用了多项改进措施，包括动态噪声扰动技术、几何变换增强技术、高分辨率生成技术等。StyleGAN3 所具有的优势在于它可以生成高分辨率的图像，并且能够在图像编辑、交互式控制等方面表现出色。Stable Diffusion（Rombach, Blattmann et al. 2022）通过引入隐向量空间来解决 Diffusion 速度瓶颈，除了可专门用于文生图任务，还可以用于图生图、特定角色刻画，甚至是超分或者上色任务。DALLE-2（Ramesh, Dhariwal et al. 2022）由 OpenAI 开发，模型通过训练将文本和图像进行对齐，可以生成与输入文本描述相关的高质量图像，使用了大规模的无标注数据和预训练技术，以提高图像生成的准确性和多样性。此外，DALLE-2 还采用了类似于 GPT 的自回归生成模型来生成与输入文本描述匹配的图像。

主要参考文献

Brown T, Mann B, Ryder N, et al. Language Models Are Few-Shot Learners. *arXiv preprint,* **2020,** *33* : 1877-1901.

Chen M, Tworek J, Jun H, et al. Evaluating Large Language Models Trained on Code. *arXiv preprint,* **2021**.

Karras T, Aittala M, Laine S, et al. Alias-Free Generative Adversarial Networks. *Adv Neural Inf Process Syst,* **2021,** *34* : 852-863.

Lester B, Al-Rfou RConstant N. The Power of Scale for Parameter-Efficient Prompt Tuning. *arXiv preprint,*

2021.

OpenAI. Introducing Chatgpt. https://openai.com/blog/chatgpt, **2022**.

OpenAI. Gpt-4 Is Openai's Most Advanced System, Producing Safer and More Useful Responses. https://openai.com/product/gpt-4, **2022**.

Press O, Zhang M, Min S, et al. Measuring and Narrowing the Compositionality Gap in Language Models. *arXiv preprint,* **2022**.

Radford A, Narasimhan K, Salimans T, et al. Improving Language Understanding by Generative Pre-Training. **2018**.

Radford A, Wu J, Child R, et al. Language Models Are Unsupervised Multitask Learners. *OpenAI blog,* **2019**, *1* (8): 9.

Ramesh A, Dhariwal P, Nichol A, et al. Hierarchical Text-Conditional Image Generation with Clip Latents. *arXiv preprint,* **2022**.

Rombach R, Blattmann A, Lorenz D, et al. High-Resolution Image Synthesis with Latent Diffusion Models. Proceedings of the IEEE/CVF Conference on Computer Vision and Pattern Recognition, 2022.

Touvron H, Lavril T, Izacard G, et al. Llama: Open and Efficient Foundation Language Models. *arXiv preprint,* **2023**.

Wei J, Wang X, Schuurmans D, et al. Chain of Thought Prompting Elicits Reasoning in Large Language Models. *arXiv preprint,* **2022**.

作者简介

王喆，工学博士，华东理工大学教授、博士生导师。围绕人工智能中的监督分类，对一系列充分融合不平衡数据、多核以及模式表示先验信息的分类学习模型进行研究。

Email: wangzhe@ecust.edu.cn

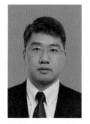

深度网络结构设计基础

高盛华

2.1 卷积神经网络

卷积神经网络主要由多个卷积层（convolution layer）和池化层（pooling layer）堆叠而成，能够作用在一张图像上，提取这张图像具有表达性的特征，从而进行图像分类。本节主要从卷积神经网络的组件、神经网络的训练和基于卷积操作的图像分类网络三个部分来介绍。本章提供了部分算法的代码，具体可下载本书课件，查看文件"第 2 章算法代码"。

2.1.1 卷积神经网络的组件

2.1.1.1 卷积层

卷积神经网络的核心是卷积层，它能够对特定的预测问题（例如图像分类问题）进行建模，针对训练数据集学习大量的卷积核（kernel），使其能够在输入图像的任何位置检测到某种特定的结构。因此，这些卷积核也常常被看作"模板"。

对于特定类别的图像，往往具有高度相似的特征，通常这是显而易见的，否则也不会将其认为是同一类。例如在不同的图像中，猫的头的形状、纹理等都有相似的结构特征。在经过大量的数据训练后，这些"模板"学习到了怎样识别一只猫的局部特征，从而能应用到一个新的样例中进行类别的预测。

对于一个标准的 2D 卷积操作，可以用下列步骤来表示：对于一个输出位置 p_0，定义它的感受野尺寸为一个局部窗 R；从这个窗 R 中，进行对特征的加权求和。因此对于输出特征图 y 中的每个位置 p_0，可以得到：

$$y(p_0) = \sum_{p_n \in R} w(p_n) \, x(p_0 + p_n) \tag{2-1}$$

一个简单卷积操作的例子如图 2-1 所示，在一个尺寸为 5 × 5 的图像中使用尺寸为 3 × 3

的卷积核，将其进行滑动就得到了卷积后在每个位置的特征值。

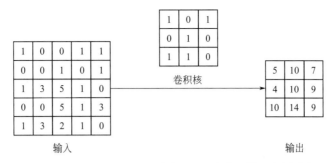

图 2-1　在尺寸为 5×5 的图像中使用尺寸为 3×3 的卷积核，将其进行滑动就得到了
卷积后在每个位置的特征值

2.1.1.2　池化层

在使用卷积获得特征之后，接下来将用于图像分类。理论上可以直接使用提取得到的特征进行分类，但是在实际操作中，这可能会带来巨大的时间和空间开销。例如，假设输入图像的尺寸为 1×224×224，通过卷积要学习到 256 个特征图，当使用尺寸为 3×3 的卷积核进行操作时，输出的向量维度为 256×(224-3+1)×(224-3+1) = 12616704，对此将学习一个维度约为一千三百万的特征向量，由此带来的开销是巨大的，并且也使得网络容易过拟合。

为了解决这个问题，可以使用局部统计信息代替卷积后得到的真实值。例如可以计算图像区域上特定特征的平均值（或最大值），这些统计信息的维度要低很多，能够起到特征降维、减少计算量的作用，也在一定程度上减少了过拟合。这个提取统计信息的操作被称为"池"（pooling）操作，如果使用局部区域的平均值，则称为平均池化（average pooling）；如果使用局部区域的最大值，则称为最大池化（max pooling）。

图 2-2 显示了最大池化操作的过程和得到的结果。例如在尺寸为 4×4 的特征图上使用核尺寸为 2×2 的最大池化操作。

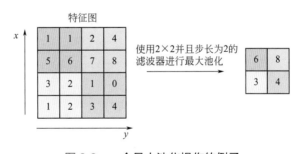

图 2-2　一个最大池化操作的例子

左侧为特征图，右侧为最大池化后的输出结果

2.1.1.3　激活函数

为了介绍激活函数（activation function）的概念，我们从一个最简单的神经网络开始，该神经网络包含了单个神经元（neuron），如图 2-3 所示。该神经元是一计算单元，

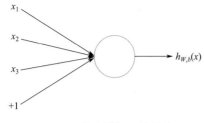

图 2-3 单个神经元的结构

以 x_1, x_2, x_3 和一个偏置项 $(+1)$ 作为输入，并输出 $h_{W,b}(x) = f(W^l x) = f\left(\sum_{i=1}^{3} W_i x_i + b\right)$，其中，$W$ 和 b 是卷积核的权重（weight）和偏置（bias），经过网络的训练得到。这里的 $f : R \to R$ 被称为激活函数。其作用在于将操作转化为非线性映射，从而使神经网络拟合任意函数。

激活函数的选择有很多，本书主要介绍以下三种：Sigmoid、ReLU 和 Tanh 激活函数，它们的曲线见图 2-4。

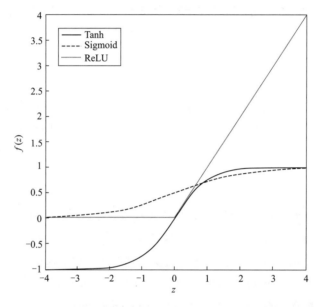

图 2-4 三种激活函数（Sigmoid、ReLU、Tanh）的曲线

① Sigmoid 激活函数：它将输入映射到 $(0, 1)$ 之间。

$$f(z) = \frac{1}{1 + e^{-z}} \tag{2-2}$$

② ReLU 激活函数：如果输入大于 0，则保持不变；如果输入小于 0，则将其映射为 0。

$$f(z) = \max(0, z) \tag{2-3}$$

③ Tanh 激活函数：可以看作 Sigmoid 函数的缩放版本，将输入映射到 $(-1, 1)$ 之间。

$$f(z) = \tanh(z) = \frac{e^z - e^{-z}}{e^z + e^{-z}} \tag{2-4}$$

除此之外，还有很多其他形式的激活函数，如 Leaky ReLU、ELU、Softplus 等。ReLU 函数由于形式简单，是最常选取的一个激活函数，但是在实际应用中，可能要根据具体的任

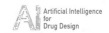

务和场景选择合适的激活函数。

2.1.1.4 全连接层

将多个神经元组合在一起可以形成全连接层（fully connected layer，又称 FC layer），如图 2-5 所示。

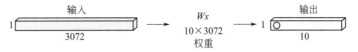

图 2-5　全连接层（输入维度为 3072，输出维度为 10）

全连接层的主要作用是将具有空间信息的特征压缩成表达整张图像的特征，从而进行最终的分类。数学上，全连接层就是矩阵乘法，进行特征空间的变换，如果使用多个堆叠的全连接层并且和激活函数一起使用，理论上可以拟合任意的非线性变换。假设一个输入图像的尺寸为 $3 \times 32 \times 32$，因此有 3072 个输入单元，假设任务为 10 分类，则有 10 个输出单元，因此映射函数为 $f = Wx$，其中 $W \in R^{10 \times 3072}$ 需要由网络学习得到。

2.1.2　神经网络的训练

本节将简单介绍神经网络的训练过程，并从损失函数、正则化、Softmax 分类三个部分来介绍。

① 损失函数　在设计好网络框架之后，接下来需要得到网络参数。对于一个图像分类任务而言，神经网络是在学习一个从输入图像到标签的映射。为了学习网络中的参数权重，我们需要首先定义一个损失函数，能够定量地衡量网络在训练数据中学习的程度，接下来需要一个有效的方法去找到这些参数能够最小化这个损失函数，这就是优化的过程。

形式上，给定训练数据的样本集 $(x_i, y_i)_{i=1}^{N}$，其中，x_i 是图像，y_i 是标签，N 是样本数量，那么这个训练集的损失函数的平均可以表达为

$$L(W) = \frac{1}{N} \sum_i L_i \left[f(x_i, W), y_i \right] \tag{2-5}$$

其中，W 是要学习的网络参数，也就是说，损失函数是关于 W 的函数。

② 正则化　有了以上损失函数，就可以优化它以学习一个更好的 W。然而在实际应用中，为了防止模型的过拟合，通常加入一个正则项，这个正则项就是为了防止模型在训练数据上做得太好，从而导致在验证集上的准确度不足。因此，加入正则项之后的损失函数为：

$$L(W) = \frac{1}{N} \sum_i L_i \left[f(x_i, W), y_i \right] + \lambda R(W) \tag{2-6}$$

其中，λ 是正则项超参数，需要自己调节。简单常用的正则项有 L2 正则和 L1 正则，L2 正则指的是对网络参数的 L2 约束：$RW = \|W\|_2$；L1 正则是对网络参数的 L1 约束：$RW = \|W\|_1$，为了防止过拟合，除了增加正则项之外还可以使用 Dropout、批量归一化

（batch normalization）等。

③ Softmax 分类　对于一张输入的图像，若想知道它属于哪一个类别的图像，可以利用 Softmax 对齐进行分类。通常可以认为网络输出的这个类别的概率值越大，越可能属于这个类别。因此，需要对网络的输出进行 Softmax 后处理以使得网络最终以概率形式输出。数学上，定义 $s = f(x_i; W)$ 为网络第一步的输出，则 Softmax 可表达为：

$$P\left(Y = k | X = x_i\right) = \frac{e^{s_k}}{\sum_j e^{s_j}} \tag{2-7}$$

Softmax 分类过程如图 2-6 所示。左侧为待分类的图像，我们希望能将它分到三个类别中的某一个，使用 Softmax 后，最终的输出将是归一化的概率，即所有类的概率之和为 1。最后，利用真实的标签，可以设计交叉熵等损失函数衡量网络分类的准确度，从而对网络中的参数进行优化。Softmax 分类层被广泛应用于图像分类网络中。

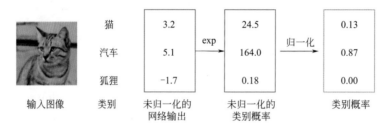

图 2-6　Softmax 分类表达

2.1.3　基于卷积神经网络的图像分类

自 2012 年，基于卷积操作的图像分类网络由于其高的识别性能逐渐替代了手工提取特征的图像分类方法。这里主要介绍 AlexNet、VGGNet、ResNet 三种图像分类网络框架。

2.1.3.1　AlexNet

AlexNet[1] 由 Alex Krizhevsky 于 2012 年提出，获得 2012 年 ILSVRC 图像分类比赛的冠军，性能远超其他分类方法，也开启了深度学习时代，其网络结构如图 2-7 所示。

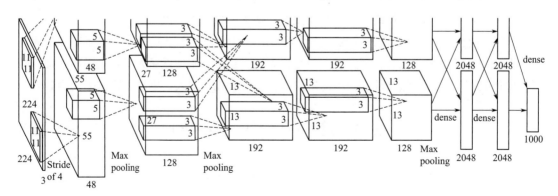

图 2-7　AlexNet 网络结构图 [1]

AlexNet 使用了两个 GPU，一个 GPU 运行上半部分，另一个 GPU 运行下半部分，GPU 仅在特定的层进行通信

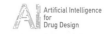

AlexNet 主要提出了如下几个方法来提升性能。

① 使用 ReLU 激活函数　AlexNet 使用 ReLU 激活函数来替代 Tanh，与 Tanh 相比，ReLU 有效地避免了梯度消失的情况，同时，由于 ReLU 在大于零的时候导数始终为 1，也降低了计算量，因此使用 ReLU 函数能够比 Tanh 更快地使模型收敛。在 AlexNet[1] 中分别使用 ReLU 和 Tanh 函数在 CIFAR-10 数据集上达到 25% 的训练误差时，使用 ReLU 大约能比 Tanh 函数快 6 倍。

② 使用多 GPU 训练　由于当时 AlexNet 是在 GTX 580 GPU 上训练的，单个 GPU 仅仅有 3GB 的存储，这限制了网络训练的最大尺寸。因此 AlexNet 采取模型并行的策略，使用两块 GPU 并行，在每个 GPU 中放置一半的神经元并且 GPU 仅仅在特定的层进行通信，大大加快了训练速度。

③ 局部响应归一化　AlexNet 也使用如下的局部响应归一化（local response normalization，LRN）来提升泛化能力。不过，由于在后面的 VGGNet[2] 中提到在 VGGNet 中使用 LRN 没有提升性能，并且同时会增加内存开销和计算时间，同时因为之后也提出了批归一化操作（batch normalization，BN），所以采用 LRN 的网络框架已经很少了，感兴趣的读者可以参考文献 [1]。

④ 重叠池化　通常，一般的池化在两个相邻的窗口部分是不重叠的。例如使用 $z \times z$ 的窗口进行池化，并且步长为 s，如果设置 $s = z$ 就得到了一般的池化操作，如果设置 $s \leqslant z$，就得到了重叠的池化操作。在 AlexNet 中，设置 $s = 2$ 和 $z = 3$，实验显示相比于 $s = 2$ 和 $z = 2$，top-1 和 top-5 误差分别减小了 0.4% 和 0.3%。

⑤ 数据增强　为了避免过拟合，AlexNet 使用了两种数据增强策略。第一个是随机裁剪，即从训练集中尺寸为 256×256 的图像中随机提取 224×224 图像块和它们的水平翻转图像，这使得训练数据尺寸增大了 2048 倍 $\left\{ \left[(256-224)^2 \right]^2 = 2048 \right\}$。使用这种方式，网络有效地避免了过拟合。在测试时，网络通过提取 5 个 224×224 的图像块（四个角和中心）和它们的水平翻转来做最终的标签预测（因此一共有 10 个图像块），预测结果为 10 个图像块的网络 Softmax 层输出的平均。

采取的第二个数据增强策略就是随机对图像的 RGB 颜色空间进行变换，首先对训练集使用主成分分析（PCA），然后对其乘以一个来自均值为 0，标准差为 0.1 的高斯分布的变量，以达到在颜色空间上进行像素增强的作用。

⑥ Dropout　Dropout 也能够有效地避免过拟合。它随机将隐藏层神经元的输出以 0.5 的概率置为 0，使用这种方式，这个神经元将不会前向传播也不会后向传播，就像从网络中消失了一样，但是当下次迭代时，Dropout 又会随机地将其他神经元置为 0，通过这种方式强制网络学习鲁棒性更强的特征。在测试的时候，使用所有神经元但是将它们的输出乘以 0.5。

2.1.3.2　VGGNet

2014 年，牛津大学计算机视觉组（Visual Geometry Group）提出了 VGGNet[2]，并取得了 ILSVRC2014 比赛分类项目的第二名。

相比 AlexNet，VGGNet 使用了更深的卷积层和更小的卷积核，其网络结构如图 2-8 所示。相比于 AlexNet，VGGNet 主要有以下改进。首先，VGGNet 将 8 层的 AlexNet 网络加深到 16 ～ 19 层，实验也显示了当神经网络层数加深时分类的准确度会更高。第二个改进是采用连续的小卷积核（如 3×3）来代替大卷积核（11×11）。例如，在 VGGNet 中采用了 3 个 3×3 的卷积核代替一个 7×7 的卷积核，使用 2 个 3×3 的卷积核代替一个 5×5 卷积核。在保证了网络感受野相同的情况下，减少网络参数。

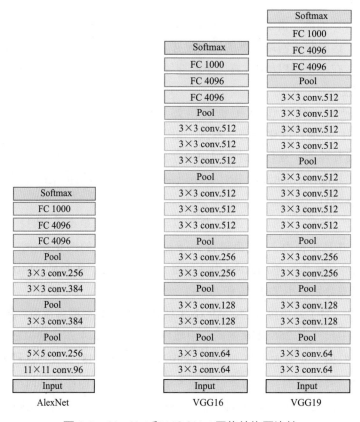

图 2-8　AlexNet 和 VGGNet 网络结构图比较

最终，VGGNet 仅仅使用 3×3 的卷积核和 2×2 的最大池化来搭建网络。VGGNet 采用和 AlexNet 相似的训练策略。其中，VGG19 要比 VGG16 获得稍微更好的性能，但是也耗费了更多的显存，在实际部署中需要根据不同情况选择。

2.1.3.3　ResNet

ResNet[3] 由微软亚洲研究院 Kaiming He 等人提出，通过使用残差块结构堆叠了 152 层的卷积神经网络，在 ILSVRC2015 和 COCO2015 所有的分类和检测竞赛中都取得了冠军。

为了探究网络的深度对分类性能的影响，ResNet 的作者进行了如下的设想，如果堆叠更深的层来构造卷积神经网络将发生什么？以直觉来看，更深的模型应该比更浅的模型有着更强大的表达能力（因为有着更多的参数需要学习）。但是他们在实验中发现，更深的模型竟然表现更差，因此他们提出了假设，由于网络的参数学习是一个优化问题，那么更深的模型应该更难优化。

ResNet 提出的核心思想是使用残差连接代替普通连接。如图 2-9 所示，对于输入 x，经过两层卷积之后得到输出 $H(x) = F(x)$，然而在残差连接中，输出为 $H(x) = F(x) + x$。这个残差结构将使得网络更容易优化。例如假设当前的残差网络有 100 层，即使在最差的情况下，$F(x)$ 为零，网络也应该能保持和之前层数（相当于去掉两个卷积层，为 98 层）相同的性能。因此，在 VGGNet 的基础上，ResNet 将深度增加到 152 层，性能能够达到更好，本质是优化变得更容易了。

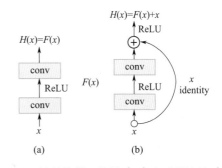

图 2-9　简单的卷积连接（a）和残差连接（b）

图 2-10 显示了 ResNet 不同层数时的网络配置。在实际训练过程中采用了如下的技巧，具体的细节可以参考相关论文[3]：

① 在每个卷积层后面使用批归一化（batch normalization）技术；

② 网络权重采用 Xavier 初始化方法；

③ 使用 SGD + Momentum 优化方法；

④ 学习率设置为 0.1，在每次验证集误差停滞时除以 10。

层	输出尺寸	18-layer	34-layer	50-layer	101-layer	152-layer
conv1	112×112	7×7, 64, stride 2				
conv2_x	56×56	3×3 max pool, stride 2				
		$\begin{bmatrix} 3\times3, 64 \\ 3\times3, 64 \end{bmatrix}\times2$	$\begin{bmatrix} 3\times3, 64 \\ 3\times3, 64 \end{bmatrix}\times3$	$\begin{bmatrix} 1\times1, 64 \\ 3\times3, 64 \\ 1\times1, 256 \end{bmatrix}\times3$	$\begin{bmatrix} 1\times1, 64 \\ 3\times3, 64 \\ 1\times1, 256 \end{bmatrix}\times3$	$\begin{bmatrix} 1\times1, 64 \\ 3\times3, 64 \\ 1\times1, 256 \end{bmatrix}\times3$
conv3_x	28×28	$\begin{bmatrix} 3\times3, 128 \\ 3\times3, 128 \end{bmatrix}\times2$	$\begin{bmatrix} 3\times3, 128 \\ 3\times3, 128 \end{bmatrix}\times4$	$\begin{bmatrix} 1\times1, 128 \\ 3\times3, 128 \\ 1\times1, 512 \end{bmatrix}\times4$	$\begin{bmatrix} 1\times1, 128 \\ 3\times3, 128 \\ 1\times1, 512 \end{bmatrix}\times4$	$\begin{bmatrix} 1\times1, 128 \\ 3\times3, 128 \\ 1\times1, 512 \end{bmatrix}\times8$
conv4_x	14×14	$\begin{bmatrix} 3\times3, 256 \\ 3\times3, 256 \end{bmatrix}\times2$	$\begin{bmatrix} 3\times3, 256 \\ 3\times3, 256 \end{bmatrix}\times6$	$\begin{bmatrix} 1\times1, 256 \\ 3\times3, 256 \\ 1\times1, 1024 \end{bmatrix}\times6$	$\begin{bmatrix} 1\times1, 256 \\ 3\times3, 256 \\ 1\times1, 1024 \end{bmatrix}\times23$	$\begin{bmatrix} 1\times1, 265 \\ 3\times3, 256 \\ 1\times1, 1024 \end{bmatrix}\times36$
conv5_x	7×7	$\begin{bmatrix} 3\times3, 512 \\ 3\times3, 512 \end{bmatrix}\times2$	$\begin{bmatrix} 3\times3, 512 \\ 3\times3, 512 \end{bmatrix}\times3$	$\begin{bmatrix} 1\times1, 512 \\ 3\times3, 512 \\ 1\times1, 2048 \end{bmatrix}\times3$	$\begin{bmatrix} 1\times1, 512 \\ 3\times3, 512 \\ 1\times1, 2048 \end{bmatrix}\times3$	$\begin{bmatrix} 1\times1, 512 \\ 3\times3, 512 \\ 1\times1, 2048 \end{bmatrix}\times3$
	1×1	average pool, 1000-d fc, softmax				
FLOPs		1.8×10^9	3.6×10^9	3.8×10^9	7.6×10^9	11.3×10^9

图 2-10　ResNet 网络的具体结构 [3]

2.1.3.4　其他网络

除此之外，也有其他一些卷积神经网络被提出。例如 SENet[4]、ResNext[5]、DenseNet[6]、MobileNet[7]、EfficientNet[8]。最近，也有一些工作使用强化学习的方式搜索最优的网络结构，例如 NASNet[9]，其分类性能将进一步提升。这些具体的网络框架不在本书中展开介绍，感兴趣的读者可以参考相关论文。

2.1.4　基于卷积神经网络的图像分割

如图 2-11 所示，对输入的一张图像，语义分割将输出图像中的每个像素的分类标签。

所以语义分割任务是一个逐像素分类问题。语义分割在现实生活中有着很多的应用，例如，医疗图像的病灶分割，用于医疗疾病诊断；自动驾驶中车道线检测；监测卫星图像中的土地覆盖类型等问题。与实例分割不同的是，语义分割仅需要将图像中的逐像素类别区分出来，而实例分割需要在此基础上确定哪些像素属于同一个物体。例如，如果一张图像上有多只猫，语义分割将会把所有的猫分为一类，但是实例分割将会把不同的猫归为不同的类。早期的语义分割是基于像素聚类或者图分割等方式，随着深度学习的发展，语义分割技术取得了巨大的进步，卷积神经网络能够自动提取图像中的有效特征来进行端到端的学习，相比于传统的语义分割算法极大地提升了分割的准确度。下面将以 FCN、U-Net、DeepLab 和 PSPNet 四种语义分割网络框架为例来介绍基于深度学习的语义分割方法。

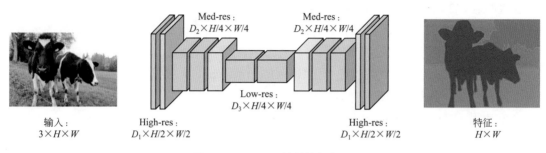

图 2-11　FCN 网络结构框架[10]

2.1.4.1　FCN

FCN 全称为 fully convolutional network，即全卷积网络，被 Long 等[11]提出，属于比较早的将卷积神经网络应用到语义分割任务的论文。其网络结构如图 2-11 所示。基本的工作流程是将一张 RGB 图像输入网络中，经过多次的卷积池化操作后得到特征图，然后使用反卷积进行上采样操作得到与输入 RGB 图像同样尺寸大小的特征图，最后对特征图进行逐像素的分类，交叉熵损失函数被用来训练整个神经网络。由于 FCN 不包含全连接层，所以可以支持任意尺寸大小的输入图像。其引入的反卷积层也能够在保持原始图像像素空间位置的同时输出更精细化的结果。由于 FCN 是比较早期的工作，尽管现在看来分割性能不够好，但是在当时很大程度上超过了传统的分割方法，后面许多优秀的语义分割框架都是基于 FCN 来改进的。

2.1.4.2　U-Net

U-Net[12] 最早被提出是用来做医疗图像分割任务，由于效果很好后来也被广泛应用于一般的语义分割任务。其网络结构如图 2-12 所示，与 FCN 相比，U-Net 采用了 Encoder-Decoder 结构（其实 FCN 也可以看作简单的 Encoder-Decoder 结构），并且将编码器（Encoder）中不同尺寸的特征图都用来和解码器（Decoder）中的特征图相拼接以保持原有的图像结构信息。

以图 2-12 为例，其中的下采样部分（左半部分）可以看作 U-Net 的编码器，上采样部分（右半部分）可以看作 U-Net 的解码器。在编码器中，主要操作由卷积和池化操作组成，卷积核尺寸统一为 3×3，经过重复 4 次的卷积和池化操作之后，最后一次卷积得到

1024×30×30 的特征图，之后将这个特征图送入解码器中。在解码器中，除了卷积之外，有两个关键的操作：上采样和跳层连接。上采样（upsampling）的方式有两种，一种是反卷积操作，另一种是简单的插值操作，在 U-Net 论文中，采用简单的双线性插值。至于跳层连接，U-Net 使用了与 DenseNet 一样的拼接操作而不是相加，如图 2-12 中的白色框，U-Net 将编码器中的特征直接复制到解码器中进行拼接，由于特征图的空间分辨率不同，这里需要将编码器中的特征图进行裁剪。

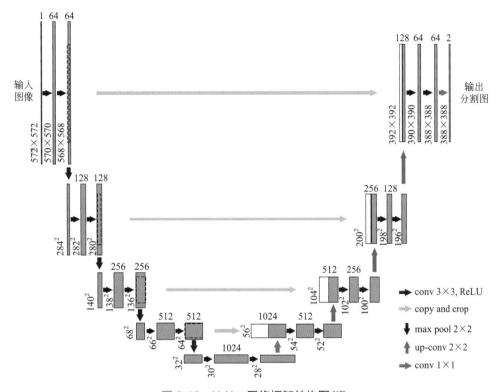

图 2-12   **U-Net 网络框架结构图** [12]

图中以 32×32 的最低分辨率为例。每个蓝色框对应于多通道的特征图，框的上面显示了通道的数量，特征图的空间尺寸显示在框的左下角，白色框表示特征图的复制，箭头显示了不同的操作

U-Net 中核心的跳层连接操作很好地解决了由于下采样操作导致的边界细节信息损失，这对于语义的精细化分割是至关重要的，因此能够获得更好的分割准确度。

2.1.4.3   DeepLab

除了 FCN 和 U-Net 以外，DeepLab 系列也是语义分割任务中常用的框架。DeepLabv1 由 Chen 等于 2015 年提出 [10]，它主要是通过卷积神经网络和条件随机场来实现语义分割任务的。之后，作者在 DeepLabv2[13] 中又引入了 ASPP（atrous spatial pyramid pooling）结构来捕获不同尺寸的上下文信息。在 DeepLabv3[14] 中，作者在 ASPP 上加入全局平均池化并使用批量归一化。DeepLabv3+ 语义分割模型 [15] 在 DeepLabv3 的基础上增加解码器模块并使用 Xception[16] 主干网络。下面主要通过介绍 DeepLabv3+ 网络框架来了解 DeepLab 系列，其他 DeepLab 版本的细节读者可以参考具体的论文。

DeepLabv3+ 的网络框架如图 2-13 所示，下面通过介绍空洞卷积、深度可分离卷积、空洞空间金字塔池化、解码器等部分来介绍 DeepLabv3+ 用到的各个模块。

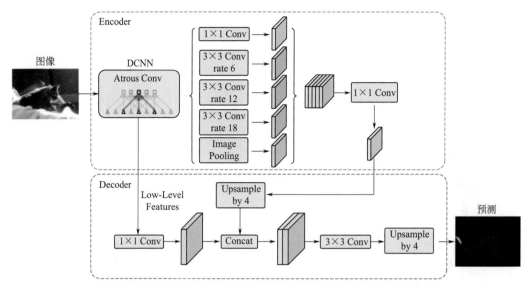

图 2-13 DeepLabv3+ 网络框架，它在 DeepLabv3 的基础上增加了解码器部分 [15]

（1）空洞卷积

空洞卷积（dilated/atrous convolution）主要是为了解决图像分割问题而提出的，在 FCN 中通过池化来缩小图像尺寸并且增大感受野，并通过上采样增大图像尺寸以进行精细化分割。然而，在下采样的过程中损失了部分精度，如果去掉池化层，又会使得感受野变小，从而很难理解图像的语义。因此，空洞卷积被提出，主要目的是在去掉池化层之后仍然能够保持感受野的大小。

空洞卷积被 Yu 和 Koltun [17] 提出，与前述标准卷积相比，空洞卷积的公式如下：

$$y(p_0) = \sum_{p_n \in R} W(p_n) x(p_n + dp_n) \tag{2-8}$$

其中，d 表示采样率（dilation rate）。空洞卷积的示意图和感受野如图 2-14 所示。在图像分类任务中，假设网络输出的特征图的尺寸是输入图像的 32 倍，这里定义为 output stride（输出步长）= 32，对于语义分割任务，希望保持一定的空间分辨率以进行精细化分割，因此输出的特征图尺寸一般希望为 output stride = 16（或 8），同时能够保持感受野不变。因此，移除最后一个（或两个）卷积的步长并且使用相应的空洞卷积即可实现。在 DeepLabv3+ 中，空洞卷积被使用在 DCNN 中，有效地提取了图像信息。

（2）深度可分离卷积

深度可分离卷积（depthwise separable convolution）由 Howard[7] 提出，用于轻量级网络框架 MobileNet 上，相比于标准的卷积操作，深度可分离卷积的参数数量和计算代价很低，深度可分离卷积的操作如图 2-15 所示。

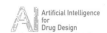

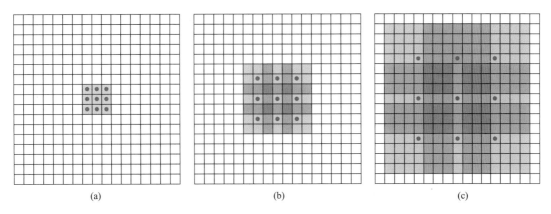

图 2-14　空洞卷积示意图 [15]

(a) 表示使用采样率为 1 的卷积（与标准卷积等价），卷积后每个元素有尺寸为 3×3 的感受野；
(b) 表示在（a）的基础上使用采样率为 2 的空洞卷积，卷积后每个元素有尺寸为 7×7 的感受野；
(c) 表示在（b）的基础上使用采样率为 4 的空洞卷积，卷积后每个元素有尺寸为 15×15 的感受野

定义输入的特征图尺寸为 $D_F \times D_F \times M$，通过一个标准的卷积层可以输出一个尺寸为 $D_F \times D_F \times M$ 的特征图。为了方便，可将特征图表示为正方形，其中 D_F 是特征图的高和宽，M 是输入通道，N 是输出通道。因此，在输入和输出之间的标准卷积核滤波器的尺寸为 $D_K \times D_K \times M \times N$，其中 D_K 为卷积核的空间分辨率，如图 2-15（a）所示。这个标准卷积操作的操作代价为：$D_K \times D_K \times M \times N \times D_F \times D_F$。

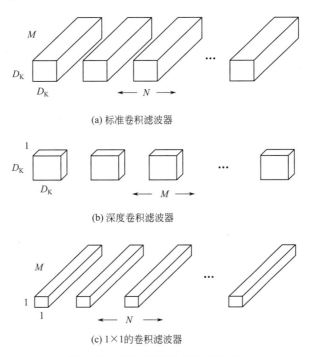

(a) 标准卷积滤波器

(b) 深度卷积滤波器

(c) 1×1 的卷积滤波器

图 2-15　不同卷积之间的对比 [17]

深度可分离卷积由深度卷积（depthwise convolution）和 1×1 卷积（pointwise convolution）组成，首先使用深度卷积应用在输入特征图的每个通道上，得到尺寸为

$D_F \times D_F \times M$ 的输出，然后使用 1×1 卷积应用一个 1×1 的卷积在以上的输出上，将获得尺寸为 $D_F \times D_F \times N$ 的特征图。在两步中用到的卷积滤波器的尺寸分别为 $D_K \times D_K \times M$ 和 $1 \times 1 \times M \times N$，如图 2-15 中（b）和（c）所示。因此深度可分离卷积有着如下的计算代价：$D_K \times D_K \times M \times D_F \times D_F + M \times N \times D_F \times D_F$。

通过比较二者的计算复杂度可得：

$$\frac{D_K \times D_K \times M \times D_F \times D_F + M \times N \times D_F \times D_F}{D_K \times D_K \times M \times N \times D_F \times D_F} = \frac{1}{N} + \frac{1}{D_K^2} \tag{2-9}$$

如果使用卷积核尺寸为 3×3 的深度可分离卷积，将得到比标准卷积少近 80% 的计算代价。

DeepLabv3+ 使用了空洞可分离卷积来减少计算复杂度，空洞可分离卷积和深度可分离卷积类似，只是将卷积操作改成空洞卷积操作，这里不展开介绍。Chen 等 2018 年的实验结果 [15] 表明，采用空洞可分离卷积可以以更少的计算代价获得和标准卷积相似（或者更好）的性能。

（3）空洞空间金字塔池化

如图 2-13 所示，由 DCNN 提取得到的特征将被输入到空洞空间金字塔池化（atrous spatial pyramid pooling, ASPP）模块，目的是要提取图像的多尺度信息。来自 DCNN 的特征被输入到五个并联的分支：一个卷积、三个空洞卷积（采样率为 6、12、18）和一个图像级特征分支。其中图像级特征是对前一步输出的特征图使用全局平均池化操作，接着使用一个 1×1 卷积并采用双线性上采样插值得到和它的输入同样空间分辨率的特征图。随后，将五个并联分支的输出特征拼接在一起并使用一个 1×1 卷积降维。如此操作能够抓取图像的多尺度特征。

（4）解码器

在图 2-13 中的解码器（Decoder）部分，来自编码器（Encoder）中 ASPP 的特征首先通过双性插值上采样四倍，并且与来自底层（DCNN）的输出经过一个卷积之后的特征拼接，再使用卷积和上采样操作进行最后的逐像素预测。这和 U-Net（图 2-12）将底层特征拼接到高层上的方法是一致的，最终网络能够很好地进行图像细节的分割。除了以上修改以外，DeepLabv3+ 还使用了改进的 Xception 网络作为主干网络，具体的细节可参考论文 [15]。

2.1.4.4 PSPNet

PSPNet 全称 pyramid scene parsing network，由 Zhao 等 [18] 提出，这个网络的出发点是引入更多的上下文信息以避免误分割，整体的网络结构如图 2-16 所示。PSPNet 网络主要是在 FCN 网络的基础上改进的，例如，当使用 FCN 网络时可能将船误分类为车，但是车在水上的概率其实是很小的，因此在对一个像素进行分割时，应该考虑周围的像素。如图 2-16，PSPNet 首先使用预训练的 ResNet 网络提取图像特征，然后使用金字塔池化模块将特征并行地经过四个池化层得到不同大小的特征输出，对这四个输出分别采用卷积并上采样到池化前

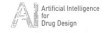

的特征图的大小，最终将池化前的特征和来自金字塔池化的特征拼接在一起进行最终的逐像素语义预测。实验表明 PSPNet 的金字塔池化模块将分割准确度提升了很多，由于 PSPNet 简单有效，当前也被很多人用来进行语义分割任务。

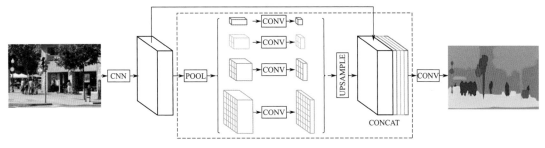

图 2-16　PSPNet 的整体网络框架

2.2　循环神经网络

循环神经网络（recurrent neural network，RNN）是通过构建一个有向图的方式来建模视频之间的时序依赖关系。

2.2.1　循环神经网络结构

在循环神经网络中，节点间的连接形成一个遵循时间序列的有向图，其假设是样本间存在顺序关系，每个样本和它之前的样本存在关联，通过把神经网络在时序上展开，希望能找到样本之间的序列相关性。如图 2-17 所示，U 是输入层到隐藏层的权重矩阵，V 是隐藏层到输出层的权重矩阵，将图 2-17 左展开，相比普通的全连接神经网络，RNN 网络隐藏层的值 s_t 不仅取决于当前输入 x_t，还取决于上一次隐藏层的值 s_{t-1}，具体计算公式如下：

$$o_t = g(Vs_t) \tag{2-10}$$

$$s_t = f(Ux_t + Ws_{t-1}) \tag{2-11}$$

其中，g、f 表示激活函数。

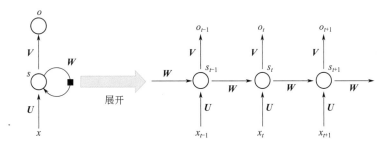

图 2-17　循环神经网络结构

将上述公式反复代入展开后，得到公式：

$$
\begin{aligned}
o_t &= g\left(\boldsymbol{V}s_t\right)\\
&= \boldsymbol{V}f\left(\boldsymbol{U}x_t + \boldsymbol{W}s_{t-1}\right)\\
&= \boldsymbol{V}f\left[\boldsymbol{U}x_t + \boldsymbol{W}f\left(\boldsymbol{U}x_{t-1} + \boldsymbol{W}s_{t-2}\right)\right]\\
&= \boldsymbol{V}f\left\{\boldsymbol{U}x_t + \boldsymbol{W}f\left[\boldsymbol{U}x_{t-1} + \boldsymbol{W}f\left(\boldsymbol{U}x_{t-2} + \boldsymbol{W}s_{t-3}\right)\right]\right\}\\
&= \boldsymbol{V}f\left(\boldsymbol{U}x_t + \boldsymbol{W}f\left\{\boldsymbol{U}x_{t-1} + \boldsymbol{W}f\left[\boldsymbol{U}x_{t-2} + \boldsymbol{W}f\left(\boldsymbol{U}x_{t-3} + \dots\right)\right]\right\}\right)
\end{aligned}
\tag{2-12}
$$

观察上式可以得出，循环神经网络的输出值 o_t 受到前历次输入值 x_t、x_{t-1}、x_{t-2}、$\cdots$、x_0 的影响。

2.2.2　双向循环神经网络

对于视频数据而言，只考虑当前视频帧的前序列帧往往是不够的，很多时候当前帧不仅与其之前的序列帧有关，还与其之后的序列帧存在关联，那么上述循环神经网络就无法对此进行精确建模。所以，可以引入双向循环神经网络，在普通循环神经网络的基础上增加从后往前传递信息的隐藏层，如图 2-18 所示。

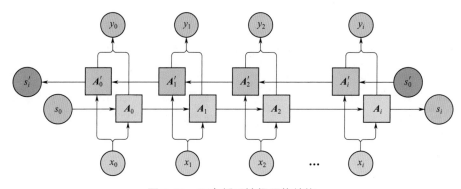

图 2-18　双向循环神经网络结构

其中，每一个隐藏层均有两个值（A_0' 和 A_0，A_1' 和 A_1，……），A_2 参与正向计算，A_2' 参与反向计算，最终的输出值 y_2 取决于 A_2' 和 A_2，具体计算方法为：

$$
y_2 = g\left(\boldsymbol{V}A_2 + \boldsymbol{V}'A_2'\right)
\tag{2-13}
$$

$$
A_2 = f\left(\boldsymbol{W}A_1 + \boldsymbol{U}x_2\right)
\tag{2-14}
$$

$$
A_2' = f\left(\boldsymbol{W}'A_3' + \boldsymbol{U}'x_2\right)
\tag{2-15}
$$

而网络最终的输出与正向计算和反向计算的结果相关，具体为：

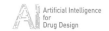

$$o_t = g\left(Vs_t + V's_t'\right) \tag{2-16}$$

$$s_t = f\left(Ws_{t-1} + Ux_t\right) \tag{2-17}$$

$$s_t' = f\left(W's_{t+1}' + U'x_t\right) \tag{2-18}$$

值得注意的是，此处的 U 和 U'、V 和 V'、W 和 W' 均是不同的权重矩阵，也就是说正向计算和反向计算是不共享权重的。

2.2.3 深度循环神经网络

前面提到的循环神经网络只包含了一层隐藏层，但更进一步，可以通过堆叠多个隐藏层的方式来拓展循环神经网络，这种网络被称为深度循环神经网络，如图 2-19 所示。

如果把第 i 个隐藏层的值表示为 $s_t^{(i)}$、$s_t'^{(i)}$，则深度循环神经网络的计算公式可以表示如下：

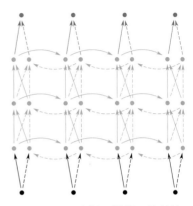

图 2-19　深度循环神经网络结构

$$
\begin{aligned}
o_t &= g\left[V^{(i)}s_t^{(i)} + V'^{(i)}s_t'^{(i)}\right] \\
s_t^{(i)} &= f\left[U^{(i)}s_t^{(i-1)} + W^{(i)}s_{t-1}\right] \\
s_t'^{(i)} &= f\left[U'^{(i)}s_t'^{(i-1)} + W'^{(i)}s_{t+1}'\right] \\
&\vdots \qquad \vdots \\
s_t^{(1)} &= f\left[U^{(1)}x_t + W^{(1)}s_{t-1}\right] \\
s_t'^{(1)} &= f\left[U'^{(1)}x_t + W'^{(1)}s_{t+1}'\right]
\end{aligned} \tag{2-19}
$$

2.2.4 长短期记忆网络

Hochreiter 和 Schmidhuber[19] 提出的 LSTM 网络（long short-term memory，长短期记忆）的结构如图 2-20（a）所示，其核心是单元状态（cell state）的更新。它包含了三个门，分别是遗忘门 f_t、输入门 i_t、输出门 o_t。其中，遗忘门 f_t 用于调节对上一步中单元状态的保留程度，输入门 i_t 用于调节对输入的接纳程度，输出门 o_t 用于过滤输出的内容。具体计算公式如下：

$$f_t = \sigma\left(W_f \cdot \left[h_{t-1}, x_t\right] + b_f\right)$$

$$i_t = \sigma\left(W_i \cdot \left[h_{t-1}, x_t\right] + b_i\right)$$

$$C_t = f_t C_{t-1} + i_t \overline{C}_t$$

$$\overline{C}_t = \tanh\left(W_C \cdot \left[h_{t-1}, x_t\right] + b_C\right) \qquad (2\text{-}20)$$

$$o_t = \sigma\left(W_o \left[h_{t-1}, x_t\right] + b_o\right)$$

$$h_t = o_t \cdot \tanh\left(C_t\right)$$

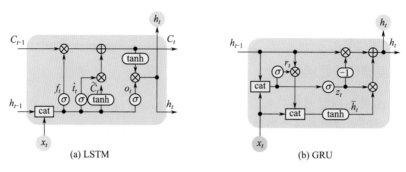

图 2-20　LSTM 和 GRU 网络结构示意图

2.2.5　双向长短期记忆网络

双向长短期记忆网络（di-LSTM）由前向长短期记忆和后向长短期记忆结合而成，最早由 Graves 等 [20] 提出。单向长短期记忆只能依据前面的信息去推测，但在一些场景下，如语音识别、序列分类等任务中，由于当前时刻的输出既与过去时刻相关，也和未来时刻有关系，只从过去时刻获得的信息并不完整，无法单凭前面的信息正确预测，因此双向长短期记忆网络应运而生，具体的结构如图 2-21 所示，其中 $x_0, x_1, x_2, \cdots, x_i$ 是对应时刻的数据信息，$A_0 \to A_1 \to A_2 \cdots \to A_i$ 为正向的 LSTM，$A_i' \to \cdots \to A_2' \to A_1' \to A_0'$ 为逆向的长短期记忆，其结构与 2.2.4 节中一致，最后 t 时刻的输出 y_t 取决于对应时刻双向长短期记忆的结果 A_t 和 A_t'。

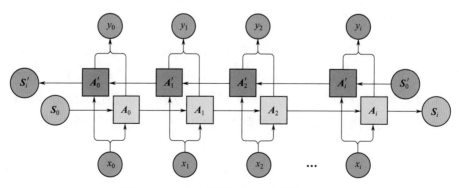

图 2-21　双向长短期记忆网络结构示意图

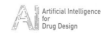

2.2.6　门控循环单元

门控循环单元（gated recurrent unit, GRU）：Cho 等 [21] 对 LSTM 的结构进行了简化。如图 2-20（b）所示，它仅包含两个门，分别是重置门 r_t 和更新门 z_t：

$$r_t = \sigma\left(W_r \cdot [h_{t-1}, x_t]\right)$$
$$z_t = \sigma\left(W_z \cdot [h_{t-1}, x_t]\right) \tag{2-21}$$

两个门的输入相同，都由当前的输入 x_t 和上一个状态的 h_{t-1} 拼接而成，通过各自不共享的对应的全连接层和 sigmoid 激活函数输出重置门门控信号 r_t 和更新门门控信号 z_t。

在计算候选隐藏状态 $\overline{h_t}$ 时，重置门门控信号 r_t 控制了对上一个状态 h_t 的保留程度。在混合上一步的隐藏层信息 h_{t-1} 和候选隐藏层信息 $\overline{h_t}$ 时，更新门门控信号 z_t 控制了两者加权混合的比例，得到当前的最终状态 h_t。具体计算公式如下：

$$\overline{h_t} = \tanh\left(W \cdot [r_t \times h_{t-1}, x_t]\right)$$
$$h_t = (1 - z_t) \times h_{t-1} + z_t \times h_t \tag{2-22}$$

2.2.7　基于长短期记忆网络的视频分类

在视频分类中，比较具有代表性的循环神经网络框架是 CNN+LSTM 的结构 [22]，具体如图 2-22 所示。首先，通过一个卷积神经网络（CNN）提取输入每一帧的视觉特征，然后紧接一个长短期记忆网络（LSTM）来融合时序特征，从而得到具有空间 - 时序（spatial-temporal）的视频特征表达并给出预测的结果。

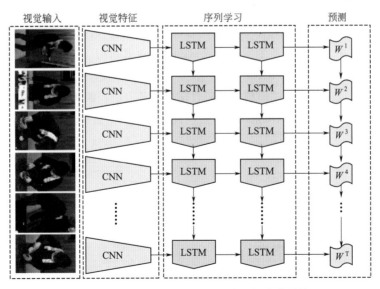

图 2-22　CNN 和 LSTM 相结合的视频分类结构图

LSTM 作为一个善于处理时序信息的网络框架，与视频流的数据十分契合。前部的卷积神经网络接收逐帧图像并给出成序列的视觉特征，而这样的序列特征，正是 LSTM 所需要的。

2.3　Transformer

在机器视觉领域中，卷积神经网络已逐渐成为视觉任务的主流模型，而在自然语言处理（NLP）领域中，Transformer 结构由于其高并行性，也已成为序列建模任务中的主流模型。随着越来越高效结构的产生，机器视觉的任务也逐渐与自然语言处理的任务逐步融合统一，如何利用 Transformer 来处理视觉任务也逐步取得了更多的关注。本节将从自然语言处理任务中的 Transformer 出发，逐步介绍机器视觉领域中的相关模型。

2.3.1　自然语言处理中的 Transformer

在传统的机器翻译任务中，往往采用 RNN、LSTM 等结合注意力的序列模型，若输入是：This is a book，这些模型会依照序列依次前向或反向处理输入中的单个单词，即 This->is->a->book。虽然训练中可以取得不错的性能，但由于其序列化的特性，后续的单词依赖前一单词的映射输出，导致该类模型难以并行，使得较长的句子需要更长的训练以及推理时间；同时，由于句子过长，往往会导致梯度消失或是梯度爆炸，使得模型难以捕捉远距离单词中的依赖关系。

以上的种种问题促使大家考虑一个更加高效、可并行的自然语言处理模型。不难发现，上述缺点都是由 RNN 的序列化造成的，而 Transformer[23] 则向前大跃一步，直接舍弃了RNN 模块，在网络中大量使用注意力模块来构建时空序列中的关系。

如图 2-23 所示，Transformer 整体是一个编码器 - 解码器的结构。给定一组句子，可以将每个单词转变为一个词向量，作为网络的输入。编码器对输入的词向量计算特征，解码器则利用得到的特征，进一步加工得到最终的输出。注意到多个词向量之间是同时进行编码操作的，同时利用注意力的思路来模拟两两之前的相关性，这样的设计大大提升了网络的并行度与性能。其中编码器由多个编码模块（Encoding Block）组成，每一个编码模块包含一个自注意力层（Multi-Head Attention）以及前向传播层（Feed Forward）；解码器则同样由多组编码模块组成，每一个编码模块则包含了自注意力层、编码器 - 解码器间的注意力层（Encoder-Decoder Multi-Head Attention）以及前向传播层。下面将依次介绍其中相关的模块。

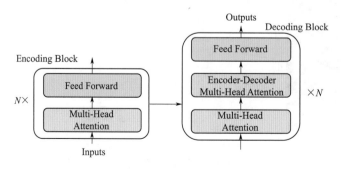

图 2-23　Transformer 的整体结构

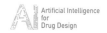

2.3.1.1 自注意力模块

图 2-24 显示了 Transformer 网络中最基础的自注意力模块。给定输入的词向量或者特征，经由三组不同的权重矩阵，分别得到 Q（query）、K（key）以及 V（value）。首先，计算 Q 与 K 的乘积，并对其采用 softmax 激活函数。这里的结果代表了对 V 中的特征不同的权重或是重要程度。最后，将结果与 V 相乘，并做归一化，得到最后重新加权组合的结果。

$$\text{Attention}(Q, K, V) = \text{softmax}\left(\frac{QK^T}{\sqrt{d_k}}\right)V \qquad (2\text{-}23)$$

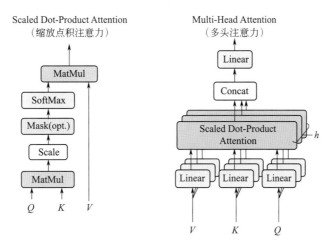

图 2-24　Transformer 中的自注意力模块 [22]

在此堆叠多个上述模块，可提升网络的宽度。同时注意到为了避免梯度消失的问题，在此也额外加入了类似 ResNet 的残差模块来提高训练的稳定性。

2.3.1.2 前向传播层

得到经由多层注意力重新加权组合的结果后，我们将得到的特征输入前向传播层。此处的前向传播层即为两层 ReLU 激活的全连接层。其网络结构可以如下描述：

$$\text{FFN}(x) = \max(0, xW_1 + b_1)W_2 + b_2 \qquad (2\text{-}24)$$

2.3.1.3 编码器 - 解码器间的注意力层

在解码器部分有一个额外的编码器 - 解码器之间的注意力层，与上述提到的自注意力模块相比，此处的 K、V 来自编码器对应的特征，再次利用这一模块额外模拟了编码器 - 解码器之间的关系。

至此，通过堆叠编码与解码器，我们得到了一个完整的 Transformer 的网络，可以通过有监督的训练算法来更新网络的参数。

2.3.2　视觉任务中的 Transformer

在 NLP 任务中，给定输入句子的单词，分别经由算法得到词向量后，并将其作为 Transformer 的输入。Transformer 进一步通过堆叠不同的子注意力模块，构成编码器 - 解码器的结构，来模拟单词与单词之间的关系。下面将介绍如何将这样的网络应用到视觉任务中。

2.3.2.1　Vision Transformer（ViT）

相较于自然语言中的一个个单词，将 Transformer 应用在图像领域的一个挑战在于如何将图片表征为多个相对独立的单位。对此，Vision Transformer[23] 的作者提出将图片切分成多个图片块作为网络的输入，如图 2-25 所示。作者采用了标准的 Attention 以及 Transformer 中的 Encoder 模块，在得到由 Transformer 编码的特征后，直接加上了额外的多层感知器来得到最终的分类结果。注意到相对于传统的 CNN 而言，卷积的操作拥有平移不变形、局部性等有利于图像分类的先验。而 Transformer 则是纯基于 Attention 等操作，完全不具备这样的先验知识。作者的实验也证明了这一问题。当在中等大小的数据集上（如 ImageNet）训练时，Transformer 模型得到的精度是要落后于传统的卷积神经网络的。而在更大的数据集上训练过模型后，Transformer 可以从大量的数据中学到类似卷积神经网络的先验，之后再在中小数据集中微调后，Vision Transformer 可以取得领先的效果。注意到在不同分辨率的数据集上微调的时候，作者并没有调整每个图片块的大小，而是保持图片块的大小，增加图片的数目，来保证网络中的感受野大小信息不变。

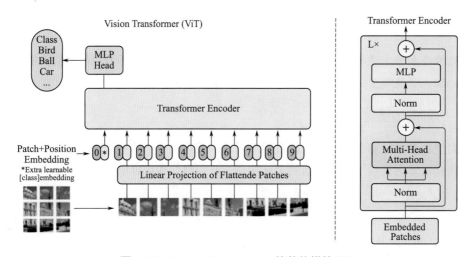

图 2-25　Vision Transformer 的整体模块 [24]

作者也额外对比了融合 CNN 的混合模型。在此，作者采用 ResNet 中提取的特征来替代原来的图片块，保持其余网络结构不变，在对比中，作者发现在训练 epoch 较少的时候，结合了 CNN 特征的混合模型可以取得更优的效果，而在 epoch 数目较多的时候，Vision Transformer 取得了更优的效果。

2.3.2.2　Swin Transformer

尽管将 Transformer 作用在固定大小的图片 Patch 上取得了优异的效果，作者在 Swin Transformer[25]中进一步指出，作用于 NLP 的 Trasnformer 只需要处理固定的尺度大小（即单词），而在计算机视觉的任务中，图片中的物体往往尺度变化很大，且由于在计算机视觉任务中，需要处理的是二维的图像块，这使得普通 Transformer 的计算量大幅提升。如图 2-26 所示，作者在此通过金字塔以及局部计算的方式来缓解上述问题。

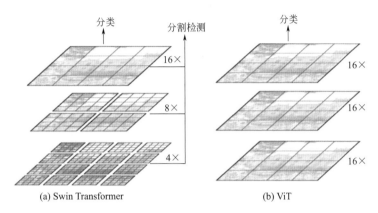

图 2-26　Swin Transformer 的金字塔框架 [25]

Swin Transformer 的网络结构如图 2-27 所示。网络总体分为 4 个阶段。在第一阶段，给定输入图片，采用类似 ViT 的算法，将图片分成同等大小的面片输入网络中。在第二至第四阶段，作者首先将相邻的区域进行合并（即 Patch Merging 的操作），仿照传统 CNN 的设计，使得网络的面片数目减半，同时加深网络的特征维度，直至最顶层。如此，Swin Transformer 在网络的深层会拥有更大的感受野。之后根据下游任务，比如分类、分割或是检测，来依次选择不同的头部网络。至此，Swin Transformer 延续了 CNN 的设计思路，继承至了 Transformer 网络中，在多个下游任务中取得了领先的效果。

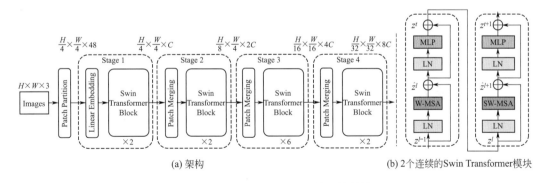

图 2-27　Swin Transformer 的网络结构 [25]

2.4　图神经网络

在实际生产生活中，许多数据的组织形式是图（graph）。近年来获得巨大成功的卷积神经网络不适用于处理非欧几里得空间下的数据。图神经网络（graph neural networks，GNN）就是针对组织形式为图的数据的神经网络。根据方法特点，图神经网络领域主要有图嵌入（graph embedding）方法和图卷积网络法（graph convolution networks, GCN）。

2.4.1　图卷积神经网络

图卷积神经网络将卷积神经网络的局部思想应用在图的数据上（图 2-28）。图卷积神经网络可以分为谱方法和空间域方法两类。在谱方法中，图卷积基于对图的拉普拉斯矩阵的特征值分解。空间域方法直接在图上定义卷积操作。由于在谱方法中每次操作需要同时加载整个图的数据，而空间域方法每次操作只需关注当前节点的领域，所以计算效率方面空间域方法更有优势。基于谱的模型假定的图是固定的，而基于时空的模型没有这个限制，所以空间域方法的泛化性更强。另外，谱方法只能处理无向图，而空间域方法没有这个限制。由于上述原因，基于空间域的图卷积在近年越来越受到关注。GraphSAGE[26] 是经典的空间域方法，它用可学习的融合函数代替谱方法中全图的拉普拉斯矩阵，对顶点的局部邻域进行采样和聚合来生成顶点的新特征。在实践中经常把多个图卷积层叠加在一起以深化特征和扩大感受野。这里，根据不同层之间图卷积的区别，可以把基于空间域的图卷积分成两种：基于循环的（recurrent-based）图卷积和基于组合的（composition-based）图卷积。基于循环的图卷积在不同的叠加层。

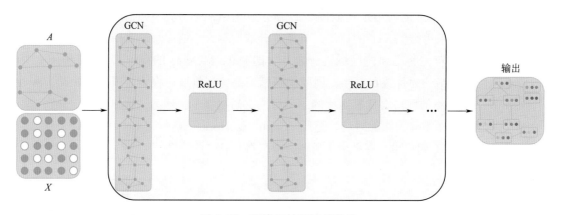

图 2-28　图卷积神经网络结构

2.4.2　图注意力网络

注意力机制能给神经网络引入另一个维度的非线性，放大数据中重要部分的影响，已经在神经网络中被广泛应用，其结构见图 2-29。图注意力网络（graph attention networks，GAT）在聚合过程中使用注意力机制，整合多个模型的输出，或生成面向重要目标的随机游走。与之前介绍的基于谱域的图卷积神经网络不同，图注意力网络不需要使用拉普拉斯等矩阵进行复杂的计算，仅通过一阶邻居节点的表征来更新节点特征，所以算法原理从理解上较为简单。此外，图卷积神经网络不同邻居的权重由归一化的拉普拉斯矩阵确定，而图注意力网络实现了对不同邻居权重的自适应分配，大大提高了图神经网络模型的表达能力。更重要

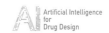

的是，当向图中新增加节点时，图神经网络只需考虑新增节点与邻居节点的信息，而无需重新训练整个网络。

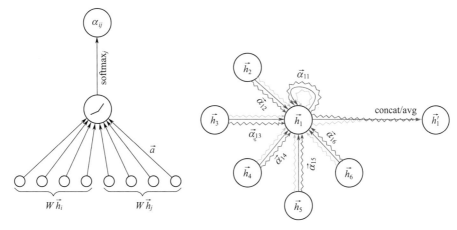

图 2-29 图注意力网络层结构

2.5 小结

本章简要介绍了深度学习中常用的几个神经网络模型：卷积神经网络、循环神经网络、图神经网络以及 Transformer 等，在计算机视觉、自然语言处理、蛋白质结构预测等领域被广泛使用。卷积神经网络通过多层卷积增大局部感受野进而提取全局信息；循环神经网络可以对序列数据进行建模，但是循环神经网络，例如 LSTM 结构，可能对历史数据有遗忘；图卷积神经网络可以对具有图结构的数据进行特征提取；Transformer 可以通过注意力机制更好地刻画序列数据的特征。在实际的使用中，可以根据具体的任务需求对这些架构进行修改来使其更好地服务于所对应的任务。此外，近年来许多新的结构，如 MLP 等结构，也在很多人工智能任务中取得很好的性能。具体使用时，可以根据计算开销、时间开销以及算法性能对神经网络结构进行权衡。

参考文献

[1] Krizhevsky A, Sutskever I, Hinton G E. Imagenet classification with deep convolutional neural networks. *Advances in Neural Information Processing Systems*, **2012,** *25*: 1097-1105.

[2] Simonyan K, Zisserman A. Very deep convolutional networks for large-scale image recognition. *arXiv preprint arXiv:14091556*, **2014.**

[3] He K, Zhang X, Ren S, et al. Deep residual learning for image recognition. Proceedings of the IEEE Conference on Computer Vision and Pattern Recognition, **2016.**

[4] Hu J, Shen L, Sun G. Squeeze-and-excitation networks. Proceedings of the IEEE Conference on Computer Vision and Pattern Recognition, **2018.**

[5] Xie S, Girshick R, Dollr P, et al. Aggregated residual transformations for deep neural networks. Proceedings of the IEEE Conference on Computer Vision and Pattern Recognition, **2017.**

[6] Huang G, Liu Z, van der Maaten L, et al. Densely connected convolutional networks. Proceedings of the IEEE Conference on Computer Vision and Pattern Recognition, **2017.**

[7] Howard A G, Zhu M, Chen B, et al. Mobilenets: Efficient convolutional neural networks for mobile vision applications. *arXiv preprint arXiv:170404861*, **2017**.

[8] Tan M, Le Q. Efficientnet: Rethinking model scaling for convolutional neural networks. International Conference on Machine Learning, **2019**.

[9] Zoph B, Vasudevan V, Shlens J, et al. Learning transferable architectures for scalable image recognition. Proceedings of the IEEE Conference on Computer Vision and Pattern Recognition, **2018**.

[10] Chen L C, Papandreou G, Kokkinos I, et al. Semantic image segmentation with deep convolutional nets and fully connected CRFs. ICLR, **2015**.

[11] Long J, Shelhamer E, Darrell T. Fully convolutional networks for semantic segmentation. Proceedings of the IEEE Conference on Computer Vision and Pattern Recognition (CVPR), **2015**.

[12] Ronneberger O, Fischer P, Brox T. U-net: Convolutional networks for biomedical image segmentation. International Conference on Medical Image Computing and Computer-Assisted Intervention. **2015.**

[13] Chen L C, Papandreou G, Kokkinos I, et al. DeepLab: Semantic image segmentation with deep convolutional nets, atrous convolution, and fully connected CRFs. *arXiv:160600915*, **2016**.

[14] Chen L C, Papandreou G, Schroff F, et al. Rethinking atrous convolution for semantic image segmentation. *arXiv preprint arXiv:170605587*, **2017**.

[15] Chen L C, Zhu Y, Papandreou G, et al. Encoder-decoder with atrous separable convolution for semantic image segmentation. Proceedings of the European Conference on Computer Vision (ECCV), **2018**.

[16] Chollet F, editor Xception: Deep learning with depthwise separable convolutions. Proceedings of the IEEE Conference on Computer Vision and Pattern Recognition, **2017**.

[17] Yu F, Koltun V. Multi-scale context aggregation by dilated convolutions. *arXiv preprint arXiv:151107122*, **2015**.

[18] Zhao H, Shi J, Qi X, et al. Pyramid scene parsing network. Proceedings of the IEEE Conference on Computer Vision and Pattern Recognition, **2017**.

[19] Hochreiter S, Schmidhuber J. Long short-term memory. *Neural Comput*, **1997,** *9* (8): 1735-1780.

[20] Graves, Alex, Santiago Pernández and Jürgen Schmidhuber. Bidirectional LSTM networks for improved phoneme classification and recognition. International Conference on Artificial Neural Networks. Springer, Berlin, Heidelberg, 2005.

[21] Cho K, van Merrienboer B, Glehre A, et al. Learning phrase representations using RNN encoder-decoder for statistical machine translation. Proceedings of the 2014 Conference on Empirical Methods in Natural Language Processing, (EMNLP), **2014**.

[22] Donahue J, Hendricks LA, Rohrbach M, et al. Long-term recurrent convolutional networks for visual recognition and description. *{IEEE} Trans Pattern Anal Mach Intell*, **2017,** *39* (4): 677-691.

[23] Dosovitskiy A, Beyer L, Kolesnikov A, et al. An image is worth 16×16 words: Transformers for image recognition at scale. *arXiv preprint arXiv:201011929*, **2020**.

[24] Vaswani A, Shazeer N, Parmar N, et al. Attention is all you need. Advances in Neural Information Processing Systems, **2017**.

[25] Liu Z, Lin Y, Cao Y, et al. Swin transformer: Hierarchical vision transformer using shifted windows. *arXiv preprint arXiv:210314030*, **2021**.

[26] Hamilton W L, Ying R, Leskovec J, Inductive representation learning on large graphs. Proceedings of the 31st International Conference on Neural Information Processing Systems, **2017**.

拓展阅读 ├

过去一年中，随着计算机性能和数据量的提升，人工智能的模型研究取得了巨大进展。

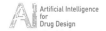

针对 2D 图像数据的处理，研究人员提出 Vision Transformer（ViT）模型，并在图像分类、目标检测、分割等多个视觉任务中展示出非常好的性能。此外，研究人员还设计了 DETR（Carion, Massa et al. 2020）、ViTDet（Li, Mao et al. 2022）、CondConv DETR（Meng, Chen et al. 2021）等新型目标检测模型。这些模型利用 Transformer 的注意力机制来对图像中的对象进行建模，从而避免了传统目标检测中需要手工设计区域提取器和 ROI 池化等复杂操作，极大地提高了目标检测的性能。近几年也有许多研究探索了如何在图像生成任务中使用 Vision Transformer，如 ViTGAN（Lee, Chang et al. 2021）、Muse（Chang, Zhang et al. 2023）等模型。到了视频理解领域，ViViT（Arnab, Dehghani et al. 2021）提出了在不依赖显式时空关系的情况下，有效地对视频序列进行建模，具有更好的泛化性和准确性。除此之外，在这一领域中还有 USTN（Yang, Liu et al. 2023）、WeakSVR（Dong, Hu et al. 2023）等工作。同时，对于 Transformer 结构的改进也有了更多的研究进展，如 Slide-Transformer（Pan, Ye et al. 2023）、BiFormer（Zhu, Wang et al. 2023）、Reversible Vision Transformers（Mangalam, Fan et al. 2022）等。Slide-Transformer 提出了一种新颖的局部滑动注意力，并提出了一个基于重参数化技术的变形移动模块，进一步将固定的键 / 值位置放松为局部区域内的变形特征。

在 MLP 模型领域，也提出了许多新的 MLP 网络，如 FinalMLP（Mao, Zhu et al. 2023）、PHNet（Lin, Fang et al. 2023）、DynamicMLP（Peng, Yan et al. 2023）等。FinalMLP 提出了一个增强的双流 MLP 模型，具有可插入的特征选择和交互聚合层。PHNet 是一个融合了 CNN 和 MLP 特性的新的 3D 医学图像分割神经网络，论文进一步提出了 MLPP 模块，这是一种可以在计算效率高的情况下保持位置信息并集成全局相互依赖性的多层排列感知器模块。DynamicMLP 是面向动态场景实时渲染的 MLP 模型，能够实现动态场景的自由视角渲染。

在另一方面，人工智能大模型的有关研究也在飞速发展，一些新技术、新应用迅速涌现，如 ChatGPT、Visual ChatGPT（Wu, Yin et al. 2023）、Segment Anything（Kirillov, Mintun et al. 2023）、Flamingo（Alayrac, Donahue et al. 2022）、BLIP-2（Li, Li et al. 2023）、FROMAGe（Koh, Salakhutdinov et al. 2023）和 ML-MFSL（Najdenkoska, Zhen et al. 2023）等。ChatGPT 的提出深刻地改变了人工智能的格局，真正引领 AI 大模型的发展趋势。Visual ChatGPT 主要将 ChatGPT 作为中央处理器，借助 Prompt Manager 与用户进行交流，根据用户的需求读取图像并调用外部的视觉模型如 ControlNet（Zhang and Agrawala 2023）和 Stable Diffusion（Rombach, Blattmann et al. 2022）等修改图像，再输出结果。Segment Anything（SAM）是将训练了一个通过输入文本进行智能问答的实现目标检测和图像分割的视觉大模型。FROMAGe 探索了一条新的方法，将视觉编码器（visual encoder）与 LLM（large language model）部分参数冻结，仅仅通过训练 Linear 层来实现对 LLM 中生成与检索能力的利用以及跨模态的信息交互。ML-MFSL 则是将 LLM 应用到了元学习的任务中。

主要参考文献

Alayrac J-B, Donahue J, Luc P, et al. Flamingo: A Visual Language Model for Few-Shot Learning. *Adv*

Neural Inf Process Syst, **2022,** *35* : 23716-23736.

Arnab A, Dehghani M, Heigold G, et al. Vivit: A Video Vision Transformer. Proceedings of the IEEE/CVF
international conference on computer vision, 2021.

Carion N, Massa F, Synnaeve G, et al. End-to-End Object Detection with Transformers. Computer Vision–
ECCV 2020: 16th European Conference, Glasgow, UK, August 23–28, 2020, Proceedings, Part I 16,
Springer, 2020.

Chang H, Zhang H, Barber J, et al. Muse: Text-to-Image Generation Via Masked Generative Transformers.
arXiv preprint, **2023.**

Dong S, Hu H, Lian D, et al. Weakly Supervised Video Representation Learning with Unaligned Text for
Sequential Videos. *arXiv preprint,* **2023.**

Kirillov A, Mintun E, Ravi N, et al. Segment Anything. *arXiv preprint arXiv:2304.02643,* **2023.**

Koh J Y, Salakhutdinov RFried D. Grounding Language Models to Images for Multimodal Generation.
arXiv preprint, **2023.**

Lee K, Chang H, Jiang L, et al. Vitgan: Training Gans with Vision Transformers. *arXiv preprint,* **2021.**

Li Y, Mao H, Girshick R, et al. Exploring Plain Vision Transformer Backbones for Object Detection.
Computer Vision–ECCV 2022: 17th European Conference, Tel Aviv, Israel, October 23–27, 2022,
Proceedings, Part IX, Springer, 2022.

Li J, Li D, Savarese S, et al. Blip-2: Bootstrapping Language-Image Pre-Training with Frozen Image
Encoders and Large Language Models. *arXiv preprint,* **2023.**

Lin Y, Fang X, Zhang D, et al. A Permutable Hybrid Network for Volumetric Medical Image Segmentation.
arXiv preprint, **2023.**

Mangalam K, Fan H, Li Y, et al. Reversible Vision Transformers. Proceedings of the IEEE/CVF Conference
on Computer Vision and Pattern Recognition, 2022.

Mao K, Zhu J, Su L, et al. Finalmlp: An Enhanced Two-Stream Mlp Model for Ctr Prediction. *arXiv
preprint,* **2023.**

Meng D, Chen X, Fan Z, et al. Conditional Detr for Fast Training Convergence. Proceedings of the IEEE/
CVF International Conference on Computer Vision, 2021.

Najdenkoska I, Zhen X, Worring M. Meta Learning to Bridge Vision and Language Models for Multimodal
Few-Shot Learning. *arXiv preprint,* **2023.**

Pan X, Ye T, Xia Z, et al. Slide-Transformer: Hierarchical Vision Transformer with Local Self-Attention.
arXiv preprint, **2023.**

Peng S, Yan Y, Shuai Q, et al. Representing Volumetric Videos as Dynamic Mlp Maps. *arXiv preprint,* **2023.**

Rombach R, Blattmann A, Lorenz D, et al. High-Resolution Image Synthesis with Latent Diffusion Models.
Proceedings of the IEEE/CVF Conference on Computer Vision and Pattern Recognition, 2022.

Wu C, Yin S, Qi W, et al. Visual Chatgpt: Talking, Drawing and Editing with Visual Foundation Models.
arXiv preprint, **2023.**

Yang Z, Liu J, Wu Z, et al. Video Event Restoration Based on Keyframes for Video Anomaly Detection.
arXiv preprint, **2023.**

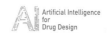

Zhang LAgrawala M. Adding Conditional Control to Text-to-Image Diffusion Models. *arXiv preprint,* **2023**.

Zhu L, Wang X, Ke Z, et al. Biformer: Vision Transformer with Bi-Level Routing Attention. *arXiv preprint,* **2023**.

作者简介 ┣━━━━━━━━━━━━━━━━━━━━━━━━━━━━━━━━━━━━━━

高盛华，上海科技大学信息学院副教授。研究方向：计算机视觉，深度学习。

Email: gaoshh@shanghaitech.edu.cn

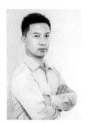

第3章

深度生成模型

李 磊

3.1 变分自编码器

现代机器学习依赖样本点的特征，也称为表征。机器学习的一大核心问题是如何从数据中学习好的表征。在监督学习中，数据点均有标注，在训练时给定输入数据输出的目标是预先给定的。通过标注数据学习到的模型通常也把特征学习到了。在很多应用场景中，标注数据难以获取，数量也不足。而相对应的，未标注的数据却非常多，比如互联网上爬取获得的大量公开文本和图片。如何从未标注的数据中自动学习有用的关键特征？自编码器提供了一类框架性解决方法，而变分自编码器（Variational Auto-Encoder, 简称 VAE）则是在此框架上引入概率隐变量通过随机梯度优化来求解自编码器的一类方法 [1]。自 2014 年问世以来，VAE 已经被广泛用于图片和文本数据建模以及数据生成，并有许多模型改进和扩展。

VAE 是深度生成模型的一类。生成模型是用来刻画数据概率分布的模型。生成模型有两个重要功能：估计数据的概率密度和生成接近真实的数据。生成模型可以用不同的框架来描述。深度生成模型是深度神经网络和生成模型框架相结合的生成框架。本章后续还将介绍其他深度生成模型。

3.1.1 自编码器

设数据样本为 $X \in R^{n \times d}$，n 为数据样本点数量，d 为数据维度。与有监督学习不同，自编码器不需要标注数据就可以学习。自编码器在原始未标注的数据上构造一个特征抽取函数和另一个从特征还原数据的函数，从而学习到有用的数据特征。

设 $f(x): R^d \to R^m$ 为特征抽取函数，也称之为编码器（Encoder）；特征 $z = f(x)$；$g(z): R^m \to R^d$ 为还原函数，也称之为解码器（Decoder）。其中 m 为数据特征维度（通常 $m < d$）。f 和 g 均带有参数，假设参数为 θ。

自编码器（图 3-1）构造如下还原损失函数，从而来学习未知参数。

$$\min \mathcal{L}(\theta) = \sum_i \left\| g_\theta \left[f_\theta(x) \right] - x \right\|^2 \tag{3-1}$$

【例 3.1】线性自编码模型：设 $f_\theta(x) = W_1^{\mathrm{T}} \cdot x$，$g_\theta(z) = W_2^{\mathrm{T}} \cdot z$。其中 W_1 和 W_2 为两个参数矩阵 $\theta = \{W_1, W_2\}$，$W_1 \in R^{d \times m}$，$W_2 \in R^{m \times d}$。以上目标函数可写为

$$\min_{\theta=(W_1, W_2)} \mathcal{L}(\theta) = \left\| X \cdot W_1 \cdot W_2 - X \right\|_f^2 \tag{3-2}$$

此自编码器中，编码器是从数据到特征的线性映射，解码器也是从特征到数据的线性映射（图 3-2）。优化目标为经过编码后的特征表示层可以以最小的误差恢复出原始数据。

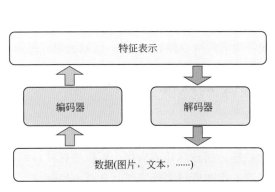

图 3-1　自编码器示意图

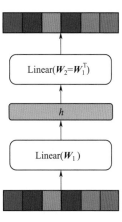

图 3-2　线性自编码器

为求解线性自编码器，根据一阶最优条件，令

$$\frac{\partial \left\| X \cdot W_1 \cdot W_2 - X \right\|_f^2}{\partial W_1} = 0 \tag{3-3}$$

$$\frac{\partial \left\| X \cdot W_1 \cdot W_2 - X \right\|_f^2}{\partial W_2} = 0 \tag{3-4}$$

由矩阵微分公式（Matrix Cookbook, Eq. 119 & Eq. 541）可得

$$\frac{\partial \left\| X \cdot W_1 \cdot W_2 - X \right\|_f^2}{\partial W_1} = 2X^{\mathrm{T}} \left(X \cdot W_1 \cdot W_2 - X \right) \cdot W_2^{\mathrm{T}} = 2X^{\mathrm{T}} X \left(W_1 W_2 W_2^{\mathrm{T}} - W_2^{\mathrm{T}} \right) = 0 \tag{3-5}$$

该方程有解 $W_1 = W_2^{\mathrm{T}}$，$W_2 \cdot W_2^{\mathrm{T}} = I$。

为避免求解的参数矩阵出现简单无意义的解，通常在线性自编码器目标函数上会增加稀

疏性约束，即令所求参数矩阵尽可能稀疏。则原目标函数成为：

$$\min \mathcal{L}(\theta) = \left\| \boldsymbol{X} \cdot \boldsymbol{W}_1 \cdot \boldsymbol{W}_2 - \boldsymbol{X} \right\|_f^2 + \lambda \left| \boldsymbol{W} \right|_0 \tag{3-6}$$

其中 $|\cdot|_0$ 是 L0 正则，即非零元素个数。

此目标函数为非平滑函数，无法处处求梯度。因此可对此函数作松弛，用 L1 正则来代替 L0。

$$\min \mathcal{L}(\theta) = \left\| \boldsymbol{X} \cdot \boldsymbol{W}_1 \cdot \boldsymbol{W}_2 - \boldsymbol{X} \right\|_f^2 + \lambda \left| \boldsymbol{W} \right|_0 \tag{3-7}$$

其中 $|\cdot|_1$ 为 L1 正则，即元素绝对值之和。

该目标函数可以用 Iterative SoftThreshold 算法求解。

【例 3.2】单层神经网络自编码模型：设 $f_\theta(x) = \sigma\left(W_1^\mathrm{T} \cdot x + b_1\right)$，$g_\theta(z) = \sigma\left(W_2^\mathrm{T} \cdot z + b_2\right)$。其中 W_1 和 W_2 为两个参数矩阵，b_1 和 b_2 为偏移参数向量，$\theta = \{\boldsymbol{W}_1,\ \boldsymbol{W}_2,\ \boldsymbol{b}_1,\ \boldsymbol{b}_2\}$，$\boldsymbol{W}_1 \in \mathbb{R}^{d \times m}$，$\boldsymbol{W}_2 \in \mathbb{R}^{m \times d}$，$b_1 \in \mathbb{R}^m$，$b_2 \in \mathbb{R}^d$，$\sigma$ 为非线性激活函数（例如 tanh）。目标函数可写为

$$\min_{\theta = \{\boldsymbol{W}_1, \boldsymbol{W}_2, \boldsymbol{b}_1, \boldsymbol{b}_2\}} \mathcal{L}(\theta) = \left\| \sigma\left(\sigma\left(\boldsymbol{X} \cdot \boldsymbol{W}_1 + \boldsymbol{b}_1\right) \cdot \boldsymbol{W}_2 + \boldsymbol{b}_2\right) - X \right\|_f^2 \tag{3-8}$$

【例 3.3】去噪自编码器：为增加自编码器稳健性，可在原始输入数据上加入噪声，再经过编码器和解码器，目标是能还原到原始数据。通过这样的操作，可以使这种自编码器学到更稳定的特征，使用时技术数据有一定噪声，也能适当去除噪声，从而更稳健。

3.1.2　隐变量生成模型

上述自编码器解码模块可以通过一个概率隐变量模型来描述。在各种应用场景中，数据本身由于噪声带有不确定性。使用概率模型来描述这种不确定性比较自然。隐变量生成模型是一类概率模型，其中包含的随机变量分成两部分，一部分是出现在数据之中的，直接观测到的变量（通常用 x 表示）；另一部分是未出现在数据中，但在数据产生过程中有关的变量（通常用 z 表示）。由隐变量所组成的空间称之为隐空间。隐变量模型刻画了隐变量和观测变量的联合概率分布 $p_\theta(x, z)$。其中 θ 是参数。在隐变量生成模型中，隐变量 z 的分布设为 $p_\theta(z)$；每一个数据样本 x 是由一个隐变量 z 生成的，生成过程服从条件概率分布 $p_\theta(x|z)$。该生成模型可用概率图模型（图 3-3）来表示。图中，节点表示随机变量，灰色节点表示观测到的变量，空心节点为隐变量，箭头表示概率依赖关系。

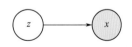

图 3-3　**隐变量生成模型**

简单起见，这里两个分布的参数记为 θ。该联合概率分布满足以下公式

$$p_\theta(x, z) = p_\theta(z) \cdot p_\theta(x|z) \tag{3-9}$$

观测变量 x 的边际概率分布服从如下公式

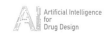

$$p_\theta(x) = \int p_\theta(x, z) \mathrm{d}z \tag{3-10}$$

实际问题中需要选择合适的概率分布来刻画隐变量和条件生成过程。例如，隐变量 z 的先验分布通常被设为标准多元高斯分布 $N(0, I)$。由 z 生成 x 的过程则通过一个神经网络定义的概率分布来刻画，该神经网络也被称之为解码器。例如在图像生成中，x 为一个图片，$p_\theta(x|z) = N(f_\theta(z), I)$，其中 $f_\theta(z)$ 是一个可以生成图像每个像素值的卷积神经网络。

【例 3.4】多元伯努利深度生成模型：文献 [1] 中提出了如下模型，隐变量 z 为多元连续向量，服从标准高斯分布。观测变量 x 为多元离散向量，每个维度值为 0 或 1。$p(z) = N(z; 0, I)$，$p(x_i = 1|z) = \sigma(W \cdot z)_i$。其中，$\sigma(t) = \dfrac{1}{1 + \exp{-t}}$；$W$ 为参数矩阵。

【例 3.5】基于 RNN 的深度序列生成模型：设隐变量 z 为多元连续变量，$x = \{x_1, x_2, \cdots, x_t\}$ 表示一个序列（例如一句话或者一个分子式），其中 x_i 为序列中每个单元的符号（例如句子中的一个字符）。一个序列可由以下生成步骤来产生：

① 从多元标准高斯分布中采样 $z \sim N(0, I)$；

② 将 z 作为输入向量，利用上述 LSTM 来生成每个位置的符号。具体生成公式为：

$$h_1 = \mathrm{LSTM}(0, z) \tag{3-11}$$

$$h_i = \mathrm{LSTM}\left[h_{i-1}, \mathrm{emb}(x_{i-1})\right] \tag{3-12}$$

$$x_i \sim \mathrm{Softmax}(W \cdot h_i) \tag{3-13}$$

3.1.3 变分自编码器

给定一组数据 $X = \{x_1, x_2, \cdots, x_N\}$ 和一个隐变量生成模型，假设数据是由隐变量生成得到。学习的目的是估计最合适的参数，使得隐变量生成模型的似然函数最大。这种参数学习方法叫极大似然估计。实际建模时往往使用对数似然函数为优化目标函数，与直接使用似然函数是等价的，但函数的乘积变成对数求和，因而计算上更便捷。找到合适的参数之后，对原始数据估计对应的隐表示则是对此生成模型求后验概率表示，即 $p(z|x; \theta)$。本小节将介绍变分自编码器，并介绍该模型参数学习和后验估计的高效算法。

隐变量生成模型的（对数）似然函数如下定义：

$$L(\theta) = \sum_{n=1}^{N} \log \int p_\theta(x_n, z_n) \mathrm{d}_{z_n} \tag{3-14}$$

最优参数通过求解如下优化问题得到。

$$\max_\theta L(\theta) = \sum_{n=1}^{N} \log \int p_\theta(x_n, z_n) \mathrm{d}_{z_n} \tag{3-15}$$

公式（3-15）无法直接求最优值。常用的梯度下降优化算法需要计算当前目标函数对于参数的梯度，而该目标函数 $L(\theta)$ 内部在对数函数内仍有积分计算，因而无法有效地计算出梯度值。我们可以改变思路，不直接求解该目标函数最大值，而将此函数换成一个更容易求解的下界，这个下界函数将动态逼近原目标函数，甚至在一定条件下等价于原目标函数。当优化这个下界函数时，自然也能将原函数的值优化得比较大。在优化问题中，通过引入一个新的辅助函数来构造原目标函数的近似函数，从而求解最优值的方法称为变分法。利用隐变量生成模型的自编码器也应用了变分法来估计最优参数，因而称作变分自编码器。

具体来说，由公式（3-14）可得

$$
\begin{aligned}
L(\theta) &= \sum_{n=1}^{N} \log \int p_\theta(x_n, z_n) \mathrm{d}_{z_n} \\
&= \sum_{n=1}^{N} \log \int p_\theta(x_n \mid z_n) p(z_n) \mathrm{d}_{z_n}
\end{aligned}
\tag{3-16}
$$

通过引入任意辅助分布函数 $q_\phi(z_n|x_n)$，可将上式变换成：

$$
\begin{aligned}
L(\theta) &= \sum_{n=1}^{N} \log \int \frac{p_\theta(x_n \mid z_n) p(z_n)}{q_\phi(z_n|x_n)} q_\phi(z_n|x_n) \mathrm{d}_{z_n} \\
&= \sum_{n=1}^{N} \log E_{q_\phi} \left[\frac{p_\theta(x_n \mid z_n) p(z_n)}{q_\phi(z_n|x_n)} \right]
\end{aligned}
\tag{3-17}
$$

通过这种变换，目标似然函数已经变成对数期望的形式。这种形式仍然难以计算。这里我们运用 Jensen 不等式 $\log E[x] \geqslant E[\log x]$（当 $x > 0$ 时），可求得上述目标函数的下界。

$$
L(\theta) = \sum_{n=1}^{N} \log E_{q_\phi} \left[\frac{p_\theta(x_n|z_n) p(z_n)}{q_\phi(z_n \mid x_n)} \right] \geqslant \sum_{n=1}^{N} E_{q_\phi} \log \left[\frac{p_\theta(x_n|z_n) p(z_n)}{q_\phi(z_n \mid x_n)} \right]
\tag{3-18}
$$

通常把上述右式称作 ELBO（evidence lower bound），即通过数据可计算出的变分下界。注意该式子中不等号对任意的 q 函数均成立，即无论 ϕ 取何值，由此 ELBO 计算出的值永远是原目标函数值的下界。如果我们根据这个规律立刻可以推导出优化方法，那么能否通过优化 ϕ 来求得 ELBO 的最大值？这样就推高了下界，从而推高原始目标函数。这里通过变换函数 q 计算最优下界的方法叫做变分法，所以这个优化问题就转化为寻找由参数 ϕ 定义的一族函数里面最优的分布函数 q。一般把 $q_\phi(z_n|x_n)$ 称为变分后验分布。而 ϕ 为变分参数。可以发现变分后验 $q_\phi(z_n|x_n)$ 定义了如何从 x_n 获得 z_n 的过程，对照前述自编码器，这里的 $q_\phi(z_n|x_n)$ 对应编码器。此处的编码器和之前的不同点在于这里的编码器是个概率编码器，编码过程定义了隐变量在隐空间里的分布。而解码器则由生成概率 $p_\theta(x_n, z_n)$ 定义。

数学上，在变分自编码器（图 3-4）中，我们求解以下优化问题：

$$\max_{\theta,\phi}(\text{ELBO}) = \sum_{n=1}^{N} E_{q_\phi} \log\left[\frac{p_\theta(x_n \mid z_n)\,p(z_n)}{q_\phi(z_n|x_n)}\right]$$

$$= \sum_{n=1}^{N} E_{q_\phi}\left[\log p_\theta(x_n \mid z_n)\right] - \int q_\phi(z_n|x_n)\log\left[\frac{q_\phi(z_n|x_n)}{p(z_n)}\right]\mathrm{d}z_n \tag{3-19}$$

$$= \sum_{n=1}^{N} E_{q_\phi}\left[\log p_\theta(x_n \mid z_n)\right] - \text{KL}\left[q_\phi(z_n|x_n) \| p(z_n)\right]$$

可以发现，ELBO 其实由两部分组成，第一部分是由隐变量生成数据的对数条件概率，可以称为重构损失；第二部分是辅助概率分布函数 $q_\phi(z_n|x_n)$ 与先验分布 $p(z_n)$ 的 KL 散度，可以认为是正则项。

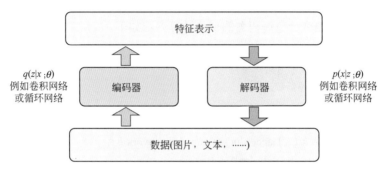

图 3-4　变分自编码器

如何求得 ELBO 的最大值呢？我们可以采用优化算法里面常用的梯度法迭代更新从而估计参数 θ 和 ϕ。为简化公式，我们把 θ 和 ϕ 合并成一套参数，统一用 θ 来表示。

$$\theta^{\text{new}} \leftarrow \theta + \eta\,\nabla_\theta\text{ELBO} \tag{3-20}$$

为求得梯度 $\nabla_\theta\text{ELBO}$，直接求比较困难。因为此处期望 $E_{q_\phi}\left[\log p_\theta(x_n \mid z_n)\right]$ 里面含参数 θ，期望对应概率分布也含参数。如果我们能把该期望变换成针对无参数概率分布的期望，则求梯度可以简便很多。文献 [1] 提出了重参数化方法，正是为了将原期望变换成简单可计算的形式。

该重参数技巧是假设后验分布 q 是多元高斯分布 $N(\mu_n,\Sigma_n)$，其中 μ_n,Σ_n 为对应均值和方差矩阵的未知参数。这两个参数可由编码器网络计算得出，设 h 是编码器网络对应计算函数（例如 h 是卷积神经网络或循环神经网络）。

$$\mu_n,\Sigma_n = h_\theta(x_n) \tag{3-21}$$

通过随机变量变换，令 $\epsilon \sim N(0,I)$，则可知后验变量 $z_n = \Sigma_n^{1/2}\epsilon + \mu_n$，而原期望可以变换成

$$E_{q_\phi}\left[\log p_\theta(x_n \mid z_n)\right] = E_{\epsilon \sim N(0,I)}\left[\log p_\theta(x_n \mid z_n)\right] \tag{3-22}$$

根据此公式，可以求得 ELBO 的梯度如下：

$$\nabla_\theta \text{ELBO} = \nabla_\theta \sum_{n=1}^{N} E_{q_\phi} \left[\log p_\theta (x_n \mid z_n) \right] - \text{KL} \left[q_\phi (z_n \mid x_n) \parallel p(z_n) \right]$$

$$= \nabla_\theta \sum_{n=1}^{N} E_{\epsilon \sim N(0,I)} \left[\log p_\theta (x_n \mid z_n) \right] - \text{KL} \left[q_\phi (z_n \mid x_n) \parallel p(z_n) \right] \tag{3-23}$$

$$= \sum_{n=1}^{N} E_{\epsilon \sim N(0,I)} \left[\nabla_\theta \log p_\theta (x_n \mid z_n) \right] - \nabla_\theta \left(\mu_n^T \mu_n + \text{tr}(\Sigma_n) - \log|\Sigma_n| \right)$$

以上公式里前一项本质上计算了解码器网络预测的对数似然，可以通过梯度回传法来计算对应网络的梯度。而后一项则是针对变分后验计算出的正则项 KL 散度计算梯度，其中因先验和后验均为多元高斯分布，可写出闭式解。

通过上述推导，完整变分自编码器的梯度计算方法如下。

变分自编码器 ELBO 梯度求解算法
（β 为平衡正则项的超参数）
for $n=1,\cdots,N$
    sample $\epsilon \sim N(0,1)$;
    compute $\mu_n, \Sigma_n = h_\theta(x_n)$ according to encoder network h ;
    compute $l_2 = \mu_n^T \mu_n + \text{tr}(\Sigma_n) - \log|\Sigma_n|$;
    compute $z_n = \Sigma_n^{1/2} \epsilon + \mu_n$;
    compute $l_1 = \log p_\theta(x_n \mid z_n)$ using the decoder network f ;
    compute err $= l_1 - \beta l_2$;
    通过梯度回传计算 err 针对参数 θ 的梯度并累积。

3.2　生成式对抗网络

上一节介绍的生成模型本质上定义了数据概率分布函数。概率分布并不是定义生成模型的必要条件。本节将介绍的生成式对抗网络 [2] 就是定义数据的生成过程，而非概率分布。这是因为根据数据来估计概率分布有时非常困难，甚至似然函数都无法精确写出公式。而直接定义数据的生成过程以及其中的约束条件不需要依赖具体的似然函数公式。

生成式对抗网络的核心想法是受博弈论启发而设计的。这个模型包含两个子网络，一个是生成器，另一个是鉴别器。这两个子网络均由神经网络构成，相当于博弈游戏中的两个选手互相对抗。生成器的目标是生成尽可能逼真的数据，能通过鉴别器；而鉴别器则尽可能区分出哪些数据是实际观测的数据，哪些是由生成器合成的数据（见图 3-5）。

生成器（记为 G），输入是高斯噪声，即从多元标准高斯分布中采样 $z \sim N(0,I)$，输出样本空间的向量 $x = G(z)$，例如一个图片或者一个句子。这里假设生成样本 x 对应的概率分布为 P_G。

鉴别器（记为 D），输入是真实样本或者生成数据，输出是 0 或 1（1 代表判别为合成数据）。

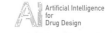

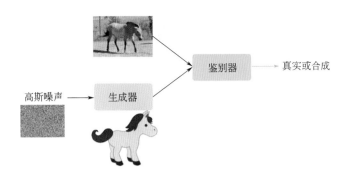

图 3-5　生成式对抗网络

给定一组无标签的数据 $X = \{x_1, x_2, \cdots, x_N\}$，生成器的目标是合成尽可能逼真的数据，即 $G(z)$ 作为输入给鉴别器 D 判断时，预测值尽可能接近 0。写成数学公式，生成器的目标是 $\min_G D[G(z)]$。

而鉴别器的目标则相反，鉴别器需要尽可能保持火眼金睛，能将真实数据和合成数据区分开。当真实数据 x 输入鉴别器 D 时，预测值 $D(x)$ 尽可能接近 0。当合成数据 $G(z)$ 输入鉴别器 D 时，预测值 $D[G(z)]$ 尽可能接近 1。列为数学形式，鉴别器的目标则是 $\max_D \log[1 - D(x)] + \log D[G(z)]$。

将以上两个目标合并起来，生成器和鉴别器同时优化如下 minimax 目标函数：

$$\min_G \max_D l(\theta) = \frac{1}{2} E_z \left\{ \log D[G(z)] \right\} + \frac{1}{2} E_{x \sim P_{\text{data}}} \left\{ \log[1 - D(x)] \right\} \tag{3-24}$$

其中，θ 是生成器和鉴别器的参数；z 的先验分布是多元标准高斯分布。$P_{\text{data}}(\cdot)$ 表示经验数据分布。$P_{\text{data}}(x) = \frac{1}{N} \sum_{i=1}^{N} \delta(x = x_i)$，其中 $x_{1, \cdots, N}$ 为数据样本点，N 为样本数。经验分布在每个数据点上均匀设置概率 $\frac{1}{N}$。

在具体实现时，可以根据数据的特点来选择合适的生成器和鉴别器的网络结构。例如图片生成中，生成器和鉴别器均可以用卷积神经网络。在文本生成中，鉴别器可以使用 LSTM 或者 BERT，生成器可以使用 LSTM 或者 GPT。

3.2.1　生成式对抗网络的理论分析

生成式对抗网络的理论最优解是什么？我们可以通过分析目标函数获得最优鉴别器。由公式（3-24）可得

$$\begin{aligned} l(\theta) &= \frac{1}{2} E_z \left\{ \log D[G(z)] \right\} + \frac{1}{2} E_{x \sim P_{\text{data}}} \left\{ \log[1 - D(x)] \right\} \\ &= \frac{1}{2} E_{x \sim P_G} \left[\log D(x) \right] + \frac{1}{2} E_{x \sim P_{\text{data}}} \left\{ \log[1 - D(x)] \right\} \\ &= \frac{1}{2} \int \left\{ P_G(x) \log D(x) + P_{\text{data}}(x) \log[1 - D(x)] \right\} dx \end{aligned} \tag{3-25}$$

其中，$P_G(\cdot)$ 表示由先验 z 生成数据 $x = G(z)$ 的分布。这里利用随机变量函数的期望性

质，若两个随机变量之间满足函数关系 $x = f(z)$，则其期望 $E_x[x] = E_z[f(z)]$。

因 D 为函数，l 为 D 的泛函。泛函是指以函数构成的向量空间为定义域，值域为实数的函数，即函数的函数。根据变分法，令 $\frac{\partial l}{\partial D} = 0$，即可求得理论最优鉴别器为 $D^*(x) = \dfrac{P_G(x)}{P_G(x) + P_{\text{data}}(x)}$。

将 $D^*(x)$ 代入原式 l 中，可推导得

$$
\begin{aligned}
l(\theta) &= \frac{1}{2}\int\Big\{P_G(x)\log D^*(x) + P_{\text{data}}(x)\log\big[1 - D^*(x)\big]\Big\}\mathrm{d}x \\
&= \frac{1}{2}\int\left\{P_G(x)\log\frac{P_G(x)}{P_G(x)+P_{\text{data}}(x)} + P_{\text{data}}(x)\log\left[1 - \frac{P_G(x)}{P_G(x)+P_{\text{data}}(x)}\right]\right\}\mathrm{d}x \\
&= \frac{1}{2}\int\left[P_G(x)\log\frac{P_G(x)}{\dfrac{P_G(x)+P_{\text{data}}(x)}{2}} + P_{\text{data}}(x)\log\frac{P_{\text{data}}(x)}{\dfrac{P_G(x)+P_{\text{data}}(x)}{2}}\right]\mathrm{d}x - \log 2 \\
&= \frac{1}{2}\left\{\mathrm{KL}\left[P_G \,\Big\|\, \frac{P_G(x)+P_{\text{data}}(x)}{2}\right] + \mathrm{KL}\left[P_{\text{data}} \,\Big\|\, \frac{P_G(x)+P_{\text{data}}(x)}{2}\right]\right\} - \log 2 \\
&= \mathrm{JSD}(P_G \,\|\, P_{\text{data}}) - \log 2
\end{aligned}
\tag{3-26}
$$

其中，$\mathrm{JSD}(P_G \,\|\, P_{\text{data}})$ 为 Jensen-Shannon divergence，是两个分布之间距离的一种度量方式。原优化目标则变成：

$$
\min_G \max_D l(\theta) = \min_G \mathrm{JSD}(P_G \,\|\, P_{\text{data}}) \tag{3-27}
$$

此处因对优化结果无影响，略去常数项。

该式表明，生成式对抗网络求解的本质是最小化生成器生成数据的概率分布和真实数据之间的 Jensen-Shannon divergence。对比极大似然估计（MLE），MLE 的本质是最小化生成网络与数据之间的 KL 散度。所以对抗生成网络本质是将极大似然估计中的 KL 散度换成了 JSD，而 JSD 是对称的，用来衡量分布之间的距离更为合适。

3.2.2　Wasserstein 生成式对抗网络

既然生成式对抗网络是通过设定合适的生成网络诱导的分布与经验数据分布之间的距离来定义求解目标的，那么是否能设计一个更好更通用的概率分布之间的距离来改进生成式对抗网络呢？Wasserstein 生成式对抗网络（WGAN）[3] 正是通过将原生成式对抗网络中的 Jensen-Shannon divergence 替换为 Wasserstein 距离，从而改进网络生成效果。

Wasserstein 距离又称为动土距离（earth mover's distance，简称 EMD），用来衡量从一个分布变换成另外一个分布的最小代价，这也称为最优传输问题（optimal transport）。

我们可以用山体移动的例子来介绍最优传输问题。假设我们要移动一座山，这个山在位置 x_1 有总量为 p_1 的泥土，在位置 x_2 有总量为 p_2 的泥土，在位置 x_3 有总量为 p_3 的泥土。目

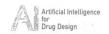

标是通过搬运泥土，使得最终有总量 q_1 的泥土到位置 y_1，总量 q_2 的泥土在位置 y_2，总量 q_3 的泥土在位置 y_3。如何制定拌匀方案才能使总的搬运代价最小。简单起见，这里假设 $p_1 + p_2 + p_3 = 1$，$q_1 + q_2 + q_3 = 1$。首先如何表示搬运方案，引入搬运矩阵 $\boldsymbol{f}_{ij}$ 表示从 i 处移动到 j 处的泥土量，对应搬运代价为 $\boldsymbol{f}_{ij}\left|x_i - y_j\right|$。总搬运代价为 $\sum_i \sum_j \boldsymbol{f}_{ij}\left|x_i - y_j\right|$。当然并非所有搬运方案都是合理的，搬运矩阵必须满足从源点和到目的地搬运的量和给定的量是一致的，即 $\sum_j f_{ij} = p_i$，$\sum_i f_{ij} = q_j$。综合以上条件，最优搬运的优化目标可表述为

$$\min_f \sum_i \sum_j f_{ij}\left|x_i - y_j\right| \tag{3-28}$$

$$\text{s.t.} f_{ij} \geqslant 0 \tag{3-29}$$

$$\sum_j f_{ij} = p_i \tag{3-30}$$

$$\sum_i f_{ij} = q_j \tag{3-31}$$

这里求得的搬运最小代价即为动土距离 EMD，

$$\text{EMD}\left(p \| q\right) = \min_f \sum_i \sum_j f_{ij}\left|x_i - y_j\right| = \inf_f E_{(x,y)\sim f}\left|x - y\right| \tag{3-32}$$

动土距离 EMD 有比较好的特性，比如能在全域保持很好的光滑性。这使得空间中处处可求梯度，因此比较适合作为机器学习的目标函数。

Wasserstein 生成式对抗网络（WGAN）的目标函数由原 JSD 替换为 EMD，对应公式为

$$\min_G \text{EMD}\left(p_{\text{data}} \| p_G\right) \tag{3-33}$$

但 EMD 的表达形式难以直接优化，可通过以下定理来变换成更易求解的形式。

根据 Kantorovich-Rubinstein 对偶定理，求解最优传输方案可等价为

$$\text{EMD}\left(p \| q\right) = \sup_{|\nabla f(x)| \leqslant 1} E_{x\sim p}\left[f\left(x\right)\right] - E_{x\sim q}\left[f\left(x\right)\right] \tag{3-34}$$

由此定理，WGAN 目标函数可写成

$$\min_G \max_D E_{x\sim P_{\text{data}}}\left[f\left(x\right)\right] - E_{x\sim P_G}\left[f\left(x\right)\right] \tag{3-35}$$

在具体问题中，生成器 G 和鉴别器 D 均可由多层神经网络模型来实现。算法 3-1 给出了 WGAN 参数学习的算法伪代码。

输入：$x_{1,\cdots,N}$；α 学习率；c，上下界；m，batch size；$n1$ 内循环步数

```
delta ← max_int; epsilon ← 1E-6;
```
$\theta \leftarrow$ random$(-1,1)$；$w \leftarrow$ random$(-1,1)$;
```
while abs(delta) > epsilon:
    for t=0 to n1:
        shuffle data x to B batches, each containing m samples;
        for b=0 to B-1:
```
$$g_1 \leftarrow \frac{1}{m}\sum_{i=1}^{m}\nabla_w f_w\left(x_{b,i}\right) \text{ using Backpropagation;}$$

Sample a batch $z_{1..m}$ from $N(0, I)$;

$h_{1..m} \leftarrow g_\theta\left(z_{1..m}\right)$ using Forward computation;

$$g_2 \leftarrow \frac{1}{m}\sum_{i=1}^{m}\nabla_w f_w\left(h_i\right) \text{ using Backpropagation;}$$

$g_w \leftarrow g_1 - g_2$;

$w \leftarrow w + \alpha$ RMSProp$\left(w,g_w\right)$;

$w \leftarrow clip\left(w,-c,c\right)$;
```
        end for
    end for
```
Sample a batch $z_{1,\cdots,m}$ from $N(0, I)$;

$$g_\theta \leftarrow -\frac{1}{m}\sum_{i=1}^{m}\nabla_\theta f_w\left[g_\theta\left(z_i\right)\right] \text{ using Forward and Backpropagation;}$$

$\theta \leftarrow \theta - \alpha$ RMSProp$\left(\theta,g_\theta\right)$;
```
end while
```

3.3　流生成模型

本章开篇提到，生成模型的目标是估计数据的概率密度。好的概率密度函数必须是可高效计算的。那么，能否直接定义出一族具备闭式公式的概率密度函数，从而利用极大似然估计求得其中最贴近样本数据的概率模型。举例来说，假设模型是高斯分布 $N\left(\mu,\Sigma\right)$，则只需利用极大似然估计求得均值和方差矩阵这两个参数即可获得对应的模型。更一般的指数族分布也可写出似然函数的具体公式，亦可高效估计模型参数。但指数族分布的表达范围仍不够丰富，本节介绍的流生成模型可定义更广泛的直接可计算的概率密度分布。

流生成模型的核心想法是从已有的基础概率分布出发，经过一系列深度网络层来变换概率分布，最终定义出一大类非常广泛的概率分布。这里的基础概率可以选取均匀分布或者多元高斯分布。当深度网络定义的变换函数满足下述一定条件时，则从基础概率分布诱导出的分布可具体写出闭式公式。以下我们先推导基础分布和诱导分布的关系，接着给出几种满足条件深度网络的构造方式。

3.3.1　随机变量替换

设基础随机变量为 z，其基础概率分布为 $\mu(z)$。一可逆可导变换函数记为 f。目标变量 $x = f(z)$，其诱导出的分布记为 $p(x)$。根据变量替换公式

$$p(x) = \mu(z)\left|\frac{dz}{dx}\right| = \mu\left(f^{-1}(x)\right)\left|\frac{df^{-1}(x)}{dx}\right| = \mu\left(f^{-1}(x)\right)\frac{1}{\left|f'(x)\right|} \tag{3-36}$$

其中，f^{-1} 为 f 的逆函数；f' 为 f 的导函数。

若基础函数有闭式公式，导数可计算，则由该式可立刻计算出经过变换后的随机变量对应的概率分布函数。这里可以选用均匀分布或者正态分布作为基础分布。

该式成立需要满足以下两个条件：

① 变换函数存在逆函数且唯一；

② 变换函数在定义域内处处可导。

当随机变量 z, x 从一维推广到多维随机向量时，可同样推出变换后的概率密度函数为：

$$p(x) = \mu(z)\left|J_f(z)\right|^{-1} \tag{3-37}$$

其中，J_f 为变换函数 f 的雅可比矩阵（Jacobian Matrix）；$|\cdot|$ 为矩阵行列式，此处 $z = f^{-1}(x)$。

雅可比矩阵是两个同维度向量之间变换函数的梯度之推广，对 $x = f(z)$，定义为：

$$J_f(z) = \begin{bmatrix} \dfrac{\partial f_1}{\partial z_1} & \cdots & \dfrac{\partial f_1}{\partial z_n} \\ \vdots & \ddots & \vdots \\ \dfrac{\partial f_n}{\partial z_1} & \cdots & \dfrac{\partial f_n}{\partial z_n} \end{bmatrix} \tag{3-38}$$

雅可比矩阵具有链式法则，即复合函数的雅可比矩阵满足 $J_{f_2 \circ f_1}(z) = J_{f_2}\left(f_1(z)\right) \cdot J_{f_1}(z)$。记 $g(x) = f^{-1}(x)$，则 x 的概率密度分布还可写为：

$$p(x) = \mu\left[g(x)\right]\left|J_g(x)\right| \tag{3-39}$$

其中基础分布可选用均匀分布或多元高斯分布。与一维情况类似，这里的变换函数 f 同样需要满足上述可逆且可微两个条件。满足这两个条件的函数称作微分同胚，这也是使用随机变量替换求解诱导概率分布的前提条件。

与一维情况不同，在高维情况下，为使 $p(x)$ 可高效计算，需要满足 f 的逆函数可高效求解，同时 f 或 g 的雅可比矩阵行列式可多项式时间求解。一般情况下 $n \times n$ 矩阵行列式的计算复杂度在立方级 $O(n^3)$ 或略优于立方级。

3.3.2 标准化流

标准化流是通过构造一系列满足可逆且可微的变换函数，利用多次随机变量替换将基础分布转变成所需的目标概率分布，从而可以刻画丰富多样的数据。

设随机变量 z 的概率分布为 $\mu(z)$。变换函数分别为 $f_1, f_2, \cdots, f_n$，总变换可表示成复合函数 $f = f_m \circ f_{m-1} \circ \cdots \circ f_1$。目标变量 $x = f(z)$，其诱导出的分布记为 $p(x)$。总变换可以看成 m 次变换组合而成，其中每一步得到的中间变量记为 x_i。$x_1 = f_1(z)$，$x_2 = f_2(x_1)$，$x_3 = f_3(x_2)$，依此类推，$x = x_m = f_m(x_{m-1})$。这里一系列变换的过程可以看作从基础分布中的样本随着变换轨迹而流动，也因此基于可逆可微变换定义出的生成称为流生成模型。标准化是指通过逆变换 $f_m^{-1}, f_{m-1}^{-1}, \cdots, f_1^{-1}$ 可将目标概率密度 $p(x)$ 还原成比较简单的分布，例如多元高斯分布。

假设每个变换函数均可逆，则变换与逆变换的关系如下：

$$f^{-1}(x) = (f_m \circ f_{m-1} \circ \cdots \circ f_1)^{-1}(x) = f_1^{-1} \circ f_2^{-1} \circ \cdots \circ f_m^{-1}(x) \tag{3-40}$$

若每个变换函数均满足可逆且可微条件，利用雅可比矩阵链式法则和多次应用变量替换定理可得

$$
\begin{aligned}
p(x) &= \mu[z(x)] |J(x)| = \mu[f^{-1}(x)] |J_{f^{-1}}(x)| \\
&= \mu[f_1^{-1} \circ f_2^{-1} \circ \cdots \circ f_m^{-1}(x)] |J_{f_1^{-1} \circ f_2^{-1} \circ \cdots \circ f_m^{-1}}(x)| \\
&= \mu[f_1^{-1} \circ f_2^{-1} \circ \cdots \circ f_m^{-1}(x)] |J_{f_1^{-1}}[f_2^{-1} \circ \cdots \circ f_m^{-1}(x)]| \cdots |J_{f_{m-1}^{-1}}[f_m^{-1}(x)]| |J_{f_m^{-1}}(x)| \\
&= \mu(z) |J_{f_1}(z)|^{-1} |J_{f_2}[f_1(z)]|^{-1} \cdots |J_{f_m}[f_{m-1} \circ \cdots \circ f_1(z)]|^{-1}
\end{aligned}
\tag{3-41}
$$

其中，$z = f^{-1}(x)$，$J_{f^{-1}}(x)$ 为 x 的逆变换函数（即 z 对 x 的函数）的雅可比矩阵。上述两式均可用来从 z 的分布计算出 x 的概率密度函数。

在实际应用中，给定训练数据集 $X = \{x_n\}_{n=1}^N$，标准化流的对数似然函数为：

$$L(\theta) = \sum_{n=1}^N \log \mu[f_1^{-1} \circ f_2^{-1} \circ \cdots \circ f_m^{-1}(x_n)] + \sum_{j=1}^{m-1} \log |J_{f_j^{-1}}[f_{j+1}^{-1} \circ \cdots \circ f_m^{-1}(x_n)]| \tag{3-42}$$

优化该函数即得极大似然估计的流模型。这里我们不展开具体计算，留待下节介绍适合流模型的网络架构之后，再介绍具体网络中参数训练方法。

为了使标准化流描述的目标分布尽可能丰富，我们可以引入特殊构造的深度神经网络来表示从基础分布到目标分布的变换函数。这里网络的每一层均可看作一个变换，网络的叠加对应函数复合。由前述标准化流条件可知，网络的每一层均需满足可逆可微，且对应雅可比矩阵需可快速求得行列式。这里需要注意满足可逆可微并不意味着对应雅可比矩阵的行列式可以快速计算。

设神经网络为 m 层，其中第 i 层对应变换函数为 f_i，整个网络对应的变换为：

$$f = f_m \circ f_{m-1} \circ \cdots \circ f_1 \tag{3-43}$$

3.3.3　RealNVP 网络

RealNVP 网络 [4] 的每一层都构造了一个可逆变换函数，具体每一层的变换如下：

$$f_i(h) = \begin{bmatrix} h_{1:d} \\ h_{d+1:D} \odot \exp s_i(h_{1:d}) + t_i(h_{1:d}) \end{bmatrix} \tag{3-44}$$

其中，h 为输入，维度是 D；s_i 和 t_i 可以是任何神经网络，输入为 d 维，输出是 $D-d$ 维；$\odot$ 是单个元素相乘。例如，s 和 t 均可以为线性变换或者前馈神经网络（也称作多层感知器）。这里 s 和 t 网络本身并不要求可逆。

在网络从一层变为多层时，因为上述变换函数前 d 维保持不变，如果同样的 d 维一直不变，经过 m 层网络之后前 d 维仍然保持不变。为了解决这个问题，每次进入下一层网络计算时，会将数据维度倒序排列。这样能保证下一层网络保持不变的维度和前一层不同，这样经过多层网络变换之后，每一维的数据相对原始网络输入来说都有变化。

为验证可逆可微可高效计算条件，以上定义的变换逆函数可以写为下式：

$$f_i^{-1}(h) = \left\{ \begin{array}{c} h_{1:d} \\ \left[h_{d+1:D} - t_i(h_{1:d}) \right] \odot \exp\left[-s_i(h_{1:d}) \right] \end{array} \right\} \tag{3-45}$$

f_i 之雅可比矩阵也可明确列出，

$$J_{f_i} = \begin{bmatrix} I & 0 \\ \cdots & \mathrm{diag}\left(\exp s_i(h_{1:d}) \right) \end{bmatrix} \tag{3-46}$$

其中左下部分比较复杂，但实际计算行列式时并不需要求解。该雅可比行列为

$$|J_{f_i}| = \exp \sum_{j=1}^{D-d} s_i(h_{1:d})_j \tag{3-47}$$

其逆函数雅可比行列式为

$$|J_{f_i^{-1}}| = \exp - \sum_{j=1}^{D-d} s_i(h_{1:d})_j \tag{3-48}$$

将此式代入式（3-41），即可得对数似然函数，利用优化算法可训练获得对应网络的参数。

3.3.4　Glow

Glow[5] 是上述流模型的扩展。RealNVP 在设计可逆网络结构时每一层的结果有部分维度的值是不变的，这就需要层与层之间通过改变维度顺序来使得最终每一维都会变化。Glow 的网络层去掉了这种限制。

Glow 流网络每一层由三个子网络组成：激活正规化层（actnorm）、可逆单元卷积（invertible 1×1 convolution）和仿射耦合层（affine coupling layer）。

① 激活正规化层是一个仿射变换。设输入 x 为 $w \times h \times c$ 的张量，输出 y 为同样大小的张量。

$$y_{i,j} = s \odot x_{i,j} + b \qquad (3\text{-}49)$$

其中 s, b 为 $c \times 1$ 的向量，是可训练的参数。这里 s 需非零，以保证变化可逆。

该层雅可比行列式为 $\left(\prod_{k=1}^{c} |s_k| \right)^{w \cdot h}$。

该层逆函数为：

$$x_{i,j} = (y_{i,j} - b) / s \qquad (3\text{-}50)$$

② 可逆单元卷积，是一个线性变换层（这里 s 需非零）。

$$y_{i,j} = W x_{i,j} \qquad (3\text{-}51)$$

其中 W 是 $c \times c$ 的可逆矩阵，是可训练的参数。

该层雅可比行列式为 $|W|^{w \cdot h}$。

当 W 为可逆矩阵时，该层逆函数为：

$$x_{i,j} = W^{-1} y_{i,j} \qquad (3\text{-}52)$$

因 W 大小为 $c \times c$，计算行列式和逆函数的复杂度为 $O(c^3)$。

当 c 比较大时，可以通过 LU 分解重新来参数化矩阵 W。

$$W = PL \left[U + \mathrm{diag}(s) \right] \qquad (3\text{-}53)$$

其中，P 为排列矩阵；L 为下三角矩阵且对角线元素为 1；U 为上三角矩阵，且对角线元素为 0。s 为 $c \times 1$ 的可训练参数向量。L 和 U 可以通过随机初始化的 W 矩阵求 LU 分解得到。在该参数化方式下，雅可比行列式为 $\left(\prod_{k=1}^{c} |s_k| \right)^{w \cdot h}$。计算复杂度是 $O(c)$。

③ 仿射耦合层与 RealNVP 中网络层的设计相同。将输入 x 分成两部分 x_a 和 x_b。

$$(s,t) = NN(x_b) \qquad (3\text{-}54)$$

$$y_a = x_a \odot \exp s + t \qquad (3\text{-}55)$$

$$y_b = x_b \qquad (3\text{-}56)$$

该层的输出是 y_a 和 y_b 两部分合并而成。输出的维度与输入保持一致。这里使用的神经网络可以是任意网络结构，例如前馈神经网络。

同上，该变换的雅可比行列式为 $\exp \sum s_k$。

该变换的逆变换为：

$$(s,t) = NN(y_b) \tag{3-57}$$

$$x_a = (y_a - t) \odot \exp(-s) \tag{3-58}$$

$$x_b = y_b \tag{3-59}$$

以上是设计可逆可微变换网络的几种方式。流生成模型是近年来的研究热点，新的设计方法仍在不断涌现出来。

3.3.5　流模型在文本预训练表示上的应用

BERT 是基于 Transformer 的文本表示预训练模型。BERT 表示可以用来做多种下游任务，例如相似语义检索、句子关系推断、文本分类等。最近的研究表明，BERT 学到的句子表示在空间中存在缺陷。这里可以通过流模型来对句子表示进行矫正。BERT 与流模型结合的新模型称作 BERT-flow[6]。

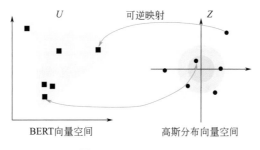

图 3-6　BERT-flow

给定一个句子，BERT-flow 采用 Glow 流网络从标准高斯分布变换到 BERT 向量（图 3-6）。即 Glow 流网络定义了如下变换：

$$y_{1:d} = x_{1:d} \tag{3-60}$$

$$y_{d+1:D} = x_{d+1:D} + g_\phi(x_{1:d}) \tag{3-61}$$

式中，g 具体采用的是 3 层 ResNet 网络；ϕ 代表网络参数。

3.4　小结

深度生成模型的作用是估计数据的概率密度和生成接近真实的数据，同时也可从数据中学得好的特征表示。本章介绍了深度生成模型的常见框架，包括变分自编码器、生成式对抗网络、流生成模型以及各种变种。这些模型可以作为模型框架来使用，可任意搭配具体使用的骨干网络结构（例如上一章介绍的一些常用神经网络）。因为模型组成中的深度神经网络可逼近任何函数，所以通常模型表达能力非常丰富。各个不同的框架也用了不同的数学技巧和近似方法来设计可学习可计算的参数优化目标。在生成复杂度上也有不同的计算性能。在实际问题使用中，可以根据问题类型、数据大小和性能要求，合理选择使用。最近几年对于这些模型框架也在不断发展中，新的模型不断出现，例如可以生成高质量图片的扩散生成模型。这一领域的研究正方兴未艾。

参考文献

[1] Kingma D P and Welling M. Auto-Encoding Variational Bayes. In *ICLR*, **2014,** 27.

[2] Goodfellow I, Pouget-Abadie J, Mirza M, et al. Generative Adversarial Nets. In *Advances in Neural Information Processing Systems*, Curran Associates, Inc, **2014**.

[3] Arjovsky M, Chintala S, and Bottou L. Wasserstein Generative Adversarial Networks. In *Proceedings of the 34th International Conference on Machine Learning*, PMLR, **2017,** 214-223.

[4] Dinh L, Sohl-Dickstein J, and Bengio S. Density estimation using Real NVP. In ICLR, **2017**.

[5] Kingma D P and Dhariwal P. Glow: Generative Flow with Invertible 1×1 Convolutions. In *Advances in Neural Information Processing Systems*, Curran Associates, Inc, **2018,** 31.

[6] Li B, Zhou H, He J X, et al. On the sentence embeddings from pre-trained language models. In *the conference on empirical methods in natural language processing (EMNLP)*, **2020**.

作者简介

李磊，博士，加州大学圣巴巴拉分校助理教授。研究领域为机器学习、数据挖掘和自然语言处理。

Email: leili@cs.ucsb.edu

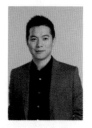

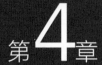

第 **4** 章

深度强化学习

李建华

4.1　基于值函数的算法

深度强化学习（deep reinforcement learning，DRL）结合了深度学习强大的环境特征感知能力和强化学习的环境交互能力，常常被用来处理感知 - 决策问题。基于值函数（value-based）的算法是强化学习中最基础和常见的一类算法。该算法的核心思想在于不断通过智能体（agent）与环境交互并根据反馈来优化值函数，从而建立对整个动作状态空间策略回报的度量，并以之作为选择最佳策略的依据。基于值函数的强化学习包括动态规划、蒙特卡洛和时间差分学习等。与深度学习技术结合后，基于值函数的深度强化学习形成了 DQN（deep Q-network）及其衍生算法等一系列深度强化学习方法，正成为该类算法的代表。

强化学习算法通常将序列决策问题建模为一个马尔可夫决策过程（Markov decision process, MDP），其中包含五个关键要素：S, A, P, R, γ。S 和 A 表示环境的状态集合与动作集合；P 表示状态转移概率矩阵；$P_{ss'}^a = p(s'|s,a)$ 表示在状态 s 时采取动作 a 从而转变为状态 s' 的概率；R 表示奖励函数；γ 是在不同时刻 t 所获得奖励的折扣因子。

期望回报（expected return）是在给定策略 π 下所有动作轨迹所获得的回报奖励的期望值。强化学习的目的就是通过一定的方法求得能够获得最大期望回报的策略。$\pi(a|s)$ 表示策略 π 在特定状态 s 下采取特定动作 a 的概率。

给定一个策略 π，其在某个状态下的期望回报可以使用值函数（value function）来衡量，值函数的定义如下：

$$V_\pi(s) = E_{\tau \sim \pi}\left[R(\tau)|S_0 = s\right] \tag{4-1}$$

其中，τ 是在策略 π 所采样得到的动作轨迹。该公式表示在初始状态 s 下，所采取的动作轨迹获得的回报奖励的期望。

如果进一步给定一个动作，就得到动作值函数（action-value function），其定义如下：

$$Q_\pi(s,a) = E_{\tau \sim \pi}\left[R(\tau)|S_0 = s, A_0 = a\right] \tag{4-2}$$

基于值函数的算法一般通过求解最优值函数来求最优策略。我们把最优值函数定义为：

$$V_* s = \max_\pi V_\pi(s), \forall s \in S \tag{4-3}$$

同样最优动作值函数定义为：

$$Q_*(s) = \max_\pi Q_\pi(s,a), \forall s \in S, a \in A \tag{4-4}$$

最优值函数可以通过对贝尔曼最优方程（Bellman optimality equation）求解得到，贝尔曼方程由美国应用数学家 Richard Bellman 所提出，用于求解马尔可夫决策过程。

对最优值函数的贝尔曼方程形如：

$$V_*(s) = \max_a E_{s' \sim p(\cdot|s,a)}\left[R(s,a) + \gamma V_*(s')\right] \tag{4-5}$$

对最优动作值函数的贝尔曼方程形如：

$$Q_*(s,a) = E_{s' \sim p(\cdot|s,a)}\left[R(s,a) + \gamma \max_{a'} Q_*(s',a')\right] \tag{4-6}$$

求解最优值函数的方法可以根据模型是否已知分为两类。模型即指马尔可夫决策过程中的五个关键要素，如五个要素都已给定，则可以使用动态规划的方法进行求解。模型未知的方法包括蒙特卡洛方法和时间差分学习等方法。

4.1.1 动态规划

动态规划是在 20 世纪 50 年代由 Richard E. Bellman 所提出的一种算法思想。动态规划（dynamic programming, DP）的主要思想是将一个问题拆解为子问题，问题的解能够经过状态转移方程由子问题的解得到。可以使用动态规划的问题需要具备两个性质：最优子结构（optimal substructure）和重叠子问题（overlapping sub-problems）。最优子结构是指原问题的最优解可以由子问题的最优解得到；重叠子问题是指在问题中存在有限的子问题，在计算过程中子问题会被重复计算，因此在计算过程中将子问题的解存储下来，以便后续重用。模型已知的求解 MDP 中最优策略的任务拥有已知的状态转移概率以及回报奖励函数，满足上述性质，可以使用动态规划求解。动态规划计算值函数的公式如下：

$$V(S_t) \leftarrow \sum_a \pi(a|S_t) \sum_{s',r} p(s',r|S_t,a)\left[r + \gamma V(s')\right] \tag{4-7}$$

从上式中可以看出，动态规划计算当前状态的值函数时使用到了所有后续状态的值函数，这种思想借鉴了自举（bootstrapping）。由于公式中使用到了 $p(s',r|S_t,a)$ 这一模型信息，所以

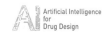

动态规划只能在模型已知的情况下使用。动态规划求解方法主要包括策略迭代和值迭代。

4.1.2   蒙特卡洛方法

蒙特卡洛（Monte Carlo, MC）方法与动态规划相比不需要知晓模型的全部信息。它是一种根据过去经验进行学习的方法。蒙特卡洛方法是一种基于采样（sampling-based）的方法。蒙特卡洛方法的基本思想是通过多次采样经过某个状态的状态序列，并对这些状态序列所获得的回报奖励求取平均值来代表此状态的值函数。随着采样次数增多，平均值将会逐渐收敛于真实的期望值。由于在一个状态序列中，一个状态 s 可能被访问多次，因此根据平均值算法的不同，蒙特卡洛方法又分为首次蒙特卡洛和每次蒙特卡洛。首次蒙特卡洛只计算所有首次访问状态 s 所获得的回报奖励的平均值，每次蒙特卡洛则计算所有访问回报奖励的平均值。蒙特卡洛方法的值函数更新公式如下：

$$V(S_t) \leftarrow V(S_t) + \alpha \left[G_t - V(S_t) \right] \tag{4-8}$$

蒙特卡洛方法通过经验来估计某个状态的值函数。式中，α 是一个用来控制更新速度的参数；G_t 是经过状态 S_t 后到终止状态的所有回报奖励之和。蒙特卡洛方法的问题在于它需要等到每次状态序列达到终止状态结束才能够计算，所以产生的方差较大，学习速度较慢。

4.1.3   时间差分学习

时间差分学习（time difference learning, TD）是强化学习领域最常见的方法。它与蒙特卡洛方法一样从智能体与环境的交互经验中学习策略，不依赖于模型的动态信息；它与动态规划一样可以基于其他状态的估计值来更新当前状态的价值函数而不需要等待最终的交互结果。而它与前两者不同的地方在于对值函数的估计方法上。

时间差分学习融合了前两者的优点，其值函数更新公式如下：

$$V(S_t) \leftarrow V(S_t) + \alpha \left[R_{t+1} + \gamma V(S_{t+1}) - V(S_t) \right] \tag{4-9}$$

其中，$R_{t+1} + \gamma V(S_{t+1})$ 被称为 TD 目标，TD 目标借用了自举的思想代替了蒙特卡洛方法中的 G_t。$R_{t+1} + \gamma V(S_{t+1}) - V(S_t)$ 被称为 TD 误差。时间差分与蒙特卡洛方法相比只用到了一步随机状态和动作，因此 TD 目标的随机性要比蒙特卡洛采样完整序列的平均值更小，因此时间差分学习的方差也更小，同时效率也更高。时间差分学习的不足在于它是有偏估计。

时间差分学习可以分为同策略（on-policy）学习和异策略（off-policy）学习。其中同策略学习的代表方法是 Sarsa 方法，而异策略学习的代表方法是 Q-learning 方法。同策略指值函数的更新策略与采取动作的策略相同，反之，异策略时两者并不相同。

无论在 Sarsa 方法还是 Q-learning 方法中，两者的状态值更新公式都使用了动作状态值函数来代替值函数。Sarsa 方法的更新公式如下：

$$Q(S_t, A_t) \leftarrow Q(S_t, A_t) + \alpha \left[R_{t+1} + \gamma Q(S_{t+1}, A_{t+1}) - Q(S_t, A_t) \right] \tag{4-10}$$

上式中每一次状态转移，状态的动作值函数都得到了更新，同时可以观察到更新后的动作值函数会影响到动作的决策。

Q-learning 方法的更新公式如下：

$$Q(S_t, A_t) \leftarrow Q(S_t, A_t) + \alpha \left[R_{t+1} + \gamma \max_a Q(S_{t+1}, a) - Q(S_t, A_t) \right] \qquad (4\text{-}11)$$

Q-learning 方法与 Sarsa 方法的主要区别在于它的更新目标值只依赖于动作状态值函数。

4.1.4 基于值函数的深度强化学习

上述算法虽然能够解决动作和状态组合可以穷尽情况下的问题，但是在面对动作状态组合数量庞大乃至不可穷尽的问题时显然就不适用了。随着深度学习技术的兴起，使用深度神经网络来拟合值函数的方法应运而生，这便是基于值函数的深度强化学习。然而，将深度学习应用于强化学习任务中存在几个难点[1]：

① 大部分深度学习算法都需要大量人工标注数据进行训练，但是强化学习只能够从稀疏、带噪声且延时的回报奖励中进行学习。行为动作和产生的奖励之间的延迟可能会很长，因此很难做到像监督学习那样发现输入和目标值的直接联系。

② 大部分深度学习算法都假定数据样本之间是独立的，而强化学习的数据通常都具有高度关联性，而使用高度相关的数据进行训练时，会发生模型不稳定甚至不收敛的情况。

③ 强化学习算法在学习到新的行为后，数据分布可能会产生变化，而深度学习算法通常都假设数据分布是固定的。

本节将介绍在深度强化学习中具有里程碑式意义的算法 deep Q-network（DQN）[1] 及其衍生算法，DQN 成功地解决了上述问题，从而为深度强化学习算法的发展奠定了基础。

4.1.4.1 Deep Q-network（DQN）

2013 年提出的 DQN[1] 是将深度学习引入基于值函数强化学习的标志性算法，为后续深度强化学习算法的发展奠定了基础。DQN 仍然利用了过去 Q-learning 算法的更新模式，但同时为了更好地将深度神经网络应用到强化学习的任务中，作者对其目标函数进行了一系列改进。在文献 [1] 中，作者在 Atari 2600 的多款游戏上进行了实验，并证明了 DQN 具有优于过去强化学习算法的表现。其基本结构如图 4-1 所示。

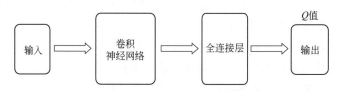

图 4-1 DQN 网络结构示意图

DQN 成功的主要关键在于其引入了经验回放机制和利用深度神经网络来实现动作状态值函数。

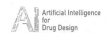

（1）经验回放机制

因为深度强化学习中的训练数据是经过状态和采取的动作进行转移而逐步产生的，所以这些数据之间具有高度关联性。如果直接使用大量数据来训练时，就会发生不稳定乃至不收敛的问题。DQN 引入了经验回放机制来改善这一问题。该方法将智能体在每个时间点的经验 $e_t = (s_t, a_t, r_t, s_{t+1})$ 存储在一个"经验回放记忆单元"中，每次随机从该单元中取用小批量数据来进行训练，这样能够保证训练数据更接近独立同分布，从而使训练更加稳定、收敛更快。

（2）深度神经网络实现动作状态值函数

DQN 的目标函数如下式所示：

$$L(\theta_i) = E_{(s,a,r,s') \sim U(D)} \left\{ \left[r + \gamma \max_{a'} Q(s', a'; \theta_i^-) - Q(s, a; \theta_i) \right]^2 \right\} \tag{4-12}$$

其中，θ_i 是当前网络的参数；θ_i^- 是目标网络的参数；$r + \gamma \max\limits_{a'} Q(s', a'; \theta_i^-)$ 是目标值；$Q(s, a; \theta_i)$ 是当前 Q 值；(s, a, r, s') 是经验，$U(D)$ 是"经验回放记忆单元"。

从目标函数中可以看出，DQN 中其实包含两个网络，目标网络和当前的训练网络（Q 网络）。目标网络和 Q 网络是两个结构相同但参数不同的网络，目标网络的作用同样也是为了打乱数据之间的相关性。由于训练的目的是使 Q 网络值逼近目标网络值，因此若目标网络总是改变则会造成训练不稳定，容易发生过拟合。DQN 采用每隔 C 次迭代才将目标网络与 Q 网络参数同步的方法来使目标值能够暂时固定，从而避免目标网络随着 Q 网络变化而产生不稳定性。

综上，DQN 通过卷积神经网络捕获输入图像（也可用于非图像数据）的大量特征，借助深度神经网络的强大学习能力来拟合动作状态值函数，并引入经验回放机制来巧妙地解决强化学习数据高度相关的问题，从而使深度学习能够成功地运用到强化学习中。DQN 更新流程可参考图 4-2。

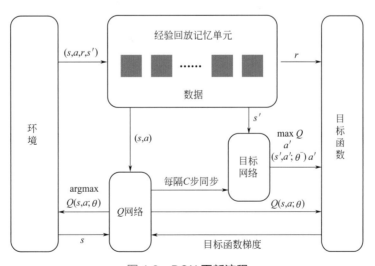

图 4-2　DQN 更新流程

DQN 算法如下，其中 ϕ 是网络输入的预处理函数。

DQN 算法伪代码
初始化经验回放单元 D 的容量为 N
使用随机参数 θ 初始化状态动作函数 Q
使用参数 $\theta^- = \theta$ 初始化目标状态动作函数 $\hat{Q}$
For episode = 1 to M do
 初始化序列 $s_1 = x_1$ 并对序列进行预处理得到 $\phi_1 = \phi(s_1)$
 For t = 1 to T do
  根据 ε-greedy 选择动作 a_t
  执行动作 a_t 并获得奖励 r_t 和观测数据 x_{t+1}
  设置 $s_{t+1} = s_t, a_t, x_{t+1}$ 并进行预处理得到 $\phi_{t+1} = \phi(s_{t+1})$
  将经验 $(\phi_t, a_t, r_t, \phi_{t+1})$ 存储到 D 中
  从 D 中随机采样小批量经验数据 $(\phi_j, a_j, r_j, \phi_{j+1})$
  If episode 在 $j+1$ 终止 $y_j = r_j$，otherwise $y_j = r_j + \gamma \max_{a'} \hat{Q}(\phi_{j+1}, a'; \theta^-)$
  根据 $\left[y_j - Q(\phi_j, a_j; \theta) \right]^2$ 对 θ 执行梯度下降
  每隔 C 步对 $\hat{Q}$ 进行同步
 End For
End For

4.1.4.2 Double DQN

Double DQN[2] 是 DQN 的一个改进模型，目的是减少 DQN 中的过估计问题。在标准 DQN 中，目标值是由 $r + \gamma \max_{a'} Q(s', a'; \theta_i^-)$ 计算得到的，其中，$Q(s', a'; \theta_i^-)$ 是不稳定的，可能带有噪声，因此对其求最大值可能会造成对 Q 值的过估计。为了改善这一问题，Double DQN 分别使用两个网络来进行目标网络中的动作选择和 Q 值评估工作，因此 Double DQN 中将式（4-12）中的目标 Q 值的计算改为下式：

$$r + \gamma Q\left(s', \arg\max_a Q(s', a; \theta_i); \theta_i^-\right) \tag{4-13}$$

从上式中可以观察到，Double DQN 使用了 DQN 中 Q 网络来选择状态 s' 时价值最高的动作，再使用目标网络来评估 Q 值，从而提高稳定性。

4.1.4.3 优先经验回放 DQN

优先经验回放 DQN[3] 为 DQN 提供了更好的经验回放策略。这种策略为经验赋予了优先级，优先级越高，则更容易被采样为训练数据。优先级的高低根据 TD 误差 δ 所得，TD 误差 δ 较大的样本往往包含更多值得学习的信息，因此应当赋予更高的优先级。对于优先级如何计算，我们首先可以想到的是直接根据 TD 误差 δ 的大小来贪心地选择，但是这种做法存在两个问题：收敛慢和过拟合。文献 [4] 的作者提出了更好的随机优先级采样方法来改善这两个问题。采样概率的计算公式如下：

$$P(i) = \frac{p_i^\alpha}{\sum_k p_k^\alpha} \tag{4-14}$$

其中，p_i 是转移经验 i 的优先级；α 是一个用于调节优先程度的超参数，$\alpha=0$ 时退化为均匀采样。优先级有两种变体。第一种是比例优先级 $p_i = |\delta_i| + \epsilon$，其中 ϵ 是用于数值稳定的小正数。第二种是基于排名的优先级 $p_i = \dfrac{1}{\text{rank}(i)}$，其中 $\text{rank}(i)$ 是转移经验 i 基于 $|\delta_i|$ 的等级评定。

经验回放的最初目的是减少数据之间的相关性，但优先经验回放又破坏了这一点。于是，优先经验回放 DQN 中又引入了重要性（importance-sampling）权重来适量地减小优先级高的转移经验的训练权重，这一权重的计算公式如下：

$$w_i = \left[NP(i) \right]^{-\beta} \tag{4-15}$$

其中，N 是经验回放记忆单元的容量；β 是超参数。

在上述方法的实际实现过程中会使用 SumTree 这样的二叉树结构来实现高效地查询采样。

4.1.4.4　Dueling DQN

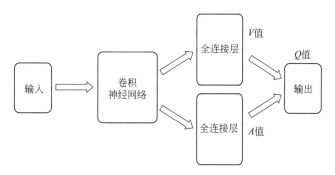

图 4-3　Dueling DQN 网络结构示意图

前文提到的优先经验回放是从数据采样的角度来优化 DQN 算法。而 Dueling DQN[4] 则考虑从神经网络结构的角度来优化 DQN 算法。Dueling DQN 将 DQN 中的 Q 网络分为两个网络，如图 4-3 所示。这两个网络分别表示状态值 V 和优势函数 A，而动作状态值 Q 表示为：

$$Q(s,a,\theta,\theta_v,\theta_a) = V(s,\theta,\theta_v) + A(s,a,\theta,\theta_a) \tag{4-16}$$

其中，θ 是卷积神经网络的参数；θ_v 是状态值函数网络的参数；θ_a 是优势函数网络的参数。状态值函数网络用于评估当前状态的价值，而优势函数网络用于处理与当前状态有关的动作。在文献 [4] 中，作者指出直接使用式（4-16）进行更新会导致无法辨识最终输出中 V 和 A 各自的作用。所以在 Dueling DQN 中实际使用的计算公式如下：

$$Q(s,a,\theta,\theta_v,\theta_a) = V(s,\theta,\theta_v) + \left[A(s,a,\theta,\theta_a) - \frac{1}{\mathcal{A}} \sum_{a' \in \mathcal{A}} A(s,a',\theta,\theta_a) \right] \qquad (4\text{-}17)$$

其中，优势函数部分减去了所有优势函数的平均值，这样能够在保证优势函数相对顺序不变的前提下，缩小 Q 值范围，从而提高算法的稳定性。经过实验证明，这种网络结构能够达到比 DQN 更好的效果。

4.2 策略梯度算法

策略梯度算法是深度强化学习中常用的另一种方法，它通过计算策略期望总奖励关于策略参数的梯度来直接更新策略，解决了基于值函数算法的一些不足。本节会介绍策略梯度的基本形式以及三种策略梯度方法：执行器 - 评价器方法、深度确定性方法和异步优势算法。

4.2.1 策略梯度

在前面讲到的值函数强化学习算法中，我们主要对价值函数进行了近似表示，基于价值来学习。这种基于值函数的强化学习方法在很多领域都得到了比较好的应用，但是基于值函数的强化学习方法也存在着一些局限性，如无法解决连续问题、无法解决随机策略问题、无法稳定地收敛。因此在另一些场景下我们需要其他方法，比如本节讨论的策略梯度（policy gradient），它是基于策略的强化学习方法[5]。

策略梯度是一种常用的策略优化方法，它通过不断计算策略期望总奖赏关于策略参数的梯度来更新策略参数。在值函数的方法中，我们迭代计算的是值函数，然后根据值函数对策略进行改进；而在策略搜索方法中，我们直接对策略进行迭代计算，直到累积回报的期望最大。因此在解决深度强化学习问题时，可以采用参数为 θ 的深度神经网络来进行参数化表示策略，并利用策略梯度方法来直接优化策略的期望总奖励。这种端对端地直接在策略空间中搜索最优策略的方式，省去了烦琐的中间环节。因此与基于价值的方法相比，基于策略梯度的深度强化学习方法适用范围更广，策略优化的效果也更好。

4.2.2 策略梯度的基本形式

前面我们讲过策略梯度方法是一种直接优化期望总奖赏的方法。这里我们用 π_θ 来表示，其中，θ 表示策略的权重参数。对于一个轨迹 $\tau = (s_1, a_1, \dots, s_T, a_T)$，我们的目标就是调整 θ 使期望总奖励最大。用公式表示：

$$L(\pi_\theta) = E_{\tau \sim \pi}[R(\tau)] \qquad (4\text{-}18)$$

其中，奖励函数 $R(\tau) = \sum_{t=0}^{T} r(s_t, a_t)$，对于一个最大化的问题，我们可以使用梯度上升算法来找到最大值（与梯度下降法相反，向着梯度方向迭代）。迭代公式为：

$$\theta_{t+1} = \theta_t + \alpha \nabla_\theta L(\pi_\theta) \qquad (4\text{-}19)$$

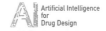

为了得到最优的参数，我们需要得到 $\nabla_\theta L(\pi_\theta)$

$$\nabla_\theta L(\pi_\theta) = \nabla_\theta E_{\tau \sim \pi_\theta}[R(\tau)] \tag{4-20}$$

$$= \nabla_\theta \int_\tau P(\tau|\theta) R(\tau) \tag{4-21}$$

$$= \int_\tau \nabla_\theta P(\tau|\theta) R(\tau) \tag{4-22}$$

$$= \int_\tau P(\tau|\theta) \frac{\nabla_\theta P(\tau|\theta)}{P(\tau|\theta)} R(\tau) \tag{4-23}$$

$$= \int_\tau P(\tau|\theta) \nabla_\theta \log P(\tau|\theta) R(\tau) \tag{4-24}$$

$$= E_{\tau \sim \pi_\theta} \left[\nabla_\theta \log P(\tau|\theta) R(\tau) \right] \tag{4-25}$$

已知

$$P(\tau|\theta) = \rho_0(s_0) \prod_{t=0}^{T} P(s_{t+1}|s_t, a_t) \pi_\theta(a_t|s_t) \tag{4-26}$$

计算 $\nabla_\theta \log P(\tau|\theta)$，约去一些常量

$$\nabla_\theta \log P(\tau|\theta) = \nabla_\theta \log \rho_0(s_0) + \sum_{t=0}^{T} \left[\nabla_\theta \log P(s_{t+1}|s_t, a_t) + \nabla_\theta \log \pi_\theta(a_t|s_t) \right]$$
$$= \sum_{t=0}^{T} \nabla_\theta \log \pi_\theta(a_t|s_t) \tag{4-27}$$

结合公式（4-25）和公式（4-27）可以得到最后的表达式

$$\nabla_\theta L(\pi_\theta) = E_{\tau \sim \pi_\theta} \left[\sum_{t=0}^{T} \nabla_\theta \log \pi_\theta(a_t|s_t) R(\tau) \right] \tag{4-28}$$

从式（4-28）可以看到，我们要求的 $\nabla_\theta L(\pi_\theta)$（策略梯度）是一个期望。因为这个期望值无法直接计算，所以我们通过蒙特卡洛方法，采样 N 条轨迹集合 $M = \{\tau_i\}_{i=1,\cdots,N}$（$M$ 表示采样轨迹的数量），使用经验平均对策略梯度进行逼近。每条轨迹都是根据策略 π_θ 在仿真环境中生成的。因此策略梯度公式可以表示为：

$$g = \frac{1}{|M|} \sum_{\tau \in M} \sum_{t=0}^{T} \nabla_\theta \log \pi_\theta \left(a_t | s_t \right) \sum_{t=0}^{T} r \left(s_t, a_t \right) \tag{4-29}$$

$\sum\limits_{t=0}^{T} \nabla_\theta \log \pi_\theta \left(a_t | s_t \right)$ 代表的是使轨迹 τ 概率变化最大的方向；$\sum\limits_{t=0}^{T} r \left(s_t, a_t \right)$ 是轨迹 τ 的总奖励，在公式中代表权重分数。也就是说，$\sum\limits_{t=0}^{T} r \left(s_t, a_t \right)$ 值越大，该轨迹出现的概率就越大；$\sum\limits_{t=0}^{T} r \left(s_t, a_t \right)$ 值越小，该轨迹出现的概率就越小。策略参数的迭代公式可以表示为：

$$\theta_{t+1} = \theta_t + \alpha g \tag{4-30}$$

经过多次迭代之后，策略网络将会提高使期望总奖励变大的轨迹出现的概率，降低使期望总奖励变小的轨迹出现的概率。

观察公式（4-29）可以发现，对于一条轨迹，使用 $\sum\limits_{t=0}^{T} r \left(s_t, a_t \right)$ 表示整个轨迹的奖励，这样其实是不合理的。因为这相当于对于轨迹中的每个动作都给予了一个相同的权重。正常情况下，轨迹中的动作应该是有好有坏的，如果都给予相同的奖励，将无法达到奖惩的目的。为了解决这个问题，我们使用一种当前动作将会影响后续状态的思路。修改后的奖励公式为：

$$R(\tau) = \sum_{t'=t}^{T} r \left(s_t, a_t \right) \tag{4-31}$$

因此公式（4-29）可以表示为：

$$g = \frac{1}{|M|} \sum_{\tau \in M} \sum_{t=0}^{T} \nabla_\theta \log \pi_\theta \left(a_t | s_t \right) \sum_{t'=t}^{T} r \left(s_t, a_t \right) \tag{4-32}$$

4.2.3　基于执行器 – 评价器的策略梯度方法

策略梯度的基本形式存在着几个缺点，第一，这个方法在每次更新策略梯度的时候，都需要采样 N 个轨迹 τ。但是在很多复杂的场景中，我们很难收集到大量的训练数据。第二，对于一条轨迹，$\sum\limits_{t'=t}^{T} r \left(s_t, a_t \right)$ 的随机性和轨迹的长度有关，呈指数级的增长，这导致对梯度进行经验平均估计的时候，方差过大。第三，基于策略采样的过程，在策略不同的情况下，采样得到的样本不同。导致无法覆盖所有情况，容易对采样得到的样本过拟合。

对于上面的问题，我们使用一种 Actor-Critic[6] 的框架来解决。其中 Actor（执行器）基于策略梯度算法更新动作，Critic（评价器）则基于值函数法对动作进行评价。这样我们就既能直接输入策略，又能实时地评价当前策略的好坏，不需要等轨迹的行为全部结束后再对策略进行更新，这样可以减少数据收集的难度，同时可以减小策略梯度的方差。

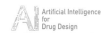

前面我们提到方差过大的原因和 $\sum\limits_{t'=t}^{T} r\left(s_t, a_t\right)$ 有关。主要是因为我们使用蒙特卡洛方法来对它进行估计，这种方法的方差大。我们将该项改成状态动作函数 $Q\left(s_t, a_t\right)$，Q 代表的是未来累计奖励的期望，我们可以使用值函数近似的方法来估计 $Q\left(s_t, a_t\right)$，相比蒙特卡洛的方法可以减少方差。此时策略梯度的公式变为：

$$g = \frac{1}{|M|} \sum_{\tau \in M} \sum_{t=0}^{T} \nabla_\theta \log \pi_\theta\left(a_t \mid s_t\right) Q\left(s_t, a_t\right) \tag{4-33}$$

如果想要进一步减小方差，一个简单的方法就是为 $Q\left(s_t, a_t\right)$ 添加一个基线。则策略梯度公式：

$$g = \frac{1}{|M|} \sum_{\tau \in M} \sum_{t=0}^{T} \nabla_\theta \log \pi_\theta\left(a_t \mid s_t\right)\left[Q\left(s_t, a_t\right) - b\right] \tag{4-34}$$

式中，b 是一个与当前轨迹 r 相关的基线。在这里我们可以针对一个轨迹使用同一个基线进行改进。把基线改成一个与当前状态相关的值函数 $V\left(s_t\right)$。策略梯度变为：

$$g = \frac{1}{|M|} \sum_{\tau \in M} \sum_{t=0}^{T} \nabla_\theta \log \pi_\theta\left(a_t \mid s_t\right)\left[Q\left(s_t, a_t\right) - V\left(s_t\right)\right] \tag{4-35}$$

其中 $Q\left(s_t, a_t\right) - V\left(s_t\right)$ 称为优势函数。这里的 $Q\left(s_t, a_t\right)$ 可以用时间差分（TD）的方法改写为：

$$Q\left(s_t, a_t\right) = r\left(s_t, a_t\right) + \gamma V\left(s_{t+1}\right) \tag{4-36}$$

因此策略梯度公式可以进一步写成：

$$g = \frac{1}{|M|} \sum_{\tau \in M} \sum_{t=0}^{T} \nabla_\theta \log \pi_\theta\left(a_t \mid s_t\right)\left[r\left(s_t, a_t\right) + \gamma V\left(s_{t+1}\right) - V\left(s_t\right)\right] \tag{4-37}$$

在上式中，$\log \pi_\theta\left(a_t \mid s_t\right)$ 代表的策略，表达的是当前状态的动作，因此这部分被称为执行器。$\left[r\left(s_t, a_t\right) + \gamma V\left(s_{t+1}\right) - V\left(s_t\right)\right]$ 部分我们需要估计值函数 $V\left(s_t\right)$。因此这部分被称为评价器。从式（4-37）可以看到评价器部分作为策略 $\log \pi_\theta\left(a_t \mid s_t\right)$ 的权重，用来对策略进行实时评价。

Actor-Critic 的基本流程为：采样数据→更新评价器参数→计算误差项→更新执行器参数，如图 4-4 所示。

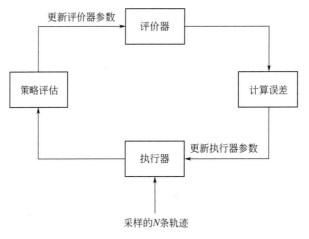

图 4-4 Actor-Critic 基本流程图

4.2.4 深度确定性策略梯度

前面我们讲的两种策略梯度方法，都是随机策略方法。然而随机策略存在一个问题，即当动作的空间维度很大时，如果我们使用随机策略，那么需要计算每个可能动作的价值，这会带来一个极大的计算量。针对这个问题，确定性策略梯度（deterministic policy gradient，DPG）方法被提出。在同一个状态处，随机策略时，采用的动作是基于一个概率分布的，也就是不确定的；确定性策略时，我们去掉这个概率分布，只取概率最大的动作，从而简化这个过程。因此确定性策略时，相同的策略在同一个状态处，动作是唯一确定的。后来为了提升算法的通用性，又提出了深度确定性策略梯度[7]（deep deterministic policy gradient，DDPG），DDPG 借鉴 DQN 技术，采用经验回放机制和单独的目标网络，减少数据之间的相关性，增加算法的稳定性和鲁棒性。虽然 DDPG 借鉴了 DQN 的思想，但要直接将 Q-learning 应用到连续动作空间是不可能的，因此 DDPG 采用的是 Actor-Critic 结构。其中，策略网络被用来更新策略，相当于 Actor-Critic 结构中的执行器；值函数网络被用来对动作进行评价，并提供梯度信息，相当于 Actor-Critic 结构中的评价器。通过 DDPG 算法，策略梯度公式也随之发生了改变。

在某个状态的策略表示为 $\pi_\theta(s) = a$。此时基于 Q 值的随机性策略梯度的梯度计算公式（4-33）可变为基于 Q 值的确定性策略梯度的梯度计算公式：

$$g = E_{s \sim \rho^\pi} \left[\nabla_\theta \pi_\theta(s) \nabla_a Q_\pi(s,a) \big|_{a=\pi\theta(s)} \right] \tag{4-38}$$

式中，ρ^π 为状态的采样空间。

我们用 w 作为确定性策略网络 $a = \pi(s \mid w)$ 的参数。用 θ 作为价值网络 $Q(s, a \mid \theta)$ 的参数。更新方法为：

$$w' \leftarrow \partial w + (1-\partial)w' \tag{4-39}$$

$$\theta' \leftarrow \partial \theta + (1-\partial)\theta' \tag{4-40}$$

深度确定性策略梯度算法流程如下所示。

深度确定性策略梯度算法伪代码：
随机初始化策略网络参数 w 和价值网络参数 θ
初始化目标策略网络参数 w' 和目标价值网络参数 θ'
初始化经验复用池 D
For episode=1 to M do
 初始化动作探索噪声 N
 得到初始化状态 S_1
 For t=1 to T do
  根据在线策略网络和探索噪声选择动作 $a_t = \pi\left(s_t \mid w\right) + N$
  执行动作 a_t，从环境中得到回报 r_t 和下一状态 s_{t+1}
  把 $\left(s_t, a_t, r_t, s_{t+1}\right)$ 存储到经验复用池 D 中
  从 D 中随机采样含有 N 个经验 $\left(s_t, a_t, r_t, s_{t+1}\right)$ 的小批量
  得到目标 $y_t = r_t + \gamma Q\left[s_{t+1}, \pi\left(s_{t+1} \mid w\right)\right]$
  通过最小化损失函数更新价值网络：$L = \dfrac{1}{N}\sum_t \left[y_t - Q(s_t, a_t)\right]^2$
  通过采样得到的策略梯度更新策略网络：
$$g = E_{s \sim \rho^\pi}\left[\nabla_\theta \pi_\theta(s) \nabla_a Q_\pi(s, a)\big|_{a = \pi\theta(s)}\right]$$
  更新目标网络：
$$w' \leftarrow \partial w + (1 - \partial)w'$$
$$\theta' \leftarrow \partial \theta + (1 - \partial)\theta'$$

 End For
End For

4.2.5　异步优势算法

各种各样的深度神经网络为深度强化学习中策略优化任务提供了高效运行的方式，但是当利用神经网络逼近行为值函数的时候，神经网络往往不稳定。这是因为在监督学习中，对神经网络进行训练时，假设数据都是独立同分布的。而直接利用强化学习的数据对利用神经网络进行逼近的值函数训练时，数据之间存在着很强的时间相关性，这是导致神经网络训练不稳定的最主要原因。为了缓解传统策略梯度方法与神经网络结合时出现的不稳定性，各类深度策略梯度方法都采用了经验回放机制来消除训练数据间的相关性。然而打破数据的相关性，经验回放并非是唯一的方法，另外一种方法是异步。所谓异步就是数据并非同时产生，A3C[8]（asynchronous advantage actor-critic）的方法便是其中表现非常优异的异步强化学习算法（asynchronous reinforcement learning）。A3C 基于异步强化学习的思想，采用多线程操作，每一个线程异步执行智能体的动作。在每一时刻，各个执行器都经历不同的状态，并采取不同的动作，去除了训练过程中样本之间的相关性，因此这种异步的方式能够很好地代替经验回放，并且可以使用同策略（on-policy）的方式对参数进行更新。A3C 算法在训练时降低了对硬件的要求。深度策略梯度算法十分依赖计算能力很强的图形处理器，而 A3C 算法在实际的操作过程中只需要一个标准的多核 CPU。A3C 算法通过应用多线程技术，降低了模型对硬件的需求。利用这种方法，可以不再依赖经验池来存储历史经验，极大地缩短了

训练的时间。A3C 的训练流程如图 4-5 所示。

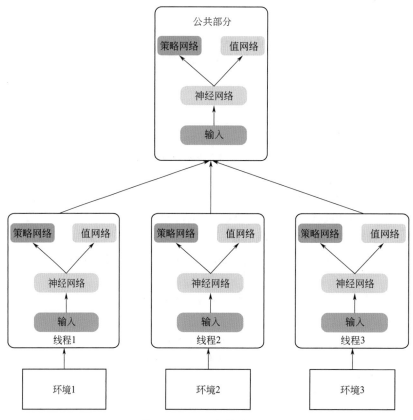

图 4-5　A3C 训练流程图

4.3　CartPole 编程实例

本节将使用 DQN 和 Actor-Critic 来解决 CartPole 问题，采用 Open AI Gym 库和 PyTorch 库。

4.3.1　CartPole 简介

如图 4-6 所示，CartPole 包括一个杆和一个小车，它们通过一个点相连。杆初始时竖直向上，小车需要通过左右运动让小车不达到终止条件。CartPole 可用四个观测量 $\left[x, \dot{x}, \theta, \dot{\theta}\right]$ 描述其状态。x 为小车所在的位置；$\dot{x}$ 为小车沿水平方向的速度，正值代表向右，负值代表向左；θ 为木杆偏离竖直方向的角度，正值代表顺时针，负值代表逆时针；$\dot{\theta}$ 为角速度。通过给小车施加一个力 F 可让杆左偏或右偏，1 代表向小车施加向右的力，0 代表向小车施加向左的力。

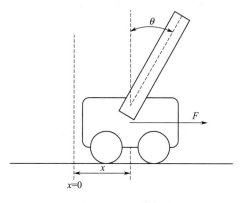

图 4-6　小车模型

力 F 的大小是固定的，但对于木杆的角速度影响是不同的，它取决于木杆与竖直方向的角度。当给小车一个力一段时间之后，小车没有达到终止条件，获得奖励 1；否则获得奖励 0，试验终止。试验终止条件为：小车位置 (x) 与杆和竖直方向的角度 (θ) 超出预定的范围，奖励超过 200，和连续 100 次试验平均奖励大于 195。

```
CartPole 训练过程伪代码
# 获得试验环境
env = gym.make('CartPole-v0')
# 进行 training_numbers 次试验
for i in range(training_numbers):
    # 获取小车初始状态
    state = env.reset()
    # 满足结束条件时此次试验结束
    while True:
        # 使用模型计算小车向左还是向右
        action = net.cal(state)
        # 将小车方向输入试验环境中，获得下一个状态，奖励和试验状态
        next_state, reward, done, _ = env.step(action)
        # 保存奖励等状态信息……
        # 判断试验是否结束
        if done:
            break
        # 更新小车状态
        state = next_state
        # 模型反向传播等操作
        net.learn()
```

4.3.2　DQN

由于模型的输入是序列，这里 DQN 只用两个线性层实现。下面为 DQN 训练过程的部分代码，详细代码可下载本书电子课件，查看文件"第 4 章 DQN"。

```
class DQN(nn.Module):
    def __init__(self, input_size, hidden_size, output_size):
        super().__init__()
        self.linear1 = nn.Linear(input_size, hidden_size)
        self.linear2 = nn.Linear(hidden_size, output_size)
    def forward(self, x):
        x = F.relu(self.linear1(x))
        x = self.linear2(x)
        return x
```

接下来定义 Agent 类。下面为 Agent 类重要函数 act，它输入小车状态，输出小车向左还是向右。

```python
def act(self, state):
    self.steps += 1
    epsi = self.epsi_low + (self.epsi_high - self.epsi_low) * (math.exp(-1.0 * self.steps / self.decay))
    if random.random() < epsi:

        action = random.randrange(self.action_space_dim)
    else:
        state = torch.tensor(state, dtype=torch.float).view(1, -1)
        action = torch.argmax(self.eval_net(state)).item()
    return action
```

然后定义 main 函数。

```python
if __name__ == '__main__':
    # 获得试验环境
    env = gym.make('CartPole-v0')
    # 初始化辅助对象 Agent
    agent = Agent(0.8, 0.9, 0.05, 200, 0.001, 10000, 64, env.observation_space.shape[0], env.action_space.n)
    # 训练 300 轮
    for episode in range(300):
        # 获取小车初始状态
        state = env.reset()
        # 统计这一轮总得分
        total_reward = 1
        while True:
            # 使用模型计算小车向左还是向右
            action = agent.act(state)
            # 将小车方向输入到试验环境中，获得下一个状态，奖励和试验状态
            next_state, reward, done, _ = env.step(action)
            # 判断试验是否结束
            if done:
                reward = -1
            # 保存奖励等状态信息……
            agent.put(state, action, reward, next_state)
            if done:
                break
            # 如果没有结束，更新小车状态并进行模型反向传播
            total_reward += reward
            state = next_state
            agent.learn()
    # 关闭虚拟环境
    env.close()
```

调用 main 函数得到训练过程的得分和平均得分曲线（图 4-7），经过 300 轮游戏后，最近 100 轮游戏平均得分为 166。

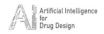

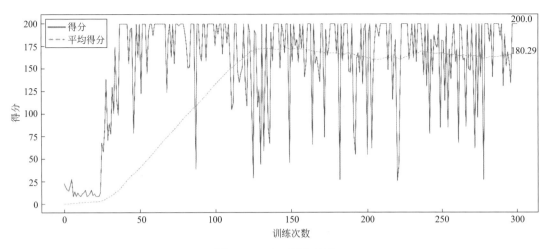

图 4-7　DQN 训练结果

4.3.3　Actor-Critic

在 Actor-Critic 算法中，我们建立了 Actor（执行器）和 Critic（评价器）两个类，Actor 网络结构如下所示：

```python
class Actor(nn.Module):
    def __init__(self, state_size, action_size):
        super(Actor, self).__init__()
        self.state_size = state_size
        self.action_size = action_size
        self.linear1 = nn.Linear(self.state_size, 128)
        self.linear2 = nn.Linear(128, 256)
        self.linear3 = nn.Linear(256, self.action_size)
    def forward(self, state):
        output = F.relu(self.linear1(state))
        output = F.relu(self.linear2(output))
        output = self.linear3(output)
        distribution = Categorical(F.softmax(output, dim=-1))
        return distribution
```

Critic 网络结构如下所示：

```python
class Critic(nn.Module):
    def __init__(self, state_size, action_size):
        super(Critic, self).__init__()
        self.state_size = state_size
        self.action_size = action_size
        self.linear1 = nn.Linear(self.state_size, 128)
        self.linear2 = nn.Linear(128, 256)
        self.linear3 = nn.Linear(256, 1)
    def forward(self, state):
```

```
        output = F.relu(self.linear1(state))
        output = F.relu(self.linear2(output))
        value = self.linear3(output)
        return value
```

定义计算 TD 误差方法 compute：

```
def compute(next_value, rewards, masks, gamma=0.99):
    R = next_value
    res = []
    for step in reversed(range(len(rewards))):
        R = rewards[step] + gamma * R * masks[step]
        res.insert(0, R)
    return res
```

接下来定义 main 函数：

```
if __name__ == '__main__':
    env = gym.make("CartPole-v0")
        for iter in range(300):
        state = env.reset()
        # 初始化 log_probs, values, rewards, masks 数组
        entropy = 0
        env.reset()
        total_reward = 1
        while True:
            env.render()
            state = torch.FloatTensor(state).to(device)
            dist, value = actor(state), critic(state)
            action = dist.sample()
            # 选择动作与环境交互
            next_state, reward, done, _ = env.step(action.cpu().numpy())
            # 维护得分等信息
            total_reward += reward
            log_prob = dist.log_prob(action).unsqueeze(0)
            entropy += dist.entropy().mean()
            log_probs.append(log_prob)
            values.append(value)
            rewards.append(torch.tensor([reward], dtype=torch.float, device=device))
            masks.append(torch.tensor([1 - done], dtype=torch.float, device=device))
            state = next_state
            if done:
                break
        next_state = torch.FloatTensor(next_state).to(device)
        next_value = critic(next_state)
        # 计算误差
        returns = compute(next_value, rewards, masks)
        log_probs = torch.cat(log_probs)
```

```
                returns = torch.cat(returns).detach()
                values = torch.cat(values)
                advantage = returns – values
                # 计算模型 loss
                actor_loss = -(log_probs * advantage.detach()).mean()
                critic_loss = advantage.pow(2).mean()
                # Actor 和 Critic 在和环境交互后更新模型，执行神经网络回传等操作……
        # 关闭环境
            env.close()
```

调用 main 函数得到训练过程的得分和平均得分曲线（图 4-8），经过 300 轮游戏后，最近 100 轮游戏平均得分为 194。

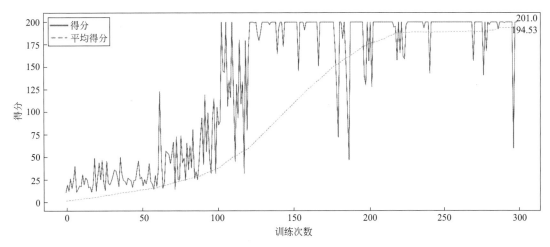

图 4-8　Actor-Critic 训练结果

4.3.4　训练结果

在试验 300 次后，DQN 网络平均得分为 166，Actor-Critic 网络平均得分为 194。Actor-Critic 网络比 DQN 网络平均得分高 28，这是由于 Actor-Critic 网络比 DQN 网络更深，有更好的泛化性能。

4.4　小结

由于深度强化学习具有极强的理论意义和实际应用价值，本章对基于值函数和策略梯度的深度强化学习进行了系统的综述。在基于值函数的深度强化学习方面，介绍了 DQN（deep Q-network）及其衍生算法等一系列深度强化学习方法。在策略梯度方法方面，介绍了策略梯度的基本形式以及三种策略梯度方法：执行器 - 评价器方法、深度确定性方法和异步优势算法。最后，以 CartPole 问题为研究对象，讲解了使用 DQN 和 Actor-Critic 求解 CartPole 的过程。

深度强化学习正在各个领域获得广泛的应用。Google 旗下前沿人工智能企业 DeepMind 已开发出众多深度强化学习系统和应用，除了 AlphaGo、AlphaGo Zero、AlphaZero 和

MuZero 等用于棋类游戏的深度强化学习系统外，Alphafold 已经用于蛋白质的结构预测，AlphaCode 已经用于编写与人类相媲美的计算机程序，DeepMind 还利用深度强化学习对托卡马克等离子体进行磁控。深度强化学习正在改变未来，将会成为构建通用人工智能系统的重要组成部分。

参考文献

[1] Mnih V, Kavukcuoglu K, Silver D, et al. Playing atari with deep reinforcement learning. *arXiv preprint arXiv:13125602*, **2013.**

[2] van Hasselt H, Guez A, Silver D. Deep reinforcement learning with double q-learning. Proceedings of the AAAI Conference on Artificial Intelligence, **2016.**

[3] Schaul T, Quan J, Antonoglou I, et al. Prioritized experience replay. *arXiv: 1511.05952*, **2016.**

[4] Wang Z, Schaul T, Hessel M, et al. Dueling network architectures for deep reinforcement learning. International Conference on Machine Learning, **2016.**

[5] Sutton R S, McAllester D A, Singh S P, et al. Policy gradient methods for reinforcement learning with function approximation. *Advances in Neural Information Processing Systems*, **2000.**

[6] Konda V R, Tsitsiklis J N. Actor-critic algorithms. *Advances in Neural Information Processing Systems*, **2000.**

[7] Lillicrap T P, Hunt J J, Pritzel A, et al. Continuous control with deep reinforcement learning. *arXiv preprint arXiv:150902971*, **2015.**

[8] Mnih V, Badia A P, Mirza M, et al. Asynchronous methods for deep reinforcement learning. International Conference on Machine Learning, **2016.**

拓展阅读

由于篇幅限制，本章只能对深度强化学习的基础知识进行介绍，无法覆盖所有与其相关的内容。近年来，深度强化学习发展迅速，如事后经验回放（hindsight experience reply）、SAC（soft actor-critic）和 PPO（proximal policy optimization）算法等技术理论不断被提出，如 MuZero 和 AlphaTensor 等模型应用不断涌现。在此推荐如下相关文献供读者深入阅读和了解。

主要参考文献

Andrychowicz M, Wolski F, Ray A, et al. Hindsight Experience Replay. Proceedings of Advances in Neural Information Processing Systems 30 (NIPS 2017), Curran Associates, 2017.

Bakhtin A, Brown N, Dinan E, et al. Human-Level Play in the Game of Diplomacy by Combining Language Models with Strategic Reasoning. *Science,* **2022,** *378* (6624): 1067-1074.

Fawzi A, Balog M, Huang A, et al. Discovering Faster Matrix Multiplication Algorithms with Reinforcement Learning. *Nature,* **2022,** *610* (7930): 47-53.

Lutz I D, Wang S, Norn C, et al. Top-Down Design of Protein Architectures with Reinforcement Learning. *Science,* **2023,** *380* (6642): 266-273.

Janner M, Fu J, Zhang M, et al. When to Trust Your Model: Model-Based Policy Optimization. Proceedings of Advances in Neural Information Processing Systems 32 (NeurIPS 2019), Curran Associates, 2019.

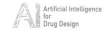

Chen E R, Hong Z-W, Pajarinen J, et al. Redeeming Intrinsic Rewards Via Constrained Optimization. Proceedings of Advances in Neural Information Processing Systems 35 (NeurIPS 2022), Curran Associates, 2022.

Cheng K, Liu J, Wang W, et al. Rlogic: Recursive Logical Rule Learning from Knowledge Graphs. Proceedings of the 28th ACM SIGKDD Conference on Knowledge Discovery and Data Mining, Association for Computing Machinery, 2022.

Ding T, Graesser L, Abeyruwan S W, et al. Goalseye: Learning High Speed Precision Table Tennis on a Physical Robot. IEEE/RSJ International Conference on Intelligent Robots and Systems (IROS 2022), IEEE, 2022.

Fang Y, Pan XShen H-B. De Novo Drug Design by Iterative Multiobjective Deep Reinforcement Learning with Graph-Based Molecular Quality Assessment. *Bioinformatics,* **2023,** *39* (4): btad157.

Guo K, Yunfeng SGeng Y. Model-Based Offline Reinforcement Learning with Pessimism-Modulated Dynamics Belief. Proceedings of Advances in Neural Information Processing Systems 35 (NeurIPS 2022), Curran Associates, 2022.

Haarnoja T, Zhou A, Abbeel P, et al. Soft Actor-Critic: Off-Policy Maximum Entropy Deep Reinforcement Learning with a Stochastic Actor. Proceedings of the 35th International Conference on Machine Learning (ICML 2018), PMLR, 2018.

Iqbal SSha F. Actor-Attention-Critic for Multi-Agent Reinforcement Learning. Proceedings of the 36th International Conference on Machine Learning (ICML 2019), PMLR, 2019.

Krishna R, Lee D, Fei-Fei L, et al. Socially Situated Artificial Intelligence Enables Learning from Human Interaction. *Proceedings of the National Academy of Sciences,* **2022,** *119* (39): e2115730119.

Levy A, Konidaris G, Platt R, et al. Learning Multi-Level Hierarchies with Hindsight. *arXiv preprint,* **2017.**

Lindner D, Krause ARamponi G. Active Exploration for Inverse Reinforcement Learning. Proceedings of Advances in Neural Information Processing Systems 35 (NeurIPS 2022), Curran Associates, 2022.

Liu J, Hallinan S, Lu X, et al. Rainier: Reinforced Knowledge Introspector for Commonsense Question Answering. Proceedings of the 2022 Conference on Empirical Methods in Natural Language Processing, Association for Computational Linguistics, 2022.

Mai V, Mani KPaull L. Sample Efficient Deep Reinforcement Learning Via Uncertainty Estimation. Proceedings of International Conference on Learning Representations 2022, OpenReview.net, 2022.

Melo L C. Transformers Are Meta-Reinforcement Learners. Proceedings of the 38th International Conference on Machine Learning (ICML 2022), PMLR, 2022.

Peng S, Hu X, Zhang R, et al. Causality-Driven Hierarchical Structure Discovery for Reinforcement Learning. Proceedings of Advances in Neural Information Processing Systems 35 (NeurIPS 2022), Curran Associates, 2022.

Perolat J, De Vylder B, Hennes D, et al. Mastering the Game of Stratego with Model-Free Multiagent Reinforcement Learning. *Science,* **2022,** *378* (6623): 990-996.

Qiu R, Sun ZYang Y. Dimes: A Differentiable Meta Solver for Combinatorial Optimization Problems. Proceedings of Advances in Neural Information Processing Systems 35 (NeurIPS 2022), Curran

Associates, 2022.

Schrittwieser J, Antonoglou I, Hubert T, et al. Mastering Atari, Go, Chess and Shogi by Planning with a Learned Model. *Nature,* **2020,** *588* (7839): 604-609.

Schulman J, Wolski F, Dhariwal P, et al. Proximal Policy Optimization Algorithms. *arXiv preprint,* **2017.**

Tchango A F, Goel R, Martel J, et al. Towards Trustworthy Automatic Diagnosis Systems by Emulating Doctors' Reasoning with Deep Reinforcement Learning. Proceedings of Advances in Neural Information Processing Systems 35 (NeurIPS 2022), Curran Associates, 2022.

Xue K, Xu J, Yuan L, et al. Multi-Agent Dynamic Algorithm Configuration. Proceedings of Advances in Neural Information Processing Systems 35 (NeurIPS 2022), Curran Associates, 2022.

Yu T, Zhang Z, Lan C, et al. Mask-Based Latent Reconstruction for Reinforcement Learning. Proceedings of Advances in Neural Information Processing Systems 35 (NeurIPS 2022), Curran Associates, 2022.

Zha D, Feng L, Tan Q, et al. Dreamshard: Generalizable Embedding Table Placement for Recommender Systems. Proceedings of Advances in Neural Information Processing Systems 35 (NeurIPS 2022), Curran Associates, 2022.

作者简介

李建华，华东理工大学副教授。研究领域为图形图像处理与计算机辅助技术，人工智能与生物信息学。

E-mail: jhli@ecust.edu.cn

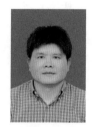

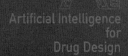

第 **5** 章

自然语言处理、知识图谱和可解释人工智能

郑杰，兰曼

　　自然语言是人类日常交流的信息载体，世界上的数据大部分以自然语言的文本（text）形式存储。作为人类高层次认知的抽象信号，自然语言处理技术（natural language processing, NLP）探索对文本数据的自动处理、识别和理解，被比尔·盖茨称为人工智能皇冠上的明珠。目前人工智能最成功和受关注的技术是深度学习，然而其依赖数据、难以解释等局限性正日益成为人工智能技术进一步发展和落地的瓶颈。近年来，知识图谱通过对人类知识编码、存储和使用，有望为数据驱动的人工智能技术带来突破。同时，可解释人工智能的研究也成为人们关注的焦点。本章首先概述 NLP 的基础概念，并结合医药领域的任务实例进行应用展示；然后对知识图谱的背景、构建技术和应用技术，以及目前比较知名的生物医药知识图谱进行介绍；最后介绍可解释人工智能的基本概念、相关方法和评价方法。本章介绍的三个领域既有各自的发展脉络，又相辅相成，它们对人工智能助力生物医药研究的重要性正日益得到人们的认可和重视。

5.1　　自然语言处理与文本挖掘

5.1.1　　自然语言处理概述

　　自然语言处理（NLP）是计算机科学与人工智能领域中的一个重要方向，研究实现人与计算机之间使用自然语言进行有效通信的各种理论和方法。自然语言处理是一门融合语言学、计算机科学和数学于一体的科学。这一科学的研究涉及人类的自然语言，即人们日常使用的文本或声音语言，它与语言学的研究有着密切的联系，但又有重要的区别。自然语言处理不仅仅研究语言，更重要的是要让计算机能阅读、理解和提取人类自然语言的含义，并能以自然语言的形式进行表达，实现人机之间的自然语言通信。

自然语言处理是文本挖掘的一个重要研究领域。文本挖掘利用数据挖掘和机器学习技术，如关联分析、神经网络、基于案例的推理、可能性推理等，结合文字处理技术，分析大量的非结构化文本（如文档、电子表格、客户电子邮件、问题查询、网页等），抽取或标记关键字、概念以及之间的语义关系，并按照内容、题材或情感对文本进行分类，获取有用的知识和信息。文本挖掘涵盖了多种技术，包括信息抽取、信息检索、数据挖掘、机器学习、自然语言处理、计算语言学、统计学、线性代数、概率论甚至还有图论等内容。

近年来，医疗数据挖掘发展迅速。医疗数据（如科研论文、专利文献、医生诊断、检测报告等）以非结构化（或半结构化）自然语言文本形式存储于信息系统中。通过自然语言处理技术，从医疗文本数据中提取有用的信息，形成医学领域知识，这些非结构化的医疗文本被转化为包含重要医学信息的结构化数据，帮助医疗科研人员从海量非结构化文本数据中发现有用的医学信息，从而提高医疗系统的运行质量，减少运行成本，为后续的各种文本挖掘任务提供标准和便利。

在美国，临床医学领域 NLP 的研究开始于 20 世纪 60 年代。早期的研究通过医疗领域专家人工设计规则、词典和特征，在受限电子医疗文本上验证了 NLP 在医疗领域的可行性。到八九十年代，大量的医学数据和领域知识库被逐渐建立起来。被广泛应用的临床医学系统化命名术语知识库 SNOMED CT（systematized nomenclature of medicine - clinical term）涵盖大多方面的临床信息，如疾病、所见、操作、微生物、药物等，包含近 35 万条概念（concept）、超过 100 万条临床概念相关的描述（descriptions），目前有 50 多种属性关系，应用于 9 个层级结构，包含超过 100 万条描述概念的关系（relationships）。而统一医学语言系统 UMLS（the unified medical language system）是由美国国立医学图书馆持续开发了 20 多年的一个巨型统一医学术语系统，涵盖了临床、基础、药学、生物学、医学管理等医学及医学相关学科，收录了约 200 万个医学概念和 500 多万个医学词汇。随后，大量的临床医学 NLP 系统开始出现，代表性的临床医学 NLP 系统有 MedLEE、MetaMap、cTAKES、MedEx、KnowledgeMap 等。这些临床医学 NLP 系统的应用覆盖了医学信息抽取、医学文本分类、医疗决策支持、病人信息管理、医疗信息问答、医学知识挖掘及知识库建立等诸多领域。

以医疗知识挖掘为例，医学文献资料多以自然语言的文本形式出现，这些医学文本资料中的知识是不同国家、不同时代人们智慧的结晶，展现的是大量未整理的文献资料以及诊疗记录。医学文本资料中含有的病史、诊断、治疗方法、药物等名词，给 NLP 在医学术语抽取应用提供了可能性。此外，利用 NLP 技术将隐藏在文本中的医学术语之间的关系和医学知识挖掘出来，对现代医学的发展更具有重要意义。

除了医学文献外，病人的电子病历记录 EMR（electronic medical record）也借助 NLP 技术才能形成数字化电子病历管理体系。病历是病人在医院诊断治疗全过程的原始记录，包含有首页、病程记录、检查检验结果、医嘱、手术记录、护理记录等。随着计算机管理网络化、信息存储介质（光盘和 IC 卡等）应用及 Internet 的全球化发展，纸张病历的所有信息都可以被电子病历 EMR 存取并取代。美国国立医学研究所将 EMR 定义为基于一个特定系统的电子化病人记录，也被叫作基于计算机的病人记录（computer-based patient record, CPR），是采用电子设备（计算机、健康卡等）来保存、管理、传输和重现的病人医疗记录。

EMR 系统为用户提供访问完整准确的数据、警示、提示和临床决策支持系统的能力，是信息技术和网络技术在医疗领域的必然产物，是医院病历现代化管理的必然趋势，其在临床的初步应用，也极大地提高了医院的工作效率和医疗质量，但这还仅仅是电子病历应用的起步。随着 NLP 技术越来越深入地应用于电子病历，将充分融合医疗诊断的数据资源与医学知识资源，有效提升医疗诊断的精准性和效率，高效利用医疗资源赋能基层全科医生，使其达到或接近专家诊断水平，有望从根本上解决基层医疗专家资源稀缺的问题。

自然语言处理在医学影像领域也表现出良好的应用前景。一项医疗决策需要多源医疗信息的协同支持，医学影像是疾病筛查和诊断、治疗的最主要的信息来源，通过人工方式对医疗影像进行标注构建训练数据集具有非常大的挑战性，标注者需要具备相当程度的医学专业知识，不能像普通的图像标注任务一样进行众包。病灶的人工识别过程也往往需要专业医生仔细阅片，尽可能地发现和准确标注微小病灶，因此，医疗图像的标注速度慢，标注成本高，很多情况下标注的准确度往往不令人满意。使用自然语言处理技术从这些诊断报告文本中提取有价值的标签，对相关影像进行标注，是自动化生成有标注影像数据集的一种有效途径。例如，通过人工智能算法，构建并训练深度学习模型，根据影像自动生成标注信息，实现分层次的 CNN 网络模型生成不同层级的输出词汇，或使用迁移学习算法模型生成数个词汇的描述，这样自动生成医学影像标注信息的工作有望通过人在环路（human-in-the-loop）的方法，通过迭代构建得到基于临床数据的有标注、标准化、大规模的高质量数据。

下面介绍 NLP 的各项任务，并结合医学领域，给出一些实例。

5.1.2 NLP 任务

NLP 任务包含的内容非常丰富，应用非常广泛。从 NLP 研究的内容来看，包括底层基础的任务（例如词法、句法结构）、中游独立任务（例如信息抽取、文本分类）和面向终端应用的任务（例如搜索引擎、知识库问答、推荐系统）。

5.1.2.1 研究内容

NLP 任务包括造词、句法结构和语篇分析等基础语言学相关的研究，如词性标注、句法解析、语义理解，还包括独立的信息抽取、文本分类，以及面向终端应用的高级任务如问答和推荐等。

① 词法分析（lexical analysis） 是对自然语言进行词汇层面的分析，这是 NLP 中一个非常基础性的工作，包括以下内容。分词（word segmentation/tokenization）：对没有明显边界的文本（如中文语言词之间没有空格）进行切分，得到词的序列；新词发现（new words identification）：找出文本中具有新形势、新意义或是新用法的词；形态分析（morphological analysis）：分析每个单词或字的形态组成，包括词干（stem）、词根（root）、词缀（prefix and suffix）等，对识别医学、化学领域的专业术语是很重要的特征；词性标注（part-of-speech tagging）：确定文本中每个词的词性，词性包括动词（verb）、名词（noun）、代词（pronoun）等；拼写校正（spelling correction）：找出拼写错误的词并进行纠正。

② 句子分析（sentence analysis） 是对自然语言进行句子层面的分析，如句法分析和其他句子级别的分析任务，包括以下内容。组块分析（chunking）：标出句子中的短语块，

例如名词短语（NP）、动词短语（VP）等；超级标签标注（super tagging）：给每个句子中的每个词标注上超级标签，超级标签是句法树中与该词相关的树形结构；成分句法分析（constituency parsing）：分析句子的成分，给出一棵由终结符和非终结符构成的句法树；依存句法分析（dependency parsing）：分析句子中词与词之间的依存关系，给一棵由词语依存关系构成的依存句法树；语言模型（language modeling）：对给定的一个句子进行打分，该分数代表句子合理性（流畅度）的程度；语种识别（language identification）：给定一段文本，确定该文本属于哪个语种；句子边界检测（sentence boundary detection）：给没有明显句子边界的文本加边界。

③ 语义分析（semantic analysis）　对给定文本进行语义分析和理解，得到能够表达语义的形式化表示或分布式表示，包括以下内容。词义消歧（word sense disambiguation）：对文本中有歧义的词，确定其在上下文中的准确词义；语义角色标注（semantic role labeling）：标注句子中的语义角色类别和语义角色，包括施事、受事、影响等；抽象语义表示分析（abstract meaning representation parsing）：AMR 是一种抽象语义表示形式，突破了传统的句法树结构的限制，将一个句子语义抽象为一个单根有向无环图，很好地解决了论元共享问题；一阶谓词逻辑演算（first order predicate calculus）：使用一阶谓词逻辑系统表达句子语义；框架语义分析（frame semantic parsing）：根据框架语义学的观点，对句子进行语义分析；词汇/句子/段落的向量化表示（word/sentence/paragraph vector）：研究词汇、句子、段落的向量化方法，以及探索向量表示的性质和应用。

④ 信息抽取（information extraction）　从无结构文本中抽取结构化的信息，包括以下内容。命名实体识别（named entity recognition，NER）：从文本中识别出命名实体，通常包括人名、地名、机构名、时间、日期、货币、百分比等，在医药领域中，实体可以是基因、病毒、化合物/药物、器官、症状等；实体消歧（entity disambiguation）：确定多个实体提及所指代的现实世界中的对象；术语抽取（terminology/glossary extraction）：从文本中识别并抽取领域专业术语；共指消解（coreference resolution）：确定不同实体的等价描述，包括代词消解和名词消解；关系抽取（relationship extraction）：判断文本中两个实体之间的关系类型；事件抽取（event extraction）：从无结构的文本中抽取结构化事件以及事件的论元；情感分析（sentiment analysis）：对文本的主观性情绪进行识别；意图识别（intent detection）：对文本的内容进行意图理解分析，识别用户的意图，是对话和问答系统中的一个重要模块；槽位填充（slot filling）：是对话系统中的一个重要模块，从对话上下文中分析出用户意图的相关有效信息。

⑤ 顶层任务（high-level tasks）　直接面向普通用户，提供自然语言处理产品服务的系统级任务，通常会综合运用多个层面的多种自然语言处理技术。主要包含：（a）机器翻译（machine translation），通过计算机自动化地把一种语言翻译成另一种语言；（b）文本摘要（text summarization），对较长文本进行内容梗概的提取；（c）问答系统（question-answering system），针对用户提出的问题，系统给出相应的答案；（d）对话系统（dialogue system），能够与用户进行任务型或聊天对话，从对话中捕获用户的意图，并分析执行生成回复对话；（e）阅读理解（reading comprehension），给定文档，机器阅读完文档后，给定一些文章相关问题，机器能够自动从文档中找出答案进行回答；（f）自动文章分级（automatic essay grading），给定一篇文档，对文档质量进行打分或分级，例如作文自动评级。

5.1.2.2 常用技术

从技术实现角度来看，以上 NLP 任务中的绝大多数都可以归为三类基本技术，即序列标注、分类和生成。序列标注和分类任务都属于自然语言理解（natural language understanding，NLU）范畴，探索机器具备类似正常人的文本语言的理解能力。生成式任务属于自然语言生成（natural language generation，NLG）范畴，目的是跨越人类和机器之间的沟通鸿沟，将非语言格式的数据转换成人类可以理解的语言格式，如文章、报告等。因此，NLU 和 NLG 通常被认为是 NLP 任务的两个主要组成方面。

序列标注（sequence labeling）：是解决许多 NLP 问题经常采用的主要技术。在序列标注任务中，对一个序列（例如句子）的每一个元素（词）产生一个标注的类别标签。例如，信息抽取问题经常采用 BIO 序列标注方法，从文本句子序列中标注人名、组织结构、时间、地点等的词序列。这类任务包括命名实体识别、词性标注、语义角色标注、信息抽取、阅读理解、对话槽填充等。

文本分类（text classification）：这类任务对于输入的文本（词、句子或文档），输出为该文本对应的预定义类别属性，包括二分类任务、多分类任务以及多标签分类任务。这类任务范围非常广泛，除了文本情感分类、新闻分类等基本文本分类任务，词义消歧、信息抽取、语义蕴含、语篇解析、阅读理解等也经常采用文本分类技术。

文本生成（text generation）：生成式任务通常面向终端用户，提供自然语言处理产品的服务。机器翻译、文本摘要、阅读理解、对话系统、问答系统、自动写作机器人等都采用文本生成技术来实现。

5.1.3 医学领域的 NLP 任务

在生物医学研究中，从文本中提取生物医学命名实体，并且识别实体对之间的关系具有重要意义，通过从海量的医学文本中提取出实体及其关系，可以挖掘出潜在的实体间关系，从而辅助预测药物与疾病的关联，进行药物开发等医学研究。

5.1.3.1 生物医学命名实体识别

生物医学命名实体识别（BioNER）的目的是从大量的非结构化医学文本中找出基因、蛋白质、核糖核酸、脱氧核糖核酸、细胞、药物、病毒、疾病、化合物等各类医学实体在文本中的边界（通常采用命名实体识别技术），再经过标准化映射到统一的受控词汇表中（即实体消歧或实体链接技术）。BioNER 是将非结构化数据转换为结构化数据的关键步骤，本身是一个重要的独立任务。同时，它是所有生物数据挖掘的最基础部分，为其他下游文本挖掘任务提供了高质量的数据基础。

相较于普通领域的命名实体识别，生物医学实体（BioNEs）通常由很长的词汇组成，例如："遗传性非息肉病性结直肠癌综合征"。此外，一个实体往往有多个变体名称，例如，"Zolmitriptan""Zomig"和"Zomigon"这三个名词表示同一实体。通常，除了中英文字符，生物医学实体还包含罗马数字、希腊字母和特殊符号以及缩写等，有时相同的字母却表示不同的意思。因此，在生物医学领域进行命名实体识别的 BioNER 任务往往比普通领域要面临更多的困难和挑战。提升生物医学命名实体识别的准确程度是后续进行其他生物医学文本挖掘技术，如信息提取或文本分类的先决条件。

5.1.3.2　实体关系抽取

生物医学文献和生物医学数据库是生物医学领域知识的主要来源。生物医学领域的实体关系识别将文献中抽象的关系语义信息转变为结构化的实体关系信息，是生物医学领域知识结构化和发现新生物医学知识的重要方法。生物医学实体关系抽取不仅帮助生物医学领域研究人员对领域知识快速获取，还可以实现生物医学信息的自动化处理，推动生物医学领域研究工具的开发及医疗领域的数字化发展。

例如，在药物发现中，给定一段生物医学文本，"一个用甲巯咪唑治疗甲状腺毒症的妇女出现粒细胞缺乏症"，实体关系抽取任务将抽取出一个药物治疗疾病关系：{甲巯咪唑（药物）—治疗（关系）—甲状腺毒症（疾病）}和一个药物副作用疾病关系：{甲巯咪唑（药物）—副作用（关系）—粒细胞缺乏症（疾病）}。这样，把原本非结构的文本句子数据转化成为结构化三元组，可以帮助清晰地认识哪些药物能治疗某种疾病，或者哪些疾病是某种药物的不良反应。

生物医学领域中，其他关系抽取任务包括蛋白质 - 蛋白质相互作用检测（protein protein interaction，PPI）[1]、药物 - 药物相互作用检测（drug drug interaction, DDI）[2]、药物副作用事件提取（ADE）[3] 和细菌生物群落任务（BB）[4] 等。通过实体关系抽取，可以构建出生物医学领域知识库，以支持如药物发现、搜索、问答、推荐等应用。

目前，常用的医学领域知识库有 NCDB、UMLS、KEGG、CTD、PubMed 等。NCDB（National Cancer Database）美国国家癌症数据库，基于医院登记数据的临床肿瘤学数据库，来源于超过 1500 多个癌症委员会认证的机构，NCDB 数据库可用于分析和跟踪恶性肿瘤患者的治疗过程和结局。UMLS（Unified Medical Language System) 是美国国立医学图书馆维护建设的一套医学术语系统。该系统提供了受控词表（meta thesaurus）、语义网（semantic web）、信息来源图（information sources map）、医学类辞典（specialist lexicon）这四种信息组织的形式。KEGG（Kyoto Encyclopedia of Genes and Genomes）是一个大型医学信息数据库，该数据库保存了大量基因层面的生物信息和医学实体间的关系。CTD（Comparative Toxicogenomics Database）比较基因组数据库，是一个强大的、公开可用的数据库，提供了关于化学基因 / 蛋白质相互作用、化学疾病和基因疾病关系的相关信息，这些数据与功能和路径数据相结合，以帮助验证关于环境影响疾病的机制假设。PubMed 是一个提供生物医学方面的论文搜寻以及摘要，并且免费搜寻的数据库。

5.1.3.3　药物开发

药物开发是一个极其昂贵和漫长的过程，一种药物平均要花费 26 亿美元，历经 12 年的时间才能研发成功。识别药物与疾病的关联可以有效地挑选出候选关联药物，在缩小的药物空间再进行高成本的药物验证实验，从而加速药物开发、降低开发成本。深度学习方法在药物 - 疾病关联预测中有成功的应用，图卷积网络（graph convolution networks，GCN）展示

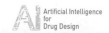

了它在生物医学网络分析方面的强大能力，如 microRNA (miRNA)- 疾病关联预测、药物副作用预测和 miRNA- 耐药关联预测。最新研究 LAGCN 通过深度学习方法，首先将已知的药物 - 疾病关联、药物 - 药物相似性和疾病 - 疾病相似性整合到一个异构网络中，利用图卷积运算学习异构网络中药物和疾病的嵌入，然后使用注意力机制将来自多个图卷积层的嵌入进行组合，最后基于整合的嵌入对未知的药物与疾病的相关性进行评分。预测结果需要通过公共文献或其他可用来源进行验证。表 5-1 展示了评分结果排名前十的治疗乳腺癌的候选药物及相关证据。

表 5-1　治疗乳腺癌的十大候选药物及证据

疾病	药物	证据
乳腺癌（Breast neoplasms）	多柔比星（Doxorubicin）	[65]
	长春新碱（Vincristine）	[66]
	地塞米松（Dexamethasone）	[67]
	西罗莫司（Sirolimus）	NA
	维甲酸（Tretinoin）	[68]
	吲哚美辛（Indomethacin）	[69]
	索拉非尼（Sorafenib）	NA
	阿糖胞苷（Cytarabine）	[70]
	米托蒽醌（Mitoxantrone）	[71]
	他莫昔芬（Tamoxifen）	[56]

乳腺癌是女性癌症患者的主要患病类型，维基百科显示占所有女性癌症病例的 25%，医学研究人员一直致力于寻找乳腺癌的治疗方法。根据 Tsai 等人的说法，他莫昔芬（Tamoxifen）和氟维司群（Fulvestrant）是广泛使用的治疗剂，被认为可以改变 ER 阳性乳腺癌中的雌激素受体（ER）信号。

可见，NLP 在生物医学研究中有着重要的作用，可以从大量医学文本中挖掘丰富的医学知识，实现新药研发、智能诊断、治疗方案推荐、医疗保健服务等重要应用。

5.1.4　NLP 评估度量

表 5-2　相依表

实际类别		预测类别		
		Yes	No	总计
	Yes	TP	FN	P（实际为 Yes）
	No	FP	TN	N（实际为 No）
	总计	P'（被分为 Yes）	N'（被分为 No）	P+N

对机器学习系统性能进行评估，研究人员通常对测试数据的结果采用相依表（contingency table）的形式存放，如表 5-2。根据预测结果和真实结果的不同，测试数据的

结果被记为真阳（true positive，TP）、假阳（false positive，FP）、真阴（true negative，TN）和假阴（false negative，FN）。因此，对每个 NLP 任务的评估度量，通常采用使用精确率（precision，P）、召回率（recall，R）和它们之间的调和平均 F_1 得分值作为评估指标，对应计算公式如下：

$$P = \frac{TP}{TP+FP}$$
$$R = \frac{TP}{TP+FN}$$
$$F_1 = \frac{2PR}{P+R}$$

5.1.5   NLP 实践准备

NLP 任务经常采用 Python 编程实践。下面从 Python 编程环境配置和 NLP 相关重要的 Python 库入手，详细介绍几个医学领域的 NLP 应用实践。

5.1.5.1   环境安装配置

由于人们使用 Python 所做的事情不同，所以没有普适的 Python 及其插件包的安装方案。要想使 Python 的科学计算环境满足 NLP 应用实践的需要，建议使用 Anaconda 安装包（图 5-1）。

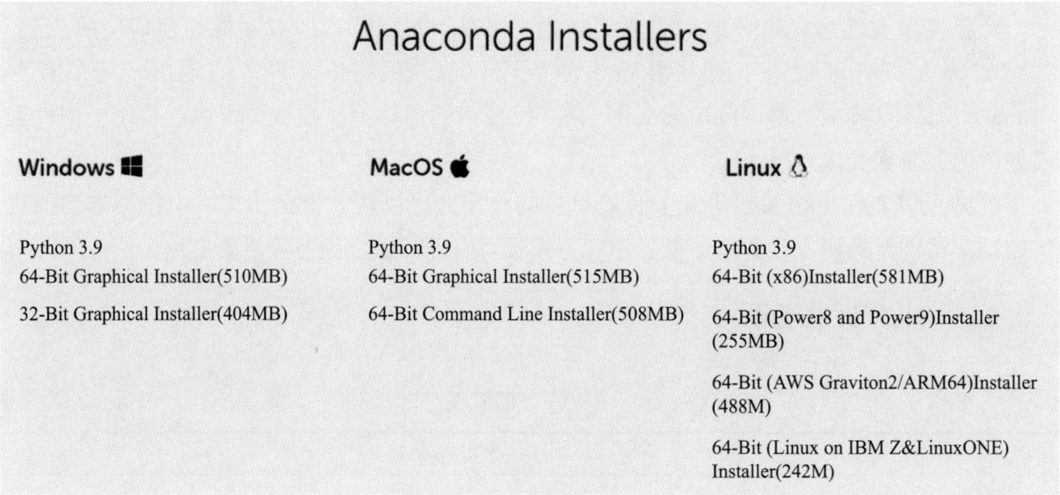

Anaconda Installers

Windows ⊞

Python 3.9
64-Bit Graphical Installer(510MB)
32-Bit Graphical Installer(404MB)

MacOS

Python 3.9
64-Bit Graphical Installer(515MB)
64-Bit Command Line Installer(508MB)

Linux ⌂

Python 3.9
64-Bit (x86)Installer(581MB)
64-Bit (Power8 and Power9)Installer(255MB)
64-Bit (AWS Graviton2/ARM64)Installer(488M)
64-Bit (Linux on IBM Z&LinuxONE)Installer(242M)

图 5-1   Anaconda 网页

安装的过程如下：

下载 Anaconda3，并安装到"你的驱动器 :/Anaconda3"目录下，例如：C:/Anaconda3/ 或者 D:/Anaconda3/。

打开 Anaconda Command Prompt (C:/Anaconda3/)，在命令提示行中，执行如下命令更新库：

"conda update conda"　　　# 更新 conda

"conda update –all"　　　# 更新所有库

"conda update PACKAGE-NAME" # 仅更新某个库 package-name

要启动 Jupyter Notebook，执行如下命令：

"cd <directory where you want to save notebook>"

"jupyter notebook" 命令启动

如果当前版本默认没有安装库，需要先使用 install 命令安装库，执行如下命令：

"conda install PACKAGE-NAME"

如果查看当前版本安装的库信息，执行如下命令：

"conda list PACKAGE"

也可以使用 PIP（Package Installer for Python）工具进行库的安装：

"pip install package-name"

上述命令默认使用 [PyPi](http://) 仓库，但因为网络链路问题，特别是在库文件比较大时，安装起来需要较长的等待时间。这时候使用国内的镜像是一个明智的选择，例如使用清华镜像：

"pip install -i https://pypi.tuna.tsinghua.edu.cn/simple package-name"。

5.1.5.2　重要的 Python 库

（1）NumPy

NumPy 是 Numerical Python 的简称，是 Python 科学计算的基础包。数据分析的大部分内容都基于 NumPy 以及构建于其上的库。对于数值型数据，NumPy 数组在存储和处理数据时要比内置的 Python 中的列表数据结构高效得多，因为 NumPy 数组针对某些对象进行了大量的优化工作。可以提供的功能包括（不限于此）：

① 快速高效的多维数组对象（ndarray）；

② 用于对数组执行元素级计算以及直接对数组执行数学运算的函数；

③ 用于读写硬盘上基于数组的数据集的工具；

④ 线性代数运算、傅立叶变换，以及随机数生成；

⑤ 用于将 C、C++、Fortran 代码集成到 Python 的工具（由 C 和 Fortran 编写的库可以直接操作 NumPy 数组中的数据，无需进行数据复制工作）；

⑥ 在算法之间传递数据的容器。

（2）pandas

名字源于 panel data（面板数据，是计量经济学中关于多维结构化数据集的一个术语）以及 Python data analysis（Python 数据分析），很适合金融数据分析应用，也是本书中使用的主要工具。Pandas 具有的功能包括：

① 兼具 NumPy 高性能的数组计算功能以及电子表格和关系型数据库（如 SQL）灵活的数据处理能力；

② 提供了复杂精细的索引功能，以便更为便捷地完成重塑、切片和切块、聚合以及选取数据子集等操作；

③ 对于金融行业的用户，pandas 提供了大量适用于金融数据的高性能时间序列功能和工具；

④ 用得最多的 pandas 对象是 DataFrame，是一个面向列（column-oriented）的二维表结构，含有行标和列标。

（3）Matplotlib

Matplotlib 是最流行的用于绘制数据图表的 Python 库。它非常适合创建出版物上用的图表，跟 IPython 结合得很好，因而提供了一种非常好用的交互式数据绘图环境。绘制的图表也是交互式的，可以利用绘图窗口中的工具栏放大图表中的某个区域或对整个图表进行平移浏览。

（4）IPython

IPython 是 Python 科学计算标准工具集的组成部分，它将其他所有的东西联系到了一起，为交互式和探索式计算提供了一个强健而高效的环境。它是一个增强的 Python shell，目的是提高编写、运行、测试、调试 Python 代码的速度。它主要用于交互式数据处理和利用 Matplotlib 对数据进行可视化处理。除了标准的基于终端的 IPython shell 外，该项目还提供了：①一个类似于 Mathematica 的 HTML 笔记本（通过 Web 浏览器连接 IPython）；②一个基于 Qt 框架的 GUI 控制台，其中含有绘图、多行编辑以及语法高亮显示等功能；③用于交互式并行和分布式计算的基础架构。

（5）SciPy

SciPy 是一组专门解决科学计算中各种标准问题域的包的集合。NumPy 和 SciPy 的有机结合完全可以替代 MATLAB 的计算功能（包括其插件工具箱）。SciPy 主要包括下面这些包：(a) scipy.integrate，数值积分例程和微分方程求解器；(b) scipy.linalg，扩展了由 numpy.linalg 提供的线性代数例程和矩阵分解功能；(c) scipy.optimize，函数优化器（最小化器）以及根查找算法；(d) scipy.signal，信号处理工具；(e) scipy.sparse，稀疏矩阵和稀疏线性系统求解器；(f) scipy.special，SPECFUN［这是一个实现了许多常用数学函数（如伽马函数）的 Fortran 库］的包装器；(g) scipy.stats，标准连续和离散概率分布（如密度函数、采样器、连续分布函数等）、各种统计检验方法以及更好的描述统计法；(h) scipy.weave，利用内联 C++ 代码加速数组计算的工具。

（6）SpaCy

SpaCy 是一个高级且快速的自然语言处理包，由 Cython 编写。SpaCy 提供间接的接口来访问其方法和属性，提供包括分词、词性标注、依存关系解析、实体识别等基础功能。在使用 SpaCy 时，首先需要安装 SpaCy，安装命令为 conda install spacy；然后下载对应的数据和模型。

```
python -m spacy download en

pip install https://github.com/explosion/spacy-models/releases/download/en_core_web_lg-3.0.0/en_core_web_lg-3.0.0.tar.gz
pip install https://github.com/explosion/spacy-models/releases/download/zh_core_web_lg-3.0.0/zh_core_web_lg-3.0.0.tar.gz
```

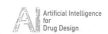

1）词性标注

自然语言文本中的词根据词性分为名词、动词、形容词、介词等。在词性标注（part-of-speech，POS）任务中，通常有两种类型的词性标签，通用词性标签和细粒度词性标签。

① 通用词性标签　标记了语言的核心部分类别。当需要区分单词的额外词汇和语法属性，可以使用这些通用特征。例如：NOUN（普通名词）、ADJ（形容词）、ADV（副词）等，如表 5-3。

表 5-3　通用 POS 标签

词性标签	含义	词性标签	含义
ADJ	形容词	NUM	数字
ADP	介词	PART	小品词
ADV	副词	PRON	代词
AUX	助动词	PROPN	专有名词
CCONJ	并列连词	PUNCT	标点符号
DET	限定词	SCONJ	从属连词
INTJ	感叹词	SYM	符号动词
NOUN	名词	X	其他

② 细粒度词性标签　将通用词性标签进一步划分为各种详细标签，如普通名词 NOUN 划分为普通名词单数 NN、普通名词复数 NNS、专有名词单数 NNP 和专有名词复数 NNPS。这些标记是语言相关的，相关列表可以参考 Penn Treebank II 网站。

表 5-4 给 出 了 文 本 "We report two cases of pseudoporphyria caused by naproxen and oxaprozin ." 的 POS 标注结果。

表 5-4　POS 标注结果示例

We	report	two	cases	of	pseudoporphyria	caused	by
PRON	VERB	NUM	NOUN	ADP	NOUN	VERB	ADP
naproxen		and		oxaprozin		.	
PROPN		CCONJ		PROPN		PUNCT	

相关参考代码如下：

```
import spacy
from spacy import displacy
nlp = spacy.load("en_core_web_lg")
doc = nlp("We report two cases of pseudoporphyria caused by naproxen and oxaprozin .")
```

```
print(doc)
for i, token in enumerate(doc):
    head = token.head
    print(i+1, token, token.pos_)
```

2）依存句法分析

依存句法分析（dependency parsing）是根据句子中单词之间的句法依赖关系来分析文本语法结构的过程。依存句法分析树是描述一个句子词汇之间依存关系的树形结构化表示方法。通常可以使用 StandfordParser、LTP、DDparser 等分析器对输入句子进行处理，得到句中词语的依存关系，并将其转换成依赖关系树。在依存句法解析中，不同的依存关系标记表示句子中两个单词之间的句法依赖关系。在如下英文句子“We report two cases of pseudoporphyria caused by naproxen and oxaprozin.”中，对应的中文翻译是“我们报告两例由萘普生和恶丙嗪引起的假性卟啉症”，因此，在疾病和病菌之间以及它们与引起“caused”之间存在着依存关系。句子中的单词之间会存在许多不同的依赖关系，但每一个依赖关系只涉及两个单词，其中一个是头部节点，另一个是孩子节点。NLP 中的句法依存关系包含通用关系和一些特定语言的依存关系，通常包含 37 种通用依赖关系，可以在 Universal Dependencies 网站进行详细查看。

图 5-2 展示了通过 SpaCy 得到的句法依存树，可以看到，箭头表示两个单词间的依赖关系，箭头头部单词是孩子节点，箭头末端是头部节点。单词可以有多个向外的箭头（如 cases），也可以没有传入的箭头（如 report）。

英文：We report two cases of pseudoporphyria caused by naproxen and oxaprozin.

句法依存图：

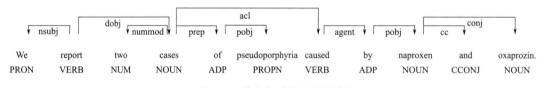

图 5-2　英文句法依存图示例

对应参考代码如下：

```
displacy.render(doc, style="dep")
for i, token in enumerate(doc):
    head = token.head
    print(i+1, token, token.pos_, token.dep_)
```

除了英文，SpaCy 也可处理中文文本得到句法依存关系，如图 5-3 所示。

中文：我们报告两例由萘普生和噁丙嗪引起的假性卟啉症。

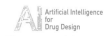

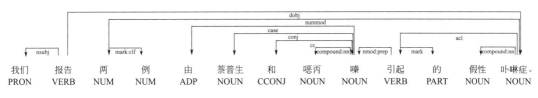

图 5-3　中文句法依存图示例

3）成分句法分析

成分句法分析（constituency parsing）是将句子分解为子短语（也称为成分）进行解析的过程。这些子短语属于一个特定的语法范畴，如 NP（名词短语）和 VP（动词短语）。在图 5-4 的成分句法树中，叶子节点为句中单词，中间节点表示成分，可以看到整个句子是如何被切分为子短语的。成分有很多类型，包含名词短语、动词短语等，具体类型可以参考 Penn Treebank Ⅱ 网站的句法成分标签。由于 SpaCy 中并没有包含成分句法分析，可以通过 StanfordParser 来获得。

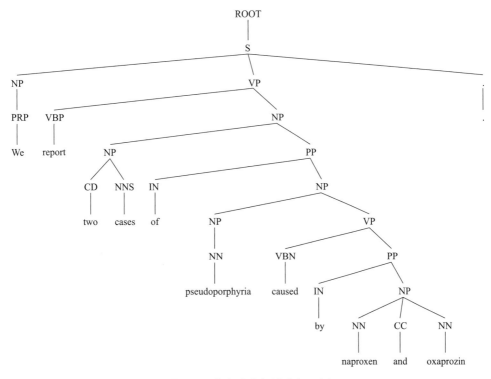

图 5-4　英文成分句法分析示例

对应参考代码如下：

```
from stanfordcorenlp import StanfordCoreNLP
nlp = StanfordCoreNLP(r'stanford-corenlp-full-2018-10-05', lang='en')
sentence = nlp.parse("We report two cases of pseudoporphyria caused by naproxen and oxaprozin .")
print(sentence)
```

5.1.6 医疗领域的关系抽取

5.1.6.1 命名实体识别

命名实体识别作为自然语言处理的一个基础任务，在知识库构建、信息抽取等任务中发挥着重要的作用。医药领域中文本作为一种主要的信息载体，其非结构化特征导致很难利用计算机直接进行批量分析[5]，因此，利用自然语言处理中的命名实体识别技术来处理医药领域中的文本，得到医药文本中的药物、疾病、蛋白质、病毒等实体，是构建医药领域知识库的重要基础。近年来，随着人工智能技术的快速发展和在文本处理领域中的广泛应用，基于深度学习的命名实体识别算法也不断获得一个又一个更好的性能。

5.1.6.2 实体关系抽取

实体关系抽取是信息抽取的核心任务，其主要通过对文本信息建模，自动抽取出实体对之间的语义关系，提取出有效的语义知识。目前基于深度学习的实体关系抽取已逐渐应用到垂直领域并取得不错的效果，其中实体关系抽取在生物医药领域的应用尤为广泛。深度学习实体关系抽取可以发掘生物医学中药品实体与疾病间深层次的特征，在毒理学研究、药物发现和药物安全监测方面有着广泛的应用。

5.1.6.3 序列标注

序列标注作为 NLP 中最基础的一类技术，在许多 NLP 任务中都应用十分广泛，如分词、词性标注（POS tagging）、命名实体识别（named entity recognition，NER）、关键词抽取等实质上都属于序列标注的范畴。

序列标注问题可以认为是分类问题的一个推广，或者是更复杂的结构预测（structure prediction）问题的简单形式。序列标注问题的输入是一个观测序列，输出是一个标记序列或状态序列。序列标注问题的目标在于学习一个模型，使它能够对观测序列给出标记序列作为预测。

解决序列标注问题的简单而且较为通用的做法是使用 BIO 标注。

BIO 标注：将每个元素标注为"B-X""I-X"或者"O"。其中，"B-X"表示此元素所在的片段属于 X 类型并且此元素在此片段的开头；"I-X"表示此元素所在的片段属于 X 类型并且此元素在此片段的中间位置；"O"表示不属于任何类型。

比如，我们的数据中存在两种实体类型，分别为药物（drug）和不良反应（adverse effect, AE），则 BIO 的三个标记类型为：a. B-drug，药物实体的开头；b. I-drug，药物实体的中间；c. B-AE，不良反应实体的开头；d. I-AE，不良反应实体的中间；e. O，不是实体的一部分。

因此可以将一段话进行划分，结果如图 5-5。

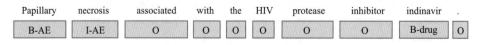

图 5-5　序列标注与序列标签

5.1.6.4 事件抽取

事件（event）作为一种特殊的信息形式，是指在特定时间和特定地点发生的特定事件，一般可以描述为状态的变化[5]，往往涉及一个或多个参与者。事件表示的常用方法是基于框架模板的形式化表示，通常针对特定事件制定相应的描述框架，进行细致的事件表示。代表性的表示方法主要有 ACE、TAC-KBP、FrameNet、VerbNet、PropBank、WordNet、TimeBank 等。

① ACE 表示法　ACE 作为典型的事件抽取评测任务，使用框架将事件形式化为 < 事件描述，触发词，时间范围，事件或子事件类型，事件论元 > 的形式，并为此定义出了 8 种大类事件，33 种子类事件，35 种论元角色，ACE 还为每个事件标注了极性、时态、指属、形态等四种属性类型。

② FrameNet 表示法　FrameNet 将事件形式化为 < 事件类型，触发词，事件具体要素 >，基于框架语义学理论的词汇资源库，语言词汇通过语义框架进行描述，框架包括框架元素、词汇单元，其中共有 1244 个框架。词汇单元类比 ACE 的事件触发词，框架元素类比 ACE 的模板。

③ VerbNet 表示法　VerbNet 将事件形式化为 < 一组动词，动词所支配或相关的论元角色，动词具有的句法格式 >，基于 Levin 的动词分类理论的英语动词分类层级词汇库，使用句法框架对动词词义描述，目前 VerbNet 2.0 一共定义了 237 个动词类别，每个动词类别下由一组动词、动词所能支配或相关的论元角色、动词具有的句法格式组成。其中，一共设定了 29 个角色和 36 种语义特征。其动词相关的论元角色与 FrameNet 中的框架类似，在某种程度上可以看作事件的表示框架，同时，描绘出动词之间分类的层级关系，在事件泛化工作上也具有一定借鉴意义。

④ PropBank 表示法　PropBank 将事件形式化为 < 论元，一组语义角色或论元集合 >，作为一个动词词库和动词语义角色标注语料库，每个动词由一个框架表示，每个框架由多个框架集合构成，每个框架集合由一组语义角色或论元集合构成，并与论元标记严格对应。共收录有 3600 个动词，5050 个框架集合，1400 余个角色。

⑤ TimeBank 表示法　TimeBank 是基于 TimeML 语言标注形成的评测语料库，将事件标注成 < 事件表达，事件 ID，事件类型，属性信息 > 的形式，主要应用于识别和抽取事件的时间元素以及事件之间的时序关系。该语料库将事件类型分为 Occurrence、Perception、Reporting、Aspectual、State、Intensional State、Intensional Action 和 Modal 8 种，属性信息包括时态、体态、词性、极性、模态等。

⑥ TAC-KBP 表示法　作为 ACE 事件抽取的延续，该评测将事件形式化为 < 事件块，事件类型和子类型，Realis 值 > 的形式，其中，事件块指的是与事件类型相关的文字，Realis 值是指对事件的描述，必须包含 ACTUAL、GENERIC、OTHER 中一种。

事件抽取任务主要致力于从非结构化的纯文本中提取特定结构化的形式。在含有某种事件的文本中，能够明显指示发生该事件的词汇被称为该事件的触发词（trigger）。根据是否需要进行论元的抽取，事件抽取可以分为两个子任务，分别为事件检测（event detection）即进行事件类型的识别判断，和论元抽取（argument extraction）即进行论元的抽取工作。

具体地，事件检测任务细分为两个子任务，即触发词检测（trigger detection）和事件类型检测（event type identification），即需要判断句子中的触发词，以及要识别该触发词触发的是哪种事件，后者可以视为分类任务。论元抽取与之相似，也可细分为首先进行事件论元检测（argument detection），即对句子中的论元边界进行抽取，然后进行论元角色识别（argument role identification），判断每个论元所属的事件角色。

根据是否预定义事件结构，事件抽取可以分为封闭域（closed-domain）的事件抽取以及开放域（open-domain）的事件抽取。在封闭域的事件抽取任务中，事件结构是预定义好的，包括事件类型（event type）与事件角色（event roles）。目前最具影响力的数据集为 ACE 2005（Automatic Content Extraction 2005）[5]，其人工标注了 599 篇文档，包括新闻、博客、访谈等，提出了用于信息抽取的实体、关系和事件标准，其中关于事件定义部分，其并没有标注所有事件，而是针对包括生命、运动、交易、业务、冲突等内容的 33 种特定事件类型。与之相似，在特定领域内，科研工作 [1] 定义了 7 种突发事件类型，DCFEE[2] 定义了 9 种金融领域的事件类型及其相关事件角色。ADE（Adverse Drug Event Extraction）是一个自动化标注的数据集，用以支持开发和验证从医疗案例报告中自动提取药物相关不良反应的方法。在 ADE 数据集中，标注出了每条医疗案例报告中的药物以及该药物产生的不良反应。

关于模型方面，早先的方法采用模式识别方法，通过相关事件的模板，从文本中进行匹配，提取单一的一个论元 [3, 6]，之后随着机器学习的发展，一些研究者采用最近邻算法、最大熵等机器学习的方法，基于词汇、句法和语义特征进行模型训练 [7-10]。当前，研究者普遍使用卷积神经网络 [11, 12]、循环神经网络 [13, 14]、图神经网络 [15, 16]、Attention 机制等及其变形 [17, 18] 进行事件抽取。上述算法都是有监督的学习方法（supervised learning）。由于深度学习的方法涉及网络中的大量参数，这依赖大量标注的训练数据，然而现有的标注语料规模很小，如 ACE 中约 60% 的事件类型少于 100 个实例。因此在训练数据不足的情况下，有学者使用半监督的方式进行数据的扩展和模型的训练。例如，系统 [19] 采用 Bootstraping 的方法反复使用标注数据进行模型的训练，研究工作 [20, 21] 使用迁移学习的做法进行数据的扩展，虽然研究工作 [20] 在 ACE 的基础上对事件类型进行了删减，但事件数量仍然较少。此外一些学者研究借助于 FrameNet、Freebase 等知识库中的信息，进行数据的扩展 [22, 23]。

在开放域的事件抽取任务中，并没有预先定义事件结构，需要检测文本中是否存在事件，以及提取某一事件的关键词，并对类似的事件进行聚类。卡内基梅隆大学等机构在 1997 年共同创立了主题检测和跟踪（TDT）公共评估项目 [24]，来跟踪已报道事件的新进展，或对没有报道过的新事件进行检测和识别。TDT 将描述特定事件的文章片段定义为故事（story），将文章中的一组事件定义为话题（topic）。开放域事件抽取主要包括两个任务：检测事件和聚类事件。其中，TDT 子任务中的故事分段、第一个故事检测两个任务围绕事件的检测，事件检测任务还包括欧盟委员会联合研究中心从新闻中提取暴力事件的关键词，如被杀、受伤、被绑架等 [25]。TDT 子任务中的主体检测、主体追踪、故事链接检测等任务围绕事件的聚类。此外，研究工作 [26] 将关于同一事件的新闻文章聚合成一个以主题为中心的集合，而研究工作 [27] 则根据有关政治、经济、社会、体育、娱乐等方面的日常重大事件对新闻文章进行聚类。在开放域事件抽取中，并没有对事件形成统一的定义。

5.1.7　应用案例：药品不良反应抽取

下面以基于深度学习双向长短期记忆网络的药品不良反应抽取为例介绍一个完整的应用案例。该案例的实际代码可下载本书电子课件，查看文件"第 5 章 IE"。

（1）药物不良反应与 ADE 数据集

药物不良反应是指药物在正常用于人类预防、诊断、治疗疾病或改变生理功能的剂量下出现的有害的、非预期的反应。有关药物疗效和不良反应的大部分信息是在临床试验和上市后监测中获得的 [5]。不良反应给制药和保健行业带来了重大的伦理和法律问题。

尽管与药物有关的可见信息以半结构化的方式公开，但大量的信息仍以文本的形式未被发现，包括电子病人健康记录、出院总结、医学病例报告、科研论文、博客 [3] 和新闻报道 [4]。由于这些数据都是非结构化的，只能由用户自己进行探索。

在 ADE 数据集中，标注出了每条医疗案例报告中的药物以及该药物产生的不良反应，如下所示。

文本：We report two cases of pseudoporphyria caused by naproxen and oxaprozin.

药物及其不良反应：naproxen → pseudoporphyria，oxaprozin → pseudoporphyria

（2）数据处理

对于机器学习或者深度学习来说，将原始文本数据转化成模型可以接收的数据是最基础的一步工作。

这里由于我们使用序列标注方法实现命名实体（药品、不良反应）的抽取，对于输入的每条数据（即句子），需要转化成词对应的标注，即 BIO 中的一种，这样把输入的句子序列转变成 BIO 标签序列，为后续的序列标注模型做准备。

（3）双向长短期记忆网络

长短期记忆（LSTM）网络是循环神经网络（RNN）的一个变形，提出的主要目的是解决传统 RNN 模型中的记忆问题，即距离较远的文本信息无法得到利用、距离较近但语义上关联不大的文本信息造成了太大的干扰。

在单向的循环神经网络中，模型实际上只使用到了"上文"的信息，而没有考虑到"下文"的信息。在实际场景中，预测可能需要使用到整个输入序列的信息。因此，目前 NLP 领域任务大多使用的都是双向长短期记忆（Bi-LSTM）网络，它也是双向循环神经网络的一种。顾名思义，双向循环神经网络结合了一个序列起点移动的循环神经网络和另一个从序列末尾向序列起点移动的循环神经网络。比如在词性标注问题中，一个词的词性由上下文的词所决定，那么用双向长短期记忆网络就可以利用好上下文的信息，如图 5-6。

（4）模型架构

对药品不良反应关系抽取的任务，整体架构采用基于 Bi-LSTM 的联合实体和关系的抽取方法。

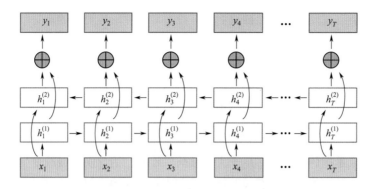

图 5-6　双向长短期记忆网络结构图

在给定输入句子的情况下，先经过一个 Bi-LSTM 得到每个词项（token）在句子中的表示，并将词项的表示经过词分类器（token classifier）得到词的分类结果（BIO 中的一种），然后再将连续的 BI 标签对应的词进行组合，这样就可以实现实体的抽取，如图 5-5 所示。【B-AE，I-AE】对应的词为【Papillary, necrosis】，则可抽取出 "Papillary necrosis" 是一个 AE（不良反应）实体。

将词的表示 y^t 再经过一个 Bi-LSTM 得到词项之间的信息，并对词项进行两两组合（这里是使用拼接），判断词项之间是否存在关系，如图 5-7。对于一个实体来说，其词项可能有多个，例如 abnormal platelet aggregation（血小板异常聚集），这样的实体我们只取它的首个词项，即 abnormal 来作为整个实体的表示。

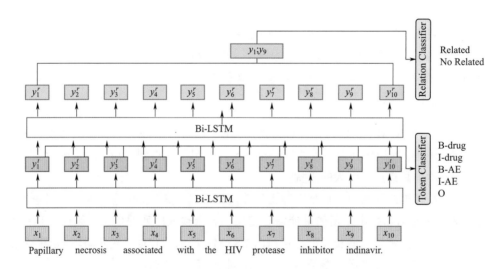

图 5-7　药物不良反应抽取系统网络结构图

整体抽取系统的流程如图 5-8。

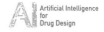

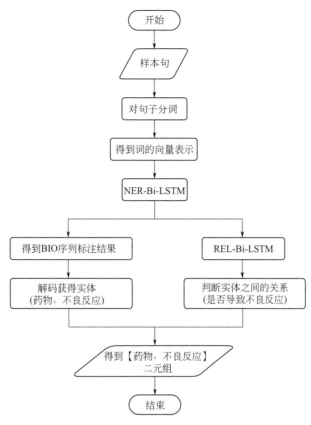

图 5-8　药物不良反应抽取系统流程图

5.1.8　小结

自然语言的文本信息是各领域中最普遍的数据存储形式。对文本数据的处理、抽取和理解不仅是各下游领域进行深度语义理解的基础任务，也为各下游领域的智能应用提供重要的数据准备。自然语言处理技术本身也是人工智能中的热门研究方向，正在不断地发展和完善，在这个过程中，将 NLP 技术与各领域专家知识深度融合，也是人工智能解决通用性和提升泛化能力的必经之路。

5.2　知识图谱

5.2.1　知识图谱介绍

5.2.1.1　知识图谱概述

自动对话系统一直是 AI 研究的问题之一，这依赖于大数据和机器学习技术的发展。此外，在一个有明确目标的对话场景中，要给出有意义的回答，还需要大量的知识。知识图谱（knowledge graph）技术正是一种将人类能够理解的知识，结构化地表示为机器可以理解的数据形式的方法。

5.2.1.2　知识图谱的历史

知识图谱的诞生顺应了万维网发展带来的链接数据增长的特性。

（1）理论基础

1736 年，瑞士数学家 Leonhard Euler 解决了著名的哥尼斯堡七桥问题，这是关于图论的第一篇文章[28]。1976 年，John F. Sowa 发表了关于概念图的第一篇论文[29]。1982 年，关于知识图谱理论的项目开始，它最初的目的是在专家系统中用图的形式表示知识。当时，药物和社会科学的专家系统在知识图谱的帮助下得到了很大的发展[30]。

（2）语义网

1999 年，Resource Description Framework（RDF）模型作为 W3C（World Wide Web Consortium）推荐标准发布，提供了将元数据转化为在网络上可传输的机器可理解的信息的基础。2001 年，图灵奖获得者 Tim Berners-Lee 及其同事在《科学美国人》杂志（*Scientific American Magazine*）发表的论文中正式提出语义网[31]。语义网希望能将网页中的实体信息结构化，从而使得软件能更好地响应用户提出的复杂问题。W3C 后续又提出了 RDF 的描述语言 RDFS、万维网本体表述语言 OWL，以及 RDF 查询语言 SPARQL、知识管理系统 SKOS[32] 等。目前依然有很多数据集是以 RDF 图的形式表示的，SPARAL 语言影响了后来的其他属性图查询语言，比如 Cypher。

万维网的出现使得链接形式的信息大大增加，互联网的用户是链接化数据的建立者。知识在这里表现为相互链接的实体，为后续大规模的结构化知识图谱提供了重要的基础。

（3）知识图谱

2006 年，DBpedia 项目[33] 开始，作为之后 Linked Open Data Cloud 将 Wikepedia 内容转化为链接数据的基础，这也标志着大规模知识获取方法的巨大进步。Linked Open Data Cloud 是第一个语义网的成功应用，自此之后将网络上的链接信息转化为 RDF 图的工作快速发展。2012 年，谷歌公布了公司的知识图谱。自此之后，很多公司开始了自己的知识图谱构建和应用项目，例如 Facebook 的图谱搜索、Microsoft Satori 等。2018 年，GQL Manifesto 发表，尝试建立属性图上的查询语言标准。

DBpedia、FreeBase[34]、OpenCyc 等大规模知识获取工作遵循 RDF 数据模型，将客观世界的概念组织在有语义体现的结构中，包含千万级别的实体、亿级的事实。

带标签的属性图 LPG（Labeled Property Graph）模型是除 RDF 之外的另一个选择，也有人说它是知识图谱的一个进步标志。RDF 标准适合基于 web 的表示，LPG 则为网络以外的实体和关系提供了更通用的表示方式。LPG 模型是由一群瑞典工程师提出的。他们开发了一个企业级的内容管理系统，以图的形式建模和存储数据。不同的 LPG 数据库提供商开发了不同的查询语言，比如 Cypher、Gremlin、PGQL 等。

5.2.1.3　知识图谱的表示

知识图谱正如它的名字，是基于图结构的知识表示。它由概念、实体、关系、属性和属性值构成，表示一系列事实。一个事实通过由一种关系连接的两个实体来表示。知识图谱通

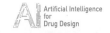

常用三元组的形式表示为 $G = (E, R, F)$，E 是实体，R 是关系，F 是事实。一个事实由一个三元组 (h, r, t) 代表，表示实体 h 和 t 具有关系 r。概念是指实体的集合、类别以及关系的种类等。实体和关系都可以由属性和属性值来描述它们可能具有的特征和参数等。

5.2.1.4 知识图谱的分类

知识图谱可以分为通用知识图谱和行业知识图谱两大类。通用知识图谱主要用于跨越不同领域的智能搜索、推荐等领域。行业知识图谱依赖于特定的行业数据，具有特定的行业意义。

5.2.2 知识图谱构建技术

5.2.2.1 构建方法

要构建一个知识图谱，我们首先要从数据中获取知识。知识抽取就是指从不同来源中提取信息，将信息架构化成有意义的知识的过程。根据存储平台的不同，知识可以表示成文档、网页、数据库等各种信息形式。

通常的构建方法可以分成自顶向下和自底向上两大类[35]。

自顶向下的方法从已经定义好的概念模型出发，需要预先定义好一套匹配规则，来将数据映射到定义好的实体和关系上。这种方法需要一些现有的结构化数据作为基础，比如从维基百科构建的一些知识图谱。

自底向上的方法则需要从数据中逐步构建出知识图谱。首先要根据现实中的需求和已有的数据，确定知识图谱中的实体和关系的类别。然后从需要获取的数据出发，寻找提供相关数据的数据库、网页、API 等。找到数据来源之后，我们需要定义一组 "词典"，这是指知识图谱中的本体（ontology）。假设要构建一个包含药物和不良反应的知识图谱，那么需要一个包含了所有允许出现的药物和不良反应的 "词典"。之后可以把原始数据映射到这个 "词典" 上。同样地，也可以为实体和关系添加属性和属性值，这个处理过程与映射实体和关系是相似的，因为实体和属性也可以转化为一种关系。目前大部分的知识图谱都是用自底向上的方式构建的。

5.2.2.2 知识抽取

在早期知识图谱主要是针对特定领域构建的时候，常采用基于规则与词典的方法，比如抽取公司名称、维基百科的词条等。这种方法需要预先定义好规则，抽取出文本中的特定实体，比如地名、年份、公司名字和它们之间的关系。这种模式匹配方法依赖于领域知识，需要领域专家先手动制定语义和语法的规则，因此难以扩展。

后来采用统计方法对实体和实体间关系建模的方法被提出，来替代预先定义的规则模板，实现可扩展的知识抽取。大量统计机器学习方法，比如 K 最近邻模型（KNN）模型、支持向量机（support vector machine, SVM）模型、隐马尔可夫链模型（hidden Markov model, HMM）等都被应用来抽取知识。基于一定量的数据集训练的有监督学习方法已经可以取得较高的准确率，但是往往需要人工标注的语料作为训练集。在训练数据集受限的情况下，半监督的模型或者弱监督的模型也被提出。一种思路是扩充训练集，从小部分有标注的数据出发抽取知识，再将得到的新的知识加入训练集，迭代式地进行训练和抽取。另一种思路是加入其他特征，比如实体的属性，或者引入 *N*-Gram 特征进行协同训练 [36] 等。结合规则与统计模型，也可以提高最终识别的准确率。

如果需要建立的知识图谱是特定领域的而不是面对广泛的互联网资源的知识图谱，则可以利用已有的结构化的资源，比如医药领域的各类数据库资源。这些数据库中的数据是已经结构化的，并且具有较高的质量，只需要将实体和关系从结构化数据中抽取出来即可。结构化数据的抽取相比非结构化数据的知识抽取要简单很多。这种方式的主要难度是异构资源的集成。利用文本和结构信息，进行本体映射，消除歧义，可以提高知识图谱的质量。

5.2.2.3　知识融合

① 实体对齐　实体对齐是通过判断不同实体是否代表现实世界中的同一事物，来减少知识图谱中实体的冗余的过程。从原始数据中抽取的实体可能会具有不同的表现形式，尤其是有多个数据来源的时候。比如从公开文献中抽取的药物实体，可能有不同的名称，但现实中代表的是同一个药物。判断两个实体是否相同，可以从实体的属性和实体具有的关系两个方面进行相似度计算。实体的属性相似度可以从实体的名称、实体的属性类别、实体属性的属性值等方面进行衡量。实体具有的关系反映了结构上的相似性。

② 本体构建　本体构建是为了在实体之上，定义更通用的结构化的概念的过程。这其中的一个关键步骤是识别实体的上下位关系。比如"乳腺癌"和"肺癌"都是"癌症"，"乳腺癌"和"肺癌"就是并列关系，"乳腺癌"和"肺癌"是下位词，而"癌症"是上位词。"肺癌"和"头痛"这两个实体，一个是癌症一个是症状，属于同一概念或存在并列关系的可能性比较小。同样地，预先定义好模板规则进行模式匹配的方式可以用来识别并列的实体。基于一定量的语料，统计实体在不同类别中出现的概率，可以衡量实体存在并列关系的可能性。抽取上下位词，可以认为是在抽取实体间的"is-a"关系，因此关系抽取方法在这里也是适用的。

③ 知识补全　知识补全是指基于目前知识图谱中已经有的知识，建立新关系。新的关系不局限于实体之间，也可以对实体的属性或者属性值进行补充，或者根据本体对概念之间的关系进行补充。一个通俗易懂的例子是亲缘关系的推理。如果知识图谱中已经有"A 是 B 的母亲""B 是 C 的母亲"这两条事实，那么可以得出"A 是 C 的外祖母"这一事实。这个推理过程是人在脑中基于逻辑进行的，因此，也可以让机器通过逻辑推理自然地得到这一结果。简单的一阶关系可以将关系看作谓词，因而用谓词逻辑进行推理。复杂的关系可以用描述逻辑进行推理。描述逻辑需要依赖于一些知识库，其中包含了描述关系的公理集合。另一类不依赖知识库的方法是基于图的神经网络模型或者图上的路径算法。神经网络模型需要将实体向量化，再进行推理。图上的路径算法可以简单理解为如果两个实体之间存在路径，则它们之间可能存在一种关系。

5.2.2.4　质量评估

质量评估就是对知识进行置信度打分，剔除置信度低的知识，保证知识图谱的整体质量的过程。质量评分可以通过人为定义质量评估函数得到，质量评估函数需要根据具体的业务场景来定义。如果有一定量的标注数据，就可以训练统计机器学习模型，对知识进行置信度打分。在自动打分之后，结合先验知识修正分数，也可以降低误判的概率。

5.2.3　知识图谱的应用技术

5.2.3.1　知识推理

知识推理是图谱补全的一个重要途径，通过对知识图谱中已有的知识进行挖掘，找到新的知识，从而扩展知识图谱。新的知识可以是实体，也可以是属性，也可以是关系，或者概念结构。知识推理的方法可以分为基于规则的推理和基于图的推理两大类。针对本体的推理，常见的方法是基于表运算（Tableaux）的方法。本体推理常常用来检测知识的一致性，比如判断一个实体是不是属于某个概念。表运算的方法通过构建一个表达知识图谱中逻辑的表，来判断知识库是否一致。如果在构建表的过程中出现矛盾，则说明知识图谱中存在矛盾。常用的本体推理工具包括 FaCT++[37]、Racer[38]、Pellet[39] 和 HermiT[40] 等。基于逻辑编程的方法相比本体推理具有更大的灵活性，在工业界应用广泛。逻辑编程的基础是 Prolog 语言和在此之上的声明式规则语言 Datalog。基于 Datalog 有一系列推理机，包括通用的 DLV、Clingo 和针对知识图谱的 RDFox、Stardog 等。Pellet 和 HermiT 也可以用在 Datalog 推理上。RDFox 基于 RDF 三元组形式的存储系统，支持 SPARQL 查询语言和并行式的 Datalog 推理。此外还有基于查询重写和产生式规则的推理方法。基于图的推理方法包括基于图结构的推理、基于表示学习的推理等。基于图结构的推理常见方法是 path ranking、path-constraint random walk 等 PRA（Path Ranking Algorithm）[41]。这类方法主要是根据图中的多步路径信息进行实体链接预测。基于表示学习的推理的方法则通过将图中的实体和关系映射到向量空间中，学习每个实体和关系的向量表示。在这个过程中，自动捕捉特征，而不需要显示编码特征。图表示学习的一个经典算法是 TransE 模型 [42]。基于三元组的表示方法，一个事实可以表示为 (h, r, t) 即（头实体，关系，尾实体）。TransE 将关系看作一种向量翻译（translation），因此假设在图谱中的三元组都满足 $h + r = t$。TransE 在训练过程中会计算 $h + r$ 和 t 的相似度，希望增大正样本的相似度，减小负样本的相似度。相似度可以通过计算两个向量的欧氏距离来衡量。

5.2.3.2　语义搜索

基于知识图谱的语义搜索是对用户的查询请求文本进行语义理解，再在知识库中检索相应的知识，给出回答。在对用户的查询请求进行语义理解的时候，首先要对文本中的词汇进行划分，进一步对词性进行标注，这可以帮助下游信息处理，减少不必要的匹配操作等。对输入错误的词汇加入容错机制，自动更正，可以提高搜索的响应率和用户的使用感受。从查询文本中获得想要的词语之后，就可以将词语与知识库中的知识进行匹配。知识库的优势在于可以基于识别到的实体进行扩展，同时查询相关联的概念和知识。在知识库中检索相应的实体的时候，不只是查询某个完全匹配的实体，还应该查找比较相关的实体，即在概念、属性、关系上比较相似的实体。最后，将查询到的知识整合在一起并根据相关性进行排序，返回给用户。

5.2.3.3 智能问答

问答系统是知识图谱应用的另一个重要领域。目前，很多智能问答系统都采用了知识图谱进行支持，比如苹果的智能语音助手 Siri。问答的一个重要环节就是检索，因为智能问答和语义搜索一样，都需要理解用户的查询文本后再进行知识检索。与语义搜索相比，智能问答更强调上下文语境，因为问答通常是一个连续的过程。智能问答可以看作一连串的语义搜索，但这些搜索之间很可能是有关联的、递进的，所以需要对语境进行分析，识别出用户当前查询的对象。一个简单的例子是，手机"苹果"和水果"苹果"之间的区分。如果用户之前在询问数码产品，那么用户当前查询的对象更有可能是手机品牌而不是真正的水果。另外，语义搜索如果是在搜索引擎的使用场景之下，可以将搜索结果排序返回，而智能问答通常只返回一个答案，因此需要对答案进行提炼，合并成一个直观的回答。

5.2.4 生物医药知识图谱

5.2.4.1 现有生物医药知识图谱

药物发现流程涉及多种实体和复杂的实体间相互作用，如化合物治疗疾病、药物间的副作用等，了解这些相互作用是阐明不同生物实体作用机制的关键，可以为探索疾病发生原因及其可能的疗法提供新思路。实际上，许多生物医药领域的数据都以关系网络的形式记录，比如蛋白质 - 蛋白质相互作用网络、基因 - 通路相互作用网络等。但这些数据库中实体类型较为单一，无法反映生物网络中不同类型的实体之间丰富的语义信息。近年来，不断有新的工作整合海量的生物学数据，构建出一张包含蛋白质、基因、疾病等不同实体的知识图谱（图 5-9），尝试捕捉更加准确和精细的连接关系。表 5-5 汇总了一些现有的生物医药知识图谱的基本信息。

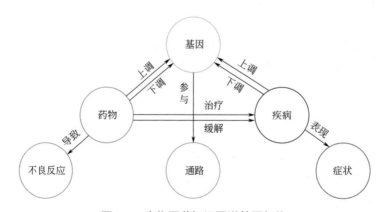

图 5-9　生物医药知识图谱简要架构

表 5-5　现有生物医药知识图谱汇总

知识图谱	实体个数	实体种数	关系种数	数据源个数	发布年份
Hetionet[43]	47k	11	24	29	2017
DRKG[44]	97k	13	107	34	2020
BioKG[45]	105k	10	17	13	2020
PharmKG[46]	7.6k	3	29	7	2020
CKG[47]	16M	35	57	35	2020
PrimeKG[48]	129k	10	30	20	2023

5.2.4.2　知识图谱在药物发现中的应用

本小节将从药物不良反应预测、药物 - 靶点相互作用预测两部分举例说明知识图谱在药物发现中的具体应用。

识别药物 - 靶点相互作用（drug-target interaction, DTI）是药物发现中的关键步骤，准确的 DTI 识别可以大大缩小下游实验验证候选药物的搜索空间。许多模型基于分子和蛋白质的序列或结构信息预测两者间是否存在相互作用。除了已知的药物 - 靶点相互作用，分子和蛋白质的信息还可从它们在生物系统中的各种功能作用的描述信息中提取。NeoDTI[49] 使用了一张药物、靶点、不良反应、疾病等实体组成的知识图谱，包含药物结构相似性、疾病 - 蛋白质联系等 12 种关系。模型通过聚合邻居信息来更新实体表征，捕获药物和靶点在网络中的拓扑信息等，取得了较高的预测精度，体现了融入复杂生物网络信息的重要性。

在治疗复杂或同时发生的疾病时，病人通常需要服用多种药物，这称为复方用药。然而在其他药物的作用下，其中一种药物的活性可能发生变化，从而增加额外不良反应的风险。由于已被记录的药物相互作用较为有限，发现未知药物间是否存在不良反应是临床治疗中的重要挑战。

Decagon[50] 利用一个包含蛋白质、药物的知识图谱和图神经网络模型预测药物间不良反应，希望通过添加辅助关系捕捉药物间的潜在联系。这个知识图谱包含 964 种药物 - 药物不良反应、单一类型的药物 - 蛋白质和蛋白质 - 蛋白质相互作用。相比于其他知识图谱，它着重刻画了药物间不同类型的关系，对蛋白质之间、蛋白质 - 药物之间的反应机制则做了简化处理。

5.2.4.3　存在的挑战

尽管有越来越多的研究使用知识图谱来助力药物发现并取得了一定成功，但这一领域的发展仍面临诸多挑战。

首先，面对海量的生物数据，如何构建针对特定任务的知识图谱还没有标准化、可复用的流程。此外，随着时间的推移数据源一般会被不断地更新，如何为知识图谱同步最新数据也有待解决。其次，数据源的数据质量有待评估。不同实验条件下的数据差异、计算或湿实验的可信度差异都会为知识图谱引入误差。再者，实体和关系额外的属性信息需要被加入知识图谱。目前大多知识图谱都以三元组的形式存储，这强调了实体之间的联系而忽略了实体和关系本身的属性。比如可为蛋白质实体加入结构信息、为分子实体加入化学性质等，这将为用户使用不同维度的信息提供便利。最后，我们需要注意生物学数据中存在的人为偏差，比如在癌症研究中 KRAS 等热门基因的数据会远多于其他基因、实验验证的正样本占绝大多数而负样本缺乏等现象。

5.2.5 应用案例：基于"疾病－化合物"关系的药物筛查

在对生物医药知识图谱的特点和应用有了基本了解之后，本节将利用知识图谱 DRKG 针对特定疾病进行简单的药物重定位，旨在通过实例分析帮助读者了解知识图谱的具体内容和使用形式。

这里使用 DRKG 官方数据库提供的药物列表，筛选对阿尔茨海默病可能有治疗效果的药物，算法如下：

算法：基于"疾病 - 化合物"关系的阿尔茨海默病药物筛查

输入：KG 实体嵌入集 E，KG 关系嵌入集 R，候选药物集 D，阿尔茨海默病 a，筛选得到的药物个数 k
输出：筛选得到的药物集 D_k
scores = {}
for $d \in D$ **do**:
similarity ← TransE($E[d]$, R[Compound-Disease], $E[a]$)
scores[d] ← -log(1+exp(-similarity))
scores_sorted ← sort(scores)
D_k ← d in the top k drugs and $d \in$ scores_sorted
return D_k

首先确定目标三元组：<疾病，治疗，药物>，并筛选出和"阿尔茨海默病"和"治疗"相关的实体，药物列表和前述两种实体组合，构建候选三元组列表。接着我们计算候选三元组的得分，三元组得分越高，说明药物对疾病越可能有效。最后选择得分最高的 k 个三元组中的药物，即可得到针对阿尔茨海默病的候选药物。

除了"疾病 - 化合物"关系的药物筛查外，读者还可尝试基于"基因 - 化合物"等其他关系筛选药物。此外，也可比较不同图表示学习算法在此问题上的表现。有关本案例的实际代码及更多描述可下载本书电子课件，查看文件"第 5 章 DRKG"。

5.2.6 小结

人类的知识是无比宝贵的财富。作为一种知识表示技术，知识图谱利用图结构的优势，能够高效地对知识进行形式化和存储，对生物医药这样知识密集的行业尤为重要。本节对知识图谱的基本概念、发展历史和相关技术进行了简要的介绍，并汇总了近几年出现的生物医药知识图谱。同时，我们也指出知识图谱研究面临的挑战，比如标准化程度欠缺、数据更新和质量评估的难度等。

5.3　可解释人工智能

5.3.1　可解释性概述

人工智能技术已经被越来越多地运用在很多行业中，然而很多时候，人工智能模型，尤其是神经网络的模型大部分都是"黑盒"，模型的决策过程往往难以被人理解。在生物医药、

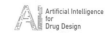

金融、军事等高风险领域，用户往往难以相信这种"黑盒"系统所产生的决策结果，因而大大限制了人工智能技术在实际中的应用。

举个例子，假设我们设计了一个卷积神经网络的模型，根据病人的病理图片判断其是否患病。当我们把这样的图片分类模型应用在医院实际场景中帮助医生做出诊断时，如果人工智能系统只给出一个诊断结果，可能很难让医生或病患本人信服。此时如果系统能给出诊断结果的解释依据，比如病理图片中一些重要区域，医生就可以根据这样的解释判断系统的预测是否符合医学知识，从而选择接受或拒绝该系统的诊断。

由此可见，人工智能的可解释性（interpretability 或 explainability）能够提升模型的透明度（transparency）并且增加用户对模型的信任度（trustworthiness）和接受程度（acceptance）。另外，可解释性也可以帮助研究者进一步评估和改进原来的模型，充分挖掘模型中包含的领域知识。

可解释性没有严格的数学定义。从用户的角度来说，可解释人工智能（explainable artificial intelligence，简称 XAI）的一种定义是指模型决策过程所能被人理解的程度[51]。可解释性程度越高，人们就越容易理解模型为什么会做出特定的决策或者产生特定的预测。

根据不同的判断标准，机器学习模型的可解释性方法有不同的分类结果[52]。

① 判断模型的解释是内在的（self-explanatory）还是事后的（post-hoc）。模型的内在解释是指模型的决策过程本身就具有可解释性，模型中的部分参数或信息流动过程可以被人理解。除此之外，一些模型本身包含了解释模块，可以对生成的预测结果做出解释。模型的事后解释是设计专门的解释方法，对已经训练好的模型所生成的预测做出解释。

② 判断解释方法是针对特定模型的（model specific）还是与模型无关的（model agnostic）。有些解释方法仅针对专门的模型，这些方法往往能解释出模型内某些参数或特定结构的含义，例如线性回归模型中的回归系数，可以作为一种针对该模型的解释。与模型无关的解释方法只考虑模型的输入和输出之间的关系，可以针对任意的机器学习模型，很多对输入特征重要性打分的解释方法都属于这一类。

③ 判断生成的解释是局部的（local/instance-level）还是全局的（global/model-level）。局部的解释方法针对单个输入的预测结果，这种方法只关注单独的输入样本，因而生成的解释反映模型在该样本周围学到的信息。而全局的解释方法则针对的是整个模型的行为，反映模型学到的全局的、高层次的信息。

5.3.2 可解释性相关方法

5.3.2.1 可解释的模型

可解释的模型（也叫白盒子模型）在一定程度上是比较透明的，其本身的推理过程或模型内部参数的含义是可以被理解的。传统的机器学习模型中有很多都是可解释的，例如线性回归、决策树和 K 最近邻算法等等[51]。除此之外，一些深度学习的模型也有一定程度的可解释性，主要包括基于规则的模型和使用注意力机制的模型。

（1）线性回归/分类模型

线性回归（分类）模型假设输入的变量和输出是线性相关的，通过为若干个输入特征学习一组线性系数，来做出预测。模型训练得到的线性系数可以衡量相应特征的重要性，系数越大则对应的特征越重要。如果输入的特征具有真实的含义，那么就可以根据线性系数的大小理解相应特征对预测任务有多大的影响。

（2）决策树模型

决策树模型通过层级的树形结构做出决策，决策树上的每个节点代表一种特征，每个分支代表了一类决策，每个叶子节点代表最终的一种预测结果。当我们训练好模型后，通过可视化决策树的结构，就可以看到完整的推理过程。以 scikit-learn 中的鸢尾花数据集为例，该数据集中每个样本包含四个特征，分别是花萼长度（sepal length）、花萼宽度（sepal width）、花瓣长度（petal length）和花瓣宽度（petal width）。标签是三种鸢尾花类型，分别是山鸢尾（setosa）、变色鸢尾（versicolor）和维吉尼亚鸢尾（virginica）。我们学习一个最大深度为 2 的决策树模型对鸢尾花样本进行分类，然后将学到的模型结构可视化。如图 5-10 所示，对于任意一个样本，模型首先判断其花瓣长度是否不超过 0.8，若满足该条件，则该样本属于山鸢尾，否则继续判断花瓣宽度是否不超过 1.75，若满足该条件，则该样本属于变色鸢尾，否则属于维吉尼亚鸢尾。

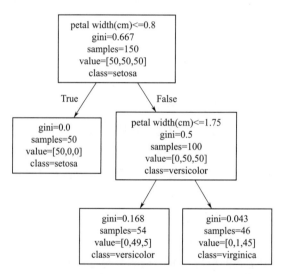

图 5-10　基于鸢尾花数据的决策树分类模型（最大深度为 2）

（3）基于规则的模型

基于规则的模型通过利用一些容易被人理解的逻辑规则来完成预测，这种规则可以是简单的 if-then 形式，例如上面介绍的决策树（从根节点到每个叶子节点的路径都可以表示成一条决策规则），也可以是更复杂的逻辑规则。例如对于 5.2 节中介绍的知识图谱，一个任务是知识图谱的补全，即根据已有的实体关系推理新的关系。解决的一种思路是通过定义或学习已有知识中的规则进行推理，其中的代表方法是 AMIE（association rule mining under incomplete evidence）[53]。该方法依次为预测每种关系学习一种规则，针对每种关系，通过三种算子不断扩充候选规则体，并保留置信度高于阈值的规则用于知识推理。AMIE 是一种自动学习知识图谱中规则的方法，可以快速从大规模的知识图谱中提取出较为可靠的规则进行知识推理[54]。

（4）基于注意力机制的神经网络模型

注意力机制源于认知科学，由于人对信息处理的能力有限，因此会无意识地关注小部分重要信息。在信息科学中，当面临信息量过大的场景时，引入注意力机制可以更关注少量的信息，从而更有效地解决问题[55]。同时，作为一种解释，注意力权重也能直观地反映模型中的重要部分。注意力机制近几年已经被广泛应用。例如计算机视觉中，对于图像分类任务，通过可视化注意力权重大的图像区域，可以解释模型为什么做出相应的预测。自然语言处理中，对于编码器 - 解码器的机器翻译模型，在解码器中引入注意力机制，可以选择性地关注句子中的相关单词，通过可视化注意力权重，就能知道翻译过程中，一种语言依赖了另一种语言的哪些单词。药物发现领域中，在预测分子性质的图神经网络模型中，通过加权聚合每个原子的表示可以学习一个分子的表示，其中所学习的权重大小就可以作为一种解释，来反映相应原子的重要性。这种通过直接学习权重来区别特征重要性的方式也可以归为注意力机制的一种[56, 57]。

5.3.2.2　事后解释的方法

事后可解释性是在充分了解模型之后进行的。这种方法的主要优点是，由于预测和解释是两个独立的过程，没有相互干扰，所以这类解释性模型通常具有一定通用性，即可以适用于不同模型框架。这里分别介绍模型检测方法、显著性检测与局部解释[58]。

（1）模型检测方法

模型检测方法通过系统地提取神经网络内部的重要结构和参数信息，利用外部算法深入研究神经网络的工作机制。因为模型性能分析中直接涉及统计等分析工具，所以通过模型检测方法获得的信息更值得信赖。在模型检测中，发现重要的数据路径可以被用作理解模型的一种方法。有了这样的数据路径，模型也可以被压缩成更紧凑的模型。

作为模型检测方法的一个代表，蒸馏引导路径模型（distillation guided routing，DGR）[59]在图像的解释性问题上取得了重要进展。通过识别每个给定输入的关键数据路由路径并跟踪中间层的功能处理行为，它引入了解释神经网络行为的新视角。具体来说，将路由路径上的关键节点表示为中间层输出的重要通道，如果它们被抑制为零，最终的测试性能将严重退化。该方法可以应用于所有经典的深度神经网络，而无需从头开始重新训练整个模型。具体来说，可以将标量控制门与每个层的输出通道相关联，以学习每个样本的最佳路由路径。

首先，一种蒸馏引导路由方法被用来识别每个输入样本的关键数据路由路径。每一层的输出通道都与一个标量控制门相关联，以决定该通道是否对决策至关重要。激活的通道称为路由路径上的关键节点。然后，各层学习到的控制门被依次连接，形成路由路径的编码特征，用于分析神经网络的动态过程，并且剖析其工作机制。

DGR 方法引入了与各层输出通道相关联的标量值控制门 λ。在推理前向传递过程中，一组控制门 λ_i 被乘到第 i 层的输出通道上，从而得到实际的路由节点。各层的路由节点相互连接，形成路由路径。识别关键数据路由路径的问题简化为优化 $\Lambda = \{\lambda_1, \lambda_2, \cdots, \lambda_k\}$，这些都是网络中各层的控制门。

控制门与层的输出通道相乘，产生实际的路由节点。模型确定那些控制门的响应大于 0 的节点。分层路由节点连接在一起，组成路由路径。

对于有效合理的关键数据路由路径，λ 必须满足以下两个条件：①λ 必须是非负的。从控制门的功能定义来看，λ 应该只抑制或放大输出通道的激活值。λ 的负值会抵消网络中原有的激活值，可能会极大地改变激活值的分布，并在原有模型的解释过程中引入意想不到的影响。②λ 的值应该是稀疏的，且大多数都接近于零。因此，最终的优化函数可以写成：

$$\min_{\Lambda} \mathcal{L}\left[f_\theta(x), f_\theta(x; \Lambda)\right] + \gamma \sum_i |\lambda_i|_1$$

$$\text{s.t. } \lambda_i \geqslant 0, i = 1, 2, \cdots, k$$

其中，f_θ 为任意输入函数；x 为输入图像；$\mathcal{L}$ 为交叉熵；γ 为调节的平衡参数。这个式子将原模型预测概率和加入控制门之后的结果进行对比。

DGR 通过识别网络预测过程中的关键数据路径，从一个新的角度探讨神经网络的可解释性问题。通过深入的分析，可以发现关键数据路径中包含的语义概念。层内路由节点的识别能力随层数的增加而增加，而整个路径反映了样本布局模式，这可以帮助识别数据集中是否存在难以预测的示例。

（2）显著性检测

显著性方法识别输入数据的哪些属性与模型的预测或潜在表示最相关。举一个显著性检测的经典例子，如果北极熊总是出现在与雪或冰结合的图片中，则模型可能会误用雪或冰的信息来检测北极熊，而不是用北极熊的真实特征来检测。使用显著图（saliency map），可以避免这类问题[60]。

显著性方法主要有两种易于实施的测试来评估解释方法的范围和质量：模型参数随机化测试和数据随机化测试。这两种检验方法都广泛适用于解释方法。

模型参数随机化测试可以比较显著性方法在训练模型上的输出和显著性方法在相同结构的随机初始化未训练网络上的输出。如果显著性方法依赖于模型的学习参数，则应该期望它的输出在两种情况下有很大的不同。但是，如果输出相似，则可以推断显著性映射对模型的属性不敏感。

数据随机化测试比较了将一个给定的显著性方法应用于一个在给定标签数据集上训练的模型与将该方法应用于相同的模型架构但其训练数据集随机排列所有标签。如果显著性方法依赖于数据的标记，则应该再次期望它的输出在两种情况下显著不同。然而，如果对排列的标签不敏感，表明该方法不依赖于数据与标签之间的关系。

（3）局部解释

局部解释的一个代表性方法 LIME[61] 是一种分析输入数据的解释器模型，可对任何分类模型进行解释。如果输入信息为图像，那么解释的形式为对应分类结果的图像分割结果。在

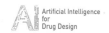

单个实例上的特征集合，被作为一种局部解释。

在形式上，将一个解释定义为一个模型 $g \in G$，其中，g 是一类可解释的模型，一个模型 g 可以很容易地通过可视化或文本工件呈现给用户。由于不是每个 g 都足够简单到可以被解释，因此，设 $\Omega(g)$ 作为对 g 解释的复杂性。例如，对于决策树，$\Omega(g)$ 可能是树的深度，而对于线性模型，$\Omega(g)$ 可能是非零权重的数量。设被解释模型记为 $f: R^d \to R$。在分类中，x 为特征，$f(x)$ 是 x 属于某一类的概率。进一步使用 $\pi_x(z)$ 作为实例 z 和 x 之间的接近度量，从而定义围绕 x 的局部性。最后，让 $\mathcal{L}(f, g, \pi_x)$ 来衡量在近似 π_x 所定义的局域性方面的不忠实程度。为了保证可解释性和局部保真度，必须最小化 $\mathcal{L}(f, g, \pi_x)$，同时使 $\Omega(g)$ 低到足以被人类理解。LIME 解释器的目标如下：

$$\xi(x) = \mathrm{argmin}_{g \in G} \mathcal{L}(f, g, \pi_x) + \Omega(g)$$

该公式可用于不同的模型 g、函数 $\mathcal{L}$ 和复杂性测度 Ω。

信任对于有效的人类与机器学习系统交互至关重要，并且解释个体预测在评估信任中很重要。LIME 作为一种模块化和可扩展的方法，以可解释的方式忠实地解释任何模型的预测。解释对于各种模型都是有用的：在模型之间评估信任，做出决定，改进不值得信任的模型。

另外一种局部解释的代表性方法叫 SHAP (Shapley additive explanation)[62]。该方法基于博弈论中的 Shapley value 的概念，即通过考虑个体在合作中的边际贡献（即不包含某个体的收益与包含该个体的收益的差值）来合理分配收益。类似地，在解释单个样本时，SHAP 方法可以得到每个特征对模型单个预测的重要程度。具体计算方法是考虑某个特征加入模型后的边际贡献，或者该特征在不同特征序列中的边际贡献，然后对所有可能的边际贡献取平均值，得到这个特征的贡献分数，即 Shapley value。根据 Shapley value 的大小可以选出对模型贡献较大的特征。除了解释单个例子，SHAP 还可以对整个模型做出全局解释。计算方法与上面类似，最终为每个特征生成 Shapley value，反映该特征对模型整体预测的重要程度。

5.3.2.3　基于知识图谱和自然语言处理的可解释方法

由于知识图谱中包含丰富的结构化知识，因此基于知识图谱的可解释研究是 XAI 的重要方向之一。这类方法通常与原始的任务相结合，通过捕捉知识图谱中的结构信息来增强模型对原始任务的性能，而在这个过程中重要的知识图谱特征（比如图结构）就可以作为解释。通过这些图特征所反映的语义信息，人们可以在一定程度上理解模型做出决策的依据。根据常见的图特征类型，基于知识图谱的解释方法可分为基于路径的方法和基于子图的方法。此外，本小节还将介绍一类基于自然语言处理的可解释方法，这类方法可直接生成句子作为解释。

（1）基于知识图谱路径的方法

基于路径的方法在目标实体之间生成若干条路径，这些路径可以用来增强目标实体的表示，进而与原始任务相结合，其中重要的路径可作为最终的解释。此外，由于路径是一些节点和关系的组合，这些路径本身可以作为可理解的规则直接用于推理决策。生成知识图谱中路径的方法有很多种，一种是事先在知识图谱中采样生成一些路径作为输入，另一种是在原始任务进行的过程中，利用强化学习逐步生成期望的路径。

举一个制药领域的例子，药物重定位问题可以看作一种链接预测（link prediction）任务，即利用关于药物 - 疾病互作的知识，为已有的药物寻找新的可以治疗的疾病（即老药新用）。针对药物重定位问题，PoLo（policy-guided walks with logical rules）采用强化学习的方法在知识图谱上学习路径并推理新知识[63]。具体而言，基于 5.2 节提到过的生物医药知识图谱Hetionet，该方法事先选择了若干条元路径（即由实体类型和关系类型组成的序列）作为规则。在训练过程中，模型先通过游走生成实例路径，然后提取实例路径对应的元路径，并将其与给定的规则（元路径）进行比较，对与规则相关性高的路径给予更高的奖励，以此引导模型生成给定规则下的路径。此外，对于做出正确预测的路径，模型会给予更高的奖励。因此，最终保留下来的路径就能解释模型做出决策的依据。

（2）基于知识图谱子图的方法

基于子图的方法是将知识图谱上的子图结构作为解释。与基于路径的方法类似，子图中的重要部分可以直接作为解释，也可以将子图看作一些复杂的规则，可用于推理决策。由于子图可以被看作若干条路径的组合，因此单个子图形式的解释比单条路径包含更丰富的语义信息。基于知识图谱子图的方法主要是通过采用注意力机制提取重要的子图结构作为解释。

预测药物 - 药物相互作用的问题是预测药物之间的药理效果（比如是否存在副反应），这在疾病治疗中有着重要的实际意义。针对这一问题，SumGNN[64]利用生物医学知识图谱和已有的药物 - 药物相互作用数据作为输入，来预测给定药物对之间的药理作用。给定一对药物，该模型从知识图谱中提取出以这两个药物为中心的一个封闭子图，然后利用图神经网络学习两个药物在封闭子图上的表征。在这一过程中，模型利用了自注意力机制为子图上的每条边分配权重，以此反映两个实体之间的交互信号强度。权重低的边会被剪枝，而保留的子图结构将被用于生成药物在知识图谱上的表征。此外，该方法还加入了药物的分子指纹信息进一步增强药物表征的预测性能。在最终保留的子图中，边的权重越高意味着该边对预测药物相互作用越重要，因此，可以从保留的子图结构出发理解模型做出预测的依据。

（3）基于自然语言的句子解释

上述两类方法都是基于知识图谱生成图结构的解释。除此之外，还有一类方法利用 5.1 节介绍的自然语言处理技术将句子作为解释。目前这类方法一般应用在推荐系统中，用来解释模型给用户推荐某个商品的原因。按照句子的来源，这类方法可分为基于模板的方法和生成式的方法[65]。基于模板的方法需要事先定义一些模板句子，然后让模型对模板填空后作为最终的解释。在推荐系统中，当给不同的用户推荐商品时，模型可能根据用户的历史偏好选择不同的单词填空[65]。生成式的方法可以直接输出完整的句子而不需要使用模板。早期的一些方法将大量的用户评价句子作为输入，使用序列模型（LSTM、GRU 等）来生成类似的评价句子作为解释。由于用户写的评价句子中可能包含大量无用的信息，这些信息对推荐或者生成解释没有太大帮助，因此提升用户评价数据的质量是很重要的步骤。一种解决的方法是先筛选出能体现商品特征的句子，或者从句子中挑选出能反映用户决策的关键词[65]，再将这些句子或关键词用于后续推荐，以此提升推荐的准确性和所生成的句子作为解释的合理性。

5.3.3 可解释性的评价方法

当我们为目标模型生成解释后，如何来评价解释的好坏呢？一个关键因素是可理解性（understandability），即能够为人类所理解的程度，因此一个评价角度是考虑不同目的的人类用户的需求和反馈。解释的评价方法可以分为以下三种[66]：

① 应用层面的评价（application-grounded evaluation）　这是指把生成的解释应用在实际的下游任务中，如果帮助领域专家改善了下游任务的性能，那么这个解释就是成功的。以图片分类协助医疗诊断的模型为例，当圈出图片中一些重要区域作为解释时，我们可以设计面向医生的调研问卷，由医生来评价这些解释信息是否合理、是否缩短了他们确诊的时间等等。有时设计并实施一个客观、合理的用户调研会花费相当的时间和精力，但这是评价解释的一种有效的方法。

② 人员层面的评价（human-grounded evaluation）　这是指利用生成的解释实施更简化的人与模型交互的下游实验，以此评价解释的质量。和应用层面的方法相比，该方法不需要领域专家，只需要外行人来参与即可。当下游的任务比较复杂且有挑战性时，这种基于简化实验的评价方法更方便，且能从更宏观的角度衡量解释的好坏。

③ 功能层面的评价（functionality-grounded evaluation）　这是指把可解释性的一些形式化定义作为评价解释质量的手段。这种方法不需要人的参与，因此不用花费大量的人力和时间，其关键是选用哪种定义来评价解释。例如生成的解释能否提升原模型的性能、和其他解释方法相比是否足够稀疏等等。

在实际应用中，对于可解释性的方法，尤其是事后解释的方法，往往需要一些定量的指标去更精准地评估其好坏。以下介绍三种常用的评估指标，即计算扰动量面积（area over the perturbation curve，AOPC）、log-odds 分数和忠诚度（Fidelity）分数。下面简要说明如何计算这三种指标。

AOPC[67]：

$$\text{AOPC}(k) = \frac{1}{N} \sum_{i=1}^{N} \left\{ p(\hat{y} \mid x_i) - p\left[\hat{y} \mid \tilde{x}_i^{(k)} \right] \right\}$$

其中，$\hat{y}$ 是预测的标签；N 是例子的数量；$p(\hat{y} \mid \cdot)$ 是原始模型准确预测标签的概率；$\tilde{x}_i^{(k)}$ 是从 x_i 中删除 $k\%$ 得分最高的特征之后构建的数据集。AOPC 关注在删去用于解释的特征以后模型是否能保持原有性能，如果不能保持其性能，则证明找到了正确的用于解释的特征。在模型解释中，AOPC 分数越高越好，说明被删除的特征对模型预测越重要。

log-odds[68]：

$$\text{log-odds}(r) = \frac{1}{N} \sum_{i=1}^{N} \log \frac{p\left[\hat{y} \mid \tilde{x}_i^{(r)} \right]}{p(\hat{y} \mid x_i)}$$

这里 r 采用替换的方式修改原有特征，其他符号意义与 AOPC 相同。其假设为如果找到的特征是具有可解释性的，则会影响原有模型性能。log-odds 分数越低则表示找到的解释性特征对模型越准确。

忠诚度（Fidelity）[69]：

$$\text{Fidelity}(k) = \frac{1}{N}\sum_{i=1}^{N}\left\{\delta\left(\widehat{y}_i = y_i\right) - \delta\left(\widehat{y_i^{1-k}} = y_i\right)\right\}$$

其中，y_i 为原始预测；N 为样本的数量。这里的 $1-k$ 指的是去除重要输入特征的补充掩码，$\widehat{y_i^{1-k}}$ 是将新样本输入训练好的模型时得到的结果。函数 $\delta\left(\widehat{y}_i = y_i\right)$ 当 $\widehat{y}_i$ 和 y_i 相等时返回 1，否则返回 0。Fidelity 研究的是删减解释性特征以后模型预测精度的变化。

5.3.4 可解释性应用案例

在预测药物分子的性质时，化学家可能会从几个特定的原子和碎片而不是整个分子来推断溶解性和熔点等性质。从原子贡献的角度解释这样的预测有助于建立对分子性质的可靠的了解。在以下应用案例中，作者用图卷积神经网络（graph convolutional neural network, GCNN）来预测分子性质，并对其结果进行差异化以展示对结果有显著影响的分子片段。基于此，作者提出了利用批量表示正交化（batch representation orthonormalization, BRO）和 Gini 正则化的 TopRep 模型[57]。

（1）BRO 正交化

作者受到原子轨道线性组合理论（linear combination of atomic orbitals, LCAO[70]）的启发，发现 GCNN 也可被抽象为构建完整分子的过程，其中对称性混合的过程可以用邻接矩阵的特征向量来描述。

在 LCAO 中，分子轨道波函数由互相正交的原子轨道波函数线性组合而成，其中原子轨道的正交性由结构本身保证，但是由图卷积创建的表示 H 没有这样的保证，因而作者引入了正交项损失函数来实现训练过程中的正交化约束。

$$\mathcal{L}_{\text{BRO}}^{\text{mol}} = \frac{\lambda}{2}\left\| HH^{\text{T}} - I \right\|_2$$

其中，$\|\|_2$ 为模；I 为单位矩阵；λ 为人工决定的超参数。

由于 GCNN 的前向传播过程通常使用小批量训练，正交项损失函数必须在训练样本的所有图上更新，这大大增加了计算量，因此作者只对图卷积的输出层使用正则化。

（2）Gini 正则化

为了实现多任务神经网络，作者选择使用典型的全局图聚合层（global graph aggregation layer），并将其应用到全连接层之前的一个池化层，实现了一个全局平均池化层（global average pooling，GAP）。为了使训练权重差异化得到更好的结果来表示分子中具体部分的重要性，并且使得全连接层的权重尽可能稀疏，需要引入正则化，但是传统的正则化如 L1、

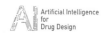

L2 正则化方法并不适用，因为直接惩罚权重的大小会影响模型的预测性能。受到基尼系数（Gini coefficient）的启发，TopRep 的作者提出了基于基尼系数的正则项，选择全连接层中关于 GAP 第 i 个预测任务的输出 w_i，并计算：

$$\mathcal{L}_{\text{Gini}}^i = \sum_j^n \sum_{j'}^n \frac{\left| w_{ij} - w_{ij'} \right|}{2\left(n^2 - n\right)\bar{w}_i}$$

其中，$\bar{w}_i$ 是每行中的平均权重，基尼系数的范围从 0 到 1。

计算 $g = \frac{1}{n}\sum_i^n \mathcal{L}_{\text{Gini}}^i$，使得训练损失为 $\frac{L}{g^m}$（L 为多任务回归的损失，m 为人工确定的超参数）。由于基尼系数正则化方法可以对每个原子进行权重评估，因此也可以看作由重新权重带来的模型可解释性。

综上所述，为了合理解释分子的哪些部分驱动分子图卷积神经网络（GCNN）的预测，TopRep 给出了两种在 GCNN 训练期间应用的简单正则化技术：批量表示正交化（BRO）和 Gini 正则化。BRO 受分子轨道理论的启发，鼓励图卷积运算生成正交节点嵌入。Gini 正则化应用于输出层的权重，并限制模型可用于进行预测的维数。这两种正则化方法均能提高 GCNN 归因方法在人工基准数据集上的准确性和可解释性，并且都可以应用于其他类型的神经网络。

5.3.5　小结

作为人工智能的一个重要应用场景，生物医药对模型的可靠性、透明性、可解释性等要求比很多其他场景更高，因为其预测和决策常常关乎人类的健康甚至生命。本节专注于可解释人工智能（XAI），介绍了基本概念、策略和方法，包括基于规则、注意力的模型。本章前两节介绍的 NLP 和知识图谱技术，对 XAI 有潜在的应用，但尚未成为主流技术。为了使 XAI 成为严谨的科学技术，可解释性的评价方法起到关键的作用，对此我们也作了简要的介绍。总体上，XAI 仍然处于初级发展阶段，未来它对人工智能助力科学研究（AI for Science），包括新药发现，所起的推动作用很可能是革命性的。

参考文献

[1] Petroni F, et al. An extensible event extraction system with cross-media event resolution. Proceedings of the 24th ACM SIGKDD International Conference on Knowledge Discovery & Data Mining, **2018**.

[2] Yang H, et al. Dcfee: A document-level chinese financial event extraction system based on automatically labeled training data. Proceedings of ACL 2018, System Demonstrations, **2018**.

[3] Riloff E. Automatically constructing a dictionary for information extraction tasks. AAAI, **1993**. Citeseer.

[4] Cohen K B, et al. High-precision biological event extraction with a concept recognizer. Proceedings of the BioNLP 2009 Workshop Companion Volume for Shared Task, **2009**.

[5] Doddington G R, et al. The automatic content extraction (ace) program-tasks, data, and evaluation. Lrec, **2004**. Lisbon.

[6] Saroj A R, Munodtiya K, Pal S. Rule based Event Extraction System from Newswires and Social Media Text in Indian Languages (EventXtract-IL) for English and Hindi Data. FIRE (Working Notes), **2018**.

[7] Ahn D. The stages of event extraction. in Proceedings of the Workshop on Annotating and Reasoning about Time and Events. **2006**.

[8] Chieu H L, Ng H T. A maximum entropy approach to information extraction from semi-structured and free text. Aaai/ iaai, **2002**: 786-791.

[9] Grishman R, Westbrook D, Meyers A. Nyu's english ace 2005 system description. ACE, **2005**.

[10] Meyers A, et al. Parsing and glarfing. Proceedings of RANLP-2001, Recent Advances in Natural Language Processing, **2001**.

[11] Nguyen T H, Grishman R. Event detection and domain adaptation with convolutional neural networks. Proceedings of the 53rd Annual Meeting of the Association for Computational Linguistics and the 7th International Joint Conference on Natural Language Processing, **2015**.

[12] Nguyen T H, Grishman R. Modeling skip-grams for event detection with convolutional neural networks. Proceedings of the 2016 Conference on Empirical Methods in Natural Language Processing, **2016**.

[13] Nguyen T H, Cho K, Grishman R. Joint event extraction via recurrent neural networks. Proceedings of the 2016 Conference of the North American Chapter of the Association for Computational Linguistics: Human Language Technologies, **2016**.

[14] Chen Y, et al, Event extraction via bidirectional long short-term memory tensor neural networks. Chinese Computational Linguistics and Natural Language Processing Based on Naturally Annotated Big Data, **2016**.

[15] Liu X, Luo Z, Huang H. Jointly multiple events extraction via attention-based graph information aggregation. *arXiv preprint arXiv:1809.09078*, **2018**.

[16] Nguyen T, Grishman R. Graph convolutional networks with argument-aware pooling for event detection. Proceedings of the AAAI Conference on Artificial Intelligence, **2018**.

[17] Zhao Y, et al. Document embedding enhanced event detection with hierarchical and supervised attention. Proceedings of the 56th Annual Meeting of the Association for Computational Linguistics (Volume 2: Short Papers), **2018**.

[18] Chen Y, et al. Collective event detection via a hierarchical and bias tagging networks with gated multi-level attention mechanisms. Proceedings of the 2018 Conference on Empirical Methods in Natural Language Processing, **2018**.

[19] Abney S. Bootstrapping. Proceedings of the 40th annual meeting of the Association for Computational Linguistics, **2002**.

[20] Nguyen T H, et al. A two-stage approach for extending event detection to new types via neural networks. Proceedings of the 1st Workshop on Representation Learning for NLP, **2016**.

[21] Huang L, et al, Zero-shot transfer learning for event extraction. *arXiv preprint arXiv:1707.01066*, **2017**.

[22] Liu S, et al. Leveraging framenet to improve automatic event detection. Proceedings of the 54th Annual Meeting of the Association for Computational Linguistics, **2016**.

[23] Chen Y, et al. Automatically labeled data generation for large scale event extraction. Proceedings of the 55th Annual Meeting of the Association for Computational Linguistics, **2017**.

[24] Yu H, et al. Topic detection and tracking review. Journal of Chinese Information Processing, **2007**, *21*(6): 71-87.

[25] Piskorski J, et al. Online news event extraction for global crisis surveillance. Transactions on computational collective intelligence V. *Springer*, **2011**: 182-212.

[26] Yu S, Wu B. Exploiting structured news information to improve event detection via dual-level clustering. 2018 IEEE Third International Conference on Data Science in Cyberspace (DSC), **2018**.

[27] Liu M, et al. Extracting key entities and significant events from online daily news. International Conference on Intelligent Data Engineering and Automated Learning, **2008**.

[28] Biggs N, Lloyd E K, Wilson R J. *Graph Theory*, 1736-1936. Oxford University Press, **1986**.

[29] Sowa J.F. Conceptual graphs for a data base interface. IBM Journal of Research and Development, **1976**, *20*(4): 336-357.

[30] Nurdiati S, Hoede C. 25 years development of knowledge graph theory: the results and the challenge. *Memorandum*,

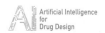

2008, *1876*(2): 1-10.

[31] Berners-Lee T, Hendler J, Lassila O. The semantic web. *Scientific American*, **2001**, *284*(5): 34-43.

[32] Miles A, Pérez-Agüera J R. Skos: Simple knowledge organisation for the web. *Cataloging & Classification Quarterly*, **2007**, *43*(3-4): 69-83.

[33] Auer S, et al. *DBpedia: A nucleus for a web of open data*. The semantic web. Berlin, Heidelberg: Springer, **2007**: 722-735.

[34] Bollacker K, et al. Freebase: a collaboratively created graph database for structuring human knowledge. Proceedings of the 2008 ACM SIGMOD international conference on Management of data, **2008**.

[35] 徐增林 , 等 . 知识图谱技术综述 . 电子科技大学学报 , **2016**, *45*(4): 589-606.

[36] 陈立玮 , 冯岩松 , 赵东岩 . 基于弱监督学习的海量网络数据关系抽取 . 计算机研究与发展 , **2013**, *50*(09): 1825-1835.

[37] Tsarkov D, Horrocks I. FaCT++ description logic reasoner: System description. International Joint Conference on Automated Reasoning. Springer, **2006**.

[38] Haarslev V, Möller R. Consistency testing: The RACE experience. International Conference on Automated Reasoning with Analytic Tableaux and Related Methods. Springer, **2000**.

[39] Parsia B, Sirin E. Pellet: An owl dl reasoner. Third international semantic web conference-poster. Citeseer, **2004**.

[40] Glimm B, et al. *HermiT: reasoning with large ontologies*. Computing Laboratory, Oxford University, **2009**: 64.

[41] Lao N, Mitchell T and Cohen W. Random walk inference and learning in a large scale knowledge base. Proceedings of the 2011 conference on empirical methods in natural language processing, **2011**.

[42] Bordes A, et al. Translating embeddings for modeling multi-relational data. Advances in Neural Information Processing Systems, **2013**: 26.

[43] Himmelstein D S, et al. Systematic integration of biomedical knowledge prioritizes drugs for repurposing. *eLife*, **2017**, *6*: e26726.

[44] Ioannidis V N, et al. Drug-drug repurposing knowledge graph for covid-19. 2020, *Journal of Biomedical Informatics*, **2021**, *115*: 103696.

[45] Walsh B, Mohamed S K, Nováček V. Biokg: A knowledge graph for relational learning on biological data. Proceedings of the 29th ACM International Conference on Information & Knowledge Management, **2020**.

[46] Zheng S, et al. PharmKG: a dedicated knowledge graph benchmark for bomedical data mining. *Briefings in Bioinformatics*, **2021**, *22*(4): bbaa344.

[47] Santos A, et al. Clinical knowledge graph integrates proteomics data into clinical decision-making. *bioRxiv*, 2020.

[48] Chandak P, Huang K, Zitnik M. Building a knowledge graph to enable precision medicine. Sci Data, **2023**, *10*: 67.

[49] Wan F, et al. NeoDTI: neural integration of neighbor information from a heterogeneous network for discovering new drug-target interactions. *Bioinformatics*, **2019**. *35*(1): 104-111.

[50] Zitnik M, Agrawal M, Leskovec J J B. Modeling polypharmacy side effects with graph convolutional networks. *Bioinformatics*, **2018**, *34*(13): i457-i466.

[51] Arrieta A B, et al. Explainable Artificial Intelligence (XAI): Concepts, taxonomies, opportunities and challenges toward responsible AI. *Information Fusion*, **2020**, *58*: 82-115.

[52] Molnar C. *Interpretable machine learning*. Lulu Press, **2020**.

[53] Galárraga L, Teflioudi C, Hose K, Suchanek FM. AMIE: association rule mining under incomplete evidence in ontological knowledge bases. Proceedings of the 22nd International Conference on World Wide Web. **2013**: 413-422.

[54] 官赛萍 , 等 . 面向知识图谱的知识推理研究进展 . 软件学报 , **2018**, *29*(10): 2966-2994.

[55] 纪守领 , 等 . 机器学习模型可解释性方法、应用与安全研究综述 . 计算机研究与发展 , **2019**, *56*(10): 2071-2096.

[56] Pope P E, et al. Explainability methods for graph convolutional neural networks. Proceedings of the IEEE/CVF Conference on Computer Vision and Pattern Recognition, **2019**.

[57] Henderson R, Clevert DA, Montanari F. Improving Molecular Graph Neural Network Explainability with Orthonormalization and Induced Sparsity. International Conference on Machine Learning, **2021**.

[58] Fan FL, et al. On interpretability of artificial neural networks: A survey. IEEE Transactions on Radiation and Plasma Medical Sciences, **2021**.

[59] Wang Y, et al. Interpret neural networks by identifying critical data routing paths. Proceedings of the IEEE Conference on Computer Vision and Pattern Recognition, **2018**.

[60] Adebayo J, et al. Sanity checks for saliency maps. *arXiv preprint arXiv:1810.03292*, **2018**.

[61] Ribeiro M T, Singh S, Guestrin C. "Why should i trust you?" Explaining the predictions of any classifier. Proceedings of the 22nd ACM SIGKDD international conference on knowledge discovery and data mining, **2016**.

[62] Lundberg S M, Lee S. A unified approach to interpreting model predictions. Proceedings of the 31 International Conference on Neural Information Processing Systems. **2017**: 4768-4777.

[63] Liu Y, et al. Neural Multi-hop Reasoning with Logical Rules on Biomedical Knowledge Graphs. European Semantic Web Conference. Cham: Springer, **2021**.

[64] Yu Y, et al. SumGNN: multi-typed drug interaction prediction via efficient knowledge graph summarization. *Bioinformatics*, **2021**, *37*(18): 2988-2995.

[65] Zhang Y, Chen X. Explainable recommendation: A survey and new perspectives. *Foundations and Trends in Information Retrieval*, **2020**, *14*(1): 1-101.

[66] Doshi-Velez F, Kim B. Towards A Rigorous Science of Interpretable Machine Learning. *arXiv: 1702.08608*, **2017**.

[67] Samek W, et al. Evaluating the visualization of what a deep neural network has learned. *IEEE Transactions on Neural Networks and Learning Systems*, **2016**, *28*(11): 2660-2673.

[68] Shrikumar A, Greenside P, Kundaje A. Learning important features through propagating activation differences. International Conference on Machine Learning. PMLR, **2017**.

[69] Yuan H, et al. Explainability in graph neural networks: A taxonomic survey. *arXiv:2012.15445*, **2020**.

[70] Albright T A, Burdett J K, Whangbo MH. *Orbital interactions in chemistry*. John Wiley & Sons, 2013.

拓展阅读 ▏

语言模型在药物发现领域的应用

自然语言模型（language model）能很好地处理基于序列数据的预测和生成任务。这其中非常经典的是 Transformer 系列的模型。Transformer（Vaswani, Shazeer et al. 2017）最初在2017 年提出，针对自然语言中的机器翻译问题，该模型采用自注意力机制，能有效地捕捉长序列中的信息。在此基础上，可以先在大规模的语料库上对 Transformer 进行预训练，使其包含丰富的语义信息，然后在下游的具体任务上对模型进行微调。预训练的 Transformer 及其变体模型被广泛用在了自然语言处理、计算机视觉、推荐系统等很多领域。在生物医学场景中，预训练语言模型可用于药物发现相关的任务，此外还包括一些 NLP 任务、蛋白质 / DNA 相关的预测任务、与知识图谱相融合以及辅助 XAI 等。以下文献导读主要参考了几篇综述文章（Deng, Yang et al. 2022, Kalyan, Rajasekharan et al. 2022, Wang, Xie et al. 2021）。

药物发现相关的任务主要包括分子性质预测和分子生成。例如 SMILES-BERT（Wang, Guo et al. 2019）在大规模的 SMILES 数据集上对 BERT（一种掩码语言模型）进行训练，得到的预训练模型用于分子性质预测。ChemBERTa（Chithrananda, Grand et al. 2020）通过预训练的 RoBERTa（Liu, Ott et al. 2019）来进行分子性质预测。SMILES Transformer（Honda, Shi et al. 2019）通过预训练一个 sequence-to-sequence 的模型来学习分子表示。MolBERT（Fabian, Edlich et al. 2020）在分子指纹数据集上预训练一个 BERT（Devlin, Chang et al. 2019）模型并用于分子性质预测。GROVER (Rong, Bian et al. 2020) 将图神经网络中的消息

AI | Artificial Intelligence for Drug Design

传递机制和 Transformer 相结合，在千万级别的分子数据集上进行预训练，以此学习分子的表示。Molecule Chef(Bradshaw, Paige et al. 2019) 利用预训练的 Transformer 进行分子的生成。在此基础上，还有针对特定靶点蛋白序列进行药物分子生成的研究。

对于生物医学场景下的 NLP 任务，相关的预训练模型一般基于通用大语言模型的架构，并在大规模的生物医学文本数据集上进行预训练，所得到的模型适用于下游多个 NLP 任务，包括实体抽取、关系抽取、文本分类、问答等。其中的代表模型有 BioBERT（Lee, Yoon et al. 2020）、ClinicalBERT（Huang, Altosaar et al. 2019）、PubMedBERT（Gu, Tinn et al. 2021）、BioALBERT（Naseem, Khushi et al. 2021）、BioGPT（Luo, Sun et al. 2022）、BioMedLM（Venigalla, Frankle et al. 2022）等。

语言模型还在蛋白质 /DNA 相关的预测任务中发挥了重要作用。例如在蛋白质结构预测过程中，多序列比对（multiple sequence alignment，简称 MSA）是其中的一个重要的输入数据。Sturmfels 等人在 2020 年提出了基于 Transformer 的一种预训练任务，即直接从 MSA 预测蛋白质谱，以此来帮助提升下游的蛋白质结构预测（Sturmfels, Vig et al. 2020）。DNABERT（Ji, Zhou et al. 2021）的作者设计了一个双向编码器来有效学习 DNA 序列中的信息，所得到的预训练模型可以很好地提升下游任务，例如增强子预测、转录因子结合位点预测等。除此之外，DNABERT 可以识别输入 DNA 序列中重要的核苷酸，以此提供更好的可视化和解释信息。

语言模型还可以与知识图谱相结合。这方面的工作包括通过知识图谱增强预训练模型，进而更好地补全知识图谱，例如 KG-BERT（Yao, Mao et al. 2019）和 SimKGC（Wang, Zhao et al. 2022）。也有通过为预训练模型注入外部知识，提升预训练模型在下游文本相关的 NLP 任务上的表现，例如 K-BERT（Liu, Zhou et al. 2020）和 KG-BART（Liu, Wan et al. 2021）。与上述两种范式不同，KEPLER（Wang, Gao et al. 2021）和 JAKET（Yu, Zhu et al. 2022）是对知识表示和预训练模型进行统一学习，使得预训练模型在下游可以同时处理知识图谱补全和 NLP 两个领域的问题。

由于预训练语言模型擅长生成式输出，因此还可以用于可解释人工智能。其解释形式一般是自然语言句子。例如在推荐系统中，PEPLER（Li, Zhang et al. 2023）对预训练后的 GPT-2（Radford, Wu et al. 2019）进行了提示学习和微调，该模型可以为给定的用户和推荐的商品生成句子，以解释推荐的理由。最近以 GPT-4（OpenAI 2023）为代表的大规模预训练语言模型在陆续涌现。GPT-4 比以往的预训练语言模型参数量更大、预训练所用到的语料库也更丰富，而基于 GPT-4 的对话机器人 ChatGPT 也展示出了强大的语言理解和生成能力，这为 XAI 提供了很好的工具。例如 Juhi 等人利用 ChatGPT 预测了药物 - 药物互作关系并生成了相应的解释句子（Juhi, Pipil et al. 2023）。未来 ChatGPT 有望在药物发现领域提供更多的人工智能技术支持（Savage 2023）。

主要参考文献

Bradshaw J, Paige B, Kusner M J, et al. A Model to Search for Synthesizable Molecules. *Adv Neural Inf Process Syst*, **2019**, *32*.

Chithrananda S, Grand G, Ramsundar B. Chemberta: Large-Scale Self-Supervised Pretraining for Molecular Property Prediction. *arXiv preprint arXiv:2010.09885,* **2020**.

Deng J, Yang Z, Ojima I, et al. Artificial Intelligence in Drug Discovery: Applications and Techniques. *Brief Bioinformatics,* **2022,** *23* (1).

Devlin J, Chang M-W, Lee K, et al. Bert: Pre-Training of Deep Bidirectional Transformers for Language Understanding, Association for Computational Linguistics, 2019.

Fabian B, Edlich T, Gaspar H, et al. Molecular Representation Learning with Language Models and Domain-Relevant Auxiliary Tasks. *arXiv preprint arXiv:2011.13230,* **2020**.

Gu Y, Tinn R, Cheng H, et al. Domain-Specific Language Model Pretraining for Biomedical Natural Language Processing. *ACM Trans Comput Healthcare,* **2021,** *3* (1): 1-23.

Honda S, Shi S, Ueda H R. Smiles Transformer: Pre-Trained Molecular Fingerprint for Low Data Drug Discovery. *arXiv preprint arXiv:1911.04738,* **2019**.

Huang K, Altosaar J, Ranganath R. Clinicalbert: Modeling Clinical Notes and Predicting Hospital Readmission. *arXiv preprint arXiv:1904.05342,* **2019**.

Ji Y, Zhou Z, Liu H, et al. Dnabert: Pre-Trained Bidirectional Encoder Representations from Transformers Model for DNA-Language in Genome. *Bioinformatics,* **2021,** *37* (15): 2112-2120.

Juhi A, Pipil N, Santra S, et al. The Capability of Chatgpt in Predicting and Explaining Common Drug-Drug Interactions. *Cureus,* **2023,** *15* (3).

Kalyan K S, Rajasekharan A, Sangeetha S. Ammu: A Survey of Transformer-Based Biomedical Pretrained Language Models. *J Biomed Inform,* **2022,** *126*: 103982.

Lee J, Yoon W, Kim S, et al. Biobert: A Pre-Trained Biomedical Language Representation Model for Biomedical Text Mining. *Bioinformatics,* **2020,** *36* (4): 1234-1240.

Li L, Zhang Y, Chen L. Personalized Prompt Learning for Explainable Recommendation. *ACM Trans Inf Syst,* **2023,** *41* (4): 1-26.

Liu W, Zhou P, Zhao Z, et al. K-Bert: Enabling Language Representation with Knowledge Graph. Proceedings of the AAAI Conference on Artificial Intelligence, 2020.

Liu Y, Ott M, Goyal N, et al. Roberta: A Robustly Optimized Bert Pretraining Approach. *arXiv preprint arXiv:1907.11692,* **2019**.

Liu Y, Wan Y, He L, et al. Kg-Bart: Knowledge Graph-Augmented Bart for Generative Commonsense Reasoning. Proceedings of the AAAI Conference on Artificial Intelligence, 2021.

Luo R, Sun L, Xia Y, et al. Biogpt: Generative Pre-Trained Transformer for Biomedical Text Generation and Mining. *Brief Bioinformatics,* **2022,** *23* (6).

Naseem U, Khushi M, Reddy V, et al. Bioalbert: A Simple and Effective Pre-Trained Language Model for Biomedical Named Entity Recognition. 2021 International Joint Conference on Neural Networks (IJCNN), IEEE, 2021.

OpenAI. Gpt-4 Technical Report. *arXiv,* **2023**.

Radford A, Wu J, Child R, et al. Language Models Are Unsupervised Multitask Learners. *OpenAI blog,* **2019,** *1* (8): 9.

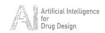

Rong Y, Bian Y, Xu T, et al. Self-Supervised Graph Transformer on Large-Scale Molecular Data. *Adv Neural Inf Process Syst,* **2020,** *33*: 12559-12571.

Savage N. Drug Discovery Companies Are Customizing Chatgpt: Here's How. *Nat Biotechnol,* **2023.**

Sturmfels P, Vig J, Madani A, et al. Profile Prediction: An Alignment-Based Pre-Training Task for Protein Sequence Models. *arXiv preprint arXiv:2012.00195,* **2020.**

Vaswani A, Shazeer N, Parmar N, et al. Attention Is All You Need. *Adv Neural Inf Process Syst,* **2017,** *30.*

Venigalla A, Frankle J, Carbin M. Biomedlm: A Domain-Specific Large Language Model for Biomedical Text. *MosaicML. Accessed: Dec,* **2022,** *23.*

Wang S, Guo Y, Wang Y, et al. Smiles-Bert: Large Scale Unsupervised Pre-Training for Molecular Property Prediction. Proceedings of the 10th ACM international conference on bioinformatics, computational biology and health informatics, 2019.

Wang X, Gao T, Zhu Z, et al. Kepler: A Unified Model for Knowledge Embedding and Pre-Trained Language Representation. *Trans Assoc Comput Linguist,* **2021,** *9*: 176-194.

Wang B, Xie Q, Pei J, et al. Pre-Trained Language Models in Biomedical Domain: A Systematic Survey. *arXiv preprint arXiv:2110.05006,* **2021.**

Wang L, Zhao W, Wei Z, et al. Simkgc: Simple Contrastive Knowledge Graph Completion with Pre-Trained Language Models. *arXiv preprint arXiv:2203.02167,* **2022.**

Yao L, Mao C, Luo Y. Kg-Bert: Bert for Knowledge Graph Completion. *arXiv preprint arXiv:1909.03193,* **2019.**

Yu D, Zhu C, Yang Y, et al. Jaket: Joint Pre-Training of Knowledge Graph and Language Understanding. Proceedings of the AAAI Conference on Artificial Intelligence, 2022.

作者简介

郑杰，工学博士，上海科技大学信息科学与技术学院终身副教授、研究员、博士生导师，智能医学信息研究中心联合主任。主要研究方向为生物信息学、数据科学、AI for Science 特别是人工智能在生物医药的应用等。

Email: zhengjie@shanghaitech.edu.cn

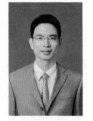

兰曼，工学博士，华东师范大学计算机学院教授、博士生导师。主要研究方向是自然语言理解和机器学习，应用计算语言学和机器学习 / 深度学习等人工智能技术的方法探索深层语义理解的理论及建立生物、金融、电商、政务等多领域的智能自然语言理解应用。

Email: mlan@cs.ecnu.edu.cn

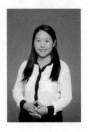

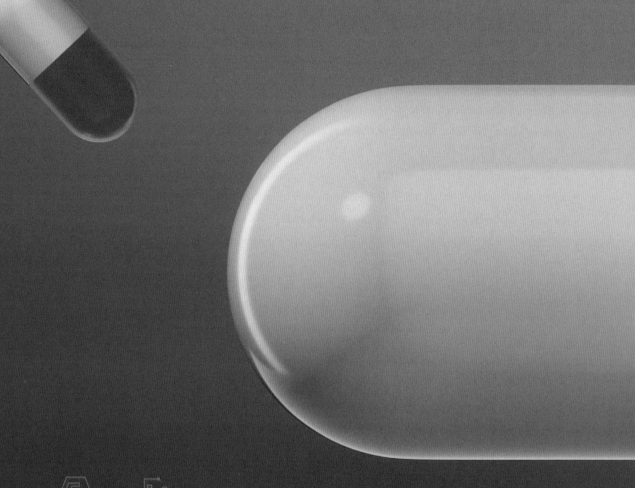

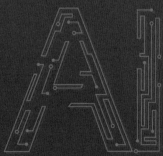

Artificial Intelligence
for
Drug Design

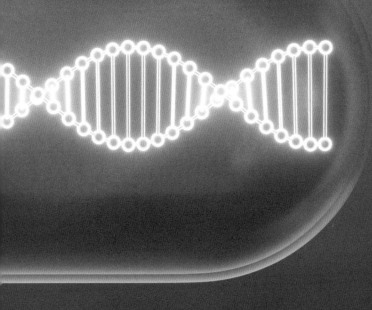

第二部分
数据基础与表征

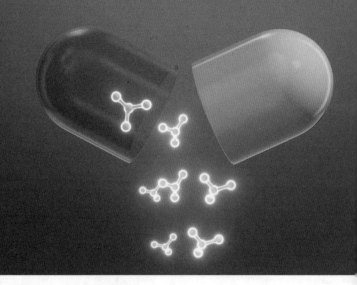

第6章

分子结构与生物活性数据

李国菠，戚逸飞 ❶

6.1　生物大分子结构数据库

　　蛋白质、核酸等生物大分子是构成生命的基础物质。生物大分子结构则是研究疾病发生机理及药物作用机制的重要基础，也是药物发现的重要参考依据。随着结构生物学、基因组学、蛋白质组学等的不断发展，产生了大量的生物大分子结构数据和活性数据，特别是蛋白质、核酸等生物大分子的三维结构，已成为生命科学与医学领域研究的宝贵资源。为了更好地管理和使用这些数据资源，人们整理并建立了许多不同类型的生物大分子结构数据库，以满足不同目的和需求。另外，研究人员在原始结构数据的基础上进行二次开发，得到了许多有价值的数据资源和应用工具，如同源建模工具、可视化分析工具，可方便用户进一步分析和处理原始数据，降低准入壁垒。最近，人工智能技术在蛋白质结构预测领域取得了突破性进展，发展的 AI 模型能够较准确地预测蛋白质三维结构及其复合体结构，大大丰富了生物大分子结构数据资源。

　　鉴于生物大分子之间的相互作用是其发挥生物学功能的重要基础，生物大分子复合物结构有助于人们深入理解其相互作用机制，对于疾病发生的机理研究及基于结构的药物设计都具有重要意义。目前已发展了聚焦蛋白质 - 小分子复合物、蛋白质 - 蛋白质复合物、蛋白质 - 核酸复合物和蛋白质 - 多肽复合物结构数据库。同时，为了满足不同领域的研究需求，人们根据生物大分子特定功能或结构类型，建立了许多各具特色的生物大分子数据库，如 G 蛋白偶联受体数据库、蛋白激酶数据库、金属酶数据库以及固有无序蛋白质结构数据库等。以下重点介绍生物大分子关键的数据库及其数据类型、检索方式、主要用途及特色功能等，以便读者熟悉相关数据类型，为后续人工智能及药物设计方法的学习打下基础。

---

❶ 编写分工：6.1、6.3、6.4 李国菠，6.2 戚逸飞。

6.1.1 蛋白质和核酸三维结构数据库

随着 X 射线单晶衍射、核磁共振、电子衍射、冷冻电镜等实验技术手段不断发展，迄今已有大量蛋白质、核酸等生物大分子的三维结构被成功解析。这些结构数据被全球蛋白质数据库组织（Worldwide Protein Data Bank，简称 wwPDB）管理和归档，提供给世界各地研究人员公开免费使用。wwPDB 由四个核心成员组成，分别是 RCSB PDB、PDBe、PDBj 和 BMRB。

RCSB PDB 是目前全球最大的生物大分子结构数据库，由美国结构生物信息学研究合作实验室维护和管理（图 6-1）。RCSB PDB 提供生物大分子的空间原子坐标、实验数据、化学结构数据等详细信息。截至 2022 年 1 月 10 日，RCSB PDB 共收录了 185610 套可用生物大分子数据（表 6-1），其中包括 162000 余套蛋白结构数据，9950 余套蛋白 - 核酸复合物结构数据，3700 余套 DNA 和 RNA 结构数据等，这些结构大多数都是通过 X 射线单晶衍射实验手段获得的。RCSB PDB 数据库可免费访问，已成为生命科学与医学领域研究的重要资源。用户可以通过 PDB ID、靶点名称、配体名称、序列、作者、功能类别、分辨率、来源、入库时间等来检索、查阅和下载相关数据。此外，RCSB PDB 还提供了蛋白序列比对工具、引文链接，供进一步研究。

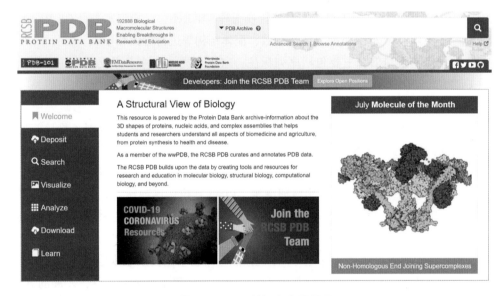

图 6-1　PDB 数据库主页界面

表 6-1　RCSB PDB 包含的生物大分子结构数量统计（截至 2022 年 1 月 10 日）

分类	结构	数量
实验方法	X 射线单晶结构	162081
	NMR 结构	13583
	冷冻电镜结构	9642
数据类型	蛋白质结构	162014
	蛋白质 - 核酸复合物结构	9953
	DNA 结构	2127
	RNA 结构	1588

PDBe 是欧洲蛋白质数据库 [1, 2]，负责收录和管理欧洲地区提交的生物大分子结构数据，与 PDB 数据库功能类似。该数据库与国际上的其他团队开展合作，基于原始结构数据进行二次开发，获得了许多有价值的数据资源和应用工具。例如，集成大分子结构、功能、分类、序列信息资源为一体的 SIFTS 数据库 [3]；提供大分子的功能注释和结构预测信息的 PDBe-KB 数据库 [4]。

PDBj 是日本蛋白质数据库 [5]，负责亚洲和中东地区生物大分子结构数据的处理和收录。PDBj 在原始数据的基础上衍生了多个数据库。例如蛋白质功能位点静电表面数据库 eF-site，特征在于基于功能位点的 Connolly 表面显示其静电势和疏水特征，以分析分子识别机制。又如，ProMode-Elastic 数据库提供了基于弹性网络模型对 PDB 结构的正则模态分析数据。PDBj 也提供了多序列和结构比对工具 MAFFTash、在线的同源建模工具 Spanner 以及可视化工具 Molmil 等。

BMRB 则是生物核磁共振数据库 [6]，主要收录蛋白质、多肽、核酸等生物大分子的核磁共振（简称 NMR）实验数据。BMRB 主要包含 NMR 时域数据、NMR 谱参数（如指定的化学位移、耦合常数和峰值表等）、基于 NMR 衍生的数据（如氢交换速率、弛豫参数、pK_a 值等）等。同时，BMRB 数据库收录了小分子 NMR 波谱数据，可用于代谢组学和天然产物研究；并提供 NMR 数据分析工具，如数据转换工具 STARch、结构测定工具 CS-Rosetta 等。用户可以通过 PDB ID、分子类型、波谱参数、配体结构等进行检索和下载。

PDB 数据库的蛋白信息主要包括序列标注、家族分类、物种来源及基因注释等，同时也提供 UniProt、Pfam 等蛋白信息数据库。UniProt 数据库整合了包括欧洲生物信息学研究所（简称 TrEMBL）、美国蛋白质信息资源（简称 PIR）以及瑞士生物信息研究所（简称 Swiss-Prot）三大数据库的资源，提供有关蛋白质序列、功能、分类等数据，是目前蛋白质相关信息最全面的数据库。Pfam 数据库 [7] 则是专门提供蛋白质家族和结构域完整分类信息的数据库，其包括每个家族的序列、结构、结构域注释、功能、来源等信息，被广泛用于蛋白质家族信息查询、未知蛋白结构域研究等。Pfam 利用多序列比对和隐马尔可夫模型将 UniProt 数据库内的蛋白质分成不同的家族，目前已涵盖 19179 个蛋白家族，每个家族分配一个唯一的 PF 编号。另外，Pfam 数据库进一步通过对多个家族相似性分析，将具有相似三维结构或模体结构的蛋白质家族归类成一个超家族，丰富了蛋白质家族信息。

最近，人工智能（AI）技术在蛋白质结构预测领域取得了突破性进展，发展的 AI 模型能较准确地预测蛋白质三维结构及其复合体结构，预测精度接近于实验水平。最具代表性的方法是由 DeepMind 团队研发的 AlphaFold2[8] 和 David Baker 实验室研发的 RoseTTAFold[9]。AlphaFold2 主要是基于注意力机制的深度学习框架，通过两个模块实现从蛋白质初级序列得到蛋白三维结构的预测。第一个模块是将蛋白初级序列和原始多序列比对特征编码成有向图，即以残基为节点，连接相邻残基的键为有向边的图，输入到 Evoformer 网络模块，模块的输出为更新后的 MSA 特征和残基对特征。第二个模块则针对每个残基构建的初始主链的三维结构，与上一个模块得到的 MSA 特征和残基对合并输入到结构模块进行空间结构的生成；该模块基于不变点注意力机制（invariant point attention, IPA）对每个残基的主链 $N-C_\alpha-C$ 部分进行适当的平移旋转以确定蛋白主链的空间结构，同时利用 3D 等变模型推理出残基侧链原子的空间坐标，进而得到蛋白三维结构。结果显示，对于大多数蛋白白，AlphaFold2 的预测精度可与 X 射线晶体衍射等实验手段相媲美。DeepMind 团队和欧洲生物信息研究所合作，于 2021 年 7 月首次发布了由 AlphaFold2 预测的蛋白结构数据库 AlphaFold DB[8]，包含约 35 万个蛋白三维结构，涵盖了包括人类以及其他常见 20 种物种在内的相关蛋白。其中，AlphaFold DB 包含了 2 万种人类蛋白，对人类蛋白结构预测的覆盖率达 98.5%。

RoseTTAFold 则通过三轨注意力机制学习蛋白质一级、二级、三级结构之间的联系，实现对蛋白三维结构的预测。RoseTTAFold 由 3 个互相连接的 1D、2D、3D 注意力轨道组成，分别处理和传递来自蛋白一级、二级、三级结构的信息（即一级序列比对信息、2D 距离矩阵、主链三维坐标）；三轨注意力机制使网络具备能同时学习序列、残基间距离和原子空间坐标间关系的能力，从而预测出蛋白质的空间结构。RoseTTAFold 能够实现蛋白质及复合物的三维结构的高精度预测，尤其在预测蛋白质复合物结构方面表现出优越的性能。

此外，针对核酸结构数据，目前有专门核酸结构数据库，其中最为著名的是 NDB 数据库[10]。NDB 数据库成立于 1991 年，专门致力于收录 DNA、RNA 以及 DNA- 蛋白质复合物等核酸相关结构数据；同时，收录核酸类型、结构特征以及与蛋白、药物分子、RNA 等相互作用等注释信息，其检索页面如图 6-2 所示。截至 2021 年 11 月，NDB 数据库已收录 11744 套核酸结构数据，其中包括 8038 套 DNA 结构数据和 4364 套 RNA 结构数据。另外，NDB 提供一些在线特征分析工具，如 3D 核酸结构比对、二级核酸结构相似性搜索等；还提供几何序列搜索、核酸结构可视化等工具。

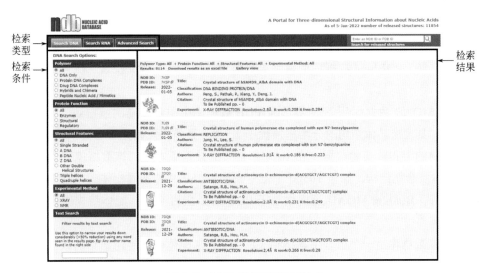

图 6-2　NDB 数据库检索界面

6.1.2　生物大分子复合物结构数据库

生物大分子之间形成永久或瞬时相互作用是其发挥生物学功能的重要基础。生物大分子复合物结构是理解生物大分子相互作用的关键数据，对于生物学和医学发展尤为重要。目前已发展了聚焦蛋白质 - 小分子复合物、蛋白质 - 蛋白质复合物、蛋白质 - 核酸复合物和蛋白质 - 多肽复合物结构数据库，为生物机制研究、药物发现及方法发展等提供了高质量素材。

6.1.2.1　蛋白质 – 小分子复合物结构数据库

目前，人们通过挖掘 PDB 数据库和文献报道的亲和性数据，构建了一些高质量的蛋白质 - 配体复合物结构数据库，如 PDBbind、Binding MOAD 等（表 6-2），促进了药物发现、药物设计等方面的发展。

表 6-2　一些蛋白质 - 配体复合物结构数据库

数据库名称	最近一次更新	蛋白质 - 配体复合物数量
PDBbind	2021-08	19443
Binding MOAD	2019-12	38702
BioLiP	2022-01	320298
dbHDPLS	2018-01	8833

PDBbind 数据库 [11] 致力于收集 Protein Data Bank 数据库中已知三维结构的各类复合物的亲和性实验数据（主要包括解离常数 K_d、抑制常数 K_i 以及半抑制浓度 IC_{50}）。该数据库自 2004 年公开发布以来，基本每年更新一次。2021 年发布的最新版本包括 19443 个蛋白 - 小分子复合物、2852 个蛋白 - 蛋白复合物、1052 个蛋白 - 核酸复合物以及 149 个核酸 - 小分子复合物的亲和性数据。所有亲和性数据均是从原始发表文献中收集而来，具有较高的可信度和较低的错误率。该数据库内容的重点是蛋白质 - 小分子复合物，不仅提供亲和性实验数据，而且提供这些复合物处理好的三维结构文件，方便用户使用。另外，该数据库按一系列标准挑选出质量较好的蛋白质 - 小分子复合物样本构成精选集 "refined set" 和代表性的核心集 "core est"，在定量计算蛋白质 - 配体相互作用的研究工作中被广泛地作为基准数据集。除数据下载之外，PDBbind 数据库的网站上也提供结构显示、数据检索、序列比对等一系列在线功能。

Binding MOAD 数据库 [12, 13] 主要收录 PDB 数据库中质量较高的蛋白质 - 小分子复合物的三维结构，其要求晶体结构的分辨率须优于 2.5 Å。另外，该数据库也提供了部分蛋白质 - 小分子复合物的亲和性实验数据。在 2019 年发布的最新版本中，该数据库包含了 38702 套蛋白质 - 配体复合物结构，涵盖 10500 个蛋白家族和 18939 种不同配体，以及 14324 条亲和性数据。此外，Binding MOAD 还提供基于 PDB ID、蛋白来源、配体结构的搜索以及可视化工具。

BioLiP[14] 数据库是一个包含生物学相关的蛋白质 - 配体相互作用信息的数据库，旨在帮助满足分子对接、虚拟筛选和蛋白功能注释等方面的需求。BioLiP 提供了复合物和配体的结构信息、催化位点的氨基酸残基、与配体相互作用的残基注释及亲和性数据等信息，其数据主要来自 PDB 数据库、PDBbind、BindingDB 及文献报道等。BioLiP 每周五自动更新，截至 2022 年 1 月 7 日共收录 561100 条蛋白质 - 配体复合物结构，其中 320298 个含常规配体复合物结构，59553 个含 DNA/RNA 配体复合物结构，153814 个含金属配体复合物结构。BioLiP 还提供了用于预测蛋白质 - 配体结合位点的工具 COACH。

此外，dbHDPLS[15] 数据库则是专门收集与人类疾病相关的蛋白质 - 配体复合物结构的数据库，提供了蛋白质 - 配体复合物结构以及对应蛋白质结构、功能、疾病、配体结构等信息。在 2018 年发布的最新版本中，dbHDPLS 共收录 8833 条人类蛋白质 - 配体复合物及相关数据。

6.1.2.2　蛋白质 - 蛋白质复合物结构数据库

针对蛋白质 - 蛋白质复合物结构，目前也有专门数据库和服务平台。例如，ProtCID 数据库 [16, 17] 是专注于蛋白质 - 蛋白质复合物结构的数据库。该数据库收录的复合物结构主要分为 4 种类型：蛋白 - 蛋白链相互作用、蛋白 - 蛋白结构域间相互作用、蛋白结构域 - 多肽相互作用以及蛋白 - 配体或核酸相互作用。ProtCID 数据库根据不同的相互作用类型进行了相似性分析和聚簇，为每个蛋白 - 蛋白簇提供完整的注释信息，包括接触面、序列一致性、家族分类、结构域注释、物种来源等。

PPInS 数据库 [18] 也是收录蛋白质 - 蛋白质复合物结构的数据库。该数据库主要包括蛋白 - 蛋白相互作用信息、结构 SCOP 分类、进化信息等；还生成了超过 11 万套蛋白质间相互作用界面数据，为研究蛋白 - 蛋白相互作用提供了数据基础。PROTCOM 数据库 [19] 是另一个建立比较早的复合物结构数据库。除收录 PDB 数据库中蛋白质 - 蛋白质复合物结构外，PROTCOM 数据库还包括了蛋白质复合物结构域间的相互作用数据集，可作为评估对接方法和预测蛋白 - 蛋白复合物结构算法的基准数据集。同时，PROTCOM 还提供浏览、搜索及可视化蛋白 - 蛋白相互作用的工具。

更值得一提的是，STRING 数据库 [20] 提供了最全面的蛋白 - 蛋白相互作用信息，包括物理上或功能上的蛋白 - 蛋白相互作用信息。截至 2021 年 8 月，STRING 数据库已覆盖 14094 个物种、67592464 种蛋白及 20052394042 个蛋白 - 蛋白相互作用，成为覆盖物种最多、包含蛋白互作信息量最多的蛋白 - 蛋白相互作用数据库。STRING 数据库支持蛋白名称、蛋白序列、多蛋白名称、多蛋白序列和物种等字段检索（图 6-3）。

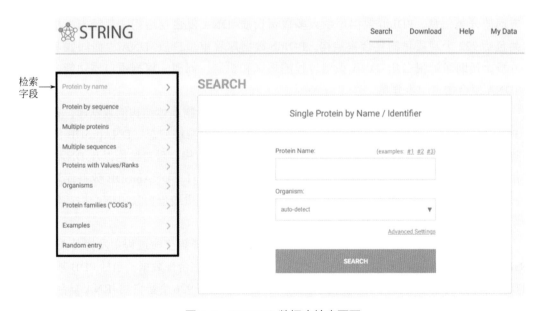

图 6-3　STRING 数据库检索页面

此外，蛋白质 - 蛋白质复合物结构预测是对实验手段获得复合物结构的重要补充。最近报道的 RoseTTAFold 和 AlphaFold2 方法预测了多个未知蛋白质 - 蛋白质复合物的三维结构[21]，丰富了蛋白质 - 蛋白质复合物结构数据库。

6.1.2.3　蛋白 – 核酸复合物结构数据库

蛋白 - 核酸相互作用在有机体生命活动中扮演着重要角色，参与调控基因复制、转录、翻译等过程。目前也有不少数据库专注于蛋白 - 核酸复合物结构（表 6-3）。

表 6-3　常见的蛋白质 - 核酸复合物结构数据库

名称	类型	侧重点	结构数量
NPIDB	蛋白质 -DNA，蛋白质 -RNA	复合物结构，相互作用信息、相互作用模式分类、相互作用界面保守水分子信息	8988
PDIdb	蛋白质 -DNA	高质量复合物结构，蛋白质 -DNA 界面间残基相互作用信息	922
DNAproDB	蛋白质 -DNA	复合物结构，生化特征信息	4623
PRIDB	蛋白质 -RNA	非冗余蛋白 -RNA 相互作用界面综合性数据	926

NPIDB 数据库[22]，包含了从 PDB 数据库中提取的蛋白质 -DNA 和蛋白质 -RNA 复合物结构信息，并详细提供了蛋白质 - 核酸复合物结构的相互作用信息、相互作用模式分类、相互作用界面保守水分子信息等。同时，开发了一系列复合物结构特征分析工具，如相互作用界面疏水区域的分析程序 CluD、氢键和水桥分析工具以及可视化工具等。NPIDB 数据库每周更新一次，截至 2021 年 12 月，已收录 8988 个蛋白质 -DNA 和蛋白质 -RNA 复合物结构，支持 PDB ID、Pfam 家族、SCOP 分类、相互作用模式分类等检索。

PDIdb 数据库[23] 是专门收录蛋白质 -DNA 复合物晶体结构的数据库，也包含了结构功能方面的分类信息。PDIdb 数据库中大多数蛋白质 -DNA 复合物结构，都经人工检查，目前共包括 922 个高质量的复合物结构。PDIdb 数据库着重蛋白质 -DNA 界面间残基相互作用分析，帮助了解蛋白质 -DNA 识别过程的规则和机制；同时，根据蛋白质功能，将蛋白质 -DNA 复合物进一步分类。

DNAproDB 数据库[24] 是另一个收录蛋白质 -DNA 复合物晶体结构的数据库，已收录来自 PDB 数据库的 4623 个蛋白质 -DNA 复合物结构及生化特征信息。DNAproDB 的特色在于整合了 DNA- 蛋白复合物丰富的结构特征（包括 DNA 结构、蛋白结构以及 DNA- 蛋白相互作用界面特征）和功能注释信息，以及交互式可视化工具。DNAproDB 数据库具有强大的检索功能，除了支持 PDB ID 检索，还支持 DNA、蛋白质或蛋白质 -DNA 相互作用特征检索，同时也支持不同的字段检索（图 6-4）。

鉴于蛋白质 -RNA 相互作用在蛋白质合成、转录、翻译等生命过程中发挥着关键作用，PRIDB 数据库[25] 旨在提供非冗余蛋白 -RNA 相互作用界面综合性数据，包括 PDB 基本信息、相互作用界面的残基及原子水平的信息。PRIDB 目前收录了 926 个蛋白质 -RNA 复合物结构，以及 9689 个蛋白链和 2074 个 RNA 链结构；还提供多个非冗余基准数据集供用户下载使用，为蛋白质 -RNA 相互作用的计算方法发展提供了重要的数据支撑。

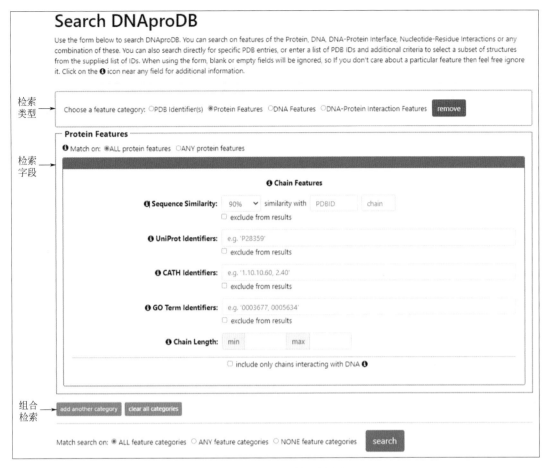

图 6-4　DNAproDB 数据库检索页面

6.1.2.4　蛋白质 - 多肽复合物结构数据库

　　蛋白质 - 多肽相互作用约占蛋白质相关相互作用的 40%，因而蛋白质 - 多肽复合物结构对于研究细胞生命活动和新药研发都具有重要价值 [26, 27]。目前 PepBDB[28] 和 PepX[29] 数据库是具有代表性的蛋白质 - 多肽相互作用数据库。

　　PepBDB[28] 数据库收录了 PDB 数据库中所有蛋白质 - 多肽复合物结构，共 13229 个复合物结构，其中多肽长度最长可达 50 个氨基酸残基。PepBDB 可提供处理好的结构（如去除结构未参与相互作用的蛋白链等）和较全面的蛋白质 - 多肽相互作用信息（如相互作用的残基信息、相互作用的平面图等）。目前已更新到 2020 版，用户可以通过蛋白质或多肽序列、序列相似度、多肽长度、实验方法和关键词等条件进行检索和下载（图 6-5）。

　　PepX 数据库 [29] 是专门收录非冗余蛋白 - 多肽复合物结构的数据库。PepX 的特点在于通过相互作用界面相似性对蛋白质 - 多肽复合物结构进行聚类。目前最新版本针对 1431 个复合物结构，分析获得了 505 种不同蛋白质 - 多肽相互作用簇。这些数据库为多肽药物及拟多肽药物的研发提供了重要信息。

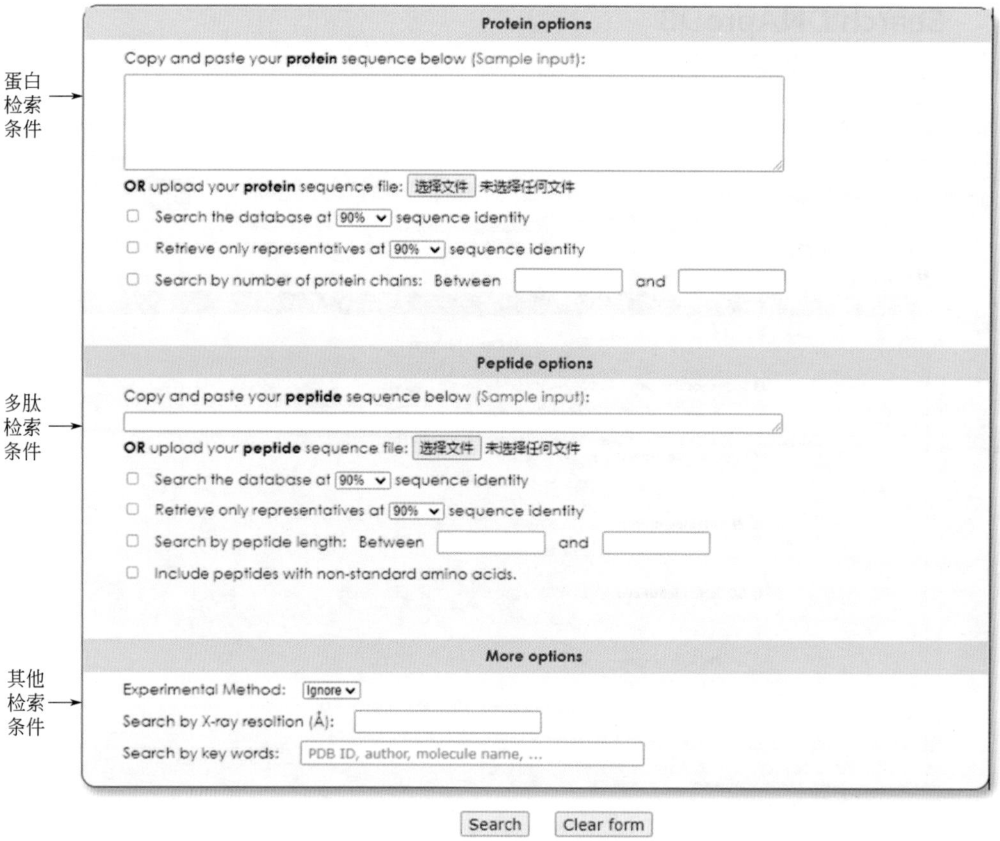

图 6-5　PepBDB 数据库检索页面

6.1.3　特定功能或结构类型的生物大分子结构数据库

为了满足不同的需求，研究人员根据生物大分子特定功能或结构类型进行了数据挖掘和拓展，获得了一些更专业的数据库，例如 G 蛋白偶联受体数据库、蛋白激酶数据库、金属酶数据库等，促进了相关领域的发展。

6.1.3.1　G 蛋白偶联受体数据库

G 蛋白偶联受体（简称 GPCR）是人类最大的膜蛋白家族，也是最为重要的一类药物作用靶点[30]。近些年，GPCR 在结构与功能研究方面有了突破性进展，一些针对 GPCR 的数据库也应运而生（表 6-4），为信号转导、变构调控等研究提供了重要信息，也为靶向 GPCR 药物开发提供了新的指导原则。

表 6-4　常见的 GPCR 数据库

名称	特点	GPCR 结构数量	GPCR 种类
GPCRdb	侧重 GPCR 结合位点和突变位点信息	637	116
GPCR-EXP	提供 GPCR 实验数据和人类 GPCR 预测数据	389	67
GLASS	侧重 GPCR- 配体复合物相互作用实验数据（如 K_i、K_d、IC_{50}、EC_{50}）	3056	—
Human-gpDB	聚焦人类 GPCR、G 蛋白、效应器结构及其之间的相互作用	—	713

GPCRdb 数据库[31, 32]专注于挖掘 GPCR 的结构及配体信息（图 6-6）。截至 2021 年 12月，GPCRdb 包含了所有 G 蛋白偶联受体家族的结构信息（包括 A ～ D、F 和 T2 类，见表6-5）、超过 1700 种药物信息，以及近 20 万个具有活性的配体数据。另外，GPCRdb 还关注GPCR 结合位点和突变位点，提供 31474 套与配体相互作用的数据和 34717 套突变信息（包括 17752 套人工注释突变）。GPCRdb 每月更新并注释已报道的 GPCR 结构，目前包括 637个 GPCR 结构、306 个蛋白结构、160 个 GPCR- 配体复合物结构和 251 个 GPCR-G 蛋白复合物结构，支持基于受体序列和结构的相似性搜索、基于配体的位点搜索等功能。同时，GPCRdb 提供了配套的在线分析工具，如突变设计工具、序列比对工具、结构比对工具，以供用户快速分析结构、序列相似性等。

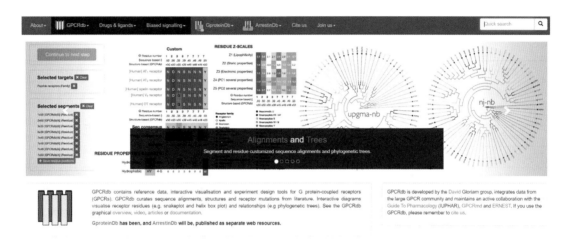

图 6-6　GPCRdb 数据库主页界面

表 6-5　GPCRdb 数据库分类统计

类别	A (Rhodopsin)	B1 (Secretin)	B2 (Adhesion)	C (Glutamate)	D1 (Ste2-like fungal pheromone)	F (Frizzled)	T2 (Taste 2)
受体	500	64	2	50	1	20	0
受体 - 配体复合物	493	63	2	50	1	20	0
受体 -G 蛋白复合物	102	45	2	4	1	6	0
具有激活状态的受体	179	47	2	15	1	7	0

GPCR-EXP 数据库[33]除了收录了 389 套来自 PDB 数据库 GPCR 结构的实验数据，还纳入了通过使用计算方法 GPCR-I-TASSER 预测得到的 1076 套人类 GPCR 结构模型和功能数据。GLASS 数据库[34]则重点关注 GPCR- 配体相互作用实验数据，整合了来自 PDB、UniProt、BindingDB、ChEMBL、TTD 等众多公共数据库的实验数据和配体关联信息，包括配体的脂水分配系数、类药性、结合活性等。在 2019 年 2 月的 GLASS 数据库版本中，收录了超 56 万套 GPCR- 配体相互作用数据，涵盖了超 3000 个 GPCR 和超 34000 个配体结构信息，可提供基于 GPCP、配体和 GPCR- 配体复合物的检索方式。

Human-gpDB 数据库 [35] 整合了人类基因组的 713 套 GPCR、36 套 G 蛋白以及 99 套相关效应器信息，并分别对这些 GPCR、G 蛋白、效应器结构进行了细分与归类。其中，GPCR 被分为四类，并对其所属家族和亚家族进行了分类统计；G 蛋白被分为 Gα、Gβ 和 Gγ 三类；效应器则根据生物学功能被分为 20 个家族、29 个亚家族和 63 种类型。此外，Human-gpDB 挖掘了 1663 种 GPCR 和 G 蛋白之间的联系、1618 种 G 蛋白和效应器之间的联系，并提供了可视化工具。

6.1.3.2 蛋白激酶数据库

蛋白激酶参与调控细胞内的多数信号转导途径，与多种人类疾病密切相关，已成为近 20 年来重要的药物靶点 [36, 37]。表 6-6 列举了一些常见的激酶数据库。

表 6-6 常见的蛋白激酶数据库

名称	特点	激酶结构数量	激酶种类
KLIFS	侧重于人类激酶 - 配体复合物结构及其相互作用	5866	312
HomoKinase	提供人类同源蛋白激酶结构及其相关生物信息的综合数据	—	498
KinaseMD	聚焦激酶突变和药物反应信息	—	547
DKK	提供研究不足或尚未研究的激酶数据	—	162
KinLigDB	重点关注人类蛋白激酶 - 配体复合物结构的结合模式	4219	297

KLIFS 数据库 [38] 针对 PDB 数据库人类激酶 - 配体复合物结构进行了挖掘和分析，着眼于激酶活性位点区域与配体的相互作用特征，提供家族特异性相互作用信息和配体结合模式分类，有助于创新药物分子设计研究。截至 2022 年 1 月，KLIFS 数据库共收录激酶结构 5855 套，覆盖 312 种激酶和 3671 个配体结构。KLIFS 可提供较为全面的检索方式，包括基于激酶分类、基于配体和基于激酶结构的检索方式（图 6-7）；对于配体，用户可通过配体的子结构、理化性质、与受体的相互作用等特征检索；对于激酶，可通过结构属性、构象信息、活性口袋序列等条件检索。

HomoKinase 数据库 [39] 是侧重于收集人类同源蛋白激酶及其相关生物信息的综合数据库，包括蛋白质结构、序列、功能、进化关系、基因本体数据、病理学信息、相关药物信息等。目前最新版本收录了 498 种蛋白激酶，涵盖 22 种激酶家族和 66 个亚家族。HomoKinase 数据库特点在于不仅提供单个蛋白和基因的检索方式，也提供组别、结构域、家族和亚家族检索。

KinaseMD 数据库 [40] 主要聚焦于激酶突变和药物反应信息。KinaseMD 从 UniProt、KSD 和 NCBI 数据库中得到 547 种人类激酶的子结构位点信息，经过去重、筛选，得到 388 种具有突变位点的人类激酶。基于这些激酶，KinaseMD 整合了 679374 种激酶突变信息以及 390460 种药物反应记录，并添加了药物反应相关的注释信息（如药物耐药性、激酶功能位点），以帮助激酶药物的临床和耐药研究。而 DKK 数据库 [41] 专门提供研究不足或尚未研究的激酶相关数据，现阶段已收录 162 种激酶数据，包括这些激酶的结构域、相互作用网络、平行反应监测多肽数据以及特异性抑制剂等数据。

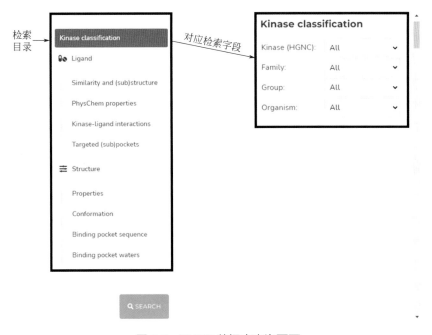

图 6-7　KLIFS 数据库查询页面

此外，KinLigDB 数据库[42]主要聚焦于人类蛋白激酶 - 配体复合物结构的结合模式，共收录了 4219 套激酶 - 配体复合物三维结构（涵盖 297 种人类激酶）及其相关信息，包括结合位点类型、结合配体类型、相互作用模式和相关疾病等信息，并提供 PDB ID、激酶名称、家族名称、疾病、配体类型和结合位点等关键字段的检索方式。同时，基于 KinLigDB 数据库，发展了一套基于相互作用指纹图谱的激酶选择性预测在线服务 ProfKin，为靶向激酶相关研究提供了实用性工具。

6.1.3.3　金属酶数据库

金属酶是一类活性位点含有功能必需金属离子的酶的统称，参与代谢、免疫等各种生物过程的调控，并与心血管、肿瘤、感染等疾病的发生有关，是一类有潜力的药物作用靶标[43]。

MetalPDB 数据库[44, 45]是专门收录 PDB 数据库中蛋白质和核酸等生物大分子结构中金属结合位点信息的数据库。金属结合位点数据包括了独立于大分子结构的金属局部环境，如金属配位的几何形状、配位氨基酸环境等。通过统计分析，MetalPDB 提炼出 36 种金属螯合几何模型，并进一步基于每种金属不同螯合模型进行了归类，以便用户分析生物大分子金属结合规律。

MeLAD 数据库[46]则是专注于 PDB 数据库中金属酶 - 小分子配体复合物结构及其相互作用信息的数据库，为靶向金属酶的药物设计研究提供了可靠数据和信息来源。在 MeLAD 数据库 2019 年版本中，收录了 6086 个金属酶 - 小分子配体复合物结构，涵盖了 1416 种金属酶与 3564 个小分子配体。MeLAD 数据库根据配体与金属酶结合模式不同，分为经典金属结合、非经典金属结合、非金属结合和金属水桥作用四种复合物结构，其数量分别占金酶总量的 63.0%、2.3%、34.4% 和 0.3%。MeLAD 数据库通过人工处理这些复合物结构得到了多种金属螯合化学基团（即金属结合药效团，简称 MBP），其中包括了 263 个单齿 MBP、191 个双齿 MBP 和 15 个三齿 MBP。用户可通过如 PDB ID、金属酶名称、配体名称、活性位点金属离子和含金属的辅因子名称等进行检索。最近，在 MeLAD 基础上，进一步拓展金属酶范畴和功能分析模块，形成了一个综合性金属酶数据库 MeDBA（图 6-8），将更好地促进相关领域的发展。

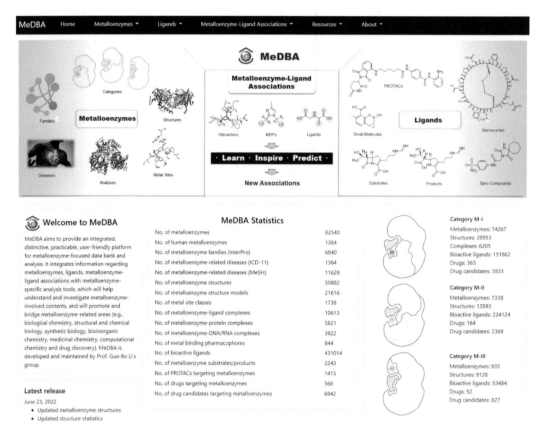

图 6-8　MeDBA 数据库主页界面

6.1.3.4　固有无序蛋白质结构数据库

固有无序蛋白质是指生理条件下缺乏稳定三维结构但具有特定生物学功能的一类蛋白质 [47]。研究发现无序蛋白质参与多种生化途径的信号传导和调控过程，为蛋白质的结构与功能之间的关系研究、靶向治疗药物的合理设计提供了新的方向 [47-49]。因此，整合固有无序蛋白质相关数据将促进药物开发、生命科学研究领域的发展。

DisProt 数据库 [50, 51] 收集并整理了通过 X 射线衍射、NMR 等实验技术检测到的无序蛋白质、无序区域结构及其功能注释等信息，系统地将无序蛋白质结构与功能联系起来。DisProt 数据库已更新到第 9 版，共包含 2364 个固有无序蛋白质和 5181 个固有无序区域（表6-7），其中，具有特定无序功能的蛋白质有 935 个，提供来自不同物种的蛋白质数据集。DisProt 还对无序蛋白质与其他分子间的相互作用进行了分类统计，其中，与蛋白质结合的无序蛋白质有 662 个，与核酸结合的无序蛋白质有 158 个，与脂类结合的无序蛋白质有 50 个，与金属离子结合的无序蛋白质有 59 个，与小分子结合的无序蛋白质有 42 个，与糖类结合的无序蛋白质有 6 个。DisProt 数据库已成为研究无序蛋白质的序列、结构、生物学功能的重要数据来源。

表 6-7　DisProt 数据库蛋白质结构统计

条目	蛋白质数量	无序区域数量
无序	2364	5181
有序	18	22
具有特定功能	935	2045
参与相互作用	875	1976

MobiDB 数据库 [52] 是另外一个收集固有无序蛋白质的无序区域和相关特征信息的数据库。MobiDB 还提供无序蛋白质的结合模式以及蛋白质无序区域的预测结果。截至 2021 年 11 月，共收录超 2 亿个条目。PED 数据库 [53] 也主要收录了内在无序蛋白质的结构与实验数据，但其包括了在不同实验条件下得到的同种蛋白质的不同构象数据，提供以组为单位进行浏览搜索；同时，支持链接 DisProt、MobiDB 等数据库资源，便于用户交叉使用。

6.1.3.5　其他特定功能的结构数据库

目前还有一些其他特定功能的生物大分子数据库。例如，鉴于碳水化合物结合蛋白质在所有生物体和病毒中起着至关重要的作用，ProCarbDB 数据库 [54] 收集了碳水化合物结合蛋白晶体结构，详细注释了碳水化合物配体信息以及与蛋白之间的相互作用，目前收录了超过 5200 种碳水化合物结合蛋白结构，提供基于 PDB ID、UNIPROT ID、Pfam ID 及靶标类型等 9 种检索方式。

又如，ADP 核糖化是指 ADP 核糖基部分与目标蛋白发生共价反应，其会改变目标蛋白的功能，主要参与 DNA 修复、RNA 调节等生物学过程。因此，ADPriboDB 数据库 [55, 56] 旨在收录 ADP 核糖基化位点以及蛋白结构信息，包括蛋白名称、UniProt ID、基因名称、物种来源、修饰位点特征、序列、引用文献等，同时提供 UniProt、PubMed、PDBe 等数据库引用链接。目前已收录 48346 个数据条目和 14839 个修饰位点。此外，ADPriboDB 还支持在线可视化分析 ADP 核糖基化位点。

DNA 酶是具有催化活性的单链 DNA 分子，同时因其易于合成、适用范围广、低成本等优点而被关注。DNAmoreDB 数据库 [57] 挖掘并整理了 DNA 酶的序列、结构、金属离子、催化反应类型、底物、反应产物、反应收率、动力学参数、引文等综合信息，其中共收录 1782 条 DNA 酶序列，并根据催化反应类型将 DNA 酶分成多种类型（共包含了 20 种催化反应，如参与 DNA 裂解、磷酸化及糖基化等）。

RNA 结合蛋白（简称 RBP）是一类通过识别 RNA 特殊结合域，并与 RNA 结合形成复合物的一类蛋白质，其在转录后的修饰加工、转运、翻译、降解等过程中发挥着调控功能，是疾病相关的细胞过程的关键参与者 [58, 59]。通过挖掘 UniProt、UniRef 50、Gene Ontology

Resource 等数据库，RBP2GO 数据库[60]收录了涵盖 13 个物种所有可用的 RNA 结合蛋白信息，包括了 22552 种候选的 RNA 结合蛋白、105 个物种相关的数据集，同时提供蛋白名称、基因本体、高级搜索三种方式进行检索（图 6-9），为 RBP 相关研究提供了重要途径。

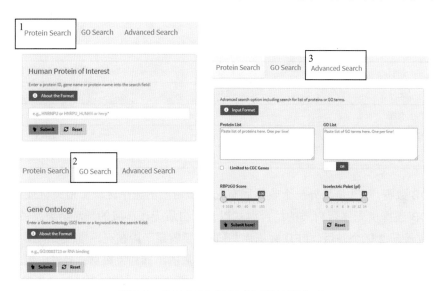

图 6-9　RBP2GO 数据库三种检索方式

6.1.4　肽类结构数据库

鉴于多肽的结构信息对肽类药物研发等至关重要，许多不同类型多肽数据库被建立和开发。NORINE 数据库[61]是首个专门收录天然非核糖体多肽结构的数据库，目前包含了 1739 种多肽的名称、结构、类别、生物活性、产生菌株、合成酶序列以及引文等信息。用户可以通过注释信息进行检索，也可以通过键入多肽包含的氨基酸残基组成、结构等进行检索。

FoldamerDB 数据库[62]专门收录具有折叠结构的多肽相关数据，包括序列、结构、生物活性等方面信息，目前已有超过 1319 种不同的多肽折叠体结构；根据多肽骨架类型进一步细分成 α- 多肽、β- 多肽、γ- 多肽、α/β- 多肽等类别。允许用户指定多个条件（如多肽名称、专业编号、结构、活性等）进行检索。

ConjuPepDB 数据库[63]是专门收录多肽偶联药物信息的数据库，收集了超过 1600 种多肽偶联药物。通过文献查阅和人工注释多肽和小分子药物分子名称、化学结构、CAS 号、偶联类型、来源及应用领域等信息。ConjuPepDB 数据库支持复合物结构和子结构搜索。

StraPep 数据库[64]是专门收录具有生物活性多肽三维结构的数据库，已收录 3791 个多肽结构，覆盖了 1312 种不同的多肽序列，同时也包含了多肽通过共价键连接小分子药物的综合性数据。同时，StraPep 挖掘并添加了多肽中二硫键的位置、分类、翻译后修饰的类型等注释信息。StraPep 支持多肽名称、家族名称、PDB ID、Uniprot ID 等字段的检索，还集成了类别浏览、序列 / 结构搜索等工具。

鉴于抗菌肽是一类生物体内产生的具有抵御外源性病原体入侵作用的生物活性肽，并被广泛应用于医药、食品等领域中，DBAASP 数据库[65-67]侧重于关注抗菌肽结构及其活性数据，收录了抗菌肽的详细结构信息、合成方式、作用靶标、结构类型、实验条件及其抗菌活性和毒性数据。目前 DBAASP 数据库已更新到了第三版，包含了超 15700 条记录；支持结构类型、来源、合成方式、作用靶标类型等字段检索。

6.2 小分子结构数据库

化学分子具有无限的结构空间，药物设计的核心任务即寻找具有特定活性的化学分子结构，因而小分子的二维和三维结构信息在药物设计中处于中心位置。本节主要介绍集成小分子结构及其相关性质等信息的各类数据库，包括综合性库、分子晶体结构数据库、天然产物数据库、虚拟筛选分子库和算法生成的虚拟分子库。这些数据库是进行虚拟筛选以及化学信息学研究等药物设计工作的重要资源。

6.2.1 综合性库

（1）PubChem

由美国国立卫生研究所（NIH）下属国家生物技术信息中心（NCBI）于 2004 年建立的化学分子及其生物活性的数据库，月访问用户超过四百万，是目前最大的免费化学信息数据库[68]。

PubChem 数据来自政府部门、化学供应商、杂志文献等数百个来源，主要包括小分子数据，也包括核酸、糖、脂、多肽以及化学修饰的大分子等。PubChem 主要分成物质（substance）、化合物（compound）和生物活性（bioassay）三个子库。其中，物质库存储用户自主上传的化学分子；化合物库包含从物质库中提取的独特化学结构；生物活性库则包含生物活性测试的实验条件和结果等。每一个化合物条目包含简短的文字介绍、结构、命名（IUPAC 名字、InChI、SMILES、分子式、CAS 号等）、化学和物理性质（熔点、沸点、颜色、气味、溶解度、燃点、密度等 20 余种实验性质）、销售供应商，核磁和质谱等谱学数据，吸收、分布、代谢等药学和生物化学性质，以及关联疾病、与蛋白等生物大分子的相互作用、参考文献和专利等诸多信息。生物活性数据则包含实验的简短描述、靶标、化合物活性等。除小分子外，PubChem 最近还推出了针对单个基因、蛋白、通路和专利的条目，其中专利的条目提供了其中每个化合物、蛋白、基因的链接，方便数字化分析和处理（表 6-8）。

表 6-8　PubChem 中各类条目数据量[①]

条目	数据量	说明
化合物	110643590	从物质条目中提取的独特化学结构
物质	276757986	由数据贡献者提供的所有化学实体
生物检测	1391563	由数据贡献者提供的所有生物实验
生物活性	293004415	生物检测条目中记录的生物活性数据
基因	103715	生物检测条目和通路条目中相关的基因
蛋白质	96561	生物检测条目和通路条目中相关的蛋白质
分类	531241	生物检测条目和通路条目中相关的物种
通路	238609	化学分子、基因和蛋白质之间的相互作用
文献	33335225	引用的论文
专利	28543965	引用的专利
数据源	828	提供数据的单位和组织

① 2021 年 12 月统计。

PubChem 网站的搜索界面比较简洁，可以输入分子名称、分子式、SMILES、InChI 等进行文本搜索，也可使用搜索框下面的"Draw Structure"画出分子的二维结构进行搜索（图6-10）。当已知若干分子的 PubChem ID 需要批量下载的时候，可以使用"Upload ID List"功能。"Browse Data"界面则提供了 PubChem 数据分类浏览功能。除此之外，"Periodic Table"列出了元素周期表中的每个元素及其性质。

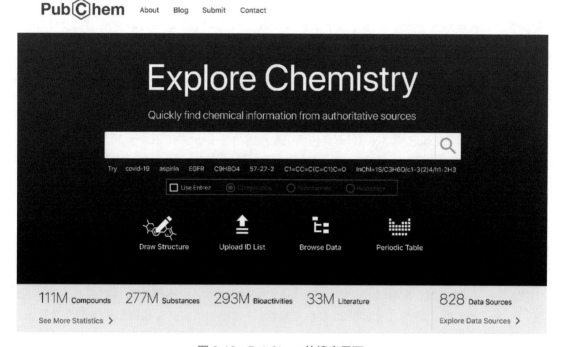

图 6-10　PubChem 的搜索界面

相比于其他数据库，PubChem 的数据种类多，数据量大而全，是许多其他数据库的数据来源。数据下载无需注册账号，可单个和批量下载，也可通过 API 接口程序提交检索请求。

PubChem 的应用十分广泛，包括虚拟筛选、药物再利用、化学毒性预测、药物副作用预测和代谢产物鉴定等，也是许多其他数据库的重要数据来源。比如 Rognan 等人从PubChem 生物活性数据库中挑选了 149 个高可信度的实验结果，构建了由 15 个靶标蛋白、9780 个活性分子和 40 余万个非活性分子组成的数据集 LIT-PCBA。和 DUD、DUD-E、MUV 等广泛使用的数据集相比，LIT-PCBA 的数据偏差比较小，和真实实验筛选的成功率和活性分布比较接近，可用于测试虚拟筛选方法以及训练机器学习模型等 [69]。

（2）ChEMBL

由欧洲生物信息研究所（EBI）和欧洲分子生物学实验室（EMBL）共同建立的类药分子生物活性数据库，2009 年首次发布，每年更新 2 ～ 3 次，目前版本为 ChEMBL 29[70]。数据来自主流药物化学杂志上发表的文献，以及 PubChem 生物活性数据和 BindingDB 的靶标 - 小分子结合数据等，其中来自文献的数据经过人工校验，提升了数据的可靠性。

ChEMBL 29 包含 1863 万活性数据、210 万化合物、140 万测活实验、8.1 万篇文献、14 万药物适应证、4 万靶标。化合物条目包括名字和分类、SMILES、InChI 号、来源、分子特征（药物类型、是否满足类药五原则、是否是 first in class 药、手性、是否是前药等）、临床数据、活性数据、相关文献、预测的靶标等。ChEMBL 还计算了每个化合物的 $\log P$、氢键给体和受体数目等性质，并且预测了分子中可能存在的警示结构。靶标页面则列出了靶标的类型、名字、来源物种、相关的活性分子和活性实验、配体效率、化合物分子量的分布、基因和蛋白、结构域以及 PDB 结构等数据。

ChEMBL 的搜索可以使用化合物名字、分子式、SMILES、InChI 等简单的文本进行，在高级搜索界面还可以根据分子的二维结构、蛋白的序列和 ChEMBL ID 进行搜索。在搜索结果页面可以对检索的命令参数进行修改，方便构建比较复杂的搜索，还可以根据数据的类别（potency、IC_{50}、K_i、EC_{50} 等）、靶标类别（cell-line、organism、single protein 等）、物种分类、类药五原则违反数目、分子量等多种标准进行进一步过滤，并且显示每种过滤标准下的数据分布（图 6-11），比较直观。过滤结果可以直接压缩打包下载，方便进行进一步机器学习、统计分析等研究。

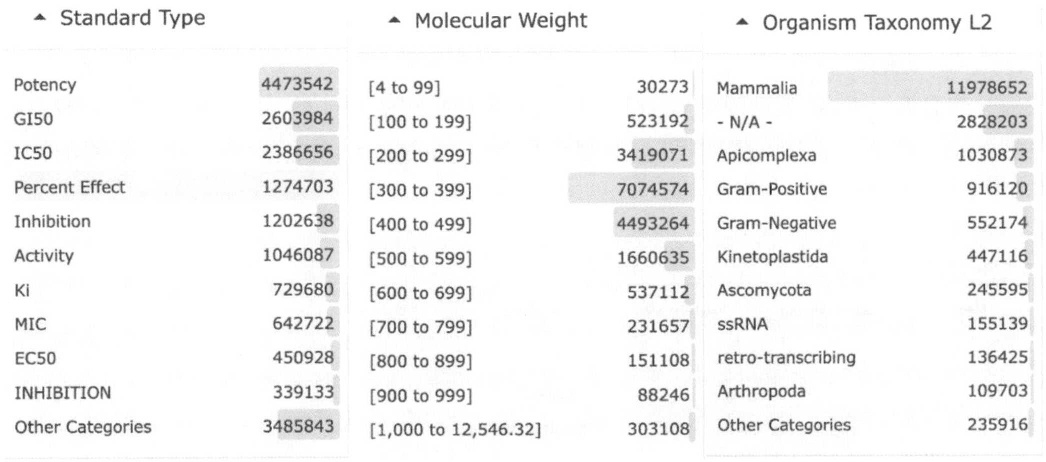

▲ Standard Type		▲ Molecular Weight		▲ Organism Taxonomy L2	
Potency	4473542	[4 to 99]	30273	Mammalia	11978652
GI50	2603984	[100 to 199]	523192	- N/A -	2828203
IC50	2386656	[200 to 299]	3419071	Apicomplexa	1030873
Percent Effect	1274703	[300 to 399]	7074574	Gram-Positive	916120
Inhibition	1202638	[400 to 499]	4493264	Gram-Negative	552174
Activity	1046087	[500 to 599]	1660635	Kinetoplastida	447116
Ki	729680	[600 to 699]	537112	Ascomycota	245595
MIC	642722	[700 to 799]	231657	ssRNA	155139
EC50	450928	[800 to 899]	151108	retro-transcribing	136425
INHIBITION	339133	[900 to 999]	88246	Arthropoda	109703
Other Categories	3485843	[1,000 to 12,546.32]	303108	Other Categories	235916

图 6-11　ChEMBL 搜索结果页面按照数据类别、分子量和物种分类过滤的界面

除了主数据库外，ChEMBL 页面还提供了 UniChem、ChEMBL-NTD、SureChEMBL 和 Malaria Inhibitor Prediction 四个子模块。其中 UniChem 主要提供不同数据库之间的交叉检索，ChEMBL-NTD 是 ChEMBL 中关于被忽视热带病的筛选和药物化学数据，SureChEMBL 包含了大量专利中提取的化合物数据，Malaria Inhibitor Prediction 则提供了疟疾的一致性预测模型，该模型由制药公司以及其他非营利机构在各自私有数据上训练得到的模型组合而成。

相比于其他数据库，ChEMBL 在类药分子生物活性方面的数据比较全面，是进行药物设计研究必不可少的参考数据库。ChEMBL 数据下载无需注册账号，可单个或批量下载或通过 FTP 下载整个 SQL 数据库，也可通过 API 接口程序提交检索请求。

ChEMBL 数据库的应用十分广泛，可用于寻找特定靶标的小分子探针工具、评估化合物的选择性、训练靶标预测等机器学习模型以及老药新用等，也是许多其他专门数据库的数据来源，比如用于药物靶标发现和验证的 Open Target[71]，以及基因组可药性靶标数据库 Pharos[72] 等。但是根据本节作者的经验，ChEMBL 中少数由程序自动化提取的活性数据明显不在合理范围之内，使用时要加以鉴别。

（3）ChEBI

ChEBI 是由欧洲生物信息研究所（EBI）建立的化学小分子数据库，于 2008 年正式发布，每个月更新数据[73]。

ChEBI 数据库包含可能具有生物活性的天然或者合成化合物，其中 6 万个分子具有完全注释（标注为三星），尚有 9 万个分子未进行检查。每个分子的页面包括主要信息、ChEBI 属性分类（ontology）、交叉索引、反应、通路、模型等（图 6-12）。主要信息部分包含了维基百科条目、基本化学性质、代谢、功能分类、参考文献等。ChEBI 属性分类则列出了分子的生物学功能和应用，以及图和树两种属性分类显示模式。交叉索引部分包含分子在其他数据库中的条目，包括 UniProt KB 和 PDBe 的蛋白序列和结构，NMRShiftDB、PubChem、Golm 等小分子数据库，ArrayExpress、NURSA 等基因表达数据库，ACToR、BindingDB、ChEMBL、BRENDA Ligand 等分子相互作用数据库，BioModels、BKMS-react、Rhea、Reactome 等反应、通路数据库，BRENDA、IntEnz、Enzyme Portal 等酶数据库，以及 Patents 和 SureChEMBL 专利文献库。反应部分包含 Rhea 数据库中与分子相关的反应。通路部分包含 Reactome 数据库中分子参与的人体内通路和生物过程（除一般化学反应外，还包括结合、激活、转移、降解等）。模型部分包含 BioModels 数据库中生物学过程的计算模型。

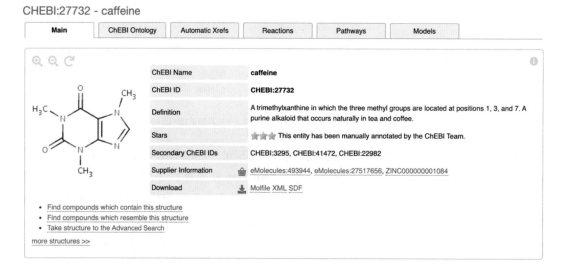

图 6-12　ChEBI 中咖啡因分子的页面

ChEBI 页面的简单搜索模式可以进行化合物名字、分子式、InChI 等简单文本搜索，高级模式则可以搜索分子的二维结构，并且可以根据额外的文本、分类、分子式、分子量范围、电荷范围、数据库交叉索引等经过与、或、非等逻辑进行组合进一步筛选。搜索的范围可以选择三星数据（完全标注的数据）或者整个 ChEBI 数据库。

ChEBI 的数据下载免费且无需注册账号，可直接下载所有分子的 SDF 文件和 SQL 数据库文件，也可以通过程序查询接口提交请求。

ChEBI 的应用包括系统生物学模型的开发、文本和数据挖掘、为其他数据库提供化学分子的属性分类信息等。比如 Thiele 等利用 ChEBI 及其他数据库中代谢物的信息建立了人体代谢的计算模型，该模型可用于预测由先天性代谢缺陷导致的代谢产物变化等多种生物医学研究[74]。Couto 等利用 ChEBI 的分子属性分类，发展了分子文本之间语意相关性的计算方法，用于从文本中对药物名字进行识别和分类，该模型在对文本中的化学分子进行排序和定位两类任务上达到了最高 96.8% 的准确度[75]。

6.2.2　分子晶体结构数据库

（1）CSD 剑桥晶体结构数据

Cambridge Structural Database（CSD）是目前最大的小分子三维晶体结构数据库，由剑桥晶体数据中心（Cambridge Crystallographic Data Center，CCDC）维护[76]。1965 年，剑桥大学 Olga Kennard 教授课题组着手从文献中收集小分子的 X 射线和中子散射晶体结构数据，开始建立 CSD 数据库。20 世纪 80 年代，随着制药和农药等工业界对 CSD 需求的增加，成立了剑桥晶体数据中心，一家独立的非营利性公司，来对 CSD 进行维护和管理。

截至 2021 年 11 月底，CSD 包含 110 多万个结构，并且每年新增结构数超过 5 万，有机分子占 43%，金属有机分子占 57%。其中超过 99% 的结构都通过 X 射线晶体衍射方法解析，中子散射等其他方法占比小于 1%，并且所有结构数据都经过程序检查和专家的进一步检验，确保数据质量（表 6-9）。单个结构页面包含空间群、晶胞参数等晶体学数据，分子的二维、三维结构展示和参考文献等。下载的分子结构文件格式为 CIF，可导入 Pymol、Chimera 等软件进行显示。

表 6-9　CSD 中各类别的数据量^①

类别	数据量	类别	数据量
标记结构	1170020	CSD 通信	43611
非重复的标记结构	1146210	Refcode 家族	1054937
作者	448557	多晶家族	12351
参考文献	545894	具有熔点数据的结构	174138

① 2021 年 12 月统计。

CSD 提供简单、结构、晶胞、分子式四种搜索方式。其中简单模式可以按照分子的化合物名字、文献 DOI 号、作者、杂志等信息进行搜索（图 6-13）。后三种则需要通过订购的 WebCSD 模块进行搜索。

CCDC 还开发了一套 CSDEnterprise 软件用于数据的有效访问、检索和分析，该软件包含 CSDCore、CSDDiscovery 和 CSDMaterials 三大模块。CSDCore 为基础模块，主要提供基于文本和分子结构的数据检索、晶体三维结构的可视化和分析等。其中的 Mercury 模块还可直接导出 3D 打印所需的模型文件。CSDDiscovery 则偏重于药物发现过程，提供了蛋白 - 配体复合物查询、使用 GOLD 程序进行分子对接、分子构象生成等功能，其中 GOLD 对接部分还可以采用部署在 Azure 云系统上的平台完成。CSDMaterials 适用于材料学的研究，包含分子结构的精细分析与预测、分子间相互作用和晶体堆积分析等功能。

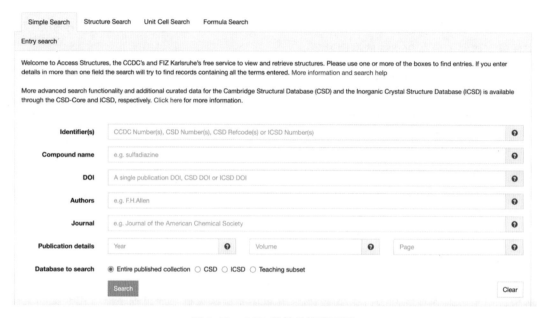

图 6-13　CSD 的简单搜索界面

CSD 的单个结构可直接下载，但是批量下载需购买许可，高级功能需要订阅才能使用，程序查询接口需通过购买的 CSDEnterprise 实现。用户未公开发表的分子结构数据可通过 CSD 通信的方式直接发布到数据库。

（2）Crystallography Open Database（COD）

COD 发布于 2004 年，是完全免费、开放获取的有机、无机、金属有机以及矿物质的结构数据库，主要由立陶宛维尔纽斯大学 Gražulis 教授团队维护，且在法国、西班牙等多地建立了镜像网站[77]。

COD 数据主要来自国际晶体学联合会以及发表的文献，目前总共包含 48 万分子结构，其中早期文献的数据都经过人工校验，用户也可自行上传未发表的结构数据。数据库网站提供浏览、搜索、下载等功能。其中浏览功能可按照数据发表的杂志以及发表的年份分别查看。搜索页面可按照 COD ID、SMILES、杂志名称、化学式、元素以及晶胞参数等进行搜索（图 6-14），也可直接画出二维结构进行搜索。单个结构页面包含三维结构展示、分子名字、结构文献、晶体学参数和历史版本信息等。

相比于 CSD，COD 最重要的特色是开放获取，用户可免费下载所有分子结构和 SQL 数据库文件，且无需注册账号。此外 COD 还提供基于 RESTful API 的程序查询接口。

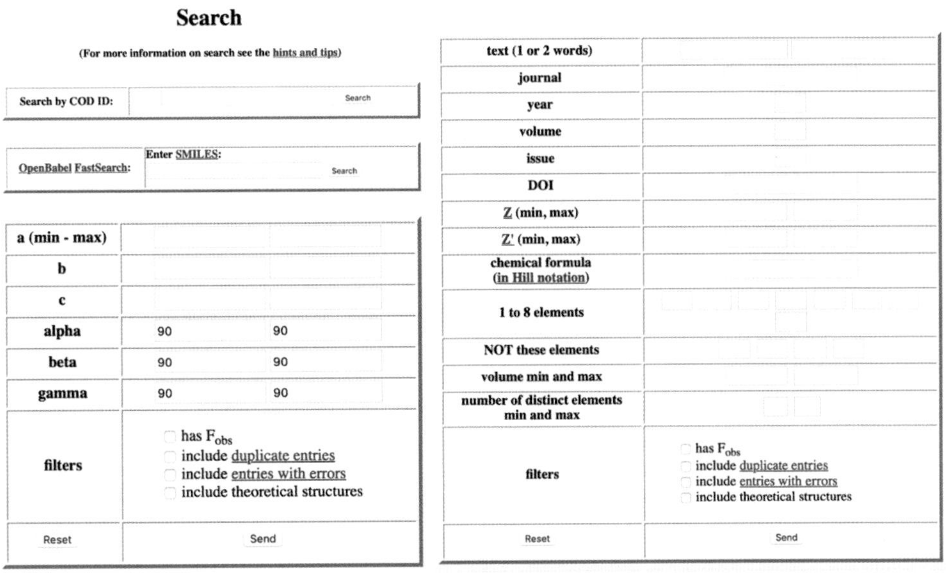

Search

(For more information on search see the hints and tips)

Search by COD ID: ___ Search

OpenBabel FastSearch: | Enter SMILES: ___ Search

a (min - max)		
b		
c		
alpha	90	90
beta	90	90
gamma	90	90
filters	□ has F_{obs} □ include duplicate entries □ include entries with errors □ include theoretical structures	
Reset	Send	

text (1 or 2 words)	
journal	
year	
volume	
issue	
DOI	
Z (min, max)	
Z' (min, max)	
chemical formula (in Hill notation)	
1 to 8 elements	
NOT these elements	
volume min and max	
number of distinct elements min and max	
filters	□ has F_{obs} □ include duplicate entries □ include entries with errors □ include theoretical structures
Reset	Send

图 6-14　COD 搜索界面可选参数

6.2.3　天然产物数据库

天然产物是药物设计中活性分子的重要来源，目前已有的天然产物数据库种类繁多，各有特色，但是其中许多数据库发布之后不再维护或者更新，表 6-10 中列出了目前还在维护的、分子数大于 5000 的天然产物数据库，供读者按需索引。之后将详细介绍 2021 年新发布、目前数据量最大的天然产物数据库 Coconut。更多关于天然产物数据库的介绍可以参考最近发表的综述 [78]。

表 6-10　常见的天然产物数据库

名称	数据类型	数据量	网址
BiGG Models	代谢物	9088	http://bigg.ucsd.edu/
CMNPD	海洋天然产物	31000	https://www.cmnpd.org
ETCM	中药组方、成分等	7284	http://www.tcmip.cn/ETCM/
Food DB	食物中分子	70926	https://foodb.ca/
IMPPAT	印度草药分子	9596	https://cb.imsc.res.in/imppat/home
MarineLit	海洋天然产物	37608	https://marinlit.rsc.org/
NANPDB	非洲天然产物	6515	http://african-compounds.org/anpdb/
NAPROC-13	天然产物 ^{13}C 核磁谱	>18000	https://c13.materia-medica.net/
NPASS	天然产物	35032	http://bidd.group/NPASS/
NPAtlas	微生物天然产物	20035	https://www.npatlas.org/
TCM-MC	东北亚传统医药分子	32662	https://informatics.kiom.re.kr/compound/

Coconut 是目前最大的开源天然产物库，由德国弗里德里希·席勒大学 Sorokina 团队于 2021 年发布 [79]。

Coconut 数据主要来自 Super Natural Ⅱ 等 53 个其他数据库，总共包含约 40 多万个分子，其中来自亚洲地区植物的分子占大多数。每个分子的页面包括分子性质、预测活性、分子描述符、立体异构、参考文献、化学分类和外部交叉索引等。其中分子性质包括简单的原子数、键数、碳原子数、环的个数等。预测活性则提供 PASS 软件预测的免疫抑制、抗真菌、辐射防护等 10 余种生物活性的概率。分子描述符提供天然产物相似性打分、Alogp、TopoPSA 等 15 种分子描述符的数值。化学分类提供 ClassyFire 算法对分子的分类。外部交叉检索列出了 PubChem、ChEBI、NPAtlas 等若干外部数据库的交叉索引。

Coconut 的简单搜索模式提供分子名字、InChI、SMILES、分子式等简单文本的搜索。结构搜索部分可按照用户画的二维分子结构进行精确匹配、子结构匹配和相似性匹配。高级搜索功能则提供分子量、键数目、环数目等分子性质，Alog$P$、Apol、天然产物相似性等分子描述符，以及数据来源等进行搜索（表 6-11）。

表 6-11　Coconut 中高级搜索的结构特征和分子描述符选项

	分子式	分子量	重原子数
结构特征	碳原子数	氧原子数	氮原子数
	分子键数	是否含有糖	环结构数
分子描述符	类天然产物打分	Apol	Alog$P$
	FSP3 比例	类药五原则违反数	螺原子个数

Coconut 数据下载免费且无需注册账号，可直接下载所有分子的 SDF、SMILES 或者 MongoDB 数据库文件，并提供了程序查询接口以及 GitHub 页面用以发布源代码。

6.2.4　虚拟筛选分子库

（1）ZINC

ZINC 是目前最大的虚拟筛选分子库，由美国加州大学旧金山分校 Irwin 和 Shoichet 团队建立和维护，首个版本发布于 2004 年 [80]。

目前 ZINC 版本为 ZINC20，包含了来自 150 多家公司、310 种类别下的可购买化合物，总分子数达到 14 亿，其中 13 亿分子可通过商业公司购买。ZINC 单个分子的页面包含分子结构、分子式、SMILES、SDF 文件、不同 pH 值下的三维结构、供货商列表、分子所属的分类、类似物以及临床试验等信息。

ZINC 提供多种分子搜索和分类方式，一级分类方式的每一种下面又有若干二级分类标准（表 6-12）。在每个二级分类标准下还包含具体的分类条目和范围值。比如 Substances-Availability 下分有 in-stock（有现货可直接购买）、on-demand（所有可售分子）、wait-ok（需要等 8 ～ 10 周才能到货）等 9 个子集；Catalogs-Bioactives and Drugs 下则包含了 fda（FDA 批准药物）、world（世界主要监管部门批准的药物）、in-vivo（报道了动物活性）、in-cell（报道了细胞活性）等。这种分类有助于研究人员便捷地找到所需的分子列表，也是 ZINC 重要的特色之一。除上述分类搜索之外，ZINC 也提供用 ZINC ID、SMILES、InChI 和分子结构等常规方式进行搜索的功能。在 ZINC20 之前的版本中，搜索分子主要通过比对预先计算好的分子指纹进行，为了提高在 10 亿量级分子中的搜索效率，ZINC 开发者发展了

SmallWorld 和 Arthor 两种方法用于快速搜索分子结构，其中 SmallWorld 基于图，主要用于相似性搜索；Arthor 则主要用于模式和子结构搜索。

表 6-12　ZINC 中化合物的分类

一级分类	二级分类
物质（substances）	可及性；生物活性和药物；生物源的；反应性；其他
类别（catalogs）	生物活性和药物；生物源的；是否可购买；其他
部分（tranches）	分子量二维表格；logP
实体（entities）	物种；主靶标类别；次级靶标类别；基因；同源基因
活性（activity）	活性；物质 - 基因活性；预测；工具分子
化学（chemistry）	三维表征；环；骨架；模式
药学 / 其他（pharmacology/other）	文献；ATC 代码；临床试验；临床治疗；临床症状；目录；购买清单

　　ZINC 下载免费且无需注册账号，其中 5 亿左右的分子可直接下载 3D 结构用于分子对接。在获得化合物列表之后，还可使用 ZINC Express 等工具进行比价，找到合适的供货商。

　　ZINC 被广泛用于各类药物设计的研究工作。比如 Schuller 等利用结晶和对接，筛选了 ZINC15 中的片段库，发现了结合 SARS-CoV-2 中 Nsp3 蛋白的 200 多个活性片段[81]。Imrie 等利用 ZINC 中的 25 万分子训练了用于连接两个分子片段的模型 DeLinker，该模型可用于片段连接、骨架跃迁以及 PROTAC 设计等[82]。

　　（2）陶术化合物库

　　陶术化合物库包含 ChemDiv、Specs、Enamine 等 17 家国内外主流化合物供应商可购买的 1100 万分子，主要分为活性化合物库、天然产物库、类药性化合物库和片段库四大类。其中活性化合物库包含 4 万种已知生物活性的小分子，分为经典已知活性库、上市药物库、临床期小分子药物库等。天然产物库则分为筛选库、衍生物库和特色库三类，还可按照结构类型、植物来源类型等进行进一步细分。类药性化合物库除了高通量筛选库之外，还提供基于算法预测的针对不同潜在疾病和通路靶点的库，以及多样性库和肽模拟物库、共价抑制剂库、农药类似物库等众多的特色库，方便研究人员按需选择。片段库包含通用片段库、特色片段库、共价片段库等，可进行基于片段的药物设计。

　　陶术化合物库的优势是购买比较快捷方便，避免从国外公司直接进口的烦琐手续。

6.2.5　算法生成的虚拟分子库

　　（1）Generated Databases（GDB）

　　GDB 分子库由瑞士伯尔尼大学的 Reymond 课题组开发。初始版本发布于 2011 年，包含 2600 万由最多 11 个碳、氧、氮、氟原子组成的分子。目前最新版为 GDB-17，包含 1664 亿例最多含有 17 个碳、氧、氮、硫和卤素原子的虚拟分子，其中大部分为非芳香杂环分子[83]。

　　GDB 的生成算法首先使用 GENG（Congressus Numerantium, 1981, 30, 45-87）产生最多 17 个节点、最大化合价为 4、不包含打结（knot）结构的 1100 多亿连接图，随后用碳原子和碳 - 碳单键分别取代图中的节点和边，并去除环张力和小环等不合理几何结构，得到 540

多万个碳氢化合物的拓扑结构，再考虑价键和不饱和性等规则，使用双键、三键替换图中的边，将碳氢化合物的拓扑结构转换为 13 亿个骨架，最后使用 N、O 等不同原子类型替换节点，通过芳香化 – 去芳香化的循环，同时考虑化学成键的规则，并去除不稳定的结构和有问题的基团，得到 1600 多亿分子。所有的分子都经过进一步检查以确保不包含对稳定性和可合成性不利的基团（图 6-15）。

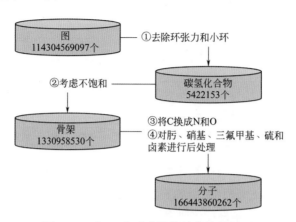

图 6-15　GDB 生成分子的整体流程图 [83]

与 PubChem、ChEMBL、DrugBank 等参考数据库中的分子相比，GDB-17 中的分子具有如下特点（图 6-16）：

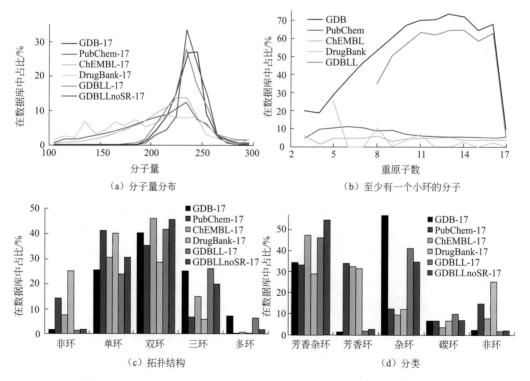

（a）分子量分布

（b）至少有一个小环的分子

（c）拓扑结构

（d）分类

图 6-16　GDB 和 PubChem、ChEMBL、DrugBank 等分子库的比较

(a) 分子量分布 ; (b) 含有 3 ～ 4 个原子组成的小环的比例 (hac: 重原子个数); (c) 拓扑结构的分布 ; (d) 分子种类的分布

图片来源: J Chem Inf Model, 2012, 52: 2864-2875

① 分子量大部分在 240 左右，分布更加集中。

② 含有 3 ~ 4 个原子组成的小环的分子比例更高（参考分子库中为 4% ~ 6%，GDB 中为 28%）。

③ 包 含 3 ~ 4 个 环 的 分 子 更 多（GDB：32%，PubChem：7%，ChEMBL：16%，DrugBank：6%）。

④ 芳香类分子比例显著低于参考分子库（GDB：0.8%，参考分子库：1/3），而非芳香的杂环分子比例更高（GDB：57%，PubChem：12%，ChEMBL：10%，DrugBank：12%）。

GDB 下载免费且无需注册，可下载其中随机挑选出的 5000 万分子、1100 万类先导化合物分子以及片段分子的 SMILES 文件。

GDB 中的分子可用于化学分子空间的研究以及作为多样性库进行虚拟筛选等。比如 Pujol-Giménez 等利用 GDB 库中可购买的 1676 个片段分子，筛选得到了铁转运蛋白 DMT1 和锌转运蛋白 ZIP8 的抑制剂，其中 ZIP8 的抑制剂是首次发现，证明了这个靶标的可药性 [84]。GDB 也被用于机器学习模型的构建，比如 Arús-Pous 等利用 GDB-13 中的分子，训练了基于循环神经网络的分子生成模型，发现用 GDB 中 0.1% 的数据训练即可覆盖其中 68.9% 的分子，该模型也可用于评估其他分子生成模型的学习能力 [85]。

（2）DrugSpaceX

DrugSpaceX 是中科院上海药物研究所蒋华良和郑明月团队 2021 年发布的虚拟化合物库，总分子数超过 1 亿 [86]。

DrugSpaceX 中的分子主要通过对 2200 多个上市药物进行两轮特定变换产生。算法的变换方式主要包含 Nova 和 BIOSTER 中近 30000 个专家定义的规则，包括替换、电子等排、开环、关环等（图 6-17）。第一轮变换之后 95.31% 的分子不包含在 Zinc、ChEMBL、BindingDB、PDB、PubChem 和 CSD 等数据库中，在第二轮变换之后比例则上升到 99.58%，表明 DrugSpaceX 中绝大部分是新的分子。

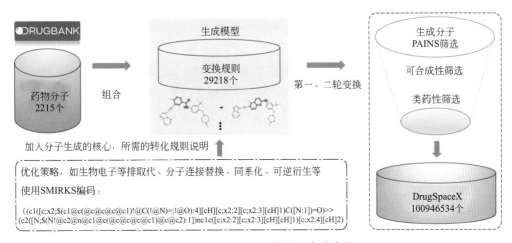

图 6-17 DrugSpaceX 的分子生成流程 [86]

和已知药物（Drugset）相比，DrugSpaceX 中的分子在 logP、分子量、可合成性打分等方面和已知药物具有较好的重合度，但在三维形状方面，已知药物具有更多的棒状和盘状结构，而 DrugSpaceX 分子则具有更多的球形结构（图 6-18）。

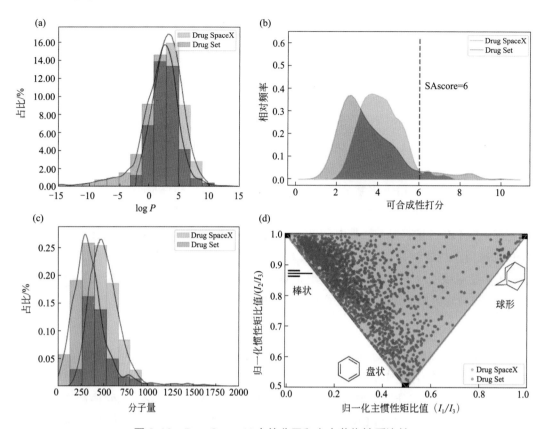

图 6-18　DrugSpaceX 中的分子和上市药物性质比较

(a) $\log P$ 分布；(b) 分子的可合成性打分（打分越高表明合成难度越大）；(c) 分子量分布；
(d) 分子的形状（I_1、I_2、I_3 是分子的三个主惯性矩，对球形结构，$I_1 = I_2 = I_3$）
图片来源：Nucleic Acids Res, 2021, 49: D1170–D1178

DrugSpaceX 网站的搜索功能可以对用户画出的二维分子结构采用精确和相似性匹配两种方式进行搜索。除了整个分子库之外，网站还提供多个子集的下载，包括 2215 个药物分子、93 万代表性样本、7500 万和 2255 万两个类药分子集、700 万先导化合物类似物、234 万片段库以及 10% 多样性样本，其中部分分子集除了 SMILES 之外，还提供 2D 和 3D SDF 格式下载。总体而言，DrugSpaceX 分子具有出色的结构新颖性、多样性和三维化学空间覆盖度，可用于先导化合物的发现和优化等。

6.3　生物活性数据库

基于靶点的药物研究是当代主流药物研发模式，由此产生了大量的生物活性数据，成为药物研发领域的宝贵资源。通过数据挖掘和整理，人们建立了多个生物活性数据库，促进了药物设计与药物发现。

ChEMBL 数据库是一个大型公开免费的生物活性数据库，包含了 1863 万活性数据、210 万化合物、140 万测活实验、8.1 万篇文献、14 万药物适应证、4 万靶标等数据，其相关描述见本书 6.2.1 节。BindingDB 数据库是另一个大型公开的生物活性数据库。除了生物活性数据以外，BindingDB 还对靶标的生物通路信息进行了整理和分类，并整合了 PDB、UniProt、PubMed 等外部数据库访问链接。BindingDB 从 2007 年首次发布，每周更新一次，截至 2021 年 12 月底，已包含 41296 个数据条目，2400783 条蛋白－配体相互作用亲和性数据（包括 IC_{50}、K_i、K_d、EC_{50} 等），覆盖 8652 个蛋白靶标和 1034707 个小分子，还包含了 5312 套美国专利数据。BindingDB 支持多字段检索，包括蛋白靶点名称、蛋白序列、药物名称及化学结构、亲和力范围等字段，以供用户查询并下载所需数据集。同时，BindingDB 还提供多个已处理好的数据集供下载使用（表 6-13）。BindingDB 构建了药物靶点发现专用工具，不仅支持基于化合物结构相似性来快速预测潜在靶点，还支持基于靶标序列相似度来预测潜在化合物。

表 6-13　BindingDB 可供下载的药物与靶点数据集（部分）

数据集	更新日期	文件大小	描述
小分子与靶点数据集	2021-01-29	624.08 MB	包含数据库全部数据
针对每个靶点的可购买活性化合物数据集	2018-08-25	5.31 MB	包含已知亲和力大于 10 μmol/L 的可购买的化合物数据
化合物与靶点亲和力数据集	2022-01-01	818.17 MB/108.51 MB/393.49 MB	包含所有化合物的 2D 结构数据 /3D 结构数据 / 靶点的活性数据
蛋白质 - 配体验证集	2020-01	—	约有 1200 个针对特定蛋白靶标的小分子数据集，用来建模或对模型进行验证测试。每个数据集大约有 10 ～ 50 对靶标具有亲和力的小分子，且至少有一个来自 PDB 的复合物结构

蛋白水解靶向嵌合分子（proteolysis-targeting chimeras，简称 PROTAC）是由靶蛋白配体、连接子和 E3 泛素连接酶配体三部分组成的缀合物 [87, 88]，可通过拉近靶蛋白和细胞内的 E3 泛素连接酶实现泛素化途径特异性诱导降解靶蛋白的新型技术。与传统小分子药物相比，PROTAC 在选择性、成药性、作用模式等方面可能具有独特的优势 [89]。PROTAC-DB 数据库 [90] 是首个收录 PROCTAC 的结构和实验数据的开放式数据库。

PROTAC-DB 通过人工提取和程序自动提取两种方式从相关文献中获取得到 PROTAC 的化学结构、生物活性、理化性质等数据。PROTAC 的生物活性数据包括蛋白降解能力（如 DC_{50}、D_{max} 和降解比例）、亲和性（如 K_d、K_i、IC_{50} 和 EC_{50}）和细胞活性数据（如 IC_{50}、EC_{50}、GI_{50}、ED_{50}、GR_{50}）等，理化性质包括分子的类药性、$logP$、$logS$。此外，PROTAC-DB 还收集了弹头和 E3 配体的生物活性数据。在 2021 年 4 月发布的 PROTAC-DB 版本中，涵盖了 2258 种 PROTAC、275 个弹头、68 个 E3 配体以及 1099 个连接子。

为了方便用户进行数据检索，PROTAC-DB 提供了基于文本和基于结构的检索方式。对于文本检索，用户只需输入靶点名称、化合物名称等关键词；对于结构检索，用户可以通过输入分子 SMILES 字符串，或者上传分子 3D 结构文件（MOL/SDF 格式），或者在线编辑化合物结构或片段进行检索。针对检索结果，支持进一步设置结构的环数量、分子量及 $logP$ 等过滤条件进行精炼（图 6-19）。

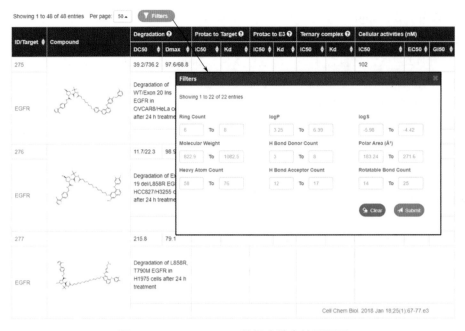

图 6-19　PROTAC-DB 数据库检索结果页面

6.4　小结

本章主要介绍了药物发现与药物设计领域的三大类数据库资源，包括生物大分子结构数据库、小分子结构数据库和生物活性数据库，侧重于关键数据库及其数据类型、检索方式、主要用途及特色功能等方面的介绍，帮助读者熟悉并使用相关数据资源。比如在第一节重点介绍了目前主流的蛋白 - 小分子复合物、蛋白 - 蛋白复合物、蛋白 - 核酸复合物和蛋白 - 多肽复合物结构数据库，以及包括蛋白激酶结构数据库、金属酶结构数据库和固有无序蛋白质结构数据库在内的各具特色的生物大分子数据库，以满足不同领域的研究需求。在第二、三节依次对一些不同类型的小分子结构数据库和生物活性数据库进行了介绍，其中小分子结构数据库主要包括综合性库、分子晶体结构数据库、天然产物数据库、虚拟筛选分子库和算法生成的虚拟分子库，生物活性数据库主要包括 BindingDB 数据库和 ChEMBL 数据库，这些数据库已成为靶向药物研究领域的宝贵资源。

通过对以上生物大分子、化学小分子的各种不同类型数据库的介绍，我们可以看到这些数据库虽然类型各异、侧重点不同、数据量大小不同，但都为药物设计、药物发现、靶标预测奠定了坚实的数据基础，也为药物设计在人工智能领域的应用提供了丰富的数据。这些数据库的发展也一定程度反映了药物研发的趋势。例如，PROTAC 数据库的兴起也预示着基于 PROTAC 是当前药物研发热点；金属酶专属数据库的发展，也反映了金属酶在药物开发、合成生物学等领域仍具有巨大潜力。相较之下，关于 DNA、RNA 的结构数据较为稀缺，一定程度上限制了以核酸为靶点的创新药物发展。另外，这些数据库之间存在数据冗余、实验方法和标准不同、活性数据单位不统一等问题，限制了对这些数据库的综合使用，对于新手来说无疑增加了工作量。

随着相关学科的发展和医药领域研究的不断深入，生物大分子和小分子数据将会越来越多，这些数据库需要不断进行更新与完善，进一步挖掘更多有用的潜在信息，这样才能充分发挥出其真正价值。此外，如何高效准确地将这些多样化的数据应用到药物研发领域，充分发挥出其价值，是未来的研究重点。希望本章的数据库介绍能为药物发现和药物设计的发展提供有价值的帮助。

本章所有数据库信息见表 6-14。

表 6-14　第 6 章涉及的数据库汇总表

名称	数据库内容
生物大分子数据库	
PDB	全球最大的蛋白质、核酸、多糖等生物大分子结构数据库
PDBe	欧洲地区的蛋白质、核酸及多糖等生物大分子结构数据库
PDBj	亚洲和中东地区提交的蛋白质、核酸及多糖等生物大分子结构数据库
BMRB	蛋白质、多肽、核酸等生物大分子的核磁共振结构数据库
NDB	核酸三维结构数据库
UniProt	蛋白质序列、功能等数据库
AlphaFold DB	AlphaFold2 预测的蛋白结构数据库
PDBbind	生物大分子复合物三维结构及其结合亲和力实验数据库
BioLiP	生物学相关的蛋白质 – 配体复合物相互作用数据库
dbHDPLS	与人类疾病相关的蛋白 – 配体复合物结构数据库
ProtCID	蛋白质 – 蛋白质复合物结构与聚簇数据库
PPInS	蛋白质 – 蛋白质复合物结构数据库
PROTCOM	蛋白质 – 蛋白质复合物结构及结构域间相互作用数据库
NPIDB	DNA– 蛋白和 RNA– 蛋白复合物结构数据库
PDIdb	蛋白质 –DNA 复合物的晶体结构数据库
DNAproDB	DNA– 蛋白质复合物结构数据库
PRIDB	蛋白质 –RNA 复合物结构数据库
PepX	蛋白质 – 多肽复合物结构数据库
PepBDB	蛋白质 – 多肽复合物结构数据库
Norine	非核糖体多肽的结构及注释数据库
StraPep	具有生物活性的多肽数据库
ConjuPepDB	多肽偶联药物的结构信息数据库
Pfam	蛋白质家族和结构域完整分类数据库
KLIFS	人体激酶 – 配体复合物结构及其相互作用特征数据库
KinaseMD	激酶突变结构与药物反应数据库

名称	数据库内容
DKK	尚未充分研究的激酶数据库
HomoKinase	侧重于同类激酶家族数据库
KinLigDB	人体激酶－配体复合物结构数据库
GPCRdb	G 蛋白偶联受体家族数据库
GLASS	GPCR－配体相互作用数据库
GPCR-EXP	GPCR 结构数据库
Human-gpDB	人类基因组 GPCR、G 蛋白、效应器及其相互作用数据库
MeLAD	金属酶－配体关联数据库
MeDBA	金属酶数据和分析平台
MetalPDB	金属结合位点数据库
ProCarbDB	碳水化合物结合蛋白晶体结构数据库
ADPriboDB	ADP 核糖基化位点及蛋白结构数据库
DBAASP	抗菌肽数据库
DisProt	无序蛋白、无序区域结构及其生物学功能注释数据库
MobiDB	固有无序蛋白质结构与功能数据库
PED	以组为单位固有无序蛋白的结构与实验数据库
DNAmoreDB	DNA 酶结构数据库
RBP2GO	RNA 结合蛋白数据库
STRING	蛋白质－蛋白质互作数据库
BRENDA	功能酶和代谢数据库
KEGG	基因组、化学、系统功能及健康信息数据库
DrugCombDB	药物联用数据库
小分子结构数据库	
PubChem	综合性化学信息数据库
ChEBI	化学小分子数据库
CCDC	CSD 剑桥晶体结构数据库
COD	小分子晶体结构数据库
Coconut	天然产物数据库
ZINC	虚拟筛选小分子库
陶术化合物库	陶术虚拟筛选小分子库
GDB	算法生成的虚拟分子库

名称	数据库内容
DrugSpaceX	算法生成的虚拟分子库
	生物活性数据库
BindingDB	蛋白质与类药分子结合亲和力实验数据库
ChEMBL	靶点与类药分子生物活性数据库
Binding MOAD	蛋白质－配体复合物结构及其结合亲和力数据库
PROTAC-DB	PROCTACs 数据库

参考文献

[1] Armstrong D R, Berrisford J M, Conroy M J, et al. PDBe: improved findability of macromolecular structure data in the PDB. *Nucleic Acids Res*, **2020**, *48* (D1): D335-D343.

[2] Velankar S, Alhroub Y, Alili A, et al. PDBe: Protein data bank in Europe. *Nucleic Acids Res*, **2010**, *39* (suppl_1): D402-D410.

[3] Dana J M, Gutmanas A, Tyagi N, et al. SIFTS: updated Structure Integration with Function, Taxonomy and Sequences resource allows 40-fold increase in coverage of structure-based annotations for proteins. *Nucleic Acids Res*, **2018**, *47* (D1): D482-D489.

[4] Consortium PK. PDBe-KB: a community-driven resource for structural and functional annotations. *Nucleic Acids Res*, **2019**, *48* (D1): D344-D353.

[5] Bekker GJ, Yokochi M, Suzuki H, et al. Protein Data Bank Japan: Celebrating our 20th anniversary during a global pandemic as the Asian hub of three dimensional macromolecular structural data. *Prot Sci*, **2022**, *31*: 173-186.

[6] Romero P R, Kobayashi N, Wedell J R, et al. BioMagResBank (BMRB) as a resource for structural biology. *Methods Mol Biol*, **2020**, *2112*. 187-218.

[7] Mistry J, Chuguransky S, Williams L, et al. Pfam: The protein families database in 2021. *Nucleic Acids Res*, **2021**, *49* (D1): D412-D419.

[8] Jumper J, Evans R, Pritzel A, et al. Highly accurate protein structure prediction with AlphaFold. *Nature*, **2021**, *596*: 583-589.

[9] Baek M, DiMaio F, Anishchenko I, et al. Accurate prediction of protein structures and interactions using a three-track neural network. *Science*, **2021**, *373* (6557): 871-876.

[10] Coimbatore Narayanan B, Westbrook J, Ghosh S, et al. The Nucleic Acid Database: new features and capabilities. *Nucleic Acids Res*, **2014**, *42*: D114-D122.

[11] Liu Z, Su M, Han L, et al. Forging the basis for developing protein-ligand interaction scoring functions. *Acc Chem Res*, **2017**, *50* (2): 302-309.

[12] Hu L, Benson M L, Smith R D, et al. Binding MOAD (Mother Of All Databases). *Proteins*, **2005**, *60* (3): 333-340.

[13] Smith R D, Clark J J, Ahmed A, et al. Updates to binding MOAD (mother of all databases): polypharmacology tools and their utility in drug repurposing. *J Mol Biol*, **2019**, *431* (13): 2423-2433.

[14] Yang J, Roy A, Zhang Y. BioLiP: a semi-manually curated database for biologically relevant ligand-protein interactions. *Nucleic Acids Res*, **2013**, *41* (Database issue): D1096-1103.

[15] Zhu M, Song X, Chen P, et al. dbHDPLS: A database of human disease-related protein-ligand structures. *Comput Biol Chem*, **2019**, *78*: 353-358.

[16] Xu Q, Dunbrack R L. The protein common interface database (ProtCID)—a comprehensive database of interactions of homologous proteins in multiple crystal forms. *Nucleic Acids Research*, **2010**, *39*: D761-D770.

[17] Xu Q, Dunbrack R L, ProtCID: a data resource for structural information on protein interactions. *Nat Commun*, **2020**, *11* (1): 711.

[18] Kumar V, Mahato S, Munshi A, et al. PPInS: a repository of protein-protein interaction sitesbase. *Sci Rep*, **2018**, *8* (1): 12453.

[19] Kundrotas P J, Alexov E. PROTCOM: searchable database of protein complexes enhanced with domain-domain structures. *Nucleic Acids Res*, **2006**, *35*, D575-D579.

[20] Szklarczyk D, Gable A L, Nastou K C, et al. The STRING database in 2021: customizable protein-protein networks, and functional characterization of user-uploaded gene/measurement sets. *Nucleic Acids Res*, **2021**, *49* (D1): D605-D612.

[21] Humphreys I R, Pei J, Baek M, et al. Computed structures of core eukaryotic protein complexes. *Science*, **2021**, *374*: eabm4805.

[22] Kirsanov D D, Zanegina O N, Aksianov E A, et al. NPIDB: nucleic acid-protein interaction database. *Nucleic Acids Res*, **2012**, *41* (D1): D517-D523.

[23] Norambuena T, Melo F. The Protein-DNA interface database. *BMC Bioinform*, **2010**, *262*.

[24] Sagendorf J M, Markarian N, Berman H M, et al. DNAproDB: an expanded database and web-based tool for structural analysis of DNA-protein complexes. *Nucleic Acids Res*, **2020**, *48* (D1): D277-D287.

[25] Lewis B A, Walia R R, Terribilini M, et al. PRIDB: a protein-RNA interface database. *Nucleic Acids Res*, **2010**, *39*: D277-D282.

[26] Petsalaki E, Russell R B. Peptide-mediated interactions in biological systems: new discoveries and applications. *Curr Opin Biotechnol*, **2008**, *19* (4): 344-350.

[27] Caporale A, Adorinni S, Lamba D, et al. Peptide-protein interactions: From drug design to supramolecular biomaterials. *Molecules*, **2021**, *26* (5):1219.

[28] Wen Z, He J, Tao H, et al. PepBDB: a comprehensive structural database of biological peptide-protein interactions. *Bioinformatics*, **2019**, *35* (1): 175-177.

[29] Vanhee P, Reumers J, Stricher F, et al. PepX: a structural database of non-redundant protein-peptide complexes. *Nucleic Acids Res*, **2010**, *38*: D545-D551.

[30] Sriram K, Insel P A. G protein-coupled receptors as targets for approved drugs: How many targets and how many drugs? *Mol Pharmacol*, **2018**, *93* (4): 251-258.

[31] Kooistra A J, Mordalski S, Pándy-Szekeres G, et al. GPCRdb in 2021: integrating GPCR sequence, structure and function. *Nucleic Acids Res*, **2021**, *49* (D1): D335-D343.

[32] Munk C, Isberg V, Mordalski S, et al. GPCRdb: the G protein-coupled receptor database——an introduction. *Br J Pharmacol*, **2016**, *173* (14): 2195-2207.

[33] Chan W K B, Zhang Y. Virtual screening of human class——A GPCRs using ligand profiles built on multiple ligand-receptor interactions. *J Mol Biol*, **2020**, *432* (17): 4872-4890.

[34] Chan W K, Zhang H, Yang J, et al. GLASS: a comprehensive database for experimentally validated GPCR-ligand associations. *Bioinformatics*, **2015**, *31* (18): 3035-3042.

[35] Satagopam V P, Theodoropoulou M C, Stampolakis C K, et al. GPCRs, G-proteins, effectors and their interactions: human-gpDB, a database employing visualization tools and data integration techniques. *Database*, **2010**, *2010*, baq019.

[36] Bhullar K S, Lagarón N O, McGowan E M, et al. Kinase-targeted cancer therapies: progress, challenges and future directions. *Mol Cancer*, **2018**, *17* (1): 48.

[37] Cohen P, Cross D, Jänne P A. Kinase drug discovery 20 years after imatinib: progress and future directions. *Nat Rev*

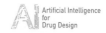

Drug Discov, **2021**, *20* (7): 551-569.

[38] van Linden O P, Kooistra A J, Leurs R, et al. KLIFS: a knowledge-based structural database to navigate kinase-ligand interaction space. *J Med Chem*, **2014**, *57* (2): 249-277.

[39] Subramani S, Jayapalan S, Kalpana R, et al. HomoKinase: A curated database of human protein kinases. *ISRN Comput Biol*, **2013**, *2013*, 417634.

[40] Hu R, Xu H, Jia P, et al. KinaseMD: kinase mutations and drug response database. *Nucleic Acids Res*, **2021**, *49* (D1): D552-D561.

[41] Berginski M E, Moret N, Liu C, et al. The dark kinase knowledgebase: an online compendium of knowledge and experimental results of understudied kinases. *Nucleic Acids Res*, **2021**, *49* (D1): D529-D535.

[42] Shen Z, Yan Y H, Yang S, et al. ProfKin: A comprehensive web server for structure-based kinase profiling. *Eur J Med Chem*, **2021**, *225*: 113772.

[43] Chen A Y, Adamek R N, Dick B L, et al. Targeting metalloenzymes for therapeutic intervention. *Chem Rev*, **2019**, *119* (2): 1323-1455.

[44] Andreini C, Cavallaro G, Lorenzini S, et al. MetalPDB: a database of metal sites in biological macromolecular structures. *Nucleic Acids Res*, **2013**, *41* (D1): D312-D319.

[45] Putignano V, Rosato A, Banci L, et al. MetalPDB in 2018: a database of metal sites in biological macromolecular structures. *Nucleic Acids Res*, **2017**, *46* (D1): D459-D464.

[46] Li G, Su Y, Yan Y H, et al. MeLAD: an integrated resource for metalloenzyme-ligand associations. *Bioinformatics*, **2019**, *36* (3): 904-909.

[47] Oldfield C J, Dunker A K. Intrinsically disordered proteins and intrinsically disordered protein regions. *Ann Rev Biochem*, **2014**, *83* (1): 553-584.

[48] Uversky V N. Intrinsically disordered proteins and their "mysterious" (meta)physics. *Front Physics*, **2019**, *7*: 10.

[49] Ruan H, Sun Q, Zhang W, et al. Targeting intrinsically disordered proteins at the edge of chaos. *Drug Discov Today*, **2019**, *24* (1): 217-227.

[50] Hatos A, Hajdu-Soltész B, Monzon A M, et al. DisProt: intrinsic protein disorder annotation in 2020. *Nucleic Acids Res*, **2020**, *48* (D1): D269-D276.

[51] Quaglia F, Mészáros B, Salladini E, et al. DisProt in 2022: improved quality and accessibility of protein intrinsic disorder annotation. *Nucleic Acids Res*, **2021**, *50* (D1): D480-D487.

[52] Piovesan D, Necci M, Escobedo N, et al. MobiDB: intrinsically disordered proteins in 2021. *Nucleic Acids Res*, **2021**, *49* (D1): D361-D367.

[53] Lazar T, Martínez-Pérez E, Quaglia F, et al. PED in 2021: a major update of the protein ensemble database for intrinsically disordered proteins. *Nucleic Acids Res*, **2021**, *49* (D1): D404-D411.

[54] Copoiu L, Torres P H M, Ascher D B, et al. ProCarbDB: a database of carbohydrate-binding proteins. *Nucleic Acids Res*, **2020**, *48* (D1): D368-D375.

[55] Vivelo C A, Wat R, Agrawal C, et al. ADPriboDB: The database of ADP-ribosylated proteins. *Nucleic Acids Res*, **2017**, *45* (D1): D204-D209.

[56] Ayyappan V, Wat R, Barber C, et al. ADPriboDB v2.0: An updated database of ADP-ribosylated Proteins. *Nucleic Acids Res*, **2021**, *49*, D261-D265.

[57] Ponce-Salvatierra A, Boccaletto P, Bujnicki J M. DNAmoreDB, a database of DNAzymes. *Nucleic Acids Res*, **2021**, *49* (D1): D76-D81.

[58] Xiao R, Chen J Y, Liang Z, et al. Pervasive chromatin-RNA binding protein interactions enable RNA-based regulation of transcription. *Cell*, **2019**, *178* (1): 107-121.

[59] Du X, Xiao R. An emerging role of chromatin-interacting RNA-binding proteins in transcription regulation. *Essays Biochem*, **2020**, *64* (6): 907-918.

[60] Caudron-Herger M, Jansen R E, Wassmer E, et al. RBP2GO: a comprehensive pan-species database on RNA-binding proteins, their interactions and functions. *Nucleic Acids Res*, **2021,** *49* (D1): D425-D436.

[61] Flissi A, Ricart E, Campart C, et al. Norine: update of the nonribosomal peptide resource. *Nucleic Acids Res*, **2020,** *48* (D1): D465-d469.

[62] Nizami B, Bereczki-Szakál D, Varró N, et al. FoldamerDB: a database of peptidic foldamers. *Nucleic Acids Res*, **2020,** *48* (D1): D1122-D1128.

[63] Balogh B, Ivánczi M, Nizami B, et al. ConjuPepDB: a database of peptide-drug conjugates. *Nucleic Acids Res*, **2021,** *49* (D1): D1102-D1112.

[64] Wang J, Yin T, Xiao X, et al. StraPep: a structure database of bioactive peptides. *Database*, **2018,** *2018*, bay038.

[65] Gogoladze G, Grigolava M, Vishnepolsky B, et al. DBAASP: database of antimicrobial activity and structure of peptides. *FEMS Microbiol Lett*, **2014,** *357* (1): 63-68.

[66] Pirtskhalava M, Amstrong A A, Grigolava M, et al. DBAASP v3: database of antimicrobial/cytotoxic activity and structure of peptides as a resource for development of new therapeutics. *Nucleic Acids Res*, **2021,** *49* (D1): D288-D297.

[67] Pirtskhalava M, Gabrielian A, Cruz P, et al. DBAASP v.2: an enhanced database of structure and antimicrobial/ cytotoxic activity of natural and synthetic peptides. *Nucleic Acids Res*, **2016,** *44* (D1): D1104-D1112.

[68] Kim S, Chen J, Cheng T, et al. PubChem in 2021: new data content and improved web interfaces. *Nucleic Acids Res*, **2021,** *49* (D1): D1388-D1395.

[69] Tran-Nguyen V K, Jacquemard C, Rognan D. LIT-PCBA: An unbiased data set for machine learning and virtual screening. *J Chem Inf Model*, **2020,** *60* (9): 4263-4273.

[70] Mendez D, Gaulton A, Bento A P, et al. ChEMBL: towards direct deposition of bioassay data. *Nucleic Acids Res*, **2019,** *47* (D1): D930-D940.

[71] Koscielny G, An P, Carvalho-Silva D, et al. Open targets: a platform for therapeutic target identification and validation. *Nucleic Acids Res*, **2017,** *45* (D1): D985-D994.

[72] Nguyen D T, Mathias S, Bologa C, et al. Pharos: Collating protein information to shed light on the druggable genome. *Nucleic Acids Res*, **2017,** *45* (D1), D995-D1002.

[73] Hastings J, Owen G, Dekker A, et al. ChEBI in 2016: Improved services and an expanding collection of metabolites. *Nucleic Acids Res*, **2016,** *44* (D1): D1214-D1219.

[74] Thiele I, Swainston N, Fleming R M, et al. A community-driven global reconstruction of human metabolism. *Nat Biotechnol*, **2013,** *31* (5): 419-425.

[75] Lamurias A, Ferreira J D, Couto F M. Improving chemical entity recognition through h-index based semantic similarity. *J Cheminform*, **2015,** *7* (1): S13.

[76] Groom C R, Bruno I J, Lightfoot M P, et al. The cambridge structural database. *Acta Crystallogr B Struct Sci Cryst Eng Mater*, **2016,** *72* (Pt 2): 171-179.

[77] Gražulis S, Daškevič A, Merkys A, et al. Crystallography open database (COD): an open-access collection of crystal structures and platform for world-wide collaboration. *Nucleic Acids Res*, **2012,** *40*: D420-D427.

[78] Sorokina M, Steinbeck C. Review on natural products databases: where to find data in 2020. *J Cheminform*, **2020,** *12* (1): 1-51.

[79] Sorokina M, Merseburger P, Rajan K, et al. COCONUT online: Collection of open natural products database. *J Cheminform*, **2021,** *13* (1): 2.

[80] Irwin J J, Tang K G, Young J, et al. ZINC20——A free ultralarge-scale chemical database for ligand discovery. *J Chem Inf Model*, **2020,** *60* (12): 6065-6073.

[81] Schuller M, Correy G J, Gahbauer S, et al. Fragment binding to the Nsp3 macrodomain of SARS-CoV-2 identified through crystallographic screening and computational docking. *Sci Adv*, **2021,** *7* (16): eabf8711.

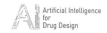

[82] Imrie F, Bradley A R, van der Schaar M, et al. Deep generative models for 3D linker design. *J Chem Inform Model*, **2020**, *60* (4): 1983-1995.

[83] Ruddigkeit L, van Deursen R, Blum L C, et al. Enumeration of 166 billion organic small molecules in the chemical universe database GDB-17. *J Chem Inf Model*, **2012**, *52* (11): 2864-2875.

[84] Pujol-Giménez J, Poirier M, Bühlmann S, et al. Inhibitors of human divalent metal transporters DMT1 (SLC11A2) and ZIP8 (SLC39A8) from a GDB-17 fragment library. ChemMedChem, **2021**, *16* (21): 3306-3314.

[85] Arús-Pous J, Blaschke T, Ulander S, et al. Exploring the GDB-13 chemical space using deep generative models. *J Cheminform*, **2019**, *11* (1): 20.

[86] Yang T, Li Z, Chen Y, et al. DrugSpaceX: a large screenable and synthetically tractable database extending drug space. *Nucleic Acids Res*, **2021**, *49* (D1): D1170-D1178.

[87] Zou Y, Ma D, Wang Y. The PROTAC technology in drug development. *Cell Biochem Funct*, **2019**, *37* (1): 21-30.

[88] Pettersson M, Crews C M. Proteolysis Targeting chimeras (PROTACs)——past, present and future. *Drug Discov Today*, **2019**, *31*: 15-27.

[89] Churcher I. Protac-induced protein degradation in drug discovery: Breaking the rules or just making new ones? *J Med Chem*, **2018**, *61* (2): 444-452.

[90] Weng G, Shen C, Cao D, et al. PROTAC-DB: an online database of PROTACs. *Nucleic Acids Res*, **2021**, *49* (D1): D1381-D1387.

拓展阅读

人工智能（AI），特别是深度学习的发展离不开大量优质数据的推动。在过去的十几年里，随着新技术、新实验手段在药物发现过程中的不断应用，生物大分子结构、小分子结构和活性相关的数据量飞速增长。本章介绍了药物发现与药物设计领域的三大类数据库资源，包括生物大分子结构数据库、小分子结构数据库和生物活性数据库，读者可以从中了解数据库涵盖的信息内容、主要用途以及特色功能，从而将其应用到新药研发中。

根据 NAR（Nucleic Acids Research）发布的数据库最新统计报告（Rigden and Fernández 2023），过去一年有 90 个新数据库上线，并有 82 个经典数据库被更新。报告中的数据库涵盖了核酸蛋白结构信息、代谢、信号传导和酶、微生物和病毒基因组学、小分子结构活性，以及彼此之间相互作用等各个方向领域的数据。其中，AlphaFold 2 的广泛应用造就了 TmAlphaFold（Dobson, Szekeres et al. 2022）和 AFDB（Varadi, Anyango et al. 2021）两款包含蛋白质预测结构的新型数据库，极大地丰富了蛋白质的信息资源。针对 AFDB 提供的信息，有很多数据库都对相关内容进行了更新，例如新数据库 HPproteome-Bsite（Sim, Kwon et al. 2022）对人类蛋白组中 AFDB 预测的结合位点和候选配体进行了注解，AlloMAPS（Tan, Tee et al. 2022）数据库收录了 AFDB 提供的结构数据，为突变对变构的影响提供了更好的见解，有助于设计变构药物。在酶结构方面，GotEnzymes（Li, Chen et al. 2022）数据库使用 AI 预测了 2500 万个酶 - 底物对的周转率，加快涉及候选酶的实验和计算领域的生物学研究。

由于章节篇幅有限，还有大量有用的数据库未被提及，例如癌症相关的数据库 canSAR（di Micco, Antolin et al. 2022）和 CEDAR（Koşaloğlu-Yalçın, Blazeska et al. 2022），mRNA 相关的数据库 mirDIP（Hauschild, Pastrello et al. 2022）和 UTRdb（Lo Giudice, Zambelli et al. 2022），以及一些经典的药靶数据库 DrugBank（Wishart, Feunang et al. 2017）、

DrugCentral（Avram, Wilson et al. 2022）和 TTD（Li, Yu et al. 2017）等。

此处推荐一个 NAR 制作的在线分子数据库合集（http://www.oxfordjournals.org/nar/database/c/），感兴趣的读者可以自行访问查询。

主要参考文献

Avram S, Wilson T B, Curpan R, et al. Drugcentral 2023 Extends Human Clinical Data and Integrates Veterinary Drugs. *Nucleic Acids Res,* **2022,** *51* (D1): D1276-D1287.

di Micco P, Antolin A A, Mitsopoulos C, et al. Cansar: Update to the Cancer Translational Research and Drug Discovery Knowledgebase. *Nucleic Acids Res,* **2022,** *51* (D1): D1212-D1219.

Dobson L, Szekeres L I, Gerdán C, et al. Tmalphafold Database: Membrane Localization and Evaluation of Alphafold2 Predicted Alpha-Helical Transmembrane Protein Structures. *Nucleic Acids Res,* **2022,** *51* (D1): D517-D522.

Hauschild A-C, Pastrello C, Ekaputeri Gitta Kirana A, et al. Mirdip 5.2: Tissue Context Annotation and Novel Microrna Curation. *Nucleic Acids Res,* **2022,** *51* (D1): D217-D225.

Koşaloğlu-Yalçın Z, Blazeska N, Vita R, et al. The Cancer Epitope Database and Analysis Resource (Cedar). *Nucleic Acids Res,* **2022,** *51* (D1): D845-D852.

Li Y H, Yu C Y, Li X X, et al. Therapeutic Target Database Update 2018: Enriched Resource for Facilitating Bench-to-Clinic Research of Targeted Therapeutics. *Nucleic Acids Res,* **2017,** *46* (D1): D1121-D1127.

Li F, Chen Y, Anton M, et al. Gotenzymes: An Extensive Database of Enzyme Parameter Predictions. *Nucleic Acids Res,* **2022,** *51* (D1): D583-D586.

Lo Giudice C, Zambelli F, Chiara M, et al. Utrdb 2.0: A Comprehensive, Expert Curated Catalog of Eukaryotic Mrnas Untranslated Regions. *Nucleic Acids Res,* **2022,** *51* (D1): D337-D344.

Rigden D J, Fernández X M. The 2023 Nucleic Acids Research Database Issue and the Online Molecular Biology Database Collection. *Nucleic Acids Res,* **2023,** *51* (D1): D1-D8. [4] Sim J, Kwon S, Seok C. Hproteome-Bsite: Predicted Binding Sites and Ligands in Human 3d Proteome. *Nucleic Acids Res,* **2022,** *51* (D1): D403-D408.

Tan Z W, Tee W-V, Guarnera E, et al. Allomaps 2: Allosteric Fingerprints of the Alphafold and Pfam-Trrosetta Predicted Structures for Engineering and Design. *Nucleic Acids Res,* **2022,** *51* (D1): D345-D351.

Varadi M, Anyango S, Deshpande M, et al. Alphafold Protein Structure Database: Massively Expanding the Structural Coverage of Protein-Sequence Space with High-Accuracy Models. *Nucleic Acids Res,* **2021,** *50* (D1): D439-D444.

Wishart D S, Feunang Y D, Guo A C, et al. Drugbank 5.0: A Major Update to the Drugbank Database for 2018. *Nucleic Acids Res,* **2017,** *46* (D1): D1074-D1082.

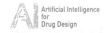

作者简介 ┣━━━━━━━━━━━━━━━━━━━━━━━━━━━━━━━━

　　李国菠，博士，四川大学华西药学院教授。主要从事药物设计与药物化学方向研究，聚焦于靶向金属酶药物设计与发现。构建了金属酶数据与分析平台 MeDBA、金属酶配体关联信息数据库 MeLAD，发展了锚定药效团特征识别与分子匹配 AncPhore、蛋白配体互作指纹图谱分析 IFPanalysis 等药物设计方法。

　　Email：liguobo@scu.edu.cn

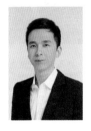

　　戚逸飞，博士，复旦大学药学院副研究员。主要研究方向为生物大分子结构和功能模拟以及人工智能药物设计等。

　　Email：yfqi@fudan.edu.cn

　　致谢：感谢复旦大学王任小教授对本章的审阅和建议。

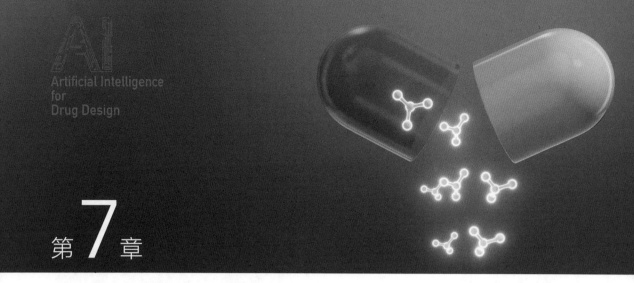

朱　峰

第7章

分子数据的表征

7.1　小分子化合物的表征

传统的基于专业知识的表征主要通过分子描述符和指纹来表征分子，这种表征方式来源于专业研究者从分子的结构、理化性质、生物活性等方面提取的特征。这种基于人工的分子表征方式应用已久，在 20 世纪 40 年代，第一个分子描述符 Wiener 指数被报道 [1]。经过几十年的积累，现在已经有超过 5000 种分子描述符和几十种分子指纹被报道和使用。近些年来，深度学习（deep learning）得到了快速的发展，许多模型可以在不依赖人类直觉和专业知识的情况下，直接从更原始且完整的分子表征方式中自动学习和提取分子的特征，从而进一步应用于分子性质预测等研究。目前受到较多关注的分子低级表征方式有基于字符串的表征、基于图的表征和基于图像的表征 [2]。

7.1.1　基于专业知识的小分子表征

7.1.1.1　分子描述符

分子描述符在化学和药物研发等领域有着广泛的应用，它将一个分子实体转化成数字，从而可以使用一些数学和统计的手段来对分子描述符中包含的化学信息进行处理。计算化学家通常使用特定领域的专业知识和基于观察数据的因果关系来设计分子描述符。目前，被报道和使用的分子描述符已经超过 5000 多种。他们从不同角度总结了对分子结构和属性的认识和理解，在定量构效关系（quantitative structure activity relationship, QSAR）分析、药物的 ADMET（吸收、分配、代谢、排泄和毒性）预测等过程中扮演着重要的角色 [3]。

（1）分子描述符的分类

分子描述符种类繁多，可体现分子各方面的特征信息。分子描述符可基于特征维度、获取途径等划分为不同的子类，常见的分类方式如图 7-1 所示。根据分子描述符计算所需要的结构维度，分子描述符可以分为 0 维（0D）、一维（1D）、二维（2D）、三维（3D）和四维（4D）。比如，1D 描述符有各种原子计数、键计数、结构片段等；2D 描述符有芳香环计数、拓扑极性表面积（topological polar surface area, TPSA）、Wiener 指数等；3D 描述符有溶剂可及表面积（solvent accessible surface area, SASA）、WHIM 描述符、CoMFA 描述符等；4D 描述符有 Volsurf 描述符等。在分子的特征中，有一部分不能直接通过理论计算得到，而需要通过实验进行测量，例如摩尔折射率、log$P$ 值等。基于此，分子描述符又可以分为理论型和实验型等。

此外，还可以根据分子描述符的物理意义差异进行分类，比如分子组成描述符、分子性质描述符、分子拓扑描述符、分子几何描述符等。

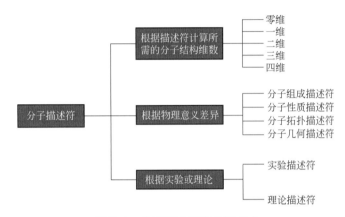

图 7-1　分子描述符的分类方式

（2）不同维度的分子描述符

1D 和 2D 描述符数量较多，对分子的基本信息描述比较全面，而且它们计算速度也相对较快，因此使用较为广泛。1D 描述符可以从表示分子的编码（如 SMARTS，详见 7.1.2.1 节）中计算获得，常见的有原子计数、键计数、氢键受体等，其中像原子计数、键计数、分子量这种直接根据分子的化学式（不需要 1D 信息）就可以获得，有些地方也称其为零维（0D）描述符。2D 描述符通常用来表示分子的结构特征和原子的连接方式，它们能够描述分子图中点和边的特点，比如特殊原子和键的数量、分支程度、原子杂化程度、原子间的距离、整体形状等。最早的分子描述符 Wiener 指数就是 2D 描述符，它是分子的一个拓扑指数，表示分子图中所有非氢原子对间的最短路径之和。

3D 描述符中包含了分子的空间信息，其包含的分子信息量要大于 1D 和 2D 描述符，其描述了分子的空间结构信息、构象相关距离和分子表面属性等信息，可以用来模建分子结构与分子性质（如分子的生物活性）之间的关系，常被用于 3D-QSAR 分析。Böhm 等人[4] 曾根据苯甲酰胺类抑制剂的 3D 描述符和它们对凝血酶、胰蛋白酶结合亲和力，用比较分子场分析（CoMFA）方法和相似性指数分析（CoMSIA）方法进行建模，研究导致这些分子配体亲和力差异的原因。

4D 分子描述符通常通过分子动力学模拟的方法生成，其最早的研究可追溯到 20 世纪 90 年代，Hopfinger 首次报道了关于 4D-QSAR 的研究[5]。4D 分子描述符包含更多的信息，但是其难度也是最大的，目前对于 4D 分子描述符的研究仍处于探索阶段，采用现有的一些 4D 分子描述符进行研究时，其结果往往没有 2D 和 3D 分子描述符准确，因此其应用目前也比较受限。

7.1.1.2 分子指纹

分子指纹一般通过对分子结构进行编码获得，通常以位或计数向量的形式出现，其中每个向量元素分别表示某些结构或属性的存在与否或者出现频率。分子指纹计算首先需要提取分子的结构特征，然后通过哈希产生位向量，其中每个位元素对应于一种分子片段，目前已经有几十种分子指纹被报道。直接比较两个分子的相似性往往是很难的，但是比较两个向量却非常容易，分子指纹的使用使得分子之间的比较可以数学或统计的方法客观地进行。分子指纹从不同的角度提取了分子结构和属性的信息，在分子的相似性化合物搜索、分子虚拟筛选、药物靶点预测等过程中都起着重要的作用[3]。

（1）不同类型的分子指纹

根据将分子结构特征转换成位向量方法的不同，分子指纹可以分为基于子结构的指纹（substructure key-based fingerprint）、基于拓扑或路径的指纹（topological or path-based fingerprint）、圆形指纹（circular fingerprint）、基于药效团的指纹（pharmacophore-based fingerprint）等几种类型，一些常用的分子指纹如表 7-1 所示。

表 7-1　八种常用的分子指纹

指纹名称	指纹类型	指纹位数	说明
MACCSFP	基于子结构的指纹	166	—
PubChemFP	基于子结构的指纹	881	—
RDKitFP（DaylightFP）	基于拓扑或路径的指纹	2048	最短长度 = 1，最长长度 = 7
AtomPairFP	基于拓扑或路径的指纹	2048	最少键数 = 1，最多键数 = 7
ECFP（MorganFP）	圆形指纹	2048	半径 = 2
MHFP	圆形指纹	2048	半径 = 3
ErGFP	基于药效团的指纹	441	—
PharmacoPFP	基于药效团的指纹	300	—

1）基于子结构的指纹

基于子结构的指纹通常根据指纹对应的结构集中某些子结构在分子中存在与否来生成位向量。因此，当分子的子结构在指纹对应的结构集中出现得越多时，指纹对分子的描述就越全面，因此也越有效。相反，当分子的子结构在指纹对应的结构集中出现不多时，那么该指纹不是很有用，因为分子的许多特征将不被分子指纹所表示。一种分子指纹的位数由其对应的结构集中结构的总数决定，向量中的每个元素与分子中单个给定特征的存在或不存在有关（图 7-2）。最常用的基于子结构的分子指纹有 MACCSFP（MACCS fingerprint）、PubChemFP（PubChem fingerprint）等。

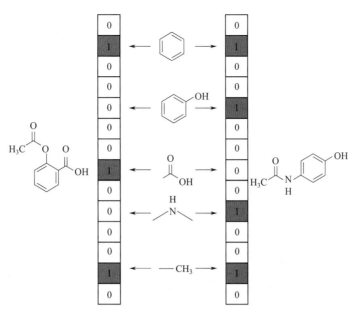

图 7-2　基于子结构的指纹生成原理

MACCSFP 是由 MDL 开发的 2D 分子描述符衍生的指纹，其根据子结构数量可分成两种类型，其中一种分子指纹 166 位（在 RDKit 中有 1 位是占位符，故有 167 位），另一种分子指纹 960 位 [6]。其中 166 位的分子指纹较为常用，因为虽然它的长度相对较小，但其涵盖的化学特征在药物研究和虚拟筛选中比较受关注。

PubChemFP 具有 881 个子结构，涵盖了广泛的分子子结构和官能团，对化合物分子的结构特征描述非常全面，常被用来进行化合物结构相似性搜索。分子的 PubChemFP 可以使用 PubChem 提供的 PubChemPy 模块来进行获取。此外，PaDEL-Descriptor、ChemmineR、CDK 等工具也提供 PubChemFP 的计算方法。除了 PubChem 自身以外，治疗靶标数据库（TTD）[7] 也使用了该指纹进行相似性搜索。

2）基于拓扑或路径的指纹

基于拓扑或路径的指纹通常从一个原子开始，在规定的最少键数和最多键数产生的路径范围内，生成所有的分子片段，然后对每个分子片段通过哈希产生指纹（如图 7-3）。这类指纹能应用于所有分子，并且可以根据最少键数和最多键数的设置来调整指纹的长度，常被用来进行快速的子结构搜索。此类型指纹中最有名的是 DaylightFP（Daylight fingerprint），此外 AtomPairFP（AtomPair fingerprint）也是常用的基于拓扑或路径的分子指纹。

DaylightFP 可生成多达 2048 位的分子指纹 [8]，编码了分子在设定长度内的所有可能的连接途径。RDKitFP（RDKit fingerprint）是基于 DaylightFP 开发的，当设置生成子图所需的键数在 1 ～ 7 时，可生成与 DaylightFP 类似的 2048 位的分子指纹，可被用来药物结构相似性的比较。

AtomPairFP 的概念早在 20 世纪 80 年代就被提出，生成的分子指纹包括相邻原子数、π 电子数、原子序号等多个维度的信息 [9]。当设置原子对长度在 1 ～ 7 时，可生成 2048 位的分子指纹。该指纹目前可被用来进行 QSAR 分析以及深度学习模型的构建。

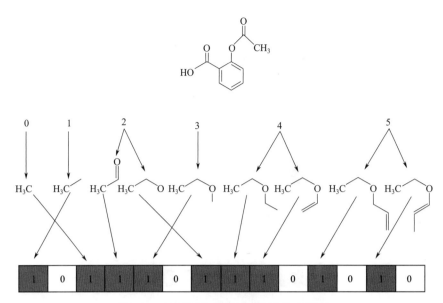

图 7-3　基于拓扑或路径的指纹生成原理

3）圆形指纹

圆形指纹是一种特殊的拓扑指纹，它记录了从原子出发到指定半径内的分子环境和结构（如图 7-4），而不是在分子中寻找路径。由于相同的分子结构片段可能具有不同的环境，因此，这类指纹一般不用于查询子结构，而是用于对完整的结构进行相似性搜索。圆形指纹一般以重原子为中心，搜寻在设定的半径范围内的结构特征，比如力场的原子类型、分子片段、官能团等各种信息。常用的圆形指纹有 ECFP（extended connectivity fingerprint）、MHFP（MinHash fingerprint）等。

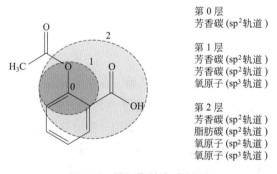

图 7-4　圆形指纹生成原理

ECFP 是一种圆形指纹，是当下构建 QSAR 模型时最受欢迎的指纹，已经成为圆形分子指纹的金标准[10]。由于 ECFP 的核心算法源自 Morgan 算法，因此，ECFP 有时又叫MorganFP（Morgan fingerprint）。ECFP 指纹在使用的时候，根据预先设定的直径，ECFP 会产生不同长度的分子指纹。使用最多的是直径为 4 的 ECFP4，此外直径为 6 的 ECFP6 用得也比较多。根据 Rogers 等人的研究[10]，ECFP4 对于分子相似性搜索与比较已足够用，而直径更大的 ECFP6 与 ECFP8 由于包含更多的分子结构细节，因此适合用于机器学习进行活性预测。此外，还有一些变体比如 FCFP（functional class fingerprints）以官能团类型作为原子标识符，算法与 ECFP 类似。

MHFP 是一种新的分子指纹，能够编码圆形子结构，使用 ECFP 的扩展连接原理以根本不同的方式对详细的子结构进行编码，提高了基准研究中精确最近邻搜索的性能，并支持应用局部敏感哈希（locality sensetive hashing, LSH）近似最近邻搜索算法，非常适合大型数据库的分析[11]。

4）基于药效团的指纹

基于药效团的指纹也是常用的一种分子指纹。在药物分子和靶点结合的过程中，分子对靶点的活性往往由部分结构决定，这些与活性相关的分子基团也被称为药效团。药效团代表了分子对给定靶标的活性起作用的相关特征。基于药效团的指纹与基于子结构的指纹的编码方式有点类似，它们都用到了分子的子结构片段，不同的是基于药效团的指纹还根据药效团之间的距离来进行编码生成位向量。常用的基于药效团的分子指纹有 ErGFP（extended reduced graph fingerprinting）、PharmacoPFP（pharmacophore fingerprinting）。

ErGFP 是 Stiefl 等人[12]于 2006 年提出的一种 2D 药效团指纹，它使用扩展简化图的方法生成 315 位的分子指纹。由于其维度较低且是 2D 药效团指纹，因此其计算速度较快，而其良好的编码药效团可解释性使得用户能更好地去理解和解释被选药物小分子的合理性，因此得到了广泛的使用。

PharmacoPFP 是 McGregor 等人[13]在 1999 年提出的一种快速提取药效团的分子指纹。该指纹包括 10549 个三点药效团组成的基础集，根据一些距离范围和药效特征生成分子指纹，涉及三维结构信息。因为包含了针对性的药效团信息，该指纹在 QSAR 分析等药物小分子研发中具有广泛的应用。

5）其他类型的分子指纹

分子指纹的本质是对分子的特定结构和属性的编码，除了上述类型的指纹之外，还有许多针对特定需求和功能而创建的分子指纹。有些指纹是根据蛋白质 - 配体相互作用的信息而编码的，如 SPLIFP（structural protein-ligand interaction fingerprint）[14]等，还有一些指纹是将不同指纹方法产生的比特串组合成为一个新的位向量，如 Xue 等人[15]设计开发的 MP-MFP 指纹包含了 171 比特位，其中 110 比特位编码分子子结构，61 位编码性质描述符。

表 7-2　两个位向量的二元混淆矩阵

混淆矩阵		位向量 A		
		0	1	合计
位向量 B	0	d	a	$a+d$
	1	b	c	$B=b+c$
	合计	$b+d$	$A=a+c$	$N=a+b+c+d$

（2）分子指纹相似性比较方法

直接比较两个分子结构的相似性往往比较困难，但是比较两个位向量的相似性却特别容易。评估两个向量之间相似性的方法有很多，在分子指纹的比较中，谷本系数（Tanimoto coefficient）最为常用。在计算谷本系数时，需要对两个向量的每个位节点进行比较并且计数，如表 7-2 所示，a 代表向量 A 为 1 且向量 B 为 0 的位数量，b 代表向量 B 为 1 且向量 A 为 0 的位数量，c 代表向量 A 和向量 B 同时为 1 的位数量，d 代表向量 A 和向量 B 同时为 0 的位数量。$A = a + c$ 是向量 A 中 1 的总位数，也就是有效子结构的总计数，同理 $B = b + c$ 是向量 B 中 1 的总位数。向量 A 和 B 的总比特位数为 $N = a + b + c + d$。在图 7-5 所示的两个向量中，根据表 7-2 中的定义，$A = 5$，$B = 4$，$c = 3$，根据谷本系数的计算公式：

$$\text{Tanimoto coefficient} = \frac{c}{A + B - c} \tag{7-1}$$

向量 A 和 B 的谷本系数为 3/(5+4-3) = 0.5。

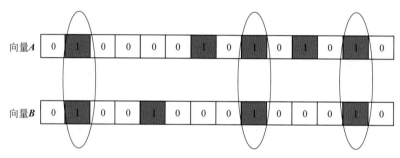

图 7-5　计算两个向量的谷本系数

除了谷本系数之外，余弦相似性（cosine similarity）、Dice 系数（Dice coefficient）等相似性计算方法也在分子指纹的比较中有着广泛的应用。表 7-3 列举了 9 种常用的相似性计算方法。

表 7-3　位向量相似性计算方法

方法	取值范围	计算公式
谷本系数	[0, 1]	$\dfrac{c}{A + B - c}$
余弦相似性	[0, 1]	$\dfrac{c}{\sqrt{AB}}$
Dice 系数	[0, 1]	$\dfrac{2c}{A + B - c}$
欧氏距离	[0, +∞)	$\sqrt{A + B - 2c}$
曼哈顿距离	[0, +∞)	$A + B - 2c$
Russell-RAO 系数	[0, 1]	$\dfrac{c}{N}$
Kulczynski 系数	[0, 1]	$\dfrac{c}{2} \times \left(\dfrac{1}{A} + \dfrac{1}{B} \right)$

方法	取值范围	计算公式
Soergel 距离	[0, 1]	$1-\dfrac{c}{A+B-c}$
Forbes 系数	[0, +∞)	$\dfrac{cN}{AB}$

7.1.1.3 分子描述符和指纹的计算工具

现有的分子描述符和指纹的计算工具有很多，有些工具被设计专门用来计算分子指纹和分子描述符，比较有名的工具有 PaDEL-Descriptor 软件和 ChemDes 在线工具等。有些工具计算分子指纹和分子描述符只是其一部分功能如 OpenBabel、RDKit 等，此外还有一些商业用途的分子描述符和指纹计算工具，如 Dragon、alvaDesc。本文列举了部分开源描述符和指纹计算工具，以供读者参考。

CDK（Chemistry Development Kit）是 2000 年开发的一款开源 Java 库，是迄今为止在科学界广泛支持下开展的最活跃的开源化学信息学项目之一。能够计算 2D、3D 等分子描述符，以及 PubChemFP 等分子指纹。具体功能和使用方式可参考 https://cdk.github.io/。

RDKit 是从 2006 年发布并一直更新的一款开源化学信息与机器学习工具包，同时提供了 C++ 和 python 的 API 接口，能够计算氢键受体数、芳香环数量、sp^3 杂化碳原子比例等分子描述符以及 MACCSFP、RDKitFP 等分子指纹，具体功能和操作方式可以从 https://rdkit.org/ 上了解。

PaDEL-Descriptor 是 Yap 等人 [16] 在 2010 年开发的一个用于计算分子描述符和指纹的开源软件，能够计算 797 个描述符（663 个 1D 和 2D 描述符以及 134 个 3D 描述符）和 10 种分子指纹，其中分子描述符包括分子量、分子偶极矩、摩尔折射率、3D-MoRSE 等，分子指纹包括 PubChemFP、MACCSFP 等。PaDEL-Descriptor 基于 java 开发，能够在 Windows、Linux、MacOS 上运行，且具有图形用户界面（GUI），易于使用。

ChemDes 是 Dong 等人 [3] 于 2015 年开发的网络平台，集成了 Pybel、CDK、RDKit、PaDEL 等软件包，能够计算 3679 种分子描述符和 59 种分子指纹。

7.1.1.4 比较分子相似性流程

在小分子药物研发的过程中，有时候研究人员需要从许多化合物库中挑选出与已知小分子结构相似的一些化合物。这时可以使用分子指纹的相似性计算方法来快速挑选相似化合物。首先需要获得分子的输入格式，一般 SDF、MOL、SMILE 比较常用，可以从 PubChem 上获得化合物的 SDF，再用 7.1.1.3 节中列举的工具计算分子指纹，然后用 7.1.1.2 节中的相似性计算方法计算化合物的两两相似性，最终根据相似性系数的高低排序，从化合物库中找出与目标分子相似度最高的分子，具体流程可参考图 7-6。

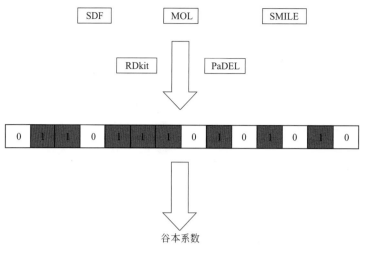

图 7-6　根据分子指纹比较分子相似性流程

7.1.2　基于字符串的表征

根据存储形式的维度差异，可将小分子保存在一维、二维与三维介质中（如字符串、平面图与立体图）。线性表示法将小分子化学结构表示为一维的线性字符串，由于具有紧凑且易于操作的优点，线性表示法已被广泛应用于化学信息学中[17]。线性表示方法有：Wisweser 线公式符号（Wiswesser line-formula notation，WLN）、Sybyl 线符号（Sybyl line notation，SLN）和线性排列的结构图表示法（representation of structure diagram arranged linearly，ROSDAL）。目前，简化分子输入线输入系统（simplified molecular input line entry system，SMILES）和 IUPAC 化学标识符（IUPAC chemical identifier，InChI）使用最为广泛，这两种方法都是在分子连接图中，通过基于深度优先搜索算法遍历整个图，从图的一个分支穷举到其末端原子，并将一维遍历结果以一维的字符串输出。

7.1.2.1　SMILES

（1）SMILES 介绍

SMILES 是"线性表示法"的一种，用单行文本表达化合物的结构。它最初由美国环保局的大卫·韦宁格（David Weininger）于 1980 年提出，获得了吉尔曼·维思（Gilman Veith）等人的支持，并由 Daylight 公司对系统进行编程和运营维护，由于其简单性，直到今天它仍是使用最广泛的线性表示法之一。

SMILES 是一个 ASCII 字符串，它使用从分子图到文本的映射算法，其中通过严格的语法简化化学结构。将分子结构转换成 SMILES 文本后，易于计算机处理，可以用于训练机器学习模型。自动分子设计的一个策略是使用基于 SMILES 的深层生成模型，并将此表示转换为 one-hot 向量[18]。下面将介绍如何将分子转化到 SMILES 文本的规则。

（2）SMILES 规则

1）原子

在 SMILES 中，氢通常是隐藏的（不直接写出来）。原子由括在"[ ]"中的原子符号表示，

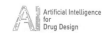

如金原子的表示方法为：[Au]。

当且仅当原子同时符合以下情况时，可不用填入"[ ]"中：

① 原子在 B、C、N、O、P、S、F、Cl、Br 或 I 的"有机子集"中；

② 不带有形式电荷；

③ 具有 SMILES 化合物模型所隐含的氢的数量（通常是元素对应的正常价，但 N 和 P 的 +3 价或 +5 价，S 的 +2 价、+4 价或 +6 价除外）；

④ 是常见的同位素；

⑤ 不是手性中心。

由于氢通常是隐藏的，当原子符合不用填入"[ ]"的情况时，C 表示的是 CH_4，如果需要表示碳原子，则应表示成"[C]"。换言之，在括号内原子假定都是没有氢的，如果想在括号内表示分子则必须写出隐藏的氢，如"$[CH_4]$"表示的是甲烷（CH_4）。

形式电荷由符号"+"或"−"表示，如 [Li+] 表示的是锂离子，而 [F−] 表示的是氟离子。如果有多个形式电荷，通常在符号前注明形式电荷的绝对值，但也可以重复符号，如钙离子既可表示为 [Ca2+]，又能表示为 [Ca++]。

如需要表示不常见的同位素原子，需要将原子用"[ ]"括起来，并在元素符号前写上质量数，如 ^2H 表示为 [2H]，^{13}C 表示为 "[13C]"。

2）化学键

原子之间通过化学键相连。共价键的类型有单、双、三、四键与芳香键，在 SMILES 中，分别用"-""=""#""$"":"表示。在实际应用中，单键可以省略，芳香键通常也是。除非另有规定，否则脂肪族原子之间的键假定为单键，并由 SMILES 中的邻接关系表示。例如，乙醇（CH_3CH_2OH）的 SMILES 可以写成"C-C-O""CC-O""C-CO""CCO"，但最后一种表示方法是最常用的；二氧化碳（CO_2）由一个碳与两个氧组成，其中碳氧之间为双键，用 SMILES 表示为"O=C=O"；乙炔（C_2H_2）的两个碳之间以碳碳三键相连，用 SMILES 表示为"C#C"。

部分化合物中不存在共价键，如离子型化合物氯化钠，其中的正、负离子通过静电相互作用连接起来。对于未通过共价键而通过其他相互作用连接起来的，用"."表示。例如，氯化钠的 SMILES 可以表示为 [Na+].[Cl-]。

3）环

环结构需要通过在任意点打断化学键，将环结构变成非环结构，并在通过断裂键连接的原子后面紧接着一个数字来指定该环闭合点。例如，环己烷和二噁烷结构如图 7-7 所示，可分别用 SMILES 表示成"C1CCCCC1"和"O1CCOCC1"。对于含有两个环的化合物，标签可用 2。例如，十氢萘可以写成"C1CCCC2C1CCCC2"。

SMILES 不要求按任何特定顺序使用环号，并允许环号为 0，但很少使用 0。此外，允许在第一个环闭合后重新使用环号，双环己基通常写为"C1CCCCC1C2CCCC2"，虽然可以写为"C0CCCCC0C0CCCCC0"或"C1CCCCC1C1CCCCC1"，但这种方法会使得字符串的可阅读性较差。

两位标签数字中的一位或两位之前可以存在一个键类型，以指示闭合键的类型。例如，环丁烯通常写作"C1=CCC1"，但如果选择双键作为闭环键，则可以写为"C=1CCC=1"或"C1CCC=1"。

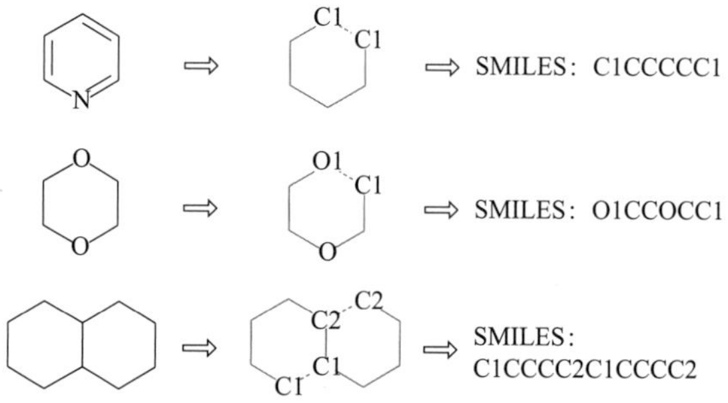

图 7-7　环己烷、二噁烷与十氢萘的 SMILES 表达式

4）支链

分支用括号"()"描述，括号内的第一个原子和括号外的第一个原子都与同一个分支点原子结合。如"CCC(=O)O"表示丙酸，其中"(=O)"与"O"都与左数的第三个碳原子相连。

在表示支链时有三点需要注意：

① 分支可以是多个的。例如，三氯甲烷（CHCl₃）用 SMILES 表示成"C(Cl)(Cl)Cl"或者"Cl C(Cl) Cl"。

② 分支是可以嵌套的，即在"()"内可继续存在"()"。例如，4- 庚酸（CH₃CH₂CH₂CH₂(COOH)CH₂CH₂CH₃）用 SMILES 表示成"CCCC(C(=O)O)CCC"。

③ 键符号必须在括号内；在括号外的键符号无效。例如，乙酸用 SMILES 表示成"CC(=O)O"，"CC=(O)O"是错误的。

5）芳香性

在"化学键"部分有提到，":"可表示芳香键。

苯分子中的六个碳之间形成的是具有芳香性的大 π 键，所以苯用 SMILES 可表示为"C1:C:C:C:C:C1"。苯分子同时还可用具有交替单键和双键的 Kekulé 形式表示（虽然这是错误的苯环结构），其用 SMLIES 可表示为"C1=CC=CC=C1"。在 SMLIES 中，如果 B、C、N、O、P 和 S 原子为芳香环骨架部分，可分别在 SMLIES 中写成小写形式的 b、c、n、o、p 和 s，因此，苯分子的 SMILES 形式还可表示为"c:1:c:c:c:c:c1"或者"c1ccccc1"。

当芳香原子彼此单独结合时，例如在联苯中，必须明确显示单键："c1ccccc1-c2ccccc2"。这是少数必须使用单键符号的情况之一。但在现实情况中，大多数 SMILES 软件可以正确地推断两个环之间的键不能是芳香的，因此可以接受非标准形式"c1ccccc1c2ccccc2"。

吡啶（C₅H₅N）有一对未结合的电子在其氮原子的 sp² 轨道上，贡献 1 个 p 电子，与其他五个碳各贡献的 1 个 p 电子构成大 π 键，用 SMILES 表示为"n1ccccc1"；吡咯（C₄H₅N）中的氮原子贡献的两个电子与其他四个碳原子各贡献的 1 个 p 电子构成大 π 键，与氢结合的芳香氮必须表示为 [nH]，因此，吡咯用 SMILES 表示为 [nH]1cccc1。吡啶与吡咯的 SMILES 表达式如图 7-8 所示。

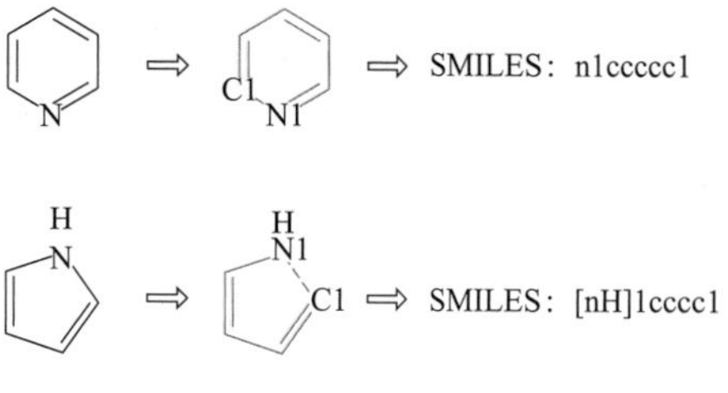

图 7-8　吡啶与吡咯的 SMILES 表达式

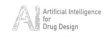

6）立体化学

SMILES 允许对立体异构体进行表示。

使用字符"/"和"\"指定双键周围的键的取向，以显示与双键相邻的定向单键。例如，Cl/C=C/Cl(C) 是反 -1,2- 二氯丙烯的一种表示，其中氯原子位于双键的对侧，而 Cl\C=C/Cl（C）是顺 -1,2- 二氯丙烯的一种表示，其中氯位于双键的同侧。反 -1,2- 二氯丙烯与顺 -1,2- 二氯丙烯的 SMILES 表达式如图 7-9。

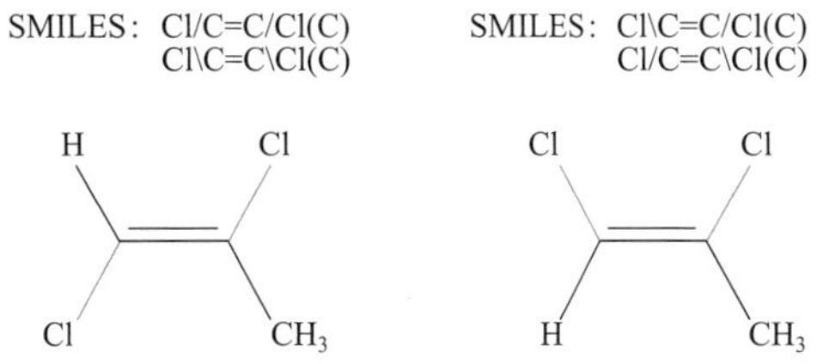

键方向符号总是以至少两个为一组，其中第一个是任意的。也就是说，F\C=C\F 与 F/C=C/F 相同。

图 7-9　反 -1,2- 二氯丙烯与顺 -1,2- 二氯丙烯的 SMILES 表达式

四面体碳的构型由 @ 或 @@ 指定。考虑四个键的顺序，它们以 SMILES 的形式出现，从左到右。从第一个键的角度来看中心碳，中心碳所连接的其他三个基团按照"顺序规则"排序，不是顺时针方向就是逆时针方向，这些情况分别用 @@ 和 @ 表示（@ 符号本身是一个逆时针螺旋）。

在 194 页"3）环"部分有提到"环结构需要通过在任意点打断化学键"，我们需注意到一个环结构可以有多个潜在的环闭合点。例如，一个六元环有六个键，每个键都可以是环的闭合点。因此，环状化合物可以由许多不同但同样有效的字符串表示。事实上，有很多代表相同结构的 SMILES 是很常见的，不管它是否有环。我们可以从分子中的任意原子开始推导出 SMILES，所以有必要在许多可能性中为一个分子选择一个"独特的 SMILES"。因为这是通过一个称为"规范化（canonicalization）"的过程完成的，所以这个独特的 SMILES 也被称为"规范化 SMILES"。

（3）SMILES 的拓展——SMARTS 与 SMIRKS

1）SMARTS

SMILES 任意目标规范（SMILES arbitrary target specification，SMARTS）是字符串表示法的一种，用于说明分子中的子结构模式。SMARTS 用于子结构搜索，即在分子中查找特定模式，SMARTS 在某些数据库（如 PubChem）中搜索通用结构。SMARTS 是 SMILES 的直接延伸，除了 SMILES 的符号和属性之外，SMARTS 还包括了一些逻辑运算符和分子描述符。

2）SMIRKS

SMILES 的另一个拓展是 SMIRKS，它是表示一般反应的线条符号。一般反应是指经历相同原子和键变化的一组反应。请注意，SMILES 和 SMARTS 也可用于表示反应，如 SMILES 和 SMARTS 规范文档中所述，在反应物、产物和试剂之间使用">"符号，反应字符串的一般句式为 REACTOR>AGENT>PRODUCT；若没有反应试剂，句式则改为 REACTOR>>PRODUCT。

（4）SMILES 的局限性

1）非开源性

对于 SMILES，规范化算法是在二十多年前发表的，但不完整（没有立体化学相关部分）。为了弥补这一点，其他商业和开源软件开发了自己的算法来生成规范的 SMILES，这些算法彼此不同，并且没有一个被发布；然而，缺乏唯一的、普遍采用的标准本身就成了一个问题。SMILES 是私有的，它不是一个开源的项目，这导致不同的化学软件开发人员使用不同的 SMILES 生成算法，导致同一化合物的 SMILES 字符串不同。因此，从不同数据库或研究小组获得的 SMILES 字符串不能互换，除非他们使用相同的软件生成。

为了解决 SMILES 的可互换性问题，一个开源项目已经启动，以开发一个名为 OpenSMILES 的开放标准版本的 SMILES 语言。OpenSMILES 是在 2007 年开发的，它提供了一个 SMILES 标准形式，并对 Daylight SMILES 系统中出现的一些容易产生困惑的地方进行了阐述。

2）非唯一性

SMILES 字符串是非唯一的，一个分子可以被编码成多个 SMILES 表示。

SMILES 是通过遍历基于深度优先搜索算法的分子连通性图生成的，该算法始终将图的分支穷尽到其末端原子，并将一维遍历结果作为字符串输出[19]。由于一维遍历结果取决于起始原子，因此给定一个分子有多个有效的 SMILES 表示，并且表示和分子之间的映射不是唯一的。规范 SMILES 的概念是为了避免简并（多个 SMILES 对应一个小分子），并为每个分子生成一个唯一的表示。在现实中，化学信息工具包之间规范 SMILES 的生成原则有所不同，但 SMILES 的唯一性可以在一个工具包中得到保证。

与 SMILES 不同，InChI 对每个分子的表示结果保证是独一无二的。尽管 SMILES 具有"坏"的简并特性，但在需要增加数据时，它是有益的。据报道，对同一分子使用多个 SMILES 作为增强策略，成功地提高了模型性能[20]。

7.1.2.2　InChI 介绍

自 1919 年以来，国际纯粹与应用化学联合会（International Union of Pure and Applied Chemistry，IUPAC）一直是化学术语的国际权威。基于将化学命名法扩展到计算机数据库和软件代理的数字领域的需求，IUPAC 推出了 InChI（International Chemical Identifier），一种开放的、免费的、开源的计算机生成的化学标识符，它基于分层线符号"/"将代表小分子的字符串分成数层。前三层主要处理简化连接表内的信息，根据需要添加附加层，处理异构体、同位素分布等等复杂问题，这些层是可扩展的。标准 InChI 具有预定义的层数，但可在标准 InChI 的基础上添加可以具有与定义附加信息相关的新层（可扩展层）得到非标准 InChI。与 SMILES 不同，InChI 是一种规范的线性表示法，因此它是一个基于一组命名规则的唯一标识符。

（1）InChI 编码规则

1）"层"的概念与意义

InChI 根据信息"层"描述化学物质，层的内容包括：原子及其键连接性、互变异构信息、同位素信息、立体化学和电子电荷信息，但并非必须提供所有层。例如，如果互变异构体层的信息类型与特定应用无关，则可以省略该互变异构体层[21]。

分层符号的强大之处在于它可以更清晰地表述分子的本质。例如，水的分子式是 H_2O，但在现实世界中，氢存在同位素氕（^1H）、氘（^2H）与氚（^3H），三者在不同地区的自然丰度可能是不同的，因此同一瓶水中水分子的摩尔质量可能不同，可能既有 ^1H_2O，也有 $^1H^2HO$、^2H_2O 等。同位素的存在可能导致同一物质的不同样品间的物理性质存在差异，如水的蒸汽压。虽然水就是水，但并非所有的水都是一样的。通过分层表示法，如果关注同位素，可以用同位素层来描述水；但如果不关注同位素，就不需要它。

2）InChI 算法处理过程

从结构数据推导 InChI 的一般工作流程如图 7-10 所示。工作流程中有三个主要步骤[21]：①输入结构的正常化（normalization），即删除冗余信息，将提供的结构数据转换为符合 InChI 化学模型的内部数据结构；②原子编号的规范化（canonicalization），为每个原子生成唯一的数字标签；③序列化，即生成最终的符号序列，即 InChI 字符串。

在步骤①中提到要将结构数据转变成符合 InChI 的结构，这个结构我们叫作"核心母结构"，那我们需要先知道什么结构是符合 InChI 的。以下原则构成了 InChI 方法或"InChI 化学结构模型"的基础：

① 分子是由原子组成的。原子要么是骨架原子（非氢原子，以及桥接氢，如二硼烷），要么是末端氢原子（进一步简称为"氢原子"）。

② 骨架原子通过化学键成对连接。

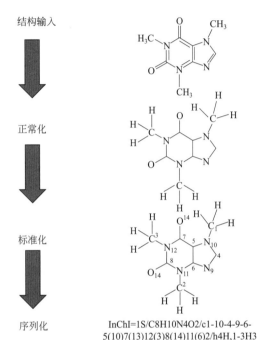

结构输入

正常化

标准化

序列化

InChI=1S/C8H10N4O2/c1-10-4-9-6-5(10)7(13)12(3)8(14)11(6)2/h4H,1-3H3

图 7-10　咖啡因的 InChI 生成过程

③ 氢原子要么与骨架原子相连，要么与一组骨架原子共享 (这些骨架原子也可能共享负电荷)。

④ 所有的键都是简单的连接。也就是说，它们没有"双""三"或其他属性。

⑤ 键是成对形成的。因此，任何键都不可能包含三个或三个以上原子 (除了由一组骨架原子共享的氢原子)。

InChI 方法的核心是核心母结构的概念，这是输入的源结构和许多相关结构〔如互变异构体、立体异构体、同位素取代体、质子 / 脱质子形式与金属键破坏体〕的共同原型。核心母结构没有精确的互变状态，互变的"移动"氢原子被分配到骨架原子群中；它不具有立体化学；没有同位素富集；它的质子分解中心是电中性的，因此核心母体可通过从源结构中添加 / 移除适当数量的质子而得到，换言之，核心母结构是呈电中性的。

注意：为了避免在表示含金属化合物时通常出现的许多歧义，InChI 算法断开了与金属的键。

InChI 将源结构描述为其核心母结构的派生，并明确添加了功能，准确的描述要求指定所有五项（原子及其键连接性、互变异构信息、同位素信息、立体化学和电子电荷信息）。对于源结构及其所有互变异构体，在排除互变异构的情况下生成的 InChI 将是相同的，省略立体构型意味着对源结构及其所有立体异构体等产生相同的 InChI。

标准 InChI 1.05 版于 2017 年 1 月发布，具有 6 个核心层（以及核心层中的几个子层），并以 InChI=1S/…开头，如图 7-11 所示。InChI 字符串中的每一层都用"/"分隔，主层本质上是连接表。InChI 软件生成标准和非标准 InChI，标准 InChI 具有"固定选项"，可确保数据库和软件代理之间的互操作性。标准 InChI（1.05 版）具有以下层。

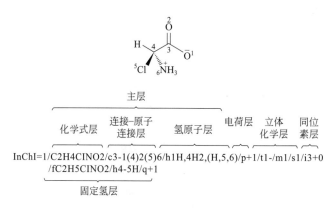

图 7-11　氯乙酸铵的 InChI 层示意图

① 主层　包括：

i. 化学式层（无前缀），这是每个 InChI 中必须出现的唯一子层；ii. 连接 - 原子连接层（前缀："c"），化学式中的原子（氢除外）按顺序编号，该子层描述了哪些原子通过键连接到哪些其他原子；iii. 氢原子（前缀："h"），描述有多少氢原子与其他原子相连。

② 电荷层　包括：i. 电荷子层（前缀："q"）；ii. 质子子层（前缀："p"表示"质子"）。

③ 立体化学层　包括：i. 双键 sp^2（Z/E）立体化学（前缀："b"）；ii. 四面体立体化学层（前缀："t""m"）。

④ 同位素层。

⑤ 固定氢层（结合移动氢）。

（2）InChIKey

InChI 的编码过程是基于化合物结构的，对于结构复杂的小分子，可能会得到冗长的 InChI，不利于使用者在互联网和数据库中搜索，因此开发了 InChIKey。

InChIKey 是对 InChI 运用 SHA-256 算法处理后得到的哈希值，它的出现是为了解决 InCh 长度不定的问题。InChIKey 结构目前由三部分组成，AAAAAAAAAAAAAA-BBBBBBBBFV-P，三部分之间由连字符分隔，分别为 14、10 和 1 个字符（连字符不含在内，但也算字符）。前 14 个字符"AAAAAAAAAAAAAA"编码核心分子结构，由公式、连通性、氢位置和 InChI 主层的电荷子层的 SHA-256 哈希值产生。第二部分"BBBBBBBB"由 8 个字符组成，由 InChI 与核心数据相补充的其他结构特征（移动氢、立体化学、同位素和金属配体的确切位置）的哈希值得到。"F"标志字符可由"S"或"N"替换，其中"S"表示标准 InChI，"N"表示非标准字符。"V"为版本字符：当前为"A"，表示版本 1。"P"是质子化作用 / 去质子化的标志。因此，对于相同的分子骨架，第一个 InChIKey 块总是相同的。所有的同位素取代、立体构型的变化、互变异构体状态和配位键都反映在第二块。

由于哈希函数将输入值、字符串映射到强压缩空间，因此对于两个不同的输入获得相同的结果，有很小的概率（1/10 亿）出现两个 InChI 对应同一个 InChiKey[22]。当然，冲突意味着标识符的唯一性丧失。同时相较于 InChI，InChIKey 字符串本身不具有任何意义，我们不能通过 InChIKey 得到有关小分子的任何有关信息。

7.1.2.3　使用字符串表征的应用

近年来，随着算法理论和计算机硬件的进步，深度学习有了飞速的发展。深度学习的应用领域十分广泛，其在药物研发领域的应用受到了极大的关注[23]。深度学习也叫表征学习（representation learning），可以不依靠复杂专业知识，而直接从更简单但更完整的表征方式中自动学习小分子化合物合适的特征。基于字符串的表征方式是小分子化合物的一种完整且低级的表示方式，常用的 SMILES 和 InChIKey 能涵盖化合物的所有基本信息，甚至推导化合物整个 3D 结构，在深度学习中是常用的一种小分子化合物表征方式。这种表征方式的优势在于避免复杂的专业知识要求，同时能自动学习生成更完整的分子特征空间，但也存在一些缺点，比如对于每个新的数据集，需要从头开始学习特征，这需要耗费相对较多的时间，而且由于化合物的特征空间往往比较大，因此对于训练集中的样本数量有更高的要求，否则较少的训练样本容易导致模型训练过拟合，影响模型的性能。幸运的是，目前关于小分子化合物的研究积累的数据众多且都作为公开的数据，如 PubChem 收录了超过一亿个化合物且其信息全面，ChEMBL 也收录了超过两百万个化合物的活性数据，这为基于字符串表征的模型开发带来了巨大帮助。目前，已经有不少模型被开发，如 CDDD、Transformer-CNN 等，它们都是基于小分子化合物的字符串表征方式开发的，且在部分药物研发领域中的表现要优于传统的基于专业知识表征方式的预测结果。

SMILES2vec 是 Goh 等人[24] 报道的一个循环神经网络（recurrent neural network，RNN）模型，它能够从 SMILES 中自动学习化合物的特征，并且用来预测化合物的性质。SMILES2vec 使用 Tox21（8014 个样本）、HIV（41193 个样本）、FreeSolv（643 个样本）来分别预测化合物的毒性、活性和溶解自由能，并且使用 ESOL（1128 个样本）溶解度数据集来评估 SMILES2vec 的可解释性。与其他深度学习模型相比，SMILES2vec 的准确性超过了基于专业知识表征的特征工程作为输入的 MLP 深度学习模型。

CDDD 是 Winter 等人[25] 报道的一种基于翻译的编码 - 解码模型，通过强制将分子的两个基于序列表征之间的所有必要信息翻译成低维的连续嵌入（潜空间）来产生有意义的化合物表征，该翻译模型可以用来将化合物编码到嵌入中或将嵌入解码到化合物中，并且通过 ZINC[26] 和 PubChem 中挑选的 7200 万个化合物来预训练学习庞大的化合物表征空间。该模型产生的化合物嵌入可作为新的分子描述符使用，可以用来比较两个化合物的化学空间相似性或者预测化合物的生物学活性等。Winter 等进行了 8 次 QSAR 和 2 次虚拟筛选（virtual screening，VS）实验来对该方法的效果进行评估，其中在基于配体的 VS 实验中，通过 CDDD 提取的分子描述符明显超过了最先进的分子指纹，在各种 QSAR 任务上，也表现出不弱于采用分子指纹的方案。

Transformer-CNN 是 Karpov 等人[27] 在 2020 年报道的基于化合物字符串表征的模型。该模型使用了来自 ChEMBL 的数据，扩增 10 倍后超过 1700 万个 SMILES 对，然后基于 SMILES 的输入，使用迁移学习等方法构建模型，并用于进一步的 QSAR 研究，模拟各种生物活性或物理化学性质，为药物研发提供帮助。

7.1.3　基于图的表征

7.1.3.1　图的由来——七桥问题

关于图的研究可追溯到 18 世纪，欧拉（Leonhard Euler）在 1736 年探讨了图论史上的第一个研究，关于柯尼斯堡（现加里宁格勒）七桥的研究，具体内容是：在到达目的地的前提下，是否有可能以有且仅有一次的方式走过每一座桥？在现代图论中，用抽象的节点（node）替换每个陆地，用抽象的边（edge）替换每个桥，边将两个节点连接成一对，由此产生"图"（graph）这种数据结构（图 7-12）。因为只有连接信息是重要的，所以"每对节点是否存在连接的边"这个信息是最重要的，至于边的长短、边的形状在这个问题下都是可以忽略的因素。

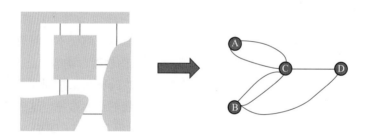

图 7-12　柯尼斯堡的区位关系与图表示

7.1.3.2　图的概念

图（graph）是一种用来表示物体之间成对关系的数学结构，图中包含点（node）与边（edge），点与点之间通过边连接。如果任意 A 点连接到任意 B 的边与任意 B 点连接到任意 A 的边是一样的，那我们称这种图是无向图，反之称为有向图（为了方便起见，下面所说的都是无向图）。

对于图的正式定义，图定义为一个元组 $G = (V, E)$，其中 V 代表一组节点，E 代表一组边；$E \subseteq \{(x,y) \mid x, y \in V$ 且 $x \neq y\}$，每一条边 e 属于 E 集合，并将 V 中两个不同的点连接起来。图 7-13 表示图 G。

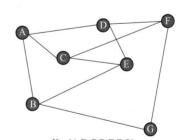

V：{A,B,C,D,E,F,G}
E：{AB,AC,AD,BE,BG,CF,CE,DE,DF,FG}

图 7-13　由节点集 V 与边集 E 所组成的图 G

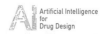

计算机更善于处理数字而不是识别图片，从这一点来看，基于字符串的分子表征更有利于计算机处理，然而图能展现出比字符串更多的结构信息，数据更加完整，如果能利用图进行学习当然是一种不错的方法，换言之，我们需要解决的是如何将小分子图中的信息转变为计算机便于处理的信息格式。事实证明，矩阵提供了一个强大的工具，可以将图形转录成更为计算机友好的数据集。

7.1.3.3 图用于小分子的表征

在化学中，结构式经常被用来表示分子，因此，分子图能更直观地描述分子结构。图是广泛使用的数学结构，由节点与边构成的图跟小分子中的原子与化学键之间存在天然的对应关系，相较于字符串能更形象地表示化合物。

通过矩阵的方式可以将一个图从一个抽象的数学概念映射到一个可以在计算机上处理的数据形式。在从图映射到矩阵的过程中，小分子中原子的九大特征（原子类型、共价键数目、形式电荷、自由基电子、杂化类型、芳香性、氢键、手性中心、手性类型）与键的四大特征（键类型、共轭、环、立体化学）可通过矩阵进行编码[17]，下面对某些特征的矩阵表示形式进行介绍。

（1）键的类型——边特征矩阵

键的类型可以用边特征矩阵的形式表示［图 7-14（b）］。边特征矩阵的每一行对应 2-氯甘氨酸中一条边的相关信息，如边特征矩阵的行名 $(1, 3)$ 表示图 7-14（b）中连接原子 1（羧基中的氧负离子）和 3（羧基中的碳原子）的边，这一行也称为该键的特征向量。

（2）原子的连接——邻接矩阵

连接的节点之间称为邻居，或彼此相邻，因而原子的连接方式通常用邻接矩阵的形式表示［图 7-14（c）］。2-氯甘氨酸包含 6 个非氢原子，其原子邻接矩阵的大小为 6×6。在邻接矩阵中，每项都只是一个描述连通性的布尔值（1 或 0）。例如，邻接矩阵中第 1 行第 3 列对应的值为 1，表示原子 1（羧基中的氧负离子）和原子 3（羧基中的碳原子）之间有连接；邻接矩阵中的第 1 行第 2 列的值为 0，表示原子 1（羧基中的氧负离子）和原子 2（羧基中的氧原子）之间没有连接。

（3）共价键数目——关联矩阵

关联矩阵也是将图形信息映射到矩阵的一种方法［图 7-14（d）］。关联矩阵中的每个元素都被标记为布尔值 0 或 1。例如，关联矩阵中的第 1 行和 $(1, 3)$ 列对应的元素为 1，表示原子 1（羧基中的氧负离子）和边 $(1, 3)$ 是相关的，反之则表示不相关。

（4）原子的类型——节点特征矩阵

原子可以用节点特征矩阵的形式表示［图 7-14（e）］。节点特征矩阵的行对应于 2-氯甘氨酸中的原子信息，因此行向量也被称为对应原子的节点特征向量。向量的长度可根据需要体现的原子特征而变化，在图中的节点特征矩阵中，所包含的原子特征有原子类型、形式电荷与隐藏氢的数量，这些特征使用 one-hot 来进行编码。

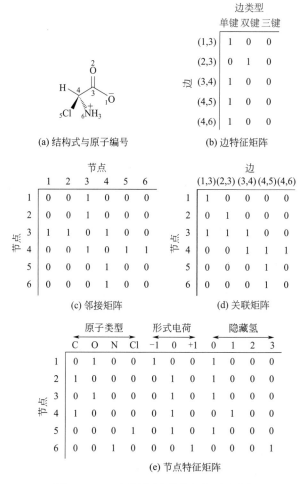

图 7-14　2-氯甘氨酸的特征矩阵实例

　　有多种方法表示图的信息，上述讨论的矩阵表示方法并不是唯一的方法。在处理分子图形时，需要根据任务来选择最合适的表示方法。

　　图神经网络（graph neural network, GNN）旨在通过递归得到分子图，将从图得到的信息与来自原子特征向量编码的相邻原子信息和键特征向量编码的连接键信息进行整合，从而学习每个原子的表征，然后进行中心原子的状态更新和读出操作，学习到的原子表示可通过读出阶段预测分子特性[28]。

7.1.3.4　图表征的优点

　　近年来，机器学习已被积极采用以加速发现具有所需性质的新分子。传统方法，如手动设计和枚举，高度依赖特定领域知识和专家的判断，而深度学习方法通过从先前积累的数据驱动的方式自动设计所需的分子，学习过程中减少了对某些专业知识的依赖性，引起了学术界和工业界的广泛关注。实现这一点的典型方法是通过从数据中学习来构建生成模型，以捕获数据的潜在分布，并用于新分子的生成。

　　受自然语言处理的启发，SMILES 已经被应用于分子生成，并且仍然是一种流行的表现形式。然而，化学信息学通常从 SMILES 中重建邻接矩阵和键序矩阵开始，而在深度学习中绕过这一步骤可能导致基于 SMILES 的模型最常见的缺点：语法错误。很难判断 SMILES 字符串所代表的分子结构在 SMILES 生成期间是否具有化学效力 [29]。

图是描述分子的更自然的数据结构，与字符串相比具有许多潜在优势，尤其是与图神经网络一起使用时。GNN 通过整合来自原子特征向量编码的相邻原子的信息和键特征向量编码的连接键的信息，来学习目标分子中每个原子的表示 [28]。随后不断随中心原子的状态进行更新和读出。最后，学习到的原子表示可通过读出阶段预测分子特性。GNN 的关键特征是它能够使用图卷积自动学习特定任务的表示，同时不需要传统的手工描述符和 / 或指纹。GNN 模型在属性预测中的准确性已得到很好的体现 [30, 31]。

7.1.3.5　图表征的缺点

基于图的生成模型也面临一般 AI 技术的挑战，例如合适的数据集和新假设。例如，目前几乎所有基于图的生成模型都是基于 2D 配体的方法，而在药物发现中，3D 结构信息和蛋白质 - 配体相互作用非常重要。实际生成 3D 分子结构需要更好的 3D 表示方法、更好的架构和更高质量的更大的 3D 数据集。我们期待未来在 3D 特征向量和生成模型方面的工作能够提供新的 3D 分子生成方法 [29]。

GNN 对于分子机器学习有两个固有的局限性。首先，由于许多分子性质对分子结构的变化非常敏感，分子的目标性质通常在分子结构的空间中呈现混合分布。因此，GNN 常常无法预测特定分子组的目标性质，因为它们具有类似的结构，但具有完全不同的目标值。这种由分子混合分布引起的问题称为结构 - 靶失配问题。其次，由于优化问题和 GNN 的理论局限性，GNN 只能看到分子的局部结构。因此，GNN 有时会将一些分子紧密地嵌入在一起，即使它们的分子结构相差很大 [32]。

此外，还有一些类型的分子不适合用图形模型来描述，例如任何形式的离域键的结构（如配位化合物）以及多中心键、离子键或金属 - 金属键。它们的键结构不能用价键理论来解释，换句话说，仅仅用原子之间的成对关系来描述键是很困难的 [17]。

7.1.3.6　基于图表征的应用

和基于字符串的表征类似，基于图的表征也可以绕过复杂的分子描述符和指纹而直接通过化合物的图表示来进行化学空间的学习，从人类感知之外的数据中提取化合物内在的、有用的特征。基于图表征的分子数据一般用 GNN 来进行学习，使用较多的 GNN 有图卷积网络（graph convolutional network, GCN）、图注意力网络（graph attention networks, GAT）等。目前，NeuralFP、D-MPNN、AttentiveFP 等模型已经被开发，用于化合物基于图的表征的学习和物理化学性质、生物活性的预测，并且表现出良好的预测结果。

NeuralFP 是由 Duvenaud 等人 [33] 在 2015 报道的一个 GCN，通过直接在基于图表征的化合物数据上进行学习，根据训练的数据集提取化合物特征，形成图神经指纹（neural graph fingerprints）。该研究中的图神经指纹与基于专业知识表征中的固定指纹相比，具有以下几个优点：在溶解度、药效等性质的预测上，该研究生成的图神经指纹具有更好的预测效果；通过只编码相关特征，减少指纹的编码位数，从而优化指纹。基于这些优势，NeuralFP

可以为虚拟筛选、药物设计带来更大的帮助。

D-MPNN 是 Yang 等人 [30] 在 2019 年报道的直接根据分子图表征训练的 GCN，该模型是对 Gilmer 等开发的 MPNN 的进一步改进，采用有向键而不是原子为中心来进行卷积。该研究在 19 个公共数据集和 16 个专有数据集上对 D-MPNN 与其他模型进行了比较评估，D-MPNN 表现出较好的性能和应用潜力。

AttentiveFP 是 Xiong 等人 [34] 在 2020 报道的 GAT，该模型从药物研发的相关数据集中进行训练，不仅通过将节点信息从附近节点传播到更远的节点来表征原子局部环境，而且还通过应用图注意力机制允许在分子内水平产生非局部效应。AttentiveFP 不仅在涉及分子物理化学性质、生物学活性等方面数据集上都表现出更好的预测性能，而且所学习的东西是可以解释的，通过提取隐藏层或注意力权重来反转 Attentive FP 模型，可以获得该模型的解释，这将有助于推动药物发现的研究。

7.1.4　基于图像的表征

7.1.4.1　图像表征的介绍

图像（image）不同于由"节点"与"边"组成的图（graph），它是按列和行排列的矩阵，矩阵中的每个元素为正方形像素点。基于图像的分子表征方法可以不需要获取分子的专业知识，直接将分子图像作为深度学习模型的输入，通过对数据的训练，自动从分子图像中学习分子的特征。与分子的字符串和图表征不同，分子图像可以记录更多的分子结构信息，而分子结构信息对分子活性的预测存在一定程度的影响，因此在某些方面，基于图像的表征方法具有尤其独特的优势。目前可将小分子的数字网格（digital grid）或 Kekulé 图像格式的分子表示图像作为模型的输入。

7.1.4.2　图像与卷积神经网络

卷积神经网络（convolutional neural network，CNN）的研究，最早可以追溯到日本的 Fukishima 于 1980 年的研究，随后便得到了快速的发展。近年来，CNN 经常被用来进行图像识别等研究。CNN 用于处理具有网格模式的数据，旨在自动和自适应地学习从低级到高级模式的特征的空间层次结构 [35]。在介绍 CNN 的层之前，需要对 CNN 中的基本概念进行介绍。

（1）卷积

图像是像素点组成的矩阵，假设我们的图像是 5×5 的，图像网格中不同范围的数字被用来代表亮度，最小值的 0 代表黑色，最大值 255 代表白色。左边为我们输入的图像（input），右边是一个 3×3 的矩阵，在 CNN 中被称为过滤器（filter），也称为核（kernel）。首先，我们将过滤器放置于输入图像的左上角，重叠部分为 3×3 的矩阵，对应位置的数值相乘，得到结果，并将结果填入卷积层中最左上角的位置。随后将过滤器向右移动一个步长（后续介绍），将覆盖后对应位置的数值相乘结果填入卷积层的右上角。此时过滤器已经到了输入图像的最右边，不能再向右移动，这时需要将过滤器向下移动一个步长，并放置在输入图像的最左侧，再重复向右移动的过程，并填入结果，直至过滤器位于输入图像的右下角。整个过程叫作卷积（图 7-15）。

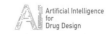

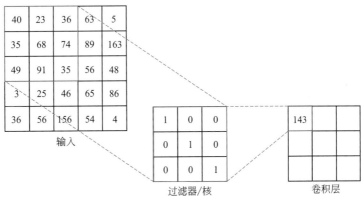

40×1+23×0+36×0+35×0+68×1+74×0+49×0+91×0+35×1=143

图 7-15　卷积示意图

（2）填充（padding）

在上述卷积过程中，我们从 5×5 的输入图像中采用 3×3 的过滤器得到了一个 3×3 的卷积层，在卷积过程中，图像被压缩。在输入图像中，边缘的点在卷积过程中被计算的次数比中间的点计算次数要少，在卷积过程中边缘信息丢失较严重。通过在图片周围填充一圈空白（可以是 "0"，根据输入图像中元素的类型而变），可以解决这一问题，使得卷积后得到的特征图与输入图像一样大（图 7-16）。

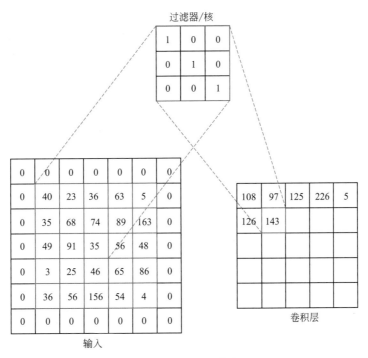

图 7-16　填充示意图

（3）步长

在 "（1）卷积" 中，我们提到在移动过程中步长为 1，但在实际工作中，可以修改移动的步长。在上述例子中，如果我们将步长修改为 2，过滤器每次向右或者向下移动两格，最终我们会得到 2×2 的特征图。

（4）池化

池化（pooling）的目的在于减少 CNN 中的数据量。池化分为最大池化与平均池化两种。可以通过更改窗口的大小（如 2×2、3×3 等）来达到不同的训练效果。以最大池化为例，在上述输入图像中选择池化窗口为 2×2，步长为 1，在池化窗口移动的过程中，在特征图中填入窗口范围内的最大值（图 7-17）。

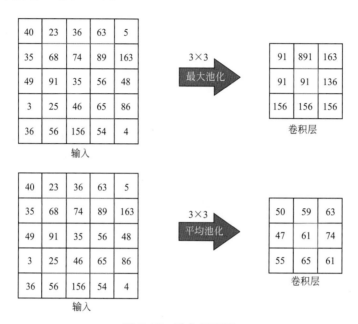

图 7-17　池化示意图

在理解了上述基本概念后，有利于理解 CNN。CNN 通常由卷积层、池化层、全连接层三部分组成：①卷积层，在模型中存在一层或多层，对图像中的特征进行提呈；②池化层，压缩卷积层中提呈的特征，有利于优化运算速度和预防模型过拟合；③全连接层，整合提呈和压缩的特征，用于后续的分类或回归任务。

7.1.4.3　基于图像表征的应用

小分子基于图像的表征方法通常与 CNN 一起使用，该方法仅需要提供分子的 2D 图像，就可以预测相应的化学性质。在不需要进一步提供分子化学专业知识（如分子描述符和指纹）的前提下，相应的 CNN 模型能够自动学习分子的一系列特征，从而实现对分子的理化性质和生物活性的预测，而且结果往往不差于基于专业知识特征工程（如 ECFP）训练的多层感知机（multilayer perceptron，MLP）或随机森林（random forest，RF）等的效果，甚至更好。在用于图像分类的 CNN 模型的启发下，一些 CNN 模型被开发用于对分子图像进行训练，以挖掘新的分子特征空间和预测分子相应的性质，目前已经被广泛报道的模型有 ChemNet、Chemception、KekuleScope 等。

Chemception 是 Goh 等人 [36] 在 2017 年报道的一种 CNN，通过对拥有 600 ~ 40000 个化合物的数据集进行训练预测分子的性质。在该研究中，首先通过 RDKit 等工具来获得所有分子的 2D 图像，然后将每个分子的二维结构坐标映射到 80×80 像素的离散图像上，每像素 0.5Å 分辨率。具体来说，映射到网格上的原子基于其原子质量被分配了一个数字，映射到网格上的键被分配了数字 2，网格其他没有映射的地方默认为数字 0，然后将得到的分子离散图像解析为深度卷积神经网络进行训练。在该过程中，2D 图像所涉及的化学知识不超过高中化学，而没有输入任何的基于专业知识的分子描述符和指纹，甚至没有明确提供最基本的化学概念，如"价态""周期性"等，Chemception 可以自己从图像表征中学习与任务相关的分子特征并预测分子的性质。对于预测结果，和用 ECFP 指纹训练的多层感知机（MLP）相比，Chemception 在活性和溶解性预测方面的表现略胜一筹，在毒性预测方面的表现略显不足。

ChemNet 是 Goh 等人 [37] 报道的一种基于迁移学习的 CNN。相比于 Chemception，ChemNet 首先在 ChEMBL 中筛选的 500000 个化合物中进行预训练，充分学习了大数据集的化学空间之后，再使用 1000 ~ 10000 个化合物的小数据集进行微调，以预测不相关的化学性质。ChemNet 还进一步使用了更复杂的"颜色编码"，每个原子和键像素根据其性质（例如原子序数、部分电荷、价和杂交）被赋予"颜色"，然后再使用这些分子的图形进行 CNN 的学习。相较于 Chemception 和其他现有的 DNN 模型，ChemNet 均表现出更好的预测结果，而且由于 ChemNet 在 ChEMBL 的数据基础上进行了预训练，因此它可以用作通用即插即用的深度神经网络，用于预测新的小分子化学性质。

KekuleScope 是 Cortés-Ciriano 等人 [38] 在 2019 年报道的基于分子图像表征进行学习的 CNN。KekuleScope 首先从 ChEMBL 上收集了基于 8 个癌细胞系和 25 个蛋白靶标的化合物的 IC_{50} 数据，数据集大小在 200 ~ 5000 不等，然后使用 RDKit 等工具获得化合物分子 Kekule 结构的 PNG 格式，并调整为 224×224 像素，然后用已经在其他数据集上预训练过的模型对该 33 个数据集的 2D 图像进行学习。在该研究中证明，只需要标准的 2D 图像作为输入生成的模型，其预测能力与 RF 模型和在 MorganFP 上训练的全连接神经网络相当。

7.1.5　实施案例

基于字符串的表征方法案例代码可下载本书电子课件，查看文件"第 7 章小分子编码"，代码用 python 语言。

7.2　蛋白质的表征

近年来，测序技术突破巨大，蛋白质和核酸的序列信息变得容易获得，也为数据驱动型的研究提供了动力。蛋白质对于各类疾病以及机体正常活动十分重要，其相关的序列及结构信息得到了广泛的研究，而进行研究的第一步就是确定如何去数字化地表征蛋白质相关的生物信息。

这一节我们根据不同表征方法的性质基础，将蛋白质表征方法分为基于序列固有性质、基于物理化学性质和基于结构性质的三大类表征方法（图 7-18），并在 7.2.4 节中提供了蛋白质表征的相关工具，便于进一步的学习与实践。

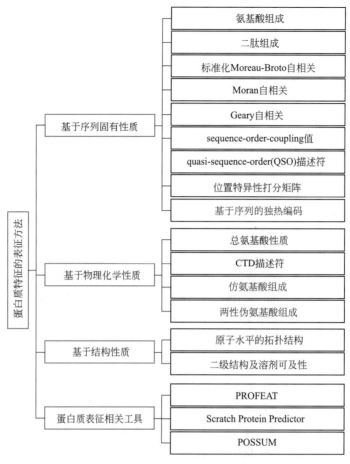

图 7-18　蛋白质特征表征方法

7.2.1　基于序列固有性质

基于序列的蛋白质表征方法包含氨基酸组成、二肽组成、自相关描述符等，主要表征各类氨基酸的含量、二肽含量、氨基酸在序列上的分布情况等。

7.2.1.1　氨基酸组成

氨基酸组成（amino acid composition）是比较基础的一个蛋白质描述符，其通过将蛋白质的序列信息转换成一个二十维的向量，来表征各种氨基酸在蛋白质中占的比例[39]。一条氨基酸序列中二十种天然氨基酸的比例计算如下：

$$f(r) = \frac{N_r}{N} \quad r = 1, 2, 3, \cdots, 20 \tag{7-2}$$

式中，N_r 代表 r 种类的氨基酸数量；N 代表这条氨基酸序列的长度。

7.2.1.2　二肽组成

二肽组成（dipeptide composition）是指两种特定的氨基酸连在一起组成的二肽（包含

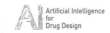

两个连续的同种氨基酸）占序列中所有二肽的比例，它能够将不同长度的蛋白质都转换成一个四百维的向量。二肽组成既囊括了氨基酸的分配比例，也包含了局部的顺序排列 [40]。

二肽组成的四百个特征计算方法如下：

$$fr(r,s) = \frac{N_{rs}}{N-1} \quad r,s = 1,2,3,\cdots,20 \tag{7-3}$$

式中，N_{rs} 代表由 r 和 s 两种氨基酸组成的二肽数量（包含顺序）；N 表示氨基酸的总数。

7.2.1.3　自相关描述符

自相关描述符（autocorrelation descriptors）是指根据特定的结构或者物理化学性质，来描述两个蛋白质或者两条多肽链之间相关性的描述符，实际上是由氨基酸的性质在序列上的分布情况决定的 [41]。

自相关描述符涵盖了多种结构及物理化学性质，常用的性质有八个，分别为：疏水性、平均灵活性指数、极化度参数、氨基酸水溶液自由能、氨基酸残基可及表面积、氨基酸残基体积、相对突变性和立体参数，这些性质的具体信息和其他性质可以在 amino acids index 数据库中找到。

蛋白质数据表征中常用的自相关描述符有三种，分别为标准化 Moreau-Broto 自相关、Moran 自相关和 Geary 自相关，下面具体介绍这三种自相关描述符的计算方式。

在进行自相关计算之前，首先需要将所有的氨基酸性质指标进行中心化和标准化：

$$P_r' = \frac{P_r - \overline{P}}{\sigma} \tag{7-4}$$

$$\overline{P} = \frac{\sum_{r=1}^{20} P_r}{20} \tag{7-5}$$

$$\sigma = \sqrt{\frac{1}{20} \sum_{r=1}^{20} (P_r - \overline{P})^2} \tag{7-6}$$

式中，$\overline{P}$ 表示 20 种氨基酸的此种性质指标的均值，σ 表示 20 种氨基酸此种性质指标的总体标准差。

（1）标准化 Moreau-Broto 自相关描述符（NMBAC）

Moreau-Broto 自相关描述符常用于预测跨膜蛋白类型和蛋白二级结构含量，准确率分别为 82% ~ 94% 和 91% ~ 94%，用刀切法和再代入验证整体的正确率分别为 82% 和 94%[42]。

应用于蛋白质序列的 Moreau-Broto 自相关描述符定义如下：

$$\text{AC}(d) = \sum_{i=1}^{N-d} P_i P_{i+d} \quad d = 1,2,3,\cdots,\text{maxlag} \tag{7-7}$$

其中，AC 为 Moreau-Broto 自相关描述符；d 为自相关的间隔（lag）；P_i 和 P_{i+d} 分别为 i 位和 $i+d$ 位氨基酸的特定性质；maxlag 为间隔（lag）的最大值。

具体的计算原理如图 7-19，从（a）到（c）依次为 $d=1$、$d=2$ 和 $d=3$ 时的表示。

Moreau-Broto 自相关描述符标准化的计算式为：

$$ATS(d) = \frac{AC(d)}{N-d} \qquad d = 1, 2, 3, \cdots, maxlag \tag{7-8}$$

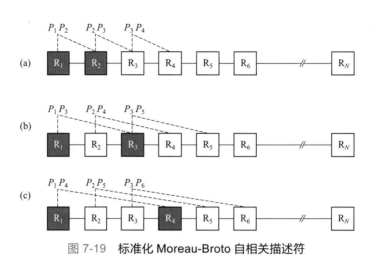

图 7-19　标准化 Moreau-Broto 自相关描述符

（2）Moran 自相关描述符

Moran 自相关和 Moreau-Broto 自相关的区别在于测量相关性的基础不同，Moreau-Broto 自相关使用的是每个氨基酸特定性质的对应值，而 Moran 自相关使用的是每个氨基酸特定性质的对应值与平均值之间的偏差。

Moran 自相关常用于预测蛋白质螺旋含量，准确率约为 85%[43]。

应用于蛋白质序列的 Moran 自相关描述符定义如下：

$$I(d) = \frac{\dfrac{1}{N-d}\sum_{i=1}^{N-d}\left(P_i - \overline{P}\right)\left(P_{i+d} - \overline{P}\right)}{\dfrac{1}{N}\sum_{i=1}^{N}(P_i - \overline{P})^2} \tag{7-9}$$

其中，I 为 Moran 自相关描述符（又名 Moran 指数）；d、P_i、P_{i+d} 和 $\overline{P}$ 与上文中的定义相同。原则上，d 的范围为 $[1, N-1]$，但是一般都会将 d 的范围设置为 $[1, d_{max}]$，其中 d_{max} 通常不大于 50 或者 $0.2N$。

当 $d=0$ 时，$I(d)=1$，而总体而言 $-1 < I(d) < 1$。当 $I(d)$ 的值和 1 越近似，d 为间隔的情形下，数据的正相关性越明显；反之，当 $I(d)$ 的值和 -1 越近似时，d 为间隔的情形下，数据的负相关性越明显；当 $I(d)=0$ 时，则没有相关性，空间呈现随机分布。

（3）Geary 自相关描述符

Geary 自相关常用于分析等位基因频率和种群结构[44]，也被应用于蛋白质表征分析。Geary 自相关与前两种自相关算法的不同在于采用了氨基酸对应性质值的方差计算，而不是直接采用对应性质值或者偏差。

应用于蛋白质序列的 Geary 自相关描述符定义如下：

$$C(d) = \frac{\frac{1}{2(N-d)}\sum_{i=1}^{N-d}(P_i - P_{i+d})^2}{\frac{1}{N-1}\sum_{i=1}^{N}(P_i - \bar{P})^2} \quad d = 1, 2, 3, \cdots, 30 \tag{7-10}$$

其中，d、$\bar{P}$、P_i 和 P_{i+d} 的定义与前面相同。

三类自相关算法的对比如表 7-4 所示。

表 7-4　三类自相关算法的对比

自相关算法	测量基准	运用领域
标准化 Moreau-Broto 自相关	性质对应值	跨膜蛋白类型预测；蛋白二级结构含量预测
Moran 自相关	性质对应值与平均值的偏差	蛋白螺旋含量预测
Geary 自相关	性质对应值的方差	等位基因频率分析；人口结构分析

7.2.1.4　quasi-sequence-order 描述符

第 d 级的 sequence-order-coupling 值（图 7-20）的定义为：

$$\tau_d = \sum_{i=1}^{N-d}\left(d_{i,i+d}\right)^2 \quad d = 1, 2, \cdots, \text{maxlag} \tag{7-11}$$

其中，$d_{i,i+d}$ 指 i 和 $i+d$ 位的两个氨基酸之间的距离[45]。

quasi-sequence-order (QSO) 描述符：

$$X_r = \frac{f_r}{\sum_{r=1}^{20}f_r + w\sum_{d=1}^{\text{maxlag}}\tau_d} \quad r = 1, 2, 3, \cdots, 20 \tag{7-12}$$

其中，f_r 表示 i 种氨基酸的标准化发生率；w 指权重系数（$w = 0.1$）[45]。

上述为前 20 个 quasi-sequence-order 描述符，剩下的 quasi-sequence-order 描述符的定义为：

$$X_d = \frac{w\tau_{d-20}}{\sum_{r=1}^{20}f_r + w\sum_{d=1}^{\text{maxlag}}\tau_d} \quad d = 21, 22, 23, \cdots, 20 + \text{maxlag} \tag{7-13}$$

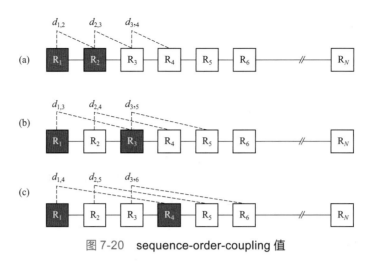

图 7-20　sequence-order-coupling 值

7.2.1.5　位置特异性打分矩阵

位置特异性打分矩阵（position-specific scoring matrix, PSSM）是一种全局的编码策略，它可以提供演化方面的数据[46]。图 7-21(a) 为一个典型的位置特异性打分矩阵，矩阵的 (i, j) 元为 i 行对应的残基突变为 j 列对应残基的概率的对数，矩阵中的元素可由 PSI-BLAST 得到，也可以直接采用 POSSUM 得到（默认参数为 $j = 3, h = 0.001$）。

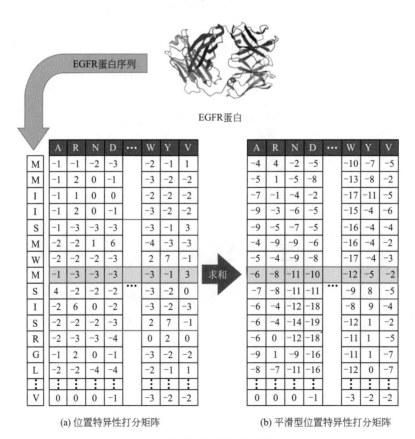

图 7-21　位置特异性打分矩阵示例

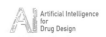

若研究的序列长度大于 1000 个氨基酸，则只采用长为 1000 个氨基酸的序列片段；若研究的序列长度小于等于 1000 个氨基酸，则每行用 20 个 "0" 来将矩阵填充至 1000 行。最终，每一条蛋白质序列都能被转换成一个 1000×20 的二元数组，以供后续比较和分析。

除此以外，位置特异性打分矩阵还衍生出了平滑型位置特异性打分矩阵（smoothed PSSM，SmoPSSM）。平滑型位置特异性打分矩阵由标准的位置特异性打分矩阵转换得来，平滑型矩阵中的元素由标准型中单个氨基酸对应的数值转换为周围行中的对应值之和 ［图 7-21（b）］。

7.2.1.6 基于序列的独热编码（POHES）

独热编码将氨基酸序列转换为 1000×20 的二维矩阵，常被应用于甲基化位点预测[47]、RNA 结合蛋白的注释[48] 等。独热编码不需要将序列转换为其他形式的特征，只是通过矩阵将氨基酸序列表示出来，具体表征方式如下。

在此 1000×20 的矩阵中，"0" 表示不是匹配的氨基酸，"1" 表示蛋白质序列这一个位置的氨基酸（图 7-22）。当这 20 种氨基酸以外的氨基酸出现时，那一行的每一个元素都为 "0"。

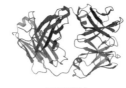

EGFR蛋白序列

EGFR蛋白

	A	R	N	D	C	Q	E	G	H	I	L	K	M	F	P	S	T	W	Y	V
M	0	0	0	0	0	0	0	0	0	0	0	0	1	0	0	0	0	0	0	0
M	0	0	0	0	0	0	0	0	0	0	0	0	1	0	0	0	0	0	0	0
I	0	0	0	0	0	0	0	0	0	1	0	0	0	0	0	0	0	0	0	0
I	0	0	0	0	0	0	0	0	0	1	0	0	0	0	0	0	0	0	0	0
S	0	0	0	0	0	0	0	0	0	0	0	0	0	0	0	1	0	0	0	0
M	0	0	0	0	0	0	0	0	0	0	0	0	1	0	0	0	0	0	0	0
W	0	0	0	0	0	0	0	0	0	0	0	0	0	0	0	0	0	1	0	0
M	0	0	0	0	0	0	0	0	0	0	0	0	1	0	0	0	0	0	0	0
S	0	0	0	0	0	0	0	0	0	0	0	0	0	0	0	1	0	0	0	0
I	0	0	0	0	0	0	0	0	0	1	0	0	0	0	0	0	0	0	0	0
S	0	0	0	0	0	0	0	0	0	0	0	0	0	0	0	1	0	0	0	0
R	0	1	0	0	0	0	0	0	0	0	0	0	0	0	0	0	0	0	0	0
G	0	0	0	0	0	0	0	1	0	0	0	0	0	0	0	0	0	0	0	0
L	0	0	0	0	0	0	0	0	0	0	1	0	0	0	0	0	0	0	0	0
W	0	0	0	0	0	0	0	0	0	0	0	0	0	0	0	0	0	1	0	0
D	0	0	0	1	0	0	0	0	0	0	0	0	0	0	0	0	0	0	0	0
S	0	0	0	0	0	0	0	0	0	0	0	0	0	0	0	1	0	0	0	0
S	0	0	0	0	0	0	0	0	0	0	0	0	0	0	0	1	0	0	0	0
S	0	0	0	0	0	0	0	0	0	0	0	0	0	0	0	1	0	0	0	0
I	0	0	0	0	0	0	0	0	0	1	0	0	0	0	0	0	0	0	0	0
W	0	0	0	0	0	0	0	0	0	0	0	0	0	0	0	0	0	1	0	0
...	...	...	...	...	...	...	...	...	...	...	...	...	...	...	...	...	...	...	...	...
V	0	0	0	0	0	0	0	0	0	0	0	0	0	0	0	0	0	0	0	1

图 7-22　基于序列的独热编码示例

当序列的长度大于 1000 个氨基酸时，独热编码只包含羧基端的 1000 个氨基酸；当序列的长度小于 1000 个氨基酸时，则利用每行 20 个 "0" 来填满空余的行。相应的程序由 Python 编程实现。

7.2.2 基于物理化学性质

基于物理化学性质的蛋白质表征方法包括总氨基酸性质（TAAP）、CTD 描述符、伪氨基酸组成和两性伪氨基酸组成，主要表征了各氨基酸的性质及这些性质在序列上的分布情况。

7.2.2.1 总氨基酸性质

总氨基酸性质（TAAP）是指每个氨基酸的某类性质的总和[49]，计算方法如下：

$$P_{\text{tot}(i)} = \sum_{j=1}^{N} p_j^i \tag{7-14}$$

式中，P_j^i 表示氨基酸 R_j 的性质 i；N 表示序列的总长度。

7.2.2.2 CTD 描述符

CTD 是一种常用的蛋白质编码方法，根据蛋白质序列每个残基的性质，能将蛋白质序列转换为数字特征向量[50]。CTD 的具体编码方式如下。

首先，根据某种性质将残基分成 A、B、C 三类，用于分类的性质包括：溶剂可及性（solvent accessibility）、二级结构（secondary structure）、表面张力（surface tension）、带电性（charge）、极化性（polarizability）、极性（polarity）、范德华体积（van der Waals volume）、疏水性（hydrophobicity）。具体分类标准如图 7-23。

然后，通过三个特征来描述每种性质，这三个特征具体为：①组成——性质中某类残基数占残基总数的比例；②转换——性质中某类残基转换为另一类残基的比例（无顺序）；③分布——某类残基的第一个、四分之一处、二分之一处、四分之三处以及最后一个的所处位置。CTD 描述符示例见图 7-24。

7.2.2.3 伪氨基酸组成（PAAC）

蛋白质序列表征方法中，氨基酸组成（AAC）为较经典的一种，但是它仅包含了氨基酸组成信息，而没有氨基酸的物理化学性质信息和排列信息，对于蛋白质后续的计算或者比较是远远不够的。因此，在 2001 年，伪氨基酸组成（PAAC）模型首次被提出，创新性地囊括了物理化学信息和排列信息，并迅速被广泛应用于蛋白质计算领域[51]。

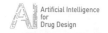

性质	Group A	Group B	Group C
疏水性	亲水的	中性的	疏水的
	RKEDQN	GASTPHY	CVLUMFW
范德华体积	0~2.78	2.95~4.0	4.43~8.08
	GASCTPD	NVEQIL	MHKFRYW
极性	0~0.456	0.6~0.696	0.792~1.0
	LIFWCMVY	PATGS	HQRKNED
极化性	0~0.108	0.128~0.186	0.219~0.409
	GASDT	CPNVEQIL	KMHFRYW
带电性	正电的	中性的	负电的
	KR	ANCQGHILMFPSTWYV	DE
表面张力	-0.20~0.16	-0.52~-0.3	-2.46~-0.98
	GQDNAHR	KTSEC	ILMFPWYV
二级结构	螺旋	折叠	卷曲
	EALMQKRH	VIYCWFT	GNPSD
溶剂可及性	埋藏的	中等的	暴露的
	ALFCGIVW	MPSTHY	RKQEND

图 7-23　CTD 描述符具体分类

Seq	A	A	B	C	A	C	C	B	A	B	B	C	A	C	B	C	B	C	C	A
Seq Index	1				5					10					15					20
Index for A	1	2			3				4				5							6
Index for B			1					2		3	4				5		6			
Index for C				1		2	3					4		5		6		7	8	
A/B trans		1							2	3										
A/C trans					1	2						3	4							5
B/C trans				1			2				3				4	5	6	7		

图 7-24　CTD 描述符示例

Seq 为 sequence 的缩写；trans 为 transition 的缩写。

伪氨基酸组成模型将蛋白质序列转换为 $(20+\lambda)$ 维的向量 X：

$$X = \left[x_1 \cdots x_{20} \, x_{20+1} \cdots x_{20+\lambda} \right],$$

其中，

$$x_u = \begin{cases} \dfrac{f_u}{\displaystyle\sum_{i=1}^{20} f_i + \omega \sum_{j=1}^{\lambda} \theta_j}, & (1 \leqslant u \leqslant 20) \\[4mm] \dfrac{\omega \theta_{u-20}}{\displaystyle\sum_{i=1}^{20} f_i + \omega \sum_{j=1}^{\lambda} \theta_j}, & (20+1 \leqslant u \leqslant 20+\lambda) \end{cases} \tag{7-15}$$

θ_j 为 j 阶的序列顺序相关因子，以长为 L 的蛋白质序列为例，其序列顺序相关因子定义为：

$$\begin{cases} \theta_1 = \dfrac{1}{L-1}\sum_{i=1}^{L-1}\Theta\left(R_i, R_{i+1}\right) \\[2mm] \theta_2 = \dfrac{1}{L-2}\sum_{i=1}^{L-2}\Theta\left(R_i, R_{i+2}\right) \\[2mm] \theta_3 = \dfrac{1}{L-3}\sum_{i=1}^{L-3}\Theta\left(R_i, R_{i+3}\right) \\[1mm] \quad\vdots \\[1mm] \theta_\lambda = \dfrac{1}{L-\lambda}\sum_{i=1}^{L-\lambda}\Theta\left(R_i, R_{i+\lambda}\right) \quad (\lambda < L) \end{cases} \tag{7-16}$$

θ_1 为一级相关因子，表示蛋白链上临近的氨基酸之间的相关性；θ_2 为二级相关因子，表示蛋白链上次临近的氨基酸之间的相关性，其他以此类推（图 7-25）。

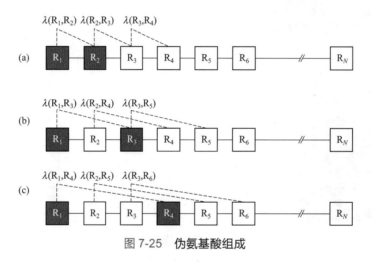

图 7-25　伪氨基酸组成

$$\Theta\left(R_i, R_j\right) = \frac{1}{3}\left\{\left[H_1\left(R_j\right) - H_1\left(R_i\right)\right]^2 + \left[H_2\left(R_j\right) - H_2\left(R_i\right)\right]^2 + \left[M\left(R_j\right) - M\left(R_i\right)\right]^2\right\} \tag{7-17}$$

式中，$M\left(R_i\right)$、$H_1\left(R_i\right)$ 和 $H_2\left(R_i\right)$ 分别代表氨基酸 R_i 标准化后的侧链质量、疏水性值和亲水性值，而 $H_1^0\left(R_i\right)$、$H_2^0\left(R_i\right)$ 和 $M^0\left(R_i\right)$ 为对应的初始值，具体计算方式如下：

$$H_1(i) = \frac{H_1^0(i) - \dfrac{\sum_{i=1}^{20} H_1^0(i)}{20}}{\sqrt{\dfrac{\sum_{i=1}^{20}\left[H_1^0(i) - \dfrac{\sum_{i=1}^{20} H_1^0(i)}{20}\right]^2}{20}}} \tag{7-18}$$

$$H_2(i) = \frac{H_2^0(i) - \sum_{i=1}^{20} \dfrac{H_2^0(i)}{20}}{\sqrt{\dfrac{\sum_{i=1}^{20}\left[H_2^0(i) - \sum_{i=1}^{20} \dfrac{H_2^0(i)}{20}\right]^2}{20}}} \tag{7-19}$$

$$M(i) = \frac{M^0(i) - \sum_{i=1}^{20} \dfrac{M^0(i)}{20}}{\sqrt{\dfrac{\sum_{i=1}^{20}\left[M^0(i) - \sum_{i=1}^{20} \dfrac{M^0(i)}{20}\right]^2}{20}}} \tag{7-20}$$

7.2.2.4 两性伪基酸组成（APAAC）

两性伪氨基酸组成包含了 $(20+2\lambda)$ 个离散的值：前二十个数值为传统的氨基酸组成数值，后面 2λ 个数值为一系列反映疏水性和亲水性分布的相关因子。离散的数值能够很方便地用于数值预测，但是，却难以直接结合序列排列信息共同使用。而序列排列信息通常以氨基酸排列顺序呈现，虽然能够完整地反映蛋白质的序列排列和长度，但是却难以应用于统计处理。为了解决这个问题，两性伪氨基酸组成通过离散的值来表征部分的序列排列信息，从而使得序列排列信息能进行统计处理。

因为氨基酸的疏水性和亲水性对于蛋白质的一些重要性质诸如折叠、与环境和其他分子的作用以及催化机制十分关键，因此这两个指标能够有效地反映序列排列的效果。例如，许多螺旋都是两亲性的，即由疏水性和亲水性氨基酸按照特定的排列顺序得到。事实上，不同类型的蛋白质有不一样的两亲性质，与各种疏水性和亲水性的排列模式是一致的 [52]。

因此，序列排列信息可以直接或部分地由下面的等式反映：

$$\begin{cases} \tau_1 = \dfrac{1}{L-1}\sum_{i=1}^{L-1} H_{i,i+1}^1 \\[2mm] \tau_2 = \dfrac{1}{L-1}\sum_{i=1}^{L-1} H_{i,i+1}^2 \\[2mm] \tau_3 = \dfrac{1}{L-2}\sum_{i=1}^{L-2} H_{i,i+2}^1 \\[2mm] \tau_4 = \dfrac{1}{L-2}\sum_{i=1}^{L-2} H_{i,i+2}^2 \\[1mm] \cdots\cdots \\[1mm] \tau_{2\lambda-1} = \dfrac{1}{L-\lambda}\sum_{i=1}^{L-\lambda} H_{i,i+\lambda}^1 \\[2mm] \tau_{2\lambda} = \dfrac{1}{L-\lambda}\sum_{i=1}^{L-\lambda} H_{i,i+\lambda}^2, \lambda < L \end{cases} \tag{7-21}$$

其中，$H_{i,j}^1 = H_1(i)H_1(j)$，$H_{i,j}^2 = H_2(i)H_2(j)$。

最终，两性伪氨基酸组成模型的矢量元素表示为：

$$p_u = \begin{cases} \dfrac{f_u}{\sum_{i=1}^{20} f_i + w \sum_{j=1}^{2\lambda} \tau_j}, 1 \leqslant u \leqslant 20, \\[4mm] \dfrac{\omega \tau_u}{\sum_{i=1}^{20} f_i + w \sum_{j=1}^{2\lambda} \tau_j}, 20+1 \leqslant u \leqslant 20+2\lambda \end{cases} \tag{7-22}$$

式中，w 为权重因子，通常取 $w = 0.5$。

7.2.3　基于结构性质

基于结构性质的蛋白质表征方法包括原子水平的拓扑结构描述符和二级结构及溶剂可及性描述符，主要表征了各氨基酸本身的结构性质及形成高级结构后的结构类型。

7.2.3.1　原子水平的拓扑结构描述符

拓扑描述符是一种基于分子结构的数学描述符，根据图论和编码信息得到。拓扑描述符主要包含原子和化学键的类型以及它们之间连接的属性，例如原子的含量、化学键类型以及编码分子大小、形状和分支类型的指标[53]。

之前，图论拓扑指数备受关注，因为我们可以很方便地直接从分子结构得到图论拓扑指数，而不需要额外的实验。运用定量结构 - 性质关系（QSPR）或定量构效关系（QSAR）研究来进行分子设计是比较常用的方法，而拓扑指数方法可以使其变得更为简单和直接。比起 2D 的拓扑指数，3D 的拓扑指数加入了几何构象和基团结合的性质。在某些情况下，2D 的拓扑指数却能得到比 3D 的拓扑指数更好的结果。

拓扑指数主要分为两种，第一种是将整个分子作为一个描述对象，包括各种各样传统的 2D 和 3D 的拓扑描述符，例如 Bonchev 指数 (I_D)、Balaban 指数 (J) 等。之后还有一些突破性发展，例如杂原子和重键的区分，以及分子 3D 数据。然而，运用这类拓扑描述符不能得到每一个原子或基团在分子内的作用，因此产生了第二种拓扑指数。

第二种拓扑指数即原子水平的拓扑描述符，其特点在于描述了分子中每种原子的结构环境，并且提供了了解每一种原子或基团在分子中的功能的可能，尤其是诸如羟基、羧基、氨基等有特殊功能的基团[54]。第二种拓扑指数中最有趣的是电性拓扑态（electrotopological state），它曾被成功用于很多 QSPR 或 QSAR 研究。

7.2.3.2　二级结构及溶剂可及性描述符（PSSSA）

首先，将氨基酸序列中的氨基酸分别通过二级结构和溶剂可及性进行两次分类（图7-26），即分别利用二级结构和溶剂可及性，将氨基酸序列转换成两条新的序列。二级结构方面，利用 H、E 和 C 分别表示 α 螺旋、β 折叠和其他；溶剂可及性方面，利用 b 和 e 分别表示覆盖的（buried）和暴露的（exposed）[55]。

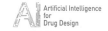

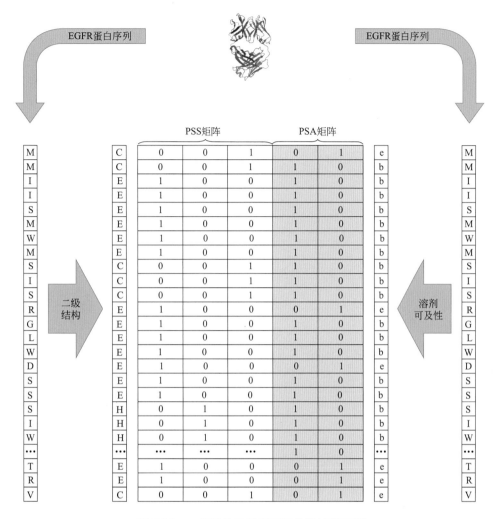

图 7-26　二级结构及溶解可及性描述符示例

第二步，用三维向量 [0,0,1]、[0,1,0] 和 [1,0,0] 分别代替二级结构中的描述符 C、H 和 E；用二维向量 [0,1] 和 [1,0] 分别代替溶剂可及性描述符 e 和 b。

最后，将两种性质的向量组合到一起，使序列中的每个氨基酸都用一个五维向量表示。除此以外，还要注意二级结构及溶剂可及性描述符（PSSSA）只包含 1000 个氨基酸的信息，对于长度大于 1000 的氨基酸，只截取羧基端的一千个氨基酸片段；对于小于 1000 个氨基酸的序列，则利用 [0,0,0,0,0] 补全空缺的氨基酸位置。最终每条氨基酸得到的均为 5×1000 的二进制矩阵。

7.2.4　蛋白质表征相关工具

目前，针对不同的蛋白质表征方法，人们开发了很多相关的网站及软件，我们围绕上文提到的这些蛋白质表征方法主要介绍其中几个。

7.2.4.1 PROFEAT

PROFEAT 是一个通过氨基酸序列信息计算蛋白质多肽结构和物理化学性质的网站，其综合地涵盖了很多基础的蛋白质描述符，在之后的更新中还加入了蛋白质 - 蛋白质以及配体 - 蛋白质相互作用的描述符。其包含了六个功能组、五十一个描述符，其纳入计算的描述符有标准化 Moreau-Broto 自相关、Moran 自相关、Geary 自相关、氨基酸组成、二肽组成、sequence-order-coupling 值、quasi-sequence-order 描述符、CTD 描述符等。

图 7-27 为 PROFEAT 的选择页面。

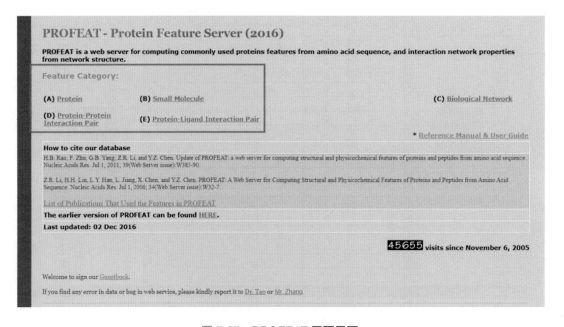

图 7-27　PROFEAT 网页界面

使用 PROFEAT 时，需要先选择希望计算的性质描述符，再输入蛋白质序列信息并设置计算的参数，然后提交即可直接得到结果。

7.2.4.2 Scratch Protein Predictor

Scratch Protein Predictor 是一个预测蛋白三级结构和结构性质的网站。其可以用于预测上文提到的二级结构及溶剂可及性（PSSSA）相关性质，除此以外，还包括了很多其他结构预测信息诸如无序区域、结构域、二硫键、单突变稳定性、剩余接触点及平均接触点、单个残基接触及三级结构，为蛋白质结构预测方面提供了丰富的信息。

图 7-28 为 Scratch Protein Predictor 的操作页面。

在使用 Scratch Protein Predictor 时，用户需要提交蛋白质序列信息和邮箱，然后勾选需要预测的结构性质并提交。预测完成后，结果会发送至用户邮箱。

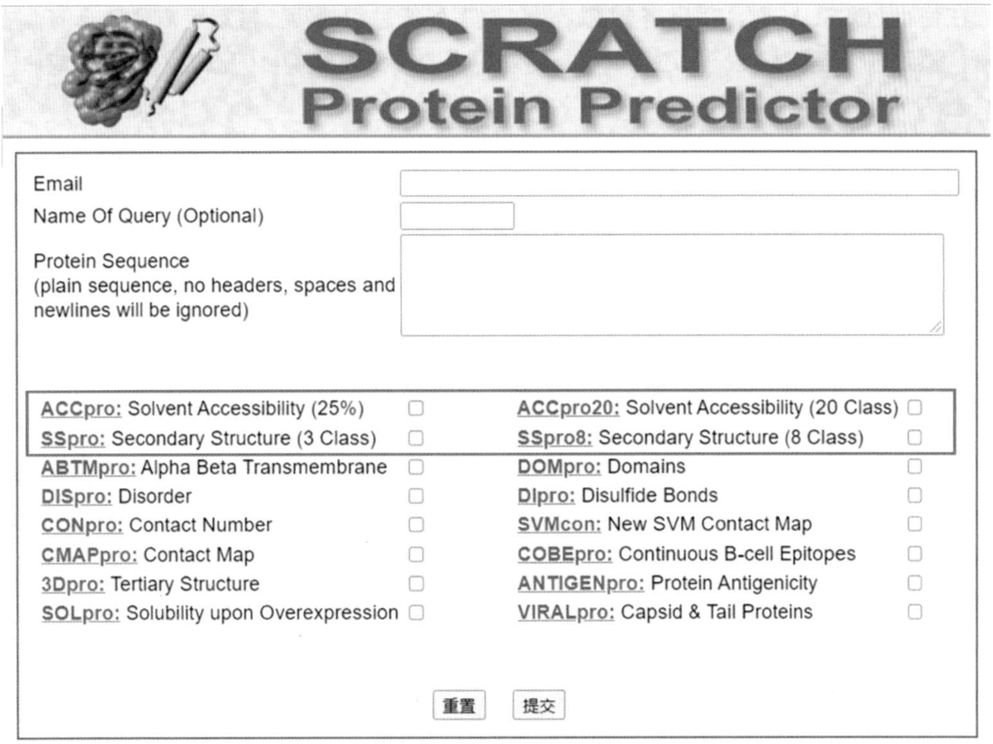

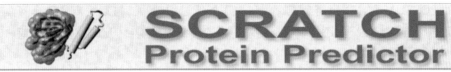

Email	
Name Of Query (Optional)	
Protein Sequence (plain sequence, no headers, spaces and newlines will be ignored)	

ACCpro: Solvent Accessibility (25%)	☐	**ACCpro20:** Solvent Accessibility (20 Class)	☐
SSpro: Secondary Structure (3 Class)	☐	**SSpro8:** Secondary Structure (8 Class)	☐
ABTMpro: Alpha Beta Transmembrane	☐	**DOMpro:** Domains	☐
DISpro: Disorder	☐	**DIpro:** Disulfide Bonds	☐
CONpro: Contact Number	☐	**SVMcon:** New SVM Contact Map	☐
CMAPpro: Contact Map	☐	**COBEpro:** Continuous B-cell Epitopes	☐
3Dpro: Tertiary Structure	☐	**ANTIGENpro:** Protein Antigenicity	☐
SOLpro: Solubility upon Overexpression	☐	**VIRALpro:** Capsid & Tail Proteins	☐

重置　　提交

图 7-28　Scratch Protein Predictor 网页界面

7.2.4.3　POSSUM

POSSUM 是一个提供基于位置特异性打分矩阵（PSSM）的性质信息的网站，其总共包含了二十一种基于位置特异性打分矩阵性质的描述符，对进化相关的生物计算具有很好的辅助作用。图 7-29 为 POSSUM 的操作页面。

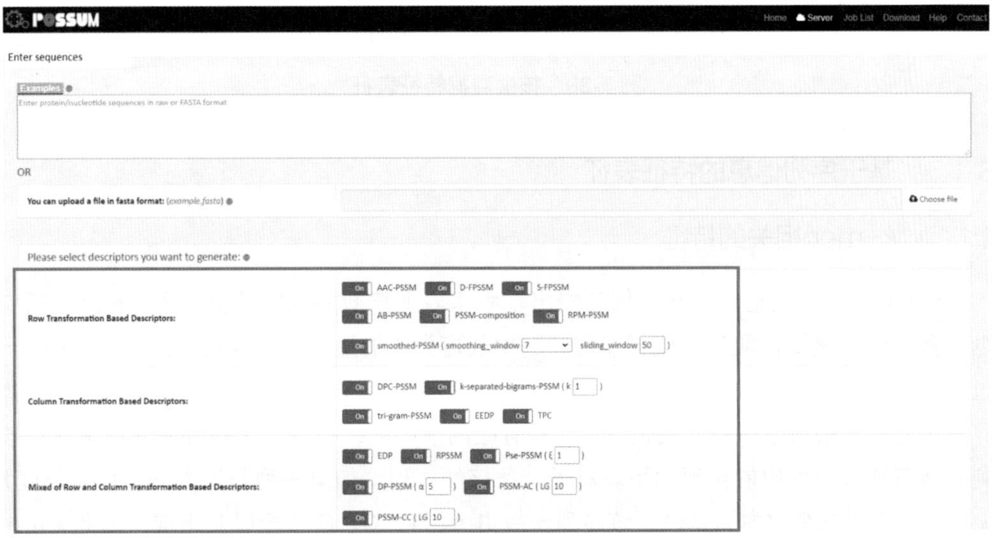

图 7-29　POSSUM 网页界面

在使用 POSSUM 时，用户需要提交蛋白质序列信息和邮箱，再选定需要计算的性质描述符，然后进行提交，提交后还可以根据网站提供的方法跟踪项目的进度。计算完成后，结果会发送至用户邮箱。

7.3 核酸序列的表征

所有生物体的转录情况都比最初设想的要复杂得多，因为绝大多数基因组序列一般被转录为各种各样的 RNA。随着大量生物数据的产生，各种生物信息计算工具也被开发出来，使用向量特征进行核酸序列表征同时尽可能保留最多原始信息成为最大的难题。这是因为几乎所有现有的学习算法都是为了处理向量而不是核酸序列样本而开发的。以下介绍三类分别基于核酸序列信息、物理化学性质和二级结构的特征表征（图 7-30）。

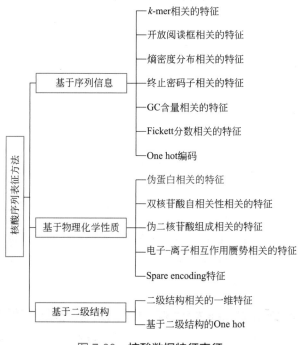

图 7-30　核酸数据特征表征

7.3.1　基于序列信息的特征表征

7.3.1.1　*k*-mer 相关的特征

k-mer 相关的特征是一种基于核苷酸出现频率表征核酸序列的特征，而 *k*-mer 是指脱氧核糖核酸序列、核糖核酸序列或氨基酸序列中长度为 *k* 的短序列。*k*-mer 相关的特征是一种通过 *k* 个相邻核苷酸的出现频率来编码脱氧核糖核酸或者核糖核酸序列的简单方法。具体的计算方法是将一条核酸序列分成包含 *k* 个核苷酸的子序列，并以一个核苷酸为增量计算该子序列在所有核酸序列中的出现频率。对于一条核酸序列，如果序列长度为 m，那么长度为 k 的 *k*-mer 子序列的个数为 $m-k+1$，该序列一般由 A、T、C、G 四个碱基组成，因此 *k*-mer 为长度 k 有 4 的 k 次方种可能的结构。如果仅仅依靠某个 *k*-mer 出现的频率来表征一条核酸序

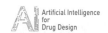

列，那该特征的数值大小和整条序列长度非常相关。因此一般是计算某个 *k*-mer 出现的频率除以所有 *k*-mer 出现的总数目。有研究计算每 1000 个碱基长度中 *k*-mer 的频率[56]，具体计算是某个 *k*-mer 出现的频率除以所有 *k*-mer 出现的总数目再乘以 1000。

图 7-31 显示了长度为 23 的 DNA 序列，当 *k* 为 3 时，以滑动窗口模式依次计算 *k*-mer 的过程，其中 3mer 有 21 个，分别是 GCC、CCA、CAA、AAC、ACG、CGC、GCC、CCA、CAG、AGG、GGC、GCC、CCG、CGA、GAC、ACC、CCA、CAG、AGT、GTT 和 TTC。其中，GCC 和 CCA 出现 3 次，CAG 出现 2 次，其余出现 1 次，以 GCC 为例计算 *k*-mer 特征，频数 3 除以 *k*-mer 总频率数 21 得到 0.143，还有没有出现的 3-mer，比如 AAA、CCC 等，这些频率为 0。基于最简单的 *k*-mer 频率表征核酸序列，有大量其他的变体特征产生。有研究报道[57]，在表征 RNA 的过程中，不仅仅使用了一种 *k*-mer，而且将 *k* 的范围从 1 扩展到 4，然后计算 1-mer、2-mer、3-mer、4-mer，最后将这 4 个 *k*-mer 特征加起来得到 399 维的特征向量用于表示非编码 RNA。还有研究[58]为每种 *k*-mer 出现的频率分配了一个权重参数，以使每个子序列的出现频率对 miRNA 和长链非编码 RNA 相互作用预测具有相同的影响。

GCC：3/(23−3+1) = 0.143　　　CAG：2/(23−3+1) = 0.095

64维

	GCC	CCA	CAA	AAC	ACG	CGC	CAG	AGG	…	AAA
序列	0.143	0.143	0.048	0.048	0.048	0.048	0.095	0.048	…	0.000

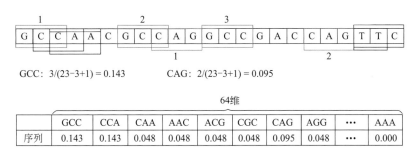

图 7-31　*k*-mer 相关的特征

7.3.1.2　开放阅读框相关的特征

开放阅读框（open reading frame, ORF）是分子遗传学和生物信息学中的一个基本术语。ORF 检测是在基因组序列中寻找编码蛋白质的基因，是基于高度分散的序列片段进行基因组装的一个重要步骤。而开放阅读框中的“阅读框”，是指双链基因序列翻译成氨基酸时的 6 种可能性之一，以 ATGGCACAGC 为例，从正链出发有三种阅读框：① ATG/GCA/CAG/C；②将第一个碱基 A 分到上一个阅读框的最后一个，则为 A/TGG/CAC/AGC；③将第一、二个碱基 AT 分到上一个阅读框的最后两位，则为 AT/GGC/ACA/GC。而 DNA 为双链，正链和互补链，所以两条加起来是六种阅读框，如图 7-32 所示。

RNA序列：ATGGCACAGCTCCATCGTTACAATGGCCTCTAG

阅读框1：ATG GCA CAG CTC CAT CGT TAC AAT GGC CTC TAG

阅读框2：A TGG CAC AGC TCC ATC GTT ACA ATG GCC TCT AG

阅读框3：AT GGC ACA GCT CCA TCG TTA CAA TGG CCT CTA G

图 7-32　阅读框的定义

开放阅读框中的"开放"，其意思是完整基因中用于蛋白质翻译的"开放"区域。因此目前对 ORF 的基本定义是一段核苷酸序列，在给定阅读框中不被终止密码子中断。但并不完全明确，不同点主要有三种定义方式：第一种，ORF 是长度可被 3 整除、以起始密码子（ATG）开始并以终止密码子结束的序列 [59]，适用于原核生物，不适合有终止密码子的内含子的真核生物；第二种，ORF 是长度可被 3 整除并以终止密码子为界的序列 [60]，适用于真核和原核生物；第三种，ORF 是由受体和供体剪接位点分隔的序列 [61]，只适用于定义真核生物。有研究将这三种定义比较，长度可被 3 整除并以终止密码子为界的序列比较适合用于真核和原核生物，且剪切位点无影响 [62]，如图 7-33 所示。而表征核酸的 ORF 相关特征有：ORF 长度、ORF 覆盖率、ORF 完整性和 ORF 阅读框方差。ORF 长度是最长 ORF 的长度，ORF 覆盖率是最长 ORF 长度占整个序列长度的比例，ORF 完整性是 RNA 序列是否同时拥有起始和终止密码子，ORF 阅读框方差是三个阅读框中最长 ORF 长度的方差。

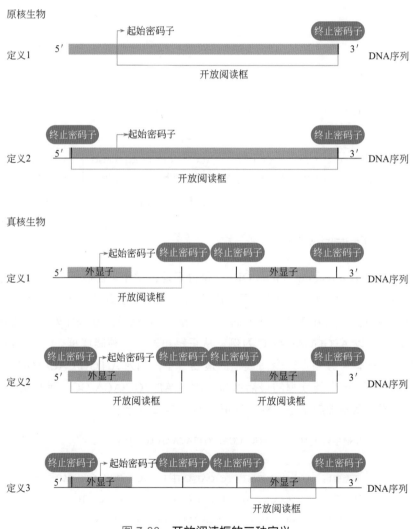

图 7-33　开放阅读框的三种定义

7.3.1.3　熵密度分布相关的特征

熵密度分布（entropy-density profile, EDP）相关特征是基于 RNA 序列的短基序频率和自然语言的信息熵理论，对核酸序列进行系统语言描述[63]。信息熵在自然语言中通过所有常用词的使用频率集来完整描述文本。信息熵（又叫香农熵），是 Claude Elwood Shannon 提出的一种度量事件信息量的方式，描述信息量和确定性的正比关系。核酸序列中的密码子对应蛋白翻译过程中的氨基酸。首先根据通用遗传密码将核酸序列翻译成具有 20 个基本氨基酸的伪氨基酸序列。然后计算每个氨基酸在伪氨基酸序列中的出现频率。随后根据 20 个氨基酸的频率，定义 RNA 序列的 EDP$\{S_i\}$ 为：

$$p_i = N_i/L \tag{7-23}$$

$$H = -\sum_{i=1}^{20} p_i \log p_i \tag{7-24}$$

$$S_i = -\left(\frac{1}{H}\right) p_i \log p_i \tag{7-25}$$

其中，N_i 表示第 i 个氨基酸在核酸序列中存在的个数；L 表示伪蛋白的长度；p_i 表示第 i 个氨基酸出现在伪蛋白序列中的频率；H 表示根据信息熵理论计算的熵值；S_i 表示第 i 个氨基酸的 EDP 相关的向量值。因为基本氨基酸个数为 20，所以核酸序列通过 EDP 理论计算的特征维度为 20 维。将核酸序列使用熵密度分布表示的过程实质上是根据氨基酸频率分析其在 20 维相空间中的位置，将有限长度的核酸序列映射到向量，将得到的这些空间向量用于系统研究核酸序列的聚类特性。这种编码方法已用于鉴定两个人类肠道微生物组样本的原核基因[64]和蛋白质编码序列[65]。这里计算的过程中使用的基本词为密码子对应的氨基酸，基本词的选择也可以是其他短序列，比如 4-mer、5-mer 等。

7.3.1.4　终止密码子相关的特征

密码子是三个连续核苷酸的特定序列，它是遗传密码的一部分，指定蛋白质中的特定氨基酸或开始或停止蛋白质合成。终止密码子（UAG、UAA 和 UGA）有一些广泛使用的特征：终止密码子计数和频率。终止密码子计数是核酸序列中终止密码子的数量，通常默认从序列第一个核苷酸开始的阅读框；终止密码子频率是核酸序列长度除以终止密码子计数。基于这两个特征，可以计算三个阅读框之间终止密码子计数和频率的方差[66]。比如某条有 40 个核苷酸的 RNA 序列中根据三种阅读框，终止密码子分别计数为 3、2 和 2，则表征特征终止密码子计数方差为 3、2 和 2 的方差 0.471。而终止密码子的频率则为 0.075、0.05 和 0.05，则表征特征终止密码子频率方差为 0.075、0.05 和 0.05 的方差 0.012，计算过程如图 7-34 所示。密码子特征已应用于基于堆叠集成学习方法对转录本编码能力的预测[66]。

核酸序列： AUAACUGAGCUGUGACUGAACAAUGGUAACUAGAUGUAAC

阅读框1： AUA ACU GAG CUG UGA CUG AAC AAU GGU AAC UAG AUG UAA C

阅读框2： A UAA CUG AGC UGU GAC UAG ACA AUG GUA ACU AGA UGU AAC

阅读框3： AU AAC UAG GCU GUG ACU GAA CAA UGG UAA CUA GAU GUA AC

	终止密码子计数	终止密码子频率	终止密码子计数方差	终止密码子频率方差
序列	3	0.075	0.471	0.012

图 7-34　终止密码子相关特征

7.3.1.5　GC 含量相关的特征

在核酸序列中，GC 含量表示鸟嘌呤和胞嘧啶总和占整条序列的比例。在 DNA 序列中，鸟嘌呤与胞嘧啶（G/C）、腺嘌呤与胸腺嘧啶（A/T）碱基互补配对，因此 G/C、A/T 之比都是 1。GC 碱基互补配对的是三个氢键，AT 形成的为两个氢键。所以 GC 含量会对 DNA 的稳定性、mRNA 的二级结构和 PCR 过程中 DNA 模板的退火温度等造成影响。GC 总量越多，表示 DNA 密度越高，那么热及碱就比较难让其变性，根据这个特性就能进行分离或测定 DNA。所以 GC 含量也可以作为表征核酸序列的一个重要特征。有一些基于 GC 含量派生的编码特征，如 GC1、GC2、GC3 等。具体来说，首先将 RNA 序列分成 3-mer。然后 GC1、GC2 和 GC3 是每个基序第一个、第二个和第三个位置的碱基 G 和 C 总占总序列三分之一的比例[66]。GC 方差是 GC 在三个阅读框之间的方差。GC 含量应用于 lncRNA 的功能分类[56]和基于深度学习的 lncRNA 识别和功能注释[67]。

如图 7-35 所示，首先计算长度为 40 的核酸序列中的 G、C 含量，然后根据 G 和 C 所在 3-mer 的第一个碱基、第二个碱基和第三个碱基位置的含量分别计算 GC1、GC2 和 GC3。因为核酸序列有不同的阅读框，根据 GC1、GC2 和 GC3 在三个阅读框中不同的值可以计算得到 GC1 方差、GC2 方差和 GC3 方差。因此对于一条核酸序列会有 7 维 GC 含量相关的特征来表征。

核酸序列： AUAACUGAGCUGUGACUGAACAAUGGUAACUAGAUGUAAC

GC： 15/(40) = 0.375

阅读框1： AUAACU GAG CUG UGA CUG AAC AAU GGU AAC UAG AUG UAA C

GC1： 5/(40/3) = 0.375　　　GC2： 3/(40/3) = 0.225　　　GC3： 7/(40/3) = 0.525

阅读框2： A UAA CUG AGC UGU GAC UGA ACA AUG GUA ACU AGA UGU AAC

GC1： 3/(39/3) = 0.231　　　GC2： 7/(39/3) = 0.538　　　GC3： 5/(39/3) = 0.387

阅读框3： AU AAC UGA GCU GUG ACU GAA CAA UGG UAA CUA GAU GUA AC

GC1： 7/(38/3) = 0.553　　　GC2： 5/(38/3) = 0.395　　　GC3： 3/(38/3) = 0.237

	GC	GC1	GC2	GC3	GC1方差	GC2方差	GC3方差
序列	0.375	0.375	0.225	0.525	0.017	0.016	0.014

图 7-35　GC 含量相关特征

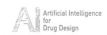

7.3.1.6　Fickett 分数相关的特征

Fickett 分数，最初称为"Fickett TESTCODE 分数"，是 Fickett[68] 首次提出的核苷酸组成和密码子使用偏好的有效组合。它是通过计算四个核苷酸碱基含量和所在位置而获得的。含量是某一个碱基在核酸序列中的占比。

$$A_{含量} = \frac{碱基\ A\ 在核酸序列中的数目}{核酸序列中所有碱基数目} \tag{7-26}$$

所在位置反映了每个碱基在一个密码子位置相对于另一个位置的偏好程度。例如 A 的位置值（$A_{位置}$）：

$$A_1 = 碱基\ A\ 在核酸序列中位于第\ 0, 3, 6, \cdots, 3n\ 的数目 \tag{7-27}$$

$$A_2 = 碱基\ A\ 在核酸序列中位于第\ 1, 4, 7, \cdots, 3n+1\ 的数目 \tag{7-28}$$

$$A_3 = 碱基\ A\ 在核酸序列中位于第\ 2, 5, 8, \cdots, 3n+2\ 的数目 \tag{7-29}$$

$$A_{位置} = \frac{\mathrm{MAX}(A_1, A_2, A_3)}{\mathrm{MIN}(A_1, A_2, A_3)+1} \tag{7-30}$$

其他三个碱基的含量和所在位置值可按上述方法计算。

根据计算出的 $A_{含量}$ 值，查找其对应的编码概率表（表 7-5），这个表由 Fickett 从已知是否具有编码能力的真实序列的编码潜力中量化。具体来说，首先根据 $A_{含量}$ 值对应的范围，依据碱基的类型得到对应的编码概率 $P_{A(含量)}$；然后根据表 7-6 中碱基的类型得到权重系数 $W_{A(含量)}$；同时从表 7-5 和表 7-6 中也得到腺嘌呤（A）的 $P_{A(位置)}$ 和 $W_{A(位置)}$。以相似的方式，其他三个碱基对应的含量和位置概率以及权重系数也可以按上述方法得到。最后 Fickett 分数定义为：

$$Fickett\ 分数 = \sum_{i=1}^{4} P_{含量} W_{含量} + P_{位置} W_{位置} \tag{7-31}$$

其中，i 表示碱基 A、C、G、U。

举例说明，如果核酸序列中 A 的含量值为 0.24，那么根据表 7-3 得到编码概率值 0.49，A 的含量权重系数根据表 7-6 得到 0.11。核酸序列中 A 的位置值为 1.49，那么根据表 7-5 得到位置的编码概率值 0.68，A 的位置权重系数根据表 7-6 得到 0.26。

表 7-5　编码概率表

参数	值的范围	编码概率值			
		A	C	G	U
含量	0.00 ～ 0.17	0.21	0.31	0.29	0.58
	0.17 ～ 0.19	0.81	0.39	0.33	0.51

参数	值的范围	编码概率值			
		A	C	G	U
含量	0.19～0.21	0.65	0.44	0.41	0.69
	0.21～0.23	0.67	0.43	0.41	0.56
	0.23～0.25	0.49	0.59	0.73	0.75
	0.25～0.27	0.62	0.59	0.64	0.55
	0.27～0.29	0.55	0.64	0.64	0.40
	0.29～0.31	0.44	0.51	0.47	0.39
	0.31～0.33	0.49	0.64	0.54	0.24
	0.33～0.99	0.28	0.82	0.40	0.28
位置	0.0～1.1	0.22	0.23	0.08	0.09
	1.1～1.2	0.20	0.30	0.08	0.09
	1.2～1.3	0.34	0.33	0.16	0.20
	1.3～1.4	0.45	0.51	0.27	0.54
	1.4～1.5	0.68	0.48	0.48	0.44
	1.5～1.6	0.58	0.66	0.53	0.69
	1.6～1.7	0.93	0.81	0.64	0.68
	1.7～1.8	0.84	0.70	0.74	0.91
	1.8～1.9	0.68	0.70	0.88	0.97
	1.9～2.0+	0.94	0.80	0.90	0.97

表 7-6　四种碱基对应 Fickett 评分特征的各个参数的权重系数

碱基	含量	位置
A	0.11	0.26
C	0.12	0.18
G	0.15	0.31
U	0.14	0.33

7.3.1.7　One hot 编码

One hot 编码是一种不依赖任何先验核酸相关知识的序列转换方法，主要用于各种完全数据驱动的深度学习方法。One hot 是一种易于理解的方法。比如核酸序列中的原始核苷酸字符（A、C、G、U）被转换为二进制向量，匹配的字符条目为 1，其余为 0。例如，A、C、G 和 U 被编码为 (1, 0, 0, 0,): (0, 1, 0, 0): (0, 0, 1, 0) 和 (0, 0, 0, 1)，将长度为 L 的 RNA 序列转化为大小为 4×L 的矩阵。该矩阵可用作深度学习模型的输入层（图 7-36）。DeepBind[69] 是第一个使用卷积神经网络基于核苷酸序列的 One hot 编码预测蛋白质、DNA、RNA 相互作用偏好的工具。iDeepS[48] 还应用了 One hot 编码来预测基于卷积和循环神经网络的 RNA

和蛋白质的相互作用。另一种类似的编码策略，其中匹配的字符条目为 0，其余为 1，称为 One cold，在 RNA 序列中不常用。

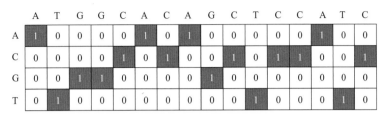

图 7-36　One hot 编码特征

7.3.2　基于物理化学性质的特征表征

7.3.2.1　伪蛋白相关的特征

正如我们所知，RNA 的重要功能之一是编码合成蛋白质并发挥生物功能。但并非所有的 RNA 都会编码蛋白质。密码子对应氨基酸见表 7-7。诸如 rRNA、tRNA、miRNA、circRNA、lncRNA 等 non-coding RNA 并不会编码蛋白质，但仍然在生物体内发挥重要的生理功能。虽然这些 RNA 不产生真实的蛋白质，但仍可以人为依据蛋白翻译规则翻译出虚假的肽链，称为伪蛋白（pseudo protein）。容易理解的是，这类虚假蛋白肯定与真实蛋白所具有的序列和物理化学特征有较大差异[70]。因此伪蛋白相关的特征被纳入核酸数据特征表征方法，如图 7-37 所示。

表 7-7　密码子表

密码子	对应氨基酸		密码子	对应氨基酸		密码子	对应氨基酸		密码子	对应氨基酸	
TTT	F	Phe	TCT	S	Ser	TAT	Y	Tyr	TGT	C	Cys
TTC	F	Phe	TCC	S	Ser	TAC	Y	Tyr	TGC	C	Cys
TTA	L	Leu	TCA	S	Ser	TAA	*	Ter	TGA	*	Ter
TTG	L	Leu	TCG	S	Ser	TAG	*	Ter	TGG	W	Trp
CTT	L	Leu	CCT	P	Pro	CAT	H	His	CGT	R	Arg
CTC	L	Leu	CCC	P	Pro	CAC	H	His	CGC	R	Arg
CTA	L	Leu	CCA	P	Pro	CAA	Q	Gln	CGA	R	Arg
CTG	L	Leu	CCG	P	Pro	CAG	Q	Gln	CGG	R	Arg
ATT	I	Ile	ACT	T	Thr	AAT	N	Asn	AGT	S	Ser
ATC	I	Ile	ACC	T	Thr	AAC	N	Asn	AGC	S	Ser
ATA	I	Ile	ACA	T	Thr	AAA	K	Lys	AGA	R	Arg
ATG	M	Met	ACG	T	Thr	AAG	K	Lys	AGG	R	Arg
GTT	V	Val	GCT	A	Ala	GAT	D	Asp	GGT	G	Gly
GTC	V	Val	GCC	A	Ala	GAC	D	Asp	GGC	G	Gly
GTA	V	Val	GCA	A	Ala	GAA	E	Glu	GGA	G	Gly
GTG	V	Val	GCG	A	Ala	GAG	E	Glu	GGG	G	Gly

基于上述理解，我们可以得到以下几种伪蛋白相关的特征表征，这些特征可以通过组成伪蛋白的氨基酸的理化性质计算得到[71]。

分子量（ProMW），即人工翻译获得的伪蛋白的分子量。

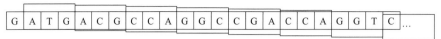

| | G | A | T | G | A | C | G | C | C | A | G | G | C | C | G | A | C | C | A | G | G | T | C | ... |

按翻译规则获取的伪蛋白氨基酸序列

密码子	ATG	ACG	CCA	GGC	CGA	CCA	GGT	...
氨基酸序列	Met	Thr	Pro	Glv	Arg	Pro	Glv	...

图 7-37　伪蛋白的产生示意

等电点（ProPI），即人工翻译获得的肽链的等电点。

PPMFS（pseudo protein PI-MW frame score），即等电点与分子量之比的对数值。

ProAH（pseudo protein average hydropathy），即人工翻译获得的伪蛋白的氨基酸亲水性的平均值。

ProII（pseudo protein instability index），即人工翻译获得的伪蛋白的不稳定指数。

7.3.2.2　双核苷酸自相关性相关的特征

对于一些拥有两个核苷酸的核酸分子，我们称其为双核苷酸。如烟酰胺腺嘌呤二核苷酸（NAD⁺）、磷酸酰胺腺嘌呤二核苷酸（NADP⁺）等，如图 7-38 所示。

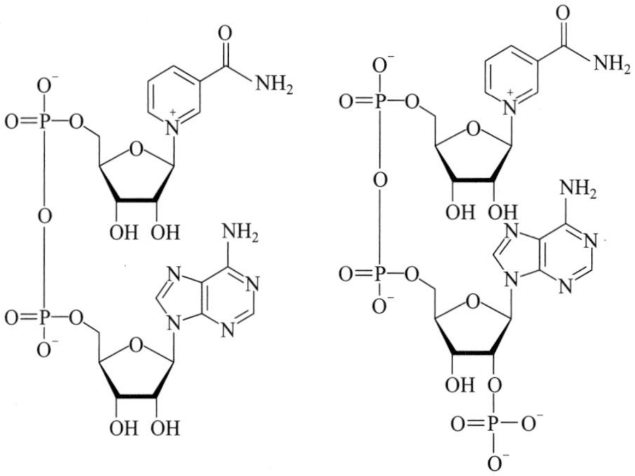

图 7-38　烟酰胺腺嘌呤二核苷酸（NAD⁺）和磷酸酰胺腺嘌呤二核苷酸（NADP⁺）

这些双核苷酸分子具有一些特别的物理化学性质，如表 7-8 所示 [72]。

表 7-8　38 种双核苷酸的理化性质名称

Base stacking	Protein induced deformability	B-DNA twist
Dinucleotide GC Content	A-philicity	Propeller twist
Duplex stability (free energy)	Duplex tability (disrupt energy)	DNA denaturation
Bending stiffness	Protein DNA twist	Stabilising energy of Z-DNA
Aida_BA_transition	Breslauer_dG	Breslauer_dH
Breslauer_dS	Electron_interaction	Hartman_trans_free_energy
Helix-Coil_transition	Ivanov_BA_transition	Lisser_BZ_transition

AI Artificial Intelligence for Drug Design

Polar_interaction	SantaLucia_dG	SantaLucia_dH
SantaLucia_dS	Sarai_flexibility	Stability
Stacking_energy	Sugimoto_dG	Sugimoto_dH
Sugimoto_dS	Watson-Crick_interaction	Twist
Tilt	Roll	Shift
Slide	Rise	

自相关函数是一种多元建模工具，通过评估任意两个属性之间的相关性，不同长度的核酸序列就可以以固定长度的特征向量进行表征。自相关函数可产生两种变量：同一属性之间的自协方差和两个不同属性之间的交叉协方差[72]。将自相关函数应用于双核苷酸属性之间相关性的评估，可纳入核酸数据特征表征方法（图7-39）。

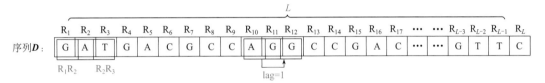

图 7-39　双核苷酸及协方差计算示意

（1）双核苷酸自协方差[72]

双核苷酸自协方差（DAC）评估的是两个双核苷酸之间相同理化性质的相关性。

假设有一条带有 L 个核苷酸残基的核酸序列 $\boldsymbol{D}$：

$$\boldsymbol{D} = R_1R_2R_3R_4R_5R_6R_7\cdots R_L \tag{7-32}$$

式中，R_1 代表核苷酸 R 在核酸序列的 1 号位；R_2 代表核苷酸 R 在核酸序列的 2 号位，以此类推。

双核苷酸自协方差评估了沿着序列每间隔一段 lag 距离的两个双核苷酸之间同一物理化学性质指标的相关性，计算公式如下：

$$\mathrm{DAC}(u,\mathrm{lag}) = \frac{\sum_{i=1}^{L-\mathrm{lag}}\left[P_u\left(R_iR_{i+1}\right)-\overline{P}_u\right]\left[P_u\left(R_{i+\mathrm{lag}}R_{i+\mathrm{lag}+1}\right)-\overline{P}_u\right]}{(L-\mathrm{lag}-1)} \tag{7-33}$$

式中，u 为某种双核苷酸理化性质；L 为核酸序列的长度；$P_u\left(R_iR_{i+1}\right)$ 代表在序列位点 i 上的双核苷酸 R_iR_{i+1} 的理化性质的 u 特征值；$\overline{P}_u$ 代表在整条序列上所有双核苷酸的理化性质 u 的特征值之平均：

$$\overline{P}_u = \frac{\sum_{j=1}^{L-1}P_u\left(R_jR_{j+1}\right)}{L-1} \tag{7-34}$$

通过这种方式，该核酸序列 $\boldsymbol{D}$ 可以产生 $N \times \mathrm{LAG}$ 个双核苷酸自协方差特征值，其中 N 为双核苷酸理化性质的总数，LAG 为 lag 距离的最大值（$\mathrm{lag} = 1, 2, \cdots, \mathrm{LAG}$）。在这里，$N=38$。

由此可以产生核酸序列 $\boldsymbol{D}$ 的由 $N \times \mathrm{LAG}$ 个双核苷酸自协方差特征值组成的核酸特征表征向量。

（2）双核苷酸交叉协方差[72]

双核苷酸交叉协方差 (DCC) 评估的是两个双核苷酸之间不同理化性质的相关性。

假设有一条带有 L 个核苷酸残基的核酸序列 $\boldsymbol{D}$（与前述相同），双核苷酸交叉协方差评估了沿着序列每间隔一段 lag 距离的两个双核苷酸之间不同物理化学性质指标的相关性，计算公式如下：

$$\mathrm{DCC}\left(u_1, u_2, \mathrm{lag}\right) = \frac{\sum_{i=1}^{L-\mathrm{lag}-1}\left[P_{u_1}\left(\mathrm{R}_i \mathrm{R}_{i+1}\right) - \bar{P}_{u_1}\right]\left[P_{u_2}\left(\mathrm{R}_{i+\mathrm{lag}} \mathrm{R}_{i+\mathrm{lag}}\right) - \bar{P}_{u_2}\right]}{L - \mathrm{lag} - 1} \tag{7-35}$$

式中，u_1, u_2 为两种不同的双核苷酸理化性质；L 为核酸序列的长度；$P_{u_1}\left(\mathrm{R}_i \mathrm{R}_{i+1}\right) / P_{u_2}\left(\mathrm{R}_i \mathrm{R}_{i+1}\right)$ 代表在序列位点 i 上的双核苷酸 $\mathrm{R}_i \mathrm{R}_{i+1}$ 的理化性质 u_1/u_2 的特征值；$\bar{P}_{u_1}\left(\bar{P}_{u_2}\right)$ 代表在整条序列上所有双核苷酸的理化性质 $u_1 (u_2)$ 的特征值之平均：

$$\bar{P}_u = \frac{\sum_{j=1}^{L-1} P_u\left(\mathrm{R}_j \mathrm{R}_{j+1}\right)}{L-1} \tag{7-36}$$

通过这种方式，该核酸序列 $\boldsymbol{D}$ 可以产生 $N \times (N-1) \times \mathrm{LAG}$ 个双核苷酸交叉协方差特征值，其中 N 为双核苷酸理化性质的总数；LAG 为 lag 距离的最大值（$\mathrm{lag} = 1, 2, \cdots, \mathrm{LAG}$）。在这里，$N = 38$。

由此可以产生核酸序列 $\boldsymbol{D}$ 的由 $N \times (N-1) \times \mathrm{LAG}$ 个双核苷酸交叉协方差特征值组成的核酸特征表征向量。

7.3.2.3 伪二核苷酸组成相关特征

伪核苷酸组成（pseudo nucleotide composition, PseNC）特征是一种既考虑局部序列顺序信息又考虑长程或全局序列顺序效应的核酸序列表征方法。在这里，将伪二核苷酸的理化性质作为上述方法所考量的序列信息，获得伪二核苷酸组成（Pseudo dinucleotide composition, PseDNC）相关特征，用于核酸序列的特征表征[72]。

（1）平行相关伪二核苷酸组成

平行相关伪二核苷酸组成（parallel correlation PseDN composition, PC-PseDNC）不仅可以根据 38 个内置的理化性质（表 7-8）计算，还可以根据其他二核苷酸的特征指标计算。

给定一条核酸序列 $\boldsymbol{D}$，其 PC-PseDNC 特征向量 $\boldsymbol{DF}$ 可被定义为：

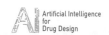

$$DF = [d_1 d_2 \dots d_{16} d_{16+1} \dots d_{16+\lambda}]^{\mathrm{T}} \tag{7-37}$$

其中

$$d_k = \begin{cases} \dfrac{f_k}{\sum_{i=1}^{16} f_i + w \sum_{j=1}^{\lambda} \theta_j} & (1 \leqslant k \leqslant 16) \\[4mm] \dfrac{w\theta_{k-16}}{\sum_{i=1}^{16} f_i + w \sum_{j=1}^{\lambda} \theta_j} & (17 \leqslant k \leqslant 16+\lambda) \end{cases} \tag{7-38}$$

$f_k(k=1,2,\cdots,16)$ 是序列中各个二核苷酸的出现频率的归一化值；w 是值为 $0 \sim 1$ 的权重因子；$\theta_j(j=1,2,\cdots,\lambda)$ 被称为 j-tier 相关因子，反映了整条序列中指定计数范围内以一定距离相邻的两个二核苷酸之间的序列 - 顺序相关性特征，定义为：

$$\begin{cases} \theta_1 = \dfrac{1}{L-2} \sum_{i=1}^{L-2} \Theta(\mathrm{R}_i\mathrm{R}_{i+1}, \mathrm{R}_{i+1}\mathrm{R}_{i+2}) \\[3mm] \theta_2 = \dfrac{1}{L-3} \sum_{i=1}^{L-3} \Theta(\mathrm{R}_i\mathrm{R}_{i+1}, \mathrm{R}_{i+2}\mathrm{R}_{i+3}) \\[3mm] \theta_3 = \dfrac{1}{L-4} \sum_{i=1}^{L-4} \Theta(\mathrm{R}_i\mathrm{R}_{i+1}, \mathrm{R}_{i+3}\mathrm{R}_{i+4}) \qquad (\lambda < L) \\[3mm] \qquad\qquad \cdots\cdots \\[3mm] \theta_\lambda = \dfrac{1}{L-1-\lambda} \sum_{i=1}^{L-1-\lambda} \Theta(\mathrm{R}_i\mathrm{R}_{i+1}, \mathrm{R}_{i+\lambda}\mathrm{R}_{i+\lambda+1}) \end{cases} \tag{7-39}$$

参数 λ 是一个整数，表示计算序列 - 顺序相关关系的最高计数层级 (范围)。

其中，相关性 Θ 的计算公式为：

$$\Theta(\mathrm{R}_i\mathrm{R}_{i+1}, \mathrm{R}_j\mathrm{R}_{j+1}) = \frac{1}{\mu} \sum_{u=1}^{\mu} \left[P_u(\mathrm{R}_i\mathrm{R}_{i+1}) - P_u(\mathrm{R}_j\mathrm{R}_{j+1}) \right]^2 \tag{7-40}$$

式中，μ 为表 7-6 中所列理化性质的其中之一；$P_u(\mathrm{R}_i\mathrm{R}_{i+1})\left[P_u(\mathrm{R}_j\mathrm{R}_{j+1})\right]$ 表示二核苷酸 $\mathrm{R}_i\mathrm{R}_{i+1}\left(\mathrm{R}_j\mathrm{R}_{j+1}\right)$ 在 i 和 j 位置的第 u 个物理化学性质的数值。

当设定最高计数层级 λ 后，即可获得 PC-PseDNC 特征向量 DF。

（2）系列相关伪二核苷酸组成

系列相关伪二核苷酸组成 （series correlation PseDN composition, SC-PseDNC）是平行相关伪二核苷酸组成 PC-PseDNC 的变体，利用系列相关性结合了二核苷酸多个不同理化性质的组成和全局序列效应信息。

给定一条核酸序列 D，其 SC-PseDNC 特征向量 DF 可被定义为：

$$DF = [d_1 d_2 \cdots d_{16} d_{16+1} \cdots d_{16+\lambda} d_{16+\lambda+1} \cdots d_{16+\lambda\Lambda}]^{\mathrm{T}} \tag{7-41}$$

其中

$$d_k = \begin{cases} \dfrac{f_k}{\sum_{i=1}^{16} f_i + w \sum_{j=1}^{\lambda} \theta_j} & (1 \leqslant k \leqslant 16) \\[4mm] \dfrac{w\theta_{k-16}}{\sum_{i=1}^{16} f_i + w \sum_{j=1}^{\lambda\Lambda} \theta_j} & (17 \leqslant k \leqslant 16 + \lambda\Lambda) \end{cases} \tag{7-42}$$

$f_k \, (k = 1, 2, \cdots, 16)$ 是序列中各个二核苷酸的出现频率的归一化值；w 是值为 $0 \sim 1$ 的权重因子；$\theta_j \, (j = 1, 2, \cdots, \lambda)$ 被称为 j-tier 相关因子，反映了整条序列中指定计数范围内，以一定距离相邻的两个二核苷酸之间的序列 - 顺序相关性特征，定义为：

$$\begin{cases} \theta_1 = \dfrac{1}{L-3} \sum_{i=1}^{L-3} J_{i,i+1}^1 \\[3mm] \theta_2 = \dfrac{1}{L-3} \sum_{i=1}^{L-3} J_{i,i+1}^2 \\ \quad \cdots\cdots \\ \theta_\Lambda = \dfrac{1}{L-3} \sum_{i=1}^{L-3} J_{i,i+1}^\Lambda \qquad (\lambda < L-2) \\ \quad \cdots\cdots \\ \theta_{\lambda\Lambda-1} = \dfrac{1}{L-\lambda-2} \sum_{i=1}^{L-\lambda-2} J_{i,i+\lambda}^{\Lambda-1} \\[3mm] \theta_{\lambda\Lambda} = \dfrac{1}{L-\lambda-2} \sum_{i=1}^{L-\lambda-2} J_{i,i+\lambda}^\Lambda \end{cases} \tag{7-43}$$

参数 λ 是一个整数，表示计算序列 - 顺序相关关系的最高计数层级（范围）；Λ 是计算的不同理化性质的数量。

其中，相关性 J 的计算公式为：

$$\begin{cases} J_{i,i+m}^\zeta = P_u(R_i R_{i+1}) \cdot P_u(R_{i+m} R_{i+m+1}) \\ \zeta = 1, 2, \cdots, \Lambda; \, m = 1, 2, \cdots, \lambda; \, i = 1, 2, \cdots, L-\lambda-2 \end{cases} \tag{7-44}$$

式中，μ 为表 7-6 中所列理化性质的其中之一；$P_u(R_i R_{i+1}) \left[P_u(R_j R_{j+1}) \right]$ 表示二核苷酸 $R_i R_{i+1} (R_j R_{j+1})$ 在 i 和 j 位置的第 u 个物理化学性质的数值。

当设定最高计数层级 λ 和计算的不同理化性质的数量 Λ 后，即可获得 SC-PseDNC 特征向量 **DF**。

7.3.2.4　电子 - 离子相互作用赝势相关特征

电子 - 离子相互作用赝势（electron-ion interaction pseudopotential, EIIP）是氨基酸或核苷酸中离域电子的能量[73]。对于任何核酸序列，每个核苷酸（A、C、G 和 T）都拥有并可以用以下 EIIP 值替换：{A → 0.1260; C → 0.1340; G → 0.0806; T → 0.1335}[73]。EIIP 最初被

用来定位外显子[73]。与等电点 pI 值相比，核苷酸的 EIIP 值可以直接应用于核酸序列，从而避免了计算和转换过程所造成的潜在偏差[74]。

基于 EIIP 的频谱图可以体现核酸序列在物理化学上以及 3 碱基周期性上的一些性质[75-77]。这类特征已被证明可以在核酸特征表征中提供稳健的结果[74]。计算方法如下。

使 $X_e[n]$ 代表序列中第 n 个位点的 EIIP 指示值。对 $X_e[n]$ 做快速傅里叶变换（FFT），可以计算出核酸序列的基于 EIIP 特征的序列信号谱[70]：

$$X_e[k] = \sum_{n=0}^{N-1} X_e[n] e^{-j\frac{2\pi kn}{N}} \qquad (7\text{-}45)$$

$$S_e[k] = |X_e[k]|^2 = \left| \sum_{n=0}^{N-1} X_e[n] e^{-j\frac{2\pi kn}{N}} \right|^2 \qquad (7\text{-}46)$$

（$k = 0, 1, 2, \cdots, N-1$; N 是序列长度）

已经有研究指出，蛋白编码 RNA（pcRNA）和非编码 RNA（ncRNA）拥有不同的信号谱分布。一般来说，在一个 pcRNA 的信号谱中，峰值会出现在第三位，而在 ncRNA 中不会出现[74]。因此，在这里可以将 EIIP 序列信号谱的三个性质纳入核酸数据特征表征方法。

EipSP（electron-ion interaction pseudopotential signal peak），记录第三位的信号值（峰值）：

$$\text{EipSP} = S_e\left[\frac{N}{3}\right] \qquad (7\text{-}47)$$

EipAP（electron-ion interaction pseudopotential average power），记录一个序列频谱图的平均信号值：

$$\text{EipAP} = \frac{\sum_{k=0}^{N-1} S_e[k]}{N} \qquad (7\text{-}48)$$

EiSNR（electron-ion interaction pseudopotential signal/noise ratio），记录峰值与平均信号值的比值：

$$\text{EiSNR} = \frac{\text{EipSP}}{\text{EipAP}} \qquad (7\text{-}49)$$

除了上述三种基于 EIIP 的序列信号谱特征外，我们可以将序列信号谱的信号值按降序排序并获取采样的 5 个位置值，纳入核酸数据特征表征方法，分别为：

EiPS0（electron-ion interaction pseudopotential spectrum 0），对应于排序后功率谱值的最小值；

EiPS1（electron-ion interaction pseudopotential spectrum 0.25），对应于排序后的功率谱

值的下四分位数；

EiPS2（electron-ion interaction pseudopotential spectrum 0.5），对应于分选功率谱值的中值；

EiPS3（electron-ion interaction pseudopotential spectrum 0.75），对应于排序后的功率谱值的上四分之一值；

EiPS4（electron-ion interaction pseudopotential spectrum 1），对应于排序后的功率谱值的最大值[70, 74]；

由于 pcRNA 的信号一般比 lncRNA 强，所以 pcRNA 的这些分位数的统计值往往比 lncRNAs 高[74]。

7.3.2.5　Sparse encoding 特征

稀疏编码（Sparse encoding）是一种编码策略。Bari 等人[78]首次将这种稀疏编码策略与核苷酸的理化性质（例如官能团、环结构和氢键）联系起来，得到稀疏编码的核酸序列特征表征。

对于一条核酸序列，每个核苷酸 S 用一个三维向量 (x, y, z) 编码，每个坐标用 0 或 1 表示。坐标定义如下[77]：

$$x = \begin{cases} 1, \text{if } S \in \text{官能团为嘌呤（即 AG）} \\ 0, \text{if } S \in \text{官能团为嘧啶（即 TC）} \end{cases} \quad (7\text{-}50)$$

$$y = \begin{cases} 1, \text{if } S \in \text{胺衍生物（即 AC）} \\ 0, \text{if } S \in \text{酮衍生物（即 GT）} \end{cases} \quad (7\text{-}51)$$

$$z = \begin{cases} 1, \text{if } S \in \text{弱氢键相互作用（即 AT）} \\ 0, \text{if } S \in \text{强氢键相互作用（即 GC）} \end{cases} \quad (7\text{-}52)$$

具体而言，A、T、G 和 C 会分别被编码为 (1, 1, 1): (0, 0, 1): (1, 0, 0) 和 (0, 1, 0)。

7.3.3　基于二级结构的特征表征

7.3.3.1　二级结构相关的一维特征

（1）二级结构的保守性

序列保守性的特征已经被认为是核酸的一种特征表征方法[70]。因此 RNA 序列二级结构的保守性可纳入核酸数据特征表征方法。

通过使用 INFERNAL 程序[79]在 Rfam 非编码 RNA 家族数据库中扫描待表征的序列，计算其在 Rfam 中存在同源结构的二进制分数，作为该序列的特征表征[80]。

（2）二级结构描述符

不同 RNA 的结构稳定性是不同的。已经有研究报道显示，lncRNA 相比 mRNA 通常更

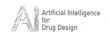

不稳定[81]。评价 RNA 二级结构稳定性的基本指标之一是最小自由能（minimum free energy, MFE），mRNA 通常显示出比 lncRNA 更低的 MFE 值。在此基础上，配对的与未配对的碱基对数量同样也对核酸序列的稳定性有影响，可作为特征表征[82]。这些特征值可通过 RNAfold 程序计算获得[83]。

SDMFE（secondary structural minimum free energy），代表转录本的最小自由能（v_{MFE}）；

SAMFE（secondary structural average MFE），代表转录本对于其长度的平均最小自由能（$\frac{v_{MFE}}{L}$），式中 L 是转录本的长度；

SSDPB（secondary structural paired bases），代表配对碱基对的数量；

SSDUB（secondary structural unpaired bases），代表未配对碱基对的数量。

（3）多尺度的二级结构信息

Han 等人[74] 首先提出了一种特殊的核酸序列特征表征方式。

定义 seq[n] 为一条长度为 N 的核酸序列，其核苷酸组成用小写字母表示（$seq[n] \in \{a, c, g, u\}$）；定义 SS[n] 为 seq[n] 的二级结构特征序列，其由点 - 括号表示组成（$SS[n] \in \{., (,)\}$，其中"."代表未配对的碱基，括号里代表配对的碱基）。Han 等人基于三个层次处理以上信息，并生成相应特征或新的二级结构衍生序列，如图 7-40 所示。

a. 低层次特征（基于稳定性）：与前述二级结构描述符中相同，评价 RNA 二级结构稳定性的基本指标之一是最小自由能（minimum free energy, MFE），以其作为低层次特征。

b. 中层次特征［基于碱基配对情况的二级结构元素（SSEs）］：采用四种二级结构元素（SSEs）描述核酸序列的基本结构组成：茎（stem，s）、凸起（bulge, b）、环（loop, l）和发卡（hairpin, h），并通过 SS[n] 转化设计了三种二级结构衍生序列：将 seq[n] 中的核苷酸用相应的 SSEs 替换，设计出全 SSEs 替换的二级结构衍生序列（SSE.Full Seq）；将 seq[n] 中的核苷酸用相应的 SSEs 替换，并将其中连续相同的 SSEs 设置为同一 SSE，设计出 SSE 缩简的二级结构衍生序列（SSE.Abbr Seq）；依照以下方式将 SS[n] 序列转化为 Paired-Unpaired Seq：$Paired\text{-}Unpaired\ Seq[n] = \begin{cases} U, & SS[n] = \cdot \\ P, & SS[n] \neq \cdot \end{cases}$

c. 高层次特征（结构 - 核苷酸序列 structure-nucleotide sequences）：通过以下方式转换二级结构序列 SS[n] 和原始序列 seq[n]，可得到另外 3 种二级结构衍生序列 acgu-Dot Sequence (acguD Seq): acgu-Stem Sequence (acguS Seq) 和 acgu-ACGU Seq：

$$acguD\ Seq[n] = \begin{cases} D, & SS[n] = \cdot \\ Seq[n], & SS[n] \neq \cdot \end{cases} \tag{7-53}$$

$$acguS\ Seq[n] = \begin{cases} Seq[n], & SS[n] = \cdot \\ S, & SS[n] \neq \cdot \end{cases} \tag{7-54}$$

$$\text{acgu-ACGU Seq}[n] = \begin{cases} \text{A}, & \text{Seq}[n] = a \bigwedge \text{SS}[n] \neq \cdot \\ \text{C}, & \text{Seq}[n] = c \bigwedge \text{SS}[n] \neq \cdot \\ \text{G}, & \text{Seq}[n] = g \bigwedge \text{SS}[n] \neq \cdot \\ \text{U}, & \text{Seq}[n] = u \bigwedge \text{SS}[n] \neq \cdot \\ \text{Seq}[n], & \text{SS}[n] = \cdot \end{cases} \tag{7-55}$$

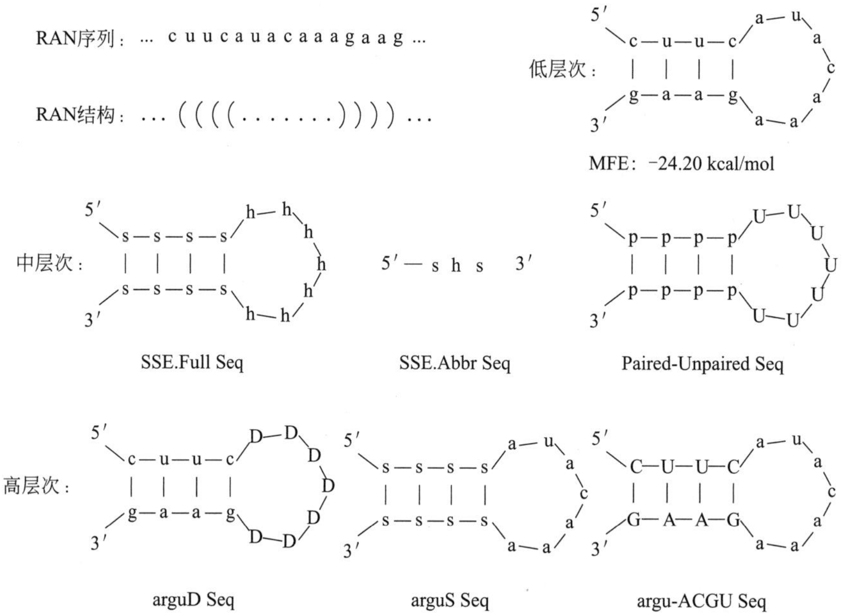

图 7-40   三个层次的多尺度二级结构信息

采用改进的 k-mer 和对数距离（logarithm-distance）两种策略，对上文设计的 4 个多尺度二级结构序列（Paired-Unpaired Seq、acguD Seq、acguS Seq、acgu-ACGU Seq）进行特征提取和计算[74]，选择其中 7 个最优的特征值，纳入核酸数据特征表征方法，解释如下：

SFPUS（secondary structural UP frequency paired-unpaired），代表 Paired-Unpaired Seq 中未配对的核苷酸所占比例；

SLDLD（structural logarithm distance to lncRNA of acguD），代表该核酸序列在用 acguD Seq 表征时与 lncRNA 的对数距离；

SLDPD（structural logarithm distance to pcRNA of acguD），代表该核酸序列在用 acguD Seq 表征时与 pcRNA 的对数距离；

SLDRD（structural logarithm distance acguD ratio），代表 SLDLD 与 SLDPD 之比；

SLDLN（structural logarithm distance to lncRNA of acguACGU），代表该核酸序列在用 acguACGU Seq 表征时与 lncRNA 的对数距离；

SLDPN（structural logarithm distance to pcRNA of acguACGU），代表该核酸序列在用 acguACGU Seq 表征时与 pcRNA 的对数距离；

SLDRN（structural logarithm distance acguACGU ratio），代表 SLDLN 与 SLDPN 之比。

7.3.3.2 基于二级结构的 One hot

利用 Onehot 编码策略编码 RNA 二级结构特征[84]，同时考虑全局序列信息，也是一种对 RNA 的表征方式。利用 bpRNA 工具包[85]，计算 RNA 的二级结构特征并得到其通用表达式序列，具体包含序列中的茎（stems, S）、内部环（internal loops, I）、发夹环（hairpin loops, H）、外部环（exterior loops, E）、多环（multiloops, M）、凸起（bulges, B）、段（segments, X）等结构。

在此基础上，用 Onehot 编码该二级结构特征序列为一个 7 行 n 列矩阵。例如，S 被编码为 $(1; 0; 0; 0; 0; 0; 0)^T$，I 被编码为 $(0; 1; 0; 0; 0; 0; 0)^T$，H 被编码为 $(0; 0; 1; 0; 0; 0; 0)^T$，E 被编码为 $(0; 0; 0; 1; 0; 0; 0)^T$，M 被编码为 $(0; 0; 0; 0; 1; 0; 0)^T$，B 被编码为 $(0; 0; 0; 0; 0; 1; 0)^T$，X 被编码为 $(0; 0; 0; 0; 0; 0; 1)^T$。对空列进行零填充操作，填充编码为 $(0; 0; 0; 0; 0; 0; 0)^{T[83]}$。

7.3.4 实施案例

基于序列的 One hot 的二维特征表征方法案例代码下载本书电子课件，查看文件"第 7 章 RNA 编码"，代码用 python 语言。

7.4 小结与展望

数据是人工智能最重要的一个要素，数据的质量直接影响人工智能的应用上限。在药物研发领域，数据的表征是十分重要的一个环节，准确的数据表征能够显著提升人工智能的应用价值。本章重点介绍了各种分子数据的表征方法及其原理，主要包括小分子化合物的表征、蛋白质的表征以及核酸序列的表征。不同类型的分子有不同的表征方式，表征方法多种多样且适用场景也各不相同，如何选择合适的数据表征方法，或者如何开发出最准确的表征方法，仍然是药物设计领域的一个重要问题。

参考文献

[1] Wiener H. Structural determination of paraffin boiling points. *J Am Chem Soc*, **1947,** *69* (1): 17-20.

[2] Shen W X, Zeng X, Zhu F, et al. Out-of-the-box deep learning prediction of pharmaceutical properties by broadly learned knowledge-based molecular representations. *Nat Mach Intell*, **2021,** *3* (4): 334-343.

[3] Dong J, Cao DS, Miao HY, et al. ChemDes: an integrated web-based platform for molecular descriptor and fingerprint computation. *J Cheminform*, **2015,** *7*(1), 60.

[4] Böhm M, St rzebecher J, Klebe G. Three-dimensional quantitative structure-activity relationship analyses using comparative molecular field analysis and comparative molecular similarity indices analysis to elucidate selectivity differences of inhibitors binding to trypsin, thrombin, and factor Xa. *J Med Chem*, **1999,** *42* (3): 458-477.

[5] Hopfinger A, Wang S, Tokarski J S, et al. Construction of 3D-QSAR models using the 4D-QSAR analysis formalism. *J Am Chem Soc*, **1997,** *119* (43): 10509-10524.

[6] Durant J L, Leland B A, Henry D R, et al. Reoptimization of MDL keys for use in drug discovery. *J Chem Inf Comput Sci*, **2002,** *42* (6): 1273-1280.

[7] Zhou Y, Zhang Y, Lian X, et al. Therapeutic target database update 2022: facilitating drug discovery with enriched comparative data of targeted agents. *Nucl Acids Res*, **2022,** *50* (D1): D1398-D1407.

[8] O'Boyle N M, Sayle R A. Comparing structural fingerprints using a literature-based similarity benchmark. *J*

Cheminform, **2016**, *8*: 36.

[9] Carhart R E, Smith D H, Venkataraghavan RJJoCI, et al. Atom pairs as molecular features in structure-activity studies: definition and applications. *J Chem Inf Comput Sci*, **1985**, *25* (2): 64-73.

[10] Rogers D, Hahn M. Extended-connectivity fingerprints. *J Chem Inf Model*, **2010**, *50* (5): 742-754.

[11] Probst D, Reymond J L. A probabilistic molecular fingerprint for big data settings. *J Cheminform*, **2018**, *10* (1): 66.

[12] Stiefl N, Watson I A, Baumann K, et al. ErG: 2D pharmacophore descriptions for scaffold hopping. *J Chem Inf Model*, **2006**, *46* (1): 208-220.

[13] McGregor M J, Muskal S M. Pharmacophore fingerprinting. 1. Application to QSAR and focused library design. *J Chem Inf Comput Sci*, **1999**, *39* (3): 569-574.

[14] Da C, Kireev D. Structural protein-ligand interaction fingerprints (SPLIF) for structure-based virtual screening: method and benchmark study. *J Chem Inf Model*, **2014**, *54* (9): 2555-2561.

[15] Xue L, Godden J W, Stahura F L, et al. Design and evaluation of a molecular fingerprint involving the transformation of property descriptor values into a binary classification scheme. *J Chem Inf Comput Sci*, **2003**, *43* (4): 1151-1157.

[16] Yap C W. PaDEL-descriptor: an open source software to calculate molecular descriptors and fingerprints. *J Comput Chem*, **2011**, *32* (7): 1466-1474.

[17] David L, Thakkar A, Mercado R, et al. Molecular representations in AI-driven drug discovery: a review and practical guide. *J Cheminform*, **2020**, *12* (1): 56.

[18] Cheng Y, Gong Y, Liu Y, et al. Molecular design in drug discovery: a comprehensive review of deep generative models. *Brief Bioinf*, **2021**, *22* (6): bbab344.

[19] An X, Chen X, Yi D, et al. Representation of molecules for drug response prediction. *Brief Bioinf*, **2022**, *23* (1): bbab393.

[20] Kimber T B, Engelke S, Tetko I V, et al. Synergy effect between convolutional neural networks and the multiplicity of SMILES for improvement of molecular prediction. *arXiv*, **2018**, *1812*(1): 1.

[21] Heller S R, McNaught A, Pletnev I, et al. InChI, the IUPAC International Chemical Identifier. *J Cheminform*, **2015**, *7*, 23.

[22] Pletnev I, Erin A, McNaught A, et al. InChIKey collision resistance: an experimental testing. *J Cheminform*, **2012**, *4* (1): 39.

[23] LeCun Y, Bengio Y, Hinton G. Deep learning. *Nature*, **2015**, *521* (7553): 436-444.

[24] Goh G B, Hodas N O, Siegel C, et al. Smiles2vec: An interpretable general-purpose deep neural network for predicting chemical properties. *ARXIV*, **2018**, *1712*(1): 1.

[25] Winter R, Montanari F, Noé F, et al. Learning continuous and data-driven molecular descriptors by translating equivalent chemical representations. *Chem Sci*, **2019**, *10* (6): 1692-1701.

[26] Irwin J J, Shoichet B K. ZINC——a free database of commercially available compounds for virtual screening. *J Chem Inf Model*, **2005**, *45* (1): 177-182.

[27] Karpov P, Godin G, Tetko I V. Transformer-CNN: Swiss knife for QSAR modeling and interpretation. *J Cheminform*, **2020**, *12* (1): 17.

[28] Jiang D, Wu Z, Hsieh C Y, et al. Could graph neural networks learn better molecular representation for drug discovery? A comparison study of descriptor-based and graph-based models. *J Cheminform*, **2021**, *13* (1): 12.

[29] Xia X, Hu J, Wang Y, et al. Graph-based generative models for de Novo drug design. *Drug Discovery Today: Technologies*, **2019**, *32*(1): 45-53.

[30] Yang K, Swanson K, Jin W, et al. Analyzing learned molecular representations for property prediction. *Journal of Chemical Information and Modeling*, **2019**, *59* (8): 3370-3388.

[31] Chen H, Engkvist O, Wang Y, et al. The rise of deep learning in drug discovery. *Drug Discovery Today*, **2018**, *23* (6): 1241-1250.

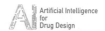

[32] Na G S, Chang H, Kim H W. Machine-guided representation for accurate graph-based molecular machine learning. *Phys Chem Chem Phys : PCCP*, **2020**, *22* (33): 18526-18535.

[33] Duvenaud D K, Maclaurin D, Iparraguirre J, et al. Convolutional networks on graphs for learning molecular fingerprints. *Advances in Neural Information Processing Systems*, **2015**, *28*(1): 2224-2232.

[34] Xiong Z, Wang D, Liu X, et al. Pushing the boundaries of molecular representation for drug discovery with the graph attention mechanism. *J Med Chem*, **2020**, *63* (16): 8749-8760.

[35] Yamashita R, Nishio M, Do R K G, et al. Convolutional neural networks: an overview and application in radiology. *Insights Into Imaging*, **2018**, *9* (4): 611-629.

[36] Goh G B, Siegel C, Vishnu A, et al. Chemcaption: a deep neural network with minimal chemistry knowledge matches the performance of expert-developed QSAR/QSPR models. *ARXIV*, **2017**, *1706*(1): 1.

[37] Goh G B, Siegel C, Vishnu A, et al. Using rule-based labels for weak supervised learning: a ChemNet for transferable chemical property prediction. Proceedings of the 24th ACM SIGKDD International Conference on Knowledge Discovery & Data Mining, 2018.

[38] Cortés-Ciriano I, Bender A. KekuleScope: prediction of cancer cell line sensitivity and compound potency using convolutional neural networks trained on compound images. *J Cheminform*, **2019**, *11* (1): 41.

[39] Bhasin M, Raghava G P. Classification of nuclear receptors based on amino acid composition and dipeptide composition. *J Biol Chem*, **2004**, *279* (22): 23262-23266.

[40] Huang H L, Charoenkwan P, Kao T F, et al. Prediction and analysis of protein solubility using a novel scoring card method with dipeptide composition. *BMC Bioinformatics*, **2012**, *13* (Suppl 17): S3.

[41] Kawashima S, Kanehisa M. AAindex: amino acid index database. *Nucl Acids Res*, **2000**, *28* (1): 374.

[42] Feng Z P, Zhang C T. Prediction of membrane protein types based on the hydrophobic index of amino acids. *J Protein Chem*, **2000**, *19* (4): 269-275.

[43] Horne D S. Prediction of protein helix content from an autocorrelation analysis of sequence hydrophobicities. *Biopolymers*, **1988**, *27* (3): 451-477.

[44] Sokal R R, Thomson B A. Population structure inferred by local spatial autocorrelation: an example from an Amerindian tribal population. *Am J Phys Anthropol*, **2006**, *129* (1): 121-131.

[45] Chou K C. Prediction of protein subcellular locations by incorporating quasi-sequence-order effect. *Biochemi Biophys Res Commun*, **2000**, *278* (2): 477-483.

[46] Hong J, Luo Y, Mou M, et al. Convolutional neural network-based annotation of bacterial type Ⅳ secretion system effectors with enhanced accuracy and reduced false discovery. *Brief Bioinf*, **2020**, *21* (5): 1825-1836.

[47] Wu M, Yang Y, Wang H, et al. A deep learning method to more accurately recall known lysine acetylation sites. *BMC Bioinformatics*, **2019**, *20* (1): 49.

[48] Pan X, Rijnbeek P, Yan J, et al. Prediction of RNA-protein sequence and structure binding preferences using deep convolutional and recurrent neural networks. *BMC Genomics*, **2018**, *19* (1): 511.

[49] Gromiha M M, Suwa M. Influence of amino acid properties for discriminating outer membrane proteins at better accuracy. *Biochim Biophys Acta*, **2006**, *1764* (9): 1493-1497.

[50] Dubchak I, Muchnik I, Holbrook S R, et al. Prediction of protein folding class using global description of amino acid sequence. *Proceedings of the National Academy of Sciences of the United States of America*, **1995**, *92* (19): 8700-8704.

[51] Chou K C. Prediction of protein cellular attributes using pseudo-amino acid composition. *Proteins*, **2001**, *43* (3): 246-255.

[52] Chou K C. Using amphiphilic pseudo amino acid composition to predict enzyme subfamily classes. *Bioinformatics (Oxford, England)*, **2005**, *21* (1): 10-19.

[53] Mosier P D, Counterman A E, Jurs P C, et al. Prediction of peptide ion collision cross sections from topological

molecular structure and amino acid parameters. *Anal Chem*, **2002,** *74* (6): 1360-1370.

[54] Ren B. Atomic-level-based AI topological descriptors for structure-property correlations. *J Chem Inf Comput Sci*, **2003,** *43* (1): 161-169.

[55] Magnan C N, Baldi P. SSpro/ACCpro 5: almost perfect prediction of protein secondary structure and relative solvent accessibility using profiles, machine learning and structural similarity. *Bioinformatics (Oxford, England)*, **2014,** *30* (18): 2592-2597.

[56] Kirk J M, Kim S O, Inoue K, et al. Functional classification of long non-coding RNAs by k-mer content. *Nature Genetics*, **2018,** *50* (10): 1474-1482.

[57] Peng C, Han S, Zhang H, et al. RPITER: A hierarchical deep learning framework for ncRNA⁻protein interaction prediction. *Int J Mol Sci*, **2019,** *20* (5).

[58] Kang Q, Meng J, Cui J, et al. PmliPred: a method based on hybrid model and fuzzy decision for plant miRNA-lncRNA interaction prediction. *Bioinformatics (Oxford, England)*, **2020,** *36* (10): 2986-2992.

[59] Min X J, Butler G, Storms R, et al. OrfPredictor: predicting protein-coding regions in EST-derived sequences. *Nucl Acids Res*, **2005,** *33* (Web Server issue): W677- W680.

[60] Woodcroft B J, Boyd J A, Tyson G W. OrfM: a fast open reading frame predictor for metagenomic data. *Bioinformatics (Oxford, England)*, **2016,** *32* (17): 2702-2703.

[61] Brent M R. Genome annotation past, present, and future: how to define an ORF at each locus. *Genome Research*, **2005,** *15* (12): 1777-1786.

[62] Sieber P, Platzer M, Schuster S. The definition of open reading frame revisited. *Trends in Genetics : TIG*, **2018,** *34* (3): 167-170.

[63] Shannon C E. The mathematical theory of communication. *MD computing : Computers in Medical Practice*, **1997,** *14* (4): 306-317.

[64] Ouyang Z, Zhu H, Wang J, et al. Multivariate entropy distance method for prokaryotic gene identification. *J Bioinf Comput Biol*, **2004,** *2* (2): 353-373.

[65] Liu Y, Guo J, Hu G, et al. Gene prediction in metagenomic fragments based on the SVM algorithm. *BMC Bioinformatics*, **2013,** *14* (Suppl 5): S12.

[66] Liu S, Zhao X, Zhang G, et al. PredLnc-GFStack: A global sequence feature based on a stacked ensemble learning method for predicting lncRNAs from Transcripts. *Genes*, **2019,** *10* (9): 672.

[67] Yang C, Yang L, Zhou M, et al. LncADeep: an ab initio lncRNA identification and functional annotation tool based on deep learning. *Bioinformatics (Oxford, England)*, **2018,** *34* (22): 3825-3834.

[68] Fickett J W. Recognition of protein coding regions in DNA sequences. *Nucl Acids Res*, **1982,** *10* (17): 5303-5318.

[69] Alipanahi B, Delong A, Weirauch M T, et al. Predicting the sequence specificities of DNA- and RNA-binding proteins by deep learning. *Nat Biotechnol*, **2015,** *33* (8): 831-838.

[70] Yang S, Wang Y, Zhang S, et al. NCResNet: Noncoding ribonucleic acid prediction based on a deep resident network of ribonucleic acid sequences. *Frontiers in Genetics*, **2020,** *11*(1): 90.

[71] Cock P J, Antao T, Chang J T, et al. Biopython: freely available Python tools for computational molecular biology and bioinformatics. *Bioinformatics (Oxford, England)*, **2009,** *25* (11): 1422-1423.

[72] Liu B, Liu F, Fang L, et al. repDNA: a Python package to generate various modes of feature vectors for DNA sequences by incorporating user-defined physicochemical properties and sequence-order effects. *Bioinformatics (Oxford, England)*, **2015,** *31* (8): 1307-1309.

[73] Nair A S, Sreenadhan S P. A coding measure scheme employing electron-ion interaction pseudopotential (EIIP). *Bioinformation*, **2006,** *1* (6): 197-202.

[74] Han S, Liang Y, Ma Q, et al. LncFinder: an integrated platform for long non-coding RNA identification utilizing sequence intrinsic composition, structural information and physicochemical property. *Brief Bioinf*, **2019,** *20* (6):

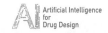

2009-2027.

[75] Tsonis A A, Elsner J B, Tsonis PAJJotb. Periodicity in DNA coding sequences: implications in gene evolution. *J Theor Biol*, **1991**, *151* (3): 323-331.

[76] Tiwari S, Ramachandran S, Bhattacharya A, et al. Prediction of probable genes by Fourier analysis of genomic sequences. *Computer Applications in the Biosciences : CABIOS*, **1997**, *13* (3): 263-270.

[77] Meher P K, Sahu T K, Gahoi S, et al. Evaluating the performance of sequence encoding schemes and machine learning methods for splice sites recognition. *Gene*, **2019**, *705*: 113-126.

[78] Bari A, Reaz M R, Jeong B-SJMCMCC. Effective DNA encoding for splice site prediction using SVM. *MATCH-COMMUN MATH CO*, **2014**, *71*(1): 241-258.

[79] Nawrocki E P, Eddy S R. Infernal 1.1: 100-fold faster RNA homology searches. *Bioinformatics (Oxford, England)*, **2013**, *29* (22): 2933-2935.

[80] Hu L, Xu Z, Hu B, et al. COME: a robust coding potential calculation tool for lncRNA identification and characterization based on multiple features. *Nucl Acids Res*, **2017**, *45* (1): e2.

[81] Clark M B, Johnston R L, Inostroza-Ponta M, et al. Genome-wide analysis of long noncoding RNA stability. *Genome Research*, **2012**, *22* (5): 885-898.

[82] Fan X N, Zhang S W. lncRNA-MFDL: identification of human long non-coding RNAs by fusing multiple features and using deep learning. *Mol Biosyst*, **2015**, *11* (3): 892-897.

[83] Blumenthal D M, Singal G, Mangla S S, et al. Predicting non-adherence with outpatient colonoscopy using a novel electronic tool that measures prior non-adherence. *J Gen Intern Med*, **2015**, *30* (6): 724-731.

[84] Song J, Tian S, Yu L, et al. MD-MLI: Prediction of miRNA-lncRNA interaction by using multiple features and hierarchical deep learning. *IEEE/ACM Transactions on Computational Biology and Bioinformatics*, **2022**, *19* (3): 1724-1733.

[85] Danaee P, Rouches M, Wiley M, et al. bpRNA: large-scale automated annotation and analysis of RNA secondary structure. *Nucl Acids Res*, **2018**, *46* (11): 5381-5394.

拓展阅读

生物分子（小分子、蛋白质、RNA等）是构成生命体系的重要组成部分，对于生命体系的正常运行和生命活动的维持起着至关重要的作用。为了更好地理解生物分子的结构和功能，专注于计算的科学家们需要获得这些分子的表征结果。生物分子表征的准确性严重影响下游各种生物问题的探究，比如分子结构或者性质预测、相互作用关系预测、生物功能注释等。因此，对这些生物分子的数据表征具有重要的意义（Fang, Liu et al. 2022）。除了本章前面介绍的多种分子表征方法，近两年也有很多新的研究出现。

对于小分子的数据表征方法（Chuang, Gunsalus et al. 2020; Bhakat 2022），最近有研究基于分子指纹构建了一套无损分子的表征方法（Ucak, Ashyrmamatov et al. 2023），以及通过人工智能方法进行分子表征（Joshi and Kumar 2021; Li, Feng et al. 2022）。还有研究提出基于图的表征方法 ReLMole（Zang, Zhao et al. 2023; Aldeghi and Coley 2022; Ji, Shi et al. 2022），不仅可以用于描述小分子的结构、性质和相互作用，同时也为药物设计和分子工程提供有力的支持（Wilkinson, Martinez-Hernandez et al. 2022）。

对于蛋白质的数据表征方法（Detlefsen, Hauberg et al. 2022），最近一年也出现了大量的研究，比如基于深度学习方法描述序列固有性质（Cui, Zhang et al. 2021）以及蛋白质物理化学性质的 DeepSoluE（Wang and Zou 2023），同时也有基于图神经网络的方法来描述蛋白质结构性质（Xia, Feng et al. 2022, Laine, Eismann et al. 2021），为蛋白质结构预测和生物工程提供了动力（Xuan, Hu et al. 2022）。近年来对于 RNA 的数据表征方法，有研究基于 RNA 结构进行分子表征（Vicens and Kieft 2022），通过深度学习方法构建 RNA 结构预测工具 UFold（Fu, Cao et al. 2022, Saman Booy, Ilin et al. 2022），为基因工程和生物医学研究提供有力的支撑。

主要参考文献

Aldeghi M, Coley C W. A Graph Representation of Molecular Ensembles for Polymer Property Prediction. *Chem Sci,* **2022,** *13* (35): 10486-10498.

Bhakat S. Collective Variable Discovery in the Age of Machine Learning: Reality, Hype and Everything in Between. *RSC Adv,* **2022,** *12* (38): 25010-25024.

Chuang K V, Gunsalus L M, Keiser M J. Learning Molecular Representations for Medicinal Chemistry. *J Med Chem,* **2020,** *63* (16): 8705-8722.

Cui F, Zhang Z, Zou Q. Sequence Representation Approaches for Sequence-Based Protein Prediction Tasks That Use Deep Learning. *Brief Funct Genomics,* **2021,** *20* (1): 61-73.

Detlefsen N S, Hauberg S, Boomsma W. Learning Meaningful Representations of Protein Sequences. *Nat Commun,* **2022,** *13* (1): 1914.

Fang X, Liu L, Lei J, et al. Geometry-Enhanced Molecular Representation Learning for Property Prediction. *Nat Mach Intell,* **2022,** *4* (2): 127-134.

Fu L, Cao Y, Wu J, et al. Ufold: Fast and Accurate Rna Secondary Structure Prediction with Deep Learning. *Nucleic Acids Res,* **2022,** *50* (3): e14.

Ji Z, Shi R, Lu J, et al. Relmole: Molecular Representation Learning Based on Two-Level Graph Similarities. *J Chem Inf Model,* **2022,** *62* (22): 5361-5372.

Joshi R P, Kumar N. Artificial Intelligence for Autonomous Molecular Design: A Perspective. *Molecules,* **2021,** *26* (22).

Laine E, Eismann S, Elofsson A, et al. Protein Sequence-to-Structure Learning: Is This the End(-to-End Revolution)? *Proteins,* **2021,** *89* (12): 1770-1786.

Li C, Feng J, Liu S, et al. A Novel Molecular Representation Learning for Molecular Property Prediction with a Multiple Smiles-Based Augmentation. *Comput Intell Neurosci,* **2022,** *2022*: 8464452.

Wilkinson M R, Martinez-Hernandez U, Wilson C C, et al. Images of Chemical Structures as Molecular Representations for Deep Learning. *J Mater Res,* **2022,** *37* (14): 2293-2303.

Saman Booy M, Ilin A, Orponen P. Rna Secondary Structure Prediction with Convolutional Neural Networks. *BMC Bioinform,* **2022,** *23* (1): 58.

Ucak U V, Ashyrmamatov I, Lee J. Reconstruction of Lossless Molecular Representations from Fingerprints. *J Cheminform,* **2023,** *15* (1): 26.

Vicens Q, Kieft J S. Thoughts on How to Think (and Talk) About Rna Structure. *Proc Natl Acad Sci U S A,* **2022,** *119* (17): e2112677119.

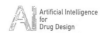

Wang C, Zou Q. Prediction of Protein Solubility Based on Sequence Physicochemical Patterns and Distributed Representation Information with Deepsolue. *BMC Biol,* **2023,** *21* (1): 12.

Xia C, Feng S H, Xia Y, et al. Fast Protein Structure Comparison through Effective Representation Learning with Contrastive Graph Neural Networks. *PLoS Comput Biol,* **2022,** *18* (3): e1009986.

Xuan P, Hu K, Cui H, et al. Learning Multi-Scale Heterogeneous Representations and Global Topology for Drug-Target Interaction Prediction. *IEEE J Biomed Health Inform,* **2022,** *26* (4): 1891-1902.

Zang X, Zhao X, Tang B. Hierarchical Molecular Graph Self-Supervised Learning for Property Prediction. *Commun Chem,* **2023,** *6* (1): 34.

作者简介

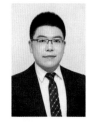

朱峰，浙江大学长聘正教授（tenured full professor）、博士生导师。运用人工智能、复杂网络分析等生物信息学手段和多组学新技术，分析和发现具有治疗效用药物靶点的成药性和系统生物学特性，发展新颖的用于药靶发现的新型预测方法和面向全球的在线工具，并进一步研究多靶点药物与重要靶点的相互作用机制。

Email: zhufeng@zju.edu.cn

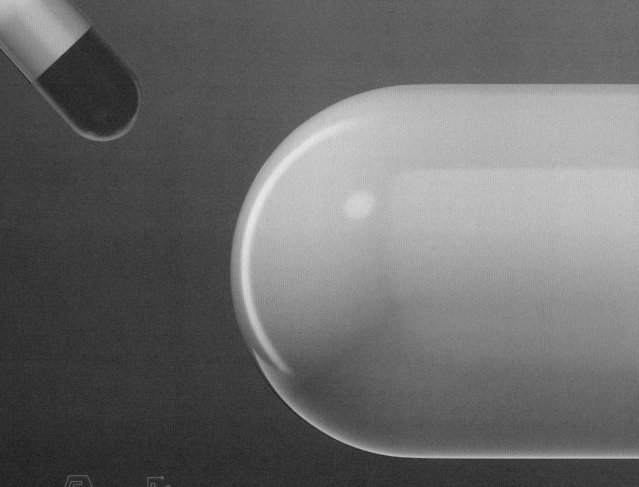

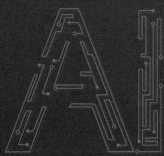

Artificial Intelligence
for
Drug Design

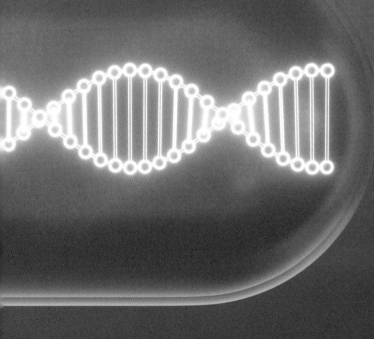

第三部分
人工智能与药物设计

第8章

药物靶标发现与识别

朱　峰，刘　琦，曾坚阳 ❶

8.1　生物组学分析与药物靶标发现和药物重定位

8.1.1　多组学数据分析

高通量测序技术又称"下一代"测序（next-generation sequencing, NGS）技术，可以一次性测定几十万甚至几百万条序列，是现今应用最广泛的测序技术。相对于传统的 Sanger 测序技术，NGS 具有高速、高通量、低价格等优点。高通量测序数据广泛应用于生物学、医学、遗传科学等诸多领域，具有重要研究价值。许多大型的科学研究项目，如千人基因组计划、国际癌症基因组计划等，正以前所未有的速度产生海量 DNA 序列。多组学整合分析随着高通量测序技术的广泛应用而产生，主要包括整合分析基因组、转录组、蛋白质组和代谢组等多组学数据。多组学整合数据分析使得生物学发生了革命性的变化，促进我们对生物过程和分子机制的深刻理解，研究逐步从部分到整体走向完善。多组学整合数据分析不仅仅是数据的拼接，更是对生物学解释的深入研究，为基础生物学以及疾病研究提供新思路。

8.1.2　基于组学的药物靶点预测

药物靶点预测，即对药物具体靶向的基因进行预测，对研究药物重定位、药物作用机制、药物成药性和肿瘤耐药性等都具有重大意义。药物靶点预测方法及分类见表 8-1。经典的基于计算的药物靶点预测通常包括基于配体的方法和基于结构的方法：前者主要利用小分子特征（比如分子指纹和药效团）模拟药物 - 靶蛋白相互作用，后者通常依靠分子对接来揭示小分子药物和靶蛋白之间潜在的相互作用 [1]。这两种方法都依赖以下相似性假设。如果药物（d）与蛋白（p）有相互作用，则：i. 与 d 结构相似的药物化合物也可能与 p 有相互作用；

---

❶ 编写分工：8.1 刘琦，8.2 和 8.3 朱峰，8.4 曾坚阳。

ii. 与 p 相似的蛋白质可能与 d 相互作用；iii. 与 d 类似的药物化合物可能和与 p 相似的蛋白质相互作用。目前开发的工具大致在方法学上又可以分为三类：①基于相似度的方法，这些方法基于已知的药物 - 药物和靶点 - 靶点相似性来进一步度量候选药物 - 药物、靶点 - 靶点或药物 - 靶点的相似性[2]。②基于深度学习的方法[3]，大多数基于深度学习的靶点预测方法包括两个主要步骤，即生成特征向量，然后用深度学习框架训练模型。通常，可以将药物和靶点的三种类型的属性（即生物学、拓扑学和物理化学信息）用于生成深度学习的特征向量。③基于网络的方法，这些方法主要是基于网络的推理（network-based inference）来预测药物靶点，主要是根据药物靶点双向网络拓扑相似性信息[4]。此外，在某些方法中，蛋白质 - 蛋白质相似性，药物 - 药物相似性和已知药物靶点这三个网络被整合到一个异质网络中，并假设相似的药物通常作用于相似的蛋白质。

表 8-1　药物靶点预测方法及分类

类别	软件	类别	软件
相似度	SRP	深度学习	AutoDNP
相似度	MDTI	深度学习	DeepNP
相似度	BLM	网络	NBI
深度学习	DeepDTIs	网络	RWR

在过去的几十年，上述方法在药物靶点预测领域取得了重要的成果。但同时，这些方法也存在一定的局限性：首先，在分子对接模拟中，主要通过药物分子和靶蛋白的 3D 结构来确定潜在的结合位点，但是分子对接模拟过程很耗时；其次，如果蛋白质的 3D 结构未知，那么通过同源模建预测的 3D 结构准确性会大大降低，从而影响后续的预测；最后，在真实情况下，即使结构相似的分子也可以有不同的对接方式[5]。近年来，药物干扰细胞转录数据的快速积累，为药物靶点预测提供了新的方向。在基于药物干扰细胞转录数据的药物靶点预测研究领域，使用的数据库主要有 CMap（Connectivity Map）数据库和 LINCS（The Library of Integrated Network-based Cellular Signatures）数据库[6]。CMap 数据库和 LINCS 数据库界面如图 8-1 和图 8-2 所示。CMap 数据库于 2006 年由博德研究所发布，旨在通过基因表达量的变化来发现药物、基因和疾病之间的功能联系。该数据库包含了 1309 种小分子药物干扰 5 种常见的人肿瘤细胞系前后的表达转录数据。LINCS 数据库于 2017 年由博德研究所重磅发布，是 CMap 数据库的升级版本。该数据库收集整理了 19811 种小分子药物干扰 24 种常见的人肿瘤细胞系前后的表达转录数据。除此之外，LINCS 数据库还收集整理了 9 种肿瘤细胞系敲除 5075 个基因前后的表达转录数据。实验过程中使用的实验条件也多种多样，主要是用不同的处理时长和不同的药物浓度干扰细胞系。此外，为了保证数据的可靠性，大多数处理条件都做了三个实验重复。在博德研究所发表的文章中，每个实验处理组和空白对照组表达谱的差异被定义为一个 signature[6]。截至目前，LINCS 数据库已经收集整理了百万级别的 signature。LINCS 计划虽然实施不久，但其所提供的细胞反

应大数据已经显示出在基因调控关系挖掘、疾病发生和药物作用机理辨识、药物新用途发现等方面的广泛用途。总之，LINCS 计划通过在一系列扰动下的基因表达及其他细胞过程层面的变化，建立了一个细胞反应数据库，从而阐明在不同的基因下细胞是如何做出反应的。目前已发布的 LINCS 数据十分丰富，描述了多种扰动状态下多层次的细胞反应，在基因调控关系推断、新药不良反应发现、药物作用机理挖掘等方面具有广泛的应用前景。为了方便广大科研工作者使用这些数据，LINCS 团队还专门开发了多个网页 API，通过这些 API，用户可以轻松地查询与可视化感兴趣的 signature，极大地促进了药物研发的进程。如比较常用的工具：① iLINCS（DCIC integrative LINCS genomics data portal | iLINCS）可以方便地让科研人员查询 signature 的信息并定制一系列个性化的分析，如通路富集分析。目前 iLINCS 综合整理了包括药物干扰、基因敲除和基因过表达等一系列不同实验条件下得到的 signature 数据。② L1000FWD 可提供超过 16000 种药物小分子的基因表达特征的交互式可视化。L1000FWD 可以根据细胞类型、时间点和浓度等不同属性以及 MOA（mechanism of action）对特征进行 PCA 降维可视化。总体而言，L1000FWD 可用作使用无监督聚类识别新型小分子功能以及探索药物 MOA 的交互式平台。③ L1000CDS2，也是 LINCS 团队开发的进行"signature matching"的工具。该工具的特点是采用了"direction signature search engine"的方法定义计算每个药物产生的特征。使用余弦距离来度量多个 signature 之间的相似性。L1000CDS2 利用矩阵运算的效率来执行搜索，速度非常快，可以在不到 1min 之内完成 2000 个 signature 的相似性计算。该工具支持组合用药的方式来进行药物开发。这也是很多工具不支持的功能之一。

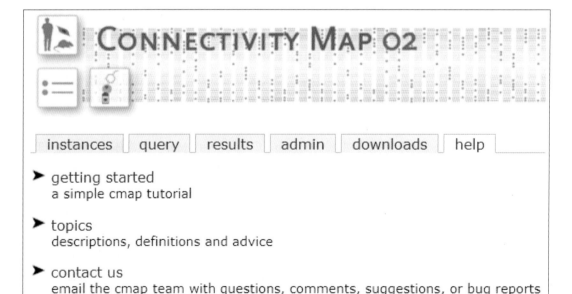

图 8-1　CMap 网站界面

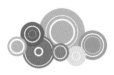

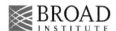

ConnectivityMap

Unravel biology with the world's largest
perturbation-driven gene expression dataset.

Start exploring the data by using the text-box on this page to look up perturbagens of interest in Touchstone. To see
the suite of tools, including apps to query your gene expression signatures and analyze resulting connections, click
on Tools in the menu bar.

> TYPE COMPOUND, GENE, MoA, OR PERTURBAGEN CLASS TO SEE OVERVIEW
> TYPE A SLASH CHARACTER "/" TO SEE LIST OF COMMANDS

图 8-2   LINCS 网站界面

目前 CMap 和 LINCS 被运用到的方向主要有：①识别小分子化合物的作用机制和靶标。计算未知作用机制的小分子化合物和已知作用机制的化合物的转录谱相似度，转录谱相似的两种化合物具有相似的作用机制，再通过生物实验验证这种假设。计算小分子药物和基因扰动的转录谱的相似度，如果两个转录谱相似，那么扰动基因就是该小分子化合物的靶标。②发现新的治疗方法，计算病人的基因表达特征和数据库中所有表达特征的连接度，连接上扰动可以表征病人细胞内可能发生的扰动。③突变分析，计算突变的表达特征和正常状态下的关系，推测突变导致的变化。④细胞谱系分析，比较不同细胞系的细胞的表达谱，识别谱系特异性的标志物。⑤通路分析，分析转录谱，并鉴定受基因过表达或者基因敲低，敲除影响的通路。下面我们着重介绍 CMap 和 LINCS 在第一个方面的运用。CMap 数据库在 2006 年发布的时候，博德研究所团队提出利用特征匹配（signature matching）的方法来预测药物的靶标 [7]。signature matching 的基本假设如上所述，即如果一个药物扰动 signature 与敲除某个基因所测定的 signature 相似，那么这个基因很可能是这个药物的靶点。这个方法的基本流程如图 8-3 所示，分为两个主要步骤：首先，利用数据定义计算出药物和基因敲除的 signature；其次，设计合适的距离函数计算出药物 signature 和各个基因敲除的 signature 的相似性，即进行 signature matching；最后，对相似性进行排序，便得到药物基因靶点的排序。针对第一个步骤，目前常用的定义 signature 的方式是计算处理组与对照组的 Z-score。其定义如下：

$$z_i = \frac{x_i - \mathrm{median}(X)}{1.4826 \times \mathrm{MAD}(X)} \tag{8-1}$$

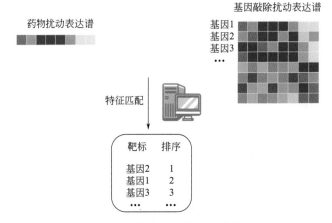

图 8-3　特征匹配流程示意图

其中，X 是正常对照组的某个基因的表达值；x_i 是处理组的对应基因的表达值；MAD 是中值绝对偏差函数；因子 1.4826 是分母成为正态分布数据尺度的一致估计量。当然，除了 Z-score 之外，目前度量 signature 的方法也有很多，比如 Alvarez 等使用 limma 计算处理组相对于对照组的 t 统计量[8]。

针对第二个步骤，目前常用的计算三个 signature 相关性的最基本的方法有皮尔森相关系数：

$$r = \frac{\sum(x_i - \overline{X})(Y_i - \overline{Y})}{\sqrt{\sum(x_i - \overline{X})^2}\sqrt{\sum(Y_i - \overline{Y})^2}} \qquad (8\text{-}2)$$

斯皮尔曼相关系数：

$$r = 1 - \frac{6\sum d_i^2}{n(n^2 - 1)} \qquad (8\text{-}3)$$

KS 度量：

$$a = \max_{j=1,t}\left[\frac{j}{t} - \frac{V(j)}{n}\right] \qquad (8\text{-}4)$$

$$b = -\max_{j=1,t}\left[\frac{V(j)-1}{n} - \frac{j-1}{t}\right] \qquad (8\text{-}5)$$

$$\text{KS} = \begin{pmatrix} a-b, b\times a < 0 \\ 0, b\times a > 0 \end{pmatrix} \qquad (8\text{-}6)$$

其中，t 表示查询基因集合的个数；n 表示参考基因集合的个数；$V(j)$ 表示特定基因的秩。目前，iLINCS 网站提供了 signature matching 的 API。比如在 iLINCS 找到敲除 *TOP2A* 基因的 signature，再利用 Connected Perturbations 模块与数据库药物的 signature 进行相似性计算。结果显示，与该 signature 相似度排名第五的药物是 Mitoxantrone，而 Mitoxantrone 的靶点即为 *TOP2A* 基因（见 8.1.4 案例解析）。

上述方法在基于药物干扰细胞转录数据的药物靶点预测领域取得了一定的进展，但是由于数据信息利用少和假设简单，准确性不高。近年来，随着人工智能的发展，基于药物干扰细胞转录数据并结合其他组学数据来预测药物靶点的方法越来越多，并且准确性得到了较大的提升，其中比较典型的方法包括 Target2、SSGCN 等 [9, 10]。和博德研究团队人为设计距离函数的理念不同，其基于的假设是发现药物诱导的基因调控网络与沉默蛋白质编码基因后产生的调控网络相关。Target2 通过药物和基因敲除 signature 训练随机森林模型来预测药物靶点，并使用正交结构的筛选来改进模型的预测正确率。结果显示，在 152 个 FDA 批准的小分子药物上，其 AUC 达到了 0.77[9]，41% 的药物其真实靶标在预测值中排名前 10 位。在 LINCS 数据库中的 1680 个小分子药物中，通过实验验证了 5 种药物的新靶点。

在实际生活中，许多数据的组织形式，比如人与人之间的联系可以通过图的方法来表示。图神经网络（graph neural networks, GNN）就是针对组织形式为图的数据的神经网络。2021 年发表在 *Protein&Cell* 上的 SSGCN 采用了图卷积神经网络框架来进行药物的靶点预测，如图 8-3。该模型训练时输入的数据包括药物 signature 数据、基因敲除 signature 数据以及蛋白质互作信息等多组学数据。图卷积神经网络是一种非常适合处理网络数据的深度学习框架，在 SSGCN 模型中，图网络的每一个节点表示一个蛋白质，如果两个蛋白质有相互作用，则用一条边把它们相连接。蛋白质的属性值是该蛋白质对应的差异表达值。图神经网络通过整合蛋白质互作信息、药物和基因敲除信息等多组学数据来学习药物和基因之间的关系。训练完成之后，输入目标药物的 signature 数据，便可以进行药物的靶点预测。通过整合多组学信息，SSGCN 在测试集上达到了最高的准确度，其 AUC 为 0.84[10]。

从最开始的人为设计打分函数到随机森林，再到最后的图神经网络，我们发现，随着整合的数据越来越多，构建的模型越来越复杂，我们能挖掘到的信息越来越多，药物的靶点预测变得越来越准确。不难想象，随着越来越多组学数据的出现，结合人工智能在大数据集上的优势，药物靶点预测将会变得更加准确。

8.1.3　基于组学的药物重定位

药物重定位是一种将现有药物用于治疗新的适应证的药物发现方式。相比较传统的新药开发，药物重定位具有多种优势：首先，最重要的是失败风险较低，如果该药已完成早期试验，就证明它在临床模型和人体中是安全的，那么至少从安全性的角度来看，它在随后的功效试验中失败的风险较小；其次，可以缩短药物研发的时间，因为大多数临床前测试、安全性评估以及某些情况下的制剂开发已经完成；再次，所需投资较少，药物重定位可以在临床前、临床 I 期和临床 II 期阶段节省一大笔费用 [11]。

药物重定位的方法可以分为基于实验的方法和基于计算的方法，当然两种方法经常协同使用。而计算的方法主要包括：基于结构的分子对接、基于代谢通路和蛋白互作的网络分析、基因关联分析、基于临床数据的文本挖掘和基于多组学数据的特征匹配即上小节提到的 signature matching[11]。本节就如何利用多组学数据来进行 signature matching，进而进行药物重定位的方法展开阐述。另外，本节提及的 signature 沿用上小节的定义，并且使用的数据也主要来源于 LINCS 数据库。

在药物重定位时，signature matching 的核心思想是如果一个药物能最大化地干扰、逆转疾病的表达状态，那么这个药物可以治疗该疾病[7]。和药物靶点预测相似，signature matching 药物重定位时分为两个主要步骤：首先，利用数据定义计算出药物和疾病的 signature；然后，设计函数来计算药物和疾病 signature 的相似性，进行排序找到最能够逆转疾病状态的药物，完成药物重定位。对于第一步，目前常用的度量是计算处理组相比于对照组的差异表达值，比如：① LINCS 团队采用 Z-score 度量[7]；② sscMap 使用 fold-change 的秩度量[12]；③ OncoTREAT 首先利用公共数据构建蛋白质调控网络数据，把药物和疾病的转录谱映射成蛋白谱，然后在蛋白谱层面用 Z-score 度量[8]。对于第二步，目前主流的方法分成非监督式学习方法和监督式学习方法。非监督式学习方法比如 KS、GSEA 通过人为定义打分函数来度量药物和疾病两者 signature 之间的相似性[7, 13] 等。监督式学习方法比如 DrSim 通过有标签的 signature 来自动学习出度量 signature 之间相似性的距离矩阵[14]。DrSim 采用度量学习框架，其核心思想如图 8-4 所示，通过学习一个距离矩阵把数据映射到另一空间，在这个空间中，使具有相同标签的数据之间的距离尽可能小，而具有不同标签的数据之间的距离尽可能大。度量学习的对象通常是样本特征向量的距离，度量学习的目的是通过训练和学习，减小或限制同类样本之间的距离，同时增大不同类别样本之间的距离。度量学习从广义上可以分为三类，即监督全局度量学习、监督局部度量学习和非监督度量学习，见表 8-2。

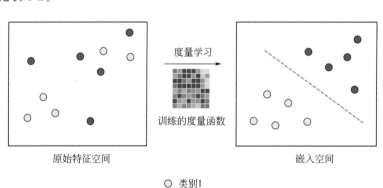

类别1
类别2

图 8-4　度量学习框架

表 8-2　度量学习分类

分类	中文名	英文名
监督全局	信息论度量学习	information-theoretic metric learning（ITML）
监督全局	马氏度量学习	mahalanobis metric learning for clustering（MMC）

分类	中文名	英文名
监督全局	最大折叠度量学习	maximally collapsing metric learning（MCML）
监督局部	邻域成分分析	neighbourhood components analysis（NCA）
监督局部	大范围最近邻	large-margin nearest neighbors（LMNN）
监督局部	相关成分分析	relevant component analysis（RCA）
监督局部	局部线性判别	local linear discriminative analysis（LLDA）
非监督	主成分分析	principal components analysis（PCA）
非监督	多维尺度变换	multi-dimensional scaling（MDS）
非监督	非负矩阵分解	non-negative matrix factorization（NMF）
非监督	独立成分分析	independent components analysis（ICA）
非监督	邻域保持嵌入	neighborhood preserving embedding（NPE）

DrSim 主要分为三个步骤：数据预处理、模型训练和相似度计算。数据预处理主要是去除低质量的数据以及把数据按照细胞系和时间点分割。模型训练采用的是线性判别分析度量学习，输入的标签是统一规范命名的药物名称，数据的特征是各个基因的 Z-Score。由于 LINCS 数据库测定的基因的个数有 12328 个，即 signature 维度为 12328，直接进行模型训练容易造成维度灾难。因此，在模型训练前，DrSim 首先对原始数据进行 PCA 降维处理，维度保留 98% 的信息，这样在降低训练数据维度的同时，还能提高数据的信噪比。模型训练完进行药物重定位时，DrSim 把输入的疾病和药物的 signature 通过学习得到的距离矩阵映射到另一空间，再通过皮尔森相关系数计算映射转换后的疾病和药物的 signature 的相似性，排序便可以得到重定位的药物。结果显示，在 in-vitro（体外）和 in-vivo（体内）独立测试数据集上，DrSim 药物重定位的准确性都高于 KS、GSEA 等非监督式学习算法 [14]。

不可否认，近年来人工智能在药物重定位领域取得了一定的进步，但生物体内复杂的调控网络和多组学数据的高维度性都带来了巨大的挑战。比如很多重定位出来的药物对疾病的治疗效果在 in-vitro 实验中显示效果很好，但在 in-vivo 实验中却收效甚微。不过，随着对生物机制了解的越来越深入、组学数据越来越完备，我们有理由相信人工智能在这一领域将会大有作为。

8.1.4　案例解析

我们以 iLINCS 预测 Mitoxantrone 小分子药物靶点为例进行药物靶点预测实例解析。首先进入 iLINCS 网站，如图 8-5 所示，选择 knockdown signatures，输入 *TOP2A* 基因，进行查找，一共得到 12 个 signature 实例，这是因为敲除 *TOP2A* 基因实验在不同的癌症细胞系上进行。点击选择 LINCSKD_13890 实例，跳转到图 8-6 页面，点击 Connected Perturbations 模块，进行 chemical perturbagens 特征匹配，得到图 8-7 药物列表。

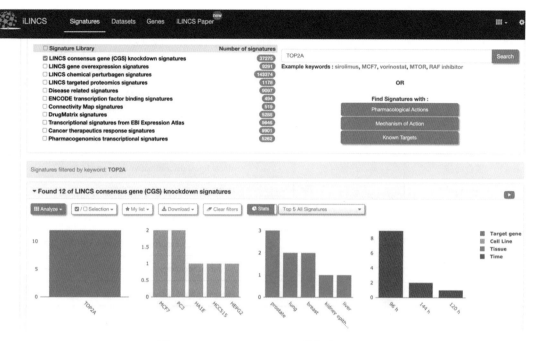

图 8-5　iLINCS signatures 模块主界面

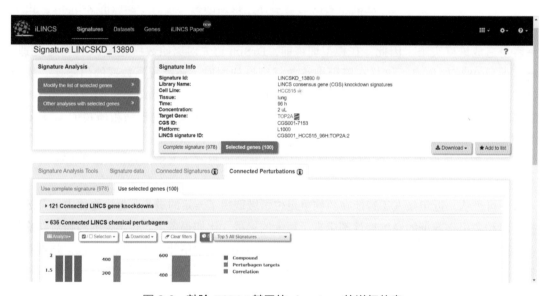

图 8-6　敲除 *TOP2A* 基因的 signature 的详细信息

　　我们以 DrSim 为例进行药物重定位实例解析。DrSim 目前已经在 GitHub 上开源，并提供了 docker 版本，无需安装复杂的依赖环境便可以使用。主要步骤分为两步：模型训练和药物重定位。核心伪代码如下所示（具体代码可查看本书电子课件中的"第 8 章 DrSim 代码"）。

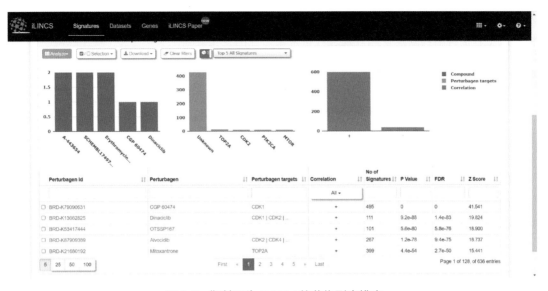

图 8-7　靶基因为 *TOP2A* 的药物列表排序

模型训练：

| 输入：LINCS 数据库有标签的药物 signature，训练数据标签为药物通用名 |
| 输出：距离转化矩阵 |

pca = PCA(random_state = 2020, n_components = 0.98)	*/ PCA 实例化
XtrPCA = pca.fit_transform(XtrData)	*/ 训练数据降维
ml = LinearDiscriminantAnalysis(n_components=50)	*/ 度量学习模型实例化
XtrLDA = ml.fit_transform(XtrPCA, label)	*/ 度量学习模型训练
XtrLDA = XtrLDA.groupby(label).median( )	*/ 转化后的训练数据取质心

药物重定位：

| 输入：距离转化矩阵，转化后的药物 signature，疾病 signature |
| 输出：药物排序 |

XtePCA = pca.transform(XteData)	*/ 疾病 signature 数据降维
XteLDA = ml.transform(XtePCA)	*/ 转化疾病 signature
pearson = calPearson(XtrLDA, XteLDA)	*/ 计算转化后药物和疾病的皮尔森相关系数
pvalue = calPvalue(XtrLDA, XteLDA)	*/ 计算皮尔森相关系数的显著性
result = writeResult(pearson, pvalue)	*/ 药物排序得到最后的结果

8.1.5　小结与展望

目前，制药行业在开发新药时面临的主要挑战是成本增加和效率降低。人工智能的最新发展为药物发现和开发降低成本、提高效率和节省时间带来了巨大的机遇。多组学数据的积累、人工智能算法的进步和计算机硬件的发展，使得人工智能在药物开发中的作用越来越受到研究人员的重视，比如越来越多的制药公司和人工智能公司进行强强联合。但是，这个领域也面临着许多挑战，比如：①人工智能算法一般对数据质量要求高，而生物医学领域由于疾病的复杂性，很多数据存在着大量的噪声；②生物医学领域的数据往往具有稀疏性，比如一个患者可能只有多组学中的一个组学数据；③人工智能算法尤其是深度学习可解释性比较差，但是药物上市之前，其作用机制机理需要得到清楚的阐述。不过有理由相信，在不久的将来人工智能将给药物发现和开发过程带来革命性的变化。

8.2 基于序列的蛋白质可药靶性的发现

8.2.1 基于蛋白质序列相似性的功能预测方法

8.2.1.1 BLAST

BLAST(Basic Local Alignment Search Tool) 是由美国国家生物信息安全中心（NCBI）研发的一种基于局部序列相似性的比对工具 [15]，主要包含 Blastn、Blastp、Blastx、Tblastn、Tblastx 五种工具，并提供本地版的 BLSAT 供下载使用，具体的功能如表 8-3 所示。

表 8-3 BLAST 中含有的 5 种工具

工具名称	查询序列	检索数据库	检索方法
Blastn	核酸	核酸	在核酸数据库中比对核酸序列
Blastp	蛋白质	蛋白质	在蛋白质数据库中比对蛋白质序列
Blastx	核酸	蛋白质	在蛋白质数据库中比对核酸序列（用所有 6 种可读框翻译）
Tblastn	蛋白质	核酸	在核酸数据库中比对蛋白质序列（用所有 6 种可读框翻译）
Tblastx	核酸	核酸	在核酸数据库中比对核酸序列（用所有 6 种可读框翻译）

具体的使用方法如下（以 Blastp 为例）。

第一步：提交序列。在"Enter Query Sequence"一栏中提交需要比对的序列，可以提供 Accession Number、GI Number、FASTA 序列或者上传文件。

第二步：设置比对参数。Database 一栏可选择 nr、refseq_select、refseq_protein、landmark、swissprot、pataa、pdb、env_nr 或 tsa_nr 数据库，常用的是非冗余蛋白质序列数据库 nr，Organism 可选择检索的物种。

第三步：分析比对结果。BLAST 的比对结果分为 Descriptions、Graphic Summary、Alignments、Taxonomy 四个部分。

Descriptions 的界面如图 8-8 所示，界面中包含序列的描述信息和比对的统计指标，如 Score、Query Cover、E value、Acc Len 等，比对结果默认按照 E value 由小到大排序。其中 Score 代表了两序列的同源性，分值越高相似性越大；E value 用来评价 Score 的可靠性，E value 代表随机抽取一条序列后，该序列与提交序列的相似度大于比对结果中显示序列的可能性，因此值越低可靠性越大，计算公式如下：

$$E = Kmne^{-\lambda S} \tag{8-7}$$

式中，m 为提交的目标序列的长度；n 为检索数据库的大小；S 为 Score 值；K 和 λ 为 Karlin-Altschul 统计量。

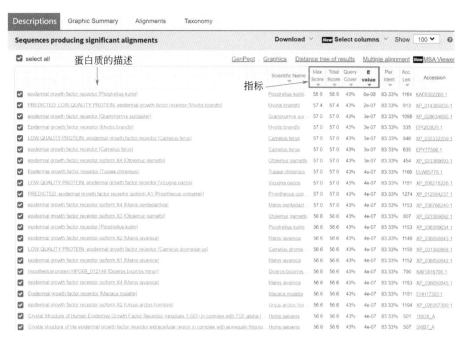

图 8-8　比对结果的 Descriptions 界面

Graphic Summary 是比对结果图形显示，其界面如图 8-9 所示，颜色代表了序列的相似度大小（相似度由低到高分别显示为黑色、蓝色、绿色、粉红色、红色）。每一条线段代表一个比对结果，鼠标点击会有相应的比对信息，比如 Score（得分）、E-value（E 值，期望值）、Accession Number（登录号）。

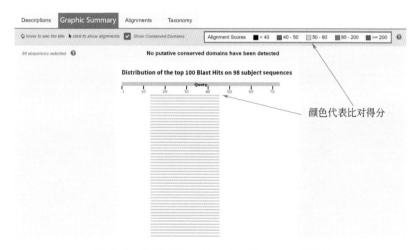

图 8-9　比对结果的 Graphic Summary 界面

Alignments 则显示了具体的比对结果，其界面如图 8-10 所示，用户可以直观地看出哪些氨基酸序列匹配上了，并且含有 Score、Gaps 等信息。

Taxonomy 界面显示了所挑选的比对结果序列在分类学上是什么物种，如 Homo Sapiens、Pan troglodytes，其界面如图 8-11 所示。

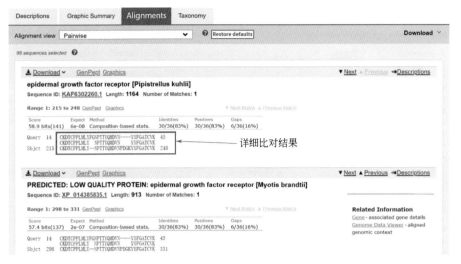

图 8-10　比对结果的 Alignments 界面

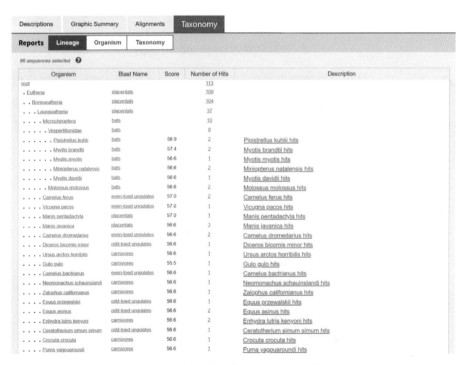

图 8-11　比对结果的 Taxonomy 界面

8.2.1.2　HMMER

　　HMMER 是由霍华德·休斯医学研究所（Howard Hughes Medical Institute）/哈佛大学的 Sean Eddy 带领的算法开发团队以及欧洲生物信息学研究所（EMBL-EBI）的 Rob Finn 带领的 web 服务团队共同开发与维护的一个基于隐马尔可夫模型（hidden Markov model，HMM）进行生物序列分析的工具[16]，能够提供用于序列同源性检测的高级统计方法[17]。

序列比对是根据数据库中现有模板预测或识别蛋白质结构的重要步骤[18]，药物靶点作为一类蛋白，我们自然能够联想到通过序列比对的方法来对药物靶点进行预测或者识别，将待测序列中的残基与现有数据库序列中的同源残基相关联[19]，从而提升药物靶点发现的效率，促进药物的研发、疾病的治疗。同源蛋白质家族的多序列比对揭示了位点特定进化的保守模式。关键残基可能在某些位置高度保守；某些位置可以接受某些取代，同时保留物理化学性质，如疏水性、电荷或大小；有些位置可能在进化上接近中性、可变；某些位置的插入和删除比其他位置更容易被接受。Profile 是一个位置特异性的评分模型，它描述了在多序列比对的每个位点能够观察到的情况的特征以及插入 / 删除所发生的频率。使用隐马尔可夫模型来检测序列相似性在生物序列分析尤其是 DNA 的分析中相当普遍，由于部分关联序列可以被用于构建 Profile-HMM，然后可以用于搜索大型序列数据库以查找相关序列[16]。

隐马尔可夫模型是一种统计模型，于 20 世纪 70 年代创立，用于描述包含未知参数的马尔可夫过程。在这里，为大家简要讲述马尔可夫过程相关内容。

俄国数学家安德雷·马尔可夫于 1907 年提出了著名的马尔可夫过程（Markov process），这是一类随机过程。我们所熟知的"布朗运动"便是马尔可夫过程的一种，不过，最为有名的还是"马尔可夫链"。一个随机过程在给定从过去到现在的所有状态情况下，其未来状态的条件分布概率仅仅依赖于当前状态，换言之，给定目标的当前状态，它未来的变化状态与其历史变化状态条件独立，互不干扰，那么我们便称该过程为马尔可夫过程。

在简单的马尔可夫过程中，状态是可直接观测的，所以在该过程中，唯一的参数便是状态转移的概率。然而，在部分模型中，状态并不能够被直接观测，我们只能看到"观测值"，模型内在的状态如何变化我们却无从得知，这样的状态称为"隐含"的，把这种模型叫作"隐马尔可夫模型"。如果想要了解更多关于"隐马尔可夫模型"的内容，可自行检索，这里不作赘述。

HMMER 中用于蛋白质序列分析的数据库搜索程序包括 phmmer、hmmscan、hmmsearch 以及 jackhmmer。

phmmer 程序类似于 Blastp。它采用 FASTA 格式的单个蛋白质序列作为输入查询，并针对目标序列数据库进行搜索。

FASTA 格式（the fasta format）是一种基于文本用于表征核酸序列或多肽序列的格式。该格式已经成为生物信息学领域的一项标准。在这种格式中，用单个字母来表示核酸或者氨基酸，序列前可添加序列名、注释来协助阅读。

在执行搜索时，查询序列被转换为 Profile-HMM。传统意义上认为 Profile-HMM 是输入多序列比对的特定位置模型，然而其与前述的 PSI-BLAST 中的位置特定评分模型相反，Profile-HMM 可以转化为简单的与位置无关的概率评分模型。

phmmer 针对的目标序列数据库包括 NCBI NR、UniProtKB、SwissProt、PDB、UniMes 以及 env NR 等，如表 8-4 所示。这些数据库或代表着大型综合序列集合，或代表着注释或结构特征序列，或代表着宏基因组序列数据库，覆盖范围广，检索结果全面。

表 8-4　phmmer 针对的目标序列数据库分类

数据库类型	数据库名称
大型综合序列集合	NCBI NR、UniProtKB
注释或结构特征序列	SwissProt、PDB
宏基因组序列	UniMes、env NR

hmmscann 接受一个查询序列，并对其进行查询，而其对应的目标数据库包括 Profile-HMM 数据库，如 Pfam 等。Pfam 数据库是蛋白质家族和结构域的集合，每个家族都根据多序列比对和 HMM 来表示[20]。当构建 Pfam 条目时，针对 pfamseq 对其进行迭代搜索，以找到更远的同源物。

hmmsearch 采用 Profile-HMM 并针对目标序列数据库（如表 8-4）进行搜索。可以将 HMMER3 格式的 Profile-HMM 或多序列比对作为查询条件并提交，并允许不同格式的多序列比对文件（包括 Clustal、MSF、SELEX、STOCKHOLM 和 FASTA 等格式）。

jackhmmer 搜索算法允许对序列数据库进行迭代搜索，其中后续查询是根据先前搜索对齐命中序列构建的 Profile-HMM。

下面对 HMMER 检索进行简单的介绍。通过如图 8-12 所示的 HMMER 首页可以进入快速索引页面，输入需要查找的序列，并选择希望进行匹配的数据库进行查询。

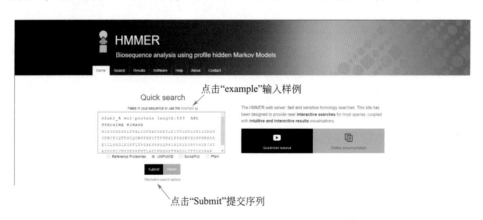

图 8-12　HMMER 首页界面

此处，我们输入所给的样例，如图 8-13 所示，选择 UniProtKB 来进行检索，点击 "Submit" 提交，便能够获得 PHMMER 结果。页面会按照 E-value（expectation value）的大小进行排序，展示序列匹配结果。例如我们输入的样例的最佳匹配为 Marmota monax 的 A0A5E4BHD0_MARMO，点击超链接即可跳转至 UniProtKB 对应靶点或物种所在的页面。

当然，我们也可以选择 "Search"，在这里进行高级检索，来选择我们所需的检索条件：方法，如前述的 phmmer、hmmscan、hmmsearch、jackhmmer 等；数据库，如前述的 Pfam、UniProtKB、SwissProt 等；截断方式，如 E-value、Bit score 或者两者综合。通过这些检索，能够得到更加期待的结果。

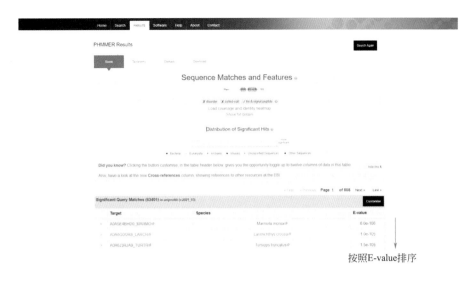

按照E-value排序

图 8-13　PHMMER 搜索结果

8.2.2　可靠药物靶点信息的数据源

8.2.2.1　DrugBank

DrugBank 数据库 [21] 是一个全面的、免费访问的在线数据库，其中包含有关药物和药物靶点的信息。DrugBank 作为生物信息学和化学信息学的整合资源，将详细的药物数据（化学、药理学和制药）与药物靶点信息（序列、结构和通路）相结合，被制药行业、药物化学家、药剂师、医生、学生和公众广泛使用，其相关信息如表 8-5 所示。

表 8-5　截至 2018 年，DrugBank 5.0 包含的药物信息

类型	数量
小分子药物	2653
营养品	131
实验药物	6451
非冗余蛋白（即药物靶标 / 酶 / 转运体 / 载体）	5236
总药物条目	13791

DrugBank 数据库提供了很详细的搜索界面，支持小分子相似性检索靶点，根据靶点序列搜索药物小分子，同时还有药物所属的药品分类信息，目前该数据库已被广泛应用于药物检索、药物对接与筛选、药物代谢预测和药物靶点预测，可供下载的部分药物靶点信息如表 8-6 所示。

DrugBank 还提供了收集的所有药物靶点 FASTA 格式文件的下载链接。药物靶点的详情页面包括靶点标准名称、功能、GO terms、氨基酸序列（图 8-14）、核苷酸序列等信息。

表 8-6　DrugBank 可供下载的药物靶点序列信息（部分）

药物种类	公布日期	版本	文件大小
所有药物的靶点	2021-01-03	5.1.8	4.35MB
FDA 批准药物的靶点	2021-01-03	5.1.8	2.76 MB
小分子药物的靶点	2021-01-03	5.1.8	4.18 MB

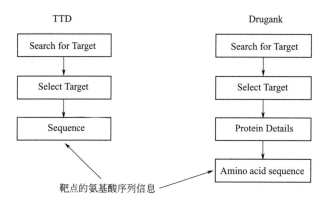

图 8-14　TTD 与 DrugBank 中获取氨基酸序列信息的流程

8.2.2.2　TTD

TTD（Therapeutic Target Database）是国际公认的在药物靶点信息领域具有重大影响力的权威数据库[22]。TTD 自 2002 年上线以来每两年进行一次更新，最新版是 TTD（2022）。TTD 提出了一套严格的基于"药、靶、病"三者关联的药物靶点确定新策略：药物靶点的确定不仅要考虑药对靶的活性，更要用活体实验（如基因敲除等）验证药物靶点在疾病模型中的作用，还要找到药对靶的作用能在疾病模型（细胞、体外或活体）中产生疗效的实验证据。运用这一策略，TTD 严格确定了所有美国 FDA 已批准药物（1900 余个）和临床试验药物（9400 余个）的主要疗效药靶，严格区分了"无疗效"和"有疗效"药靶的概念，提出只有疗效药靶才对新药设计具有实际意义，最终发现所有 FDA 已批准药物仅作用于 498 个疗效药靶。TTD 提供了链接供用户下载靶点的 Uniprot ID 和序列信息（如表 8-7 所示）。

表 8-7　TTD 中提供下载的靶点信息

分类	版本日期
成功靶点的 Uniprot ID 和序列信息	2021-11-8
临床试验靶点的 Uniprot ID 和序列信息	2021-11-8
专利靶点的 Uniprot ID 和序列信息	2021-11-8
所有靶点的 Uniprot ID 和序列信息	2021-11-8

TTD 不仅提供了药物靶点的序列信息和结构信息，还发展了一系列辅助药物靶点发现的新功能，这些新功能包括：①药物靶点差异表达分析和突变识别。药物的临床疗效很大程度上取决于患者体内靶标及其调节分子的突变状态与表达水平，因而识别耐药突变并分析基

AI Artificial Intelligence for Drug Design

因表达对精准医疗意义重大。②药物靶点调节因子发现和信号通路分析。药物通过调节不同病理信号通路中的靶标而起作用，因而发现靶标的调节因子和靶向途径，对药理、临床前和临床研究都具有重要推动作用。③药物药靶的相似性搜索。相似性搜索是新药发现（特别是先导化合物优化）中常采用的策略，对药物重定位有关键作用，因而 TTD 提供了对药物结构（2D 和 3D）和药物靶点序列相似性的搜索功能，成功实现并免费提供药物和药物靶点的在线重定位。

在 TTD 的 "Search for Targets" 检索框中可检索靶点信息（如 EGFR），除靶点名称之外，用户还可以通过作用于该靶点的药物、该靶点对应的疾病名称进行检索，并且支持通配符的使用。在检索结果页面选择所需的靶点，并通过 "Target info" 按钮跳转到靶点的详细信息页面。靶点的详细信息页面包含靶点的名称、同义名、相应疾病、功能、EC 号、氨基酸序列信息和蛋白质 3D 结构信息等等，用户可根据自己的需求选取相应的内容（图 8-14）。

8.2.3　基于序列相似性比对的可药靶性发现

具有相似序列的蛋白质在一定程度上具有相似的结构与功能，因此，靶点与成功靶点的序列相似性分析是研究潜在靶点的可药靶性的重要途径。如表 8-8 所示，具有高序列相似性的肾上腺素受体亚型和酪氨酸激酶亚型，它们都被成功开发成药物靶点。

表 8-8　2000 ～ 2004 年美国专利中批准的新靶点（部分）[23]

蛋白质	蛋白质亚型	靶点对应的疾病
肾上腺素受体	α- 肾上腺素受体	鼻塞、青光眼、哮喘、偏头痛、腹泻
	α_1- 肾上腺素受体	良性前列腺增生、充血性心力衰竭、高血压、眼部疾病
	α_{1B}- 肾上腺素受体	良性前列腺增生、周围血管疾病、高血压、充血性心力衰竭
	α_{1D}- 肾上腺素受体	中枢神经系统紊乱、焦虑、睡眠障碍、精神分裂症、高血压、性功能障碍
	α_2- 肾上腺素受体	鼻塞、青光眼、哮喘、偏头痛、腹泻
	α_{2C}- 肾上腺素受体	精神病
	β- 肾上腺素受体	气道炎症性疾病、哮喘、阻塞性肺病、高眼压、青光眼
	β_2- 肾上腺素受体	肺部疾病、哮喘、慢性支气管炎、肺气肿、神经系统疾病、心脏疾病
	β_3- 肾上腺素受体	代谢紊乱、动脉粥样硬化、胃肠道紊乱
酪氨酸激酶	酪氨酸激酶	癌症、动脉粥样硬化、再狭窄、子宫内膜异位症、牛皮癣
	酪氨酸激酶 Src	免疫疾病、癌症、动脉粥样硬化、移植物排斥、类风湿性关节炎
	酪氨酸激酶 JAK3	过敏性疾病
	酪氨酸激酶 SYK	炎症性疾病、阻塞性气道疾病
	酪氨酸激酶 BTK	癌症、免疫疾病

TTD 中的 "Target Sequence Similarity"（靶标序列相似性）是基于 BLAST 工具的靶点序列相似性比对模块，用户可以通过上传候选潜在靶点的氨基酸序列，得到如图 8-15 所示的界面，按照 BLAST Score 降序的 FDA 批准的成功靶点列表，除此之外还包括一致性得分（Identity）和 E 值。

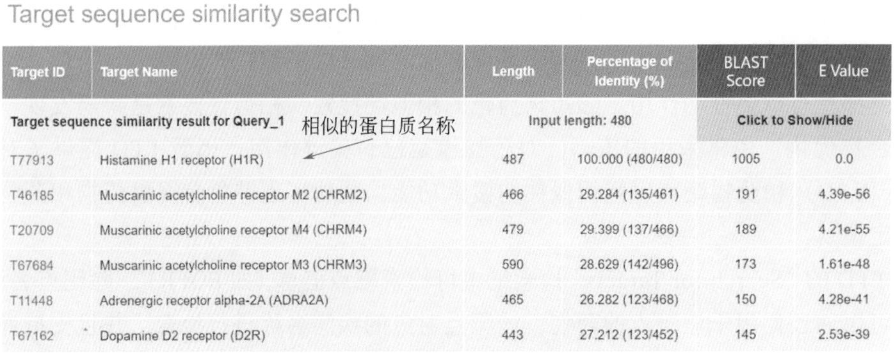

Target sequence similarity search

Target ID	Target Name	Length	Percentage of Identity (%)	BLAST Score	E Value
Target sequence similarity result for Query_1　相似的蛋白质名称		Input length: 480		Click to Show/Hide	
T77913	Histamine H1 receptor (H1R)	487	100.000 (480/480)	1005	0.0
T46185	Muscarinic acetylcholine receptor M2 (CHRM2)	466	29.284 (135/461)	191	4.39e-56
T20709	Muscarinic acetylcholine receptor M4 (CHRM4)	479	29.399 (137/466)	189	4.21e-55
T67684	Muscarinic acetylcholine receptor M3 (CHRM3)	590	28.629 (142/496)	173	1.61e-48
T11448	Adrenergic receptor alpha-2A (ADRA2A)	465	26.282 (123/468)	150	4.28e-41
T67162	Dopamine D2 receptor (D2R)	443	27.212 (123/452)	145	2.53e-39

图 8-15　靶标序列相似性检索结果

8.2.4　基于序列衍生性质的可药靶性发现

新靶点可能与已知靶点不具有序列相似性，针对成功药物靶点的直接序列相似性搜索并不总是有助于识别新靶点，比如具有序列相似性的两个蛋白质来自不同的蛋白质家族或具有不同的功能结构域。因此，需要不依赖于序列相似性比对的方法来预测可药用蛋白质。

靶点的序列信息衍生了许多额外的描述符，比如蛋白质数据的表征方法里介绍的 CTD 描述符，除了基本的氨基酸组成之外，还包含由氨基酸组成计算的各种物化性质，如疏水性、极性、极化性、电荷等等。因此，针对这样的数据，人们开发了各种基于机器学习的方法来预测新的靶点，如支持向量机（SVM）、深度神经网络（DNN）和 K 最近邻算法（KNN）。

8.2.4.1　SVM 预测蛋白质的可药靶性

如图 8-16 所示，SVM 广泛用于分类任务中，在蛋白质的可药靶性发现上，含有相应标签的蛋白质（可药靶蛋白质与非可药靶蛋白质）被表征成 n 维的特征向量，这些特征向量然后被 SVM 用于在高维空间中构建一个超平面，最大限度地分离可药靶蛋白质与非可药靶蛋白质。如果一个被预测的蛋白质位于可药靶蛋白质的一侧，则为可药靶蛋白质。SVM 的精度取决于用于寻找高维空间及其超平面的蛋白质样本的多样性、蛋白质特征表示的质量以及 SVM 算法的效率。

Li 等人使用如表 8-9 所示的部分 CTD 描述符（氨基酸残基组成、疏水性、极性等）将靶点表征成 146 维的向量，并使用如式（8-8）、式（8-9）与式（8-10）所示的线性核、多项式核和径向基函数核三种不同的核函数构建了三种 SVM 模型，对 FDA 批准的口服小分子药物的 186 个靶点进行训练 [24]，并使用十折交叉验证评估每个核函数的性能（表 8-10）。结果显示，基于径向基函数核的 SVM 模型性能优于其他两种 SVM 模型，准确率为 83.22%，敏感度为 85.91%，特异性为 80.54%。

$$k(x,x') = x^T \cdot x' \quad （线性核） \tag{8-8}$$

$$k(x,x') = \left[(x \cdot x')s + 1\right]^d \quad （多项式核） \tag{8-9}$$

$$k(x, x') = \exp(-v\|x - x'\|^2) \quad \text{(径向基函数核)} \qquad (8-10)$$

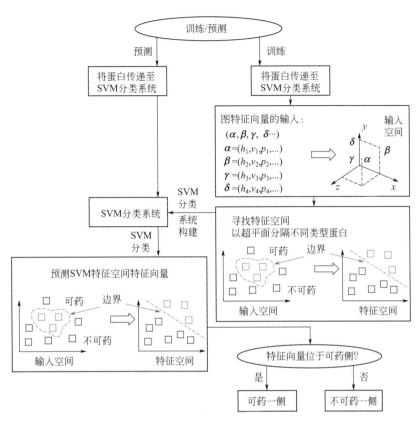

图 8-16　SVM 对蛋白质的可药靶性预测流程

表 8-9　Li 等人使用的蛋白质描述符

描述符	维度
疏水性	21
极性	21
极化性	21
电荷	21
溶剂可及性	21
归一化的范德华体积	21
20 个氨基酸残基的组成	20
总计	146

表 8-10　不同核函数的 SVM 模型的十折交叉验证

SVM 模型	敏感度 /%	特异性 /%	准确率 /%
SVM- 线性核	84.03±0.74	74.90±1.47	79.46±0.87
SVM- 多项式核	84.56±1.06	76.38±2.14	80.47±0.87
SVM- 径向基函数核	85.91±2.60	80.54±2.64	83.22±1.76

为了测试模型的效果，构建了由 37 个可药靶蛋白质（阳性）和 223 个假定的非可药靶蛋白质（阴性）组成的独立测试数据集。该模型平均成功识别了 37 个可药靶蛋白质中的 31 个药物靶点和 223 个假定的非可药靶蛋白质中的 188 个药物靶点。灵敏度和特异性分别约为 84% 和 85%，与十折交叉验证试验结果非常接近。

除了用蛋白质序列衍生性质表征蛋白质外，蛋白质的亚细胞定位的描述符也可用于蛋白质可药靶性的预测。因为有研究证明可药靶蛋白质和非可药靶蛋白质在亚细胞位置上是不同的[25]，药物靶蛋白比非药物靶蛋白更可能是细胞外靶蛋白。此外，许多蛋白质可能存在于两个或两个以上不同的亚细胞位置。预测蛋白质亚细胞定位的常用软件是 ProtComp，它提供了包括细胞核、质膜、细胞外、细胞质、线粒体、溶酶体、过氧化物酶体和高尔基体在内的每个蛋白质的近似预测概率分数，这些概率分数形成了 115 维的特征向量。

Huang 等人综合使用蛋白质序列衍生性质和亚细胞定位的描述符预测离子通道蛋白中的可药靶蛋白质[26]。蛋白质被 3 组描述符表征成 261 维向量，如表 8-11 所示。

表 8-11   离子通道蛋白中可药靶蛋白质预测中使用的描述符

Group	维度
Group1：部分 CTD 描述符	144
Group2：α 螺旋、β 折叠	2
Group3：亚细胞定位描述符	115

数据集 I：如图 8-17，DrugBank 中 1268 个已批准的可药靶蛋白质构成阳性样本集，从 Pfam 数据库中剔除了 1268 个药物靶点及其对应的 6009 个家族的所有成员，然后去除了高序列相似性蛋白质，最终找到了 7252 个非可药靶蛋白质。为了避免由于两个样本集的大小不同而造成的偏差，从 7252 个非药物靶点中随机抽取了 1268 个非可药靶作为阴性样本集，为了减小随机抽样的误差，一共进行 100 次抽样，得到 100 个数据集，并训练出 100 个 SVM 模型。

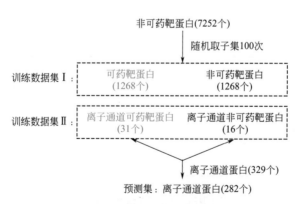

图 8-17   离子通道蛋白的数据集分类

注：绿色为正数据集

数据集 II：从 1268 个已批准的靶蛋白中筛选出 31 个离子通道可药靶蛋白，将它们定义为已知的离子通道靶蛋白（阳性样本组）。同时，从 7252 个非可药靶蛋白中筛选出 16 个离子通道蛋白，将它们定义为已知的离子通道非可药靶蛋白（阴性样本组），训练出 1 个 SVM 模型。

剩下的 282 个离子通道蛋白作为预测集，对于第一组数据，设计了一种评价指标 Q 对离子通道蛋白的预测结果进行排序。

$$Q_i = \sum_{j=1}^{N} \alpha_i \beta_{ij} \tag{8-11}$$

式中，Q_i 是第 i 个离子通道蛋白的得分（$i \leqslant 282$）；N 为 100；α_i 为第 i 个离子通道蛋白在 100 次预测离子通道蛋白出现的频率；β_{ij} 是第 j 次预测中离子通道蛋白与超平面之间的距离。

数据集 II 构建的 SVM 模型预测出 168 个可药靶离子通道蛋白，并用蛋白质到超平面的距离排序，综合两个阶段的结果，发现在两个预测结果中都出现了 5 个离子通道蛋白，包括 CGMP 门控阳离子通道 β 亚基和 γ- 氨基丁酸受体亚基 α5 等，其中 4 个与某些神经疾病有关，如表 8-12 所示，表明这五种离子通道蛋白是潜在的药物靶点。

表 8-12　五种离子通道蛋白是潜在的药物靶点

Uniprot ID	蛋白质名称	Q 值	排名 1	距离	排名 2
Q9UMG2	CGMP 门控阳离子通道 β 亚基	2.275	3	2.834	4
P31644	γ- 氨基丁酸受体亚基 α5	1.235	29	2.176	12
Q9HCF6	瞬时受体电位阳离子通道亚家族 M 成员 3	1.123	39	2.021	19
Q8N1C3	γ- 氨基丁酸受体亚基 γ1	1.237	28	1.560	37
Q9UF02	电压依赖性钙通道亚基 γ5	1.099	41	3.630	2

8.2.4.2　DNN 预测蛋白质的可药靶性

神经网络通过神经元的前向传播与反向传播，不断地对参数进行更新，直到模型的损失值达到最小，现在已经广泛应用于疾病标志物的发现、抑制剂的筛选、蛋白质功能预测、蛋白质的可药靶性预测等等。

蛋白质可药靶性的预测效果并不总是随着蛋白质表征维度的增加而增加。如图 8-18 所示，DrugMiner 证明通过支持向量机 - 特征选择（SVM-FS）从 443 维特征中挑选的 130 维特征在 DNN 模型中具有更高的精确性、敏感性和特异性。

在这一项研究中，共有 3 组特征（共 443 维）表征蛋白质，如表 8-13 所示。

阳性数据集由 DrugBank 数据库中的 1224 个蛋白质序列组成；从 Pfam 数据库中排除所有药物靶标及具有相似序列的蛋白质和相关家族，得到 1319 个非药物靶点的阴性数据集。

在数据集划分之后，蛋白质被表征成不同的维度，如 443 维、310 维、130 维、10 维等等，分别在 DNN 模型中测试分类效果。结果表明，用 130 个特征表征的蛋白质表现出最好分类性能，模型的准确性为 92.10%、敏感性为 92.80%、特异性为 91.34%，每一项指标都比 443 维表征的蛋白质训练的模型效果好。

蛋白质被表征成n维向量：

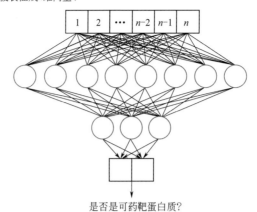

是否是可药靶蛋白质？

图 8-18　DNN 在蛋白质可药靶性中的应用

表 8-13　蛋白质表征维度

特征组	描述	维度
组 1（物化性质）	长度、重量、半衰期、脂肪族氨基酸、非极性氨基酸、芳香氨基酸、极性氨基酸、碱性氨基酸等	23
组 2（氨基酸频率）	蛋白质序列的氨基酸组成	20
组 3（二肽在蛋白质结构中的频率）	蛋白质序列的二肽组成	400

8.2.4.3　KNN 预测蛋白质的可药靶性

KNN 可以说是最简单的分类算法之一，同时，它也是最常用的分类算法之一。KNN 的原理就是当预测一个新的值 x 的时候，根据它距离（常用欧氏距离）最近的 K 个点是什么类别来判断 x 属于哪个类别。在蛋白质的可药靶性的预测中，假设 K = 5，即一个蛋白质是否是可药靶的蛋白质是根据距离它最近的 5 个蛋白质的属性决定的，在图 8-19 中这个未知的蛋白质被归为可药靶的蛋白质。DrugMiner 也采用 KNN 模型进行蛋白质可药靶性的预测。

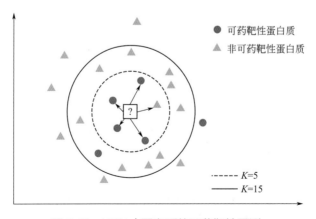

图 8-19　KNN 中蛋白质的可药靶性预测

Artificial Intelligence
for
Drug Design

同样地，阳性数据集由 DrugBank 数据库中的 1224 个蛋白质序列组成；从 Pfam 数据库中排除所有药物靶标及具有相似序列的蛋白质和相关家族，得到 1319 个非药物靶点的阴性数据集。KNN 分类的准确性为 84.62%、敏感性为 88.86%、特异性为 80.07%。

8.3 基于结构与网络的可药靶性识别

8.3.1 基于结构的可药靶性识别

寻找具有新靶点的药物是一个重要的问题，如果病原体对相同的靶点遵循相同的机制，则很容易产生耐药性。因此，新药的研制对科研工作者提出了更高的要求：寻找新的靶点和新的靶向方法。

在新药开发项目的前期，靶点选择不善是频繁失败的主要原因之一 [27]。尽管目前已知的 3D 蛋白质结构数量已经增长到 10 万多个，然而目前人类药物靶点数量十分不足 [28]。

可药靶性，也称为成药性（druggability），用于表征可以使用类药化合物调节其活性的蛋白质，这些蛋白质在系统生物学水平上参与包含靶向疾病在内的细胞通路中具有重要地位。

8.3.1.1 蛋白质结构数据源

（1）PDB

自 1971 年以来，蛋白质数据库档案（Protein Data Bank, PDB）一直是有关蛋白质、核酸等的 3D 结构信息的单一存储库，而 Worldwide PDB（wwPDB）则负责将 PDB 核心档案作为公共资源进行组织和管理，并确保对全球免费和公开。

wwPDB 具有众多下属成员，其中包括结构生物信息学蛋白质数据库研究合作机构、电子显微镜数据库、生物磁共振数据库、日本蛋白质结构数据库以及欧洲蛋白质数据库等，具体信息如表 8-14 所示。

表 8-14 蛋白质结构数据库

中文名	英文名（英文简称）	主要内容
结构生物信息学蛋白质数据库研究合作机构	Research Collaboratory for Structural Bioinformatics Protein Data Bank (RCSB PDB)	简单和复杂的大分子和配体搜索、表格报告、专业可视化工具、序列结构比较和其他教育资源等
电子显微镜数据库	Electron Microscopy Data Bank (EMDB)	从电子冷冻显微镜和电子冷冻断层扫描中收集大分子复合物和亚细胞结构的 3D 体积和相关信息；开发用于搜索、数据挖掘、分析、验证和可视化数据的资源
生物磁共振数据库	Biological Magnetic Resonance Data Bank (BMRB)	从任何实验中收集 NMR 数据，并捕获各种大分子的指定化学位移、耦合常数和峰列表；包含衍生的注释，例如氢交换率、pK_a 值和松弛参数
日本蛋白质结构数据库	Protein Data Bank Japan (PDBj)	支持日、中、韩等多国语言浏览；SeSAW 通过定位和注释序列和结构相似性、生物信息学家的工具等来识别功能或进化上保守的基序
欧洲蛋白质数据库	Protein Data Bank in Europe (PDBe)	关于所有 PDB 条目的丰富信息、多种搜索和浏览工具、包括 PDBePISA、PDBeFold 和 PDBeMotif 在内的高级服务、NMR 和 EM 结构的高级可视化和验证、生物信息学家的工具

（2）SCOPe

蛋白质结构分类扩展数据库（Structural Classification of Proteins-extended, SCOPe）是根据结构和进化关系对来自大多数已知结构的蛋白质的域进行分层分类的数据库，由伯克利实验室和加州大学伯克利分校开发。

如图 8-20 所示，SCOPe 按家族（family）、超家族（superfamily）、折叠（fold）、类（class）等来分级。家族是指具有相似序列但是具有不同功能的相关蛋白质的集合。超家族是指具有相似结构和功能特征、指向共同进化起源的蛋白质家族的集合。折叠则是指没有令人信服的共同进化起源证据的相似超家族的集合。类则是根据折叠的二级结构和组织进行区分的更高一层的集合。

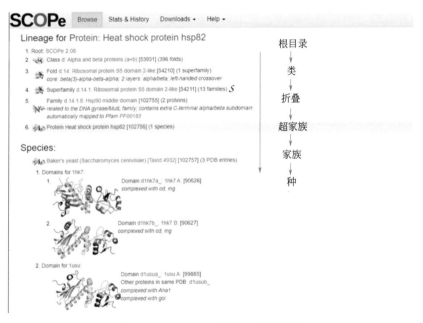

图 8-20　SCOPe 数据库查询界面

选择不同的类并按照其折叠、超家族、家族进行筛选，即可获得相应的蛋白质结构。例如，我们根据不同的层级选择到了苯丙氨酰 -tRNA 合成酶，点击下方的种（species）即可查看对应种的三维结构及其他具体信息。

（3）CATH

CATH 数据库提供有关蛋白质结构域进化关系的信息。它由 Christine Orengo 教授及其同事于 20 世纪 90 年代中期创建，并由 Orengo 实验团队继续开发与维护。

CATH 从蛋白质数据库下载的蛋白质，采用半自动程序将其 3D 结构拆分为其组成域，当有足够的证据表明它们的共同祖先存在差异时，便将其结构域编组为不同的超家族。除了对 PDB 结构中的域进行分类之外，CATH 还为 3D 结构未知的蛋白质序列分配域，而这个数据不仅来源于 CATH 本身，还来源于其姊妹数据库 Gene3D，CATH 和 Gene3D 都为来自 UniProt 和 Ensembl 等主要蛋白质序列数据库的蛋白质序列提供了全面的结构域分配和功能注释。域被分为以下层次级别：类（class, C）、架构（architecture, A）、拓扑（topology, T）

和同源超家族（homologous superfamilies, H）。对于每个超家族，CATH 使用内部结构和序列比对程序（SSAP）提供所有代表性蛋白质域的结构叠加。

CATH 利用分层凝聚聚类算法开发了一种功能分类协议（functional classification protocol, FunFHMMer），将同源超家族细分为不同的功能家族（functional families, FunFams）。FunFams 相比其他基于域的方法，在功能上效果更强。

（4）AlphaFold

在过去的五十年时间内，科学家们通过冷冻电镜、X 射线晶体衍射、NMR 等实验方法，在精细的实验条件下解析获得蛋白质的形状。但是每一种实验手段都耗时耗力，花费数年的时间，有很大的试错成本。1972 年，诺贝尔化学奖获得者 Christian Anfinsen 认为，就理论上而言，依据氨基酸序列应该能够完全确定蛋白的 3D 结构。然而这一领域，依据当时的计算条件，根本无法通过氨基酸序列解析蛋白质结构。

随着硬件与算力的发展，DeepMind 的研究人员研发出的 AlphaFold[29] 在 CASP14（critical assessment of techniques for protein structure prediction）中预测出来的信息，与真实的蛋白质结构仅仅相差 1 个原子的宽度，达到了科研人员使用精密仪器观测分析的水平，这对于以前的蛋白结构预测无疑是创造性且颠覆性的。

AlphaFold 可以对全部氨基酸位置中的 58%（均为人类蛋白质组学数据）给出十分可信的预测，在这些结构位置的预测任务中，有约 36% 的信息具有较高的置信度，是实验方法覆盖的结构数量的两倍。在蛋白质水平上，对于约 44% 的蛋白质信息给出了很可信的预测。如图 8-21 所示，预测信息已通过 EMBL-EBI 托管的公用数据库免费向公众开放（https://alphafold.ebi.ac.uk/）。可以通过搜索蛋白质名称、基因名称、Uniprot 标识符或者种族（如大肠杆菌）来查询。目前还不支持基于 BLAST 或者基于序列的搜索。

AlphaFold2 通过初始的氨基酸序列与同源序列进行比对，直接预测蛋白质所有重原子的三维坐标，并给出了相关的置信度计算方法（pLDDT、PAE）来评估预测出来的 3D 结构。

pLDDT（预测的 lDDT-Cα）：它是在 $0 \sim 100$ 范围内对局部置信度的每个残基的度量。pLDDT 可以沿着一条链显著变化，使得模型能够表达结构域的高置信度，但是在结构域之间的连接子（linker）上具有低置信度。研究人员提出了一些证据，证明低 pLDDT 的区域可能是孤立的非结构。pLDDT < 50 的区域不应被解释，或者被解释为「可能的无序预测」。

PAE（预测对齐误差）：当预测和真实结构在残基 y 上对齐时，报告 AlphaFold 在残基 x 处的预期位置误差。这对于评估对全局特征（尤其是域包装）的信心很有用。对于来自两个不同结构域的残基 x 和 y，在 (x, y) 处始终较低的 PAE 表明 α 折叠对相对结构域位置更可信；在 (x, y) 处始终较高的 PAE 表明不应解释域的相对位置。用于生成 PAE 的一般方法，同样适用于预测各种基于叠加的度量，包括 TM-score 和 GDT。

当然，AlphaFold2 的预测精度无法达到百分之百的真实值，在使用数据时也应将其可能带来的误差考虑进去。要综合考量真实世界的数据与算法预测出的数据之间的差异，根据自身的需求来合理地选择数据。

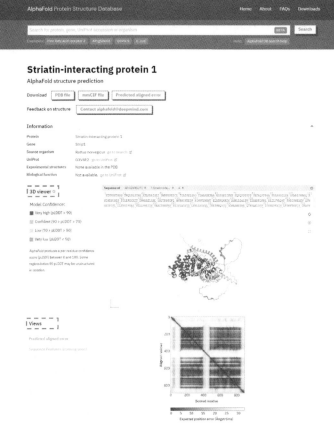

图 8-21　AlphaFold 蛋白信息界面

（5）TTD

在新药研发的过程中，甄选出合适的药物靶标（以下简称"药靶"）是靶向药物研发的源头，往往会成为一系列新药发现的突破口。目前，发现具有疗效的药靶是限制新药发现、造成药物耐药性、延缓新药靶临床发现速率等的关键因素，因而延伸出了诸多亟须解决的关键科学问题。由于学术界长期以来对已成功药物靶标的确切数量存在巨大争议，因此 TTD（Therapeutic Target Database）[22] 数据库提出了一套严格的基于"药、靶、病"三者关联的药靶确定新策略，并运用这一策略，严格确定了所有美国 FDA 已批准药物（2000 余个）和临床试验药物（9400 余个）的主要疗效药靶，严格区分了"无疗效"和"有疗效"药靶的概念，提出只有疗效药靶才对新药设计具有实际意义，最终发现所有 FDA 已批准药物仅作用于近 500 个疗效药靶。目前，该数据库共收录了共计 3500 余个药物靶点和近 4 万个药物分子，如表 8-15 所示。

表 8-15　TTD 中药物及药物靶点数量统计信息

年份	2022	2020	2018	2016	2014	2012	2010
所有药物靶点	3578	3419	3101	2589	2360	2025	1894
成功上市的药物靶点	498	461	445	397	388	364	348

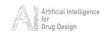

正在进行临床验证的药物靶点	1342	1191	1121	723	461	286	292
临床前 / 专利授权的药物靶点	185	155	0	0	0	0	0
研究中的药物靶点	1553	1612	1535	1469	1467	1331	1254
所有药物	38760	37102	34019	31614	2067	17816	5028
已批准上市的药物	2797	2649	2544	2071	2003	1540	1514
临床研究药物	10831	9465	8103	7291	3147	1423	1212
临床前 / 专利授权的药物	5009	4845	0	0	0	0	0
研究中的药物	20123	20143	18923	17803	14856	14853	2302

TTD 数据库还构建了药靶发现新工具，并包含药靶差异表达分析和突变识别、药靶调节因子发现和信号通路分析、药物药靶的相似性搜索等强大功能。其相关使用方法可见第一节。本节重点介绍其所含靶点的结构数据，如图 8-22 所示。

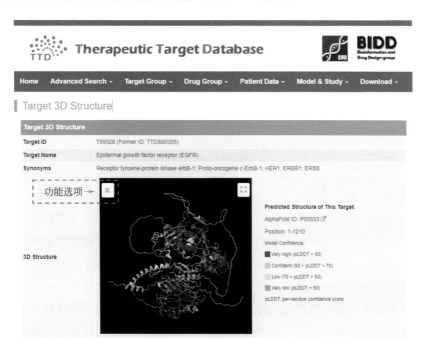

图 8-22　靶点的 3D 结构

TTD 中提供的结构来源分别为 PDB 以及 AlphaFold2 所预测的结构。3D 结构来源于 PDB 数据库的 iCn3D，可以使用鼠标左键进行旋转、使用滚轮进行缩放、使用右键进行平移。默认情况下，所有原子都处于选中状态，而颜色、样式等操作将在选定区域中进行。

可以通过以下方式对靶点的 3D 结构进行初步分析。

① 查看 3D 结构视图。在"File"菜单中加载结构，之后在"Select"菜单中选择一个子集，最后在"Style""Color"菜单中更改样式或者颜色等。

② 保存文件。在"File"菜单中保存提供的多种文件格式，选择自己所需的格式进行

保存。

③ DelPhi Electrostatic Potential 分析。在"Analysis > DelPhi Potential"可以查看 DelPhi Electrostatic Potential。

④ 2D 图片表示的肽链、结合域以及二级结构。"Analysis > 2D Cartoon"可以显示其 2D 图片。

⑤ 显示结合域。"View"菜单可以显示周围所有的氢键。

⑥ 显示 EM 图、电子密度等。选定"Style > EM Density Map"或者"Style > Electron Density"来显示 EM 图和电子密度图。

⑦ 对齐两个结构、多个链或将蛋白质序列对齐的结构。通过"File > Align"可以查看所有三个对齐方式，还可以重新对齐结构的选定区域。

⑧ 显示相互作用力的定向图。在"View > H-Bonds & Interactions > 2D Graph (Force-Directed)"显示 2D 相互作用力的定向图。

除此以外还有其他功能可供分析此蛋白，读者可以根据所需来合理地选择其他方法。 TTD 数据库还提供了相关外部链接至 AlphaFold2 的预测结果。

TTD 还提供了 pLDDT 以及 PAE 度量值。pLDDT < 50 的区域不应该被解释，或者被解释为"可能的无序预测"。PAE 为预测对齐误差。其评估预测和真实结构在某个残基对齐时，在另一个残基处预测位置的误差。若其值较高，则表明其相对结构域位置更加可信。

8.3.1.2　基于蛋白质结构的可药靶性识别

可药靶性预测方法（druggability prediction method, DPM）包括实验方法、计算方法等，计算方法包括机器学习方法、系统生物学方法等。这里我们展开阐释使用机器学习方法、基于结构的可药靶性识别。

随着可公开访问的生物和化学数据的爆炸式增长，现已开发出了众多统计学可药靶性预测方法，这些机器学习方法一般是在由某些理化特征和几何描述符描述的训练集中训练，并构建和优化统计蛋白口袋成药性预测模型。

目前已经应用了不同的统计机器学习方法，包括搜索最佳线性描述符组合的线性判别分析、定义与判别分类器相对应的最佳分离超平面的支持向量机、使用训练数据的引导样本并选择随机特征描述符构建决策树集合的随机森林等。可药靶性预测方法可以允许选择最重要的特征来预测成药性，如口袋的大小、蛋白的疏水性等，如表 8-16 所示。

表 8-16　基于机器学习或虚拟筛选方法预测成药性的方法概述

DPM	PEM	数据集	描述符
MAPPOD[30]	基于 MOE SiteFinder alpha 球体的估计	Alan C Cheng 的数据集：17 个药物口袋，10 个非药物口袋	曲率和亲脂性表面积（生物物理模型，估计的自由能）
DrugPred[31]	探针映射	Krasowski 集 (NRDLD)：71 D，44 ND，包括 NRDD 集	探针与蛋白质的接触面积、疏水面积、极性表面、出现的极性氨基酸、疏水指数（偏最小二乘回归）

DPM	PEM	数据集	描述符
Volsite[32]	Volsite，探针映射	Krasowski 集 (NRDLD)：71 D，44 ND，包括 NRDD 集	药效团腔：氢键受体、氢键供体、氢键受体和供体、可负离子、可正离子、疏水、芳香（支持向量机）
DoGSiteScorer[33]	DoGSite	Schmidtke's set：45 个药物口袋，20 个非药物口袋	一组 17 个描述符，包括深度、非极性氨基酸的相对数量、极性、位置和负值、体积、形状、表面亲脂性和溶剂暴露（支持向量机）
FTMap for druggability[34]	FTMap	结合 Hajduk[35] 和 Alan C Cheng 的集合来验证它们的分数	热点几何属性，例如尺寸、探针数量、探针簇大小

可药靶性预测的一个相当大的挑战在于所有的模型都需要满足一个初步步骤——使用特定的口袋估计方法（pocket estimation method, PEM），虽然现在已经开发了多种多样的方法 [36]，但是想要选择最为适合的方法仍然是非常复杂的。因此，科研人员仍然在探索新的 PEM，如 CCCPP 方法专用于估测隐蔽的空腔、通道和口袋 [37]，或如 SOM-BSfinder，一般通过对接和自组织图识别口袋，从而提供有价值的生化活性特征信息 [38]。

一般而言，不同的可药靶性预测方法依附于不同的口袋估计方法来执行，会直接影响口袋的属性，使用不同的口袋估计方法进行估计时，流程无法继续。这也使得不同预测方法之间的性能比较变得困难，因为无法判断是口袋估计方法还是模型本身导致了预测差异。

此外，小分子结合时发生的构象变化会影响结合位点的形状和可能的特性，这种灵活性使得对可药靶性的预测至关重要的口袋估计更为复杂。因此，可以将可药靶性预测与分子动力学相结合，来考虑蛋白质的灵活性及其对成药性的影响，如 Schmidtke 等人提出了基于 fpocket 腔检测算法的 MDpocket 方法 [39]，可以用于跟踪分子动力学轨迹或其他构象集合上的小分子结合位点和气体迁移途径。

与实验方法相比，通过计算的可药靶性预测方法通常速度更快、成本更低，并且只依赖于蛋白质的 3D 结构和 / 或序列，显示出了更高的优越性。报道称，将机器学习方法与系统生物学方法结合用于 DPM，可以通过提升信息获取维度来增强准确性，使用网络和图论有利于增强靶点选择效果，我们将在下一节展开讲述基于网络的可药靶性识别。

8.3.2　基于网络的可药靶性识别

8.3.2.1　蛋白质网络数据源

在生物应用的背景下，图结构的构建需要大量确定的生物实体数据。面向公众开放的数据库资源包含了大量的结构化与非结构化的生物医药数据，以支持知识图谱的构建。下面我们将初步介绍可靠数据源获取的数据库 [40]。

（1）常用数据库

PharmGKB（药物基因组学数据库），是第一批关于药物的数据库之一。其信息主要来源于文献，也包含其他基因和药物数据库的信息。提供了关于疾病、遗传变异、途径和药物剂量指南等的信息，以及包含有药物 - 药物关系和药物 - 疾病关系。

TTD，包括药物及其治疗靶点的信息。除药物 - 靶点关系外，还提供了协同、加性、拮抗、电位、还原性等 5 种药物联合作用（共 118 种相互作用）。该数据库是基于教科书、期刊文章、FDA 批准的药物目录、制药公司的报告和美国专利数据库而创建的。

KEGG，是包含通路信息、基因组信息、化合物信息、药物信息四大类的综合数据库。其中 KEGG DRUG 从日本所有处方药的标签中提取药物 - 药物相互作用信息。KEGG 明晰生物系统的效用与高级功能是在基因组信息与分子层面上进行的。

DrugBank，是最全面的药品数据库之一。数据库中主要信息的来源是教科书和期刊文章。它将药物分为两种类型（即小分子和生物技术），六组（即批准、兽医批准、营养、非法、撤回、调查和实验）。DrugBank 还提供关于靶点、适应证、酶、转运体、载体和途径的信息。

SuperTarget，是一个药物 - 靶点关系数据库，包含药物、靶点和副作用的信息。SuperTarget 以 SuperDrug 收集的药物信息为基础，从 PubMed 的文章摘要中提取含有潜在药物 - 靶点关系的句子来构建数据库。

Side Effect Resource（SIDER），是一个药物及其报告的不良反应的数据库。这些资料是从公开文件中获得的。数据库中也包含有关药物适应证的信息。

UniProt 数据库，是世界上信息量最大，拥有最多数据的蛋白质组数据库。Swiss-Prot、TrEMBL 和 PIR-PSD 分别来自不同组织的数据库数据被整合至 UniProt。其所包含的蛋白质序列大多数来自基因组测序项目，收录有大量文献印证的大分子生物功能信息数据库。UniProt 已经成为了想要获取蛋白质相关信息的科研人员的首选数据库。其包含但不限于：蛋白质和基因名称、功能、特定酶的信息、亚细胞定位、蛋白质相互作用、表达方式等。

Gene Oncology（基因本体论数据库），包含生物学领域知识体系本质的表示形式，本体通常由一组类（或术语或概念）组成，而它们经常相互关联。基因本体论（GO）基于以下三个角度（GO domains）对生物学的领域进行了注释。①分子功能（molecular function，MF），基因相关产物在分子层面上的功能与活动，比如"催化功能""转运功能"。②细胞组分（cellular component，CC），基因的有关产物在执行其生物学功能时所处的亚细胞定位，比如高尔基体、内质网。③生物过程（biological process，BP），通过许多生物大分子相互关联而完成的某一特定生物学过程，如信号转导。

STRING，包含了蛋白质相互作用的数据库。此数据库可以查询已知的蛋白质和经过模型预测的蛋白质之间所存在的相互作用。它不仅包含有经过文献文本挖掘的数据、实际生物实验数据、联合其他 PPI 数据库的数据，同时也含有利用生信的方式获得的结果。

除以上数据库外，还有许多其他有关药物与靶点信息的数据库，可以用来作为构建网络结构的数据源。而从以上数据库中抽取的关系链接则是图结构的核心。下面将简要介绍常见的生物医药数据的相互作用关系。

（2）常见相互作用关系

蛋白质 - 蛋白质相互作用关系（protein-protein interactions，PPIs)。这些相互作用可以从 SwissProt 和完整数据库（如 STRING）中各自的蛋白质条目中提取。

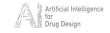

药物 - 蛋白质相互作用（drug-protein interactions，DPIs）。种类繁多，如药物蛋白靶点、载体、酶和转运体。对于人类蛋白可以从 DrugBank 和 KEGG 数据库中提取。

药物 - 药物相互作用关系（drug-drug interactions，DDIs）。药物间的相互作用是指经常发生的由于药物联合用药而引起的相互作用。DDIs 数据可以从 DrugBank、DDInter 等数据库中收集。

蛋白质与遗传疾病的关系（protein relations to genetic disorders）。蛋白质是基因的产物，蛋白质 - 遗传疾病关系捕捉了蛋白质与疾病对应的基因之间的联系。这些关联从 SwissProt 数据库中提取，并与 OMIM 遗传疾病数据库链接。

蛋白质与疾病的关系（protein relations to diseases）。从 KEGG 数据库中可以提取疾病及其相关蛋白的关系实例，并与 MESH 数据库链接。

蛋白质 - 通路的关系（protein-pathway associations）。蛋白质 - 通路关系中捕获了特定通路中蛋白质的参与，实例可以从 UniProt、KEGG、Reactome 和 DrugBank 数据库中收集。

疾病 - 遗传疾病关联（disease-genetic disorder association）。从 KEGG 和 MESH 数据库中可以提取疾病 - 遗传疾病的关系。

疾病 - 通路的关联（disease-pathway associations）。疾病与疾病相关的另一生物过程的特定蛋白质相互作用链 (通路) 之间的关联。可以从 KEGG PATHWAY 数据库中获得相关的疾病 - 通路关系。

药物 - 通路关联（drug-pathway associations）。药物和通路之间的关联，可以从 DrugBank 等数据库中提取。

复合物关联信息（complex related associations）。复合物 - 蛋白质的复合物，它代表一组物理上相互作用的蛋白质。复合物及其成员蛋白和相关通路的数据可以从 Reactome 等数据库中提取。

8.3.2.2　基于蛋白质网络的可药靶性识别

（1）基于知识图谱进行可药靶性识别

生物系统由相互关联的生物实体组成，它们通过不同生物实体之间系统而复杂的生物相互作用维持生命系统的正常运行 [41]。了解这些相互作用是阐明不同生物学功能 (如血管生成、代谢、细胞凋亡等) 的作用机制，从而进一步发现疾病发生的原因、机理及其可能的治疗方法的关键。在本节中，我们将介绍如何使用知识图谱（knowledge graph）及其嵌入模型在分子水平上评估和推断不同生物实体之间的相互作用，从而发现新的可药靶性蛋白。

知识图谱目前已经成为许多语义网络搜索引擎、推荐系统、问答系统的关键支柱。这种使得许多公共知识图谱相继得到开发。这些图谱模拟了来自不同领域的信息，如一般人类知识、词汇信息和其他领域。这些知识图谱为不同任务的预测模型提供了支持，同时在复杂的生物系统中得到了一定的发展。

最初，基本的网络，如单关系图，早期被用于建模生物系统中复杂的相互作用 [42]。尽管此方法一开始取得了一定的成果，但是无法保留生物实体之间不同类型的关联。例如，用基本的网络建模的蛋白质 - 蛋白质相互作用网络不能区分不同类型之间的相互作用（抑制、激活、磷酸化等）。因此，使用异构的多元关系网络，即知识图谱，来对生物系统建模。通过实体之间的潜在表达关联来推断它们之间的相互作用。因此可以基于知识图谱进行可药靶性识别的应用，例如预测药物 - 蛋白质靶点、预测多药物副作用、药物重定位以及预测蛋白在组织水平上的细胞功能等。

在生物医药领域内，知识图谱常常以三元组来进行表示，其表示为 (头实体、关系、尾实体)。通常采用字母 h、r、t 来分别代表头实体、关系和尾实体。所以可以表述为，一个三元组 (h, r, t) 表示知识图谱中的一个事实（头尾实体以及关系）。在可药靶性识别领域中，我们常使用知识图谱嵌入模型将实体与关系以低维稠密向量的形式表达，其也被称为知识图谱的表示学习。近年来，知识图谱嵌入模型在链路预测问题上表现优秀，被广泛应用于药物 - 靶点相互作用以及药物重定位等领域。

（2）知识图谱嵌入模型（KGE）

知识图谱嵌入模型，核心思想就是将实体及其关系的深层语义信息映射到低维向量空间中，使得两个具有内在联系或者语义相似的实体之间的空间距离也较为相近，这种方法也被称作知识的表示学习。其特点如下：

① 模型学习到的是实体和关系的低维向量表示，使得两者能够在低维空间中得到高速运算。

② 传统的 One-hot 得到的是所有向量的相互独立假设，因此大量实体之间的相互关联信息损失。

③ 能够建立多模态的信息交互，将多元异质信息映射到同一空间中去，同时融入深度学习框架。

知识图谱嵌入的关键问题是通过学习来创建实体（head）和关系（relation）的低维分布式表示。一旦得到其学习到的向量表示，就可以使用各种评分函数进行打分处理，从而给出所有三元组的概率评分。

知识图谱嵌入（KGE）模型的构建通常分为以下三步：a. 初始化表征向量；b. 选择打分函数并定义损失函数；c. 通过训练得到优化后的表征向量。打分函数值越高，代表三元组的信息置信度越高，即这个三元组本身正确的概率越大。在训练迭代学习并优化实体和关系的向量表示时，核心的目标是让知识图谱中正样本三元组得到的评分要比负样本的三元组评分高。

KGE 学习步骤是一个多阶段的过程，在知识图谱数据上迭代执行。最初，所有实体和关系被分配随机嵌入向量。然后使用一个多阶段的学习过程更新它们。首先从输入的正三元组中产生负样本，将头实体和尾实体均匀随机替换。然后，KGE 模型查找对应的嵌入的真实和负采样的三元组，使用依赖于模型的评分函数处理嵌入向量，以生成所有三元组的评分。之后使用依赖于模型的损失函数计算训练损失，目标是最大限度地提高正三元组的分数，并最小化负三元组的分数。这一过程可用下式表示：

$$\forall t \in T, t' \in T' f(\theta_t) > f(\theta_{t'}) \tag{8-12}$$

具体过程如图 8-23 所示，在三元组 (h, r, t) 中，对头实体（head）、尾实体（tail）和

关系（relation）分别进行向量表示。以卡托普利为例，获得药物 - 靶点的三元组：（卡托普利，药物靶点，血管紧张素转化酶），分别为（头实体，关系，尾实体）。依据从 TTD、DrugBank 等数据库中获得的药物 - 靶点信息，构建出所需的数据集，并将其划分为训练集、验证集、测试集。在基于平移距离的知识图谱嵌入模型中，我们需要构建负数据集。可以采取替换法生成在现实中不存在的负数据集，如目前已知药物卡托普利并不作用于 NADH 脱氢酶，故可以得到负样本（卡托普利，药物靶点，NADH 脱氢酶）。我们所获得的正样本与负样本将会获得一个随机初始化的向量（在没有其他条件时），将正负样本的头实体、关系、尾实体的向量 h, r, t 送入打分函数中。以 TransE 为例，其打分函数为 -|h+r-t|，分别获得正样本与负样本的损失值，得到总的损失值。依据总损失值，对三元组中头实体、关系和尾实体的向量进行迭代优化，使得优化后的正样本的向量在打分函数中越高越好，而负样本的向量在打分函数中要远离正样本。经过训练迭代后，会获得各自样本最终的向量，并依据此向量完成以知识图谱为基础的各项推理任务，如药物 - 靶点相互作用预测、药物 - 药物相互作用等。

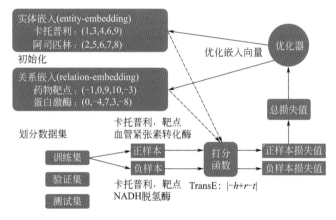

图 8-23　知识图谱嵌入模型基本流程

依据不同模型对于实体与关系定义的打分函数形式，知识图谱嵌入模型可以分为基于距离的模型、语义匹配模型（双线性模型）、神经网络模型和双曲空间模型等。接下来将对知识图谱嵌入模型的打分函数以及优化流程进行简要介绍。

1）基于距离的模型

基于平移距离模型的关键思想是，对于每个三元组（h, r, t），基于向量加法，其关系可以表示为从头实体到尾实体的平移，即 h+r 在 t 的向量空间中。

① TransE：如图 8-24 所示。

其打分函数为：

$$f_r(h,t) = -\left\| h+r-t \right\|_{\frac{1}{2}} \tag{8-13}$$

在 TransE 模型中，如果（h, r, t）事实存在，在同一向量空间内，头实体 h、关系 r 和尾实体 t 获得的向量应有如下关系：h + r ≈ t，则使得 |h+r-t| 趋近于 0，故 f_r 应趋近于正无穷。

但是当处理一对多、多对一的关系时，TransE 模型无法获得较好的效果。因为头实体和关系保持不变，基于打分函数，所有对应的尾实体其嵌入向量都会趋于相同，导致模型效果很差。

② TransH：

$$h_{\perp} = h - w_r^{\mathrm{T}} h w_r \tag{8-14}$$

$$t_{\perp} = t - w_r^{\mathrm{T}} t w_r \tag{8-15}$$

在 TransH 模型中，如图 8-25 所示，向量 h、r、t 依旧处于同一个向量空间内，但是不处于同一个向量平面内。关系 r 有一个超平面，将 h 和 t 投影至 r 所在的超平面内获得 $h_{\perp}$ 和 $t_{\perp}$ 再次进行送入打分函数：

$$f_r(h,t) = -\left\| h_{\perp} + r - t_{\perp} \right\|_2^2 \tag{8-16}$$

可以在一定程度上缓解多个尾实体所得到的向量表示无限趋近的问题。

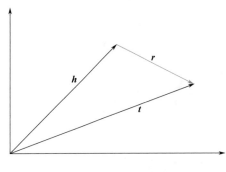

图 8-24　TranseE 模型

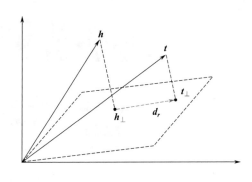

图 8-25　TransH 模型

③ TransR：在 TransR 模型中，如图 8-26 所示，向量 h、t 处于一个向量空间内，但是与 r 不再处于同一个向量空间内。故通过矩阵，将 h 和 t 转换至 r 所属的向量空间内，转换过程如下。

$$h_{\perp} = M_r h \tag{8-17}$$

$$t_{\perp} = M_r t \tag{8-18}$$

并再次进行向量加法的操作，得到如下打分函数：

$$f_r(h,t) = -\left\| h_{\perp} + r - t_{\perp} \right\|_2^2 \tag{8-19}$$

其模型精度进一步提高，但是其参数量会增加，导致空间复杂度与时间复杂度有所提升。

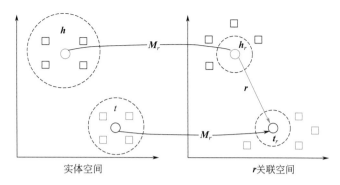

图 8-26 TransR 模型

除了经典的 TransE、TransH、TransR 模型以外，还有许多其他 Trans 系列模型。出于实体和关系的概念性、稀疏性等问题的考虑，此处不再展开说明。Trans 模型均是把关系当作头尾实体之间的翻译，用以解决知识图谱中存在的一个实体对应多个实体、多个实体对应一个实体和多个实体相对应的问题。

2）语义匹配模型

主要采取乘积形式的打分函数来衡量实体和关系语义的相关性，计算头尾实体和关系在向量空间中，经深层次信息交互后，其潜在语义的可信度，也称作双线性模型，如图 8-27所示，其主要的模型如下。

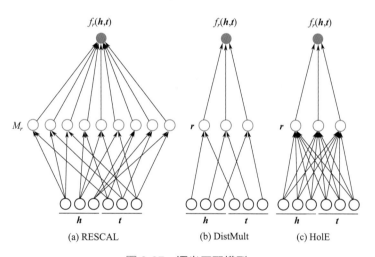

图 8-27 语义匹配模型

① RESCAL：RESCAL 模型通过使用向量来表示每个实体，以此来获得每个实体自身的潜在语义信息。把关系 relation 利用 M_r 矩阵表示，并定义打分函数为：

$$f_r(h,t) = h^{\mathrm{T}} M_r t \tag{8-20}$$

$$h,t \in R^d, M_r \in R^{d \times d} \tag{8-21}$$

$$loss = \max(0, -\boldsymbol{h}^{\mathrm{T}}\boldsymbol{M}_r\boldsymbol{t} + \boldsymbol{h'}^{\mathrm{T}}\boldsymbol{M}_r\boldsymbol{t'} + \boldsymbol{m}) \tag{8-22}$$

RESCAL 的实体和关系之间全是通过矩阵进行运算，故实体和关系本就存在的信息可以进行更深层次的交互。但同时，由于运算较复杂，容易过拟合。随着关系矩阵维度的增加，空间与时间复杂度会随之增高，难以应用到大规模的知识图谱中。

② DistMult：DistMult 基于 RESCAL，将关系矩阵 $\boldsymbol{M}_r$ 的约束简化为对角矩阵，利用对角矩阵的表示，其模型参数量下降，复杂度降低，并定义其打分函数如下：

$$f_r(\boldsymbol{h},\boldsymbol{t}) = \boldsymbol{h}^{\mathrm{T}}\mathrm{diag}(\boldsymbol{r})\boldsymbol{t} \tag{8-23}$$

但 DistMult 是对 RESCAL 模型的简化，其评分函数导致该模型只能捕获同一维度的头实体和尾实体分量之间成对的交互作用。因此对于任意的 $\boldsymbol{h}$ 和 $\boldsymbol{t}$，该模型只能够解决知识图谱中存在的对称关系，却不能够有效解决知识图谱中其他类型的关系。

③ HolE：HolE 将 RESCAL 的获取深层次语义信息的能力与 DistMult 的简便高效相结合。给定一个三元组 (h, r, t)，我们使用循环等相关的方法将头尾实体表示为：$\boldsymbol{h} \times \boldsymbol{t} \in \boldsymbol{R}$，过程如下：

$$[\boldsymbol{h}\cdot\boldsymbol{t}]_i = \sum_{k=0}^{d-1}[\boldsymbol{h}]_k\cdot[\boldsymbol{t}]_{(k+i)\bmod d} \tag{8-24}$$

之后将组合向量与关系表示形式匹配，对三元组进行评分：

$$f_r(\boldsymbol{h},\boldsymbol{t}) = \boldsymbol{r}^{\mathrm{T}}(\boldsymbol{h}\cdot\boldsymbol{t}) = \sum_{i=0}^{d-1}[\boldsymbol{r}]_i\sum_{k=0}^{d-1}[\boldsymbol{h}]_k\cdot[\boldsymbol{t}]_{(k+i)\bmod d} \tag{8-25}$$

因为循环相关的不符合交换规律，即 $\boldsymbol{h} \times \boldsymbol{t} \neq \boldsymbol{t} \times \boldsymbol{h}$。故 HolE 可以解决 DistMult 无法对对称关系建模的问题。

④ ComplEX：将实数空间扩展到复数空间将会获得更加有表现力的实体与关系的向量表示，具有更丰富的信息挖掘和表达能力。ComplEX 将 DistMult 扩展至了复数空间表示，并定义其打分函数如下：

$$f_r(\boldsymbol{h},\boldsymbol{t}) = \mathrm{Re}\left[\boldsymbol{h}^{\mathrm{T}}\mathrm{diag}(\boldsymbol{r})\overline{\boldsymbol{t}}\right] \tag{8-26}$$

其中，$\boldsymbol{h}$、$\boldsymbol{t}$ 均用复数表示；$\overline{\boldsymbol{t}}$ 表示 $\boldsymbol{t}$ 的共轭复数；Re 表示取得复数的实部。ComplEX 在对 DistMult 扩展后，能够同时解决知识图谱中对称与非对称的关系。ComplEX 是首次在知识图谱嵌入模型中引入复数空间的方法，在此之后还有其他模型利用复数空间来解决问题，并且可解决除对称与非对称外更复杂的对称类型。

3）神经网络模型

神经网络模型将实体与关系都送入特定的神经网络（DNN、CNN、GNN 等）来对当前给定的事实三元组进行打分。比如 MLP（多层感知机）使用全连接神经网络作为打分函数

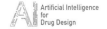

对三元组打分。近年来，深度学习与知识图谱的不断发展，如 ConvE 等工作采取模型更加复杂的神经网络来定义打分函数。

① SME：语义匹配能量模型（SME），采用神经网络的方式进行信息交互以及语义匹配。给定一个正例三元组（h, r, t）。首先在输入层中，实体和关系被映射为嵌入向量。然后组合关系 r 与头实体，定义为 $g_u(h,r)$，再将尾实体 t 与之结合，以获得隐藏层中的 $g_v(t,r)$。则该三元组的得分通过两者之间的点积定义为相匹配的 g_u 和 g_v，如下所示：

$$f_r(h,t) = g_u(h,r)^{\mathrm{T}} g_v(t,r) \tag{8-27}$$

SME 具有线性以及双线性两种形式。

线性：

$$g_u(h,r) = M_u^1 h + M_r^2 r + b_u \tag{8-28}$$

$$g_v(t,r) = M_v^1 t + M_v^2 r + b_v \tag{8-29}$$

双线性：

$$g_u(h,r) = (M_u^1 h) \mathrm{o} (M_r^2 r) + b_u \tag{8-30}$$

$$g_v(t,r) = (M_v^1 t) \mathrm{o} (M_v^2 r) + b_v \tag{8-31}$$

其中，M 均为权重矩阵；b 是偏差向量。

② NTN：NTN 给定一个正例样本，首先在输入层中，头实体与尾实体被映射为嵌入向量。然后关系张量 M_r 与 h 和 t 进行一定的组合，同时在隐藏层映射。在经过 tanh 函数后，基于关系 r 在线性输出层给出了最终评分：

$$f_r(h,t) = r^{\mathrm{T}} \tanh(h^{\mathrm{T}} M_r t + M_r^1 h + M_r^2 t + b_r) \tag{8-32}$$

其中，M 和 b 分别是特定关系的权重矩阵和偏差向量。目前 NTN 是最具表达能力的模型，但是它的每个关系都需要大量参数，并且不能简单有效地处理大型的知识图谱。

③ MLP：多层感知机（MLP）比以上几种模型方法显得更加简单。在 MLP 模型中，实体 h、t 以及关系 r 都将与 M 组合。在一个正例（h, r, t）中，依次在输入层中将嵌入向量 h、t、r 连接起来，之后在非线性的隐藏层中得到映射。最后由一个线性输出层生成打分，如下所示：

$$f_r(h,t) = w^{\mathrm{T}} \tanh(M^1 h + M^2 r + M^3 t) \tag{8-33}$$

其中第一层的权重为 M，第二层的权重则是 w，在不同的关系中将会相互共享。

④ NAM：神经关联模型（NAM）采取了深度神经网络架构进行信息交互以及语义匹配，在一个给定正例中，$\boldsymbol{h}$ 的嵌入向量和 $\boldsymbol{r}$ 进行连接操作，得出 $\boldsymbol{z}_0=[\boldsymbol{h},\boldsymbol{r}]$。之后 $\boldsymbol{z}_0$ 将被输入到一个深度神经网络中，其中含有 L 个隐藏层，如下所示：

$$\boldsymbol{a}^{(l)} = \boldsymbol{M}^{(l)}\boldsymbol{z}^{(l-1)} + \boldsymbol{b}^{(l)}, l = 1,\cdots,L \tag{8-34}$$

$$\boldsymbol{z}^{(l)} = \text{ReLU}\left[\boldsymbol{a}^{(l)}\right], l = 1,\cdots,L \tag{8-35}$$

其中，$\boldsymbol{M}_{(l)}$ 和 $\boldsymbol{b}_{(l)}$ 分别表示在第 l 层的权重和偏差。在前向传播之后，可以得到倒数第一层的输出。再将此层的输出与尾实体 $\boldsymbol{t}$ 的嵌入向量相组合来进行评分，如下所示：

$$f_r\left(\boldsymbol{h},\boldsymbol{t}\right) = \boldsymbol{t}^{\mathrm{T}}\boldsymbol{z}^{(L)} \tag{8-36}$$

SME、NTN、MLP 以及 NAM 可通过图 8-28 加深理解。

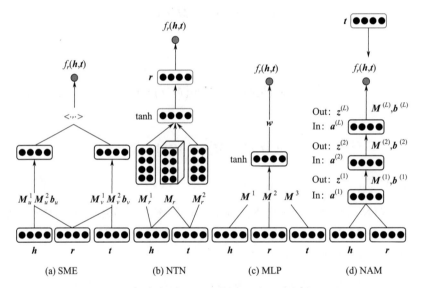

图 8-28　SME、NTN、MLP 以及 NAM 的图解

当然，也有将卷积神经网络、图神经网络以及胶囊神经网络模型运用于知识图谱的向量嵌入中，如 ConvE、CapsE 等。

⑤ ConvE：如图 8-29 所示，ConvE 将 $\boldsymbol{h}$ 与 $\boldsymbol{r}$ 合并转换为二维向量，之后接入卷积层与全连接层，以获取其中深层次的交互信息，然后利用矩阵 $\boldsymbol{W}$ 和尾实体 $\boldsymbol{t}$ 进行计算，通过其输出概率来判断当前三元组的置信度。ConvE 的打分函数如下：

$$f_r\left(\boldsymbol{h},\boldsymbol{t}\right) = f\left\{\text{vec}\left[f\left(\left[\overline{\boldsymbol{h}},\overline{\boldsymbol{r}}\right]\cdot w\right)\right]\cdot \boldsymbol{W}\right\}\cdot \boldsymbol{t} \tag{8-37}$$

其中，$\overline{\boldsymbol{h}}$ 和 $\overline{\boldsymbol{r}}$ 表示二维的向量；w 表示卷积核；$\boldsymbol{W}$ 表示矩阵。

⑥ CapsE：CapsE 采用另一种新观点——胶囊神经网络模型。将头实体 $\boldsymbol{h}$、关系 $\boldsymbol{r}$、尾

实体 *t* 分别都表示为某一矩阵，之后输入卷积层，通过卷积操作对其进行特征提取，并压缩通过卷积后获得特征信息，之后进行动态路由的过程，并计算三元组的分数来获得其可信度。

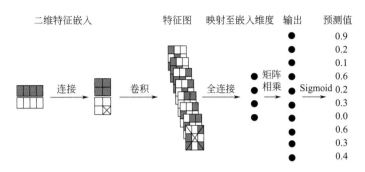

图 8-29　ConvE 模型图解

⑦ KG-BERT：KG-BERT 模型利用 BERT 预训练模型进行微调，获取 *h*、*r*、*t* 的信息，然后取分类信息进行二分类，以此来判断当前三元组的可信程度。

4）其他模型

除了以上提到的三种方式，还有其他如双曲几何模型（包括常见的 Poincare、MuRP）。双曲几何模型利用双曲空间的特性，在非欧氏空间中对实体进行建模；旋转模型（包括 RotatE、QuatE、DihEdarl）把关系当作头实体和尾实体之间的旋转；也有的模型从关联路径、实体类型、文本描述等解决 KGE 的问题。

基于以上信息可以发现，知识图谱嵌入模型应首先关注如下几个方面：①知识图谱中包含的关系是否具有多样性：如一对多、多对一、多对多问题，对称关系，可逆关系等。②实体的具体层次性。③实体和关系运算时的深层交互信息，在使用双线性以及神经网络模型时要关注过拟合问题。

（3）模型评价指标

近年来，由于深度学习的发展，基于嵌入模型的核心思想，众多新颖的知识图谱嵌入模型不断涌出，在预测可药靶性问题上，可以理解为知识图谱的连接预测任务。

连接预测是用来预测三元组（*h*, *r*, *t*）中缺失或未知关系的任务，即通过药物和蛋白来预测其中的关系。对于每一个缺失的关系，模型将使用知识图谱中训练得到的实体向量来进行计算，每一个关系都将会被作为候选项进行计算。计算后，依据分数进行降序排名，而非简单地给出模型的最优预测结果，依据其中的排名，来评价模型。

在测试中，对于每一个待测试的事实三元组，采取头尾替换法，即选用知识图谱中的其他候选实体来替换原头实体或者尾实体，并且按打分大小顺序给出这些实体的评分值。

评测方法有：MR、MRR 和 Hits@1、Hits@3、Hits@10。

① Mean Rank（MR）为正确的实体评分函数的平均排名。对于每一个三元组（*h*, *r*, *t*），我们以预测尾实体 *t* 为例，将（*h*, *r*, *t*）中的 *t* 使用知识图谱中的每一个实体来代替，之后通过打分函数来计算分数，通过此方式我们将获得一系列的分数，之后按照升序的方法将这些分数排列。

打分函数 f_r 的值应当尽量小，即在排列中，越靠前越好。之后计算真实值在上述序列中各排多少位，并计算其平均值，如下所示：

$$MR = \frac{1}{|S|} \sum_{i=1}^{|S|} \text{rank}_i = \frac{1}{|S|} \left(\text{rank}_1 + \text{rank}_2 + \cdots + \text{rank}_{|S|} \right) \tag{8-38}$$

② Mean Reciprocal Ranking（MRR）为正确的实体评分函数排名倒数的平均值。其按照分数升序方法排列后，取其位次的倒数，并取平均值。其值越大越好。

MRR 计算公式如下所示：

$$MRR = \frac{1}{|S|} \sum_{i=1}^{|S|} \frac{1}{\text{rank}_i} = \frac{1}{|S|} \left(\frac{1}{\text{rank}_1} + \frac{1}{\text{rank}_2} + \cdots + \frac{1}{\text{rank}_{|S|}} \right) \tag{8-39}$$

在真实场景中，MRR 的评价指标是使用最多的一种指标，因为它能够比 MR 指标更好地反映所构建模型的好坏，因为其考量了每一候选项的排名，并可以极大地减少了不良极端值所造成的影响。例如在某次模型评估中，共有 5 个排名的结果。A 模型返回的排名结果序列为 [1, 2, 1, 1, 65000]，B 模型则返回了排名结果为 [10000, 10000, 10000, 10000, 10000] 的序列。依据 MR 的评测指标，模型 A 的平均 rank 为 [13001]，其效果比模型 B 的 [10000] 略差。但是依据 MRR 的指标，模型 A 的实际效果是要远远好于模型 B 的。在实际使用中，虽然处于排名 10000 的结果乍一看比排名 65000 的结果更优，其值高出了整整 55000。但是当要解决实际问题时，如寻找药靶，没有人会去关注排名第 10000 的结果，如果一一验证只会浪费大力的人力物力。所以两者对于发现新药靶的贡献都接近 0。因此使用 MRR 来评价大多数模型被更多人接受。

③ Hits@N 是指在连接预测中排名小于 n 的三元组的平均占比。具体的计算方法如下：

$$\text{HITS@}N = \frac{1}{|S|} // \left(\text{rank}_i \leqslant n \right) \tag{8-40}$$

一般，n 取 1、3 或者 10，Hits @1 指的是将尾实体排在第一位的次数 / 测试集合大小，Hits @3 以及 Hits @10 同理。该指标越大越好，越大说明每一个三元组的尾实体都被模型排名得非常靠前。

（4）蛋白可药靶性识别

药物靶点的研究已成为一项热门研究，其目的是解释当前药物的作用机制及其可能的未知脱靶活性。了解具有潜在临床意义的靶点对药物的合理开发也至关重要。大规模、可靠的药物 - 靶点预测可以极大地促进此类新治疗方法的发展。而随着知识图谱领域在生物医药领域的大规模兴起，其良好的靶标预测能力也逐渐被重视。目前的药物靶点数据库，如 TTD 和 DrugBank，在很大程度上是作为网络构建的，这些网络代表了药物及其与靶蛋白（或其基因）作用途径以及靶向疾病的信息。这样的数据可以很自然地运用在知识图谱上。知识图谱的预测任务有：链路预测、节点分类 / 回归、边分类 / 回归等问题。在药物和它们的靶点之间发现新的关联的任务可以被表述为生物知识图谱上的链路预测问题。

链路预测过程如图 8-30 所示，基于从各多源异质性数据库中提取到的药物 - 靶点相互作用关系，来构建（药物、关系、靶点）三元组，并对三元组进行负例采样，分别得到 1：1 和 1：10 的正例负例样本比例的数据集，并将其划分为训练集、独立验证集和测试集。通过将三元组送入合适的知识图谱嵌入模型中，经过几次迭代优化，使得每个头实体 h、尾实体 t 和关系 r 表示为低维稠密的实体向量，获得生物实体内在的隐性关联。经过交叉验证并计算其 MRR 以及 Hits@10 等指标来评估模型质量。在最优模型的基础上，通过对任一药物与可能产生治疗作用的蛋白进行链路预测，发现目标化合物的潜在可结合靶点。

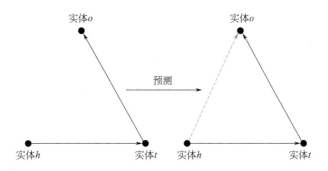

图 8-30　通过实体 h、t、o 的关系来对 h、o 进行链路预测

诸多实验表明，知识图谱与传统的机器学习相比较，在 PR-AUC 以及 ROC-AUC 等指标上均表现有更良好的性能。基于知识图谱预测可药靶性识别的方法，可以整合多源异质的生物医药信息，并获取其中的内在关联，在蛋白可药靶性识别上占据十分重要的地位。

8.3.3　小结与展望

本节从药物研发的源头——靶标发现的角度阐述人工智能在药物研发领域中的应用现状。针对可药靶性识别中一系列的关键问题，本章从蛋白质序列、蛋白质结构以及生物分子网络三个方面分别介绍了人工智能对药物靶标识别的推动作用。随着 AlphaFold2 的问世以及各种生物活性数据的快速积累，人工智能辅助药靶发现的研究范式正在从以往基于序列的模式逐渐转变成基于蛋白质结构和生物分子网络的预测模式，这使得基于人工智能的可药靶性预测被越来越多的研究人员所关注，也让人工智能在医药领域中的应用更加广阔。

8.4　网络药理学与药物重定向

8.4.1　网络药理学概述

网络药理学（network pharmacology）一词最早是由英国药理学家 Andrew L. Hopkins 于 2007 年提出的 [43]。网络药理学是从系统生物学（system biology）和网络生物学（network biology）的角度出发阐释疾病发生和发展的生物学机制，从生物分子网络层面理解药物和机体相互作用的科学 [44]。我国学者李梢教授在 1999 年就将中医药研究和分子网络联系起来，提出中医证候与分子网络调节机制的关联假说[45]，2007年提出了基于生物网络调控的中药方剂研究模式[46]，最早将网络药理学的逻辑应用于中医药研究中。

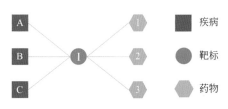

图 8-31　传统药理学药物设计理念下疾病、靶标和药物之间的关系

传统的药理学聚焦于分子层面的疾病机制解析和药物作用建模，即研究单个靶标基因与多种疾病和多种药物之间的联系（图 8-31），一般遵循"一个基因、一种药物、一种疾病"（one gene, one drug, one disease）的药物设计范式。该范式假设疾病的发生是由某个致病基因导致的，通过设计具有高选择性的配体分子特异地靶向致病基因，影响该基因的生物活性，从而达到治疗疾病的目的。然而，疾病的发生有时候并非是由单个基因导致的。单基因敲除（knockout, KO）技术能够将细胞中的某个基因破坏，使其丧失功能，是一种常用的基因功能分析工具。在模式生物中进行的大规模基因敲除实验表明，某些基因的功能丧失并不会影响机体的正常生命活动[47]，也就是说，生物体具有补偿调节机制和功能备份，能够抵御大部分单基因功能缺失的影响[48]。同时，根据网络生物学的理论，改变细胞或生物的表型往往需要对基因网络中的多个节点同时进行调控[49]，将单个基因作为靶标开展疾病治疗尤其是复杂疾病的治疗往往作用有限。值得注意的是，小分子药物通常拥有不止一个靶标。根据 DrugBank 药物数据库的统计，在已经批准且已知靶标的药物中，有超过 60% 的药物有两个及以上的靶标。除了致病基因的靶标之外，药物可能存在其他靶标基因，这会对药物的作用效果带来一定的影响。例如，当药物的多个靶标都是某种疾病的致病基因，那么该多靶标药物可能会比单靶标药物具有更好的药效[50]。而当药物的其他靶标影响了机体正常的生理功能时，就会产生不良反应（side effect），这被称为脱靶效应，会给患者带来不好的影响。脱靶效应的存在给寻找具有特异性靶标的药物带来了不小的挑战。因此，传统的药理学研究模式对于涉及存在系统性病变的复杂疾病时，较难通过单基因分析的方式确定靶标。

网络药理学从生物网络的角度建模疾病、靶标和药物之间的相互关系，揭示生物分子网络中与疾病密切相关的关键靶标集合，并通过设计多靶标药物或者利用药物组合作用于致病基因或致病网络模块，指导药物设计和临床用药[51]。系统生物学研究生命系统中各个组分、各个层次之间的相互关系和相互作用，从生命系统的整体出发理解和认识生命活动过程。从系统生物学的角度，可以将生命系统抽象成一个复杂的生物分子网络，这个分子网络中包含

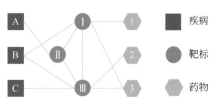

图 8-32　网络药理学药物设计理念下疾病、靶标和药物之间的关系

正常生命活动所涉及的基因调控网络、蛋白质相互作用网络、代谢网络等，也包含疾病和药物相关的药物靶标相互作用网络、疾病靶标网络等（图 8-32），通过各组分之间的相互作用关系来认识疾病发生和发展过程的生物学机制。生物分子网络除了能反映特定疾病、基因、药物之间的直接关联外，节点之间的网络拓扑中还蕴含着网络特征信息，这些网络信息能够从整体层面揭示疾病发生和药物作用的机理。

生命系统经过漫长的进化之后，能够对外界的干扰做出适应性的调整，当某些基因的功

AI Artificial Intelligence for Drug Design

能发生缺失时，信号通路中往往存在其他冗余替代或补偿机制，从而保证正常的生命活动或减轻危害，可见，生物分子网络具有鲁棒性。受此启发，从网络层面寻找疾病的"根源"，能够更好地帮助我们理解疾病的本质。从生物网络的角度来看，疾病发生的本质是由于生物分子网络失衡导致的生理功能紊乱或缺失[51]。相比于致病基因，致病模块或致病网络可以更好地描述疾病的形成原因，同时更好地作为疾病的靶标。网络靶标就是将生物分子网络中与疾病密切相关的关键节点、关键通路或关键模块视为导致疾病的因素以及药物的潜在作用对象，并在此基础上进行药物发现研究[52]。例如，在具有 *BRCA* 基因缺陷的癌细胞中，抑制 *PARP* 基因能够有效地杀伤癌细胞。这是因为 *BRCA* 基因和 *PARP* 基因具有合成致死效应[53]，即两个基因同时功能丧失会导致细胞死亡，其中单个基因的功能丧失则几乎不会对细胞产生影响。正常的细胞中存在两条并行的 DNA 修复通路，*BRCA* 基因和 *PARP* 基因分别在两条通路中承担重要作用，当其中一个基因的功能被抑制，DNA 修复功能可以通过另外一个基因所在的通路完成；当两个基因同时被抑制时，DNA 修复通路就被破坏，损坏的 DNA 无法正常修复，从而导致细胞死亡[54]。

具有单一靶标的药物在治疗致病机理较为复杂的疾病时往往疗效有限。多向药理学（polypharmacology）旨在设计针对多个靶标或多个疾病通路的药物，从而提升药物的疗效[55]。例如，激酶抑制剂舒尼替尼（sunitinib）[56] 和伊马替尼（imatinib）[57] 是通过抑制信号通路中的多个激酶来实现抗癌效果的。β-内酰胺（β-lactams）通过抑制至少两个青霉素结合蛋白达到抗菌作用[58]。设计和筛选多种药物的组合，从而同时靶向多个靶标基因，也是提高临床效果的用药策略之一。联合用药策略除了保证药效之外，还需要考虑药物之间的相互作用，避免发生由药物相互作用导致的不良反应。网络药理学研究方法对中医药研究也起着重要作用。近年来，网络靶标逐渐成为中药方剂药理学研究的一个切入点，用于解析方药、病证和生物分子网络之间的映射关系，建立方药和病证之间的关联机制[59]。

网络分析方法利用网络中的节点属性和关联信息，挖掘生物分子网络中的关键节点、关键通路或关键模块。网络嵌入（network embedding）是一种网络表示学习方法[60]，它将网络中的每个节点表示为低维向量，该低维向量中蕴含了节点特征信息和网络拓扑信息，利用节点的低维向量表示对网络中两个节点之间是否存在连接以及存在何种类型的连接进行预测。这类方法能够从生物分子网络中挖掘节点之间的潜在关系，为预测疾病的潜在靶标、药物的新适应证（药物重定向）等提供了方法基础。

8.4.2　生物分子网络的构建

与疾病机理和药物作用机制相关的生物分子网络大致可以分为三类节点：疾病、靶标、药物（图 8-33）。疾病节点除表示通常意义上的疾病之外，还可以表示症状、副作用等。靶标节点表示可以作为潜在靶标的生物大分子（如核酸、蛋白质）、生物标志物、信号通路等。药物节点表示已经批准上市的药物、仍在试验中的小分子、化合物库中的小分子等。这三类网络节点内部、不同类别节点之间，都存在多种类型的关联，共同构成了生物分子网络的边。生物分子网络的边也可以分为三种类型：关联、相互作用、相似度。关联边表示两个节点之间存在特定意义上的联系，如药物和适应证、调控基因和被调控基因等。相互作用边表示两个节点存在化学意义上的结合或其他相互作用，如蛋白质相互作用、药物靶标相互作用等。相似度边表示两个节点在某些属性上的相似度，如药物结构相似度、蛋白质序列相似度等。

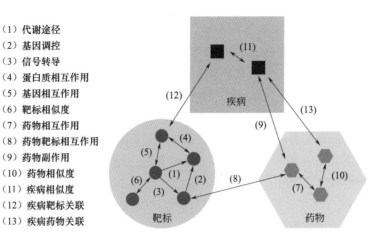

（1）代谢途径
（2）基因调控
（3）信号转导
（4）蛋白质相互作用
（5）基因相互作用
（6）靶标相似度
（7）药物相互作用
（8）药物靶标相互作用
（9）药物副作用
（10）药物相似度
（11）疾病相似度
（12）疾病靶标关联
（13）疾病药物关联

图 8-33　生物分子网络示意图

生物分子网络的构建是利用网络分析、网络表示学习等方法对疾病相关网络进行信息挖掘的基础。许多公开数据库和公开发表的数据中含有大量的疾病、靶标、药物相关的数据，可以用来构建研究所需的生物分子网络，总结如表 8-17。按照节点类型和边的类型，可以将生物分子网络归纳为以下几种。

表 8-17　生物分子网络构建常用数据库

常用数据库	节点类型	边类型
KEGG[61]	疾病、靶标、药物	（1）（2）（3）（7）（12）
Reactome[62]	靶标	（1）（3）
MetaCyc[63]	靶标	（1）
BioCyc[64]	靶标	（1）
RegNetwork[65]	靶标	（2）
HTRIdb[66]	靶标	（2）
RegulonDB[67]	靶标	（2）
GRNdb[68]	靶标	（2）
TRRUST[69]	靶标	（2）
PID[70]	靶标	（3）
STRING[71]	靶标	（4）
BioGRID[72]	靶标	（4）（5）
DIP[73]	靶标	（4）
MINT[74]	靶标	（4）
SynLethDB[75]	靶标	（5）
Uniprot[76]	靶标	（6）

AI Artificial Intelligence for Drug Design

常用数据库	节点类型	边类型
PDB[77]	靶标、药物	(6)(8)
LINCS[78]	靶标、药物	(6)(10)
CCLE[79]	靶标、药物	(6)(10)
DepMap[80]	靶标	(6)
DrugBank[81]	疾病、靶标、药物	(7)(8)(13)
DDInter[82]	药物	(7)
STITCH[83]	靶标、药物	(8)
BindingDB[84]	靶标、药物	(8)
ChEMBL[85]	靶标、药物	(8)(10)
SIDER[86]	疾病、药物	(9)
ZINC[87]	药物	(10)
PRISM[88]	药物	(10)
MeSH	疾病	(11)
CTD[89]	疾病、靶标、药物	(12)(13)
DisGeNET[90]	疾病、靶标	(12)

注：表中边类型编号与图 8-33 中对应。

（1）代谢通路网络

代谢反应是发生在细胞内的一类重要生化反应。在酶的催化下，底物经过酶促反应代谢为产物（副产物），从而完成生命活动所需的各项功能。代谢反应的参与者有三个：底物（反应物）、酶和产物。其中，酶是具有催化功能的蛋白质，可以作为疾病或药物的靶标。底物和产物包括碳水化合物、脂质、核苷酸、氨基酸等生物大分子或小分子。通常情况下，代谢反应的产物往往是其他代谢反应的底物，一系列的酶促反应构成了代谢通路网络。例如，乙醇在人体内的代谢由三步完成，首先乙醇脱氢酶将乙醇催化脱氢为乙醛，随后乙醛脱氢酶将乙醛代谢为乙酸，最后乙酸代谢为二氧化碳和水，这些反应构成了一条乙醇代谢通路。此外，肝脏中的细胞色素 P450 酶也可以代谢乙醇，但是在催化过程中会产生自由基，可能导致酒精性肝损伤。

代谢通路网络为有向图，其节点表示催化反应的底物和产物，边表示由酶催化的代谢反应，边的方向一般由底物节点指向产物节点。常用的代谢通路数据库包括 Kyoto encyclopedia of genes and genomes（KEGG）[61]、Reactome[62]、MetaCyc[63]、BioCyc[64] 等。

（2）基因通路网络

基因通路网络又称为基因调控网络（gene regulatory network，GRN）。细胞中存在一些调控分子或调控元件，通过在 mRNA 层面或蛋白质层面调节基因的表达量来影响细胞的功能。根据分子生物学中心法则，基因的表达需要转录和翻译两个过程。首先，DNA 在多种酶的作用下转录为 mRNA，经过剪切、转录后修饰等过程变为成熟的 mRNA。其次，成熟的 mRNA 依靠核糖体进行翻译，将氨基酸合成为多肽链，随后经过折叠成为具有特定结构的蛋白质。在这些过程中，有许多调控因子能够对基因的表达量进行调控。例如，转录因子（transcription factor，TF）是细胞内一种 DNA 特异结合蛋白，通过与 DNA 上的特定序列（如启动子、增强子）结合，促进或抑制 RNA 聚合酶与 DNA 转录起始位点的结合，从而控制相邻基因的转录速率。

基因调控网络为有向图，其节点包括调控因子和被调控基因，边表示调控关系，边的方向由调控因子指向被调控基因。常用的基因调控网络数据库包括 KEGG[61]、RegNetwork[65]、HTRIdb[66]、RegulonDB[67]、GRNdb[68]、transcriptional regulatory relationships unraveled by sentence-based text mining（TRRUST）[69] 等。

（3）信号转导通路网络

信号转导是指细胞内化学信号或物理信号的传递过程。信号转导一般是由分子活动介导的。细胞表面存在大量的信号受体，在接收到信号分子或者其他物理信号时，这些受体被激活，发生构象变化。激活后的受体会进一步激活下游的信号蛋白，从而导致信号通路的激活，在细胞内产生一系列生化响应。由于信号转导通路有级联效应，信号会逐级放大，当信号转导通路发生异常时，可能会带来病理性改变。常见的信号转导受体包括 G 蛋白偶联受体（G protein-coupled receptor，GPCR）、受体酪氨酸激酶（receptor tyrosine kinase，RTP）、整联蛋白（integrin）、Toll 样受体（toll-like receptor）、配体门控离子通道（ligand-gated ion channel）、核受体（nuclear receptor）、胞质受体（cytoplasmic receptor）等。

信号转导通路网络为有向图，其节点为信号受体、信号蛋白等，边表示信号激活关系，如受体 - 配体相互作用、蛋白质相互作用等，边的方向由上一级信号受体或信号蛋白指向下一级信号蛋白。常用的信号转导通路网络数据库包括 KEGG[61]、Reactome[62]、the Pathway Interaction Database（PID）[70] 等。

（4）蛋白质相互作用网络

蛋白质相互作用是发生在两个或两个以上蛋白质之间的具有高度特异性的相互作用。蛋白质相互作用主要由静电力、氢键相互作用、疏水相互作用等作用力组成，在细胞内多种生命活动过程中起着重要作用，例如代谢反应、信号转导、膜运输等。蛋白质相互作用与多种疾病的发生有关，如老年痴呆、帕金森病和癌症。

蛋白质相互作用网络为无向图，其节点表示蛋白质，边表示两个节点蛋白质能够发生的蛋白质相互作用。常用的蛋白质相互作用网络数据库包括 search tool for the retrieval of interacting genes/proteins（STRING）[71]、BioGRID[72]、the database of interacting proteins（DIP）[73]、the Molecular Interaction Database（MINT）[74] 等。

（5）基因相互作用网络

基因相互作用是指一对基因的突变、删除或过表达和单个基因此类改变相比，其表型会发生截然不同的改变。例如，当某个基因发生突变时，细胞不产生表型变化，但当另外一个基因同时发生突变时，细胞死亡，那么这两个基因具有负的基因相互作用（negative genetic interaction）。反之，当某个基因发生突变时，细胞生长缺陷或死亡，但当另外一

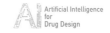

个基因同时发生突变时，细胞存活，那么这两个基因具有正的基因相互作用（positive genetic interaction）。基因相互作用包括剂量生长缺陷（dosage growth defect）、剂量致死（dosage lethality）、剂量挽救（dosage rescue）、表型增强（phenotypic enhancement）、表型抑制（phenotypic suppression）、合成生长缺陷（synthetic growth detect）、合成单倍剂量不足（synthetic haploinsufficiency）、合成致死（synthetic lethality）、合成挽救（synthetic rescue）等。

基因相互作用网络为无向图或有向图，节点表示基因，边表示基因相互作用关系。当基因相互作用关系没有方向时，如合成致死，边为无向图。当基因相互作用关系存在方向时，如表型增强，边为有向图，边的方向由作用产生基因指向被作用基因。常用的基因相互作用网络数据库包括 BioGRID[72]、SynLethDB[75] 等。

（6）靶标相似度网络

假设相似的靶标具有相似的药物分子或疾病关系，通过计算靶标之间的相似度，可以构造靶标相似度网络。靶标相似度可以通过结构相似度和功能相似度等方面衡量。常见的疾病靶标通常为蛋白质，蛋白质的一级结构是由氨基酸组成的序列。具有相似一级结构的蛋白质往往具有相似的二级、三级、四级结构。因此，可以利用蛋白质序列的相似度来作为蛋白质结构相似度的度量。常用的蛋白质序列相似度是通过序列匹配来计算的，如 smith-waterman 算法，将蛋白质序列进行匹配之后得到匹配打分，经过归一化之后获得相似度的数值。靶标的功能相似度可以通过基因表达谱来获得。例如，将细胞中的某个基因敲低（knockdown）或敲除（knockout），抑制该基因在细胞中的功能，测量细胞的基因表达谱，并与正常细胞的基因表达谱比较，得到该基因在该细胞中的差异表达谱。计算不同靶标基因的差异表达谱之间的相关性，可以得到靶标的功能相似度。

靶标相似度网络为无向图，节点表示靶标，边表示靶标之间的相似度，边的权重为靶标的结构相似度、功能相似度或综合相似度等。常用的蛋白质序列数据库有 Uniprot[76]、Protein Data Bank（PDB）[77] 等，基因敲除表达谱数据库有 the library of integrated network-based cellular signatures（LINCS）[78]、the cancer cell line encyclopedia（CCLE）[79]、DepMap[80] 等。

（7）药物相互作用网络

药物相互作用是指两种或两种以上的药物在体内发生相互作用，对药物的药物动力学（pharmacodynamics）和药代动力学（pharmacokinetics）性质造成影响，产生叠加、协同或者拮抗作用。从药效的角度来看，同时服用两种药物，如果这两种药物的靶标互不影响，那么联合用药的后果可能是叠加的；如果两种药物的靶标为同一个受体或在同一个信号通路内，那么联合用药的后果可能是协同的（更强的药效）或者是拮抗的（抵消的药效）。从药物代谢的角度来看，同时服用两种药物，会在药物的吸收（absorption）、分布（distribution）、代谢（metabolism）和排泄（excretion）过程中发生浓度变化，导致对特定器官和特定功能的竞争，带来不同的后果。例如药物对肠道蠕动速度、pH 值、酶的活性等有相反的要求或作用时，一种药物可能对另一种药物的药代动力学性质产生影响。

药物相互作用网络为无向图，节点表示药物，边表示药物之间存在特定类型的药物相互作用。常用的药物相互作用数据库有 DrugBank[81]、KEGG[61]、DDInter[82] 等。

（8）药物靶标相互作用网络

药物靶标相互作用是指靶标分子和药物小分子之间发生的相互作用。药物靶标相互作用可以看作小分子蛋白质相互作用（compound-protein interaction，CPI）的一种，由氢键相互作用、疏水相互作用、静电相互作用等组成。药物靶标相互作用是药物和靶标关系的直接描述，常被应用于药物筛选、药物靶标预测等问题。

药物靶标相互作用网络为无向图，节点表示药物或靶标，边连接药物和靶标节点，表示药物和靶标之间存在相互作用。常用的药物靶标相互作用数据库有 DrugBank[81]、Search Tool for Interacting Chemicals（STITCH）[83]、BindingDB[84]、PDB[77]、ChEMBL[85] 等。

（9）药物不良反应网络

药物不良反应指的是药物除药效之外的其他作用，通常是计划之外的。减少药物的毒性和不良反应是药物研发的目的之一，然而，由于个体差异等因素，完全避免不良反应是困难的。药物的不良反应并不一定是有害的，当药物的不良反应能够作用于其他靶标并且有其他疾病的疗效时，就可以将药物重定向到新的适应证，拓展药物的临床应用范围。

药物不良反应网络为无向图，节点表示药物或不良反应，边连接药物和不良反应节点，表示药物和不良反应之间存在关联。常用的药物不良反应数据库有 SIDER[86] 等。

（10）药物相似度网络

假设相似的药物能够作用到相似的靶标或治疗相似的疾病，类似于靶标相似度网络，同样可以计算药物相似度，构造药物相似度网络。药物结构相似度可以通过化学结构计算。例如，摩根分子指纹能够识别分子中的子结构，并将其映射到一个固定长度的布尔向量，即向量的每个元素取值为 1 或 0。摩根分子指纹是分子结构的一种表示，通过计算两个分子的摩根分子指纹的 Tanimoto 相似度，作为这两个分子的结构相似度。药物的功能相似度可以通过药物干扰基因表达谱来获得。例如，用药物对培养细胞系进行处理，测量细胞的基因表达谱，并与未进行药物处理细胞的基因表达谱比较，得到该药物干扰下此类细胞的差异表达谱。通过不同药物干扰的差异表达谱之间的相关性，可以得到药物的功能相似度。

药物相似度网络为无向图，节点表示药物，边表示药物之间的相似度已知，边的权重为药物的结构相似度、功能相似度或综合相似度等。常用的药物分子结构数据库有 ZINC[87]、ChEMBL[85] 等，药物干扰基因表达谱数据库有 LINCS[78]、CCLE[79]、PRISM[88] 等。

（11）疾病相似度网络

假设相似的疾病具有相似的靶标和相似的药物，就可以计算疾病的相似度，构造疾病相似度网络。医学主题词（medical subject headings，MeSH）为每种疾病定义了层次化的分类标准，形成有向无环图。例如，白血病（leukemia）的 MeSH 分类为肿瘤（neoplasms）、基于组织学类型分类的肿瘤（neoplasms by histologic type）、白血病（leukemia）。根据 MeSH 分类，可以比较两个疾病的分类距离，得到疾病的相似度。

疾病相似度网络为无向图，节点表示疾病，边表示疾病之间的相似度已知，边的权重为疾病的相似度大小。

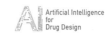

（12）疾病靶标关联网络

发现并验证疾病和靶标的关联关系是药物发现和药物设计的基础。疾病靶标关联中的靶标不仅仅包括疾病的靶标，也包括和疾病存在某种相关性的基因，因此，这里的关联并不一定是因果关系。除了已经探明的疾病和其致病基因之间的关联之外，还有其他类型的疾病靶标关联，或基因疾病关联。例如，全基因组关联分析（GWAS）通过分析疾病样本和正常样本的差异表达基因，定位到和疾病相关的基因，得到基因疾病关联。文献挖掘技术可以通过分析海量公开文献，从中抽取疾病和基因之间的关联。靶标除了表示基因、蛋白质等生物大分子之外，也可以表示某个生物学通路。

疾病靶标关联网络是无向图，节点表示疾病或靶标，边连接疾病和靶标节点，表示疾病和靶标之间存在某种关联，可以使用边的权重来表示疾病和靶标之间关联的强弱。常用的疾病靶标关联数据库有 CTD（comparative toxicogenomics database）[89]、DisGeNET[90]、KEGG[61] 等。

（13）疾病药物关联网络

疾病药物关联指的是已经批准的药物及其适应证之间的关系。根据药理学模型，疾病是由致病基因或致病模块导致的，药物通过和靶标发生相互作用改变靶标的生物学功能。疾病和靶标、药物和靶标之间存在直接的关联，疾病和药物之间的关联是间接的。大部分药物的靶标是已知的，而有的药物虽然具有疗效，但其靶标是未知的。根据 DrugBank 数据库统计，在已经批准的药物中，约有 44% 的药物其靶标未知。例如，克罗他米通（crotamiton）是皮肤外用药，通过药物蒸发时对皮肤产生的冷却效果来止痒，同时能够治疗疥疮，但机制不明。这些药物和疾病之间的关联可以不通过靶标直接表示。

疾病药物关联网络是无向图，节点表示疾病或药物，边连接疾病和药物节点，表示该药物用于治疗该疾病。常用的疾病药物关联数据库有 DrugBank[81]、CTD[89] 等。

8.4.3　基于网络的靶标发现和药物重定向

由于细胞中的各项生命活动之间存在整体性和系统性依赖，多数疾病的发生是生物网络发生扰动而失衡的结果 [91]。从生物分子网络中确定疾病的致病基因、致病通路，建立疾病多个表型之间的分子联系，是疾病网络分析的目标。疾病网络分析方法对于发现新的致病基因、揭示疾病基因关联的生物学机制、发现新的药物靶标和生物标志物具有重要意义。

药物重定向（drug repurposing 或 drug repositioning）是指从已经批准的药物中发现新的药物靶标和新的适应证 [92]。由于药物的成药性、安全性等性质已经过实验和临床验证，药物重定向能够比通常的新药研发节省大量的时间和成本。药物重定向的关键在于发现已有药物和靶点之间的潜在相互作用关系，即药物靶标相互作用预测。

将药物靶标相互作用网络视为一个矩阵 $Y \in \mathbb{R}^{m \times n}$，矩阵的每一行代表一种药物 $d_i \in \boldsymbol{D}$（$i = 1, \cdots, m$），每一列代表一个靶标 $t_j \in \boldsymbol{T}$（$j = 1, \cdots, n$），矩阵的元素为二值型，如果药物 d_i 和靶标 t_j 之间存在相互作用，那么对应的矩阵元素 y_{ij} 为 1，否则为 0。这里 0 的含义是指药物和靶标的相互作用未知，并不一定不存在相互作用。药物重定位的目的就是从矩阵的未知元素（即 0 元素）中筛选出潜在的新的相互作用关系。此外，可以将节点额外的特征信息考虑进来（如靶标的基因表达水平、药物的分子结构特征等），或者对节点和边进行加权，以表示特定的属性信息，如图 8-34。

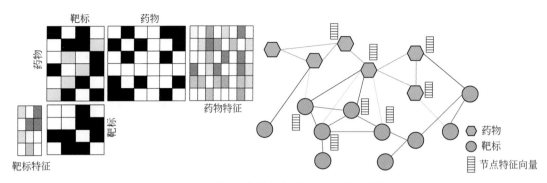

图 8-34　基于网络的靶标发现和药物重定向

（1）网络分析方法

生物分子网络是有机的整体，是根据一系列的原则组织起来的。网络科学的分析方法能够帮助分析生物网络中的组织原则，理解疾病和生物网络之间的关系，进而揭示致病机理。网络中具有某些特定属性的成分有模块（module）、中心（hub）节点、瓶颈（bottleneck）节点等，这些属性的成分和其生物学功能有一定的关联。例如，模块是网络中的节点集合，这些节点内部边的数量比其他部分高。致病基因有时是以模块的形式出现的，即模块中的几个基因都和疾病存在关联。同时，需要注意的是，致病模块并不等同于网络模块，致病模块与某种疾病有关，而网络模块的定义取决于网络属性。中心节点是网络中度数（degree）比较高的节点，即中心节点边的数量比其他节点要多。生物网络的中心节点一般是必需基因（essential gene），在细胞生命活动中具有较为重要的作用。瓶颈节点定义为网络中介数中心度（betweenness centrality）高的节点，即网络中最短路径经过次数多的节点。在基因通路网络中，瓶颈节点通常和必需基因有关。

传统的网络分析方法从生物分子网络中发现致病基因和致病模块，大致可以分为三种类型：连接方法（linkage methods）、致病模块方法（disease module-based methods）和扩散方法（diffusion-based methods）[91]。连接方法认为，与疾病相关基因有相互作用的基因也可能是潜在的候选致病基因[93]。致病模块方法假设致病基因在网络中倾向于形成模块，因此从生物分子网络中筛选和疾病相关的模块后，将其中的基因作为候选致病基因[94]。扩散方法认为和已知致病基因相邻的基因是可能的候选致病基因，这种方法从已知致病基因出发，通过随机游走的方式统计访问次数较多的节点，将其作为预测的候选致病基因。

（2）基于推荐系统相似性度量的方法

在推荐系统中，很多基于相似性度量的协同过滤（collaborative-filtering）方法可以直接被用来预测药物与靶标的关系，这些方法基于"内疚关联（guilt-by-association）"原则，即相似的药物可能共享相同的靶标，或者在基因或蛋白质网络中，具有物理交互的蛋白或彼此紧密关联的基因，可能参与相同的生物过程。基于网络的相似性度量方法可以同时考虑已知的药物 - 靶点网络中的拓扑信息，以及它们在特征上的相似性。对于网络中的两个节点 i 和

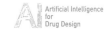

j，$\Gamma(i)$ 表示节点 i 的所有邻居节点，k_i 表示节点 i 的度，一些经典的相似性度量方法如下。

a. Jaccard 指数：

$$S_{ij} = \frac{\left| \Gamma(i) \cap \Gamma(j) \right|}{\left| \Gamma(i) \cup \Gamma(j) \right|} \tag{8-41}$$

b. Salton 指数（余弦相似性）：

$$S_{ij} = \frac{\left| \Gamma(i) \cap \Gamma(j) \right|}{\sqrt{k_i \times k_j}} \tag{8-42}$$

c. Sorensen 指数：

$$S_{ij} = \frac{2 \times \left| \Gamma(i) \cap \Gamma(j) \right|}{k_i + k_j} \tag{8-43}$$

d. 中心提升指数（hub-promoted index, HPI）：

$$S_{ij} = \frac{\left| \Gamma(i) \cap \Gamma(j) \right|}{\min(k_i, k_j)} \tag{8-44}$$

e. 中心抑制指数（hub-depressed index, HDI）：

$$S_{ij} = \frac{\left| \Gamma(i) \cap \Gamma(j) \right|}{\max(k_i, k_j)} \tag{8-45}$$

f. Leicht-Holme-Newman 指数（LHN-I）：

$$S_{ij} = \frac{\left| \Gamma(i) \cap \Gamma(j) \right|}{k_i \times k_j} \tag{8-46}$$

g. Adamic-Adar（AA）指数：

$$S_{ij} = \sum_{z \in \Gamma(i) \cap \Gamma(j)} \frac{1}{\log k_z} \tag{8-47}$$

h. 资源分配（RA）指数：

$$S_{ij} = \sum_{z \in \Gamma(i) \cap \Gamma(j)} \frac{1}{k_z} \tag{8-48}$$

i. Katz 指数：

$$S_{ij} = \sum_{l=1}^{\infty} \beta A_{ij} + \beta^2 \left(A^2\right)_{ij} + \beta^3 \left(A^3\right)_{ij} + \cdots = \left(I - \beta A\right)^{-1} - I \tag{8-49}$$

其中，β 是一个权重衰减因子，其值不能超过邻接矩阵 A 的最大特征值的倒数，以保证其能收敛；$\left(A^n\right)_{ij}$ 表示从 i 到 j 经 n 阶可达的路径数。

j. 基于药物的相似性推理（DBSI）[95]：

$$v_{ij}^{\mathrm{D}} = \frac{\sum_{l=1,l\neq i}^{n} S_c\left(d_i, d_l\right) A_{lj}}{\sum_{l=1,l\neq i}^{n} S_c\left(d_i, d_l\right)} \tag{8-50}$$

其中，$S_c\left(d_i, d_l\right)$ 表示 d_i 和 d_l 药物的化学相似性，可以通过 SIMCOMP[96] 计算获得。

k. 基于靶标的相似性推理（TBSI）[95]：

$$v_{ij}^{\mathrm{T}} = \frac{\sum_{l=1,l\neq j}^{m} S_g\left(t_j, t_l\right) A_{il}}{\sum_{l=1,l\neq j}^{m} S_g\left(t_j, t_l\right)} \tag{8-51}$$

其中，$S_g\left(t_j, t_l\right)$ 表示靶标 t_j 和 t_l 之间基因组序列上的相似性，可以通过规范化的 Smith-Waterman 得分[97] 获得。

（3）基于网络传播的方法

网络传播是计算生物学中基于"内疚关联"原则的主流方法，相比于传统的相似性度量方法，网络传播方法可以获得网络上介于局部和全局拓扑结构的相似性度量。在网络上，可以通过随机游走（random walk）的方式来传播信息[98]，对于一个网络的转移概率矩阵 A 以及重启概率 α，带重启的随机游走被定义为：

$$\boldsymbol{p}_{t+1}^{\mathrm{T}} = \left(1 - \alpha\right) A \boldsymbol{p}_t^{\mathrm{T}} + \alpha \boldsymbol{p}_0^{\mathrm{T}} \tag{8-52}$$

其中向量 $\boldsymbol{p}_0$ 是初始概率分布，$\boldsymbol{p}_0$ 中仅仅种子节点具有非 0 值。随机游走经过多次迭代后，$\boldsymbol{p}_t$ 接近于 $\boldsymbol{p}_{t+1}$，$\boldsymbol{p}_t$ 获得稳态的概率分布，该向量中的值可以作为网络中所有节点与种子节点近似程度的度量。

利用随机游走方法在蛋白质相互作用网络上[99]、药物 - 靶标 - 疾病异质相似性网络上[100] 及多层网络上[101]，对一个特定疾病的候选药物进行排序，预测潜在的药物靶标。网络传播方法常常还作为其他方法的基础，如网络嵌入方法 DeepWalk 和 Node2Vec 通过随机游走的特征构建概率模型，DTINet[102] 结合随机游走和扩散成分分析（diffusion component analysis）获得节点的特征表示。此外，网络传播是图卷积网络的基础。

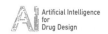

（4）基于矩阵分解的方法

矩阵分解（matrix factorization, MF）将药物靶标相互作用矩阵分解为药物特征矩阵 $U \in \mathbb{R}^{m \times r}$ 和靶标特征矩阵 $V \in \mathbb{R}^{n \times r}$ 的乘积，即 $Y \approx UV^{\mathrm{T}}$，通过最小化平方误差 $\|Y - UV^{\mathrm{T}}\|_{\mathrm{F}}^2$ 对矩阵 U 和 V 进行估计[103]。在得到估计矩阵 U 和 V 之后，通过 $\hat{Y} = UV^{\mathrm{T}}$ 得到药物靶标相互作用矩阵的估计，对矩阵 $\hat{Y}$ 的元素按大小排序之后，即可作为预测的相互作用。在优化平方误差时，通常还加入额外的正则项对矩阵 U 和 V 进行约束，即 $\|U\|_{\mathrm{F}}^2 + \|V\|_{\mathrm{F}}^2$。

逻辑斯谛矩阵分解（logistic matrix factorization, LMF）模型使用逻辑斯谛函数对矩阵分解过程进行建模[104]，即：

$$y_{ij} \approx \frac{\exp\left(u_i v_j^{\mathrm{T}}\right)}{1 + \exp\left(u_i v_j^{\mathrm{T}}\right)} \tag{8-53}$$

类似于逻辑斯谛回归，LMF 模型能够更好地对二值目标 Y 进行拟合，并通过交叉熵目标函数进行优化求解。其他矩阵分解的变种如 $Y \approx UPV^{\mathrm{T}}$ 引入投影矩阵 $P \in \mathbb{R}^{r \times r}$，将药物特征向量和靶标特征向量投影到同一个空间中，能够处理特征向量维度不一致的情形[102]。

除了药物靶标相互作用网络这一个网络信息之外，其他网络信息同样可以加入矩阵分解模型中，提高模型的准确性。例如，药物相似度网络可以视为矩阵 $S^d \in \mathbb{R}^{m \times m}$，矩阵的元素表示两个药物之间的相似度。如果用药物特征向量 $u_i \in U$ 和 $u_j \in U$ 的内积 $u_i \cdot u_j^{\mathrm{T}}$ 作为药物 d_i 和 d_j 之间的相似度，那么可以用目标函数 $\|S^d - UU^{\mathrm{T}}\|_{\mathrm{F}}^2$ 来对药物特征向量进行约束，使其内积和药物相似度保持一致。药物相似度矩阵可能包含大量数值较小的元素，即大部分药物之间的相似度较低。另一种方法只对相似度高的药物之间加约束，使药物特征向量之间尽可能一致，而忽略其他药物对。同样地，可以用上面这些方法对靶标特征向量进行约束。

（5）网络嵌入及图神经网络方法

机器学习方法同样能够用于生物分子网络分析[105]。基于机器学习算法的网络分析包括网络构建、特征提取、任务设计、模型评估等步骤。其中，网络构建围绕特定问题（例如疾病基因关联、药物靶标相互作用等），选择与问题相关的网络（如疾病靶标关联网络、靶标相似度网络等），构建包含多种节点和多种关联关系的综合网络。特征提取从节点属性和网络属性两方面的信息中提取节点或边的特征，作为节点或边的向量化表示，用于后续预测任务。在得到节点和边的向量化表示之后，可以使用机器学习模型对节点的性质或两个节点之间是否存在某种类型的关联进行预测。

网络嵌入（network embedding）通过图神经网络等深度学习方法对网络中的节点进行嵌入学习，得到节点的向量化表示[106]。节点的嵌入向量反映了节点的属性和特征，能够作为深度预测模型的输入预测节点之间的关联关系。图神经网络是作用于图上的一类神经网络，它从邻居节点收集信息对节点或边的状态进行更新，实现图或者网络上的特征提取。图神经网络能够很好地应用于药物靶标相互作用等网络数据，提取网络中的节点特征。例如，药物 d_i 在某个关联网络 $r \in R$ 中有邻居节点 $N_r\left(d_i\right)$，其对应的特征向量 u_i 可以通过如下方式进行更新：

$$u_i = G_d \left[\sum_{r \in R} \sum_{w \in N_r(d_i)} F_r(d_i, w) \right] \qquad (8\text{-}54)$$

其中，$F_r(\cdot)$ 表示针对关联网络 r 的信息传递函数，它从节点 d_i 和邻居 w 的信息中提取相应的特征；$G_d(\cdot)$ 表示对药物节点特征进行更新的函数。每一种和药物相关的关联网络，如药物靶标相互作用网络、药物相似度网络、药物不良反应网络等，都可以有针对性地从中提取相应的特征，作为药物在不同关联属性下的描述，从而获得多角度的信息综合。类似地，网络中其他类型的节点可以用图神经网络得到相应的节点特征，例如靶标、疾病、副作用等。

在得到更新的节点特征之后，通过函数 $Y = H(U, V)$ 来建模节点之间的关联关系。例如，用投影矩阵来建模关联关系：

$$Y = (UP)(VQ)^\top \qquad (8\text{-}55)$$

其中，投影矩阵 P 和 Q 将药物和靶标的特征向量矩阵投影到同一个空间中，使特征向量投影后的内积反映药物和靶标之间的相互作用关系。其他方法例如支持向量机、多层感知机等都可以函数 $H(\cdot)$ 的形式来对关联进行预测。在图神经网络训练完成之后，就可以通过 $\hat{Y} = H(U, V)$ 得到药物靶标相互作用矩阵的估计。

和药物重定向类似，图神经网络方法同样能够用来预测药物的不良反应。Decagon 方法[107]构建了蛋白质 - 蛋白质相互作用、药物 - 蛋白质 - 靶点相互作用和多药不良反应的异质网络，药物的不良反应被表示为药物 - 药物相互作用，其中每个不良反应都是不同类型的边。Decagon 在所构建的网络上利用图卷积网络生成每个节点的嵌入表示，之后通过一个张量分解模型，使用节点嵌入为多药物不良反应建模，来预测特定药物组合在临床上表现出的不良反应。

8.4.4 实施案例——基于图神经网络的药物重定位

（1）数据准备和预处理

从文献 [97] 下载药物靶标相互作用、药物相似度、靶标相似度数据。共包含 Enzyme、Ion channel、Nuclear receptor 和 GPCR 四个数据集。将原始文件读取并转换为矩阵，其中，药物靶标相互作用矩阵的元素为 1 或者 0，药物相似度和靶标相似度矩阵的元素为 0 到 1 之间的实数。

（2）图神经网络模型设计

采用图神经网络对药物靶标相互作用矩阵、药物相似度矩阵、靶标相似度矩阵进行重构。首先，初始化药物特征和靶标特征，作为图神经网络的输入。其次，图神经网络收集不同类型的节点（药物、靶标）特征，经过一系列变换之后传给邻居，这里，假设任意两个节点之间都有边，那么变换后的特征传递给了所有其他节点。接收到邻居节点的信息之后，节

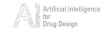

点的特征做相应的更新，完成图神经网络的一层迭代。在经过一定层数的图神经网络迭代之后，得到节点的最终特征向量。最后，药物节点和靶标节点的特征向量分别进行投影变换后，计算两个向量的内积得到重构的矩阵元素。矩阵重构参考如下伪代码（算法 8-1）。

算法 8-1　矩阵重构伪代码

输入：药物相似度网络 S^d，靶标相似度网络 S^t，药物靶标相互作用网络 Y，神经网络参数 f_t、g_t（$t=0,\cdots,T-1$），f^{sim}，g^{sim}，f^{int}，g^{int}；

输出：重构的药物相似度网络 $\hat{S}^d$，靶标相似度网络 $\hat{S}^t$，药物靶标相互作用网络 $\hat{Y}$；

1. 随机初始化药物特征 U_0、靶标特征 V_0
2. 循环 $t=0,\cdots,T-1$
　　更新药物特征 $U_{t+1}=f_t(U_t)$；
　　更新靶标特征 $V_{t+1}=g_t(V_t)$；
3. 重构药物相似度矩阵 $\hat{S}^d=f^{sim}(U_T)f^{sim}(U_T)^{\top}$
4. 重构靶标相似度矩阵 $\hat{S}^t=g^{sim}(V_T)g^{sim}(V_T)^{\top}$
5. 重构药物靶标相互作用矩阵 $\hat{Y}=f^{int}(U_T)g^{int}(V_T)^{\top}$

（3）模型训练和准确率评估

相似度矩阵重构使用均方误差损失函数，药物靶标相互作用矩阵重构使用交叉熵损失函数。图神经网络通过 Adam 优化器进行训练，并使用早停机制防止过拟合。

将数据集划分为 10 折进行交叉验证，从训练集中取出一部分数据作为验证集，使用训练集数据对图神经网络进行训练，使用验证集控制训练早停。收敛之后，计算测试集的性能。模型评估使用 AUROC 和 AUPR 两个指标。详情可查看本书电子课件中的"第 8 章矩阵重构代码"。

8.4.5　小结与展望

药物发现领域的蓬勃发展伴随着生物学、化学领域前沿技术和实验数据的日益积累，迄今为止，人类已经获得了大量的药物、靶标、疾病等相关数据。其中，大部分数据都以"实体 - 关联 - 实体"三元组的形式存在，揭示了这些实体在分子、细胞、机体等多个层面上存在相互作用和关联。如果说研究某个特定实体间的关联关系是从微观上理解疾病或药物的生物学机制，那么网络药理学就是从宏观的角度认识和分析这些实体和它们之间的关联。网络分析方法对海量已知的关联进行归纳和学习，从中提炼出知识，通过对这些知识进行学习来发现实体之间新的关系。网络药理学和网络智能分析方法的交叉融合，从看似杂乱无章的网络拓扑结构中挖掘出潜在的作用模式，为靶标发现和药物发现开辟出新的研究范式。

参 考 文 献

[1] Huang G, Yan F, Tan D. A review of computational methods for predicting drug targets. *Curr Protein Pept Sci*, **2018**, *19* (6): 562-572.

[2] Yamanishi Y, Araki M, Gutteridge A, et al. Prediction of drug-target interaction networks from the integration of chemical and genomic spaces. *Bioinformatics*, **2008**, *24* (13): 232-240.

[3] Gawehn E, Hiss J A, Schneider G. Deep learning in drug discovery. *Mol Inform*, **2016**, *35* (1): 3-14.

[4] Cheng F, Liu C, Jiang J, et al. Prediction of drug-target interactions and drug repositioning via network-based inference. *PLoS Comput Biol*, **2012,** *8* (5): e1002503.

[5] Schomburg K T, Bietz S, Briem H, et al. Facing the challenges of structure-based target prediction by inverse virtual screening. *J Chem Inf Model*, **2014,** *54* (6): 1676-1686.

[6] Subramanian A, Narayan R, Corsello S M, et al. A next generation connectivity Map: L1000 platform and the first 1,000,000 profiles. *Cell*, **2017,** *171* (6): 1437-1452.

[7] Lamb J, Crawford Ed Fau-Peck D, Peck D Fau-Modell J W, et al. The connectivity map: using gene-expression signatures to connect small molecules, genes, and disease. *Science*, **2006,** *313* (5795): 1929-1936.

[8] Alvarez M J, Subramaniam P S, Tang L H, et al. A precision oncology approach to the pharmacological targeting of mechanistic dependencies in neuroendocrine tumors. *Nat Genet*, **2018,** *50* (7): 979-989.

[9] Pabon N A, Xia Y, Estabrooks S K, et al. Predicting protein targets for drug-like compounds using transcriptomics. *PLoS Comput Biol*, **2018,** *14* (12): e1006651.

[10] Zhong F, Wu X, Yang R, et al. Drug target inference by mining transcriptional data using a novel graph convolutional network framework. *Protein Cell*, **2021,** *13*(4): 281-301.

[11] Pushpakom S, Iorio F, Eyers P A, et al. Drug repurposing: progress, challenges and recommendations. *Nat Rev Drug Discov*, **2019,** *18* (1): 41-58.

[12] Zhang S D, Gant T W. rRank_ssCMap. *BMC Bioinformatics*, **2008,** *9* : 258.

[13] Rho S B, Kim BR, Kang S. A gene signature-based approach identifies thioridazine as an inhibitor of phosphatidylinositol-3′-kinase (PI3K)/AKT pathway in ovarian cancer cells. *Gynecol Oncol*, **2011,** *120* (1): 121-127.

[14] Wei Z, Zhu S, Chen X, et al. Dr. Sim: Similarity learning for transcriptional phenotypic drug discovery. *Genomics Proteomics Bioinformatics*, **2022,** *20*(5): 1028-1036.

[15] Altschul S F, Gish W, Miller W, et al. Basic local alignment search tool. *J Mol Biol*, **1990,** *215* (3): 403-410.

[16] Potter S C, Luciani A, Eddy S R, et al. HMMER web server: 2018 update. *Nucleic Acids Res*, **2018,** *46* (W1): W200-W204.

[17] Finn R D, Clements J, Eddy S R. HMMER web server: interactive sequence similarity searching. *Nucleic Acids Res*, **2011,** *39* (suppl_2): W29-W37.

[18] Dunbrack Jr R L. Sequence comparison and protein structure prediction. *Curr Opin Struct Biol*, **2006,** *16* (3): 374-384.

[19] Eddy S R. What is a hidden Markov model? *Nat Biotechnol*, **2004,** *22* (10): 1315-1316.

[20] Mistry J, Chuguransky S, Williams L, et al. Pfam: The protein families database in 2021. *Nucl Acids Res*, **2021,** *49* (D1): D412-D419.

[21] Wishart D S, Knox C, Guo A C, et al. DrugBank: a comprehensive resource for in silico drug discovery and exploration. *Nucl Acids Res*, **2006,** *34* (suppl_1): D668-D672.

[22] Wang Y, Zhang S, Li F, et al. Therapeutic target database 2020: enriched resource for facilitating research and early development of targeted therapeutics. *Nucleic Acids Res*, **2020,** *48* (D1): D1031-D1041.

[23] Zheng C, Han L, Yap C, et al. Therapeutic targets: progress of their exploration and investigation of their characteristics. *Pharmacol Rev*, **2006,** *58* (2): 259-279.

[24] Han L Y, Zheng C J, Xie B, et al. Support vector machines approach for predicting druggable proteins: recent progress in its exploration and investigation of its usefulness. *Drug Discov Today*, **2007,** *12* (7-8): 304-313.

[25] Bakheet T M, Doig A J. Properties and identification of human protein drug targets. *Bioinformatics*, **2009,** *25* (4): 451-457.

[26] Huang C, Zhang R, Chen Z, et al. Predict potential drug targets from the ion channel proteins based on SVM. *J Theor Biol*, **2010,** *262* (4): 750-756.

[27] Abi Hussein H, Geneix C, Petitjean M, et al. Global vision of druggability issues: applications and perspectives.

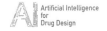

Drug Discov Today, **2017**, *22* (2): 404-415.

[28] Santos R, Ursu O, Gaulton A, et al. A comprehensive map of molecular drug targets. *Nat Rev Drug Discovery*, **2017**, *16* (1): 19-34.

[29] Jumper J, Evans R, Pritzel A, et al. Highly accurate protein structure prediction with AlphaFold. *Nature*, **2021**, *596* (7873): 583-589.

[30] Cheng A C, Coleman R G, Smyth K T, et al. Structure-based maximal affinity model predicts small-molecule druggability. *Nat Biotechnol*, **2007**, *25* (1): 71-75.

[31] Krasowski A, Muthas D, Sarkar A, et al. DrugPred: a structure-based approach to predict protein druggability developed using an extensive nonredundant data set. *J Chem Inf Model*, **2011**, *51* (11): 2829-2842.

[32] Desaphy J, Azdimousa K, Kellenberger E, et al. Comparison and druggability prediction of protein–ligand binding sites from pharmacophore-annotated cavity shapes. ACS Publications, 2012.

[33] Volkamer A, Kuhn D, Grombacher T, et al. Combining global and local measures for structure-based druggability predictions. *J Chem Inf Model*, **2012**, *52* (2): 360-372.

[34] Kozakov D, Grove L E, Hall D R, et al. The FTMap family of web servers for determining and characterizing ligand-binding hot spots of proteins. *Nat Protoc*, **2015**, *10* (5): 733-755.

[35] Hajduk P J, Huth J R, Fesik S W. Druggability indices for protein targets derived from NMR-based screening data. *J Med Chem*, **2005**, *48* (7): 2518-2525.

[36] Pérot S, Sperandio O, Miteva M A, et al. Druggable pockets and binding site centric chemical space: a paradigm shift in drug discovery. *Drug Discov Today*, **2010**, *15* (15-16): 656-667.

[37] Benkaidali L, André F, Maouche B, et al. Computing cavities, channels, pores and pockets in proteins from non-spherical ligands models. *Bioinformatics*, **2014**, *30* (6): 792-800.

[38] Harigua-Souiai E, Cortes-Ciriano I, Desdouits N, et al. Identification of binding sites and favorable ligand binding moieties by virtual screening and self-organizing map analysis. *BMC Bioinformatics*, **2015**, *16* (1): 1-15.

[39] Schmidtke P, Bidon-Chanal A, Luque F J, et al. MDpocket: open-source cavity detection and characterization on molecular dynamics trajectories. *Bioinformatics*, **2011**, *27* (23): 3276-3285.

[40] Zhu Y, Elemento O, Pathak J, et al. Drug knowledge bases and their applications in biomedical informatics research. *Brief Bioinform*, **2019**, *20* (4): 1308-1321.

[41] Mohamed S K, Nounu A, Nováček V. Biological applications of knowledge graph embedding models. *Brief Bioinform*, **2021**, *22* (2): 1679-1693.

[42] Zheng S, Rao J, Song Y, et al. PharmKG: a dedicated knowledge graph benchmark for bomedical data mining. *Brief Bioinform*, **2021**, *22* (4): bbaa344.

[43] Hopkins AL. Network pharmacology. *Nat Biotechnol*, **2007**, *25* (10): 1110-1111.

[44] Hopkins AL. Network pharmacology: the next paradigm in drug discovery. *Nat Chem Biol*, **2008**, *4* (11): 682-690.

[45] 李梢. 中医证候与分子网络调节机制的可能关联. 中国科协首届学术年会, 1999.

[46] 李梢. 基于生物网络调控的方剂研究模式与实践. *中西医结合学报*, **2007**(05): 489-493.

[47] White J K, Gerdin AK, Karp NA, et al. Genome-wide generation and systematic phenotyping of knockout mice reveals new roles for many genes. *Cell*, **2013**, *154* (2): 452-464.

[48] Kitano H. Biological robustness. *Nat Rev Genet*, **2004**, *5* (11): 826-837.

[49] Barabasi AL, Oltvai Z N. Network biology: understanding the cell's functional organization. *Nat Rev Genet*, **2004**, *5* (2): 101-113.

[50] Chou TC. Theoretical basis, experimental design, and computerized simulation of synergism and antagonism in drug combination studies. *Pharmacol Rev*, **2006**, *58* (3): 621-681.

[51] 周文霞. 网络药理学的研究进展和发展前景. *中国药理学与毒理学杂志*, **2015**, *29* (05): 760-762.

[52] Li S, Zhang B, Zhang N. Network target for screening synergistic drug combinations with application to traditional Chinese medicine. *BMC Syst Biol*, **2011**, *5* (1): 1-13.

[53] Ashworth A, Lord C J. Synthetic lethal therapies for cancer: what's next after PARP inhibitors? *Nat Rev Clin Onco*, **2018**, *15* (9): 564-576.

[54] Ceccaldi R, Liu J C, Amunugama R, et al. Homologous-recombination-deficient tumours are dependent on Polθ-mediated repair. *Nature*, **2015**, *518* (7538): 258-262.

[55] Reddy A S, Zhang S. Polypharmacology: drug discovery for the future. *Expert Rev Clin Pharmacol*, **2013**, *6* (1): 41-47.

[56] Motzer R J, Hutson T E, Tomczak P, et al. Sunitinib versus interferon alfa in metastatic renal-cell carcinoma. *N Engl J Med*, **2007**, *356* (2): 115-124.

[57] Buchdunger E, O'Reilley T, Wood J. Pharmacology of imatinib (STI571). *Eur J Cancer*, **2002**, *38* : S28-S36.

[58] Fernandes R, Amador P, Prudêncio C. β-Lactams: chemical structure, mode of action and mechanisms of resistance. *Rev Med Microbiol*, **2013**, *24* (1): 7-17.

[59] 李梢. 网络靶标：中药方剂网络药理学研究的一个切入点. *中国中药杂志*, **2011**, *36* (15): 2017-2020.

[60] Cui P, Wang X, Pei J, et al. A survey on network embedding. *IEEE Trans Knowl Data Eng*, **2018**, *31* (5): 833-852.

[61] Kanehisa M, Goto S. KEGG: kyoto encyclopedia of genes and genomes. *Nucl Acids Res*, **2000**, *28* (1): 27-30.

[62] Jassal B, Matthews L, Viteri G, et al. The reactome pathway knowledgebase. *Nucleic Acids Res*, **2020**, *48* (D1): D498-D503.

[63] Caspi R, Billington R, Keseler I M, et al. The MetaCyc database of metabolic pathways and enzymes-a 2019 update. *Nucl Acids Res*, **2020**, *48* (D1): D445-D453.

[64] Karp P D, Billington R, Caspi R, et al. The BioCyc collection of microbial genomes and metabolic pathways. *Brief Bioinform*, **2019**, *20* (4): 1085-1093.

[65] Liu ZP, Wu C, Miao H, et al. RegNetwork: an integrated database of transcriptional and post-transcriptional regulatory networks in human and mouse. *Database*, **2015**, *2015*(1): bav095.

[66] Bovolenta L A, Acencio M L, Lemke N. HTRIdb: an open-access database for experimentally verified human transcriptional regulation interactions. *BMC Genomics*, **2012**, *13* (1): 1-10.

[67] Santos-Zavaleta A, Salgado H, Gama-Castro S, et al. RegulonDB v 10.5: tackling challenges to unify classic and high throughput knowledge of gene regulation in E. coli K-12. *Nucl Acids Res*, **2019**, *47* (D1): D212-D220.

[68] Fang L, Li Y, Ma L, et al. GRNdb: decoding the gene regulatory networks in diverse human and mouse conditions. *Nucl Acids Res*, **2021**, *49* (D1): D97-D103.

[69] Han H, Cho JW, Lee S, et al. TRRUST v2: an expanded reference database of human and mouse transcriptional regulatory interactions. *Nucleic Acids Res*, **2018**, *46* (D1): D380-D386.

[70] Schaefer C F, Anthony K, Krupa S, et al. PID: the pathway interaction database. *Nucl Acids Res*, **2009**, *37* (suppl1): D674-D679.

[71] Szklarczyk D, Gable A L, Nastou K C, et al. The STRING database in 2021: customizable protein-protein networks, and functional characterization of user-uploaded gene/measurement sets. *Nucl Acids Res*, **2021**, *49* (D1): D605-D612.

[72] Oughtred R, Rust J, Chang C, et al. The BioGRID database: A comprehensive biomedical resource of curated protein, genetic, and chemical interactions. *Protein Sci*, **2021**, *30* (1): 187-200.

[73] Xenarios I, Salwinski L, Duan X J, et al. DIP, the Database of Interacting Proteins: a research tool for studying cellular networks of protein interactions. *Nucl Acids Res*, **2002**, *30* (1): 303-305.

[74] Licata L, Briganti L, Peluso D, et al. MINT, the molecular interaction database: 2012 update. *Nucl Acids Res*, **2012**, *40* (D1): D857-D861.

[75] Guo J, Liu H, Zheng J. SynLethDB: synthetic lethality database toward discovery of selective and sensitive anticancer drug targets. *Nucl Acids Res*, **2016**, *44* (D1): D1011-D1017.

[76] Consortium U. UniProt: a worldwide hub of protein knowledge. *Nucl Acids Res*, **2019**, *47* (D1): D506-D515.

[77] Rose P W, Prlić A, Altunkaya A, et al. The RCSB protein data bank: integrative view of protein, gene and 3D

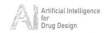

structural information. *Nucl Acids Res*, **2017,** *45*(D1): D271-D281.

[78] Koleti A, Terryn R, Stathias V, et al. Data portal for the library of integrated network-based cellular signatures (LINCS) program: integrated access to diverse large-scale cellular perturbation response data. *Nucl Acids Res*, **2018,** *46* (D1): D558-D566.

[79] Nusinow D P, Szpyt J, Ghandi M, et al. Quantitative proteomics of the cancer cell line encyclopedia. *Cell*, **2020,** *180* (2): 387-402, e316.

[80] Tsherniak A, Vazquez F, Montgomery P G, et al. Defining a cancer dependency map. *Cell*, **2017,** *170* (3): 564-576, e516.

[81] Wishart D S, Feunang Y D, Guo A C, et al. DrugBank 5.0: a major update to the DrugBank database for 2018. *Nucleic Acids Res*, **2018,** *46* (D1): D1074-D1082.

[82] Xiong G, Yang Z, Yi J, et al. DDInter: an online drug-drug interaction database towards improving clinical decision-making and patient safety. *Nucl Acids Res*, **2021,** *50*(D1): D1200-D1207.

[83] Kuhn M, Szklarczyk D, Pletscher-Frankild S, et al. STITCH 4: integration of protein-chemical interactions with user data. *Nucl Acids Res*, **2014,** *42* (D1): D401-D407.

[84] Gilson M K, Liu T, Baitaluk M, et al. BindingDB in 2015: a public database for medicinal chemistry, computational chemistry and systems pharmacology. *Nucl Acids Res*, **2016,** *44* (D1): D1045-D1053.

[85] Mendez D, Gaulton A, Bento A P, et al. ChEMBL: towards direct deposition of bioassay data. *Nucl Acids Res*, **2019,** *47* (D1): D930-D940.

[86] Kuhn M, Letunic I, Jensen L J, et al. The SIDER database of drugs and side effects. *Nucleic Acids Res*, **2016,** *44* (D1): D1075-D1079.

[87] Irwin J J, Sterling T, Mysinger M M, et al. ZINC: a free tool to discover chemistry for biology. *J Chem Inf Model*, **2012,** *52* (7): 1757-1768.

[88] Corsello S M, Nagari R T, Spangler R D, et al. Non-oncology drugs are a source of previously unappreciated anti-cancer activity. *bioRxiv*, **2019,** 730119(1): 1.

[89] Davis A P, Grondin C J, Johnson R J, et al. Comparative toxicogenomics database (CTD): update 2021. *Nucl Acids Res*, **2021,** *49* (D1): D1138-D1143.

[90] Piñero J, Ramírez-Anguita J M, Saüch-Pitarch J, et al. The DisGeNET knowledge platform for disease genomics: 2019 update. *Nucleic Acids Res*, **2020,** *48* (D1): D845-D855.

[91] Barabási AL, Gulbahce N, Loscalzo J. Network medicine: a network-based approach to human disease. *Nat Rev Genet*, **2011,** *12* (1): 56-68.

[92] 张永祥, 程肖蕊, 周文霞. 药物重定位——网络药理学的重要应用领域. *中国药理学与毒理学杂志*, **2012,** *26* (06): 779-786.

[93] Oti M, Snel B, Huynen M A, et al. Predicting disease genes using protein–protein interactions. *J Med Genet*, **2006,** *43* (8): 691-698.

[94] Navlakha S, Kingsford C. The power of protein interaction networks for associating genes with diseases. *Bioinformatics*, **2010,** *26* (8): 1057-1063.

[95] Cheng F, Liu C, Jiang J, et al. Prediction of drug-target interactions and drug repositioning via network-based inference. *PLoS Computational Biology*, **2012,** *8* (5): e1002503.

[96] Hattori M, Okuno Y, Goto S, et al. Development of a chemical structure comparison method for integrated analysis of chemical and genomic information in the metabolic pathways. *J Am Chem Soc*, **2003,** *125* (39): 11853-11865.

[97] Yamanishi Y, Araki M, Gutteridge A, et al. Prediction of drug–target interaction networks from the integration of chemical and genomic spaces. *Bioinformatics*, **2008,** *24* (13): i232-i240.

[98] Masuda N, Porter M A, Lambiotte R. Random walks and diffusion on networks. *Phys Rep*, **2017,** *716*: 1-58.

[99] Shnaps O, Perry E, Silverbush D, et al. Inference of personalized drug targets via network propagation. Biocomputing 2016: Proceedings of the Pacific Symposium, 2016.

[100] Valdeolivas A, Tichit L, Navarro C, et al. Random walk with restart on multiplex and heterogeneous biological networks. *Bioinformatics*, **2019**, *35* (3): 497-505.

[101] Chen X, Xu M, An Y. Identifying the essential nodes in network pharmacology based on multilayer network combined with random walk algorithm. *J Biomed Inform*, **2021**, *114*: 103666.

[102] Luo Y, Zhao X, Zhou J, et al. A network integration approach for drug-target interaction prediction and computational drug repositioning from heterogeneous information. *Nat Commun*, **2017**, *8* (1): 1-13.

[103] Zheng X, Ding H, Mamitsuka H, et al. Collaborative matrix factorization with multiple similarities for predicting drug-target interactions. Proceedings of the 19th ACM SIGKDD International Conference on Knowledge Discovery and Data Mining, 2013.

[104] Liu H, Ren G, Hu H, et al. LPI-NRLMF: lncRNA-protein interaction prediction by neighborhood regularized logistic matrix factorization. *Oncotarget*, **2017**, *8* (61): 103975.

[105] Wan F, Hong L, Xiao A, et al. NeoDTI: neural integration of neighbor information from a heterogeneous network for discovering new drug-target interactions. *Bioinformatics*, **2019**, *35* (1): 104-111.

[106] Ge Y, Tian T, Huang S, et al. An integrative drug repositioning framework discovered a potential therapeutic agent targeting COVID-19. *Signal Transduct Target Ther*, **2021**, *6* (1): 1-16.

[107] Zitnik M, Agrawal M, Leskovec J. Modeling polypharmacy side effects with graph convolutional networks. *Bioinformatics*, **2018**, *34* (13): i457-i466.

作者简介

朱峰，浙江大学长聘正教授（tenured full professor）、博士生导师。运用人工智能、复杂网络分析等生物信息学手段和多组学新技术，分析和发现具有治疗效用药物靶点的成药性和系统生物学特性，发展新颖的用于药靶发现的新型预测方法和面向全球的在线工具，并进一步研究多靶点药物与重要靶点的相互作用机制。

Email: zhufeng@zju.edu.cn

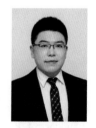

刘琦，同济大学生命科学与技术学院生物信息系长聘教授，博士生导师。长期致力于发展人工智能和生物组学交叉融合的研究范式（AI for Omics），面向复杂疾病（肿瘤）的靶点识别、药物发现、精准用药、精准免疫治疗以及精准基因编辑等领域开发新的计算方法学和计算平台，推进人工智能和组学数据分析的结合及临床应用。

Email: qiliu@tongji.edu.cn

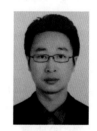

曾坚阳，清华大学交叉信息研究院长聘副教授，博士生导师。长期致力于人工智能/机器学习和生命科学的交叉学科研究。

Email: zengjy321@tsinghua.edu.cn

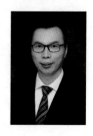

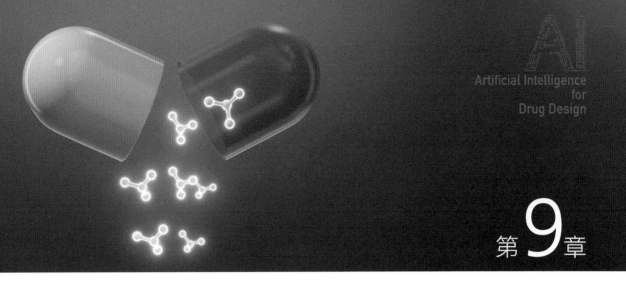

分子结构预测

胡乔宇，白 芳

9.1　蛋白质结构预测

蛋白质是由氨基酸以"脱水缩合"的方式组成的多肽经过卷曲折叠形成的具有一定三维空间结构的物质，其三维结构决定了其生物功能。因此，获得蛋白质三维结构对于开展蛋白质功能研究、疾病的诊断和药物设计及研发都具有重要的科学意义。蛋白质结构可以通过一些实验手段解析获得，包括 X 射线晶体衍射技术、核磁共振和冷冻电镜等。然而，由于结构解析实验技术的通量低、成本高，且对于一些复杂体系更是难以获得。截至目前，人类一共解析了 5 万多个人源的蛋白质结构，但这些结构所对应的蛋白序列仅占人类蛋白质组的约 17%。因此，开发计算方法来预测和模拟蛋白质三维结构便成了另一种获得蛋白质结构的途径。

经过半个多世纪的发展，蛋白质结构预测技术不断革新。目前已发展的技术主要包括以下四类：同源模建、蛋白穿线、从头折叠和基于深度学习的方法。其中，谷歌公司DeepMind 团队基于深度学习技术开发的 Alphafold，刷新了蛋白质预测技术，据其打分系统评估，约 58% 的人源蛋白已获得准确预测。本节将以蛋白质结构基础理论开始，简要介绍上述四大类方法的原理。

9.1.1　蛋白质结构

蛋白质是由 DNA 转录翻译而来的若干氨基酸组成的多肽链，其三维空间结构是功能的基础。蛋白质空间结构可以分为四级，每一级是其更高一级结构的基础，依次为：一级结构（primary structure）、二级结构（secondary structure）、三级结构（tertiary structure）和四级结构（quaternary structure）。

蛋白质的一级结构指的是多肽链中氨基酸的序列，由 DNA 编码。氨基酸是含碱性氨基和酸性羧基的有机化合物，通常有 20 种，以大写字母 A ～ Z 表示，如表 9-1 所示。

表 9-1　氨基酸及其字符表示

字符	氨基酸	字符	氨基酸
A	丙氨酸（alanine）	M	甲硫氨酸（methionine）
C	半胱氨酸（cysteine）	N	天冬酰胺（asparagine）
D	天冬氨酸（aspartic acid）	P	脯氨酸（proline）
E	谷氨酸（glutamic acid）	Q	谷氨酰胺（glutamine）
F	苯丙氨酸（phenylalanine）	R	精氨酸（arginine）
G	甘氨酸（glycine）	S	丝氨酸（serine）
H	组氨酸（histidine）	T	苏氨酸（threonine）
I	异亮氨酸（isoleucine）	V	缬氨酸（valine）
K	赖氨酸（lysine）	W	色氨酸（tryptophan）
L	亮氨酸（leucine）	Y	酪氨酸（tyrosine）

蛋白质二级结构指多肽链主链骨架原子（backbone，肽链中除 R 基以外的部分）之间通过一定方式相互作用，并沿一定的轴折叠而形成的特定空间结构。蛋白质的二级结构有三分类（Q3）和八分类（Q8）（由 DSSP 定义，dictionary of protein secondary structure）两种分类形式，具体定义如表 9-2 所示。

蛋白质三级结构指的是多肽链在二级结构的基础上进一步折叠而形成的三维结构。我们通常所说的蛋白质结构预测指的就是预测蛋白质的三级结构。

表 9-2　二级结构的两种分类形式

三分类		八分类	
字符	二级结构	字符	二级结构
H	α- 螺旋	H	α- 螺旋
		G	3_{10}- 螺旋
		I	π- 螺旋
S/E	β- 折叠	B	β- 桥
		E	β- 凸起
		T	氢键转角
L/C	环 / 卷曲	S	卷曲
		" "（空）	环

在二级结构和三级结构之间，又可以细分为超二级结构（supersecondary structure）和结构域（domain）。超二级结构是指多肽链内若干相邻的二级结构的组合。结构域是指多肽链内相对独立的区域性结构，通常包含多个二级结构和超二级结构。三级结构中可以有多个结构域，也可以只有一个。

蛋白质的多条多肽链相互作用形成的复杂的聚合物（复合物）即为蛋白质的四级结构，

其中每条多肽链称为亚基（subunit）。具有四级结构的蛋白质复合物通常可以根据亚基来描述，如含有两个亚基称为二聚体，三个则为三聚体，以此类推。

多肽从一个随机的状态到一个具有特定功能的结构状态称为蛋白质折叠（folding）。而变性（denaturation）过程则与之相反，指的是蛋白质的高级结构受到外因的破坏，导致其功能和性质发生改变。

1973 年，Christian Anfinsen 提出著名的假设：蛋白质氨基酸序列决定其结构[1]。蛋白质可以在一定的生理条件下（温度、溶液组成和浓度等）自组装和折叠成特定的三维结构，该结构具有以下三个重要的特性：

① 唯一性（uniqueness），该结构的自由能最小；

② 稳定性（stability），环境的微小改变对于构象的影响不大；

③ 动力学可及性（kinetical accessibility），蛋白质从非折叠态到折叠态的能量变化平滑，即蛋白折叠时不涉及形态方面高度复杂的变化，如打结或者更加更高维度的构象变化。

尽管在蛋白质折叠领域中的确存在一些与上述规律相悖的特例，比如，某些需要分子伴侣（chaperones）辅助折叠的蛋白质体系、呈现多种构象的蛋白质体系或在折叠过程中发生错误蛋白质体系等。但是，Anfinsen 法则还是为蛋白质结构预测提供了一条思路，即使用氨基酸序列来预测其空间结构。

结构决定功能，是自然界的一个普遍规律。蛋白质的功能多种多样，包括运输、催化、免疫和调节等，与人体息息相关。想要更清楚地了解或调节这些功能，结构的信息不可或缺。

9.1.2 蛋白质二级结构预测

目前蛋白质的结构预测主要从蛋白质的一级结构，即从氨基酸序列出发预测其三级或者四级结构。蛋白质的三级及以上结构考虑的是蛋白质的空间结构，而二级及超二级结构则主要是基于划分序列的思想。早期由于直接预测蛋白质的三维结构非常困难，一些方法主要通过二级结构来预测初步的三级结构。

蛋白质二级结构的预测（protein secondary structure prediction，PSSP）主要经历了四个阶段[2]。第一个 PSSP 方法由 Chothla 和 Levitt 于 1976 年开发公布。以该方法为代表的第一代方法主要基于统计氨基酸类型在不同二级结构中出现的概率建立预测模型，该类方法的准确率较低，不足 60%，代表性的方法有 Chou-Fasman 统计方法[3]。随后，1980 ～ 1992 年间，第二代预测方法诞生，该类方法以更为复杂的统计方法为驱动，在考虑氨基酸在不同二级结构中出现的概率的基础上，引入滑动窗口将其邻接氨基酸信息考虑进来，除此之外，该类方法还考虑了蛋白质的其他信息，如物理化学性质等。这类方法一定程度上提高了预测准确性，但是整体准确率仍然低于 65%，这类方法的代表有 GOR Ⅲ[4]。第三代方法于 1992 年后出现，该类方法以机器学习算法为驱动，以多条序列的叠合谱图为输入，来学习蛋白质的二级结构。该类方法不但考虑了氨基酸序列的组成信息与互作信息，同时也考虑了远程氨基酸之间的相关性。这类方法的代表有 PHD[5] 和 PSIPRED[6] 等，其准确率显著提高至 76% ～ 80%。近年来的第四代方法，主要以机器学习模型和综合多种学习模型为主，比如升级版的神经网络、SVM、概率图模型、模糊逻辑（fuzzy logic）等，这类方法通过学习大量蛋白同源家族序列，从而同时考虑了蛋白的进化信息、氨基酸的组成和蛋白其他信息，这类方法目前准确率已经超过 80%，代表性方法如 DeepCNF[2]。

当然，也可以从三维结构反过来推出二维结构，如 trRosetta[7] 是预测蛋白质三维结构的软件，其结果也标注了二级结构的预测信息。

9.1.3　蛋白质三级结构预测

9.1.3.1　蛋白结构预测大赛介绍

蛋白质结构预测大赛（CASP，Critical Assessment of Protein Structure Prediction）是蛋白质结构预测领域的世界杯，从 1994 年举办第一届开始，每两年举办一次，参赛内容每次略有调整，具体可参见 CASP 官网。以第 14 届 CASP 大赛（2020 年）为例，参赛内容包含高精度建模（high accuracy modeling）、拓扑建模（topology）、接触和距离预测（contact and distance prediction）、优化结构（refinement）、组装（assembly）、准确性估计（accuracy estimation）、数据辅助（data assisted）和生物相关性（biological relevance）评价八个项目。

高精度建模和拓扑建模项目分别评估提交的预测精度较高和较低的结构域，接触和距离预测项目预测残基之间接触或距离（通常是 β- 碳之间的接触或距离），优化结构项目则是优化已提交的结构，组装项目会评估模型在建模有相互作用的结构域、亚基或蛋白上的表现，准确性估计项目要求模型从残基和结构域的角度来评估建模，数据辅助项目在已有的一些实验数据基础上进行建模，生物学相关性项目将评估模型对生物学机制的解释。这些项目的目标，就是帮助推进从序列到结构预测的过程。

9.1.3.2　蛋白结构评价方法

（1）蛋白质结构相似性评价方法

蛋白质结构相似性是指两个蛋白质结构模型在三维结构坐标上的相似性，主要可以分为骨架结构相似性和侧链结构相似性两个方面。蛋白质结构模型相似性的评价可以用于蛋白质三维结构预测方法的评价、相似蛋白质结构的搜索、蛋白质家族的分类等问题。

均方根偏差（root-mean-square deviation, RMSD）是最经典的结构相似性评价方法，在两个结构对齐后，可以通过 RMSD 计算来获取我们关心的子结构在两个结构模型上的全局差异，其计算公式如下：

$$\text{RMSD} = \sqrt{\frac{\sum_{i=1}^{N} d_i^2}{N}} \tag{9-1}$$

其中，i 为原子的编号；N 代表两个结构中代表性的 N 个原子，在蛋白质中这常常是所有的骨架原子、重原子或者仅仅包含 α-C 原子；d 代表两个结构中 i 原子之间的距离。RMSD 越低，两个结构之间越相似。

然而，RMSD 具有一定的缺陷。比如，其对于较大的局部偏差过于敏感，而较大的局部偏差在蛋白质结构的柔性环、蛋白质末端十分常见。因此，RMSD 在应用于蛋白质结构相

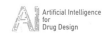

似性评价领域时还有改进的空间。

模板建模评分（template modeling score, TM-score）[8] 是一种旨在评价全长蛋白质模型全局相似性的更准确的度量，其数值处于 0 ～ 1 之间，TM-score 越接近 1，表示两个结构之间的匹配越完美。两个结构分别是模板结构和靶标结构，在计算 TM-score 之前，需要先进行结构比对以确定匹配的残基，其计算公式如下：

$$\text{TM-score} = \max\left[\frac{1}{N}\sum_{i}^{N_{\text{common}}} \frac{1}{1+\left(\dfrac{d_i}{d_0}\right)^2}\right] \tag{9-2}$$

$$d_0 = 1.24\sqrt[3]{N_{\text{target}} - 15} - 1.8 \tag{9-3}$$

其中，i 为残基的编号；d_i 为两个结构之间第 i 对残基之间的距离；d_0 是一个标准化的距离标度；N_{common} 是模板结构和靶标结构可以匹配上的残基数量；N_{target} 是指两个结构中靶标结构的残基数量。TM-score 既可以评价两个序列相同但结构不同的蛋白质模型之间的相似性；也可以评价序列不同，且结构也不同的蛋白质模型之间的相似性。基于 TM-score 发展出了一些可以用于搜索结构相似蛋白质骨架的方法，在蛋白质功能预测、蛋白质设计等领域有着广泛的应用。

全局距离测试（global distance test, GDT）[9] 的总分 GDT_TS（total score of global distance test, GDT_TS）常用于比较两个序列相同、结构不同的蛋白质结构模型的骨架相似性。其最常见的应用场景是蛋白质结构预测与实验结构之间的比较。GDT_TS 的计算方式是：迭代叠合两个结构，当模型结构中最大的一组氨基酸落入实验结构的 α-C 原子周围某一个距离截止范围内的时候，这一组氨基酸占全部氨基酸的比例。在原始的 GDT 方法中，截止值设置为 0 ～ 10 Å（步长为 0.5 的 20 个值）；在 CASP 比赛中，截止值设置为 1 Å、2 Å、4 Å 和 8 Å。

TM-score 和 GDT_TS 是非常经典的两种比较蛋白质骨架相似性的方法，然而，随着蛋白质结构预测精度的提升，仅仅比较骨架相似性已经无法满足我们的需求。因此，我们需要一种能够比较全原子相似性的方法以评价整体的结构相似性。

局部距离差异测试（local distance difference test, LDDT）[10] 是一种不需要叠合的比较全原子相似性的方法，其参考结构可以是单个结构也可以是一个结构集合。LDDT 的计算方法是：首先，对于蛋白质结构中每个原子 i，生成所有与 i 非相同残基且距离 i 残基 5 Å 以内的所有原子 j 的距离列表；随后，比较两个结构的 i-j 相互作用，如果在靶标结构中的 $d_{i\text{-}j}$ 和模板结构中的 $d_{i\text{-}j}$ 的差值小于某个截止值，即认为靶标结构保留了参考结构中的相互作用。这一距离截止值可以设置为 0.5 Å、1 Å、2 Å 和 4 Å。

（2）蛋白质模型质量评价方法

一个良好的蛋白质模型应该具有合理的蛋白质骨架结构、合理的侧链构象、较少的空间碰撞和极性残基包埋以及合理的蛋白质原子堆积模式。这些评价指标反映了一个真实蛋白质结构应该具有的性质以及糟糕的蛋白质模型所常见的问题。

拉氏图（Ramachandran plot）[11]是评价蛋白质结构模型合理性的经典方法，其原理是检查蛋白质模型中的骨架扭转角是否符合蛋白质实验结构中骨架扭转角的分布，也称为α-碳与酰胺平面交角图，实质是表征了蛋白质主链的两个二面角 phi 与 psi，分别作为拉氏图的横和纵坐标，如图 9-1 所示，拉氏图的不同区域代表着不同的蛋白质结构类型。

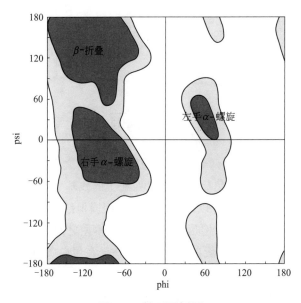

图 9-1   拉氏图例图

不同区块代表了不同的二级结构类型。此外，红色和黄色区域分别代表偏好的和"通常允许"的区域

除拉氏图外，还有一些其他指标也可以用于评价模型的合理性，比如 ERRAT[12] 通过比较模型中不同原子的分布与实验结构的差异来检查模型的合理性；3D profile[13] 通过检查蛋白质结构模型中环境与序列的相容性来评价模型的合理性，其中的环境因素包括二级结构、蛋白质内部包埋的区域、侧链中的极性原子比例等。

不难看出，比较预测模型与实验结构之间的差异性是评价蛋白质模型质量的主要切入点。那么，能否使用人工智能来预测蛋白质结构模型与实验结构之间的差异，从而评价模型的质量呢？

近年来，随着人工智能的发展，使用神经网络来评价蛋白质模型的方法也逐渐涌现，比如 ProQ3D[14]、VoroMQA[15]、Ornate[16] 和 GraphQA[17] 等。这些方法所用的训练数据大多来自 CASP 产生的预测模型与实验结构，通过预测蛋白质结构模型与真实值之间的 GDT_TS 或 lDDT 得分来评价蛋白质模型与真实结构的接近程度，从而评价模型的质量。这些方法将蛋白质结构相似性从蛋白质模型与实验结构之间的相似性拓展到了蛋白质模型与真实结构之间相似的程度，从而实现了蛋白质模型质量的评估。

9.1.4   基于模板的蛋白质结构建模

同源建模（homology modeling）是计算生物学领域应用最为广泛的结构预测方法之一，

它的理论基础是相似的氨基酸序列会折叠成相似的蛋白质结构[18]。使用模板结构作为初始结构，在此基础上对目标蛋白进行建模，步骤通常包括模板选择（template identification）、序列对齐（sequence alignment）、模型建立（model building）、环状结构建模（loop modeling）、侧链建模（side chain modeling）、模型优化（model optimization）和模型验证（model validation）[19]。模板选择的过程是将目标蛋白的序列和具有结构的模板蛋白序列进行比对，从中选择比对结果最佳的模板，并将其选定为目标蛋白的参照结构。序列比对的算法有多种，最早提出的是描述序列两两最优比对的动态规划算法[20]，在此基础上改进的算法[21]计算局部最优比对，它可以匹配局部相似的独立区域，从而更加准确地对具有多个结构域或者高变区域的蛋白进行对齐。尽管动态规划算法及其衍生算法在寻找序列两两最优比对时比穷举法快很多倍，但是这些方法相对于现代序列比对方法还是较慢。现代方法，如FASTA[22]、BLAST[23]等可以在大型序列数据库中快速搜索目标序列的同源序列。它们通过快速寻找目标序列和模板蛋白的共有子序列，产生比较准确的序列比对结果。序列搜索的效率可以通过使用氨基酸替代矩阵来进一步提高。这些矩阵赋予不同的氨基酸对以不同的权重，从而给比对进行评分。当目标序列和模板序列的相似度低于30%或者它们的进化关系不明显时，可以采用基于属性的方法来探究它们遥远的进化关系。基于属性方法的核心是从同一家族或者超家族的蛋白的多序列比对里获得位置特异性的属性。每个位置由一个描述氨基酸种类相对频率的向量描述，两个位置的相似性评分由两个向量的点积进行计算。PSI-BLAST[24]和隐性马尔可夫模型（HMMs）[25, 26]是比较有代表性的两个基于属性的序列比对方法。

目标序列的同源序列可能有多个，通常选取序列相似度最高的一个作为建模的模板。但是同时也要考虑诸多其他因素如种群相似度、实验结构的分辨率、环境因素（pH、溶剂类型、是否存在结合配体）等等。由于序列快速搜索方法产生的是近似的序列比对结果，所以一旦选定了目标序列的同源模板，研究者经常使用动态规划算法重新对齐目标序列和模板序列以产生最佳的比对结果。

在完成模板选择和序列对齐后，可以使用多种方法进行三维模型的建立。大体上，这些建模方法可以分为四类：①刚体组装（rigid body assemble）；②片段匹配（segment matching）；③空间限制（spatial restraint）；④人为进化（artificial evolution）。刚体组装法于1969年首次提出[27]，目前仍在广泛使用中。它把蛋白结构分解为基本保守的核心区域、环区域和侧链区域，从选择的模板结构中获得这些刚性体，然后组装成目标蛋白的三维结构[28]。这种方法可以在一些程序如COMPOSER[29]、3D-JIGSAW[30]、SWISS-MODEL[31]、BUILDER[32]中实现。片段匹配法的理论基础是蛋白质结构的大多数六肽片段可以被分为大约100个结构类别[33]。使用模板结构中保守片段的一部分原子位置作为固定点，将其他短的、全原子片段进行组装以契合这些固定点。这些片段是根据序列的相似性、几何形状和能量函数从已知结构的蛋白数据库中选出的[34]。片段匹配法的特点是它可以用来模建侧链原子和环区域的原子。SegMod/ENCAD[35]是第一个使用片段匹配法进行蛋白质三维结构模建的工具。空间限制法通过满足模板结构中各种立体化学的限制条件来构建目标蛋白的模型，这些条件包括键长、键角、二面角和范德华接触距离等。空间限制法的一个优点是它能够把实验（NMR、点突变、交联实验）所获得的各种限制条件融入程序中。最流行的同源建模程序 MODELLER[36] 就采用了空间限制法来指导目标蛋白的模建过程。人为进化法结合了刚体组装和模板逐步进化突变，它将模板结构逐步突变为目标模型。NEST 程序 [37] 采用了这一方法。

在几乎所有的同源建模程序中，环状结构建模和侧链预测都是重要的组成部分，它们通常在固定骨架坐标的基础上实现。环状结构比螺旋和折叠结构更加灵活，因此它的预测也更加困难。环建模的方法主要有两种：①数据库搜索法 [38]；②构象搜索法 [39]。前者从已知蛋白结构的数据库中搜索与关键区域（如环状结构的两端）契合的片段，后者利用从头计算的方法（如蒙特卡洛模拟、退火模拟、分子动力学模拟和遗传算法等）产生大量的候选构象并使用能量函数进行评价。可用于环状结构建模的服务器包括 ArchPRED[40] 和 CONGEN[41]。侧链预测方法依赖于有不同侧链构象的旋转异构体（rotamer）数据库。蛋白质侧链的构象有限，并且能量较低的构象被称为侧链的旋转异构体 [42]。依据给定的旋转异构体数据库和能量函数，侧链预测的问题可以转变为组合优化的问题，在目标蛋白序列和骨架坐标的基础上可以确定氨基酸侧链的构象。这种方法虽然对疏水残基的预测准确率较高，但是它对暴露在溶剂中的蛋白表面残基的预测准确率较低。RAMP[43] 和 SCWRL[44] 等程序均可用于侧链建模。

模型的优化与验证是同源建模的最后两个步骤。模型优化通过使用分子力学力场、量子力学力场、自参数化力场等，在限制原子位置的条件下进行能量最小化 [45]。随后，分子动力学模拟和蒙特卡洛模拟等也可以用来进一步优化模型 [46]。对模型的立体化学性质等开展分析是模型验证的一个基本环节：通过分析模型的键长、扭转角、旋转角等参数来验证模型的合理性，WHATCHECK[47]、PROCHECK[48]、MOLPROBITY[49] 均是检查模型立体化学性质比较流行的工具。另外，上文提及的拉氏图 [11] 也可以用来检查蛋白三维模型的质量，立体化学性质不合理的残基将会落在拉氏图的可接受区域之外。还有一些工具如 VERIFY3D[50] 和 PROSAII[51] 基于模型的三维构象和平均力势来评价模型空间特性的合理性。

9.1.5　基于穿线法的蛋白质结构预测

蛋白质穿线法的一般应用场景如下：需要预测的蛋白质无法在 PDB 数据库中找到序列相似度高的已知结构；但是可以找到多个有部分序列相似的蛋白质作为多条参考模板。同源建模仅考虑拟模拟蛋白与同源模板间的序列相似性，但是蛋白穿线法还考虑了参考模板的结构信息来提高预测准确性，如二级结构、溶剂可及性以及氨基酸之间的互相作用等。采用同源建模的前提条件是，模板序列与预测蛋白之间的序列一致性（同源性）至少要 25%（或 30%）以上。但是，蛋白穿线法可突破该局限 [52]。

蛋白质穿线方法包括以下几个组成部分：①一个模板结构数据库；②目标蛋白质和模板蛋白质的表征策略；③序列 - 模板叠合质量评估函数；④序列 - 模板叠合搜索方法；⑤模板选择确定算法。模板结构数据库根据 PDB 数据库来选择和建立。一般情况下，为了节省计算时间，模板数据库中仅仅保留序列间差异较大的个体，比如可通过对 PDB 数据库的所有蛋白进行聚类产生多个类，每个类仅保留一个实现该过程。当然也有一些去冗余的蛋白质结构数据库，如 SCOP[53, 54]，可直接通过该数据库获得序列非冗余的结构数据。

在蛋白质结构预测中，除了充分利用目标蛋白质的氨基酸序列外，还可以通过采用它的序列比对图谱（sequence profile）和预测的二级结构进一步提高结构的预测准确性。序列比对图谱可采用 PSI-BLAST[55] 和 ClustalW[56]，针对目标蛋白的序列进行多序列比对搜索而获得。理论上，两个由同一个祖先进化而来的同源蛋白具有相似的序列比对图谱，序列比对图谱编码了靶蛋白的进化信息以及其同源蛋白的序列的变异性。目标蛋白质的基因序列簇是一个 20 列乘以 n 行的矩阵，n 为目标蛋白的序列长度，该矩阵的每一行表征了 20 种不同的氨基酸在每个残基位置上出现的概率。目标蛋白的二级结构可以采用二级结构预测方法获得，该预测结果可通过置信度（可能性）打分对每个候选二级结构进行评价。通常二级结构由三种类型表征，因此，目标蛋白的二级结构可用一个 3 列乘以 n 行的矩阵表征，该矩阵中的每个元素标识了该位置可能为某种二级结构类型的概率。比较常用的二级结构预测方法有 PSIPRED[6] 和 PHD[5] 方法。多数蛋白质穿线方法，如 FUGUE[57]、3D-PSSM[58]、PROSPECT[59]、PAPRTOR[60] 等都将序列比对图谱信息与二级结构信息整合到它们的打分函数中，以提高结构预测的准确性。还有一些方法将蛋白质的溶剂可及性等性质考虑进来，进一步提高预测准确性。

一个模板结构的表征更为复杂。最简单的方法是用一维模型来表征，正如目标蛋白质，每个模板的位置与一个位置特异性谱图、一个二级结构类型和一个溶剂可及性类型相匹配。由于模板信息包含更多信息，目前已经有很多方法来产生包含多种信息的模板。PSI-BLAST 或者 ClustalW 可以为模板序列产生序列谱图，如 PROSEPECT-Ⅱ[61] 和 RAPTOR。结构谱图（structure profile）由多个相似的结构通过比对叠合而生成。但是，对于一些体系而言，PDB 数据库中并无足够的相似蛋白质结构用以产生结构谱图。如 3D-PSSM 首先运用 PSI-BLAST 来产生一个序列谱图，之后通过与多个与模板具有相似的折叠方式的蛋白相互整合，获得一个基于三维结构的谱图。

蛋白质同源模建方法与穿线方法最大的区别是后者在采用序列信息的基础上，同时采用了结构信息，包括二级结构和溶剂可及性等信息，来提高序列的比对叠合与折叠预测速率。二级结构信息可由 DSSP[62] 计算获得。很多穿线方法都采用三种主要的二级结构信息，即 α-螺旋、β-片和 loop 区。溶剂可及性在很多蛋白穿线方法中也扮有重要的角色。一般情况下，在每个模板位置的溶剂可及性可以聚类为三种（埋藏型、中间型和暴露型）或者两种（埋藏型和暴露型）。每种氨基酸可能的溶剂可及性类型可以通过统计分析已有的 PDB 结构得出。

为了模建模板氨基酸间的相互作用关系，我们可以采用一个二维接触图来表征模板结构。除了一维模型中包含的信息外，二维模型也考虑了空间上靠近的两个氨基酸，甚至是考虑多个互作的氨基酸对。在二维图里面，顶点代表了模板中的每个氨基酸，边代表了两个空间上靠近的氨基酸。采用这种互作氨基酸对信息的穿线方法有 PRSPECT、PROSPECTOR[63] 和 RAPTOR 等。

不同的蛋白模板表征方法需要不同的模板比对叠合算法来寻找最合理的模板。显然，二维模型的搜索算法要比一维模型复杂。很多穿线算法均采用隐马尔可夫模型（hidden Markov model, HMM）来表征一个蛋白模板或者一个多蛋白结构叠合的模板，该方法可以看作一维模型的一个变种，仅仅只能捕捉两个序列位置上相邻的氨基酸间的相互关系。

穿线能量方程用于定量评估一个给定序列的叠合模板。普遍地，能量函数包括序列相似性打分、环境适应性打分、结构一致性打分以及间隔（gap）罚分。其中，序列相似性评价了目标蛋白与模板间的序列相似性。如果目标蛋白和模板序列均已产生了序列谱图，则可直接比较两个谱图的相似程度。环境适应性打分用于测量一个目标蛋白的氨基酸叠合到模板的特定位置后局部环境的适合度。结构一致性打分包含了两个部分：局部结构一致性（如二级结构的一致性）以及全局结构的一致性（如氨基酸互作接触一致性或者多体接触一致性）。上述不同能量打分可根据需求来调整权重。比如，若只关注序列相似性，则穿线法演变为同源模建方法。这些权重往往会通过训练调整获得一个全局最优值，使得预测模型尽可能普适。

折叠识别可以通过搜索所有产生的序列叠合模板中可以与目标蛋白匹配最好的模板。对于给定的一对目标序列与模板，氨基酸的组成和其备选序列叠合模板均可能存在偏好性。因此，不能直接采用序列模板叠合打分对候选模板进行排序。Z-score 和基于机器学习的方法是两种折叠识别中的主要方法。比如，GenTHREADER[64] 和 PROSPECT- II 便是采用一个神经网络模型来排序模板的方法。神经网络将模板选择问题处理为分类问题，但是该种方法在结构模建中的表现并不理想。机器学习算法通过提取一个序列叠合模板中的一些特征来从多方面描述该叠合模板的整体质量，亦可以用于折叠识别。据报道，机器学习方法与 Z-score 相比，具有较好的特异性与敏感性。因为 Z-score 不能规避因为蛋白尺寸太大引入的差异。Z-score 的提出是为了消除序列氨基酸组成和可替代序列叠合模板数量引起的偏差。一个计算 Z-score 的经典方法如下：①随机对靶蛋白的序列进行洗牌（shuffle, 打乱）；②寻找与洗牌后的靶序列与模板序列的最优比对，并计算叠合打分；③重复上述 2 步直到产生的叠合打分分布收敛。假设该打乱后的叠合打分分布的平均值与方差分别为 μ 与 σ。如果一个没有洗牌的靶序列与模板的叠合打分为 S，则 Z-score 为 $\frac{\mu - s}{\sigma}$。Z-score 越大，说明序列叠合得越好。但是 Z-score 存在的缺点是，首先要花费大量的时间来对目标蛋白序列洗牌与穿线（叠合），从而计算靶蛋白与模板之间的 Z-score。同时，这种方法对于大尺度序列的体系，如基因组尺度的预测并不适用。另外，Z-score 无法诠释不同种类多项打分函数（如能量打分、配对打分、二级结构打分、空格序列罚值等）加权整合的形式。

总之，折叠识别在识别远亲序列 - 结构对和序列 - 结构叠合算法中还需要进一步提升。

9.1.6　基于片段组装的方法

基于片段预测蛋白质结构的方法由 Bowie 和 Eisenberg 于 1991 年提出 [65]，并被认为是最成功的蛋白质三维结构预测方法之一。目标蛋白的结构由已经知道的不同蛋白的不同片段结构拼接而成。该方法基于的理论是：一个局部序列（片段）往往与一个或者多个局部结构相似，该方法最基本的需求是寻找目标蛋白上可以与结构片段数据库匹配的片段结构的识别方法。大多数片段识别方法依赖于对数据库的搜索策略来识别候选片段，该方法非常费时，且由于有限的数据库规模，因此不适于搜索较长的片段。基于片段的蛋白质结构预测方法中最具代表性的方法是 Rosetta[66]。在 Rosetta 中，已知结构的蛋白片段通过蒙特卡洛策略组装而成。组装后的蛋白采用全原子分子力场参数进行结构优化。Rosetta 共分为四个步骤，前三个步骤中使用残基数目为 9 的片段执行片段组装，组装过程中不断地进行片段的插入与评价，并根据插入后的评价结果来动态调整温度因子，如果片段插入连续失败一定次数后会提高温度因子，即降低构象接受的条件来提高片段插入成功的可能性。序列的选择一般由序列

AI Artificial Intelligence for Drug Design

相似性以及局部结构特征的预测，如二级结构或者主链扭转角的相似性确定。通过评价片段插入前后的蛋白模型能量是否降低，来确定该插入片段的合理性。第四个阶段以残基数目为3的短片段执行精细化优化。如上所述，该组装拼接过程会不断地进行片段插入和插入合理性评价，即构象搜索和评价，因此是一个计算量极大的过程。

基于片段组装的方法具有一系列优点：①对进化关系上不相关，但是局部结构相似的一些蛋白仍然适用；②采用实验确证的片段可以保证最终预测构建的蛋白质模型具有一定的蛋白质局部特征；③在无需准确能量模型的评估的前提下，蛋白质片段库隐形地实现了局部序列和结构的匹配；④片段组装模拟已被证明可以有效地搜索构象空间，即便部分片段无法在片段数据库中找到，也可以寻找到全局性折叠合理的结构。在无预测或者实验确定的氨基酸接触信息的情况下，片段组装方法只适用于对较小的 α- 螺旋、α-β 混合的蛋白质结构域等。

9.1.7 从头折叠算法

分子动力学模拟（MD）在蛋白质结构预测的以下三个方面有所应用：①蛋白质从头折叠（protein ab initio folding）；②蛋白质结构改进（protein structure refinement）；③数据辅助建模（data-assisted modeling）[67]。由于计算资源的限制，从头折叠法只能预测较小的蛋白质（20 ~ 100 个残基）或者多肽的结构，并且这些蛋白质折叠的时间尺度通常需在微秒级别以内。最初，只有粗粒度模型的 MD 被用于蛋白质折叠[68]，全原子模型的 MD 受限于力场精度低、时间尺度小、构象采样不充分等问题而难以发挥作用。而且这些问题是相互联系的：时间尺度小导致构象采样不充分，进而限制了 MD 力场的发展与验证。增强采样方法的出现使得采用全原子 MD 研究小蛋白的折叠与展开成为可能。这些方法包括伞形采样（umbrella sampling）[69]、元动力学（metadynamics）[70]、加速分子动力学（accelerated MD）[71]、副本动力学（replica dynamics, RD）[72]和副本交换动力学（replica-exchange MD, REMD）[73]等。其中伞形采样和元动力学难以用在结构预测上，因为它们依赖于预先设定的反应坐标（collective variables），但是蛋白折叠的结果往往是未知的。RD 和 REMD 分别适用于研究蛋白折叠的动力学和热力学，两者均依赖于多个处理器的使用和多个副本的模拟。RD 的每个副本的初始构象相同但是初始速度不同，模拟主要监测体系从一个能量低谷到另一个能量低谷的过渡态。一旦检测出一个过渡态，所有副本的构象都被重新设置为此过渡态的构象，然后重新开始模拟直到另一个过渡态被找到。RD 的副本几乎不需要进行交换。REMD 的每个副本的初始构象相同，但是热力学状态（温度、体积、力场和微扰势等）不同，在并行模拟的过程中每个状态的副本可以以蒙特卡洛概率进行交换[74]。目前，REMD 是最流行的从头折叠预测蛋白质结构的方法，它通过提高蛋白分子在自由能全景图上的扩散速率而将蛋白折叠速率提高大约 6 倍[75]。另外，MD 模拟在时间尺度上的突破也可以极大地促进蛋白从头折叠方法的研究与应用。2008 年，D.E. Shaw 研究所推出第一代 Anton[76]（专门的 MD 超级计算机，适配的 MD 软件是 Desmond），将分子模拟从纳秒时代带入微秒时代。2021 年，D.E. Shaw 推出了第三代 Anton——Anton3[77]，它比 Anton1 快将近 100 倍，比通用型 GPU 的超算快 100 多倍。Anton3 在几天内即可获得数百万原子体系的毫秒级轨迹，超过 5000 万原子的超大体系的亚毫秒级轨迹，这标志着分子模拟在时间尺度上跨入毫秒时代，在空间尺度上迈入病毒时代、细胞器时代。虽然 Anton 如此强大，但缺点是它太稀少了，能获得机会使用 Anton 的人太少了。世界上仅有的几台机器分别安置在匹兹堡超算中心和纽约 D.E. Shaw 研究所，且只接受美国学术机构的使用申请。综上，使用 MD 模拟通过从头折叠预测蛋白质结构仍然是一个耗费大量计算资源的方式，并且这个方式相比于其他方法没有明显的优势，它更多地用于研究蛋白质的折叠机理。

与实验方法获得的蛋白质结构相比，计算方法预测出的结构仍然不够准确，存在一定的误差。因此，需要对这些预测模型进行改进以获得更高精度的结构。基于物理规律的 MD 模拟可以对初始的预测结构进行进一步的优化以提高精度。采用局部增强采样的显式溶剂 MD 模拟将含有 29 个残基的 CMTI-1 蛋白的精度从 3.7 Å 提高到 2.5 Å[78]。使用 MM-PBSA 自由能函数对 Rosetta 模型的 MD 模拟产生的各种结构进行排序，从中发现与天然结构十分接近的蛋白结构（RMSD<1.5 Å）[79]。另外一些研究也表明合适的打分函数有助于从 MD 采样得到的结构中选择出更加接近天然蛋白的结构 [46, 80]。再者，加上约束条件的 MD 模拟可以将构象采样的范围限制在初始结构附近，如果能与准确的力场相结合，将显著改善初始结构的构象 [81-83]。

从已知的蛋白结构或者实验中获取相关数据来指导 MD 模拟（即数据辅助建模）可以提高结构预测的准确性 [84]。1989 年提出的 AMH（associative memory hamiltonians）可以从一组蛋白质中学习它们的结构特性 [85]。基于一组同源蛋白的结构特性，从随机结构中通过模拟退火 MD 可以得到含有 111 个残基的蛋白（rice cytochrome C）的近似天然结构 [86]。此外，将一组非同源蛋白构建的 AMH 与模拟退火 MD 结合，也可以折叠出若干 α- 螺旋蛋白、α/β- 蛋白的近似天然结构（4 ~ 8 Å）[87]。经过多年的发展，研究者基于 AMH 建立了蛋白粗粒度力场 AWSEM[88] 和 AAWSEM[89]。它们将已知结构和相似序列的片段融入蛋白局部结构中进行 MD 模拟，从而获得了较为准确的结果。另外，将 SAXS 实验获得的距离分布 [90]，NMR 实验获得的残留偶极耦合、交叉关联弛豫 [91]，化学交联质谱（XL-MS）获得的空间邻近的残基对 [92] 等信息作为 MD 模拟的限制条件，可以进一步提升预测结果的准确性。

9.1.8　基于氨基酸协同突变的接触预测

蛋白质的多序列比对蕴含着序列的进化信息，根据残基对的协同变异性可以推断出它们在空间中的位置关系（是否接触或距离）。研究表明：远程接触对结构预测非常有帮助，而残基间距离分布为蛋白质折叠提供了更加丰富和细粒度的约束信息。残基接触和距离预测的成功也进一步推动了基于片段组装蛋白质结构预测的发展。通过分析多条序列比对的结果以及相应蛋白结构信息发现，对于叠合序列中，空间上互相接触的氨基酸对之间，如果其中的一个氨基酸突变了，其互作的对应氨基酸也会倾向于突变来维持其和互作氨基酸之前的作用力。该理论推动了非模板依赖性的蛋白质结构预测方法。理论上，分析大量的叠合序列，可以挖掘这类协同突变氨基酸对，从而揭示关键的互作氨基酸对。该类方法可以通过以下策略进一步提高其准确性。首先通过下一代测序和宏基因组来提高蛋白序列数据库，发展全局性的统计方法能够将直接耦合（协同）残基从非直接协同氨基酸对区分开来。最初用于协同突变预测空间接触氨基酸对的方法是统计交互突变信息（mutual information）的方法。该方法仅仅独立地考虑每一对叠合对齐列。这类方法最大的缺点是具有一定的假阳性比率，部分源于统计矫正的传递性。假如位置 A 与位置 B 耦合，而位置 B 与位置 C 耦合，即便位置 A 与 C 并不互作，但是也会反映显著的耦合值。一些全局方法中，会构造整个多序列比对的概率模型来寻找直接作用氨基酸对的集合以及相关性。推测的交互位置若具有最高权重则为直接互作氨基酸对。

当目标序列具有丰富的同源序列时，基于协变性分析方法预测氨基酸 - 氨基酸接触的方法大幅度提高了非模板依赖的蛋白质结构预测的准确性。片段组装方法已经在原有基础上考虑了氨基酸 - 氨基酸间的共进化信息，以其作为距离约束条件并应用于能量函数中来优化蛋白折叠构象。制约基于共进化结构预测方法的主要因素为叠合序列的深度，如果同源序列过少，则无法满足统计意义，即不同捕捉序列的进化信息，因而无法保证信息的准确性。

在 2016 年的 CASP12 中，张阳课题组将基于序列预测的残基间接触约束信息加入 I-TASSER[93] 和 QUARK[94] 中，使得 QUARK 在 FM 目标的前 5 个预测模型中最好模型的平均精度提高了 37%；在 CASP13 中，张阳团队发布了 C-I-TASSER[95] 和 C-QUARK[96]，将残基间接触信息进一步优化为一个新的接触势能项，与包括基于穿线的距离约束和基于固有知识（物理势能）在内的其他能量项相平衡，以指导结构组装模拟折叠目标蛋白；2020 年 11 月召开的 CASP14 会议摘要显示，基于深度学习预测的残基间距离和扭转角也被整合到 I-TASSER 和 QUARK 之中，以进一步提升结构预测精度。

9.1.9　基于端到端的结构预测

在 CASP14 中，AlphaFold 预测的主链均方误差（root mean square error，RMSD）只约 0.96 Å，第二名约为 2.8 Å；其全原子 RMSD 约为 1.5 Å，第二名约为 3.5 Å。在给出的 89 个结构域中，AlphaFold 预测的结果中有 88 个的 TM-score > 0.5，其中更是有 59 个的 TM-score > 0.914，最后一举夺冠。

AlphaFold2 开启了端到端预测蛋白质结构的先河，我们将在下文中具体介绍。由于 AlphaFold2 没有提供训练代码，因此，出现了 OpenFold、Openfold2、UniFold 和 TRFold，这些试图复现 AlphaFold2 的训练过程，有一些已经取得了不错的成绩。

谷歌 DeepMind 公司目前已经公布两代的蛋白质折叠算法，分别为 Alphafold1 和 Alphafold2。本小节将介绍这两代方法。

AlphaFold1 在 CASP13 上崭露头角，AlphaFold2 在 CASP14 上一骑绝尘。对这两个方法的研究能够帮助我们了解深度学习在蛋白质结构预测上的应用，同时为深度学习在其他应用上提供思路。

AlphaFold1 的整体思路是使用蛋白序列和 MSA 作为神经网络的输入，预测残基之间的距离分布和扭转角分布（phi 和 psi），并将距离和角度转为势能，再加上范德华力，使用随机梯度下降对由预测出的扭转角形成的初始构象进行优化，最终获得蛋白结构。

AlphaFold1 除了思路的创新之外，其也使用了大量的训练技巧，这些技巧可以为其他应用提供思路，以下将做简要介绍。

首先是数据的预处理，AlphaFold1 从 PDB 中取出结构，使用 CATH 提取出非冗余的结构域，并在划分训练集和测试集的时候保持相同超家族（superfamily）的序列在同一个集合中（为了确保网络的泛化性）。在输入序列的同时还输入了 HHblits alignments 的数量、PSI-BLAST 特征、HHblits 的轮廓信息（profile）、非间隔（non-gapped）轮廓信息、HMM 轮廓信息、HHblits 的偏置项（bias）、Potts 模型的偏置项、MSA 中的删除（deletion）概率、残基索引、Potts 模型的参数、Frobenius 范数、间隔（gap）矩阵。可以看到，AlphaFold 对数据利用到了极致，并且其对 MSA 中的 deletion 和 gap 都做了明确的表示。

对于模型的输出，不同于使用 8 Å 以内的接触信息，AlphaFold1 使用了所有残基的 β-C 的距离信息，而且是距离分布（将距离 2 ~ 22 Å 分成了 64 个区间，预测在每个区间的概率），使用类似的网络预测了每个残基的 phi 和 psi 角，并且另外训练了一个参考（reference）分布。同时，网络还输出了模型的不确定性（uncertainty）。无疑，这些输出包含了更多的信息。

网络部分，其使用了包含 220 个残差块的网络，每个网络交错地包含了三个 batch norm 层、两个 projection 层，和一个 3×3 的扩张卷积层（dilated convolution layer），使用了 8 块 GPU 训练了 5 天左右。

由于存储限制，并且有数据显示，接触信息预测只需要有限的上下文窗口（context window），AlphaFold1 每次只训练或预测 64×64 的距离矩阵区间。

AlphaFold1 使用了大量数据增强。其在训练对角线外（off-diagonal）的残基对作用时，同时使用了对角线上（on-diagonal）的残基对作用（即在学习不同片段的作用时，考虑了每个片段内部的作用），在切片（划分 64×64 的距离矩阵）时，随机选取不同偏移量的片段（产生了更多的数据集），同时，在 ground truth 上添加噪声，即在原来的原子坐标上进行轻微扰动。考虑到有些数据的 MSA 较少，为了更好地预测这部分数据，其对部分 MSA 进行了降维采样。这些数据增强，再加上神经网络中的 dropout，避免了网络的过拟合。这里值得注意的是 AlphaFold1 展示了 MSA 中的有效序列数量 N_{eff} 对结果的影响。

在预测时，为了防止边界效应（edge effect），同时提高准确率，AlphaFold1 预测了不同偏移量的片段，对其取平均，并且片段中心的权重会更高一些，并且最后对四个不同超参数的网络获得的结果进行了平均。

相比于 AlphaFold1，AlphaFold2 没有使用大量的预处理特征，而是几乎都从网络中学习到特征，最后直接出坐标。其大致可以分为提取表达（representation）、Evoformer 和结构构建三个部分。每一部分都独具匠心。具体可参考其开源代码以及文章和补充材料。这里，笔者根据其伪代码，将前两部分抽取出来，并进行简化，希望能够帮助大家理解。

网络的输入包含六个部分：①序列的特征，形状（shape）为 [N_res, 21]，即有 N_{res} 个残基，有 20 种氨基酸，加一种未知氨基酸，以独热编码表示；②残基索引，形状为 [N_res]；③MSA 的特征，形状为 [N_clust, N_res, 49]，即有 N_{clust} 个作为聚类中心的序列数量，每条序列长度为 N_{res}，每个残基有 49 个特征，包含 23 个独热编码（20 种氨基酸，1 种未知氨基酸，1 个 gap 表达，1 个 mask 表达），3 个与 deletion 有关的特征，23 个与每种氨基酸在每个 MSA 聚类中的分布有关的特征，另外在每次迭代的时候，都会进行采样，即会进行（N_cycle×N_ensemble）次采样；④其余氨基酸的特征，形状为 [N_clust, N_res, 25]，即没有作为聚类中心的序列的特征，包含 23 个独热编码和两个与 deletion 有关的编码；⑤模板残基对的特征，形状为 [N_templ, N_res, N_res, 88]，即共有 N_{templ} 个模板，每对氨基酸有 88 个特征，包括距离分布、mask 等；⑥模板角度特征，形状为 [N_templ, N_res, 51]，即有 N_{templ} 个模板，每个模板有 N_{res} 个残基，每个残基有 51 种特征。

本文将 Alphafold2 的代码分块依次介绍，具体详见文献 [97] 中的代码附录。算法 9-1 为 AlphaFold2 的模型推理伪代码。

算法 9-1　AlphaFold2 模型推理伪代码

输入：氨基酸特征（f_target_feat，形状为 [N_res, 21]），残基索引（f_residue_index，形状为 [N_res]），MSA 特征（f_msa_feat，形状为 [N_cycle, N_ensemble, 49]），不在聚类中心的 MSA 特征（f_extra_feat，形状为 [N_cycle, N_ensemble, 25]），模板对特征（f_template_pair_feat，形状为 [N_templ, N_res, N_res, 88]），模板角度特征（f_template_angle_feat，形状为 [N_templ, N_res, 51]）

输出：预测的蛋白原子坐标，pLDDT

```
    # 初始化参数
1.  m1_prev, z_prev, x_prev_cbeta = 0,0,0
2.  for c in [1, N_cycle]:
        # 使用 m1_, z_, s_ 对 ensemble 中的结果进行平均
3.      m1_, z_, s_ = 0,0,0
4.      for n in [1, N_ensemble]:
            # 对聚类中心的 MSA 进行 embed
5.          m_sc, z = InputEmbedder(f_target_feat, f_residue_index, f_msa_feat)
6.          m1 = m_sc[0]
            # 将前一次迭代的结果注入
7.          m1, z1 += RecyclingEmbedder(m1_prev, z_prev, x_prev_cbeta)
            # 对模板进行 embed
8.          a_st = Linear(relu(Linear(f_template_angle_feat)))
9.          m_s = concat(m_sc, a_st)
10.         t_st = Linear(f_template_pair_feat)
11.         for t in [1, N_templ]:
12.             t_st[t] = TemplatePairStack(t_st[t])
13.         z += TemplatePointwiseAttention(t_st, z)
            # 对不在聚类中心的 MSA 进行 embed
14.         a_se = f_extra_msa_feat[c,n]
15.         e_se = Linear(a_se)
16.         z = ExtraMsaStack(e_se, z)
            # 网络的主要部分 Evoformer
17.         m_s, z, s = EvoformerStack(m_s, z)
18.         m1_, z_, s_ += m_s[0], z, s
19.     m1_, z_, s_ /= N_ensemble
        # 预测结构和置信度
20.     x, r_plddt = StructureModule(s_, z_)
21.     m1_prev, z_prev, x_prev_cbeta = m1_, z_, x_cbeta
22. return x, r_plddt
```

诚然，AlphaFold2 取得了非常瞩目的成就，但是当前蛋白质结构预测方法仍然存在一些不足之处，值得进一步研究。比如 AlphaFold2 虽然预测了侧链原子的坐标，但精度需要提高，因为在药物设计中侧链原子对药物 - 靶标互作起着至关重要的作用。loop 区域和多结构域的预测，对于现在的方法来说仍有一定的挑战。另外，蛋白的构象可能不止一种，是否可以预测蛋白的多种构象仍然有待探索。

AlphaFold2 对于每个残基，用刚体来表示主链，用角度来表示侧链，在网络中学习角度，这是一个非常创新的思路。虽然这样可以大大简化模型，但其忽略了氨基酸内部的键长变化。AlphaFold2 使用了 AMBER99SB 力场对预测的蛋白结构进行了优化，是否可以对蛋白结构进行优化，或者说我们是否可以训练一个基于深度学习的力场，既可以对侧链原子进行优化，也可以获得蛋白的多构象，这是一个值得深究的问题。

深度学习是数据驱动的，如何提取数据的特征，或者说如何利用数据是非常关键的。AlphaFold2 是深度学习应用的一个典范，我们可以从它的实现细节中获益良多。比如它的 Evoformer 模块对 MSA 的行列同时操作，以及它对蛋白结构的独特表示等等，我们可以借鉴这些方法并将其应用在别的领域。AlphaFold2 带给我们的不仅仅是蛋白结构预测的方法，更是在别人的研究基础上不断努力创新进而推动科学进步的精神和态度。

9.1.10　小结与展望

本节对蛋白质的结构预测做了简要概述，首先介绍了蛋白质的结构定义，然后简述了蛋白质的二级结构预测，接着着重描述了蛋白质三级结构的不同预测方法，包括使用模板的同源建模、基于部分序列模板的穿线法、由已知蛋白片段进行拼接的片段组装法、基于分子动力学模拟的从头折叠方法、根据氨基酸协同突变的接触预测以及基于端到端的结构预测方法。

目前，由于 AlphaFold2 的强大能力，蛋白质结构预测势必将迈入新的阶段，从原来的对于基本结构的预测目标，到精细化以及多构象的结构预测。端到端的预测方法固然有其优势，但我们仍可以从过去的各种算法中获得灵感，结合端到端的方法从而设计出新的算法。从上述算法中可以看出能量和氨基酸协同突变对于蛋白质结构预测有一定的帮助，所以已有的其他功能对于蛋白质的结构预测应该会有所帮助。

除此之外，我们不能忘记，预测蛋白质结构的最终目标是理解、利用并改进蛋白质的功能，从而更好地服务于诸如蛋白质设计、药物设计等其他任务。

9.2　核酸结构预测

9.2.1　核酸结构概述

核酸广泛存在于动植物细胞、微生物、病毒和噬菌体内，是生命的最基本物质之一，主要负责生物体内遗传信息的携带和传递。它是由核苷酸单体聚合而成的生物大分子化合物，而核苷酸单体是由五碳糖、磷酸基和含氮碱基组成的。根据五碳糖的种类可以将核酸分为核糖核酸（RNA）和脱氧核糖核酸（DNA）两类。如果五碳糖是核糖，则核苷酸为核糖核苷酸，形成的聚合物是 RNA；如果五碳糖是脱氧核糖，则核苷酸为脱氧核糖核苷酸，形成的聚合物是 DNA。不同于由二十种氨基酸组成的蛋白质，核酸中的碱基只有四种（图 9-2）：其中组成 DNA 的碱基有腺嘌呤（adenine, A）、鸟嘌呤（guanine, G）、胞嘧啶（cytosine, C）和胸腺嘧啶（thymine, T），而组成 RNA 的碱基中尿嘧啶（uracil, U）替代了胸腺嘧啶。腺嘌呤与胸腺嘧啶或尿嘧啶配对，形成两个氢键；鸟嘌呤与胞嘧啶配对，形成三个氢键。

自然界中多数情况下，DNA 一般以双链的形式存在，而 RNA 以单链的形式存在（图9-2）。它们的结构可以划分为一级结构、二级结构、三级结构和四级结构（图 9-3）[98]。一级结构是核酸链上通过磷酸二酯键连接的各核苷酸残基的排列顺序，即核酸序列。二级结构是在核酸序列的基础上单个聚合物或者两个聚合物之间的碱基对相互作用。DNA 和 RNA 的二级结构有所不同：DNA 的两条链主要是以完全碱基配对的方式交互缠绕成螺旋结构[99]，而由于 RNA 为单链结构，其碱基配对相互作用更为复杂，单条链折叠可以与其自身形成部分螺旋结构。另外，RNA 中来自核糖的额外羟基也增加了其形成氢键的能力，从而增加了其碱基配对的复杂程度[100]。茎环结构（通常也称为发夹结构）是 RNA 二级结构中最为常见的，其中形成螺旋的部分称为茎，未配对的碱基组成的单链区域称为环。茎环是较大的结构基序如三叶草结构（四个螺旋结的连接）的构建模块。除此之外，相对较长的配对螺旋中两条链的一系列不配对的碱基形成的内部环和螺旋的一条链额外的不配对碱基形成的突起也是 RNA 二级结构中比较常见的。当茎环结构中环上的碱基与茎环结构外单链区域的碱基配对形成螺旋片段时，出现假结结构。假结结构最初于芜菁花叶病毒中发现[101]，它至少含有两个茎环结构，其中一个茎的一半嵌入另一个茎。含有假结结构的 RNA 通常具有多样的功能。

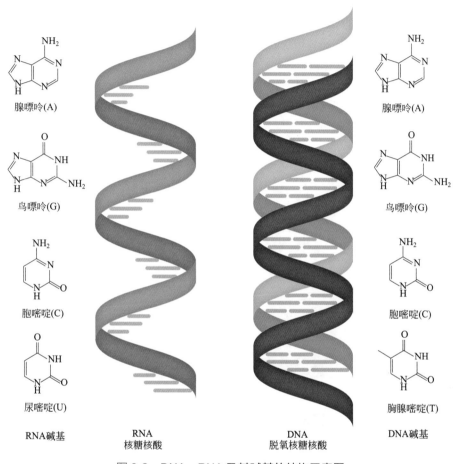

图 9-2　DNA、RNA 及其碱基的结构示意图

DNA 的三级结构主要是双螺旋，其在三维空间中主要包括三种构象，即 A-DNA、B-DNA 和 Z-DNA（图 9-3）[102]。这些构象在手性、螺旋间距、螺旋间距之间的碱基对数、主凹槽（或称大沟）和次凹槽（或称小沟）的尺寸大小等方面有所差异。已有信息认为 B-DNA 在细胞中占主导地位[103]，这种结构的双螺旋半径为 10 Å 且间距为 34 Å，每隔 10 个碱基对序列绕其轴旋转一圈[99]。这种螺旋间距（扭曲频率）实际上在很大程度上取决于每个碱基对链中的邻近碱基施加的堆叠力。B-DNA 的碱基对近乎垂直于螺旋轴。另外它的主凹槽很宽，易于蛋白质接近；次凹槽狭窄，水分子填充后有利于稳定 B-DNA 的构象。A-DNA 的构象一般在脱水的条件下观测到，在相同碱基数目的情况下它比 B-DNA 的构象

更短、更紧密，双螺旋结构半径为 12.75 Å。A-DNA 的碱基对倾斜于螺旋轴并且偏离轴线中心。它的每圈螺旋具有比 B-DNA 更多的碱基对（每圈螺旋含有 11 个碱基对），因而产生较深的主凹槽和较浅的次凹槽。双螺旋 RNA 采用类似于 A 型结构的构象，此外当 DNA 与 RNA 混合配对时，也可能出现 A-DNA 形式的构象。Z-DNA 具有较为罕见的左旋形态的双股螺旋构象，并呈锯齿形状[104]。与 B-DNA 相似，它的碱基对也几乎垂直于螺旋轴，然而它的结构比 A-DNA 和 B-DNA 更长、更狭窄。这种形态并不常见，只在某些特殊的情况下比如 DNA 超螺旋、嘌呤 - 嘧啶交替序列、盐分或某些阳离子浓度高时其存在的可能性才会增加。当 Z-DNA 形成时，其两端必与 B-DNA 相结合形成 B-Z 结合界面，这种结构会使一对碱基对凸出于双螺旋之外[105]。RNA 的三级结构，除了 A 型双螺旋之外，还包括茎环结构和假结结构（图 9-3）。茎环结构折叠成类似于棒棒糖状的构象，而假结结构折叠成类似于绳结的三维结构。

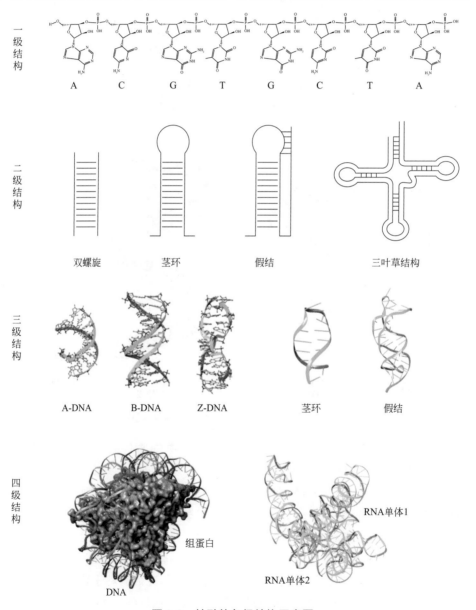

图 9-3　核酸的各级结构示意图

另外，DNA 和 RNA 也能形成三股螺旋或者四股螺旋的特殊结构。三股螺旋的结构是在双螺旋结构的基础上形成的，其中两条链组成正常的双螺旋，第三条链插入双螺旋的主凹槽或者次凹槽中，产生有别于传统 Watson-Crick 氢键的 Hoogsteen 氢键相互作用（图 9-4）[106, 107]。四股螺旋的基本单位主要是 G 四联体，即四个鸟嘌呤残基通过 Hoogsteen 氢键相互连接为一个四边形（Hoogsteen 环），再堆积形成右手四股螺旋[108]。

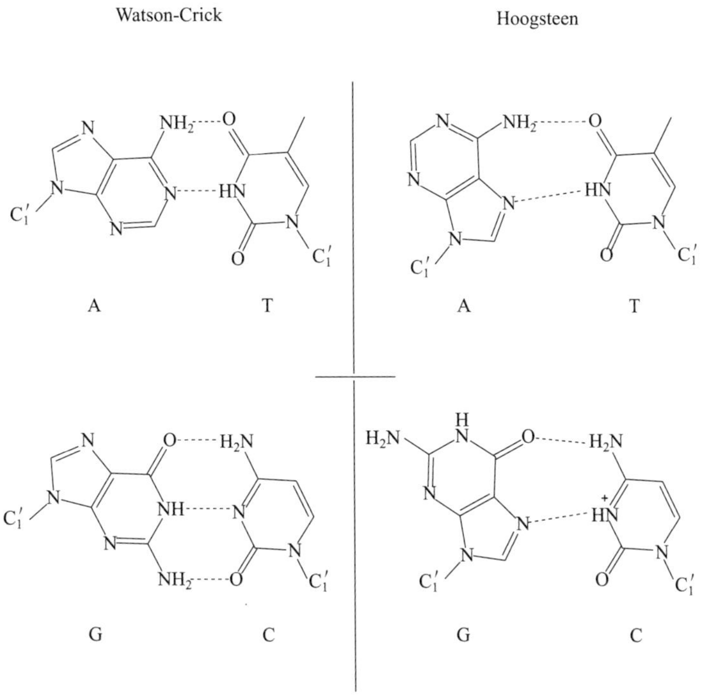

图 9-4　Watson-Crick 氢键和 Hoogsteen 氢键示意图

与蛋白质相似，核酸的四级结构是指其高级的组织形式，即它与其他生物大分子相互作用形成的复合物。最经典的例子包括 DNA 在染色质中与组蛋白形成的复合物，RNA 的不同单链在核糖体或者剪接体中相互作用形成的复合物（图 9-3）。

9.2.2　核酸结构预测中的传统计算方法

1953 年沃森和克里克基于 X 射线衍射数据提出了 DNA 双螺旋结构的设想[99]，但是直到 1972 年和 1978 年，RNA 和 DNA 分子的第一个晶体结构才陆续被解出[109, 110]。即使是现在，使用 X 射线衍射解出核酸的晶体结构仍然比解蛋白质的结构更加具有挑战性。核酸表面带负电的磷酸基团在结晶过程中相互排斥使得该过程十分困难，而且碳糖 - 磷酸骨架结构的灵活性也赋予核酸动态变化的能力[111]。除了晶体结构之外，蛋白质数据库（protein data bank, PDB）也包含有一部分采用液相核磁共振（nuclear magnetic resonance, NMR）技术得到的核酸结构。这种方法虽然不需要结晶同时也更加接近生物体内的环境，但是核酸中的核苷酸种类太少，这导致核酸序列上不同位置的氢原子的 NMR 信号难以区分。因此，核酸结构的预测，尤其是 RNA 结构的预测对了解核酸结构及其相应的生物学功能显得尤为重要。核酸结构预测的定义是从给定的核酸序列中预测出其二级结构、三级结构甚至四级结

构 [112]。首先从核酸序列中预测出二级结构，然后根据二级结构预测三级相互作用和三维结构信息，最后通过与已有的结构进行比对或者观察模建的结构是否具有预期的物化性质和几何形状来判断预测结构的准确性。

9.2.2.1　核酸二级结构预测

核酸二级结构预测主要依赖于碱基配对和碱基堆叠相互作用。DNA 和 RNA 的二级结构预测方法大体相似，但略有不同。在生物体内，由于碱基之间的完全互补性，DNA 倾向于形成螺旋结构，而 RNA 则倾向于形成更加复杂的二级结构。因此，目前的研究重点主要集中于如何精准预测 RNA 的二级结构。预测方法可以分为单序列预测法和多序列比对预测法（表 9-3）。

表 9-3　核酸二级结构预测方法

方法名称	分类	描述
Mfold[118]	单序列预测——最小自由能法	Zuker-Stiegle 算法
RNAfold[119]	单序列预测——最小自由能法	Zuker-Stiegle 算法
pknotsRG[122]	单序列预测——动态规划算法	包含简单假结结构
Sfold[124]	单序列预测——统计抽样法	理性设计核酸小分子
RNAalifold[130]	多序列比对——先比对后预测	结合最小自由能和共进化信息
Pfold[131]	多序列比对——先比对后预测	SCFG
PETfold[132]	多序列比对——先比对后预测	SCFG, 热力学
ILM[133]	多序列比对——先比对后预测	结合热力学和交互信息内容打分
Foldalign[135]	多序列比对——同时比对和预测	限制性的 Sankoff 算法
Dynalign[136]	多序列比对——同时比对和预测	限制性的 Sankoff 算法
Stemloc[137]	多序列比对——同时比对和预测	限制性的 Sankoff 算法
RNA forester[141]	多序列比对——先预测后比对	树匹配算法对齐结构
MARNA[142]	多序列比对——先预测后比对	树匹配算法对齐结构

单序列预测法包括最小自由能法、动态规划算法和统计抽样法。最小自由能法假定正确的结构是拥有最小吉布斯自由能的结构或者拥有次最小吉布斯自由能的某些结构中的一个 [113]。二级结构的折叠自由能由最近邻模型计算 [114]。在该模型中，每个基序的自由能变取决于该基序的序列和其相邻的碱基对。Watson-Crick 碱基对、GU 碱基对和环区域的自由能参数主要从 DNA 和 RNA 的热力学实验中获取 [115-117]。系统性搜索具有最小自由能的结构的方法是列举所有可能的结构并逐一计算它们的自由能，但是可能存在的结构数目随着核酸序列的增长而呈现指数型增加的趋势，所以这一做法在处理序列较长的核酸分子时并不经济。Mfold[118] 和 RNAfold[119] 均使用 Zuker-Stiegler 算法来获得最小自由能结构，这种算法所需时间正比于 N^3，所需存储正比于 N^2（N 为序列长度）。Mfold 的算法中还融入了化学反应性、酶切位点和进化数据等信息，以提高预测的准确性。图 9-5 展示了 Mfold 预测的核酸适配

体 A09 和 A15 的二级结构。虽然它们的序列只相差了一个碱基，但是预测得到的结构截然不同。

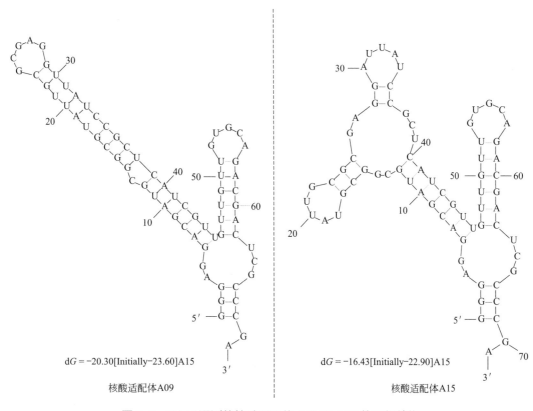

图 9-5　Mfold 预测的核酸适配体 A09 和 A15 的二级结构

由 Nussinov 等人提出的动态规划算法（dynamic programming algorithms）是目前比较流行的核酸二级结构预测方法，它的基本思想是通过相互联系的多阶段决策过程预测核酸序列碱基配对最大化的结构 [120]。此算法不需要显式地穷举生成整个序列长度的各种可能结构，它从最短的片段出发，首先确定此片段所有可能结构的最低自由能构象并将其保存，然后延伸到较长的片段。通过递归调用保存的短片段自由能来加速长片段自由能的计算。一旦整条序列的最低自由能确定了，核酸分子的二级结构也就确定了。但是此方法不能用来预测 RNA 序列中可能存在的假结结构，因为假结结构的碱基对嵌入较差，即碱基对与其他碱基对具有一定的重叠特性。经过 Rivas 和 Eddy 改良的动态规划算法 [121] 可以预测假结结构，不过该方法耗时较长（所耗时间与 N^6 成正比）。通过限制假结结构的种类，可以适当提高算法的运行效率，比如 pknotsRG 工具 [122] 只包含简单的循环假结结构，所以它的运行时间与 N^4 有关。

统计抽样法（statistical sampling）使用配分函数计算的条件概率从给定序列二级结构的玻尔兹曼分布中随机采样所有可能的结构，然后使用聚类方法得到有代表性的结构 [123]。一个核酸分子，如长链的 mRNA，可能存在多种结构，并且这些结构可能在生物体内发挥多种不同的功能。统计抽样法可以估计任一结构的出现概率，为核酸折叠过程中的不确定性问题提供了一个解决方案。Sfold [124] 就是基于统计抽样法来预测 RNA 二级结构的软件，它可以用来理性设计靶向 RNA 的核酸小分子，比如小干扰 RNA（siRNA）、反义寡核苷酸和反式剪切核糖酶等用于基因敲除研究。

使用单序列预测法得到的核酸结构在预测精度上仍然有待提升，它的系统局限性主要在于 [125]：①热力学参数是根据体外实验外推出来的，这导致它们不能够准确描述体内的环境。参数方面的微小差异可能导致最终的预测结果千差万别，所谓失之毫厘谬以千里。②核酸碱基上的化学修饰如糖甲基化、假尿嘧啶核苷、二氢尿嘧啶等均被上述方法忽视，同时折叠的动力学过程也被忽视。③单条序列不包含核酸的共进化信息，不能识别出保守但距离相隔较远的互作碱基，然而这些碱基对假结结构的形成有至关重要的作用。因此，研究者们希望通过开发多序列比对预测法来解决这些问题，提高预测结构的精准度。

多序列比对预测法需要多条同源核酸序列的数据集。此方法基于一个事实，即在进化过程中，核酸的二级结构和三级结构比核酸序列的变化更加缓慢 [126]。若碱基配对区域发生突变，该区域会进一步再突变以补偿因前一个突变破坏的互作体系，从而维持原有配对体系以保持结构稳定性。因此，尽管同源核酸的序列可能不尽相同，但是它们的共有结构是相对保守的。序列比对和共有结构预测紧密联系，根据这两个过程的先后次序可以将多序列比对预测法分为三种：先比对后测、同时比对和预测、先预测后比对。先比对后预测的方法中，将先使用多序列比对工具如 Clustal W[127]、T-Coffee[128] 和 prrn[129] 等产生多条核酸序列的比对结果，然后找到保守序列，进而使用多种方法（单序列预测法）将其折叠为共有结构。RNAalifold[130] 从热力学角度出发，结合最小自由能法和共进化信息预测出共有结构。结果表明，与 rRNAs 的系统发育结构相比，RNAalifold 仅从五条相关序列预测出的结构超过 80% 是可靠的。Pfold [131] 程序采用"随机上下文自由语法"（stochastic context-free grammar，SCFG）算法从多序列比对结果中产生核酸结构的先验概率分布。SCFG 在概率框架内可以很好地捕捉 RNA 结构内嵌的成对相互关系。它从已知的 RNA 结构数据库中取得产出法则和进化速率并用明确的系统模型来估算预测概率。Pfold 通过引入折叠热力学可以进一步扩展成 PETfold 程序 [132]。不同于其他基于比对结果折叠的方法，ILM（iterated loop matching）[133] 结合热力学和交互信息内容打分可以对假结结构进行预测。但是它在高度相似的数据上的选择性和灵敏性不如 RNAalifold 和 Pfold。

快速进化的非编码 RNA（ncRNA）的序列保守性较低。当核酸序列的相似性低于 50%时，序列比对方法的合理性降低。错误的序列比对结果往往包含错误的共进化信息，进而产生错误的预测结构。如前所述，核酸结构特别是功能结构的保守性要优于序列的保守性，因此基于结构的比对程序可以提升此类比对的性能。同时比对和预测大多采用 Sankoff 算法 [134]，它是序列比对和 Nussinov 动态规划算法的结合。Sankoff 算法需要大量的计算资源：时间上正比于 N^{3m}，存储上正比于 N^{2m}（N 为序列长度，m 为序列条数）。所以在实际应用中，很多软件如 Foldalign[135]、Dynalign[136]、Stemloc[137]、PMcomp[138]、Carnac[139] 和 Murlet[140] 等都对序列比对的最大长度或者共识结构的大小和形状作了限制。

当序列保守性的信息完全缺失时，使用单序列预测法预测核酸结构，再运用树匹配的算法 [143] 对齐产生的结构，即为先预测后比对的方法。这一方法的关键点在于独立折叠出的各种结构能否较好地对齐并产生潜在的共识结构。一旦单序列预测出的结构不够准确，那么后续的分析将变得毫无意义。虽然这一方法的使用并不广泛，但是仍然有一些程序如 RNA forester[141] 和 MARNA[142] 采用了这个方法。

9.2.2.2　核酸三级结构预测

核酸的三级结构和它的生物学功能紧密相关，三级结构的预测以其二级结构为基础，主要是确定双螺旋以外的区域的结构。依据其是否在折叠过程中使用模板或者是否使用第一性原理（物理学的基本定律）可以将三级结构的预测方法分为：同源建模、从头建模和片段组装（表 9-4）。

表 9-4　**核酸三级结构预测方法**

方法名称	分类	描述
ModeRNA[145, 146]	同源建模	用打分函数来降低空间位阻
Modeller[147]	同源建模	引入模板信息作为模建限制
MMB[148]	同源建模	引入模板信息作为模建限制
NAST[156]	从头建模	粗粒度模型
Vfold[157]	从头建模	粗粒度模型
DMD[158]	从头建模	粗粒度模型
SimRNA[159]	从头建模	粗粒度模型
S2S/Assemble[160]	片段组装	半自动方法
RNA2D3D[161]	片段组装	半自动方法
FARNA/FARFAR[162, 163]	片段组装	全自动方法
MC-Fold/MC-Sym[164]	片段组装	从核苷酸环状结构数据库中挑选片段
RNA Composer[165]	片段组装	从 RNA FRABASE 数据库中挑选片段

同源建模的思想是尽管同源分子的序列有所不同，但是它们都沿用相似的三维结构[144]。找到相应的同源模板并且比对目标序列和模板序列是同源建模的一个关键步骤。它的一种方法是直接复制模板结构的原子坐标，保留比对区域连续的骨架结构，使用数据库里其他结构的短片段来弥补因插入或者删除导致的结构不连续性。ModeRNA[145, 146] 是这种方法里比较有代表性的一个程序，它不需要计算能量，只是用打分函数来降低插入片段和原有结构的空间位阻，而且 ModeRNA 还可以用来模建具有转录后修饰的残基的核酸结构。同源建模的另一种方法是从模板结构的对齐区域里提取原子间距离、二面角等信息作为折叠目标序列的空间限制，结合基于核酸三维结构统计数据的几何限制对目标序列进行折叠。然后使用力场对所得结构进行能量最小化来确保最终结构的物理真实性。Modeller[147] 和 MacroMolecular Builder（MMB）[148] 均使用此种方法，它们的优点是可以方便地引入用户自定义的各种限制。

当同源序列的相似性降低或者缺乏同源模板时，使用同源建模法预测的结构准确性也逐步下降。从头建模是一种不需要模板信息的结构预测方法。其中第一性原理（Ab initio）模建法仅仅依靠物理学基本定律（量子力学）通过模拟生物大分子的构象变化来预测核酸结构[149, 150]。基于分子内的相互作用与分子和溶剂间的相互作用计算每个构象的能量并进行打分，寻找自由能最小的状态。这与之前的二级结构预测的最小自由能法相似。然而对于核酸的原子模型而言，大量的自由度（$3N_{atoms}-6$）导致采样空间巨大，而且计算体系能量的函数非常复杂，这需要庞大的计算资源。另外，全原子的自由能面非常崎岖不平，包含多个局部极小值，难以通过折叠过程达到全局最小值。因此，第一性原理模建法不适用于生物大分子，只能用于非常小的分子，如水分子的结构预测。牛顿力学可以用来代替量子力学以简化上述方法。分子动力学模拟（MD）通过数值求解牛顿运动方程得到粒子的运动轨迹，它采用力场来描述粒子间的相互作用力和势能[151]。很多 MD 软件包如 AMBER[152]、CHARMM[153] 和 GROMACS[154] 均可以用来模拟生物大分子的折叠。但是全原子类型的 MD 在构象采样和计算能量时依然需要耗费很多计算资源，将全原子模型简化为粗粒度模型可以进一步减少计算资源从而提升计算速度。粗粒度模型将一组原子表示成一个虚拟粒子或单一的作用中心，显著减少了原子数和相互作用数[155]。对于不同的程序，粗粒化的程度也有所不同：NAST[156] 采用一个虚拟原子代表一个核苷酸残基，Vfold[157] 和 DMD[158] 采用三个虚拟原子代表一个残基，SimRNA[159] 采用五个虚拟原子代表一个残基。粗粒度模型的力场产生的自由能面比全原子模型更加光滑，许多局部极小值点被移除，因而降低了分子在模拟过程中陷在次优能量状态的概率。但是，需要注意：模型的简化程度越高，预测出的结构可能越不准确。所以粗粒度模型的折叠模拟基本不可能预测出 RNA 的原生结构并得到准确的能量。

片段组装也不需要同源模板，它将从已知的三维结构中提取的片段作为基本构件来构造结构。模建的过程实际上是一个片段组合的问题，二级结构信息可以指导片段的选择，基于物理或者统计的打分函数可以评价最终生成的结构。另外，空间限制、成对距离限制、三维形状限制和用户自定义限制也可以通过编码加入整个流程中。S2S/Assemble[160] 和 RNA2D3D[161] 属于半自动方法，它们允许用户重新整理和组合多个 RNA 结构。FARNA/FARFAR[162] 属于全自动方法，起初为蛋白质折叠而设计，现在也可以用于核酸结构预测。FARNA 从实验确定的 RNA 结构中推导出基于知识的能量函数，然后使用这一函数从短的线性片段中折叠出 RNA 三维结构。最后 FARFAR 用基于统计和物理的混合打分函数优化 FARNA 产生的结构。专门为 RNA 开发的 MC-Fold/MC-Sym[164] 从核苷酸环状结构数据库中挑选片段组装 RNA 结构，而 RNA Composer[165] 从 RNA FRABASE 数据库中挑选三维片段组装结构。它们也都采用了基于物理和统计的混合打分函数。

9.2.3　人工智能在核酸结构预测中的应用

近年来，随着 RNA 序列数据的爆炸式增长和机器学习尤其是深度学习等人工智能技术的进步，基于机器学习（machine learning, ML）的方法越来越多地被应用在核酸结构预测领域，并展现出优于传统算法的准确度和适用性。根据人工智能介入的核酸结构预测的子过程，可以将人工智能的方法大体分为基于 ML 的评分方案、基于 ML 的预处理 / 后处理和基于 ML 的预测过程[166]（表 9-5）。这三类方法的共同点是它们均采用监督学习的方式训练模型，即通过调整模型参数从已知的输入 - 输出对中学习从输入特征映射到输出结果的函数[167]。输入特征从自由能参数、编码的 RNA 序列、序列模式或进化信息中选择，输出结果可以是分类标签（成对碱基或不成对碱基）或连续数值（如自由能）。

9.2.3.1　基于 ML 的评分方案

ML 模型产生的打分函数可以替代传统方法里的打分函数，并与传统的结构优化模型融

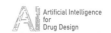

合，为生成的各种可能的核酸结构评分。由于基于自由能的结构优化方法是目前比较流行的方法，因此 ML 技术经常被用来优化能量模型中的参数。它们利用巧妙的模型为更多、更准确的结构特征估算评分，而这些结构特征是从已知的热力学数据或者 RNA 二级结构数据中获得的。首先，线性回归模型被用来从热力学数据中推断相关的热力学参数，并将最近邻模型扩展成更准确的 INN-HB 模型 [168]。然而此模型在计算其他参数之前固定了某些结构元件的参数，从而减少了整体参数集所包含的各种结构可能性。为了克服这一缺点，约束生成方法 [169] 采用不同类型的约束条件来预估自由能参数，确保同一序列的参考结构的能量低于其他备选结构。随后，进一步改进的约束生成模型被应用在更大的数据集上，其对参数的限制使得结构越不准确，其自由能与参考结构的自由能差距越大 [170]。

另外，某些基于 ML 的加权方法提出使用权重而不是自由能变作为 RNA 基本结构元件的参数。这些方法移除了参数的热力学意义，并使用 ML 模型来确定更复杂 RNA 结构单元的数千个权重。Context-Fold 工具 [171] 通过筛查数千个训练集的更多类型的结构单元和更多的顺序语法，将权重的数量增加到约七万个，极大地提升了预测准确率。因此，Context-Fold 也被称为"丰富的参数化模型"。MXfold[172] 将基于 ML 的权重和实验确定的热力学参数结合，其预测性能比单独基于热力学参数或者权重的模型性能更加优良。随后，MXfold2[173] 使用热力学正则化的最大边界框架构建深层神经网络，其预测的折叠分数和由热力学参数计算的自由能十分接近，说明基于 ML 的权重可以和热力学参数方法进行互补。虽然加权方法使结构预测脱离了能量估算，但是由于 ML 算法的"黑盒子"属性，学到的权重是不可解释的。因此，得到的预测分数不能用于计算配分函数、碱基配对的概率等。

如前所述，SCFG 采用语法产出规则中的概率参数为每条序列的生成结构分配概率。概率参数可以使用 ML 从有二级结构标注的 RNA 序列数据集中学习得到。CONTRAfold[174] 使用有条件的对数线性概率模型（conditional log-linear models, CLLMs）对 RNA 二级结构的预测准确率高于其他概率模型。CLLMs 除了像 SCFG 学习参数和优化之外，还使用区别训练，目的是将正确的结构从不正确的结构中区分出来。但是 CLLMs 的运行速度很慢，因此不能用在大型训练数据集上，并且其估算的参数也没有生物学意义。另外，为了充分利用大量未标注的 RNA 序列数据，研究者们提出采用半监督学习算法从概率模型中获取概率参数。这个概率模型结合了 SCFG 和条件随机场。目前，概率模型对核酸二级结构的预测准确率仍然不如最小自由能法等热力学模型，而且它不能描述特殊的碱基配对情况如假结结构、非经典的碱基对等，即缺乏可解释性。

9.2.3.2 基于 ML 的预处理和后处理

不同的 RNA 序列有不同的特征，遵循不同的折叠规则，所以不同的预测方法可能只对某些种类的 RNA 有较好的预测能力。数据预处理阶段的 ML 可以用来选择合适的预测方法或者一组合适的参数。在 RNA 二级结构预测之前，可以使用支持向量机（SVM）[175] 或者 SCFG 模型 [176] 寻找并选择合适的预测方法。在后处理阶段，ML 可以从众多预测结构中选择其认为最接近真实情况的结构。使用树方法表征的 RNA 图结构可以训练多层感知机（MLP）模型 [177, 178]，从而识别预测结构是否像 RNA 或者预测结构与 RNA 结构的相似概率。

9.2.3.3 基于 ML 的预测过程

ML 技术可以直接参与核酸结构的预测过程，从而实现端到端（end to end）的预测，即从序列到结构的预测（表 9-5）。SPOT-RNA[179] 是第一个预测 RNA 二级结构的端到端的深度学习模型。它将 RNA 序列的接触矩阵作为输入，采用一系列由残差模块（卷积神经网络）、二维双向长短期记忆网络（2D-BLSTM）、全连接层模块组成的混合深度网络，首先在包含有 14565 个非冗余的 RNA 数据集上训练（bpRNA），然后在 226 个更高精度的 RNA 结构上进行迁移学习。在多个基准数据集上的测试表明，SPOT-RNA 对 RNA 结构的预测性能显著优于基于评分的方法和基于 SCFG 的方法。此外，它还能用于预测非经典、非嵌套的碱基配对。随后，SPOT-RNA2[180] 以进化驱动的序列数据和突变耦合作为网络输入，采用和 SPOT-RNA 相同的迁移学习策略，得到比 SPOT-RNA 更好的预测性能。E2Efold[181] 是另一个 RNA 二级结构预测的深度学习模型，它采用 Transformer 和基于展开算法的多层网络分别编码序列信息和逐步加强输出空间的限制。除了编码的序列信息之外，核酸的形状数据（SHAPE）、共进化数据（DCA）等也可以融入深度学习模型 [182, 183]。

人工智能技术在核酸三级结构上的预测方法较少，不过最近发表在 *Science* 的一篇文章取得了一定突破。作者仅从 18 个已知的 RNA 结构出发，构建旋转和平移等变性的深度神经网络模型，经训练得到的原子旋转等变性评分器（ARES）极大地提升了 RNA 结构全盲预测的准确性 [184]。此方法首先使用 Rosetta FARFAR2 采样方法对每个已知结构的 RNA 产生 1000 个模拟结构，然后调整优化 ARES 神经网络的参数，以使输出的 RMSD 尽可能接近每个模拟结构与其真实结构的 RMSD。由于输入的参数仅仅是原子坐标和原子类型而不包含任何 RNA 结构上的其他信息，所以此方法可以推广到结构生物学、化学和材料科学等各个领域。接下来的实例部分主要展示此方法的应用及其相应的代码。

表 9-5　核酸结构预测中人工智能的应用

方法名称	分类	描述
INN-HB[168]	基于 ML 的评分方案	线性回归模型
约束生成 [169]	基于 ML 的评分方案	不同的约束条件来预估自由能参数
Context-Fold[171]	基于 ML 的评分方案	使用权重作为核酸结构的参数
MXfold[172]	基于 ML 的评分方案	将权重和热力学参数结合
MXfold2[173]	基于 ML 的评分方案	热力学正则化的最大边界框架
CONTRAfold[174]	基于 ML 的评分方案	条件对数线性概率模型
SPOT-RNA[179]	基于 ML 的预测过程	迁移学习策略
SPOT-RNA2[180]	基于 ML 的预测过程	迁移学习策略
E2Efold[181]	基于 ML 的预测过程	Transformer 和展开算法
ARES[184]	基于 ML 的预测过程	旋转和平移等变性网络

9.2.4　应用实例与代码

这部分以原子旋转等变性评分器（ARES）为例，简要介绍其算法的伪代码（见算法 9-2）。

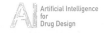

输入：RNA 结构（图结构，包含点特征 x，边特征 edge_attr，位置特征 pos）
输出：预测的 RMSD

---

1. # 对点特征做全连接操作
   out = Linear(x)
2. # 进行图卷积，归一化，全连接，非线性变换，全连接后得到一个结果 out0
   out0 = Linear(Nonlinearity(Linear(norm(conv(out, edge_attr)))))
3. # 与步骤 2 相同的操作，分别得到 out1 和 out2
   out1 = Linear(Nonlinearity(Linear(norm(conv(out, edge_attr)))))
   out2 = Linear(Nonlinearity(Linear(norm(conv(out, edge_attr)))))
4. # 对 out0，out1，out2 做不同次数的卷积，并重新赋值
   ins = {0: out0, 1: out1, 2: out2}
   tmp = defaultdict(list)
   for i in [0,2]:
     for f in [0,2]:
       for o in [|$f - i$|, min($i + f + 1$, 3)]:
         curr = conv(ins[i], edge_attr)
         tmp[o].append(curr)
   out0 = torch.cat(tmp[0], axis=1)
   out1 = torch.cat(tmp[1], axis=1)
   out2 = torch.cat(tmp[2], axis=1)
5. # 重复步骤 2,3,4，得到新的 out0，out1，out2
6. # 重复步骤 2，得到新的 out0
7. # 对 out0 求其散点均值
   out = scatter_mean(out0, dim=0)
8. # 对 out 进行线性变换
   out = Linear(Linear(elu(Linear(out))))
9. # 变换 out 的维度，并返回结果
   out = squeeze(out, axis=1)
   return out

9.2.5　小结与展望

本小节主要概括了核酸结构的预测方法，包括传统的计算方法和基于人工智能的计算方法。传统计算方法的主要思想是从核酸残基相互作用的物理模型或者统计模型出发，搜索碱基配对最大化或者具有最小自由能的结构。由此衍生出的多种方法进一步使用多序列比对、同源模板和空间限制等技术，提高了核酸结构预测的准确性。基于人工智能的方法既可以使用深度神经网络训练核酸结构的打分函数，又可以实现序列到结构的端到端的预测过程。虽然目前人工智能在核酸三级结构预测上的方法较少，但随着深度学习技术的进步以及对 Alphafold2 在蛋白质结构预测领域的成功经验的借鉴，核酸三级结构预测的人工智能方法必将有所突破。

9.3　小分子构象预测

9.3.1　分子的几何结构

小分子的三维构象（也就是几何构型）取决于分子内所有由共价键相连的原子之间的键长（bond lengths）、键角（bond angles）和扭转角（torsional angles）组合属性，这些属性

是由分子内部、分子与溶剂之间的相互作用所决定的。在稳定状态下的化合物中，共价键的键长相对固定，因而对于分子结构确定的化合物，分子内部的键角与扭转角是影响分子的三维构象的最主要因素。如图 9-6（a）所示，键角是指三个相邻原子的两个共价键之间所形成的角度，扭转角是指四个相邻原子之间每三个原子所在的两个键平面之间的角度，因此也称为二面角（dihedral angles），扭转角/二面角也可以表示为中间两个原子之间单键的旋转角以及末端两个原子与该单键的键角。

我们通过分子内部的可旋转键来对分子的构象进行采样，可旋转键的旋转［影响扭转角（torsional angles）］和摆动［影响键角（bond angles）］导致了两个键连原子上取代基之间相对位置的变化，从而影响化合物的三维构象。一般意义上，可旋转键指的是化合物中可以发生旋转、且不位于环以内的非末端的化学键（通常是单键）。更严格的可旋转键定义将仅由氢原子连接的重原子也排除在外。

在分子构象生成问题中，有三种主要的可旋转键：两端原子所连接的取代基均包含重原子［图 9-6(b) 中黑色］、一端原子的取代基不包含重原子但包含极性氢［图 9-6(b) 中红色］、一端原子的取代基全部为非极性氢［图 9-6（b）中浅灰色］。在大部分情况下，后两种可旋转键对于药物分子与靶标结合的重要性相对较低，因此，在分子构象生成中，往往仅考虑严格意义上的可旋转键——由非氢原子组成的可旋转键。

除上述基本几何属性以外，分子内的环、氮原子的伞形反转等其他因素，也会影响小分子的几何结构。

分子内的环使得环系统内化学键的旋转与摆动受到限制，从而影响分子的几何结构。单个芳香环往往仅具有一个稳定构象，饱和环往往具有多个稳定构象，构象之间可以相互转化［如图 9-6（c）］，当多个环通过共享两个以上重原子连接时称为环系统，环系统的多个子环之间相互影响，导致整个环系统的构象产生变化，因此，当单个环内原子数过多，形成大环结构，或者多个单环合并，形成复杂的环系统时，分子的构象将更加难以预测。对于环构象，除了使用环内可旋转键来进行几何属性的采样以外，还可以基于已经通过实验确定的化合物三维结构数据库来进行基于知识的构象采样，这一类数据库包括剑桥结构数据库（Cambridge Structural Database，CSD）[185]、晶体开放数据库（Crystallography Open Database，COD）[186]、蛋白质数据库（Protein Data Bank，PDB）[187] 以及通过从 PDB 数据库中提取小分子生物活性构象而构建的 PDB-Bind[188]。

氮原子的伞形反转［umbrella inversion，也称为氮反转 nitrogen inversion、金字塔倒置 Pyramidal inversion，如图 9-6（d）所示］在类药分子的构象中也有重要作用。NH_3 在室温下的反转是非常迅速的过程，而 PH_3 的反转则非常缓慢，这表现为 NH_3 通常不具有手性（在室温下，NH_3 因为伞形反转而快速消旋），而 PH_3 在室温下具有手性。伞形反转同样存在于锍盐、亚砜、肼等化合物中。由于氢键在分子间相互作用中的重要贡献及其严格的几何定义，伞形反转在药靶相互作用预测中有着重要的作用。因此，在小分子构象采样中考虑伞形反转是有必要的。目前，包括 ConfGen[188] 在内的一些分子构象生成算法已经将伞形反转考虑在内。

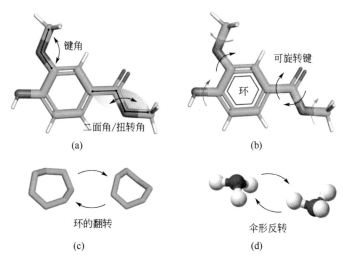

图 9-6　化合物分子的空间几何性质

（a）分子的键角与扭转角；（b）分子的三种可旋转的单键类型（黑色表示标准的可旋转键，红色表示带极性氢的可旋转键，灰色表示仅带有非极性氢的单键，通常不认为是可旋转键）；（c）分子的环构象翻转；（d）氮原子的伞形反转

综上所述，分子的键长、键角、扭转角构成了分子构象的主要几何属性。因此，小分子的构象采样（结构预测）问题，本质上是小分子几何属性的采样问题。对于上述三种明确的几何属性，可以通过系统的或随机的采样方法进行构象采样。在系统性采样方法中，可以对几何属性的几种维度根据一定规则（步长）遍历采样，从而搜索整个构象空间。然而，对于可旋转键数量过多的分子，这一方法的计算量过大。因此，对于可旋转键数量过多的分子，系统采样的方法是不切实际的。在随机采样方法中，我们可以通过蒙特卡洛模拟退火、遗传算法等方法，在某种构象能量评分的指导下，对几种几何属性进行随机采样。此外，对于一些具有特殊构象变化的分子，比如环构象、伞形反转等，则可以通过经验性的构象数据库进行补充。这些几何属性的采样以及预定义的构象数据库几乎可以应用于所有的类药小分子，并已经在 OMEGA[188]、ConfGen[190]、MarcoModel（Schrödinger, LLC）等分子构象生成算法中得到了应用。

9.3.2　小分子构象预测方法的发展

实验上，我们可以通过核磁共振（NMR）技术来研究溶液状态下小分子三维构象的分布。然而，由于 NMR 数据解析复杂，小分子 NMR 数据相较于日益增长的晶体学数据而言更加稀少。X 射线晶体学产生了大量的小分子三维构象数据，并储存于 CSD、PDB 等数据库中。通过分析 CSD 中的结构，我们可以获取常见的不同化学子结构的构象偏好，从而用于小分子构象的预测[190]。有时，晶体的堆积会影响分子的构象，但这通常不会占据主导地位。通过 CSD 获得的构象趋势与通过从头计算所预测的构象具有良好的一致性[192]。除了 CSD 以外，PDB 也包含了一些有机小分子的构象，通常这些构象是有机小分子与蛋白质、核酸等生物大分子结合状态下的构象，对于研究小分子与生物大分子结合状态下的构象更具价值。PDB 中，有机小分子与生物大分子结合的构象也被称为"生物学活性构象"，相较而言，从 CSD 或理论计算获得的构象被称为"非活性构象"或"最优能量构象"，生物学活性构象与最优能量构象之间的能量差被称为配体应变能，即配体从最优能量构象转变为生物活性构象所需的应变能。

除了实验以外，为了适应诸如分子对接等计算生物学任务，我们尚需通过化合物分子结构式来产生分子 3D 构象的计算方法。整体而言，要预测小分子的 3D 构象，构象生成（采样方法）和能量估计（打分函数）是两个不可或缺的关键环节。如前所述，构象采样有两种思路：系统法和随机法。同样，能量估计也有不同的模型，包括量子力学、分子力学等。除此以外，利用已知化合物结构的实验数据，科学家们也发展出了一些基于经验的采样方法和能量模型。

9.3.2.1　构象生成中的采样方法

分子的键长、键角、扭转角构成了分子构象的主要几何变量。因此，小分子的构象生成问题实际上可以转化为分子内部键长、键角和扭转角这几种几何变量组合生成问题。其中最重要的几何变量是可旋转键的扭转角，对这些几何变量进行采样即可生成一系列分子构象。除了对这些几何变量直接进行采样以外，距离几何（distance geometry，DG）也可以作为构象采样的几何变量，其原理是利用分子内不同两两原子对之间的距离来描述分子的 3D 构象，这一方法早已被应用于分子构象的采样[193]。除此以外，距离几何数据的形式适合于深度学习中的图神经网络，目前已被应用于小分子构象预测[194]、蛋白质 - 蛋白质相互作用亲和力预测[195]等深度学习项目。基于扭转角实验知识的距离几何（experimental-torsion basic knowledge distance geometry，ETKDG）方法是距离几何方法的改进版本，解决了传统距离几何导致扭曲芳环和 sp² 杂化中心的问题。在分子构象预测问题的一些基准测试中，DG 和 ETKDG 两种距离几何方法的准确度不相伯仲[196]。值得一提的是，距离几何虽然并非小分子构象预测的最佳方法，但其在基准测试中仅仅略微逊色于代表性的 ConfGen、OMEGA 等方法[197]。

在上文提到的两种构象采样方法中，系统法是仅对分子的键长、键角和扭转角这些几何变量进行规律地采样，直到逐一遍历所有可能的组合；随机法则是随机生成几何变量的组合，除了随机采样键长、键角、扭转角这些几何变量以外，随机法还可以对分子的距离几何进行采样。随着分子内可旋转键数量的增多，构象采样的复杂度急剧提高，因而对于分子内可旋转键数量较少的分子，系统法是可以接受的，而对于分子内包含大量可旋转键的分子，随机法往往是更好的选择。除此以外，基于实验或计算获得的结构，通过对已知数据的统计来描述构象偏好性，为我们提供了一条"基于知识"的分子构象预测途径，通过已知化合物几何结构来预测小分子构象的方法称为经验方法。有很大一部分分子构象预测方法包含基于经验的成分。其中，纯粹的经验方法有 BCL::CONF[198]、Knowledge-based Conformer Generator[199]、ETKDG[200] 等。

9.3.2.2　能量估计模型

小分子构象预测中的能量估计模型主要基于量子力学与分子力学发展而来。这两种理论是计算生物学的基石，详情可参见本书第 10 章。

量子力学，也称量子化学的能量估计模型，是在已知原子三维坐标的情况下，求解薛定谔方程从而得到特定构象的势能，这种方法也被称为"从头计算"或"第一性原理计算"。在大部分情况下，薛定谔方程是无法精确求解的，要在药物设计中应用量子力学方法，

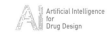

就必须近似求解薛定谔方程。目前，主流的近似求解薛定谔方程的方法包括半经验方法、Hartree-Fock（HF）方法、密度泛函理论（DFT）、耦合簇（CC）、量子蒙特卡洛、微扰理论、组态相互作用等。这些方法对薛定谔方程进行了近似，从而简化了求解过程，使得薛定谔方程在有限的计算资源下可解，其中 HF、DFT 和 CC 是目前较为主流的理论方法。与理论方法对应的是基函数，也被称为基组。理论上，基函数越多，基组尺寸越大，计算结果越精确。量子力学计算的准确程度是由理论方法与基组所决定的，在分子构象采样这一问题下，采用较低精度方法（如 PM6）和一般精度方法（B3LYP/6-31G*）的组合相对而言差异处于可接受的范围[201]。因此，在大多数情况下，首先使用低精度方法进行构象预测，随后对于低能量构象进行高精度的几何优化，是一种可行的策略。

得益于量子力学计算方法的发展，在通过系统搜索方法对小分子构象进行采样中，使用量子力学计算作为能量模型是一种广泛认可的小分子构象预测方法[202]。对于小分子的构象预测问题，从头计算在某些情况下可以作为实验手段的有效补充，其趋势与 CSD 数据库中的实验值具有良好的一致性[192]。那么，如何利用从头计算的方法进行小分子几何构象的预测呢？以系统采样法为例，我们可以对分子内部的可旋转键、键长和键角等几何属性进行扫描，利用量子力学计算每个构象的能量，从而获得整个分子在其所有几何变量上的势能面，进而也就实现了小分子构象系综的采样。目前，主流的计算化学软件，诸如高斯（Gaussian）、ORCA、Jaguar 等，均支持小分子的势能面扫描。在上述计算所产生的小分子构象系综中，我们可以进一步找出小分子在一定溶剂模型下的全局最优能量构象，或者是具有一定应变能（通常低于 12.4 kcal/mol[203]）的"生物活性构象"，这些构象可以在后续的分子对接、分子动力学等任务中使用。可以预见，随着几何变量（通常是可旋转键）数量的增多，从头计算对计算资源和计算时间的需求也急剧提高。因此，我们可以通过降低计算时所采用的量子力学能量模型精度或使用随机采样方法来提高分子构象采样的速度，如使用半经验的计算方法替代高精度、高耗时的计算方法对初猜的化合物 3D 构象进行局部几何优化替代全局几何扫描。目前，利用量子力学计算得到的分子构象库有很多，包括 PubChemQC[201]、QM9[204] 和 iMolS 等。

分子力学模型是在分子力场的基础上，对已知原子的三维坐标和分子结构中的成键信息求解牛顿力学方程，从而得到特定构象的势能，这种方法也被称为基于力场的方法。在量子力学计算中，能量计算的基本元素是原子核类型及电子信息，因而量子力学计算仅需要原子的三维坐标信息；而分子力学方法中使用预先在力场中定义的原子类型作为能量计算的基本元素，这导致了分子力学不仅需要分子内各个原子的三维坐标，还需要预先定义分子结构中各个原子的原子类型以及成键信息。除此以外，还有一些分子力场引入了虚原子，从而优化了分子力学方法在极化效应、卤键等方面的表现。分子力学方法相较于量子力学方法，对计算资源的需求大大降低，因而被广泛应用于各种生物大分子的模拟中（如蛋白质分子动力学模拟）、大批量小分子与蛋白相互作用的活性构象采样（如虚拟筛选）当中。随机采样方法搭配分子力场的能量计算是分子构象预测中最常见的范式，如 ConfGen、OMEGA、MarcoModel 等小分子构象预测方法。

经验方法所对应的能量估计模型称为经验模型，在经验模型中，打分函数是基于 PDB 或 CSD 数据库中几何特征的分布所建立的，如 MIMUMBA[205]。除了前文提到的纯粹使用经验方法预测小分子构象的 BCL::CONF 等方法以外，在 ConfGen、OMEGA 等常用构象生成方法中也包含了一些经验方法。

9.3.2.3　传统小分子构象预测方法的发展

显而易见，不同的构象采样方法与不同的能量估计模型相组合，即可衍生出不同的小分子构象预测策略。这些策略往往不会单独使用，而是整合各种方法的优势从而设计出平衡了速度与精度的构象预测程序。目前，大部分的主流小分子构象预测程序的算法都包含了多种构象搜索的策略。在本节中，我们主要介绍几种常见的小分子构象预测方法，包括 ConfGen、OMEGA、Cyndi 和 MarcoModel。

在介绍这些方法之前，我们需要先了解，在计算机辅助药物设计中，我们为什么或者什么情况下需要预测小分子的构象？这个问题的答案决定了我们的计算方法应该如何在精度与速度之间进行取舍，以及决定了生成构象的目标是"生物活性构象"还是"最低能量构象"。在不同的药物设计任务中，这一问题的答案不尽相同。

ConfGen 是一种用于快速生成目标小分子"生物活性构象"的分子构象生成算法，其主要用途是作为分子对接程序 Glide 中的构象生成器。ConfGen 在构象生成中聚焦于可旋转键、柔性环系统和氮原子的伞形反转。环外、非末端且取代基并非旋转对称的单键，在 ConfGen 中被认为是可旋转键。ConfGen 使用环最小集的方式识别化合物中的环，之后采用基于模板的方法预测环的构象。对于融合环，使用预设的模板集匹配其中的柔性环，这些融合的柔性环可能是具有手性的，对于不同的拓扑结构使用不同的模板，无法匹配到环构象的子结构对数据库中接近的模板映射产生对映体以获得匹配所需的模板。如果无法产生精确的匹配，会通过放松匹配条件进行模板的搜索。ConfGen 的构象库中最初有 1252 种模板，这些模板的构象是由 MarcoModel 程序搜索产生的。

在生成初始构象后，ConfGen 将依次进行三个步骤的处理，以生成构象组合：①生成所有可旋转键的表格化势能；②确定每个可旋转键势能的最小值；③采样核心结构（即配体分子去除所有末端可旋转键之外的部分）。在可旋转键势能的计算中，仅考虑来自 OPLS_2001 的 Lennard-Jones 和扭转势两项。对于每一个可旋转键，保存每个最小值相对于全局最小值的相对势能。组合核心结构中所有可旋转键最小值、可逆氮原子和环构象并计算其能量，并排除核心结构相对势能超过预设最大值的构象。随后，检查核心结构中是否存在空间冲突并使用带排斥高斯函数的扭转能函数进行最小化，产生构象组合将被进一步检查是否存在物理重叠。核心结构完成采样后，对最外围的可旋转键进行采样，在此过程中单独或组合优化所有末端可旋转键对结果没有显著影响。由于与受体结合状态下的配体通常呈现出延展的构象，因而 ConfGen 构建了一个评分函数 Extension Score 用于评估配体构象的延展程度。按照该评分函数进行排序后，进一步通过原子间 60% 范德华半径的紧密接触截断来过滤所产生的构象以排除物理重叠的构象，此步骤在核心结构采样和外围可旋转键采样两个过程中均被执行一次。

所有可接受的构象按照截断势能排序，用于下一步的构象选择。与前述的范德华重叠类似，类似的过滤方法还可以应用于高能静电相互作用的构象或具有重原子局部坍缩的构象。当产生的构象大于实际需要的构象时，ConfGen 会选择得分最高、最低和中间的构象并依次迭代直到达到所需要的构象数量。最终所产生的构象可以进行全原子能量最小化。

ConfGen 方法发表于 2010 年，其升级版本 ConfGenX 在 2016 年问世，直到今天，ConfGen 在分子构象生成中仍然有着重要的地位，在一些基准测试中，ConfGen 系列的小分子构象生成方法名列前茅 [197]。

OMEGA 是一种半经验的小分子构象预测方法，同时也是小分子构象预测的经典方法之一，其设计目标是产生多达数百种低能且结构多样的构象。OMEGA 算法主要包含以下五个步骤：①片段数据库的准备，OMEGA 对大量商业化合物库中包含环系统和短的连接子的化合物进行了片段的准备，产生了一个经过移除静电和范德华力项目的 MMFF94 力场优化的低能构象集；②建立扭转采样目录，通过预先定义的可旋转键扭转规则，每个可旋转键都会与一系列角度相关联，最终在采样中对常见的或结构特殊的可旋转键以特殊的规则指导采样，而不常见的可旋转键则需要更加深度的采样，扭转库的扭转角是通过分析实验晶体结构和使用 MMFF94 进行某些扭转角的能量扫描得出的；③ 3D 构象生成，利用步骤①中产生的片段，从完全连接的 2D 分子图生成一种或少量 3D 构象；④扭转比较，将步骤③中生成的构象与步骤②中的扭转角目录进行比较，记录合适的扭转角，随后建立大量的不包含分子内碰撞和重叠的构象系综；⑤采样，同 ConfGen 类似，OMEGA 也会对产生的初始构象进行排序以消除带有内部碰撞的候选构象，其使用的是前文所述的 MMFF94 的改进版本，随后使用特定的 RMSD 阈值来去除相似的冗余构象，直到所有构象都比最低能量构象高 10 个单位或已经选出了 200 个独立的构象。在整个过程中不采用最小化，因为这可能造成堆叠的紧凑构象——实际上，在 ConfGen 中，最后的能量最小化同样不是必需的。

上述两种方法，ConfGen 和 OMEGA 都大量借助了已有的实验知识或预先定义的结构模板数据库，从而优化了搜索流程的效率，并提高了预测精确度。然而，包含"基于知识"成分的搜索方法往往会受限于"知识的不足"，在小分子构象生成这一案例中则表现为对全局最优能量构象搜索能力的欠缺（尤其是在可旋转键数量较多的情况下）、适应的化学空间的局限。因此，除了这一类方法以外，还有一些构象搜索方法不依赖于模板，而是采用完全的构象采样＋能量估计的策略，通过系统的／随机的方法来采样小分子的全局最优能量构象，MarcoModel 就是其中典型的代表。

Cyndi[205] 是一种用于搜索小分子生物活性构象的多目标优化方法，该程序采用范德华相互作用能、二面角扭转能、几何差异性和回转半径作为目标函数，同时考虑能量合理性和几何多样性，基于 ε-MOEA 稳态多目标优化进化算法，在目标空间中产生最优构象解集。Cyndi 需要读入分子的初始构象，并在整个过程中保持初始构象中的键长和键角不变，仅改变可旋转键的扭转角。首先，随机生成 N 个初始构象组成初始进化种群 $P(t)$，遍历 $P(t)$ 挑选出非支配个体组成的初始档案种群 $E(t)$。随后，采用锦标赛选择方法从 $P(t)$ 中挑选父代个体，进行杂交和变异操作形成新的子代个体，计算各个目标函数的适应值，根据 ε 支配的标准决定个体的取舍并更新档案种群，重复以上过程达到最大进化代数。根据最小 RMSD 来去除档案种群中几何结构冗余的构象，并根据需要对剩余构象进行能量优化，输出作为构象解集。与其他构象搜索方法相比，Cyndi 的主要特点在于可以在短时间内搜索到兼顾准确性和几何多样性的构象集合，在一些基准测试中，Cyndi 对于类药分子生物活性构象的复原能力超过 90%，并且具有明显的几何多样性 [206]。

MarcoModel 是一种用于搜索目标小分子、蛋白甚至蛋白 - 配体复合物"最优能量构象"的蒙特卡洛分子构象采样程序，可以进行能量最小化、构象搜索、分子动力学模拟、自由能微扰、混合蒙特卡洛、随机分子动力学模拟等程序。在构象搜索方面，其包括 MMCM（serial torsional sampling）[207]、SPMC（systematic torsional sampling）、LMOD（low-mode sampling）[208]、LLMOD（large scale low-mode sampling）[209]、混合 MCMM/LMOD 方法等多种模式。MMCM 随机采样输入结构中的所有可旋转键和分子位置以进行全局搜索，具有高效的探索势能面的能力，但在可旋转键数量较多时，计算量需求也会随之增大。SPMC 方法类似于 MMCM，但其使用系统的采样方式替代了随机采样，对每个可旋转键，首先进行每 120°为角度采样步长低分辨率搜索，再将分辨率加倍（角度步长变为 60°）进一步搜索。SPMC 方法的好处是在搜索的最后阶段比 MMCM 有更高的效率。预先定义要搜索的几何变量对于 MMCM 和 SPMC 非常重要，而当我们不知道哪些几何变量更加重要时，LMOD 和 LLMOD 将会更加有用。LMOD 的工作原理是通过跟踪系统的低频特征向量来探索分子的势能面，其在搜索环状和非环状分子的构象空间上都表现卓越。LLMOD 的原理与 LMOD 类似，但可以应用于更大的生物大分子体系。除了以上方法以外，MarcoModel 还集成了大量其他基于构象采样与能量评估模式的构象搜索方法，这些方法与 OPLS 系列力场 [210, 211] 搭配使用，对药物分子，尤其是大环类药物的构象采样，表现出了较好的效果 [212]。

9.3.2.4　人工智能在药物小分子构象预测方法中的应用

目前，利用神经网络的分子构象生成方法还相对较少，但近年来随着人工智能领域的发展，一些方法逐渐涌现，比如 CVGAE[213]、GraphDG[194]、CGCF[214]、ConfVAE[215]、ConfGF[216]、DeepDock[217] 等。如上文所述，距离几何是非常适合于图神经网络的小分子构象表征方式，因而已经在小分子构象预测问题中得到了初步应用 [194, 213, 215]。CVGAE（conditional variational graph auto encoder）是使用神经网络预测小分子构象的经典方法之一，其架构是使用距离几何结合图生成网络学习小分子二维构象与三维构象之间的关系。CVGAE 使用了 One-hot 向量来表征原子的元素、杂化方式及属性、化学键的类型和手性以及不同原子之间的距离。相较于距离几何方法 ETKDG，CVGAE 虽然没有显著提升构象预测的精确度，但能够以更快的速度生成几何多样性丰富的构象集，在同样使用 MMFF 力场优化的情况下，CVGAE 与传统方法 ETKDG 的精确度相差较小 [214]。除了使用距离几何结合图神经网络学习小分子二维结构与三维构象之间的联系以外，利用神经网络学习配体构象的能量估计模型也是一种可行的策略，这一策略可以与传统的构象采样策略或分子动力学相互结合，以能量估计模型的形式出现在构象预测方法之中，如 ConfGF[216]、DeepDock[217] 等。

在药物设计中，相较于"全局最优能量构象"，研发人员相对更关注"生物活性构象"。因此，小分子的生物活性构象生成也是构象生成中的热点问题。在传统的计算方法中，生物活性被预先生成，进而通过分子对接的方式对接到蛋白质口袋当中，由于过程的复杂性，分子构象生成与分子对接独立处理后，会导致计算量的增加，同时降低预测精确度。人工智能方法的发展让研发人员意识到，"药物在蛋白质口袋中的构象生成问题"是一个"端到端"实现这一整体流程的突破口。DeepDock[217]（图 9-7）是这一策略的代表，其将小分子构象预测中的能量估计模型直接转化成了小分子 - 蛋白结合构象的能量估计模型，结合传统的小分子构象采样方法，实现了"端到端"的配体 - 蛋白结合模式预测（同时也是小分子的生物活性构象预测）。DeepDock[217] 使用了配体分子中各个重原子的元素类型以及原子之间的化学键类型来表征小分子的二维结构。同时，蛋白质每个节点的性质由 MaSIF（molecular surface interaction fingerprints）[218]，一种基于几何深度学习的分子表面指纹，进行计算，节点之间的边用节点之间的距离来表征。随后，通过成对链接和混合密度网络预测蛋白和配体之间在不同距离上的概率分布并转化为势能函数，并利用该势能函数作为构象采样的能量估计模型，直接生成化合物与受体结合的构象。

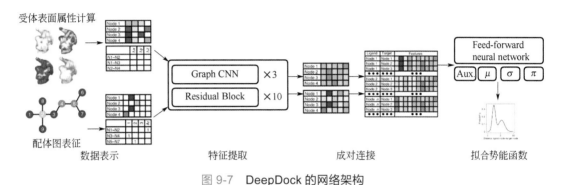

图 9-7　DeepDock 的网络架构

9.3.3　实施案例

本节的实施案例选择的是小分子构象预测领域的最新研究 DeepDock[218]，该方法使用神经网络预测蛋白质口袋原子与小分子之间的距离概率分布，进而将这一分布转化为小分子构象生成的能量评估模型，直接在蛋白质口袋中生成小分子的 3 维构象。在 CASF-2016 数据集上，该方法对接精准度与传统的对接打分函数 AutoDock Vina、ΔVinaRF20、Glide 基本相当，且其筛选能力上领先于目前主流的大部分分子对接方法。其代码已经开源并存放于 GitHub 保管库。

首先，为了学习该项目，我们需要按照官方文档安装项目的依赖包以及化学信息学包 RDKit，安装 DeepDock 并下载所需要的数据，其过程可以参考官方文档，此处不做赘述。

接下来，我们将从数据处理、模型训练以及模型应用三个方面，来对这一项目进行简单的解析。

（1）数据处理

DeepDock 使用的数据集来自 PDB-Bind 中的蛋白质复合物结构数据，按照前述步骤下载完成后，在 Data/ 路径下会出现一个名为 dataset_deepdock_pdbbind_v2019_16K.tar 的文件，这是官方处理好的数据，这些数据是经由 PDB-Bind 数据库官方的 Mol2 文件计算而来的，利用了 Mol2 文件中的原子（包括 Be, B, C, N, O, F, Mg, Si, P, S, Cl, V, Fe, Co, Cu, Zn, As, Se, Br, Ru, Rh, Sb, I, Re, Os, Ir, Pt 和 Hg）、杂化状态以及原子之间的键连信息表征小分子，不使用小分子任何的 3D 信息。对于蛋白质，计算了包括 APBS、MSMS、Mesh、电荷以及亲疏水性质等信息，仅考虑距离任何配体原子 10 Å 以内的蛋白质原子。DeepDock 中定义了一个对象用于数据的加载，在加载数据时，可以控制靶标和小分子的节点（重原子）数量。

节点的数量意味着蛋白质口袋和配体分子的大小，在官方的训练脚本中，定义了靶标节点数量的最小值 50，这意味着重原子数量小于 50 的靶标将被去除。使用 PDBbind_complex_dataset 类加载官方提供的数据集，随后打乱其顺序并拆分成训练集与测试集。

（2）模型训练

首先进行网络模型的构建，整个网络的构建可以分为特征提取、特征级联以及混合密度网络三个部分。首先，配体和靶标的特征由两个独立的相同架构的 GNN 网络提取。先使用线性层将节点和边的特征投影到 128D 的映射。然后，我们使用连续的三个 GNN 根据相邻节点和连接它们的边的类型更新每个节点和边。GNN 首先通过对边特征和两个连接节点的特征的串联应用多层感知机（MLP）来更新图中的每条边，更新后的边和节点特征包含中心原子的信息及其周围相邻原子的信息，可用作另一轮卷积的输入。再经过初始的三轮处理以后，由 10 个残差 GNN 模块来处理。每个残差块首先使用 MLP 将节点和边特征投影到 32D 向量。将新的向量输入一轮 GNN，产生新的节点和边的特征。最终，将映射得到的 128D 向量添加到输入向量中。将得到的靶点和配体的向量成对连接后，作为混合密度网络的输入。混合密度网络使用 MLP 创建一个隐藏表示，它结合了连接的目标和配体节点信息。在这种特殊情况下，混合模型使用 10 个高斯函数来模拟配体和目标节点之间距离的概率密度分布。此外，提取的配体节点特征用于预测辅助任务，即连接相邻节点的原子类型和键类型。这些辅助任务有助于学习分子结构，从而加速训练。所有使用的 MLP 都由一个线性层组成，然后是批量归一化和一个指数线性单元作为激活函数。上述神经网络结构的伪代码见算法 9-3。

算法 9-3　DeepDock 的神经网络结构伪代码

输入：小分子，蛋白质（二者都是图结构，包含点特征 x，边特征 edge_attr，位置特征 pos）
输出：预测的小分子的键角和距离

---

1. # 对于小分子，分别对点和边特征做全连接操作，然后使用 3 层 MetaLayer 对点和边进行操作，接着使用 20 层 ResBlock 对点和边进行操作
   ligand_x = Linear(x)
   ligand_edge_attr = Linear(ligand_edge_attr)
   ligand_x, ligand_edge_attr = MetaLayer(ligand_x, ligand_edge_attr)
   ligand_x, ligand_edge_attr = ResBlock(ligand_x, ligand_edge_attr)
2. # 蛋白质的网络与小分子类似，对其进行上述操作
3. # 对上述获得小分子和蛋白质的点的特征进行连接，并进行 mask，随后过一次 MLP 操作
   C = torch.cat((ligand_x', target_x'),−1)
   C = C[C_mask]
   C = MLP(C)
4. # 使用不同的激活函数分别获得小分子的 pi、sigma 和 mu 角度
   pi = softmax(Linear(C))
   sigma = elu(Linear(C))+1.1
   mu = elu(Linear(C))+1
5. # 使用蛋白和小分子的位置特征并进行 mask 后获得距离信息
   dist = compute_euclidean_distances_matrix(ligand_pos', target_pos')[C_mask]

注：MetaLayer 可参考 relational inductive biases、deep learning、graph networks[218]。

接下来，训练定义好的模型。损失函数是神经网络训练的关键因素，在 DeepDock 中，损失函数由三项加和组成：①预测原子类型的交叉熵；②预测键类型的交叉熵；③混合密度网络的损失函数。其中，混合密度网络的损失函数是使配体节点和受体节点之间距离的概率

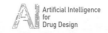

最大（距离大于 7 Å 的节点对被认为不存在相互作用，因而排除了这些节点对），也就是使得节点之间的距离为神经网络学习到的分布中的概率最大值。整个模型的训练在一张单独的 32G Tesla V100 显卡上进行，在 150 epochs、16 batch size 的情况下用 15000 个复合物进行训练，大约耗时 3 天零 4 个小时。

（3）模型应用

混合密度网络的损失函数可以用于定义一个特定蛋白 - 配体复合物的势能函数，进而，这一势能函数可以用于对给定蛋白质 - 配体复合物的 3D 结构进行打分，进而用于小分子的构象生成。

算法 9-4 展示了应用 DeepDock 进行分子对接的伪代码示例。要将 DeepDock 用于小分子结合构象的预测，首先需要生成靶标网格。这一过程是由一个 compute_inp_surface 函数来实现的，该函数读入成对的靶标、配体文件，配体文件用于定义结合口袋。在确定了口袋原子之后，分别计算其 MSMS、电荷、亲疏水性等信息，这一部分代码存放于项目的 deepdock/prepare_target/computeTargetMesh.py 文件中，此处不做赘述。随后，使用 DeepDock 网络模型预测小分子的结合构象，小分子需要预先处理成 Mol2 格式，小分子不需要有 3D 构象信息但需要具备立体化学属性的清晰定义，因而 3D 的 Mol2 结构输入是有意义的。如果输入结构是 SMILES，将使用 RDKit 生成构象并用 MMFF94 进行最小化。结果将输出优化后的小分子构象以及差分进化算法的结果。在对接中使用了对每一个靶标 - 配体复合物中的节点对进行概率计算得到的构象评分的函数。最终，DeepDock 会输出给定小分子在受体蛋白质同一空间坐标下的预测构象。

算法 9-4　使用 DeepDock 进行分子对接伪代码

输入：小分子（Mol2 文件），蛋白质（pdb 文件）
输出：优化后的小分子构象

```
1.  # 提取小分子周围的蛋白质残基
2.  # 使用 MSMS 计算残基的顶点（vertices）和表面（face）
    vertices, faces, names = computeMSMS(target_file)
3.  # 计算氢键（hbond）及疏水性（hphob）
    vertex_hbond = computeCharges(target_file, vertices, names)
    vertex_hphob = computeHydrophobicity(names)
4.  # 使用 PyMesh 提取残基 mesh
    mesh = pymesh.form_mesh(vertices, faces)
5.  # 计算顶点的法线
    vertex_normal = compute_normal(vertices, faces)
6.  # 使用 APBS、pdb2pqr、multivalue 等计算顶点的电荷（charges）
    vertex_charges = computeAPBS(vertices)
7.  # 直接将小分子转为图结构，使用 PyG 将残基 mesh 转为图结构
    ligand = Mol2graph.mol_to_nx(mol))
    target = FaceToEdge()(target_mesh)
8.  # 将小分子和蛋白的图结构输入到训练好的神经网络中获得预测的键角及距离
    pi, sigma, mu, dist = model(ligand, target)
9.  # 使用神经网络的输出构建需要优化的目标函数
    opt = optimize_conformation(mol, target_coords, pi, mu, sigma, dist_threshold)
10. # 使用差分进化全局优化算法进行优化
    result = differential_evolution(opt.score_conformation)
11. # 返回优化的结果
    opt_mol = apply_changes(starting_mol, result['x'], opt.rotable_bonds)
    return opt_mol, starting_mol, result
```

（4）实施任务

① 阅读官方文档并安装 DeepDock。

② 尝试使用 DeepDock 对接 JAK2 和小分子 Ruxolitinib，将对接结果与实验结构 6VGL 进行对比。

9.3.4　小结与展望

相较于本章所述的另外两种构象预测问题，传统方法在小分子构象预测中已经得到了充分的发展，其运算速度和准确度已经基本满足了 CADD 的基本需求。人工智能技术在该领域的应用目前尚处于起步阶段。在笔者得出上述结论之后，DeepDock[217] 方法发表，该方法首次将"端到端"直接预测小分子结合状态下的生物活性构象的理念引入了小分子构象预测这一问题。可以预见，接下来，基于"端到端"的人工智能设计理念，小分子构象生成与其他 CADD 领域问题的融合将成为这一领域未来的发展趋势。比如，小分子在特定蛋白质口袋中的构象生成乃至从头设计、小分子跨膜构象以及膜渗透能力预测等。

参考文献

[1] Anfinsen C B. Principles that govern the folding of protein chains. *Science*, **1973,** *181* (4096): 223-230.

[2] Wang S, Peng J, Ma J, et al. Protein secondary structure prediction using deep convolutional neural fields. *Sci Rep*, **2016,** *6*: 18962.

[3] Chou P Y, Fasman G D. Conformational parameters for amino acids in helical, β-sheet, and random coil regions calculated from proteins. *Biochemistry*, **1974,** *13* (2): 211-222.

[4] Garnier J, Osguthorpe D J, Robson B. Analysis of the accuracy and implications of simple methods for predicting the secondary structure of globular proteins. *J Mol Biol*, **1978,** *120* (1): 97-120.

[5] Rost B, Sander C. Prediction of protein secondary structure at better than 70% accuracy. *J Mol Biol*, **1993,** *232* (2): 584-599.

[6] McGuffin L J, Bryson K, Jones D T. The PSIPRED protein structure prediction server. *Bioinformatics*, **2000,** *16* (4): 404-405.

[7] Du Z, Su H, Wang W, et al. The trRosetta server for fast and accurate protein structure prediction. *Nat Protoc*, **2021,** *16* (12): 5634-5651.

[8] Zhang Y, Skolnick J. Scoring function for automated assessment of protein structure template quality. *Proteins*, **2004,** *57* (4): 702-710.

[9] Zemla A. LGA: A method for finding 3D similarities in protein structures. *Nucleic Acids Res*, **2003,** *31* (13): 3370-3374.

[10] Mariani V, Kiefer F, Schmidt T, et al. Assessment of template based protein structure predictions in CASP9. *Proteins*, **2011,** *79* (*Suppl 10*): 37-58.

[11] Ramachandran G N, Ramakrishnan C, Sasisekharan V. Stereochemistry of polypeptide chain configurations. *J Mol Biol*, **1963,** *7* : 95-99.

[12] Colovos C, Yeates T O. Verification of protein structures: patterns of nonbonded atomic interactions. *Protein Sci*, **1993,** *2* (9): 1511-1519.

[13] Bowie J U, Lüthy R, Eisenberg D. A method to identify protein sequences that fold into a known three-dimensional stucture. *Science*, **1991** (253): 164-170.

[14] Uziela K, Hurtado D M, Shu N J, et al. ProQ3D: improved model quality assessments using deep learning.

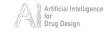

Bioinformatics, **2017,** *33* (10): 1578-1580.

[15] Olechnovic K, Venclovas C. VoroMQA: Assessment of protein structure quality using interatomic contact areas. *Proteins: Struct Funct Bioinform*, **2017,** *85* (6): 1131-1145.

[16] Pages G, Charmettant B, Grudinin S. Protein model quality assessment using 3D oriented convolutional neural networks. *Bioinformatics*, **2019,** *35* (18): 3313-3319.

[17] Baldassarre F, Hurtado D M, Elofsson A, et al. GraphQA: protein model quality assessment using graph convolutional networks. *Bioinformatics*, **2021,** *37* (3): 360-366.

[18] Chothia C, Lesk A M. The relation between the divergence of sequence and structure in proteins. *EMBO J*, **1986,** *5* (4): 823-826.

[19] Muhammed M T, Aki-Yalcin E. Homology modeling in drug discovery: Overview, current applications, and future perspectives. *Chem Biol Drug Des*, **2019,** *93* (1): 12-20.

[20] Needleman S B, Wunsch C D. A general method applicable to the search for similarities in the amino acid sequence of two proteins. *J Mol Biol*, **1970,** *48* (3): 443-453.

[21] Smith T F, Waterman M S. Identification of common molecular subsequences. *J Mol Biol*, **1981,** *147* (1): 195-197.

[22] Pearson W R, Lipman D J. Improved tools for biological sequence comparison. *Proc Natl Acad Sci USA*, **1988,** *85* (8): 2444-2448.

[23] Altschul S F, Gish W, Miller W, et al. Basic local alignment search tool. *J Mol Biol*, **1990,** *215* (3): 403-410.

[24] Altschul S F, Madden T L, Schäffer A A, et al. Gapped BLAST and PSI-BLAST: a new generation of protein database search programs. *Nucleic Acids Res*, **1997,** *25* (17): 3389-3402.

[25] Eddy S R. Profile hidden markov models. *Bioinformatics*, **1998,** *14* (9): 755-763.

[26] Karplus K, Barrett C, Hughey R. Hidden Markov models for detecting remote protein homologies. *Bioinformatics*, **1998,** *14* (10): 846-856.

[27] Browne W J, North A C, Phillips D C, et al. A possible three-dimensional structure of bovine alpha-lactalbumin based on that of Hen's egg-white lysozyme. *J Mol Biol*, **1969,** *42* (1): 65-86.

[28] Martí-Renom M A, Stuart A C, Fiser A, et al. Comparative protein structure modeling of genes and genomes. *Annu Rev Biophys Biomol Struct*, **2000,** *29* : 291-325.

[29] Sutcliffe M J, Haneef I, Carney D, et al. Knowledge based modelling of homologous proteins, Part Ⅰ : Three-dimensional frameworks derived from the simultaneous superposition of multiple structures. *Protein Eng*, **1987,** *1* (5): 377-384.

[30] Bates P A, Kelley L A, MacCallum R M, et al. Enhancement of protein modeling by human intervention in applying the automatic programs 3D-JIGSAW and 3D-PSSM. *Proteins*, **2001** (*Suppl 5*): 39-46.

[31] Arnold K, Bordoli L, Kopp J, et al. The SWISS-MODEL workspace: a web-based environment for protein structure homology modelling. *Bioinformatics*, **2006,** *22* (2): 195-201.

[32] Kim T R, Oh S, Yang J S, et al. A simplified homology-model builder toward highly protein-like structures: an inspection of restraining potentials. *J Comput Chem*, **2012,** *33* (24): 1927-1935.

[33] Unger R, Harel D, Wherland S, et al. A 3D building blocks approach to analyzing and predicting structure of proteins. *Proteins*, **1989,** *5* (4): 355-373.

[34] Claessens M, van Cutsem E, Lasters I, et al. Modelling the polypeptide backbone with 'spare parts' from known protein structures. *Protein Eng Des Sel*, **1989,** *2* (5): 335-345.

[35] Levitt M. Accurate modeling of protein conformation by automatic segment matching. *J Mol Biol*, **1992,** *226* (2): 507-533.

[36] Sali A, Blundell T L. Comparative protein modelling by satisfaction of spatial restraints. *J Mol Biol*, **1993,** *234* (3): 779-815.

[37] Petrey D, Xiang Z, Tang C L, et al. Using multiple structure alignments, fast model building, and energetic analysis

in fold recognition and homology modeling. *Proteins*, **2003,** *53* (*Suppl 6*): 430-435.

[38] Jones T A, Thirup S. Using known substructures in protein model building and crystallography. *EMBO J*, **1986,** *5* (4): 819-822.

[39] Xiang Z, Soto C S, Honig B. Evaluating conformational free energies: The colony energy and its application to the problem of loop prediction. *Proc Natl Acad Sci USA*, **2002,** *99* (11): 7432-7437.

[40] Fernandez-Fuentes N, Zhai J, Fiser A. ArchPRED: a template based loop structure prediction server. *Nucleic Acids Res*, **2006,** *34* (Web Server issue): W173-W176.

[41] Bruccoleri R E. Application of systematic conformational search to protein modeling. *Mol Simul*, **1993,** *10* (2-6): 151-174.

[42] Chandrasekaran R, Ramachandran G N. Studies on the conformation of amino acids. ⅩⅠ. Analysis of the observed side group conformation in proteins. *Int J Protein Res*, **1970,** *2* (4): 223-233.

[43] Samudrala R, Moult J. Determinants of side chain conformational preferences in protein structures. *Protein Eng*, **1998,** *11* (11): 991-997.

[44] Krivov G G, Shapovalov M V, Dunbrack R L. Improved prediction of protein side-chain conformations with SCWRL4. *Proteins*, **2009,** *77* (4): 778-795.

[45] Liu H, Elstner M, Kaxiras E, et al. Quantum mechanics simulation of protein dynamics on long timescale. *Proteins*, **2001,** *44* (4): 484-489.

[46] Zhu J, Fan H, Periole X, et al. Refining homology models by combining replica-exchange molecular dynamics and statistical potentials. *Proteins*, **2008,** *72* (4): 1171-1188.

[47] Hooft R W W, Vriend G, Sander C, et al. Errors in protein structures. *Nature*, **1996,** *381* (6580): 272-272.

[48] Laskowski R A, MacArthur M W, Moss D S, et al. PROCHECK: a program to check the stereochemical quality of protein structures. *J Appl Crystallogr*, **1993,** *26* (2): 283-291..

[49] Chen V B, Arendall W B, Headd J J, et al. MolProbity: All-atom structure validation for macromolecular crystallography. *Acta Crystallogr D*, **2010,** *66* (1): 12-21.

[50] Eisenberg D, Lüthy R, Bowie J U. VERIFY3D: Assessment of protein models with three-dimensional profiles. *Methods Enzymol*, **1997,** *277* : 396-404.

[51] Wiederstein M, Sippl M J. ProSA-web: Interactive web service for the recognition of errors in three-dimensional structures of proteins. *Nucleic Acids Res*, **2007,** *35* (Web Server issue): W407-W410.

[52] Xu J, Jiao F, Yu L. Protein structure prediction using threading. //Zaki M J, Bystroff C. Protein structure prediction. Totowa, NJ: Humana Press, 2008: 91-121.

[53] Andreeva A, Howorth D, Chothia C, et al. SCOP2 prototype: a new approach to protein structure mining. *Nucleic Acids Res*, **2013,** *42* (D1): D310-D314.

[54] Andreeva A, Kulesha E, Gough J, et al. The SCOP database in 2020: expanded classification of representative family and superfamily domains of known protein structures. *Nucleic Acids Res*, **2019,** *48* (D1): D376-D382.

[55] Madeira F, Park Y M, Lee J, et al. The EMBL-EBI search and sequence analysis tools APIs in 2019. *Nucleic Acids Res*, **2019,** *47* (W1): W636-W641.

[56] Larkin M A, Blackshields G, Brown N P, et al. Clustal W and Clustal X version 2.0. *Bioinformatics*, **2007,** *23* (21): 2947-2948.

[57] Shi J, Blundell T L, Mizuguchi K. FUGUE: sequence-structure homology recognition using environment-specific substitution tables and structure-dependent gap penalties. *J Mol Biol*, **2001,** *310* (1): 243-257.

[58] Kelley L, MacCallum R, Sternberg M. Recognition of remote protein homologies using three-dimensional information to generate a position specific scoring matrix in the program 3D-PSSM. *RECONB*, **1999,** 218-225.

[59] Kim D, Xu D, Guo J T, et al. PROSPECT Ⅱ: Protein structure prediction program for genome-scale applications. *Protein Eng*, **2003,** *16* (9): 641-650.

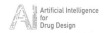

[60] Xu J, Li M, Kim D, et al. RAPTOR: optimal protein threading by linear programming. *J Bioinform Comput Biol*, **2003,** *1* (1): 95-117.

[61] Kim D, Xu D, Guo J T, et al. PROSPECT Ⅱ: protein structure prediction program for genome‑scale applications. *Protein Eng Des Sel*, **2003,** *16* (9): 641-650.

[62] Kabsch W, Sander C. Dictionary of protein secondary structure: pattern recognition of hydrogen-bonded and geometrical features. *Biopolymers*, **1983,** *22* (12): 2577-2637.

[63] Skolnick J, Kihara D. Defrosting the frozen approximation: PROSPECTOR? A new approach to threading. *Proteins*, **2001,** *42*: 319-331.

[64] Jones D T. GenTHREADER: an efficient and reliable protein fold recognition method for genomic sequences - ScienceDirect. *J Mol Biol*, **1999,** *287* (4): 797-815.

[65] Bowie J U, Lüthy R, Eisenberg D. A method to identify protein sequences that fold into a known three-dimensional structure. *Science*, **1991,** *253* (5016): 164-170.

[66] Rohl C A, Strauss C E M, Misura K M S, et al. Protein structure prediction using rosetta. *Methods Enzymol*, **2004,** 383: 66-93.

[67] Geng H, Chen F, Ye J, et al. Applications of molecular dynamics simulation in structure prediction of peptides and proteins. *Comput Struct Biotechnol J*, **2019,** *17*: 1162-1170.

[68] Takada S. Protein folding simulation with solvent-induced force field: Folding pathway ensemble of three-helix-bundle proteins. *Proteins*, **2001,** *42* (1): 85-98.

[69] Kumar S, Rosenberg J M, Bouzida D, et al. The weighted histogram analysis method for free-energy calculations on biomolecules. Ⅰ. The method. *J Comput Chem*, **1992,** *13* (8): 1011-1021.

[70] Laio A, Parrinello M. Escaping free-energy minima. *Proc Natl Acad Sci USA*, **2002,** *99* (20): 12562-12566.

[71] Hamelberg D, Mongan J, McCammon J A. Accelerated molecular dynamics: A promising and efficient simulation method for biomolecules. *J Chem Phys*, **2004,** *120* (24): 11919-11929.

[72] Voter A F. Parallel replica method for dynamics of infrequent events. *Phys Rev B*, **1998,** *57* (22): R13985-R13988.

[73] Sugita Y, Okamoto Y. Replica-exchange molecular dynamics method for protein folding. *Chem Phys Lett*, **1999,** *314* (1): 141-151.

[74] Nymeyer H, Gnanakaran S, García A E. Atomic simulations of protein folding, using the replica exchange algorithm. *Methods Enzymol*, **2004,** *383*: 119-149.

[75] Jiang F, Wu YD. Folding of fourteen small proteins with a residue-specific force field and replica-exchange molecular dynamics. *J Am Chem Soc*, **2014,** *136* (27): 9536-9539.

[76] Shaw D, Deneroff M, Dror R, et al. Anton, a special-purpose machine for molecular dynamics simulation. *Commun ACM*, **2008,** *51* (7): 91-97.

[77] Shaw D E, Adams P J, Azaria A, et al. Anton 3: Twenty microseconds of molecular dynamics simulation before lunch. Proceedings of the International Conference for High Performance Computing, Networking, Storage and Analysis, 2021.

[78] Simmerling C, Lee M R, Ortiz A R, et al. Combining MONSSTER and LES/PME to predict protein structure from amino acid sequence: Application to the small protein CMTI-1. *J Am Chem Soc*, **2000,** *122* (35): 8392-8402.

[79] Lee M R, Baker D, Kollman P A. 2.1 and 1.8 Å average Cₐ RMSD structure predictions on two small proteins, HP-36 and S15. *J Am Chem Soc*, **2001,** *123* (6): 1040-1046.

[80] Stumpff-Kane A W, Maksimiak K, Lee M S, et al. Sampling of near-native protein conformations during protein structure refinement using a coarse-grained model, normal modes, and molecular dynamics simulations. *Proteins*, **2008,** *70* (4): 1345-1356.

[81] Xun S, Jiang F, Wu YD. Significant refinement of protein structure models using a residue-specific force field. *J Chem Theory Comput*, **2015,** *11* (4): 1949-1956.

[82] Chen J, Brooks C L. Can molecular dynamics simulations provide high-resolution refinement of protein structure? *Proteins*, **2007**, *67* (4): 922-930.

[83] Hovan L, Oleinikovas V, Yalinca H, et al. Assessment of the model refinement category in CASP12. *Proteins*, **2018**, *86* (S1): 152-167.

[84] Raval A, Piana S, Eastwood M P, et al. Assessment of the utility of contact-based restraints in accelerating the prediction of protein structure using molecular dynamics simulations. *Protein Sci*, **2016**, *25* (1): 19-29.

[85] Friedrichs M S, Wolynes P G. Toward protein tertiary structure recognition by means of associative memory hamiltonians. *Science*, **1989**, *246* (4928): 371-373.

[86] Friedrichs M S, Goldstein R A, Wolynes P G. Generalized protein tertiary structure recognition using associative memory hamiltonians. *J Mol Biol*, **1991**, *222* (4): 1013-1034.

[87] Hardin C, Eastwood M P, Prentiss M C, et al. Associative memory hamiltonians for structure prediction without homology: α/β proteins. *Proc Natl Acad Sci USA*, **2003**, *100* (4): 1679-1684.

[88] Davtyan A, Zheng W, Schafer N, et al. AWSEM-MD: Coarse-grained protein structure prediction using physical potentials and bioinformatically based local structure biasing. *Biophys J*, **2012**, *102* (3, Supplement 1): 619a.

[89] Chen M, Lin X, Zheng W, et al. Protein folding and structure prediction from the ground up: The atomistic associative memory, water mediated, structure and energy model. *J Phys Chem B*, **2016**, *120* (33): 8557-8565.

[90] Karczyńska A S, Mozolewska M A, Krupa P, et al. Prediction of protein structure with the coarse-grained UNRES force field assisted by small X-ray scattering data and knowledge-based information. *Proteins*, **2018**, *86* (S1): 228-239.

[91] Pilla K B, Gaalswyk K, MacCallum J L. Molecular modeling of biomolecules by paramagnetic NMR and computational hybrid methods. *Biochim Biophys Acta Proteins Proteom*, **2017**, *1865* (11, Part B): 1654-1663.

[92] Brodie N I, Popov K I, Petrotchenko E V, et al. Solving protein structures using short-distance cross-linking constraints as a guide for discrete molecular dynamics simulations. *Sci Adv*, **2017**, *3* (7): e1700479.

[93] Roy A, Kucukural A, Zhang Y. I-TASSER: a unified platform for automated protein structure and function prediction. *Nat Protoc*, **2010**, *5* (4): 725-738.

[94] Xu D, Zhang Y. Ab initio protein structure assembly using continuous structure fragments and optimized knowledge-based force field. *Proteins: Struct Funct Bioinform*, **2012**, *80* (7): 1715-1735.

[95] Zheng W, Zhang C, Li Y, et al. Folding non-homologous proteins by coupling deep-learning contact maps with I-TASSER assembly simulations. *Cell Reports Methods*, **2021**, *1* (3): 100014.

[96] Mortuza S M, Zheng W, Zhang C, et al. Improving fragment-based ab initio protein structure assembly using low-accuracy contact-map predictions. *Nat Commun*, **2021**, *12* (1): 5011.

[97] Jumper J, Evans R, Pritzel A, et al. Highly accurate protein structure prediction with AlphaFold. *Nature,* **2021**, *596*(7873): 583-589.

[98] Krieger M, Scott M P, Matsudaira P T, et al. Section 4.1: Structure of nucleic acids. Molecular cell biology. New York: WH Freeman and CO, 2004.

[99] Watson J D, Crick F H C. Molecular structure of nucleic acids: A structure for deoxyribose nucleic acid. *Nature*, **1953**, *171* (4356): 737-738.

[100] Tinoco I, Bustamante C. How RNA folds. *J Mol Biol*, **1999**, *293* (2): 271-281.

[101] Staple D W, Butcher S E. Pseudoknots: RNA structures with diverse functions. *PLoS Biol*, **2005**, *3* (6): e213.

[102] Dickerson R E, Drew H R, Conner B N, et al. The anatomy of A-, B-, and Z-DNA. *Science*, **1982**, *216* (4545): 475-485.

[103] Richmond T J, Davey C A. The structure of DNA in the nucleosome core. *Nature*, **2003**, *423* (6936): 145-150.

[104] Rich A, Nordheim A, Wang A H J. The chemistry and biology of left-handed Z-DNA. *Annu Rev Biochem*, **1984**, *53* (1): 791-846.

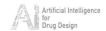

[105] Ha S C, Lowenhaupt K, Rich A, et al. Crystal structure of a junction between B-DNA and Z-DNA reveals two extruded bases. *Nature*, **2005,** *437* (7062): 1183-1186.

[106] Boudvillain M, de Lencastre A, Pyle A M. A tertiary interaction that links active-site domains to the 5′ splice site of a group Ⅱ intron. *Nature*, **2000,** *406* (6793): 315-318.

[107] Szewczak A A, Ortoleva-Donnelly L, Ryder S P, et al. A minor groove RNA triple helix within the catalytic core of a group Ⅰ intron. *Nat Struct Biol*, **1998,** *5* (12): 1037-1042.

[108] Cheong C, Moore P B. Solution structure of an unusually stable RNA tetraplex containing G- and U-quartet structures. *Biochemistry*, **1992,** *31* (36): 8406-8414.

[109] Ichikawa T, Sundaralingam M. X-ray diffraction study of a new crystal form of yeast phenylalanine tRNA. *Nat New Biol*, **1972,** *236* (67): 174-175.

[110] Viswamitra M A, Kennard O, Jones P G, et al. DNA double helical fragment at atomic resolution. *Nature*, **1978,** *273* (5664): 687-688.

[111] Lin L, Sheng J, Huang Z. Nucleic acid X-ray crystallography via direct selenium derivatization. *Chem Soc Rev*, **2011,** *40* (9): 4591-4602.

[112] Leontis N, Westhof E. Modeling RNA molecules. //Leontis N, Westhof E. RNA 3D structure analysis and prediction. Berlin, Heidelberg: Springer, 2012: 5-17.

[113] Zuker M. On finding all suboptimal foldings of an RNA molecule. *Science*, **1989,** *244* (4900): 48-52.

[114] Mathews D H. Revolutions in RNA secondary structure prediction. *J Mol Biol*, **2006,** *359* (3): 526-532.

[115] SantaLucia J, Allawi H T, Seneviratne P A. Improved nearest-neighbor parameters for predicting DNA duplex stability. *Biochemistry*, **1996,** *35* (11): 3555-3562.

[116] Turner D H, Sugimoto N, Jaeger J A, et al. Improved parameters for prediction of RNA structure. *Cold Spring Harb Symp Quant Biol*, **1987,** *52* : 123-133.

[117] Mathews D H, Sabina J, Zuker M, et al. Expanded sequence dependence of thermodynamic parameters improves prediction of RNA secondary structure. *J Mol Biol*, **1999,** *288* (5): 911-940.

[118] Zuker M, Stiegler P. Optimal computer folding of large RNA sequences using thermodynamics and auxiliary information. *Nucleic Acids Res*, **1981,** *9* (1): 133-148.

[119] Hofacker I L, Fontana W, Stadler P F, et al. Fast folding and comparison of RNA secondary structures. *Monatsh Chem*, **1994,** *125* (2): 167-188.

[120] Nussinov R, Jacobson A B. Fast algorithm for predicting the secondary structure of single-stranded RNA. *Proc Natl Acad Sci USA*, **1980,** *77* (11): 6309-6313.

[121] Rivas E, Eddy S R. A dynamic programming algorithm for RNA structure prediction including pseudoknots. *J Mol Biol*, **1999,** *285* (5): 2053-2068.

[122] Reeder J, Giegerich R. Design, implementation and evaluation of a practical pseudoknot folding algorithm based on thermodynamics. *BMC Bioinformatics*, **2004,** *5* (1): 104.

[123] McCaskill J S. The equilibrium partition function and base pair binding probabilities for RNA secondary structure. *Biopolymers*, **1990,** *29* (6-7): 1105-1119.

[124] Ding Y, Chan C Y, Lawrence C E. Sfold web server for statistical folding and rational design of nucleic acids. *Nucleic Acids Res*, **2004,** *32* (Web Server issue): W135-W141.

[125] Gardner P P, Giegerich R. A Comprehensive comparison of comparative RNA structure prediction approaches. *BMC Bioinformatics*, **2004,** *5* (1): 140.

[126] Aigner K, Dreßen F, Steger G. Methods for predicting RNA secondary structure. //Leontis N, Westhof E. RNA 3D structure analysis and prediction. Berlin, Heidelberg: Springer, 2012: 19-41.

[127] Thompson J D, Higgins D G, Gibson T J. CLUSTAL W: Improving the sensitivity of progressive multiple sequence alignment through sequence weighting, position-specific gap penalties and weight matrix choice. *Nucleic Acids*

Res, **1994,** *22* (22): 4673-4680.

[128] Notredame C, Higgins D G, Heringa J. T-coffee: A novel method for fast and accurate multiple sequence alignment. *J Mol Biol*, **2000,** *302* (1): 205-217.

[129] Gotoh O. Multiple sequence alignment: Algorithms and applications. *Adv Biophys*, **1999,** *36* : 159-206.

[130] Hofacker I L, Fekete M, Stadler P F. Secondary structure prediction for aligned RNA sequences. *J Mol Biol*, **2002,** *319* (5): 1059-1066.

[131] Knudsen B, Hein J. Pfold: RNA secondary structure prediction using stochastic context-free grammars. *Nucleic Acids Res*, **2003,** *31* (13): 3423-3428.

[132] Seemann S E, Gorodkin J, Backofen R. Unifying evolutionary and thermodynamic information for RNA folding of multiple alignments. *Nucleic Acids Res*, **2008,** *36* (20): 6355-6362.

[133] Ruan J, Stormo G D, Zhang W. An iterated loop matching approach to the prediction of RNA secondary structures with pseudoknots. *Bioinformatics*, **2004,** *20* (1): 58-66.

[134] Sankoff D. Simultaneous solution of the RNA folding, alignment and protosequence problems. *SIAM J Appl Math*, **1985,** *45* (5): 810-825.

[135] Havgaard J H, Lyngsø R B, Stormo G D, et al. Pairwise local structural alignment of RNA sequences with sequence similarity less than 40%. *Bioinformatics*, **2005,** *21* (9): 1815-1824.

[136] Mathews D H, Turner D H. Dynalign: an algorithm for finding the secondary structure common to two RNA sequences. *J Mol Biol*, **2002,** *317* (2): 191-203.

[137] Holmes I. Accelerated probabilistic inference of RNA structure evolution. *BMC Bioinformatics*, **2005,** *6* (1): 73.

[138] Hofacker I L, Bernhart S H F, Stadler P F. Alignment of RNA base pairing probability matrices. *Bioinformatics*, **2004,** *20* (14): 2222-2227.

[139] Perriquet O, Touzet H, Dauchet M. Finding the common structure shared by two homologous RNAs. *Bioinformatics*, **2003,** *19* (1): 108-116.

[140] Kiryu H, Tabei Y, Kin T, et al. Murlet: a practical multiple alignment tool for structural RNA sequences. *Bioinformatics*, **2007,** *23* (13): 1588-1598.

[141] Hochsmann M, Toller T, Giegerich R, et al. Local similarity in RNA secondary structures. Computational Systems Bioinformatics CSB2003 Proceedings of the 2003 IEEE Bioinformatics Conference CSB2003, 2003.

[142] Siebert S, Backofen R. MARNA: Multiple alignment and consensus structure prediction of RNAs based on sequence structure comparisons. *Bioinformatics*, **2005,** *21* (16): 3352-3359.

[143] Shapiro B A, Zhang K. Comparing multiple RNA secondary structures using tree comparisons. *Bioinformatics*, **1990,** *6* (4): 309-318.

[144] Chothia C, Lesk A M. The relation between the divergence of sequence and structure in proteins. *EMBO J*, **1986,** *5* (4): 823-826.

[145] Rother M, Rother K, Puton T, et al. ModeRNA: a tool for comparative modeling of RNA 3D structure. *Nucl Acids Res*, **2011,** *39* (10): 4007-4022.

[146] Rother M, Milanowska K, Puton T, et al. ModeRNA server: an online tool for modeling RNA 3D structures. *Bioinformatics*, **2011,** *27* (17): 2441-2442.

[147] Šali A, Blundell T L. Comparative protein modelling by satisfaction of spatial restraints. *J Mol Biol*, **1993,** *234* (3): 779-815.

[148] Flores S C, Wan Y, Russell R, et al. Predicting RNA structure by multiple template homology modeling. *Pac Symp Biocomput*, **2010,** 216-227.

[149] Šponer J, Bussi G, Krepl M, et al. RNA structural dynamics as captured by molecular simulations: A comprehensive overview. *Chem Rev*, **2018,** *118* (8): 4177-4338.

[150] Hardin C, Pogorelov T V, Luthey-Schulten Z. Ab Initio protein structure prediction. *Curr Opin Struct Biol*, **2002,**

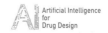

12 (2): 176-181.

[151] Magnus M, Matelska D, Lach G, et al. Computational modeling of RNA 3D structures, with the aid of experimental restraints. *RNA Biol*, **2014,** *11* (5): 522-536.

[152] Case D A, Cheatham T E, Darden T, et al. The amber biomolecular simulation programs. *J Comput Chem*, **2005,** *26* (16): 1668-1688.

[153] Brooks B R, Brooks C L, Mackerell A D, et al. CHARMM: The biomolecular simulation program. *J Comput Chem*, **2009,** *30* (10): 1545-1614.

[154] Abraham M J, Murtola T, Schulz R, et al. GROMACS: High performance molecular simulations through multi-level parallelism from laptops to supercomputers. *SoftwareX*, **2015,** *1-2* : 19-25.

[155] Tozzini V. Multiscale modeling of proteins. *Acc Chem Res*, **2010,** *43* (2): 220-230.

[156] Jonikas M A, Radmer R J, Laederach A, et al. Coarse-grained modeling of large RNA molecules with knowledge-based potentials and structural filters. *RNA*, **2009,** *15* (2): 189-199.

[157] Cao S, Chen S J. A new computational approach for mechanical folding kinetics of RNA hairpins. *Biophys J*, **2009,** *96* (10): 4024-4034.

[158] Ding F, Sharma S, Chalasani P, et al. Ab initio RNA folding by discrete molecular dynamics: from structure prediction to folding mechanisms. *RNA*, **2008,** *14* (6): 1164-1173.

[159] Boniecki M J, Lach G, Dawson W K, et al. SimRNA: a coarse-grained method for RNA folding simulations and 3D structure prediction. *Nucl Acids Res*, **2015,** *44* (7): e63.

[160] Jossinet F, Westhof E. Sequence to structure (S2S): Display, manipulate and interconnect RNA data from sequence to structure. *Bioinformatics*, **2005,** *21* (15): 3320-3321.

[161] Martinez H M, Maizel J V, Shapiro B A. RNA2D3D: A program for generating, viewing, and comparing 3-dimensional models of RNA. *J Biomol Struct Dyn*, **2008,** *25* (6): 669-683.

[162] Das R, Karanicolas J, Baker D. Atomic accuracy in predicting and designing noncanonical RNA structure. *Nat Methods*, **2010,** *7* (4): 291-294.

[163] Das R, Baker D. Automated de novo prediction of native-like RNA tertiary structures. *Proc Natl Acad Sci USA*, **2007,** *104* (37): 14664-14669.

[164] Parisien M, Major F. The MC-fold and MC-sym pipeline infers RNA structure from sequence data. *Nature*, **2008,** *452* (7183): 51-55.

[165] Popenda M, Szachniuk M, Antczak M, et al. Automated 3D structure composition for large RNAs. *Nucl Acids Res*, **2012,** *40* (14): e112.

[166] Zhao Q, Zhao Z, Fan X, et al. Review of machine learning methods for RNA secondary structure prediction. *PLoS Comput Biol*, **2021,** *17* (8): e1009291.

[167] Jordan M I, Mitchell T M. Machine learning: Trends, perspectives, and prospects. *Science*, **2015,** *349* (6245): 255-260.

[168] Xia T, SantaLucia J, Burkard M E, et al. Thermodynamic parameters for an expanded nearest-neighbor model for formation of RNA duplexes with watson − crick base pairs. *Biochemistry*, **1998,** *37* (42): 14719-14735.

[169] Andronescu M, Condon A, Hoos H H, et al. Efficient parameter estimation for RNA secondary structure prediction. *Bioinformatics*, **2007,** *23* (13): i19-i28.

[170] Andronescu M, Condon A, Hoos H H, et al. Computational approaches for RNA energy parameter estimation. *RNA*, **2010,** *16* (12): 2304-2318.

[171] Zakov S, Goldberg Y, Elhadad M, et al. Rich parameterization improves RNA structure prediction. *J Comput Biol*, **2011,** *18* (11): 1525-1542.

[172] Akiyama M, Sato K, Sakakibara Y. A max-margin training of RNA secondary structure prediction integrated with the thermodynamic model. *J Bioinform Comput Biol*, **2018,** *16* (06): 1840025.

[173] Sato K, Akiyama M, Sakakibara Y. RNA secondary structure prediction using deep learning with thermodynamic integration. *Nat Commun*, **2021,** *12* (1): 941.

[174] Do C B, Woods D A, Batzoglou S. CONTRAfold: RNA secondary structure prediction without physics-based models. *Bioinformatics*, **2006,** *22* (14): e90-e98.

[175] Hor C Y, Yang C B, Chang C H, et al. A tool preference choice method for RNA secondary structure prediction by SVM with statistical tests. *Evol Bioinform*, **2013,** *9* : 163-184.

[176] Zhu Y, Xie Z, Li Y, et al. Research on folding diversity in statistical learning methods for RNA secondary structure prediction. *Int J Biol Sci*, **2018,** *14* (8): 872-882.

[177] Koessler D R, Knisley D J, Knisley J, et al. A predictive model for secondary RNA structure using graph theory and a neural network. *BMC Bioinformatics*, **2010,** *11* (6): S21.

[178] Knisley D. Using a neural network to identify secondary RNA structures quantified by graphical invariants. *Math Comput Model*, **2008,** 3: 277-290.

[179] Singh J, Hanson J, Paliwal K, et al. RNA secondary structure prediction using an ensemble of two-dimensional deep neural networks and transfer learning. *Nat Commun*, **2019,** *10* (1): 5407.

[180] Singh J, Paliwal K, Zhang T, et al. Improved RNA secondary structure and tertiary base-pairing prediction using evolutionary profile, mutational coupling and two-dimensional transfer learning. *Bioinformatics*, **2021,** *37* (17): 2589-2600.

[181] Chen X L Y, Umarov R, Gao X, Song L. RNA secondary structure prediction by learning unrolled algorithms. *ICLR*, **2020.**

[182] Calonaci N, Jones A, Cuturello F, et al. Machine learning a model for RNA structure prediction. *NAR Genom Bioinform*, **2020,** *2* (4).

[183] Willmott D, Murrugarra D, Ye Q. Improving RNA secondary structure prediction via state inference with deep recurrent neural networks. *Comput Math Biolphys*, **2020,** *8* (1): 36-50.

[184] Townshend R J L, Eismann S, Watkins A M, et al. Geometric deep learning of RNA structure. *Science*, **2021,** *373* (6558): 1047-1051.

[185] Groom C R, Bruno I J, Lightfoot M P, et al. The cambridge structural database. *Acta Crystallogr, Sect B: Struct Sci, Cryst Eng Mater*, **2016,** *72* (2): 171-179.

[186] Gražulis S, Daškevič A, Merkys A, et al. Crystallography open database (COD): an open-access collection of crystal structures and platform for world-wide collaboration. *Nucleic Acids Res*, **2012,** *40* (Database issue): D420-D427.

[187] Berman H, Henrick K, Nakamura H. Announcing the worldwide Protein Data Bank. *Nature Structural Biology*, **2003,** *10* (12): 980.

[188] Li J, Liu J, Han L, et al. PDB-wide collection of binding data: current status of the PDBbind database. *Bioinformatics*, **2014,** *31* (3): 405-412.

[189] Hawkins P C D, Skillman A G, Warren G L, et al. Conformer generation with OMEGA: Algorithm and validation using high quality structures from the protein databank and cambridge structural database. *J Chem Inf Model*, **2010,** *50* (4): 572-584.

[190] Watts K S, Dalal P, Murphy R B, et al. ConfGen: A conformational search method for efficient generation of bioactive conformers. *J Chem Inf Model*, **2010,** *50* (4): 534-546.

[191] Brameld K A, Kuhn B, Reuter D C, et al. Small molecule conformational preferences derived from crystal structure data. A medicinal chemistry focused analysis. *J Chem Inf Model*, **2008,** *48* (1): 1-24.

[192] Allen F H, Harris S E, Taylor R. Comparison of conformer distributions in the crystalline state with conformational energies calculated by ab initio techniques. *J Comput Aided Mol Des*, **1996,** *10* (3): 247-254.

[193] Crippen G M. A novel approach to calculation of conformation: Distance geometry. *J Comput Phys*, **1977,** *24* (1):

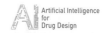

96-107.

[194] Simm G N C, Hernández-Lobato J M. A generative model for molecular distance geometry. *37th International Conference on Machine Learning,* **2020,** *PartF16814* : 8896-8905.

[195] Wang X, Flannery S T, Kihara D. Protein docking model evaluation by graph neural networks. *Front Mol Biosci,* **2021,** *8* : 647915.

[196] Friedrich N O, Meyder A, de Bruyn Kops C, et al. High-quality dataset of protein-bound ligand conformations and its application to benchmarking conformer ensemble generators. *J Chem Inf Model,* **2017,** *57* (3): 529-539.

[197] Friedrich N O, de Bruyn Kops C, Flachsenberg F, et al. Benchmarking commercial conformer ensemble generators. *J Chem Inf Model,* **2017,** *57* (11): 2719-2728.

[198] Kothiwale S, Mendenhall J L, Meiler J. BCL::CONF: Small molecule conformational sampling using a knowledge based rotamer library. *J Cheminform,* **2015,** *7* : 47.

[199] Cole J C, Korb O, McCabe P, et al. Knowledge-based conformer generation using the cambridge structural database. *J Chem Inf Model,* **2018,** *58* (3): 615-629.

[200] Riniker S, Landrum G A. Better informed distance geometry: Using what we know to improve conformation generation. *J Chem Inf Model,* **2015,** *55* (12): 2562-2574.

[201] Nakata M, Shimazaki T, Hashimoto M, et al. PubChemQC PM6: Data sets of 221 million molecules with optimized molecular geometries and electronic properties. *J Chem Inf Model,* **2020,** *60* (12): 5891-5899.

[202] Friesner R A. Ab initio quantum chemistry: Methodology and applications. *Proc Natl Acad Sci USA,* **2005,** *102* (19): 6648-6653.

[203] Tong J, Zhao S. Large-scale analysis of bioactive ligand conformational strain energy by ab initio calculation. *J Chem Inf Model,* **2021,** *61* (3): 1180-1192.

[204] Ramakrishnan R, Dral P O, Rupp M, et al. Quantum chemistry structures and properties of 134 kilo molecules. *Sci Data,* **2014,** *1* (1): 140022.

[205] Klebe G, Mietzner T. A fast and efficient method to generate biologically relevant conformations. *J Comput Aided Mol Des,* **1994,** *8* (5): 583-606.

[206] Liu X, Bai F, Ouyang S, et al. Cyndi: A multi-objective evolution algorithm based method for bioactive molecular conformational generation. *BMC Bioinformatics,* **2009,** *10* (1): 101.

[207] Chang G, Guida W C, Still W C. An internal coordinate monte carlo method for searching conformational space. *J Am Chem Soc,* **1989,** *111* (12): 4379-4386.

[208] Kolossváry I, Guida W C. Low mode search. An efficient, automated computational method for conformational analysis: Application to cyclic and acyclic alkanes and cyclic peptides. *J Am Chem Soc,* **1996,** *118* (21): 5011-5019.

[209] Kolossváry I, Keserü G M. Hessian-free low-mode conformational search for large-scale protein loop optimization: Application to c-jun N-terminal kinase JNK3. *J Comput Chem,* **2001,** *22* (1): 21-30.

[210] Roos K, Wu C, Damm W, et al. OPLS3e: Extending force field coverage for drug-like small molecules. *J Chem Theory Comput,* **2019,** *15* (3): 1863-1874.

[211] Lu C, Wu C J, Ghoreishi D, et al. OPLS4: Improving force field accuracy on challenging regimes of chemical space. *J Chem Theory Comput,* **2021,** *17* (7): 4291-4300.

[212] Watts K S, Dalal P, Tebben A J, et al. Macrocycle conformational sampling with macromodel. *J Chem Inf Model,* **2014,** *54* (10): 2680-2696.

[213] Mansimov E, Mahmood O, Kang S, et al. Molecular geometry prediction using a deep generative graph neural network. *Sci Rep,* **2019,** *9* (1): 20381.

[214] Xu M, Luo S, Bengio Y, et al. Learning neural generative dynamics for molecular conformation generation. *arXiv,* **2021**.

[215] Xu M, Wang W, Luo S, et al. An end-to-end framework for molecular conformation generation via bilevel programming. *arXiv*, **2021**.

[216] Shi C, Luo S, Xu M, et al. Learning gradient fields for molecular conformation generation. *arXiv*, **2021**.

[217] Méndez-Lucio O, Ahmad M, del Rio-Chanona E A, et al. A geometric deep learning approach to predict binding conformations of bioactive molecules. *Nat Mach Intell*, **2021,** (3): 1033-1039.

[218] Gainza P, Sverrisson F, Monti F, et al. Deciphering interaction fingerprints from protein molecular surfaces using geometric deep learning. *Nat Methods*, **2020,** *17* (2): 184-192.

[219] Battaglia P W, Hamrick J B, Bapst V, et al. Relational inductive biases, deep learning, and graph networks. *arXiv*, **2018**.

拓展阅读

过去一年中，随着人工智能新算法的飞速发展，分子结构的预测方法取得了巨大的进步。

针对蛋白质的三维结构预测，研究人员在 Alphafold2 的基础上设计了基于单序列的结构预测方法 RGN2（Chowdhury, Bouatta et al. 2022）、ESMFold（Lin, Akin et al. 2023）和 trRosettaX-single（Wang, Peng et al. 2022）。这些方法摒弃了耗时的多序列比对，利用蛋白质语言模型获得单条序列的嵌入表示（embedding），获得了与 Alphafold2 及 RoseTTAfold 相当甚至更好（针对孤儿蛋白）的预测精度。此外，一些模型也提出将实验数据，比如氢 - 氘交换核磁共振（Nguyen, Marzolf et al. 2022）或者光交联质谱（Stahl, Graziadei et al. 2023）作为距离限制条件来提升蛋白质结构预测的准确性。在蛋白质 - 蛋白质复合物结构预测方面，DeepMind 采用 Alphafold 的模型在多聚体的数据集上进行训练，获得的 Alphafold-Multimer 模型（Evans, O'Neill et al. 2022）可以准确预测多聚体界面，同时保持链内预测的精确性。DeepIDDP（Ge, Peng et al. 2023）使用带有注意力机制的神经网络提高对结构域之间相互作用的捕获能力，并采用 DPMSA 的数据增强策略处理共进化信息的缺失。相比于 Alphafold，该模型将多聚体预测的平均 TM-score 提升了 11.8%。除此之外，Rfdiffusion（Watson, Juergens et al. 2022）、FoldDesign（Pearce, Huang et al. 2023）和 ProGen（Madani, Krause et al. 2023）分别基于扩散模型、片段组装和大语言模型的方法实现了功能蛋白质的从头设计。

在核酸结构预测领域，研究人员也提出了许多新的模型，如 Ufold（Fu, Cao et al. 2021）、3dRNA（Zhang, Wang et al. 2022）和 IPknot（Sato and Kato 2021）等。Ufold 提出了一种将 RNA 序列当作图像表征，然后用全卷积网络（FCNs）进行处理并预测 RNA 二级结构的方法。3dRNA 使用最小二级元素（SSEs），通过模板方法从 RNA 的序列和二级结构模建 RNA 的 3D 结构。Ipknot 通过 LinearPartition 模型和门限参数的自动最优选取，实现了长序列假结结构预测时间的显著缩短，同时预测精度有所提高。另外，其他一些模型如 MELD-DNA（Esmaeeli, Bauzá et al. 2023）和 RoseTTAFoldNA（Baek, McHugh et al. 2022）实现了核酸和蛋白质复合物结构的准确预测。

在小分子构象预测方面，人工智能模型的相关应用研究也在迅速发展。SDEGen（Zhang, Li et al. 2023）利用随机微分方程快速产生小分子的低能构象，它可以从物理层面清晰地展示小分子如何从初始噪声逐步弛豫到低能构象。Tankbind（Lu, Wu et al. 2022）和 Equibind（Stärk, Ganea et al. 2022）分别采用三角感知神经网络和几何深度学习方法预测与靶标相结合的配体分子构象。DiffSBDD（Schneuing, Du et al. 2022）和 DiffBP（Lin, Huang et al. 2022）均通过扩散模型，以靶标口袋为条件直接生成切合结合口袋的配体分子三维构象。

主要参考文献

Baek M, McHugh R, Anishchenko I, et al. Accurate Prediction of Nucleic Acid and Protein-Nucleic Acid Complexes Using Rosettafoldna. *bioRxiv,* **2022**: 2022.2009.2009.507333.

Chowdhury R, Bouatta N, Biswas S, et al. Single-Sequence Protein Structure Prediction Using a Language Model and Deep Learning. *Nat Biotechnol,* **2022,** *40* (11): 1617-1623.

Esmaeeli R, Bauzá APerez A. Structural Predictions of Protein–DNA Binding: Meld-DNA. *Nucleic Acids Res,* **2023,** *51* (4): 1625-1636.

Evans R, O'Neill M, Pritzel A, et al. Protein Complex Prediction with Alphafold-Multimer. *bioRxiv,* **2022**: 2021.2010.2004.463034.

Fu L, Cao Y, Wu J, et al. Ufold: Fast and Accurate Rna Secondary Structure Prediction with Deep Learning. *Nucleic Acids Res,* **2021,** *50* (3): e14-e14.

Ge F, Peng C, Cui X, et al. Inter-Domain Distance Prediction Based on Deep Learning for Domain Assembly. *Brief Bioinformatics,* **2023**.

Lin H, Huang Y, Liu M, et al. Diffbp: Generative Diffusion of 3d Molecules for Target Protein Binding. *arXiv preprint,* **2022**.

Lin Z, Akin H, Rao R, et al. Evolutionary-Scale Prediction of Atomic-Level Protein Structure with a Language Model. *Science,* **2023,** *379* (6637): 1123-1130.

Lu W, Wu Q, Zhang J, et al. Tankbind: Trigonometry-Aware Neural Networks for Drug-Protein Binding Structure Prediction. *bioRxiv,* **2022**: 2022.2006.2006.495043.

Madani A, Krause B, Greene E R, et al. Large Language Models Generate Functional Protein Sequences across Diverse Families. *Nat Biotechnol,* **2023**.

Nguyen T T, Marzolf D R, Seffernick J T, et al. Protein Structure Prediction Using Residue-Resolved Protection Factors from Hydrogen-Deuterium Exchange Nmr. *Structure,* **2022,** *30* (2): 313-320.e313.

Pearce R, Huang X, Omenn G S, et al. De Novo Protein Fold Design through Sequence-Independent Fragment Assembly Simulations. *Proc Natl Acad Sci U S A,* **2023,** *120* (4): e2208275120.

Sato K, Kato Y. Prediction of Rna Secondary Structure Including Pseudoknots for Long Sequences. *Brief Bioinformatics,* **2021,** *23* (1).

Stahl K, Graziadei A, Dau T, et al. Protein Structure Prediction with in-Cell Photo-Crosslinking Mass Spectrometry and Deep Learning. *Nat Biotechnol,* **2023**.

Stärk H, Ganea O-E, Pattanaik L, et al. Equibind: Geometric Deep Learning for Drug Binding Structure Prediction. *arXiv preprint,* **2022**.

Schneuing A, Du Y, Harris C, et al. Structure-Based Drug Design with Equivariant Diffusion Models. *arXiv preprint,* **2022**.

Wang W, Peng Z, Yang J. Single-Sequence Protein Structure Prediction Using Supervised Transformer Protein Language Models. *Nat Comput Sci,* **2022,** *2* (12): 804-814.

Watson J L, Juergens D, Bennett N R, et al. Broadly Applicable and Accurate Protein Design by Integrating Structure Prediction Networks and Diffusion Generative Models. *bioRxiv,* **2022**: 2022.2012.2009.519842.

Zhang Y, Wang J,Xiao Y. 3drna: 3d Structure Prediction from Linear to Circular Rnas. *J Mol Biol,* **2022,** *434* (11): 167452.

Zhang H, Li S, Zhang J, et al. Sdegen: Learning to Evolve Molecular Conformations from Thermodynamic Noise for Conformation Generation. *Chem Sci,* **2023,** *14* (6): 1557-1568.

作者简介

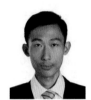

胡乔宇，上海科技大学免疫化学研究所博士后，华东师范大学副研究员。

博士期间主要采用量子力学（QM）和分子动力学模拟（MD）等技术对多个生物大分子体系进行多尺度建模，博士后期间以发展基于 AI 的药物设计与评价方法为主，在 *Chem. Eng. J.*、*J. Chem. Inf. Model*、*ACS Catal.*、*WIRES Comput. Mol. Sci.*、*J. Comput. Chem*、*ACS Omega* 等期刊上发表论文 10 余篇，引用 200 余次，申请专利 1 项。作为项目骨干参与多项国家级、省部级科研项目。

Email：huqy@shanghaitech.edu.cn

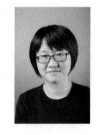

白芳，上海科技大学免疫化学研究所研究员，生命科学与技术学院常任助理教授，兼任信息科学与技术学院特聘教授，博士生导师。

以发展药物设计新计算方法为主，并致力于新药设计与药物作用机制等研究应用，在 *Science*、*Nature*、*PNAS*、*Chem. Sci.*、*Nucleic Acids Resi.* 等期刊上发表论文 40 余篇，引用 5394 次，*H* 因子 22，申请专利 10 余项。作为项目负责人或骨干承担多项国家级、省部级科研项目。

Email：baifang@shanghaitech.edu.cn

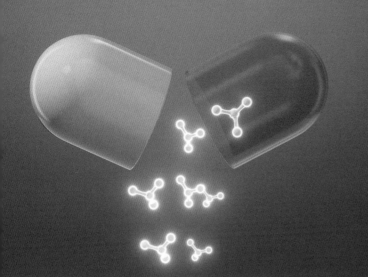

Artificial Intelligence for Drug Design

第 **10** 章

量子化学与分子力场的发展

曹东升，郑明月 ❶

10.1　人工智能用于计算化学

10.1.1　加速量子化学计算

10.1.1.1　计算化学理论简介

　　1929 年，著名理论物理学家保罗·狄拉克（Paul Adrien Maurice Dirac）曾经讲过：针对大部分物理学和全部化学进行数学处理所必需的基本定律完全已知，而困难仅在于应用这些定律会产生过于复杂而难以解决的方程式。换言之，任何预测分子或物质现象的理论方法必须首先植根于量子力学理论，为便于实际应用需进行适当粗粒化和近似。计算化学又称计算量子化学，其定义了基于量子力学计算驱动的数值分析。

　　图 10-1 是以一种多尺度层次结构展示的不同类别计算化学方法，可以比较直观地看到不同计算化学方法对应的研究体系的长度和时间尺度。各种计算化学方法的数学物理理论相对比较复杂，不是本书介绍的重点，感兴趣的读者可参考相关资料。对应于图 10-1 层次结构中最下面两个区域的计算化学类别，图 10-2 显示了 4 种不同计算化学方法的层次结构[1]，其中所有计算方法原则上均可用于开发粗粒化或连续介质模型。此外，这些计算化学方法均有希望借助于 AI 技术对计算成本方面带来巨大改善，从而改变传统计算化学的理论模拟范式。

　　尽管已建立的计算化学的数理理论可能过于复杂，甚至有些内容用户无法完全理解，但其中大多可使用现代计算化学软件及相应教程以"黑箱"方式运行计算[3]。因此，计算化学已经成为一种极具价值的理论工具，可用于很多长度和时间尺度体系的计算模拟，进而生成有助于 AI 辅助分子和材料设计研发的数据集。

---

❶ 编写分工：10.1 曹东升，10.2 郑明月。

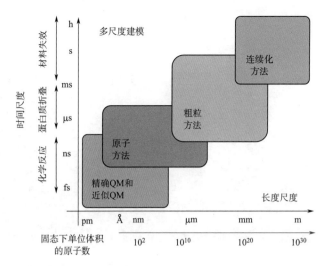

图 10-1　计算化学方法和相应时间和长度尺度的层次结构（QM 表示量子力学）[2]

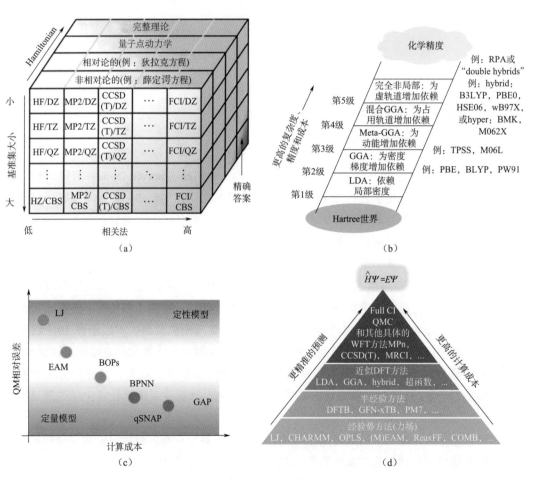

图 10-2　四种不同计算化学方法的层次结构

(a) 相关波函数方法层次结构的魔方式描述；(b) Kohn-Sham 密度泛函理论 (DFT) 方法层次结构的 "Jacob's Ladder" 描述；
(c) 原子势的层次结构；(d) 预测原子尺度建模方法的整体层次结构 [1]

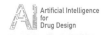

10.1.1.2　计算化学表征技术

用户对研究体系的准确表征是每种计算化学的重要组成部分，换言之，用户需根据实际研究体系的"长度和时间"尺度特征选择合适的计算化学方法。计算化学的表征涵盖从简单明了（如在真空中分离水分子的精确化学体系）到复杂模糊（如一个假定推测电化学条件下的固-液界面描述）的体系。有人可能会认为，一个体系的整体表征由该体系不同组成部分的多个表征构成。实际上任何计算结果的有效性都取决于整体表征，有时可能会因为"偶然误差抵消"，导致错误表征提供正确的结果。在计算化学中，有效表征是捕获体系物理现象的本质表示。以分子为例，如果使用计算化学方法确定一个大型生物柴油分子的键能，那么将其附近的长链烷基（$-C_nH_{(2n+1)}$）简单近似为甲基（$-CH_3$）甚至氢原子可能具有一定合理性，这是因为烷基键通常表现为相对较短的相互作用。原子数较少的几何结构可降低研究的计算成本。另外，如果一个化学基团，如一个取代烷基参与了物理有机相互作用，如空间位阻效应、诱导效应或共轭效应，这种近似将变得不再合理。对于固体材料，用户可通过周期性边界条件下一个相对较小的单元来捕获材料的显著特征。此外，材料中对称性破坏效应（如钙钛矿中倾斜八面体群引起的扭曲或单晶的表面重构现象[4]）只有在考虑更大和计算更昂贵的单胞时才能观察到。一般而言，计算化学错误的来源包括：①用户在计算化学应用程序初始设置时引入错误；②计算化学理论方法本身的错误。

10.1.1.3　计算化学的数据质量

计算化学模型定量准确性源于其描述体系的适用性。高质量的计算化学通常以传统实验数据集为基准，这些数据集包括小型孤立分子体系控制良好且相对精确的热化学实验[5, 6]。标准量热法实验的误差约为 4 kJ/mol（1 kcal/mol 或 0.04 eV），能够提供比这更高精度的计算方法被称为实现"化学精度"。计算化学模型的误差来源包括：①计算化学方法内在的尺寸一致性或尺寸广泛性问题，较大体系有时包含重要的中远程相互作用（如范德华力），而小体系中可能存在不明显的自相互作用误差；②泛函方法和基组的选择也会根据体系不同引入系统误差，一般需要进行基准性测试。例如：在计算化学中，B3LYP 和 PBE 是分别用于分子和材料计算的两种最流行的交换相关泛函，但它们在计算两个相似体系的总能量差异时，大约有 $10 \sim 15$ kJ/mol（$2 \sim 4$ kcal/mol 或 $0.1 \sim 0.2$ eV）的预期精度，计算过渡态能量时，误差可能会更大一些。此外，计算化学领域商业代码的持续完善更新及社区内开源代码的不断改进，使得不同用户在不同计算机架构针对相同体系可产生完全相同的结果，这保证了计算化学产生数据的重现性。

10.1.1.4　人工智能改变计算化学的建模方式

如前所述，人工智能（AI）具有处理大型复杂数据集并提取隐藏规律的能力，因此，我们可以借助 AI 中的高级统计算法来规避量子力学中复杂高昂的计算成本。AI 与计算化学结合在开发人工智能势能（artificial intelligence potentials, AIPs）方面具有很大应用前景。Carhart 等人[7]于 1985 年提出使用电子结构方法运行分子动力学（molecular dynamics, MD），该方法当时成为主流但对计算要求很高，且通常局限于较小体系尺寸（大约 100 个原子）和较短的模拟时间（大约 10^{-12} s）。为解决该问题，精确的原子势得以开发以允许蒙特卡洛和 MD 模拟，但在有些情况下足够精确的势能比较缺乏。AIPs 已成为一种获得与 KS-DFT 或相关波函数方法一样高精度的方法，但其计算成本远远低于 KS-DFT 或相关波函数方法。AIPs 已经用于从有机小分子到大块凝聚态材料和界面大型体系的模拟计算[8, 9]。

对 AIPs 进行训练来重现体系的势能面（potential energy surface, PES），通常需要生成多种高质量计算化学数据点，这些数据点涵盖相关温度和压力条件、反应路径、多晶型、缺陷、成分等[10-12]。在获得由原子构象、体系能量和力组成的数据点之后，可使用不同描述符构造 AIPs 或不同的 AI 架构对完整的 PES 进行插值。由于平滑是任何 PES 的基本特性，因此需要特别考虑避免可能导致不平滑连续的数值噪声。基于内核方法的 AIPs，如 GAP 和 sGDML 依靠平滑变化的基函数来保证平滑性，然而如果没有减少机制，基于核的方法相对于训练点数量的缩放将受到挑战。作为一种比 GAP 更有效但不太准确的替代方案，SNAP[13] 使用 SOAP 描述符的系数，并假定能量和 SOAP 双谱分量之间是线性或二次函数关系[14]。目前最流行的 AIPs 是基于 NN，这是基于它们的灵活性和大数据的训练能力。其中，ANI 和 BPNN 使用 ACSF 描述符作为输入，而深度 NN 如 SchNet 和 DeepMD 使用原子坐标和核电荷作为输入。

计算化学许多工作的重点是预测有限温度下的热力学性质，如热容、密度和化学势。尽管很多物理性质已经可以从 MD 模拟中获得，但使用电子结构方法来估计不同状态相对稳定性的自由能仍然很困难。一个早期示例是使用伞采样的 AIP 和自由能微扰方法来揭示范德华修正对液态水热力学性质的影响。后来，通过杂化 DFT 数据和自由能方法训练的 AIP 结合，Reinhardt 等从量子力学中再现了水的几个热力学性质，包括冰和水的密度、正常水和重水融化温度的差异以及不同形式冰的稳定性[15]。2020 年，Niu 等[16] 采用 DeepMD 方法研究了镓相对长时间尺度的成核过程。高压氢的 AIP 为氢如何逐渐在巨行星中变成金属提供了证据。所有这些示例均需要高精度和长时间尺度来对特定现象建模并给予深刻的物理揭示，而这恰好需要人工智能与计算化学的组合来实现。

由于含轻元素化学体系核量子效应（nuclear quantum effects, NQEs）的存在，MD 模拟中增加轻原子的迁移率需要更高的计算成本，这给原子建模带来了挑战。此外，很多原子势特别是水或有机分子的原子势，不能用于 NQEs 建模，因为它们通常将共价键描述为刚性从而不能描述键长和角度的波动。作为一种解决方案，一些研究通过使用更高阶的 KS-DFT（如 hybrid-DFT 或 meta-GGA）训练 AIP，然后将这种势能用于 PIMD 模拟[17]。针对水的研究，Cheng 等[18] 使用从杂化 DFT 训练的 AIPs，揭示了 NQEs 对于促进冰内分子的六边形堆积至关重要，而这种六边形堆积最终导致雪花的六重对称性。高数据效率的 AI 势能甚至能够在计算非常昂贵的量子化学 CCSD(T) 精度水平的参考数据上进行训练。例如，sGDML 方法已被证明可为小分子重现力场，然后利用这些力场进行全量子化的电子和原子核模拟。

AI 还可通过加速增强的采样方法（如伞形采样和元动力学），加速平衡态或过渡状态的构象空间采样。增强采样程序使用定义反应坐标的集合变量 (collective variables, CVs)，计算相关的自由能面（free energy surface, FES），从而生成这些 CVs 中的边际概率分布。然而，CVs 的选择对于特定体系并不总是清晰，AI 则可以指导 CVs 的确定。此外，AI 模型可以被认为是 FESs 的通用近似器，例如，使用高斯混合模型的自适应增强采样方法，在变分采样

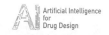

模拟中使用 NN 体系架构表征 FES 或偏置函数。

AI 还提供了探索化合物及其构型空间的全新方法。经过训练的生成模型可学习化学体系结构和元素分布，并直接从这种分布中采样，这有可能使生成的结构偏向于所需性能，例如药物活性或导热性。因此，生成模型为药物和材料设计提供了一种新途径。计算化学的生成方法包括循环神经网络（recurrent neural networks, RNNs），它可以用于序列生成编码为 SMILES 字符串的分子。Segler 等 [19] 利用生成模型首先学习一般的分子结构，然后微调到对各种医学靶点表现出活性的样本分子。自编码器（autoencoders, AE）是另一种常用的 AI 分子生成方法。AE 学习将分子图或 SMILES 转换为低维特征空间并反向传播。得到的特征向量代表分子分布的平滑编码，可用于有效地采样化学空间。Gomez-Bombarelli 等 [20] 将变分 AE 应用于 QM9 和 ZINC 数据库，可生成多个优化的功能化合物。条件 AEs 是静电 AEs 的改进，它不仅可以捕获分子结构的分布，而且还依赖于各种性质，因而不需要偏置或额外优化步骤就可以直接生成显示某些性质范围或组合的结构。AEs 还可作为另一种探索化学空间方法即生成式对抗网络（generative adversarial networks, GANs）的基础。在 GANs 中，生成器模型（通常是 AE）试图创建与底层数据紧密匹配的样本，而鉴别器试图从生成样本中区分真实样本。这些体系结构可通过使用强化学习（reinforcement learning, RL）对目标进行强化。RL 通过学习一个最佳的动作序列（如原子的位置），得到一个期望的结果（如具有特定性质的分子），这使得将生成过程推向特定目标成为可能，从而允许具有特定性质分子有针对性地生成。总之，RL 是生成模型一种有前途的替代策略，它们提供了紧密整合药物设计周期的可能性。

虽然生成模型使用 SMILES 或图形来编码分子结构，但其最近已被扩展到分子和材料的 3D 坐标。Gebauer 等 [21] 提出了一个基于 SchNet 架构的自回归生成模型，称为 g-SchNet。g-SchNet 在 QM9 数据集上进行训练后就能够在不需要优化程序的情况下生成平衡结构。进一步发现，该模型可能偏向于某些性质。Noé 等 [22] 使用基于归一化流的可逆 NN 来学习原子位置的分布（如从 MD 轨迹中采样），该网络可用于直接采样分子构象而不需要进行昂贵的模拟。

10.1.2 人工智能用于化学反应

AI 技术在化学反应中的应用由来已久，包括小分子的反应动力学及反应规划计算平台设计的应用。AI 技术特别适用于同时涉及计算和实验的问题。首先，贝叶斯推理是开发与实验知识一致模型的强大方法。其次，AI 方法也可以用来处理传统方法难以处理的问题，例如反应碰撞中态 - 态信息的详尽描述，神经网络可以显式模拟燃烧过程中的反应网络。计算机计算性能的提升，使得大量参考数据集的计算成为可能，将 AI 技术用于化学反应问题已成为对现有计算化学理论方法的有力补充。

AI 技术在化学反应中的应用涉及多个方面，主要包括用于生成或使用实验观测结果的模型，计算反应速率和反应势能面，生物酶反应体系，逆合成及单分子分解反应的有机化学反应以及整体反应网络模拟。

10.1.2.1　人工智能用于学习反应速率

AI 技术可用于开发与实验直接相关可观测量的模型，如预测热或量子反应速率、态 - 态反应截面、映射初态到终态分布甚至是化学反应率。

化学反应包括键断裂和形成过程。描述反应物同一个或多个可能产物之间转化的明确核动力学意义重大，反应物和产物之间的运动涉及跨越多维 PES 能垒。随着高效电子结构方法的出现，人们发现可使用（高水平）电子结构数据信息来补充现有实验参数，或者开发完全基于量子化学计算的模型。从微观角度来看，需使用合适方法跟踪化学转化。例如：准经典轨迹或量子模拟——在分子尺度上对整体 PES 敏感，需要一个全局、反应性 PES。然而，即使针对三原子体系，由于拓扑结构非常复杂，对其 PES 进行全面表征也极具挑战。图 10-3 展示了表征 [CNO] 三原子反应体系的 PES 示例，这些三维 PES 被表示为一个再现的核希尔伯特（kernel Hilbert）空间 [23]，其参考点与从头算结果完全匹配。找到具有相似性能的参数化函数通常极具挑战性。采用理论计算化学方法（量子化学理论、能量参数化函数、核动力学及求解三维核 Schrödinger 方程等）计算确定准确的反应速率也是一项艰巨的任务，这些方法总体十分耗时，且计算反应速率的质量对基础 PES 的准确性十分敏感。

为缓解该问题，最近一项研究探索使用高斯过程（Gaussian process, GP）回归训练校正 $\chi(T)$ 来预测热速率 $k(T)$ 可能性：

$$k(T) = \left[\kappa_{\mathrm{ECK}}(T) k^{\mathrm{TST}}(T) \right] \chi(T) \tag{10-1}$$

在这里，$k(T)$ 主要基于共线碰撞的约 50 种不同反应确定；$\kappa_{\mathrm{ECK}}(T)$ 和 $k^{\mathrm{TST}}(T)$ 的速率是从 Eckart 隧道校正（Eckart tunneling correction, ECK）的简化处理到传统过渡态理论（transition state theory, TST）的速率。对 13 个反应进行训练，并对 40 个反应进行模型测试。选取 3 ～ 5 个描述符来表示 $\chi(T)$，研究表明，正确选择描述符可显著提高模型性能。

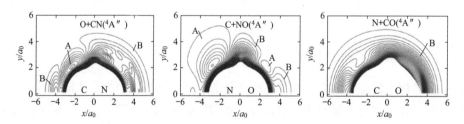

图 10-3　[CNO] 体系 ⁴A" PESs 的等高线图，表示为再现核希尔伯特空间 [23]

双原子（CN、NO 和 CO）处于平衡结构（分别为 2.234 a_0、2.192 a_0 和 2.150 a_0）。等高线间距为 0.2 eV，A 为负能量（- 0.1 eV、- 0.3 eV、- 0.5 eV 及以下），B 为正能量（0.1 eV、0.3 eV、0.5 eV 及以上）

与 TST 或 Eckart 处理相比，AI 模型在训练集、具有对称和不对称位垒体系上表现最好。在所有情况下比较预测数据的准确性，学习模型的误差在 10% ～ 120% 之间。相对于误差 80% ～ 180%（ECK）和 180% ～ 760%（TST），这是一个显著的改进。对于从 CH_4 中提取氢的反应，Eckart 模型效果最好，其次是 GP 训练模型和 TST。这项研究还发现在训练该类模型时，可靠参考数据的质量和数量十分重要。该模型的最近一个应用涉及 $O(^3P) + HCl \rightarrow OH + Cl$ 反应，由于反应能垒高、存在低能量反应共振以及体系的重 - 轻 - 重特性，该反应是一个极具挑战性的示例。该方法未来达到应用可能会从实际实验中得到足够广泛和精选的数据集。由于参考数据源于广泛的 PESs，如果所有 PESs 都基于相同或相似的理论水平，那么模型预测能力将会得到进一步改进。

AI 方法还被扩展到一维量子反应速率[24]。Komp 等基于量子反应速率大数据可利用经典或量子动力学模拟确定，如果存在合适可行的 PESs，便能够允许键形成和断裂。理想情况下，从反应物结构开始，全局 PESs 允许形成所有具有化学意义和能量可及的产物状态。在实践中，由于反应路径众多，产生全局 PESs 几乎不太可能[25]。PES 全局特性在高能过程（如高超声速或燃烧）中特别重要。而对于高超声速或大气和天体物理相关过程的情况，涉及的物种可能更多，因此可能的产品通道数量大大增加。

需要强调，尽管反应性 PESs 可达到很高的准确性，并在解释实验和进一步阐明体系的反应动力学方面发挥作用，但这些 PESs 通常不是真正的"全局"PESs。因此，对于具有更多自由度和更多产物通道的体系，尽管有强大的方法可以重建底层 PESs，但一些重要的状态可能被忽略，进而从根本上影响最终的反应网络。基于 AI 方法提供的一种特别有吸引力的可能性是电子结构理论的一个层次结构模型，然后用源于更高水平理论相当少的数据对它们进行再训练。该方法利用了这样一个事实，即如果进行足够精确的计算，某一特定体系 PES 的全局形状基本上保持不变。这些方法通常被称为"迁移学习"或"Δ-learning"，两者也与对全维度 PESs 全局改进的"变形"方法较为相似。Δ-learning 可以公式化为：

$$O_t\left(\vec{R}_t\right) \approx O_r\left(\vec{R}_r\right) + \sum_{i=1}^{N} \alpha_i k\left(\vec{R}_r, \vec{R}_i\right) \tag{10-2}$$

O_r 在迁移学习中，一个完整的模型（基于神经网络、使用 PIP 或基于核的方法）首先在一个理论计算成本较低的参考数据集上进行训练，例如 DFT。如果将该数据表示为神经网络，则使用训练模型的参数来初始化训练，使用更少的（如少 100 倍）来自更高理论水平计算的参考数据［如 CCSD(T)］。这通常会用更少的高水平数据生成更好的模型。该方法在以下情况下有利：缺乏高水平参考数据或产生昂贵数据，而训练基本模型的数据却很容易得到。因此，迁移学习是一种有价值的工具，可以避免现代高水平电子结构计算对整个数据集的高计算成本。在对丙二醛及其甲基化变体的研究中发现，在 MP2 理论水平上，通过迁移学习和更高理论水平能量，可从所有三个体系基础模型中获得 CCSD(T) 质量的 PESs。然而，当查询更高水平 PESs 的特定信息时，如氢转移能垒高度，发现其依赖于更高水平参考点的位置。因此，在为特定目的开发 PESs 时，新参考点的定位可以大大改进更高理论水平的模型。对于 Δ-ML，还发现基于迁移学习模型的学习曲线比直接训练独立模型在高水平数据上的学习曲线收敛更快。

10.1.2.2 人工智能用于反应性生物体系

在配体与蛋白结合的反应性分子动力学领域，由于蛋白体系通常较大，断键和成键反应时间尺度太长，不适合采用完全从头算 MD 模拟方法。因此，混合 QM/MM 模拟将体系分解成一个利用 QM 处理的 (小) 反应子体系，以及利用 MM 在经验力场水平处理的环境体系。此外，经验价键（empirical valence bond, EVB）理论或多态绝热反应 MD 等方法也得到了发展和应用。最近，基于 AI 的能量函数，如再生核（reproducing kernels, RKHSs）已被用于跟踪生物体系中的键断裂和形成过程。一个例子是一氧化氮与肌红蛋白（myoglobin, Mb）结合过程 [26]，通过拟合三维 RKHS PES 模型，用于参考 DFT 计算 NO 配体相对于血红素单位径向和角度自由度以及铁相对于血红素平面的平面外运动，溶剂化蛋白 - 配体的所有剩余自由度都用经验能量函数处理。采用混合 AI/ 经验能量函数的广泛反应性 MD 模拟首次揭示了 Mb-NO 中的亚稳态结构 [27]。与光学和 X 射线吸收实验一致，这些模拟发现了 10 ps 和 100 ps 时间尺度上的两个过程，但实验技术无法直接将光谱响应与底层结构联系。这两个过程分别对应于配体与 64 号位组氨酸以"开"和"闭"构象的重新结合。

在"theozyme"方法（即由计算生成酶或酶活性位点）中，计算方法也被用于修改或设计催化有机反应的氨基酸序列。定向进化技术已经在实验上被用来重新设计酶的功能。从最初设计的 Kemp 消除酶开始，经过 7 和 17 轮进化后，对蛋白质进行评估发现其效率提高了 9 个数量级以上。核磁共振（nuclear magnetic resonance, NMR）测量分析表明，原始酶和进化酶之间的关键区别是催化氨基酸的动态波动，这增加了占据催化熟练构象的概率，并减少了总体可能构象的数量。鉴于进化策略和 NN 的内在相似性，预计基于 AI 的技术将有力辅助计算机技术优化甚至重塑特定反应的蛋白质序列。

从一个计算设计的蛋白质（1A53-2）开始，它能催化碱促进的 5- 硝基苯并异噁唑的 E2 消除，这是一个 Kemp 消除反应，显示了进化的蛋白质动力学不同于原来的结构。决定反应自由能景观氨基酸序列变化的分子基础之一是空间分离位点之间的通信，即"变构"。然而，直接将反应性的变化与氨基酸序列的修改以及随后的分子动力学计算相联系极具挑战性，因为"信号"往往很小，并且叠加在平衡波动的大背景上。最近关于酮酸还原异构酶的计算工作报道，在蛋白质配体复合物中，沿着反应路径采样构象空间中应该存在"反应促进区" [28]。该分析基于 68 个几何特征，使用 LASSO 进行正则化后聚类。最终提出了首先识别蛋白质中的这些特殊区域，并利用这些知识进行后续修饰的建议，确实获得了显著的蛋白效率增强。

10.1.2.3　人工智能用于实验环境

在化学反应背景下，相关的实验观察可包括反应概率的预测、微分截面或产物状态分布、预测反应结果（给定特定的输入化合物）、寻找最佳反应条件或使用质谱预测和识别单分子分解的碎片模式。对于反应结果的预测可以追溯到至少 50 年前，最初是使用计算机辅助策略进行有机合成（computer-aided strategies for organic synthesis, CAOS）[29]。同样，使用基于 AI 技术分析质谱数据也始于 20 世纪 60 年代中期的 DENDRAL[30]。

"逆合成"始于 1967 年左右，最初 CAMEO 或 EROS 等基于规则的专家系统试图预测反应结果，但这类方法的扩展性及推广性较差。人们后来尝试采用基于训练标记反应的 AI 技术。反应预测器使用一个由物理化学和拓扑特征组成的特征向量，包括分子量、原子的形式和部分电荷、原子大小的信息，以及类似分子指纹的信息。为训练网络，Wei 等保留了 1516 个特征，学习则是由具有 sigmoid 激活函数和一个隐藏层的浅层人工神经网络完成。以有机教科书中的反应作为训练和验证集，报道准确率达到了 96%。使用基于指纹的神经网络的准确率达到了 80%[31]。由于该方法受到 SMARTS 转换的局限，因此无法完全描述反应类型的机理。同样，深度强化学习也被用于优化化学反应。在 Zhou 等 [32] 的工作中，对于四种不同的反应，以产物收率为目标，以最大限度地提高深度反应优化器（deep reaction optimizer, DRO），在 40 步内找到了最优条件，并在优化一种反应的条件和测试不同的反应（Pomeranz-Fritsch 合成异喹啉和 Friedländer 合成取代喹啉）中获得了更高的收率。

最近，有人提出将蒙特卡洛树搜索（Monte Carlo tree search, MCTS）与三个神经网络（第一个用于提出数量有限的自动提取转换 [33]，第二个用于预测反应可行性，第三个用于估计每个转换的位置值）相结合，生成 3N-MCTS。为了评估机器学习预测的质量，Segler 等对来自两家世界领先的化学研究所的 45 名研究生水平的有机化学家进行了双盲测试，以个人偏好和合成可信度为基础，让受试者从生成同一分子的两条路径中选择一条。在评估的 9 种化合物中，3 种被倾向于选择由化学专家提出的途径，其余 6 种被倾向于选择由 3N-MCTS 提出的途径。尽管这取得了成功，但一些挑战仍然存在，包括天然产物的合成路线、立体化学结果的预测、互变异构化平衡或反应条件的预测。

作为 3N-MCTS 的补充，Chematica 依靠约 50000 个手工注释和策划的反应来预测反应路线和结果，最近已对 8 个医学相关靶点的反应计划进行了测试 [34]。该方法将专家化学知识与网络搜索和 AI 算法相结合。尽管取得很多成就，但使用 AI 方法预测各种有机反应仍然存在局限。每一个 AI 模型都从有限数量的训练数据中学习，在进一步的独立数据上进行测试，然后可以用来预测未知数据。通常，训练数据集越大，模型越好，因此关于"学习"的统计数据还有待改进。

基于 Phoenics 和它的继承者 Gryffin，材料科学领域出现了自主实验的概念。Phoenics 使用贝叶斯神经网络创建了一个基于核的代理模型，用于化学和材料性能的有效优化。与其他贝叶斯优化方法一样，Phoenics 平衡了参数空间的探索和利用，以实现样本效率高的实验活动。因此，这种方法也属于更广泛的一类"模型优化问题"，这类问题也用于反应性网络。对于具有特定预定义属性的新型功能材料的设计，这些材料包括化学反应和转换，而参数空间包含连续（如 T 或流速）和离散（分类）变量，增加了问题难度。Gryffin 是 Phoenics 框架的扩展，它允许我们利用最新的 AI 技术（使离散变量能够连续松弛）来处理这类优化问题。该方法已被应用于乙烯基磺酸酯和芳基硼酸之间的立体选择性 Suzuki-Miyaura 偶联的自主优化，以选择性地、高收率地生成 Eproduct 异构体 [35]。

使用质谱数据测定化学结构是 AI 在涉及分解反应问题上的早期应用之一。最早基于 AI 的这类程序是"DENDRAL"[30]。DENDRAL 实现了对给定的质谱数据进行结构测定。Allen 等 [36] 开发了基于 NN 来解决电子电离的竞争性碎片建模（competitive fragmentation modeling for electron ionization, CFM-EI）问题。给定一个化学结构，模型预测了电子电离 (electron ionization, EI) 质谱。竞争片段模型适用于电子电离和电喷雾电离（ESI）生成的离子。CFM-ESI 使用了一个概率模型，该模型基于去除体系所有键连接，并考虑到生成碎片中所有的氢重排。训练 NN 所需的化学特征包括诸如断裂键类型（单键、双键和其他）、邻近键类型、官能团特征等性质。用于训练、测试和验证的数据集包含约 20000 个分子。该模型在对实测参考光谱查询时的性能为 77%，在 NIST 数据库查询时的性能为 43%。

化合物结构鉴定（CSI）预测指纹和识别代谢物（FingerID）被称为 CSI:FingerID[37]，它使用分子碎片树和基于多核学习的分子指纹预测，对约 6200 种化合物进行了训练。在完全训练的情况下，正确识别率约为 30%。在基于 PubChem 的比较分析中，CSI:FingerID 的识别率约为 32%，而 CFM-ID 的识别率约为 12%。高分辨率碎片化质谱分析是基于"使用质谱进行类分配和本体预测"（class assignment and ontology prediction using mass spectrometry, CANOPUS）进行的。该工作流程采用大量支持向量机（support vector machines, SVM）对查询化合物指纹进行预测，指纹作为深度神经网络的输入，同时预测与查询化合物一致的所有可能化合物类别。其中，SVM 在实验参考质谱数据上进行训练，而 DNN 以数百万化合物结构为训练对象，将分子式作为特征向量，将给定类型的原子数、质量和其他基于原子的特征作为 DNN 的输入。由 CSI:FingerID 确定的二元分子指纹和来自碎片树的分子式特征被用作 DNN 的输入。DNN 使用 Adam 进行优化。关于 Matthews 相关系数 (完美分类的 MCC = +1，完全错误分类的MCC = − 1)，训练集的MCC范围从类固醇的0.875到磷酸胆碱的0.972。对于测试集，MCC 的范围从 0.60 到 0.74。

10.1.2.4 人工智能用于完整反应网络

反应网络与化学领域的各个分支有关，包括但不限于大气反应、燃烧、天体物理和生物网络。这类反应网络通常是通过求解大量的耦合常微分方程在随机网络水平上进行采样。Wang 等 [38] 试图在从头算的纳米反应堆内直接传播核动力学，然而，该方法仍然植根于传统的从头算 MD 模拟，并极大受限于所采用的理论水平和可用于模拟的时间尺度。最近，Zeng 等 [39] 提出一个基于 NN 的模型，用于跟踪燃烧反应的空间和时间（见图 10-4）。模拟采用 DeepMD NN 架构来计算 3000 K 时甲烷燃烧的能量和力（始于 100 个 CH_4 和 200 个 O_2 分子），并发现了 798 种不同的化学反应，其中一些至今仍未知。整个模拟时间以纳秒为单位，模拟结果准确性仅受 NN 训练电子结构数据的限制。

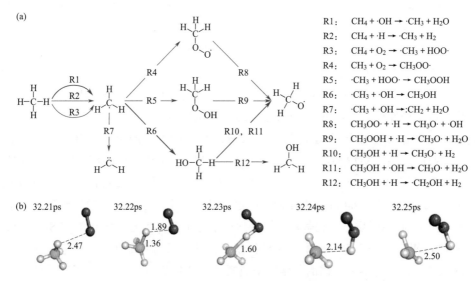

图 10-4　甲烷燃烧初始阶段 [39]

(a) 燃烧初期主要反应路径（左）和 R1 到 R12 反应（右）；(b) 实时显示 O_2 从甲烷中提取氢气的 40 fs 反应过程
[碳、氧和氢分别是青色、红色和灰色，原子间距以埃（Å）表示]

在最近的一次尝试中 [40]，使用一个 ML 训练原子化能量模型，利用具有平滑原子位置重叠（smooth overlap of atomic positions, SOAP）表示的核脊回归来模拟甲烷燃烧。利用反应能量（训练精确到约 0.1 eV）和质量作用定律，对 50：50 的 CH_4 和 O_2 混合物进行了平均场定性微动力学模拟。所得到的简化反应网络作为抽象模拟时间的函数，如图 10-5 所示。在这个模拟中形成了几个值得注意的物种，包括甲醇、甲酸和 Criegee 中间体。

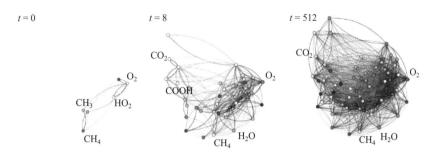

图 10-5　甲烷燃烧 [40]

每一帧显示从甲烷燃烧微动力学模拟中提取的简化反应网络，取决于抽象的、任意的模拟时间。反应物和产物（粗体）和中间体（标准字体）在节点旁边，根据它们的绝对原子化能量从低（红色）到高（蓝色）上色

AI 也可用于研究整个化学反应网络。Wilson 等 [41] 开发了"代数模型优化的自动学习"（automated learning of algebraic models for optimization, ALAMO）和"反应识别和参数估计"（reaction identification and parameter estimation, RIPE）工具，用于估计和识别反应动力学速率参数。RIPE 应用于燃烧反应器，以模拟催化剂转换或替代反应机制和化学计量关系。化学循环燃烧是利用在两个流动反应器之间穿梭的氧载体，在燃烧反应中分离燃料与空气的一种方法。在此应用中，AI 方法解决的任务是选择最能描述实验输入数据的模型。为揭示不同的反应机理，该技术被用于识别大量不同的反应机理途径，可以处理 $10^2 \sim 10^4$ 个反应。

10.1.3　人工智能在高阶量子电荷预测中的应用

原子电荷是计算化学中最重要的特性之一。它有助于描述不同分子环境中原子的静电状态。在许多分子建模应用中，通常使用部分原子电荷来计算能量的静电分量，例如分子对接、分子动力学模拟、自由能计算等。原子电荷是一个看似简单的属性，但原子电荷的精确估计通常需要高级量子力学（QM）计算，因为属于同一元素的两个原子并且连接到相同的原子可能涉及不同的化学环境，这些环境无法通过基于原子类型和键类型的简单规则很好地表征。在实践中，部分电荷的准确预测，例如约束静电势（RESP）的拟合，通常涉及 QM 计算。其他半经验和经验方法，例如 AM1-BCC 和 Gasteiger-Marsilli charges，计算效率更高，但可能表现出较差的预测精度。我们之前的研究表明，更准确的部分电荷估计方法（即 RESP 方法）通常在预测蛋白质 - 配体系统的结合自由能方面表现出更好的性能 [42]。然而使用高级量子力学（QM）方法计算原子电荷非常耗时，所以近年来人们已经提出了许多基于机器学习（ML）的原子电荷预测方法来加速高精度原子电荷的计算。例如，2013 年，Rai 和 Bakken 报告了一种部分原子电荷分配方法，也称为 Pfizer Charge Assignment Method 或 PCAM，该方法使用 ML 通过拟合 B3LYP/6-31G* 静电势（ESP）[43] 来训练。基于从 Pfizer 和 ZINC 数据库中随机选择的大约 80000 个分子，使用随机森林（RF）为元素 H、C、O、N、F、S 和 Cl 基于三维（3D）描述符训练电荷预测模型。训练好的模型在测试集中实现了 0.03 e

的平均无符号误差（MUE）。

在 2018 年，Bleiziffer 等人基于 130247 个类药分子，提出了另一组 RF 回归模型，用于使用密度衍生的静电和化学（DDEC）方法生成的原子电荷的预测[44]。Bleiziffer 使用 RDKi 生成的二维（2D）拓扑描述符作为模型的输入。基于这些描述符的 RF 回归模型在两个测试集上实现了相对较低的均方根误差（RMSE），分别为 0.029 e 和 0.016 e。如图 10-6 所示。

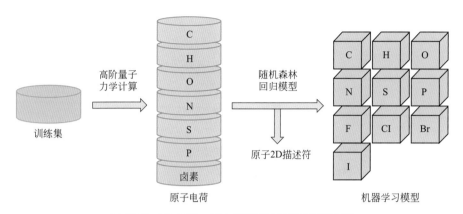

图 10-6　Bleiziffer 等人提出的 RF 回归模型[44]

同样在 2018 年，Sifain 等人使用分层相互作用粒子神经网络（HIP-NN）算法[45]开发了一种新的电荷预测模型，称为 Affordable Charge Assignment（ACA），用于包含 C、H、N 和 O 原子电荷的预测。为了再现分子偶极矩，该模型采用两个原子之间的成对距离来表示原子几何形状。然后推导出偶极子推断的 ACA 电荷与四种常规电荷模型进行比较，包括 Hirshfeld 电荷、MSK 电荷、CM5 电荷和 NBO 电荷，其中最终结果显示 CM5 和 ACA 电荷之间存在很强的相关性，平均绝对偏差为 0.031 e。

在 2019 年，Martin 和 Heider[46]提出了 ContraDRG，该软件可基于 PRODRG 和自动拓扑生成器（ATB）预测小分子的部分电荷。他们使用碳原子的杂化状态、相邻原子的距离以及通过二级路径追踪的邻居原子信息等特征编码作为 RF 模型的输入，并获得了良好的结果。

王極可等人在 2020 年提出了原子路径描述符（APD）[47]，可以同时表示分子中原子的 2D 和 3D 结构信息，并使用 APD 描述符，构建了 APD-XGB 模型。在 DDEC 数据集中的测试结果表明，与基于传统分子指纹的预测相比，它可以对所有类型的原子电荷进行更好的预测，具体算法如下。①特征提取与计算：从分子中获取原子特征，包括原子类型以及与该原子相连的原子的距离；②迭代更新：使用①中的方法获取每一层中心原子的特征，直到达到最大路径长度；③删除重复特征：确认一个原子的每个特征都是唯一的；④保持特征顺序不变：无论输入的顺序如何，同一个原子应该给出相同的输出特征。

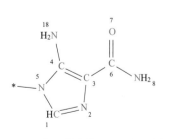

图 10-7　分子片段的 APD 层示例[47]

图例显示了中心原子 3（红色 C 原子）、第一层原子（蓝色原子）、第二层原子（绿色原子）

以图 10-7 的分子片段为例，首先，算法会确定中心原子（红色 C 原子）的原子类型、化学键类型，与它直接相连的蓝色原子作为第一层相邻

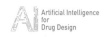

原子，分别计算、记录与蓝色原子之间的空间距离、原子类型、相连的键类型，作为第一层的特征。同理可以获取绿色第二层的特征。因为有环的存在，在获得所有特征后要删除重复的特征。最后将原子类型特征按照 ASCII（美国信息交换标准代码）编码进行排序，得到最终的 APD 描述符。

在与 Bleiziffer 等人的工作相同的数据集上取得了更好的表现，每个元素电荷预测模型的平均均方根误差（RMSE）如表 10-1 所示。

表 10-1　Bleiziffer 的工作与 APD-XGB 在训练集上不同元素的平均 RMSE

元素类型	RMSE	
	Bleiziffer 的工作	APD-XGB
H	0.0093	0.0063
C	0.0220	0.0114
O	0.0261	0.0144
N	0.0320	0.0153
F	0.0064	0.0044
P	0.0685	0.0372
S	0.0349	0.0196
Cl	0.0180	0.0117
Br	0.0193	0.0107
I	0.0267	0.0210

同时在测试集上也有着更好的效果，如图 10-8 所示。

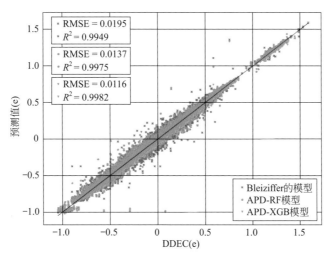

图 10-8　APD-XGB 模型（绿色）、APD-RF 模型（橙色）和 Bleiziffer 的模型（蓝色）给出的预测与测试集的 DDEC 原子散点图 [47]

以上的方法使用预定义的分子特性，例如分子指纹，用于模型构建，这种方式依赖于先验知识，并且可能会由于用于训练的不同分子特性的表示偏好而导致有偏见的预测。为了解决这个问题，王棰可等人提出了一种基于图卷积网络（GCN）的高精度原子电荷预测模型DeepAtomicCharge[48]。该模型无需对分子有任何先验知识，DeepAtomicCharge考虑了分子中的原子属性和原子之间的连接信息，可以动态地学习分子并将其转换为合适的原子特征。

DeepAtomicCharge 模型的架构如图 10-9 所示。我们以苯甲酰胺分子为例来描述工作流程。将分子（SMILES/sdf/Mol2 格式）输入到模型中，并添加所有 H 原子。第一步提取分子的特征并添加伪原子，使输入的每个分子具有同样的大小。第二步，得到目标原子 v 及其邻居节点的初始化状态向量 $\boldsymbol{h}_v^0$，输入到第 0 层。邻居节点 $\boldsymbol{m}_v^0$ 的消息向量可以通过 GCN 的消息函数聚合邻居节点的所有状态向量得到。将初始状态向量 $\boldsymbol{h}_v^0$ 和 $\boldsymbol{m}_v^0$ 连接起来后，将连接后的向量输入到一个全连接层，得到状态向量 $\boldsymbol{h}_v^1$。状态向量 $\boldsymbol{h}_v^1$ 有两个用途：一个是作为下一 GCN 层的输入（最后一层为 $\boldsymbol{h}_v^t$）；另一个是在最终聚合阶段使用，其中所有中间层的状态向量和最终状态向量输入到一个全连接层并再次聚合。最后将得到的聚合向量放入全连接层，输出预测的原子电荷。

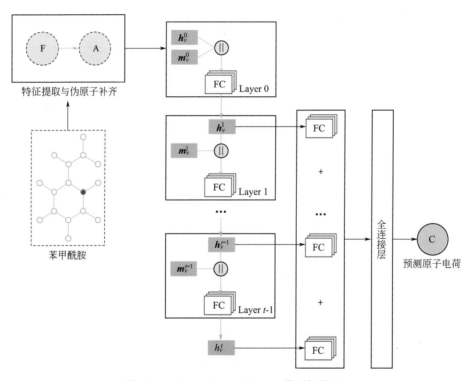

图 10-9　DeepAtomicCharge 模型架构 [48]

F 模块是特征提取，A 模块是填充伪原子的。‖ 和 + 分别是连接运算符和按位加法运算符。
第 0 层到第 t–1 层是原子表示层。FC 是全连接层。C 是模型预测的原子电荷

在 DDEC（ε = 4 和 78）数据集中进行训练测试，结果如图 10-10 与图 10-11 所示，结果与之前的 Bleiziffer 的工作相比更准确。此外，与之前方法相比，DeepAtomicCharge 需要更少的存储空间，速度更快，从而为高性能原子电荷预测和应用开辟了新途径。

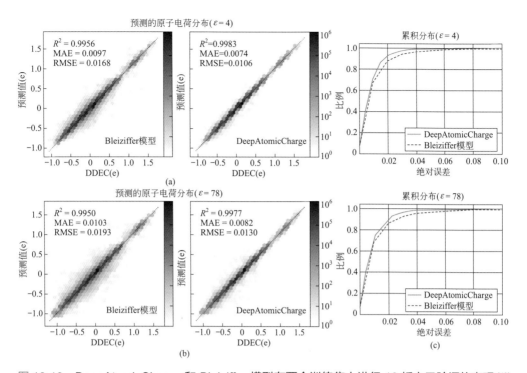

图 10-10　DeepAtomicCharge 和 Bleiziffer 模型在两个训练集上进行 10 折交叉验证的表现 [48]

(a) $\varepsilon = 4$ 时，训练数据集上预测原子电荷与 DDEC 原子电荷的分布；(b) $\varepsilon = 78$ 时，训练数据集上预测原子电荷与 DDEC 原子电荷的分布；(c) 两个训练集的预测原子电荷的累积分布曲线

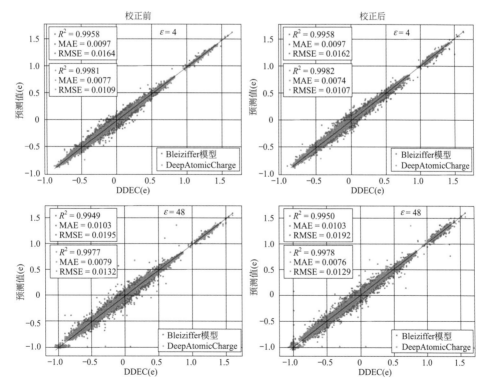

图 10-11　预测的原子电荷与 DeepAtomicCharge 和 Bleiziffer 模型在测试数据集上的 DDEC 原子电荷的分布 [48]

10.1.4　小结与展望

　　计算化学最新的理论方法、算法及软件工具为分子和材料的大量物理和化学洞察提供了全新的研究动力。如今，AI 与计算化学的结合可以解决物理、材料科学、化学、生物和医学等不同领域新型且更具挑战性的问题。这方面的研究工作需要跨学科的团队，需要在化合物空间的适当区域增加高质量数据的可用性。新型化学品和材料的设计发现需要进行全面彻底的研究。我们需要预测反应路径和分子间的相互作用，优化催化反应的环境条件，提高选择性以消除不希望的副反应或副产物。解决这些复杂性问题需要化学设计和统计学方面的见解，而 AI 与计算化学之间的协同作用，可以获得深层次的预测洞察力。

　　AI 与计算化学的结合在物理化学领域的成功尤其显著，包括分子和材料建模、反应路径预测、新催化剂和候选药物的设计等方面的巨大进步。为进一步实现两者之间的协同，我们还需要解决很多概念、理论和实践层面的挑战。当前最紧迫的具体挑战如下：

　　① 在计算化学理论算法中必须增加对 AI 的依赖。AI 算法几乎可在任何模拟水平上与计算化学的理论算法进行集成。AI 算法已用于加速计算化学能量的计算、沿着反应路径搜索以及在 PES 更大区域范围内采样。当然，这些算法必须变得更加实用、高效、可访问、用户友好和可复制，进而有助于基础和应用研究。

　　② 需要更加通用的 AI 方法。AI 方法必须继续发展完善并超越现在学习 PES 狭窄区域或识别简单结构 / 性质关系的常见应用程序。新型 AI 方法需具备预测能量、电子性质以及它们在化学空间中更复杂关系的能力。这些 AI 方法应该朝着均匀描述组成（分子中原子的化学排列）和构型（原子在空间中的物理排列）自由度的方向发展。不断发展的新型通用 AI 模型将逐渐满足适应不同体系和物理化学性质洞察力的需求。

　　③ AI 表示必须包含正确的物理意义。尽管 AI 方法经常强调自身的准确性，但常因此错误描述体系的真实物理含义，最终导致无法获得有意义的见解，同时也降低了该领域其他工作的可接受度。目前 AI 方法大多数是基于概率模型的，因此对一些现象和结果不能提供充分的解释，各领域中都有一定的特有知识、机理或机制为标准，并不是所有问题都可以单纯用 AI 方法来解决，如目前的 AI 表征（描述符）可成功描述局部化学键，但很少有长程静电、极化和范德华色散相互作用的描述符，这些描述符对于大型和小型物理体系的合理化至关重要。将分子间相互作用理论（先进计算化学方法的重点）与 AI 相结合是未来复杂分子体系研究的一个重要方向。

　　④ AI 与计算化学结合的应用程序需要努力解决实际体系复杂性问题。高精度计算化学方法通常需要对模型简化后才能用于大尺度体系研究，而实际体系需要不太精确但计算效率高的计算化学方法，但这种妥协在未来应该不再必要。我们应该在复杂化学环境中（如药物设计中的多尺度生物过程及光化学激发下的固 - 液界面催化过程等），进行热力学、动力学和系统动力学的范式转变。一个新的思路是将 AI 方法分派到计算效率高的基于相关波函数、KS-DFT、紧密结合、分子轨道技术和 / 或多体色散方法的电子相互作用哈密顿模型中。AI 可以预测哈密顿量参数，并通过对角化相应的哈密顿量计算出量子力学观测值。

　　⑤ 需要更多的实验数据。AI 预测验证需要与实验观测数据进行广泛比较，并且相对于经典的量子力学计算方法来说，AI 模型能够覆盖更多的数据，从更多的数据里面获取信息，

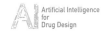

例如反应速率、光谱测量、溶剂化能和熔化温度等实验数据。这些实验在以前可能通常认为过于常规或孤立而不具有足够的洞察力，但在全面的分子模拟框架内，所有高质量实验都将为未来量子力学、统计模拟和快速 AI 预测工作的紧密结合带来巨大价值。

⑥ 需要收集和管理更全面的数据集。目前，AI 与计算化学结合的发展得益于小分子基准数据集的可用性，这使得现有模型可以进行比较。但要实现更具价值且实用的预测需要采用更大数据集的知识，而这些数据集需包含不同计算化学理论水平或实验数据之间的异构化组合。当然，必须对这些基于理论或实验的数据进行仔细分析、处理，并对数据的不确定性进行充分量化，以便模型有效地学习。这些混合数据集可能是获得新化学假设的关键，这些假设可通过实验进行验证。

⑦ 需要对化学空间进行更大胆、更深入的探索。截至目前，生成化学数据的大部分努力都集中在探索化学空间的很小一部分，为更加针对性地发现新化合物必须改变这一现状，在更广阔的化学空间中结合 AI 模型的不确定性估计，从而实现在一个主动学习框架中更加高效地开展新型化学空间的探索。对更广阔化学空间的探索可能会引导发现数据之间新的协同作用，进而在科学理解和 AI 模型改进方面取得实质性进展。生成模型可以弥补采样和生成目标结构之间的差距，从而产生最佳的化合物性质，例如逆化学设计。

许多进一步的挑战已经或将导致 AI 和化学之间的相互双向交织影响。这些跨学科的努力也推动了各自应用领域的进展。用一个新颖的 AI 模型解决化学中的一个棘手问题，也可能会带来更好地设计核心 AI 方法的意想不到的见解。有趣的是，将 AI 用于化学知识发现的探索性使用，通常需要新型 AI 模型和不可预见的科学创新，而这可能会产生超越现有化学知识的见解。总之，过去数十年研究表明，现有 AI 算法的应用还远远不够，必须在新型 AI 算法和架构上寻求突破，而这些新型算法和架构恰是由对化学新见解的追求所驱动，同时保持了对基本物理和化学原理的深刻理解。当然，这需要着力培养新一代的研究人员，将化学、物理和计算机科学相结合，为 AI 与计算化学相结合的新兴研究领域做出新的贡献。

10.2 分子力场的发展及优化

10.2.1 经典分子力场

在这里我们以非机器学习力场中的经典分子力场为代表，介绍非机器学习力场所采用的常用理论模型，以及想要达到理论模型所需的力场参数，期望可以较为完整地介绍分子力场的理论基础、数学模型、应用方式，以及目前研究工具的优势与劣势等内容。

10.2.1.1 经典分子力场的理论模型

相比于量化方式计算电子 - 原子核尺度所需要的泛函模型，经典分子力场计算使用的是原子 - 原子尺度的小球弹簧模型。为了近似模拟组成分子的各原子之间的相互作用，分子力场并不计算电子相互作用，而是对分子结构进行了简化，把组成分子的原子看作弹簧连接的小球，用简单的数学函数描述小球之间的相互作用。对于共价相互作用，一般使用胡克定律（Hooke's law）来描述，举例来说简单的氢分子中两个氢原子之间的能量函数 E 可以表示为 b（代表分子之间的距离）、b_0（代表平衡原子之间的原子间距）、K（代表键能系数）的函数；

b_0 和 K 就是分子力场所提供的参数，公式如下。对于非共价相互作用，一般使用 Legendre-Jones 函数进行描述。

$$E = K(b - b_0)^2 \tag{10-3}$$

根据 Born-Oppenheimer approximation（BO 近似），由于原子核比电子具有更大的质量，因此在相同的相互作用下，电子的移动相比原子核会快得多，这将会导致原子核感受到电子的平均作用，从而将这个原子的波函数复杂过程分解为电子波函数（$X_{electronic}$）和原子核波函数（$\phi_{nuclear}$）的乘积，公式如下。

$$\psi_{total} = X_{electronic} \times \phi_{nuclear} \tag{10-4}$$

在这个基础上，可以近似地将分子的能量看作随组成分子的原子空间坐标变化而变化，即体系的势能面可以近似地表示为体系原子坐标的三维空间函数。这个近似在大多数情况下非常精确，被广泛应用于分子结构研究的各个方向，例如凝聚态物理学、量子化学和材料性质预测等方面 [49, 50]。然而 BO 近似只有在电子态和其他电子态能量足够分离，不产生交叉或接近的时候才成立，所以基于 BO 近似的经典分子力场不能准确描述化学反应。

在量化计算的思路中，基于 BO 近似的原子坐标所描绘的势能面一般需要通过求解当前构象所包含原子的电子的薛定谔方程，并没有解析解。但是为了节约计算资源与计算时间，简化的小球弹簧模型被提出。在这个简化模型中体系的能量与构象的一个参数经验公式有关，这种简化的模型称为分子力场函数（简称为分子力场）。在分子力场中一般包含与描述分子相关的必需参数，这些参数可以被拟合得到，我们称之为力场参数。

总之，经典分子力场一般来源于实验结果或者量化计算结果的拟合，精度与物理模型相比较粗糙，但这种理论模型的优势在于比量化计算方法计算量要小数十倍，而且在一定的尺度条件下，分子力场的计算精度与量化的计算精度类似。因此使用小球弹簧模型的经典分子力场在诸如材料分子、生物大分子等领域的计算研究中有着广泛的应用。

10.2.1.2 经典分子力场的一般内容

一般的分子力场使用小球弹簧模型这样简单的数学函数来描述原子间的相互作用。为了表征这些相互作用，分子力场参数一般由三个部分组成：原子类型、势函数和力场参数。这三部分组成了经典力场的主要部分。从化学键相互作用角度来说，力场参数一般需要描述键伸缩能（bond stretching）、键角弯曲能 (angle bending)、二面角扭转能 (torsion rotation)、交叉能量项 (crossing terms)。从非键相互作用来说，力场参数一般还需要描述非键相互作用。以 AMOEBA 分子势能模型参数为例，U_{bond} 键伸缩能、U_{angle} 分子键角弯曲能、$U_{b\theta}$ 分子二面角交叉项、U_{oop} 分子面外弯曲项、$U_{torsion}$ 分子二面角扭转能，以及非键相互作用 U_{vdw}（范德华作用）和 U_{ele}^{perm}、U_{ele}^{ind} 静电相互作用，U 分子势能可以看作这些作用的总和 [51-54]：

$$U = U_{bond} + U_{angle} + U_{b\theta} + U_{ooP} + U_{torsion} + U_{vdw} + U_{ele}^{perm} + U_{ele}^{ind} \tag{10-5}$$

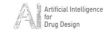

需要注意的是，不同的分子力场之间具有差别。一般地说，不同分子力场的势函数不一样，或力场参数不一样。另外，由于分子力场的参数源于对特定数据集的经验拟合，因此面向不同的生物或者材料所采集的数据集也能造成不同的力场适用范围，从而造成各个力场的应用对象具有局限和区别。

（1）键伸缩能

从经验上说，键伸缩能指的是构成分子的各个化学键的键长并不固定而是在平衡长度附近小范围振荡，因而在化学键轴方向上伸缩运动所引起的能量变化。常用的描述这种小范围振荡的方程是谐振子函数。k_s 是分子的键伸缩力常数，l 为键长，l_0 为平衡键长，公式如下：

$$U_{\text{bond}} = \frac{1}{2} k_s \left(l - l_0 \right)^2 \tag{10-6}$$

值得注意的是，不同的分子力场可能采用了更复杂的力场参数形式，例如相比谐振子函数更复杂的 MM3 力场函数中对于键伸缩能的三阶展开莫斯函数。k_b 为分子的键伸缩力常数，b 为键长，b_0 为平衡键长，公式如下：

$$U_{\text{bond}} = k_b \left(b - b_0 \right)^2 \left[1 - 2.55 \left(b - b_0 \right) + 3.793125 \left(b - b_0 \right)^2 \right] \tag{10-7}$$

（2）键角弯曲能

通常这部分的能量变化都指的是化学键之间形成的键角在平衡状态小幅度振荡变化引起的能量变化，也可以使用谐振子模型来表示：

$$U_{\text{angle}} = \frac{1}{2} k_b \left(\theta - \theta_0 \right)^2 \tag{10-8}$$

其中，k_b 是键角弯折力常数；θ 是键角；θ_0 是平衡键角。

进一步为了准确描述键角弯曲能，可以将其分为平面内弯折（in plane）和平面外弯折（out of plane）两种情况，用于校正普通键弯折势能函数所具有的误差。U_{oop} 面外弯曲项在一些力场中又被称为非正常二面角，函数形式多样，公式为：

$$U_{\text{oop}} = \frac{1}{2} k_b \theta^2 \tag{10-9}$$

$$U_{\text{oop}} = \frac{1}{2} k_b h^2 \tag{10-10}$$

其中，k_b 是键角弯折力常数；θ 是键角弯折角度；h 是键角弯折后原子到弯折前平面的垂线距离。

除此之外，也有其他形式的函数用于描述键角弯曲能，例如 MM3 力场采用了更复杂的多项展开键角弯折函数，公式为：

$$U_{\text{angle}} = k_b \left(\theta - \theta_0\right)^2 \times \begin{bmatrix} 1 - 0.014\left(\theta - \theta_0\right) + 5.6 \times 10^{-5}\left(\theta - \theta_0\right)^2 - \\ 7.0 \times 10^{-7}\left(\theta - \theta_0\right)^3 + 2.2 \times 10^{-8}\left(\theta - \theta_0\right)^4 \end{bmatrix} \tag{10-11}$$

$$U_{\text{oop}} = K_X X^2 \tag{10-12}$$

其中，k_b 是键角弯折力常数；θ 和 θ_0 是不同的键角弯折角度；U_{oop}（out of plane）指的是平面外项能量，在常用的 AMBER 力场中通过傅里叶项处理。

（3）二面角扭转能

二面角扭转是一个很经典的分子内原子之间的运动现象，二面角扭转能主要是四个连续成键的原子之间的单键旋转所引起的分子骨架扭曲所产生的能量变化，常见的代表性二面角势能函数如下：

$$U_{\text{torsion}} = \sum_{n=0}^{N} \frac{V_n}{2} \left[1 + \cos\left(n\omega - \gamma\right) \right] \tag{10-13}$$

V_n（势垒高度）定量描述二面角的旋转难易程度；n（多重度）描述 $0° \sim 360°$ 旋转过程中的能量极小点个数；γ（相因子）描述单键旋转通过能量极小值时的二面角数值。

可以看出二面角的势能函数形式较为简单，在大部分力场中（例如 AMBER 力场），二面角势能函数部分都仅仅包含一项简单的势能函数：

$$U_{\text{torsion}} = V_n \left[1 + \cos\left(n\phi - \gamma\right) \right] \tag{10-14}$$

其中，ϕ 是二面角扭转角度；其余参数含义同公式（10-13）。

而在二代力场中，为了详细描述二面角的势能面，采用了更复杂的势能函数形式，例如 MM3 中的傅里叶级数形式。其中第一项描述原子之间的偶极 - 偶极相互作用，第二项描述原子之间的共轭，第三项描述立体相互作用，公式如下：

$$U_{\text{torsion}} = \frac{V_1}{2}\left[1 + \cos\omega\right] + \frac{V_2}{2}\left[1 - \cos 2\omega\right] + \frac{V_3}{2}\left[1 + \cos 3\omega\right] \tag{10-15}$$

其中，V_1、V_2、V_3 分别代表势垒高度；ω 是二面角扭转角度。

（4）非键相互作用

在化学键相互作用之外，还有一部分很重要的相互作用，称之为非键相互作用，主要是范德华力、静电相互作用、氢键等非键相互作用，公式如下：

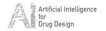

$$V_{i,j} = 4\varepsilon_{i,j}\left[\left(\frac{\sigma_{i,j}}{\gamma_{i,j}}\right)^{12} - \left(\frac{\sigma_{i,j}}{\gamma_{i,j}}\right)^{6}\right] \tag{10-16}$$

式中，$\gamma_{i,j}$ 是两个原子 i 和 j 之间的距离；$\varepsilon_{i,j}$ 是原子 i 和 j 之间的势能阱；$\sigma_{i,j}$ 是势能为 0 时两原子 i 和 j 的距离。

常见的范德华力的描述使用的是 Lennard-Jones 势函数，以 AMBER 为例，经典的 LJ 6-12 势函数是力场参数中描述范德华力的形式。

虽然这个函数在描述范德华力方面被广泛使用，但是在一些工作中发现使用 LJ 6-12 时在原子距离相差很大的情况下势函数具有快速下降的劣势，函数过于陡峭。然而由于 LJ 6-12 在生物大分子体系上具有较小计算量，因此仍然是目前描述分子间非键相互作用的常用函数之一。

对于静电相互作用，主要有两种计算方式：点电荷法和偶极矩法。点电荷法一般面向生物大分子体系的分子力场（例如 AMBER、GROMACS），采用的是导入预先准备好的固定电荷参数的方法，公式如下：

$$V_{\text{cha}} = K\frac{q_i q_j}{\varepsilon\gamma_{ij}} \tag{10-17}$$

其中，$q_i q_j$ 分别代表两个原子所具有的电荷；K 代表库仑常数；$\varepsilon\gamma_{ij}$ 代表两个原子之间的距离，这部分力场参数主要来自经验规则或者量化计算，然后根据库仑定律计算。

偶极矩法根据规则计算每个化学键之间的偶极矩，通过偶极 - 偶极相互作用描述静电相互作用，公式如下：

$$V_{\text{dipole}} = K\frac{u_i u_j}{\varepsilon\gamma_{ij}^{3}}\cos x - 3\cos\alpha_i\alpha_j \tag{10-18}$$

式中，V_{dipole} 是偶极 - 偶极相互作用；u_i 与 u_j 是两个偶极的偶极矩；x 是两个偶极之间的角度；α_i 和 α_j 是连接两个偶极向量间的夹角。二代力场 MM2 和 MM3 采用偶极矩的静电相互作用计算方法。

相比于点电荷法，偶极矩法具有计算时间长的缺点。常用的计算点电荷的工具是 GAFF2 力场，其中计算部分电荷有多种选择，AM1-BBC 方法可能是质量和速度之间的最佳折中方法。

（5）交叉能量项

在自然界中，分子的相互作用并不是单独发生的。在计算能量变化时，键伸缩能、键角弯曲能以及二面角扭转能等能量不能单一而论，这些相互作用之间存在一些互相影响。举例子来说，丙氨酸突变是蛋白质结构与功能研究中常见的手段，当一个带有负电的精氨酸突变为电中性的丙氨酸时，该部位的静电相互作用（静电能发生变化的同时，该位置的其他能量，例如键伸缩能、键角弯曲能以及二面角扭转能）都会变化，因此就必须综合考虑这些能量之间的相互影响。交叉能量项指的是上述作用之间相互耦合所产生的其他能量变化。

常见的交叉相互作用包括键伸缩 - 键伸缩二面角相互作用项 E_{ss}（k_{ss} 是该项目的常数）、键伸缩 - 二面角旋转相互作用项 E_{ts}（k_{ts} 是该项目的常数）、键角弯折 - 键角弯折相互作用项 E_{bb}（k_{bb} 是该项目的常数）、键角弯折 - 二面角旋转相互作用项 E_{tb}（k_{tb} 是该项目的常数），公式如下：

$$E_{ss} = \frac{1}{2}k_{ss}\left(l-l_0\right)\left(l'-l'_0\right) \tag{10-19}$$

$$E_{ts} = \frac{1}{2}k_{ts}\left(l-l_0\right)\left(1+\cos 3\omega\right) \tag{10-20}$$

$$E_{bb} = \frac{1}{2}k_{bb}\left(\theta-\theta_0\right)\left(\theta'-\theta'_0\right) \tag{10-21}$$

$$E_{tb} = \frac{1}{2}k_{tb}\left(\theta-\theta_0\right)\left(1-\cos\omega\right) \tag{10-22}$$

另外，各个力场对于交叉能量的处理各有不同，比如 CHARMM 力场中，使用 Urey-Bradley 的 1-3 相互作用能进行键伸缩 - 键弯曲相互作用项的描述，公式为：

$$E_{1\text{-}3} = \frac{1}{2}k_{UB}\left(\gamma-\gamma_0\right)^2 \tag{10-23}$$

式中，k_{UB} 是该项目的常数。值得注意的是常用的 AMBER 力场中没有考虑交叉作用项，而二代力场 MM3 支持键伸缩 - 键角弯曲、键角弯曲 - 键角弯曲、二面角扭转 - 键角弯曲等交叉作用项。

10.2.2　极化力场

在前文中的非键相互作用项部分中，静电相互作用主要的计算表示方法有点电荷法和偶极矩法。在某种程度上，非极化场这样的物理模型对于蛋白质氨基酸分子内各个原子上的电荷的处理是固定不变的，进而会导致这些使用同类模型的分子力场不能进行精确的氨基酸电子环境建模，导致计算水平分子间和分子内的电荷转移与静电极化出现偏差，以至无法进行精确的分子模型计算。为了进一步解决这个问题，改造力场使用的物理模型成为了一个值得探索的方法，其中极化力场对固定电子的小球模型进行了改进，在一定程度上提出了对分子模型的进一步解决方法 [55-57]。

在目前极化力场的研究中，以生物大分子为主要应用方向的物理模型是浮动电荷模型，是与经典力场同电负性均衡方法相结合的模型。其他极化力场还包括诱导偶极模型、浮动电荷与诱导偶极模型、Drude 模型，这些力场模型具有比浮动电荷模型更复杂的作用描述与数据计算公式，相比较而言浮动电荷模型是应用比较广泛的极化力场模型。

在过去的一段时间中，人们发展了一些用于生物体系的极化力场并得到了应用验证，其中主要有 AMBER、AMOEBA、CHARMM 等。这些力场大多数都支持 GPU 加速。其中经典力场 AMBER02 作为最早的极化力场之一，主要模拟对象是蛋白质和核酸。AMBER02 主要采用点电荷模型和无阻尼的简单诱导偶极子模型，后来在此基础上更新为具有 Thole 类阻尼函数的 AMBER12 分子力场。

在经典力场 AMOEBA 中，极化力场模型采用了诱导偶极模型用于模拟极化，原子多级增加到 4 级，用于表示永久电荷。AMOEBA 极化力场多被用于水分子、离子、有机分子和蛋白质。近期应用范围扩大到了 DNA 和 RNA。在一些体系中 AMOEBA 通过了 35μs 的分子动力学模拟，DNA 双链与 RNA 双链体系和发夹的模拟结构与溶液状态样本的核磁解析结构一致，RMSD 小于 2.0Å。

在经典力场 CHARMM 中，一个模型是浮动电荷模型，也被称为电荷平衡（CHEQ）模块；另一个模型是基于 Drude 的模型。二者是目前应用较为成熟的 CHARMM 力场中的极化力场[58, 59]。Drude 模型利用极化和 Drude 振子模型表示各向异性电荷分布，适用于大多数生物分子，包括小分子有机物、蛋白多肽、DNA 和脂质等。以此为基础，进一步研发了包括场外电荷、卤素的各向异性极化率等力场参数的 Drude 分子力场，也可以用于脂肪和芳香类化合物分子，且 Drude DNA 分子力场模型经过改进拟合 QM 能量分布以及水溶液性质，得到了更好的 DNA 分子模拟方面的表现。

但需要注意的是，虽然 AMBER02 以及 AMBER12 分子力场属于极化力场，但是后续的新系列 AMBER 力场（例如 AMBER ff14SB）依然是非极化力场，并得到了广泛的使用。在极化力场的应用中遇到的问题是，一些研究者发现由于极化力场采用了更复杂的力场参数用于描述计算水平分子间和分子内的电荷转移与静电极化作用，在一些案例中的复杂极化力场参数会导致输入的稳定构象变得不稳定。与此同时，所有的非极化力场又具有维持输入的稳定构象的能力。基于 AMBER ff14SB 非极化力场与 CHARMM 极化力场的模拟结果显示，二者的模拟结果并没有显著不同，但是极化力场的模拟结果依然趋于不稳定的无序构象[60]。这样的发现意味着，在一定程度上，极化力场虽然采用了更好的理论模型，但是一个稳定的蛋白分子体系在建模后有可能会趋于无序，而采用了简单的物理模型的非极化力场却可以保持依然稳定。因此极化力场尚需要进一步研究与改进[61, 62]。

总而言之，在理论模型层面，极化力场具有比非极化力场更优的物理模型（考虑了电荷转移和静电极化作用），目前一般应用方向主要包含 DNA、RNA 等生物大分子的分子模拟方面。与此同时，在实际操作中，更复杂的模型所带来的是更庞大的计算量以及其他更多的挑战，我们期待未来有更好的方法允许使用者正确取舍复杂的物理模型所带来的计算难度问题和计算精度问题，从而得到更好的计算水平分子力场，用于生物大分子的准确建模。

AMBER 力场在生物大分子计算领域具有广泛的研究与应用，最初的 AMBER 力场专门适用于核酸蛋白质体系，其力场内势函数等参数均源于实验值，后期随着 AMBER 力场的广泛使用很多课题组对这个力场不断地进行了优化，应用领域逐渐扩大涵盖生物大分子、有机小分子、金属离子等多个研究方向，但总的来说，蛋白质大分子体系计算是 AMBER

力场的主要应用范围[63-65]。CHARMM 力场可用于研究除了金属分子之外的有机分子、溶液、聚合物等体系，在 Schrödinger 软件中也用于蛋白质体系的研究。与 AMBER 力场不同的是，CHARMM 力场提供了不同的文件形式，其中 prm 文件中定义了原子类型、原子质量、原子偏电荷、分子键连接、氢键等，而在 rtf 文件中则定义了键伸缩能、键角、二面角的力常数和范德华参数[66-69]。OPLS-AA 力场（optimized potentials for liquid simulations）相比 AMBER 力场和 CHARMM 力场等具有更多的原子类型，约 800 个，其主要的应用范围是高分子模拟[70-74]。除了适用于生物体系之外，也有适用于不同研究范围的分子力场，例如MMFF 力场、COMPASS 力场等[75]。

通过实验数据和量化计算得到的分子势函数等数据的不断增多正在使得分子力场变得更精确，适用范围更加广泛，然而不可否认的是，目前对于分子间相互作用的研究依然是不够的，分子力场方面的研究依然不足以满足现在的研究需求。同时，在面对极化作用或者多体相互作用发挥主要功能的体系中，这些以势函数为代表的经验总结是有限的。虽然传统小球弹簧的物理模型在过往的研究中具有很大的研究价值，但是同时这种粗糙的模型也限制了研究人员对于分子相互作用的认识，无法准确描述化学键断裂或者生成从而导致有选择地忽略了一部分有价值的研究对象。而目前的混合量子力学 / 分子力学（QM/MM）提出的局部量化计算的方案尽管可以在一定程度上减少高精度量化计算的计算要求，但是想要获得收敛的结果必须在 QM 级别对大量原子分析建模，而这依然具有一定困难[76]。

10.2.3　机器学习力场

机器学习（machine learning，ML）在我们的生活中无处不在，现如今，在大数据的推动下，更多的机器学习方法得到了发展和应用。机器学习的概念首先在 1959 年被提出来，定义为"ML is a field of study that gives computers the ability to learn without being explicitly programmed"。机器学习在化学和物理方面取得了巨大的成功[77-79]，主要应用在数据处理以及分类上面，例如分析 NMR[80] 和质谱[81]、蛋白质结构预测[82, 83]。1995 年，NNs 被建议用于电子密度泛函势能面（DFT PESs potential energy surface）表示[84]，标志着机器学习势函数（ML potentials，MLPs）的诞生。机器学习势函数应符合下面的定义[85]：

① 在 MLPs 中，使用机器学习的方法来表示结构和能量之间的关系。

② MLPs 使用从第一性原理得到的能量（和力）的数据进行建模。

③ 在 MLPs 中除了使用电子结构的方法来生成参考数据集外，应不包括任何物理或者临界假设。

在 Born-Oppenheimer 近似下，我们可以通过全局势能超面 $V_{BO}(r_1, r_2, r_3, \cdots, r_N)$ 来预测分子系统的性质和函数，r_i 代表原子核的笛卡尔坐标。尽管 V_{BO} 可以通过从头算的方式获得，但从头算计算十分复杂和耗时，需要开发更加有效的方法。大量对 V_{BO} 近似的方法被发展，通常他们不具有转移性，只适合一定的体系。随着机器学习方法的发展，机器学习也被应用于材料和小分子的全局势能面的计算。机器学习的方法需要大量原子构象的数据来建立关于势能面的模型。现在有一些经典的模型框架来对势函数建模，主要包括神经网络势函数（neural network potentials，NNPs）、高斯近似势函数（Gaussian approximation potentials，GAPs）、对称梯度域的机器学习方法（symmetric gradient domain machine learning，sGDML）等。

10.2.3.1　神经网络势函数

神经网络是最古老的 ML 方法。神经网络的概念在 1943 年就被提出，正如其名，神经网络是受生物学功能的启发，最初被用作理解人脑信号处理的数学工具。类似于神经系统中神经元的功能，神经网络起到了"全或无"的作用。神经网络进一步发展，引入了多层感知机概念，使得神经网络在理论上可以逼近任意函数。神经网络可以用于 PESs 的两个理论基础：①神经网络理论上可以逼近任意函数；②关于量子力学的 Born-Oppenheimer 近似表明一个系统的能量函数可以通过参数化原子核的位置的方式得到。

神经网络势函数使用内坐标，例如距离和键角作为结构表征来对 PES 进行建模 [84, 86]。模型使用内坐标使模型具有平移旋转不变性性质，但是模型对于不同排列顺序的输入序列会产生不同的结果，同时对于模型而言它的输入维度是确定的，从而限制了模型的应用。为了解决上述问题，后续有研究人员使用了多体扩展方法 [87-89]，对于多体扩展方法中的每一个项都是用一个单独的神经网络来建模。

2007 年，Behler 和 Parrinello 首先提出了高维神经网络势函数（HDNNPs），模型假设一个化学系统的能量由所有的原子势能贡献加和求得，$E = \sum_i E_i$，每一个原子势能由神经网络预测得到，同时模型假设每个原子的能量贡献 E_i 主要取决于其局部的化学环境 [90]。在 HDNNPs 的基础上进一步发展，模型主要可以分为两种，一种是基于描述符的 NNPs，另一种是端到端的 NNPs。基于描述符的 NNPs 如 ANI[91] 和 TensorMol[92]，利用一定的规则来对原子的环境进行编码，并作为前馈神经网络的输入。端到端的方法利用原子电荷和笛卡尔坐标作为输入，希望在数据中学习到合适的表征用于预测。很多端到端的方法结合了图神经网络的方法，把分子看作无向图，原子看作节点，相互作用看作边。节点通过边进行信息收集，最终对复杂的相互作用进行建模，例如 DTNN（deep tensor neural network）[93]、SchNet[94]、HIP-NN[45] 和 PhysNet[95] 等方法。NNPs 通常用于预测能量，而保守力是通过进一步推导得到的。

（1）基于描述符的神经网络势函数

Behler 和 Parrinello 的模型使用以原子为中心的对称函数（ACSFs）构造的描述符作为输入。由于神经网络对于其中不同的神经元有着不同的权重，神经网络对于不同序列的输入向量会产生不同的结果（如输入序列的顺序由 x_1，x_2，x_3 变为了 x_3，x_2，x_1 时，模型相应的输出结果也可能会改变）。例如，对于一个水分子，我们将其中的两个氢原子交换位置，那么它的输入向量序列将会产生变化，导致对于相同水分子的计算得到不同的结果 [96]。作者把分子的势能看作原子势能的和，同时使用对称函数，保证了分子旋转平移输入序列的不变性。图 10-12 和算法 10-1 展示了多个水分子组成的系统。首先将多个水分子的笛卡尔坐标作为输入，利用对称函数，得到每个中心原子的邻居环境作为表征，然后输入到该中心原子的 NNs 中，最终将每个原子的能量 E_i 相加得到系统的能量 E。模型中对于每一种元素都有一种相应的对称函数和 NNs，当系统增加新的元素时，就增加相应新的对称函数和 NNs，当增加一个新的原子时，就在网络中增加一个相应元素类型的原子神经元，从而使得网络可以应对多组分和输入数量不确定的情况。

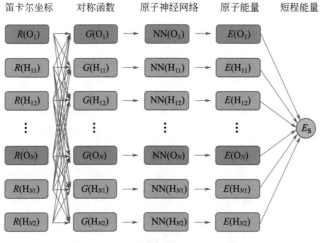

图 10-12　高维神经网络的架构[96]

算法 10-1　高维神经网络伪代码

输入：m 个构象 $\{C^{(1)},\cdots,C^{(m)}\}$ 集合下原子 $\{A_{1-n}^1,\cdots,A_{1-n}^m\}$ 的笛卡尔坐标 $\{R_{1-n}^1,\cdots,R_{1-n}^m\}$（分子中有 n 个原子），该构象下的分子对应的能量 $\{E^1,\cdots,E^m\}$，损失函数 L，以及对应的元素类别 $\{M_{1-n}^1,\cdots,M_{1-n}^m\}$，神经元 NN

输出：神经网络 θ

1.　初始化模型 M 参数 θ
2.　利用一系列对称函数由 R_{1-n}^i 得到对应构象 C^i 表征 G_{1-n}^i
3.　while θ 没有收敛
4.　将对应表征 G_{1-n}^i 利用 $NN_{M_{1-n}^i}$ 神经元处理，得到能量 $E_{A_{1-n}}^i$
5.　该构象 C^i 对应的能量为 $E_-^i = \sum_{j=1}^{n} E_{A_j}^i$
6.　$\nabla_\theta \sum_{i=1}^{m} L\left(E_-^i, E^i\right)$ 使用随机梯度下降更新参数 θ
7.　end

Behler 和 Parrinello 模型中使用了多个对称函数项，如两体的径向对称函数描述了邻居原子的径向分布情况，三体的角度对称函数描述了角度排列，两者可以用来编码原子的环境信息。

$$G_i^2 = \sum_{j \neq i} e^{-\eta(r_{ij}-r_s)^2} f_{\text{cut}}\left(r_{ij}\right) \tag{10-24}$$

式中，r_{ij} 代表了原子 i 和原子 j 之间的距离；f_{cut} 函数描述了截断半径内不同位置原子的影响；r_s 代表了该描述符对一定半径位置的敏感性；η 是超参数。

$$G_i^4 = 2^{1-\zeta} \sum_{i \neq j} \sum_{k \neq i,j} \left[(1+\lambda \times \cos\theta_{ijk})^\zeta \times e^{-\eta\left(R_{ij}^2+R_{ik}^2\right)} \times f_c(R_{ij}) \times f_c(R_{ik}) \right] \tag{10-25}$$

式中，θ_{ijk} 代表以原子 i 为中心、以原子 j 和原子 k 为顶点的角度；ζ 和 λ 是超参数。

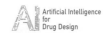

$$f_{cut}(r) = \begin{cases} \dfrac{1}{2}\left[\cos\left(\dfrac{\pi r}{r_{cut}}\right)+1\right], & r \leqslant r_{cut} \\ 0, & r > r_{cut} \end{cases} \tag{10-26}$$

式中，r_{cut} 是截断半径；r 是该原子和中心原子 i 的距离。当对于一个原子的环境进行描述的时候，可以使用不同超参数的 G 对原子进行不同方面的描述，从而组成原子的环境指纹向量（维度通常在 20～100 之间）。不同原子它的元素类型和所处的环境不一样，因而该原子对系统能量的贡献不同。

大多数描述符为基础的模型使用的是上述公式的变体来对原子环境进行描述，例如 ANI[91]、TensorMol[92]。大多数模型对于不同的元素使用不同的 NNs 来进行处理，一些模型使用了同一个 NNs 来预测所有的原子能量贡献[97]。

（2）端到端的神经网络势函数

基于描述符的方法都需要专家设计和选择相应的对称函数，如果选择的对称函数很差，对于不同的结构对称函数却给出了相同的表征时，那么就限制了模型的上限。同时对于多组分的模型，通常假设元素之间是不相关的或者描述符只由对应元素的权重决定，从而限制了元素之间的结构性。端到端的 NNs 直接使用原子的类型和原子的位置作为输入，希望能够从数据中学习到合适的表征。大多数端到端的 NNs 同样把能量看作所有原子能量贡献的和，其想法是学习到一个高维特征空间的映射，以便使结构上（和能量上）相似的原子环境表征靠近，不同的原子环境表征远离。

受到图神经网络的启发，深度张量神经网络框架[93]，通过基于邻居原子的迭代方式获得原子 x_i 的表征。许多网络采用的方法可以写作

$$x_i^{t+1} = \mathcal{G}^t\left\{x_i^t + \sum_{j\neq i}\mathcal{F}^t\left[x_i^t,\ x_j^t, g(r_{ij})\right]f_{cut}(r_{ij})\right\} \tag{10-27}$$

Ft 函数用于收集邻居原子和原子 i 相互作用信息，Gt 用于更新原子 i 的表征。不同的网络采用不同形式的 Ft 和 Gt。随后发展出来了 SchNet[94]、HIPNN[45]、PhysNet[95] 等模型。HIPNN、PhysNet 等模型利用了化学域的知识，在能量函数中加入了静电和色散势能等长程相互作用的能量贡献。

10.2.3.2 高斯近似势函数（Gaussian approximation potentials，GAPs）

高斯近似力场最先应用于晶体材料的研究，随后应用于分子研究。高斯近似力场采用了和高维神经网络势函数相同的方式，把系统的能量看作所有原子能量贡献的和，同时也定义了截断函数，截断函数的引入不影响势函数的连续性。

$$E = \sum_i E_i\left(\{r_{ij}\}_{j\in[1,N]}\right) \tag{10-28}$$

式中，r_{ij} 是原子 i 和原子 j 之间的相对位置。尽管系统的能量分解本质上不是唯一的，并且在参考数据中没有可用的原子能量标签，但它们仍然可以用高斯过程近似。模型利用 K_{local} 函数对分子中原子的环境进行求和，最终模型将得到一个由包含 N 个原子的系统 x 和包含 N' 个原子的系统 x' 构成的核函数。

$$K(x,x') = \sum_{i=1}^{N}\sum_{j=1}^{N'} K_{\text{local}}(x_i,x_j') \tag{10-29}$$

参考能量数据足以使模型学习到一个对应原子环境的能量分解。一些基于"原子密度"的概念描述符和核函数被用于 GAPs。Bartók 等人把原子坐标投影到四维超球面，投影能够包含原子的三维信息，同时采用了原子坐标的 4D 球函数的双频谱实现了表征的旋转不变性，模型采用的能量分解方法，从而也具有对邻居原子的排序不变性 [98]。

10.2.3.3 梯度域机器学习

梯度域机器学习（gradient domain machine learning，GDML）是一种基于核的方法，它是一种利用少量的从头计算参考数据，可以精确重建柔性分子力场的有效方法。大多数机器学习力场对系统能量进行预测，然后通过进一步推导获得力，GDML 直接对力进行建模 [99]。其中核心是使用核函数来对力 F 进行建模，力 F 是未知的势能面 E 的函数：

$$K(x,x') = \nabla_x K_E(x,x') \nabla_{x'}^{T} \tag{10-30}$$

$$F = -\nabla E \approx \mathcal{GP}\left[-\nabla_{u_E}(x), \nabla_x K_E(x,x')\nabla_{x'}^{T}\right] \tag{10-31}$$

式中，u_E 和 K_E 是 $\mu_E:R^D \to R K_E:R^D \times R^D \to R$ 以能量为基础的高斯过程的均值和协方差。化学结构描述符 $x \in R$，D 是 D 个成对的距离的倒数组成的向量，保证了能量的旋转平移不变性。电子结构计算可以计算出力 F，但是计算的复杂度比能量计算要高。对于相同大小的力的训练集，有更多的训练数据点，M 条数据，每一数据中有 N 个原子，每一个原子有三个维度的力信息，那么存在 $3NM$ 数据点。

GDML 模型的缺点是当描述符 x 的排列顺序改变的时候，对应的预测结果也会改变。sGDML（symmetric GDML）模型 [100] 是 GDML 模型的发展（https://github.com/stefanch/sGDML），sGDML 通过数据驱动的方式发现相应的时间和空间的物理对称性，降低了问题的复杂度，同时又利用识别到的静态和动态的对称性提高了数据的信息量，隐式地增加了训练的数据量，进一步提升了模型效果。通常模型需要化学和物理知识来识别对称性，而 sGDML 采用了数据驱动的多粒子匹配的方法自动恢复原子排列。匹配的过程是找到一个置换矩阵 P 实现了不同能量状态的分子图 G 和 H 之间邻接矩阵 $A_{ij} = \|r_i - r_j\|$ 的重新分配和对称转换。同构图的邻接矩阵具有相同的特征值和特征向量，只是它们的赋值顺序不同。

$$\arg\min_{\tau} \mathcal{L}(\tau) = \left\| \boldsymbol{P}_{(\tau)} \boldsymbol{A}_G \boldsymbol{P}(\tau)^{\mathrm{T}} - \boldsymbol{A}_H \right\|^2 \qquad (10\text{-}32)$$

随后使用传递性作为一致性准则进行全局同步，以消除不可能的赋值。这种对称限制显著地降低了模型学习的复杂度，并且也没有使用近似方法，不会导致偏差的产生，也确保了置换不变性。

10.2.4 机器学习力场的优势

对材料及分子系统进行原子层面的计算研究构成了现在物理学、生物学、材料化学及化学等研究的核心工具。标准的电子结构理论如密度泛函理论（DFT）对电子相互作用建模的计算成本相对较高，限制了它们可应用的系统大小。而传统的分子力场通过引入一系列高效的近似克服了这些限制，避免了明确解决电子问题的需要，使得模拟生物相关系统成为可能。而与电子结构的方法相比，分子力场方法的高效率是以牺牲准确性为代价的[101]。此外，所采用的物理近似的基本形式限制了它们对某些类别问题的适用性，例如它们无法模拟涉及键的断裂及形成的化学反应，没有包括关键的分子间相互作用或多体效应。

最近，基于机器学习力场的出现及发展已经成为解决这一困境的有效方案。机器学习模型的高度灵活性，使得它们可以用于构建具有电子结构计算精度的力场，同时保持高计算效率。它们可以模拟所有的相互作用，可以为很多传统力场无法解释的问题提供新的见解[102]。

10.2.4.1 电子效应

最近基于对称域梯度域机器学习（sGDML）方法被用来构建小于 25 个原子的分子力场，该方法可以准确地重构复杂的高维势能面。使用 CCSD 计算得到的数据作为训练集，sGDML 力场可以恢复局部及非局部的电子相互作用[103]。孤对电子效应是化学和生物学中普遍存在的现象，正确描述孤对电子效应对于计算分子性质至关重要。以乙醇为例，经典的 GAFF 和 MMFF94 力场可以很好地近似 sGDML 预测得到的势能面，然而它们忽略了由氧孤对电子与甲基氢相互作用引起的羟基和甲基官能团之间的耦合，这种耦合会在两个角坐标的势能面中引起不对称行为，而 sGDML 模型的分子力场却捕捉到了这一相互作用。由于没有对孤对电子的明确描述，GAFF 无法捕捉这一效应是可以预料的，而 MMFF94 具有更复杂的功能形式，却也未能解释孤对电子引起的相互作用[101]。使用丙二醛的酮互变异构体（keto-tautomer of malondialdehyde，keto-MDA）来说明原子间排斥相互作用，尽管 keto-MDA 尺寸很小，但其势能面却很复杂。当两个氧原子处于最接近的位置时，体系的能量会突然增加。虽然 PES 是许多复杂相互作用的结果，但 PES 的某些部分可以主要归因于特定现象。与共享电子相比，电子孤对云具有更大的空间范围，两个氧原子距离接近造成能量急剧增加可能主要归因于每个原子中孤对电子之间的静电排斥。从这两种相互作用中可以看出，经典力场中的电荷是粗略的，即静电贡献被认为是每个原子上的恒定位置特征，这极大地限制了它们描述复杂交互的灵活性和可靠性。尽管如此，使用 sGDML 力场对此类交互作用进行系统研究可以产生关于将它们集成经典力场的新想法，并最终提高经典力场的预测能力[103]。另一个重要的电子效应是占据孤对 n 轨道和反键（π*）轨道之间的重叠，这种相互作用在阿司匹林分子中占据主导作用，负责酯和羰基之间的结合，这决定了全局最小值的结构。考虑到热波动增强了羰基中的孤对 n 轨道与酯基中的反键（π*）轨道之间的重叠，这种效应在有限温度下会放大。研究表明，传统力场的能量函数形式使阿司匹林中的四个带负电荷的氧原子紧密接触；如此强的电荷排斥导致其 PES 的误传。在所有四个密切相互作用的氧原子中单独加入缺失的孤对及其方向性可以大大改善常规 FF 的结果。一般来说，还有许多其他电子效应没有明确地包含在传统力场中，也没有被鲁棒性较差的机器学习力场框架捕获，这限制了动力学的可靠性和预测能力。

10.2.4.2　预测热力学性质

经典力场的一个典型应用是研究体积系统的热力学性质，例如焓、熵和相图。然而，它们有限的准确性是定量预测的主要障碍，因为在研究许多粒子时，少数粒子相互作用的微小误差将不可避免地导致大的差异，范德华相互作用就是一个很好的例子。它们对气相小分子的总势能贡献微弱，但它们在大型凝聚系统和材料中加起来，可以强烈影响它们的性质和动力学 [104]。传统力场使用基于 Lennard-Jones 势的模型解释范德华相互作用，在许多情况下不足以进行定量预测。一个典型的例子是水，它是文献中研究最多的液体，在过去的几十年中已经提出了许多不同的水的经典力场，但没有一个能够重现所有实验测量的特性 [105]。针对液态和结晶水的周期性组成问题，使用不同密度泛函理论 DFT 计算的数据训练一个基于描述符的神经网络力场。使用该力场并结合动力学模拟研究表明，水的热力学异常是由弱范德华相互作用间的微妙平衡造成的。由于基于机器学习的力场可以描述键的形成及断裂，该研究不仅可以准确预测水的其他性质，甚至可以预测不同水分子之间的质子转移 [106]。使用自适应采样方法收集的参考数据进行训练，构建基于描述符的神经网络势函数来预测氧化钛表面液态水质子转移的吉布斯自由能，结合动力学模拟发现，氧化钛表面的大部分水分子形成了瞬时的羟基，这是影响其表面化学的关键因素 [107]。基于机器学习的力场可以以相同的方式描述系统的所有部分，而很多传统力场是不可能实现的，这使得基于机器学习的力场对于大材料的模拟十分有用，比如分别对碳元素和硅元素构建了高斯近似势函数 [108] 和神经网络势函数 [109, 110]。基于机器学习的力场可以用来探究广泛的液相、结晶和非晶固相现象，甚至预测这些系统的相图。

10.2.4.3　化学反应

理解和预测化学反应对很多复杂的化学系统是非常重要的，但受到实验检测方法分辨率的限制，直接实验表征反应过程是一项具有挑战性的工作。在过去的几十年里，反应分子动力学模拟在分子层面揭示反应机理方面展现一定的优势。与实验相比，动力学模拟可以揭示反应各个组分对反应表现的影响，即使是一些无法进行实验的极端条件。进行反应动力学模拟的核心是分子内及分子间相互作用势能面。目前获得给定分子系统势能面的方法可以分为两大类：一类是基于量子力学的方法，一类是基于经典力场的方法。毋庸置疑，量子力学比较准确，基于量子力学的分子动力模拟称为从头动力学模拟（ab initio MD simulation, AIMD），但该方法计算成本较高，因而限制了它们的使用。与量子力学的计算相比，基于力场的方法要高效很多，但是准确度却受到质疑。化学反应是一个成键和断键的过程，选择合适的函数形式来准确描述化学反应过程中成键和断键作用是构建反应力场的一个难点，而复杂的参数化过程也同样限制了反应力场的发展[111]。

通过构建机器学习力场快速且准确地预测分子的势能面，并将其与反应动力学模拟相结合，可以用来探究并揭示化学反应机理。燃烧是一个复杂的化学过程，涉及数千个化学反应，并会产生数百个分子及自由基种类。经过燃烧数据集训练的 DeepPot-SE 模型可以快速准确地预测反应物、产物和反应中间体的神经网络势能面，并基于此进行反应动力学模拟来探究甲烷燃烧的机理。Zeng 等人一共发现了 798 个不同的化学反应，除了与实验一致的主要反应途径以外，还发现了一些新反应[111]。除此之外，PhysNet 神经网络势函数结合反应分子动力学模拟用来探究 2,3- 二溴 -1,3- 丁二烯和马来酸酐之间 Diels-Alder 反应的协调性、同步性以及可能促进反应的方式。PhysNet 不需要预先定义原子及化学键类型，可以描述类似于从头计算的化学反应。经过量化计算得到的高精度数据的训练，PhysNet 模型可以快速给出 2,3- 二溴 -1,3- 丁二烯、马来酸酐及反应产物的势能面。通过最小动态路径分析表明，除了碰撞能量以外，旋转能对于促进反应发生也是至关重要的[112]。基于机器学习力场的反应动力学模拟可以实际应用于从头开始模拟重要的复杂反应系统，提供对化学反应过程的原子级理解，这开启了化学反应探究的新时代。

10.2.4.4 激发态

分子的激发态是光化学、光物理学和光生物学的核心，同时在材料科学中也至关重要，分子激发态的理论研究对于补充实验及阐明生命和自然中的许多基本过程至关重要[113]。然而，激发态的计算非常复杂且成本高昂，而且往往需要专业知识。Born-Oppenheimer 近似在对分子激发态的动力学建模时失效，而量子经典表面跳跃动力学模拟可以用于分子激发态的研究。在这种方法中，分子的激发态动力学是通过让它在与不同电子态相关的一组势能面上进化来模拟的。为了描述分子在不同状态之间的分布，控制时间演化的有效势能面根据随机标准发生变化，例如，基于相关状态之间的耦合项。然后从多个独立的模拟中恢复正确的量子统计数据。这些模拟计算量很大，因为它们不仅需要计算多个势能面，还需要计算不同的耦合项。由于需要大量轨迹才能获得可靠的统计数据，因此，量子经典表面跳跃模拟可以从机器学习力场的效率和多功能性中获益匪浅[102]。

基于描述符的神经网络势函数可以用来研究亚甲基亚胺分子的激发态动力学，以及逼近单线基态和激发态之间锥形交叉点的区域。结果表明，神经网络势函数能够以高精度恢复有效的势能面，并允许进行有效的模拟来估计系统的状态[114]。在这里，不同表面之间的耦合是基于依赖于状态之间的能量差异的 Zhu-Nakamura 近似得到。对状态间耦合的更准确的量子力学描述依赖于所谓的非绝热耦合向量（NAC），这对机器学习力场产生一些额外的挑战。首先，NAC 表现出与分子力相同的旋转等效性。其次，激发态接近时，它们增长迅速。最后，作为在不同状态之间计算的量，它们只能确定到任意相位。后一特性尤其使机器学习模型的构建复杂化，因为在训练期间需要补偿相位因子的随机性。早期的工作依赖于对参考数据进行昂贵的预处理[115]。然而，进一步研究表明，可以通过在训练过程中引入无相位损失函数来克服相位问题。使用修改后的端到端神经网络势函数来描述亚甲基亚胺阳离子的激发态动力学，可以证明使用这种损失项完全消除了对预处理步骤的需要。此外，这项工作 NAC 建模为代理电位的衍生物，从而解释了它们在分子旋转下的转换。这些方法的结合不仅可以为研究的系统获得准确的种群统计数据，而且还可以大大扩展模拟可访问的时间尺度，超出传统电子结构方法的限制[116]。

10.2.4.5 光谱学

众所周知，动力学模拟是对各种性质的时间自相关函数进行建模的出色工具，而这些函数可用于预测实验观测值。这些性质不必限于由势能面衍生的特性，它们可以包含其他电子特性，例如偶极矩或极化率。访问相应的时间自相关函数可以模拟各种与实验直接相关的分子光谱，最突出的例子是分别从偶极矩和极化率的自相关函数导出的红外和拉曼光谱。这两种类型的振动光谱都具有重要的实际意义，因为它们可以通过实验准确测量并帮助确定分子和材料的原子结构。然而，这些光谱可能会受到一系列复杂的量子力学效应的影响，例如振动非谐。因此，需要高水平的电子结构处理才能获得对实验结果的定量准确预测。遗憾的是，纯粹基于电子结构计算来计算所需的自相关函数非常昂贵，因为需要覆盖足够时间尺度的模拟才能产生可靠的光谱。此外，如果要详细研究温度或其他现象的影响，则需要进行大量此类模拟。最近，基于机器学习的力场成为获得可靠分子光谱的宝贵工具。越来越多的机器学习力场不仅可以给出势能面，还可以给出其他分子性质，例如偶极矩或极化率。因此，它们提供了在从头模拟方法所需的一小部分时间内执行这些模拟的可能性[102]。

基于对有机分子（如质子化丙氨酸三肽）红外光谱的预测，证明了 ML-FF 的固有潜力。通过将基于描述符的 PES 的 NNP 模型与基于潜在 NN 预测原子电荷的偶极矩模型相结合，可以获得所有研究系统的高精度红外光谱。准确预测包含 200 多个原子的烷烃的红外光谱证明了这种方法的效率，如果使用原始从头算方法，可能需要花费上千年，而此方法仅用了几天。此外，预测的高精度使得识别原始参考方法的缺点并研究它们如何影响三肽的红外光谱成为可能。这项研究不仅获得了准确的光谱，而且证明了基于统计原理的偶极矩模型预测方法构成了一个有效的机器学习驱动方案，用于推导原子部分电荷，可用于明确地模拟长程静电相互作用[117]。除此之外，还可用于基于 SOAP 内核的高斯过程回归（GPR）对极化张量进行建模，并预测拉曼光谱。其中预测得到的气相中扑热息痛和各种分子晶体的拉曼光谱与电子结构方法取得了极好的一致性，并且该方法数据效率高，只需要少量的参考数据。使用基于描述符的神经网络势函数对液态水的拉曼光谱进行建模，以预测分子极化率[118]。该方法的计算效率使得基于 DFT 级别精度的两个纳秒轨迹获得包含 416 个水分子系统的拉曼光谱成为可能，这是原始参考方法无法实现的。因此，可以详细研究温度效应对水和重水的拉曼光谱的影响。所采用的机器学习方法的原子分辨率使得将模拟光谱分解为分子内和分子间贡献成为可能，从而深入了解控制不同光谱特征的温度依赖性的机制[119]。

10.2.5 机器学习力场的挑战

分子力场一般用于模拟一个分子的原子间作用力，从而在计算水平描述一个分子体系某些方面的性质。而自然界中的生物分子往往属于柔性分子，这就要求对应的分子力场对于化学键和结构变化的原子间作用力的数学描述有较高的精度。分子力场的用途之一就是可以通过分子力场的处理使得模拟体系的势能面收敛稳定，得到一个在多构象的状态转换路径下的

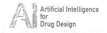

稳定势能面。得到的这个具有稳定势能面的模拟体系（例如稳定的蛋白质分子构象）则可以用于药物的虚拟筛选以及药物的结构改造研究。相比于单纯的晶体（固态）结构研究，分子力场一般从单一结构（例如晶体结构）出发，计算了单一结构的多个构象转换之后的转换路径，绘制了分子体系的势能面，这样从动态的角度描述了模拟体系的动力学特性，在理论上来说更符合自然界中的分子热运动状态（例如生物体系水环境 - 液态），具有一定的研究价值[120]。

然而由于分子力场所使用的理论物理模型力场参数具有一些不足，从而在一定程度上限制了分子力场的应用。首先，采用更合理的物理模型参数是目前分子力场发展的挑战之一。目前常用的经典分子力场（例如 AMBER、CHARMM 力场等）虽然可以在分子尺度较为准确地计算分子间的相互作用，完成计算配体受体亲和力等分子性质预测的任务。但遗憾的是这些力场无法计算表示化学反应。而自然界中的原子是必然可以发生化学反应的，所以在某种尺度上来说弹簧小球模型显然是有缺陷的。导致这个问题的可能原因是这些分子力场的基础力场参数中认为组成分子的原子以及原子之间的相互作用是由小球和弹簧构成的，而小球和小球之间没有考虑电荷转移与静电极化造成的影响。通俗地说，弹簧小球模型的理论基础认为原子之间的相互作用模拟是不完整的，分子力场的适用范围具有局限性。针对弹簧小球模型的缺陷进一步提出了极化力场（例如 AMOEBA 力场等），相比一般的非极化力场，极化力场具有更复杂的物理模型（例如：浮动点电荷、Drude 等），在一定程度上扩大了模拟原子间相互作用的范围，与此同时也增加了模拟分子体系的计算复杂程度与所需要消耗的时间。在以 DNA 为代表的体系中，极化力场具有不错的效果，但是由于研究体系的特点不同，甚至有研究发现在某些特定类型的生物体系中使用极化力场与非极化力场的模拟结果是可比的。这意味着目前的分子力场应用范围是有局限的，针对局部特定体系的优化不代表在全局所有类型的体系上都可以得到最优的模拟结果[121]。因此，谨慎选择模拟体系对应的分子力场参数也是常见的挑战。除了上述两个主要挑战之外，分子力场参数的数据一般源于实验或者理论量化计算，这些数据来源也限制了更好分子力场参数的发展。另外，在使用分子力场绘制势能面的步骤中，一般使用分子动力学模拟按照分子力场参数进行分子体系的原子坐标和速度迭代，从而得到分子体系的构象转化路径，通过路径绘制分子体系的势能面。然而在实际的操作中，这一步十分费时也占用大量的计算资源。因此使用分子力场进行势能面的计算也是一个挑战。

针对分子体系的构象转化路径的计算，机器学习类分子力场提出了自己的方法，即不采用物理小球弹簧模型进行数学模型建立的分子力场参数而是采用数据分析的方式对量化计算数据或者实验数据进行神经网络学习，这样在一定程度上规避了小球弹簧模型所遇到的问题（例如机器学习力场具有可以模拟化学反应、计算快速等优势），具有一定程度的理论研究意义[122-124]。然而目前机器学习力场也遇到了一些挑战。首先，与非机器学习的传统分子力场一样，机器学习力场的数据来源也必须源于量化计算或者实验数据，数据集的缺失或者精度缺陷在很大程度上限制了机器学习类分子力场的发展[125]。其次，由于机器学习力场脱离了物理弹簧小球模型，在某些体系上，机器学习分子力场对于某些特定条件的小分子在花费了巨大的计算代价之后并不能正确预测体系的势能面[126]。因此在使用机器学习分子力场时依然需要根据建模体系进行谨慎的选择[127]。

[1] Tarczay G, Csaszar A G, Klopper W, et al. Anatomy of relativistic energy corrections in light molecular systems. *Mol Phys*, **2001**, *99* (21): 1769-1794.

[2] Keith J A, Vassilev-Galindo V, Cheng B, et al. Combining machine learning and computational chemistry for predictive insights into chemical systems. *Chem Rev*, **2021**, *121* (16): 9816-9872.

[3] Eastman P, Swails J, Chodera J D, et al. OpenMM 7: Rapid development of high performance algorithms for molecular dynamics. *PLoS Comput Biol*, **2017**, *13* (7): 17.

[4] Giessibl F J. Atomic-resolution of the silicon (111)-(7×7) surface by atomic-force microscopy. *Science*, **1995**, *267* (5194): 68-71.

[5] Curtiss L A, Raghavachari K, Redfern P C, et al. Assessment of Gaussian-3 and density functional theories for a larger experimental test set. *J Chem Phys*, **2000**, *112* (17): 7374-7383.

[6] Haunschild R, Klopper W. New accurate reference energies for the G2/97 test set. *J Chem Phys*, **2012**, *136* (16): 164102.

[7] Carhart R E, Smith D H, Venkataraghavan R. Atom pairs as molecular features in structure-activity studies: definition and applications. *J Chem Inf Comput Sci*, **1985**, *25* (2): 64-73.

[8] Butler K T, Davies D W, Cartwright H, et al. Machine learning for molecular and materials science. *Nature*, **2018**, *559* (7715): 547-555.

[9] Deringer V L, Caro M A, Csanyi G. Machine learning interatomic potentials as emerging tools for materials science. *Adv Mater*, **2019**, *31* (46): e1902765.

[10] Dral P O, Owens A, Yurchenko S N, et al. Structure-based sampling and self-correcting machine learning for accurate calculations of potential energy surfaces and vibrational levels. *J Chem Phys*, **2017**, *146* (24): 244108.

[11] Li J, Song K S, Behler J. A critical comparison of neural network potentials for molecular reaction dynamics with exact permutation symmetry. *Phys Chem Chem Phys*, **2019**, *21* (19): 9672-9682.

[12] Fu B, Zhang D H. Ab initio potential energy surfaces and quantum dynamics for polyatomic bimolecular reactions. *J Chem Theory Comput*, **2018**, *14* (5): 2289-2303.

[13] Thompson A P, Swiler L P, Trott C R, et al. Spectral neighbor analysis method for automated generation of quantum-accurate interatomic potentials. *J Comput Phys*, **2015**, *285* : 316-330.

[14] Zuo Y X, Chen C, Li X G, et al. Performance and cost assessment of machine learning interatomic potentials. *J Phys Chem A*, **2020**, *124* (4): 731-745.

[15] Reinhardt A, Cheng B. Quantum-mechanical exploration of the phase diagram of water. *Nat Commun*, **2021**, *12* (1): 588.

[16] Niu H, Bonati L, Piaggi P M, et al. Ab initio phase diagram and nucleation of gallium. *Nat Commun*, **2020**, *11* (1): 2654.

[17] Morawietz T, Marsalek O, Pattenaude S R, et al. The interplay of structure and dynamics in the raman spectrum of liquid water over the full frequency and temperature range. *Journal of Physical Chemistry Letters*, **2018**, *9* (4): 851-857.

[18] Cheng B Q, Engel E A, Behler J, et al. Ab initio thermodynamics of liquid and solid water. *Proc Natl Acad Sci USA*, **2019**, *116* (4): 1110-1115.

[19] Segler M H S, Kogej T, Tyrchan C, et al. Generating focused molecule libraries for drug discovery with recurrent neural networks. *ACS Central Science*, **2018**, *4* (1): 120-131.

[20] Gomez-Bombarelli R, Wei J N, Duvenaud D, et al. Automatic chemical design using a data-driven continuous representation of molecules. *ACS Central Science*, **2018**, *4* (2): 268-276.

[21] Gebauer N W A, Gastegger M, Schutt K T. Symmetry-adapted generation of 3d point sets for the targeted discovery of molecules. 33rd Conference on Neural Information Processing Systems (NeurIPS), 2019.

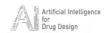

[22] Noé F, Olsson S, Köhler J, et al. Boltzmann generators: Sampling equilibrium states of many-body systems with deep learning. *Science*, **2019**, *365* (6457): eaaw1147.

[23] Unke O T, Meuwly M. Toolkit for the construction of reproducing kernel-based representations of data: Application to multidimensional potential energy surfaces. *J Chem Inf Model*, **2017**, *57* (8): 1923-1931.

[24] Komp E, Valleau S. Machine learning quantum reaction rate constants. *J Phys Chem A*, **2020**, *124* (41): 8607-8613.

[25] Li J, Zhao B, Xie D Q, et al. Advances and new challenges to bimolecular reaction dynamics theory. *Journal of Physical Chemistry Letters*, **2020**, *11* (20): 8844-8860.

[26] Soloviov M, Meuwly M. Reproducing kernel potential energy surfaces in biomolecular simulations: Nitric oxide binding to myoglobin. *J Chem Phys*, **2015**, *143* (10): 105103.

[27] Soloviov M, Das A K, Meuwly M. Structural interpretation of metastable states in myoglobin-NO. *Angewandte Chemie-International Edition*, **2016**, *55* (34): 10126-10130.

[28] Bonk B M, Weis J W, Tidor B. Machine learning identifies chemical characteristics that promote enzyme catalysis. *J Am Chem Soc*, **2019**, *141* (9): 4108-4118.

[29] Corey E J, Wipke W T. Computer-assisted design of complex organic syntheses. *Science*, **1969**, *166* (3902): 178-192.

[30] Lindsay R K, Buchanan B G, Feigenbaum E A, et al. DENDRAL: A case study of the first expert system for scientific hypothesis formation. *Artificial Intelligence*, **1993**, *61* (2): 209-261.

[31] Wei J N, Duvenaud D, Aspuru-Guzik A. Neural networks for the prediction of organic chemistry reactions. *Acs Central Science*, **2016**, *2* (10): 725-732.

[32] Zhou Z P, Li X C, Zare R N. Optimizing chemical reactions with deep reinforcement learning. *Acs Central Science*, **2017**, *3* (12): 1337-1344.

[33] Segler M H S, Preuss M, Waller M P. Planning chemical syntheses with deep neural networks and symbolic AI. *Nature*, **2018**, *555* (7698): 604-610.

[34] Klucznik T, Mikulak-Klucznik B, McCormack M P, et al. Efficient syntheses of diverse, medicinally relevant targets planned by computer and executed in the laboratory. *CHEM*, **2018**, *4* (3): 522-532.

[35] Christensen M, Yunker L P E, Adedeji F, et al. Data-science driven autonomous process optimization. *Communications Chemistry*, **2021**, *4* (1): 1-12.

[36] Allen F, Pon A, Wilson M, et al. CFM-ID: a web server for annotation, spectrum prediction and metabolite identification from tandem mass spectra. *Nucleic Acids Res*, **2014**, *42* (W1): W94-W99.

[37] Duhrkop K, Shen H B, Meusel M, et al. Searching molecular structure databases with tandem mass spectra using CSI:FingerID. *Proc Natl Acad Sci USA*, **2015**, *112* (41): 12580-12585.

[38] Wang L P, Titov A, McGibbon R, et al. Discovering chemistry with an ab initio nanoreactor. *Nat Chem*, **2014**, *6* (12): 1044-1048.

[39] Zeng J Z, Cao L Q, Xu M Y, et al. Complex reaction processes in combustion unraveled by neural network-based molecular dynamics simulation. *Nat Commun*, **2020**, *11* (1): 5713.

[40] Stocker S, Csanyi G, Reuter K, et al. Machine learning in chemical reaction space. *Nat Commun*, **2020**, *11* (1): 5505.

[41] Wilson Z T, Sahinidis N V. Automated learning of chemical reaction networks. *Comput Chem Eng*, **2019**, *127*: 88-98.

[42] Xu L, Sun H, Li Y, et al. Assessing the performance of MM/PBSA and MM/GBSA methods. 3. The impact of force fields and ligand charge models. *J Phys Chem B*, **2013**, *117* (28): 8408-8421.

[43] Rai B K, Bakken G A. Fast and accurate generation of ab initio quality atomic charges using nonparametric statistical regression. *J Comput Chem*, **2013**, *34* (19): 1661-1671.

[44] Bleiziffer P, Schaller K, Riniker S. Machine learning of partial charges derived from high-quality quantum-mechanical calculations. *J Chem Inf Model*, **2018**, *58* (3): 579-590.

[45] Lubbers N, Smith J S, Barros K. Hierarchical modeling of molecular energies using a deep neural network. *The*

Journal of Chemical Physics, **2018,** *148* (24): 241715.

[46] Martin R, Heider D. ContraDRG: Automatic partial charge prediction by machine learning. *Front Genet*, **2019,** *10* (990): 990.

[47] Wang J, Cao D, Tang C, et al. Fast and accurate prediction of partial charges using atom-path-descriptor-based machine learning. *Bioinformatics*, **2020,** *36* (18): 4721-4728.

[48] Wang J, Cao D, Tang C, et al. DeepAtomicCharge: a new graph convolutional network-based architecture for accurate prediction of atomic charges. *Brief Bioinform*, **2021,** *22* (3): bbaa183.

[49] Cole D J, Vilseck J Z, Tirado-Rives J, et al. Biomolecular force field parameterization via atoms-in-molecule electron density partitioning. *J Chem Theory Comput*, **2016,** *12* (5): 2312-2323.

[50] Santos-Martins D, Forli S, Ramos M J, et al. AutoDock4(Zn): an improved AutoDock force field for small-molecule docking to zinc metalloproteins. *J Chem Inf Model*, **2014,** *54* (8): 2371-2379.

[51] Ponder J W, Wu C, Ren P, et al. Current status of the AMOEBA polarizable force field. *J Phys Chem B*, **2010,** *114* (8): 2549-2564.

[52] Starovoytov O N, Torabifard H, Cisneros G A. Development of AMOEBA force field for 1,3-dimethylimidazolium based ionic liquids. *The Journal of Physical Chemistry B*, **2014,** *118* (25): 7156-7166.

[53] Zhang C, Lu C, Jing Z, et al. AMOEBA polarizable atomic multipole force field for nucleic acids. *J Chem Theory Comput*, **2018,** *14* (4): 2084-2108.

[54] Zhu H, Wang W, Li Z, et al. Calculation of transport parameters using ab initio and AMOEBA polarizable force field methods. *J Phys Chem A*, **2021,** *125* (22): 4918-4927.

[55] Schultheis V, Reichold R, Schropp B, et al. A polarizable force field for computing the infrared spectra of the polypeptide backbone. *J Phys Chem B*, **2008,** *112* (39): 12217-12230.

[56] Kaminski G A, Stern H A, Berne B J, et al. Development of a polarizable force field for proteins via ab initio quantum chemistry: first generation model and gas phase tests. *J Comput Chem*, **2002,** *23* (16): 1515-1531.

[57] Starovoytov O N. Development of a polarizable force field for molecular dynamics simulations of lithium-ion battery electrolytes: Sulfone-based solvents and lithium salts. *The Journal of Physical Chemistry B*, **2021,** *125* (40): 11242-11255.

[58] Aytenfisu A H, Yang M, MacKerell A D. CHARMM drude polarizable force field for glycosidic linkages involving pyranoses and furanoses. *J Chem Theory Comput*, **2018,** *14* (6): 3132-3143.

[59] Baker C M, Anisimov V M, MacKerell A D. Development of CHARMM Polarizable force field for nucleic acid bases based on the classical drude oscillator model. *The Journal of Physical Chemistry B*, **2011,** *115* (3): 580-596.

[60] Kamenik A S, Handle P H, Hofer F, et al. Polarizable and non-polarizable force fields: Protein folding, unfolding, and misfolding. *J Chem Phys*, **2020,** *153* (18): 185102.

[61] Dočkal J, Lísal M, Moučka F. Molecular force field development for aqueous electrolytes: 2. Polarizable models incorporating crystalline chemical potential and their accurate simulations of halite, hydrohalite, aqueous solutions of NaCl, and solubility. *J Chem Theory Comput*, **2020,** *16* (6): 3677-3688.

[62] Ainsworth R I, Tommaso D D, Christie J K, et al. Polarizable force field development and molecular dynamics study of phosphate-based glasses. *The Journal of Chemical Physics*, **2012,** *137* (23): 234502.

[63] Haghshenas H, Tavakol H, Kaviani B, et al. AMBER force field parameters for cobalt-containing biological systems: A systematic derivation study. *The Journal of Physical Chemistry B*, **2020,** *124* (5): 777-787.

[64] Yu Z, Li P, Merz K M. Extended zinc AMBER force field (EZAFF). *J Chem Theory Comput*, **2018,** *14* (1): 242-254.

[65] Oda A, Yamaotsu N, Hirono S. New AMBER force field parameters of heme iron for cytochrome P450s determined by quantum chemical calculations of simplified models. *J Comput Chem*, **2005,** *26* (8): 818-826.

[66] Zhang H, Kim S, Giese T J, et al. CHARMM-GUI free energy calculator for practical ligand binding free energy simulations with AMBER. *J Chem Inf Model*, **2021,** *61* (9): 4145-4151.

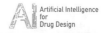

[67] Beu T A, Farcas A. CHARMM force field and molecular dynamics simulations of protonated polyethylenimine. *J Comput Chem*, **2017,** *38*: 2335 - 2348.

[68] Mayaan E, Moser A, MacKerell Jr A D, et al. CHARMM force field parameters for simulation of reactive intermediates in native and thio-substituted ribozymes. *J Comput Chem*, **2007,** *28* (2): 495-507.

[69] McKelvey D R, Brooks C L, Mokotoff M. A CHARMM analysis of the conformations of the metastasis-inhibiting laminin pentapeptide. *J Protein Chem*, **1991,** *10* (3): 265-271.

[70] Prajapati L, Khandelwal R, Yogalakshmi K N, et al. Computer-aided structure prediction of bluetongue virus coat protein VP2 assisted by optimized potential for liquid simulations (OPLS). *Curr Top Med Chem*, **2020,** *20* (19): 1720-1732.

[71] Das A, Ali S M. Molecular dynamics simulation for the test of calibrated OPLS-AA force field for binary liquid mixture of tri-iso-amyl phosphate and n-dodecane. *The Journal of Chemical Physics*, **2018,** *148* (7): 074502.

[72] Murzyn K, Bratek M, Pasenkiewicz-Gierula M. Refined OPLS all-atom force field parameters for n-pentadecane, methyl acetate, and dimethyl phosphate. *The Journal of Physical Chemistry B*, **2013,** *117* (51): 16388-16396.

[73] Kahn K, Bruice T C. Parameterization of OPLS-AA force field for the conformational analysis of macrocyclic polyketides. *J Comput Chem*, **2002,** *23* (10): 977-996.

[74] Jorgensen W L, Tirado-Rives J. The OPLS [optimized potentials for liquid simulations] potential functions for proteins, energy minimizations for crystals of cyclic peptides and crambin. *J Am Chem Soc*, **1988,** *110* (6): 1657-1666.

[75] Zhang T, Di X, Chen G, et al. Parameterization of a COMPASS force field for single layer blue phosphorene. *Nanotechnology*, **2020,** *31* (14): 145702.

[76] Cheng A, Best S A, Merz Jr K M, et al. GB/SA water model for the Merck molecular force field (MMFF). *J Mol Graph Model*, **2000,** *18* (3): 273-282.

[77] Reibnegger G, Weiss G, Werner-Felmayer G, et al. Neural networks as a tool for utilizing laboratory information: comparison with linear discriminant analysis and with classification and regression trees. *Proc Natl Acad Sci USA*, **1991,** *88* (24): 11426-11430.

[78] Gasteiger J, Zupan J. Neural networks in chemistry. *Angewandte Chemie International Edition in English*, **1993,** *32* (4): 503-527.

[79] Jain A, Hautier G, Ong S P, et al. New opportunities for materials informatics: Resources and data mining techniques for uncovering hidden relationships. *J Mater Res*, **2016,** *31* (8): 977-994.

[80] Thomsen J U, Meyer B. Pattern recognition of the 1H NMR spectra of sugar alditols using a neural network. *Journal of Magnetic Resonance (1969)*, **1989,** *84* (1): 212-217.

[81] Curry B, Rumelhart D E. MSnet: A neural network which classifies mass spectra. *Tetrahedron Computer Methodology*, **1990,** *3* (3): 213-237.

[82] Rabow A A, Scheraga H A. Lattice neural network minimization. Application of neural network optimization for locating the global-minimum conformations of proteins. *J Mol Biol*, **1993,** *232* (4): 1157-1168.

[83] Holley L H, Karplus M. Protein secondary structure prediction with a neural network. *Proc Natl Acad Sci USA*, **1989,** *86* (1): 152-156.

[84] Blank T B, Brown S D, Calhoun A W, et al. Neural network models of potential energy surfaces. *The Journal of Chemical Physics*, **1995,** *103* (10): 4129-4137.

[85] Behler J. First principles neural network potentials for reactive simulations of large molecular and condensed systems. *Angewandte Chemie International Edition*, **2017,** *56* (42): 12828-12840.

[86] Tafeit E, Estelberger W, Horejsi R, et al. Neural networks as a tool for compact representation of ab initio molecular potential energy surfaces. *J Mol Graph*, **1996,** *14* (1): 12-18.

[87] Manzhos S, et al. A random-sampling high dimensional model representation neural network for building potential

energy surfaces. *The Journal of Chemical Physics*, **2006**, *125* (8): 084109.

[88] Manzhos S, et al. Using redundant coordinates to represent potential energy surfaces with lower-dimensional functions. *The Journal of Chemical Physics*, **2007**, *127* (1): 014103.

[89] Malshe M, Narulkar R, Raff L M, et al. Development of generalized potential-energy surfaces using many-body expansions, neural networks, and moiety energy approximations. *The Journal of Chemical Physics*, **2009**, *130* (18): 184102.

[90] Behler J, Parrinello M. Generalized neural-network representation of high-dimensional potential-energy surfaces. *Phys Rev Lett*, **2007**, *98* (14): 146401.

[91] Smith J S, Isayev O, Roitberg A E. ANI-1: an extensible neural network potential with DFT accuracy at force field computational cost. *Chemical Science*, **2017**, *8* (4): 3192-3203.

[92] Yao K, Herr J E, Toth D W, et al. The TensorMol-0.1 model chemistry: a neural network augmented with long-range physics. *Chemical Science*, **2018**, *9* (8): 2261-2269.

[93] Schütt K T, Arbabzadah F, Chmiela S, et al. Quantum-chemical insights from deep tensor neural networks. *Nat Commun*, **2017**, *8* (1): 13890.

[94] Schütt K T, Kindermans PJ, Sauceda H E, et al. SchNet: A continuous-filter convolutional neural network for modeling quantum interactions. *arXiv:1706.08566*, 2017.

[95] Unke O T, Meuwly M. PhysNet: A neural network for predicting energies, forces, dipole moments, and partial charges. *J Chem Theory Comput*, **2019**, *15* (6): 3678-3693.

[96] Behler J. Constructing high-dimensional neural network potentials: A tutorial review. *Int J Quantum Chem*, **2015**, *115* (16): 1032-1050.

[97] Unke O T, Meuwly M. A reactive, scalable, and transferable model for molecular energies from a neural network approach based on local information. *The Journal of Chemical Physics*, **2018**, *148* (24): 241708.

[98] Bartók A P, Payne M C, Kondor R, et al. Gaussian approximation potentials: The accuracy of quantum mechanics, without the electrons. *Phys Rev Lett*, **2010**, *104* (13): 136403.

[99] Chmiela S, Tkatchenko A, Sauceda H E, et al. Machine learning of accurate energy-conserving molecular force fields. *Science Advances*, **2017**, *3* (5): e1603015.

[100] Chmiela S, Sauceda H E, Poltavsky I, et al. sGDML: Constructing accurate and data efficient molecular force fields using machine learning. *Comput Phys Commun*, **2019**, *240*: 38-45.

[101] Sauceda H E, Gastegger M, Chmiela S, et al. Molecular force fields with gradient-domain machine learning (GDML): Comparison and synergies with classical force fields. *The Journal of Chemical Physics*, **2020**, *153* (12): 124109.

[102] Unke O T, Chmiela S, Sauceda H E, et al. Machine learning force fields. *Chem Rev*, **2021**, *121* (16): 10142-10186.

[103] Sauceda H E, Chmiela S, Poltavsky I, et al. Molecular force fields with gradient-domain machine learning: Construction and application to dynamics of small molecules with coupled cluster forces. *The Journal of Chemical Physics*, **2019**, *150* (11): 114102.

[104] Hermann J, DiStasio R A, Tkatchenko A. First-principles models for van der Waals interactions in molecules and materials: Concepts, theory, and applications. *Chem Rev*, **2017**, *117* (6): 4714-4758.

[105] Guillot B. A reappraisal of what we have learnt during three decades of computer simulations on water. *J Mol Liq*, **2002**, *101* (1): 219-260.

[106] Morawietz T, Singraber A, Dellago C, et al. How van der Waals interactions determine the unique properties of water. *Proc Natl Acad Sci USA*, **2016**, *113* (30): 8368-8373.

[107] Calegari Andrade M F, Ko HY, Zhang L, et al. Free energy of proton transfer at the water-TiO$_2$ interface from ab initio deep potential molecular dynamics. *Chemical Science*, **2020**, *11* (9): 2335-2341.

[108] Deringer V L, Csányi G. Machine learning based interatomic potential for amorphous carbon. *Physical Review B*,

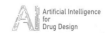

2017, *95* (9): 094203.

[109] Behler J, Martoňák R, Donadio D, et al. Pressure-induced phase transitions in silicon studied by neural network-based metadynamics simulations. *Physica Status Solidi (B)*, **2008,** *245* (12): 2618-2629.

[110] Bartók A P, Kermode J, Bernstein N, et al. Machine learning a general-purpose interatomic potential for silicon. *Physical Review X*, **2018,** *8* (4): 041048.

[111] Zeng J, Cao L, Xu M, et al. Complex reaction processes in combustion unraveled by neural network-based molecular dynamics simulation. *Nat Commun*, **2020,** *11* (1): 5713.

[112] Rivero U, Unke O T, Meuwly M, et al. Reactive atomistic simulations of Diels-Alder reactions: The importance of molecular rotations. *The Journal of Chemical Physics*, **2019,** *151* (10): 104301.

[113] Westermayr J, Marquetand P. Machine learning for electronically excited states of molecules. *Chem Rev*, **2021,** *121* (16): 9873-9926.

[114] Chen WK, Liu XY, Fang WH, et al. Deep learning for nonadiabatic excited-state dynamics. *The Journal of Physical Chemistry Letters*, **2018,** *9* (23): 6702-6708.

[115] Westermayr J, Gastegger M, Marquetard P, et al. Machine learning enables long time scale molecular photodynamics simulations. *Chemical Science*, **2019,** *10* (35): 8100-8107.

[116] Westermayr J, Gastegger M, Marquetand P. Combining SchNet and SHARC: The SchNarc machine learning approach for excited-state dynamics. *The Journal of Physical Chemistry Letters*, **2020,** *11* (10): 3828-3834.

[117] Gastegger M, Behler J, Marquetand P. Machine learning molecular dynamics for the simulation of infrared spectra. *Chemical Science*, **2017,** *8* (10): 6924-6935.

[118] Raimbault N, Grisafi A, Ceriotti M, et al. Using Gaussian process regression to simulate the vibrational Raman spectra of molecular crystals. *New Journal of Physics*, **2019,** *21* (10): 105001.

[119] Sommers G M, Calegari Andrade M F, Zhang L, et al. Raman spectrum and polarizability of liquid water from deep neural networks. *Phys Chem Chem Phys*, **2020,** *22* (19): 10592-10602.

[120] Park H, Zhou G, Baek M, et al. Force field optimization guided by small molecule crystal lattice data enables consistent sub-angstrom protein-ligand docking. *J Chem Theory Comput*, **2021,** *17* (3): 2000-2010.

[121] Zhao S, Schaub A J, Tsai S C, et al. Development of a pantetheine force field library for molecular modeling. *J Chem Inf Model*, **2021,** *61* (2): 856-868.

[122] Choudhary K, DeCost BL, Tavazza FM. Machine learning with force-field inspired descriptors for materials: fast screening and mapping energy landscape. *Physical Review Materials*, **2018,** *2* (8): 083801.

[123] Gong Z, Wu Y, Wu L, et al. Predicting thermodynamic properties of alkanes by high-throughput force field simulation and machine learning. *J Chem Inf Model*, **2018,** *58* (12): 2502-2516.

[124] Demerdash O, Shrestha U R, Petridis L, et al. Using small-angle scattering data and parametric machine learning to optimize force field parameters for intrinsically disordered proteins. *Front Mol Biosci*, **2019,** *6*: 64.

[125] Soni A, Bhat R, Jayaram B. Improving the binding affinity estimations of protein-ligand complexes using machine-learning facilitated force field method. *J Comput Aided Mol Des*, **2020,** *34* (8): 817-830.

[126] Vassilev-Galindo V, Fonseca G, Poltavsky I, et al. Challenges for machine learning force fields in reproducing potential energy surfaces of flexible molecules. the Journal of Chemical Physics, **2021,** 154(9): 094119.

[127] Deringer V L, Caro M A, Csanyi G. A general-purpose machine-learning force field for bulk and nanostructured phosphorus. *Nat Commun*, **2020,** *11* (1): 5461.

拓展阅读

过去一年中，人工智能模型飞速发展，一些新技术、新应用迅速浮现。许多分子设计任务受益于快速和准确的量子力学性质的计算。然而，应用于类药分子的 QM 方法的计算成本目前使得量子化学的大规模应用具有挑战性。量子机器学习是一套旨在通过统计建模方法近似量子观测值的技术，已经开始用于小分子的量子力学性质计算。几何深度学习专注于研究将对称信息纳入其设计的神经网络结构，其最新进展等变网络方法对机器学习力场的改进在本章内容中未尽涉及，推荐如下相关文献供读者深入了解。

主要参考文献

Atz K, Grisoni F, Schneider G. Geometric Deep Learning on Molecular Representations. *Nat Mach Intell*, **2021**, *3* (12): 1023-1032.

Atz K, Isert C, Böcker M N A, et al. Δ-Quantum Machine-Learning for Medicinal Chemistry. *Phys Chem Chem Phys*, **2022**, *24* (18): 10775-10783.

Batzner S, Musaelian A, Sun L, et al. E(3)-Equivariant Graph Neural Networks for Data-Efficient and Accurate Interatomic Potentials. *Nat Commun*, **2022**, *13* (1): 2453-2453.

Bronstein M M, Bruna J, Cohen T, et al. Geometric Deep Learning: Grids, Groups, Graphs, Geodesics, and Gauges. *ArXiv*, **2021**: abs/2104.13478.

Cheng Z, Du J, Zhang L, et al. Building Quantum Mechanics Quality Force Fields of Proteins with the Generalized Energy-Based Fragmentation Approach and Machine Learning. *Phys Chem Chem Phys*, **2022**, *24* (3): 1326-1337.

Crampon K, Giorkallos A, Deldossi M, et al. Machine-Learning Methods for Ligand–Protein Molecular Docking. *Drug Discov Today*, **2022**, *27* (1): 151-164.

D'Amore L, Hahn D F, Dotson D L, et al. Collaborative Assessment of Molecular Geometries and Energies from the Open Force Field. *J Chem Inf Model*, **2022**, *62* (23): 6094-6104.

Fu X, Wu Z, Wang W, et al. Forces Are Not Enough: Benchmark and Critical Evaluation for Machine Learning Force Fields with Molecular Simulations. *ArXiv*, **2022**: abs/2210.07237.

Huang B, von Lilienfeld O A. Quantum Machine Learning Using Atom-in-Molecule-Based Fragments Selected on the Fly. *Nat Chem*, **2020**, *12* (10): 945-951.

Jing B, Corso G, Chang J, et al. Torsional Diffusion for Molecular Conformer Generation. *ArXiv*, **2022**: abs/2206.01729.

Lemm D, von Rudorff G F, von Lilienfeld O A. Machine Learning Based Energy-Free Structure Predictions of Molecules, Transition States, and Solids. *Nat Commun*, **2021**, *12* (1): 1-10.

Liu Y, Wang L, Liu M, et al. Spherical Message Passing for 3d Graph Networks. *ArXiv*, **2022**: abs/2102.05013.

Liu Z, Lin L, Jia Q, et al. Transferable Multilevel Attention Neural Network for Accurate Prediction of Quantum Chemistry Properties Via Multitask Learning. *J Chem Inf Model*, **2021**, *61* (3): 1066-1082.

Musaelian A, Batzner S, Johansson A, et al. Learning Local Equivariant Representations for Large-Scale Atomistic Dynamics. *Nat Commun*, **2023**, *14* (1): 579-579.

Qiao Z, Christensen A S, Welborn M, et al. Informing Geometric Deep Learning with Electronic Interactions to Accelerate Quantum Chemistry. *Proc Natl Acad Sci USA*, **2022**, *119* (31): e2205221119.

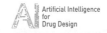

Satorras V G, Hoogeboom E, Welling M. E(N) Equivariant Graph Neural Networks. *ArXiv*, **2022**: abs/2102.09844.

Schütt K T, Unke O T, Gastegger M. Equivariant Message Passing for the Prediction of Tensorial Properties and Molecular Spectra. *ArXiv*, **2021**: abs/2102.03150.

Unke O T, Chmiela S, Sauceda H E, et al. Machine Learning Force Fields. *Chem Rev*, **2021**, *121* (16): 10142-10186.

von Lilienfeld O A, Müller K-R, Tkatchenko A. Exploring Chemical Compound Space with Quantum-Based Machine Learning. *Nat Rev Chem*, **2020**, *4* (7): 347-358.

Xia D, Chen J, Fu Z, et al. Potential Application of Machine-Learning-Based Quantum Chemical Methods in Environmental Chemistry. *Environ Sci Technol*, **2022**, *56* (4): 2115-2123.

Zubatiuk TIsayev O. Development of Multimodal Machine Learning Potentials: Toward a Physics-Aware Artificial Intelligence. *Acc Chem Res*, **2021**, *54* (7): 1575-1585.

作者简介

曹东升，中南大学湘雅药学院教授，湘雅医院客座教授，香港浸会大学访问教授，博士生导师。研究方向为化学信息学、计算机辅助药物设计和系统生物学。主要从事基于人工智能技术的高效化学信息学和计算机辅助药物分子设计方法和应用的研究。

Email: oriental-cds@163.com

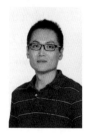

郑明月，中国科学院上海药物研究所研究员、博士生导师。研究方向是基于人工智能和大数据的精准药物设计技术开发，发展机器学习算法和模型用于活性化合物的作用机制和靶点发现、新靶点活性化合物的发现和成药性优化。

Email: myzheng@simm.ac.cn

第 11 章

小分子药物生成与从头设计

付　伟，周水庚，裴剑锋，郑明月 ❶

11.1　基于片段的药物设计

11.1.1　简介

小分子药物发现常以找到合适的先导化合物为基础，我们需要筛选得到苗头化合物，再通过结构改造得到具有一定生物活性的先导化合物。过去，苗头化合物的发现常通过高通量筛选（high throughput screening，HTS）[1]，即用所需要研究的生物靶标筛选大量化合物（从数万到数百万）。

自 1996 年 Shuker 等人首次成功地将基于片段的药物设计（fragment based drug design，FBDD）代替 HTS 应用于药物筛选以来 [2]，FBDD 已成为先导化合物发现的重要途径。其可以有效地弥补 HTS 耗时、成本高、命中化合物空间覆盖率低等缺点。因此，在过去 20 年来，FBDD 得到越来越广泛的关注。

FBDD 通过筛选由数千个分子质量小于 300 Da 的化合物（即片段）组成的片段库，获得高配体效率（ligand efficiency, LE）的低分子量的命中片段，进而通过结构优化得到先导物（如图 11-1）。命中的初始片段对其靶标具有弱亲和力，通常在 μmol/L 至 mmol/L 范围内，因此需要灵敏的生物物理筛选方法进行检测 [3]。目前，FBDD 的主要靶标是蛋白质，少量非蛋白质靶标也有应用，如 RNA[4, 5]。

目前，FBDD 已经成为先导物发现的成熟方法，取得了巨大成功，已有五种通过 FBDD 策略设计成功的药物上市。2011 年美国 FDA 批准 Roche 与 Daiichi Sankyo 公司合作的用于治疗 BRAF-V600E 突变的恶性黑色素瘤的药物 vemurafenib，成为首个以 FBDD 策略设计成功的药物 [6]。随后，雅培公司开发的 venetoclax 在 2016 年被美国 FDA 批准以慢性淋巴细胞白血病为适应证 [7]；杨森制药公司的以局部晚期或转移性尿路上皮癌为适应证的药物

❶ 编写分工：11.1 付伟，11.2 周水庚，11.3 裴剑锋，11.4、11.5 郑明月。

erdafitinib 在 2019 年上市 [8]；Daiichi Sankyo 制药开发的全球首个治疗罕见关节肿瘤的靶向药物 pexidartinib 也在 2019 年被 FDA 授权 [9]；全世界第一款治疗 KRAS 基因突变的靶向抗癌药 sotorasib 在 2021 年被 FDA 接受 [10]。

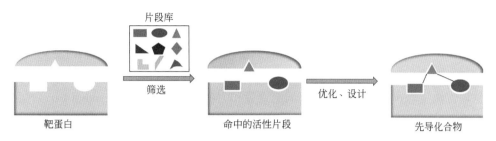

图 11-1　基于片段的药物设计思路

11.1.2　FBDD 步骤

FBDD 步骤包括片段库的建立、片段筛选和片段优化。

11.1.2.1　片段库的建立

基于片段的药物发现通常是对由低分子量化合物（即片段）组成的片段库（fragment database）进行筛选。片段库内的片段一般遵循 3 规则：$\log P \leqslant 3$；氢键受体数 $\leqslant 3$；氢键供体数 $\leqslant 3$；分子量 $\leqslant 300$[11]。此外，可旋转键个数 $\leqslant 3$ 和极性表面积 $\leqslant 60$ 也常作为参考。片段库内片段在结构上应呈现多样化，以使得少量片段（一般 500 ～ 1000 个）便足以对靶点整个空间结构进行筛选。目前 3 规则已经逐渐被打破，不再作为绝对的准则，而是起辅助指导意义。如 Harner 等人构建的片段库中一些片段有四个氢键供体，且 *ClogP* 高达 3.5[12]；Bollag 等人构建的片段库中存在分子量为 300 ～ 350 的片段 [6]。

构建片段库时，需考虑筛选目的，从而有目的性地选择片段库，片段库的组成直接影响筛选的结果。有三种主流的措施来构建一个片段库：其一是通过市售的片段或片段库配置符合要求的片段库；其次，天然产物或天然产物衍生的片段可以在考虑范围之内；此外，自己实验室、公司内部的非商业性的来自日常化学合成工作中的片段也是构建片段库的途径 [13]。

11.1.2.2　片段筛选

（1）筛选技术

FBDD 主要特点是片段体积小，与靶点结合亲和力一般不强，在微摩尔（μmol/L）至毫摩尔（mmol/L）范围内，传统的检测方法难以检测，故相应的主要挑战在于检测和选择这些与靶点有弱结合的片段，也要求检测方法的灵敏度要高。

生物物理学的方法非常适用于检测片段结合，归因于其中大多数方法具有灵敏、稳定且高通量的特点。与生物测定方法类似，运用生物物理相关技术检测低亲和力相互作用大多需要高浓度的片段，因此需要片段水溶性优异，在片段库构建中也需要考虑到这一问题。常见的检测片段弱结合的方法包括核磁共振波谱法（nuclear magnetic resonance, NMR）、热位移分析法（thermal shift assay，TSA）、表面等离子共振（surface plasmon resonance, SPR）、X

射线晶体学方法（X-ray crystallography）、等温滴定量热法（isothermal titration calorimetry, ITC）、弱亲和色谱（weak affinity chromatography, WAC）、质谱法（mass spectrometry, MS）和虚拟筛选法（virtual screening, VS）等[14]。

① 核磁共振波谱法（NMR） 尽管其通量相对较低，但目前 NMR 已发展成为最突出的几种生物物理片段筛选方法之一。NMR 可以以两种不同的形式用于片段筛选，分别为检测片段（配体）信号变化的配体观察（ligand observation, LO）和检测蛋白信号变化的蛋白质观察（protein observation, PO）。NMR 常应用于药物研究过程中，尤其是在 FBDD 应用中，优点是该方法足够灵敏，可以识别不同结合亲和力的片段（mmol/L ～ nmol/L），并且可以在分子水平以非破坏性方式确定相互作用。然而，核磁共振光谱仪造价昂贵，尤其是可提供超过 700 MHz 分辨率的仪器，通常需要专家支持进行数据处理和分析。

② 热位移分析法（TSA） TSA 通过量化蛋白质的变性温度来实现检测。当环境温度升高时大多数蛋白质的稳定性降低，折叠和未折叠蛋白质的数量相等时的环境温度称为熔解温度（T_m），而能与蛋白质结合的配体会稳定蛋白、提高 T_m，从而筛选活性配体。基于荧光的 TSA 技术是最常见的技术，通常被称为热荧光分析或差示扫描荧光法。该法具有高通量性以及高灵敏度，但缺点是熔解温度的间接读数导致该法并不适用于所有蛋白且易出现假阳性。

③ 表面等离子共振（SPR） SPR 通过将靶点固定在金或银传感器表面，让片段溶液流经传感器表面，通过传感器表面折射率的增大确定若干片段与靶点结合。该技术是确定片段与靶标结合的强大工具，可用于测量各种蛋白质、DNA/RNA 和小分子 / 复杂分子之间生物分子相互作用的结合亲和力、特异性和动力学参数。该法蛋白消耗量小，可实现高通量筛选，且成本低，目前常被使用作为片段筛选的主要方法。但该法存在无法得出片段结合位点以及相互作用的直接信息的缺点。

④ X 射线晶体学方法 X 射线晶体学分析是 FBDD 的关键方法，它可以得出高分辨蛋白质复合物结构以及蛋白与配体相互作用直接且详细的信息，这些信息能够间接指导后期对于命中片段的结构改造过程。可以通过浸泡或共结晶两种方法得到合适的晶体。该法难点在于并非所有蛋白都易结晶，有些配体会破坏晶格，常通过前述的 TSA 方法确定配体对蛋白的稳定作用来作为结晶的预筛选，而有些添加的稳定蛋白的物质则会改变蛋白的构象，蛋白在结晶状态下的构象与蛋白质在生物体内的构象也存在一定的差别。X 射线结构分析常与其他生物物理学方法联用，在 FBDD 筛选的最后一环确定最终命中物。

⑤ 等温滴定量热法（ITC） ITC 依赖于靶点结合小分子前后热量参数的改变。通常通过三步来实现，第一步是片段滴定到含有靶点的溶液中，第二步是监测混合物中的热量变化，最后一步是分析数据以获得所需的参数。可用于测量溶液中靶点（如蛋白质或 DNA 等）与片段之间的分子相互作用的亲和力、结合化学计量和焓变等信息。该法不仅有助于深入了解配体 - 靶标相互作用的结合亲和力，还有助于了解结合过程中的热力学特征。该法的缺点是需要大量蛋白质，不适合高通量筛选且灵敏度低。ITC 通常不用作 FBDD 的常用筛选方法，通常作为二级或三级的评估方法。

⑥ 弱亲和色谱法（WAC） 弱亲和色谱法通过构建两根亲和色谱柱来实现，一根是固定靶点的活性柱、一根是没有靶点的参比柱（用来检测片段和色谱柱的非亲和相互作用），用

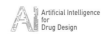

样品片段混合物溶液对两根色谱柱平行进样，通过样品在色谱柱中净保留时间（片段在活性柱的保留时间与片段在参比柱的保留时间的差值）的多少来判断亲和相互作用，通过公式关联净保留时间以及亲和力，定量检测片段亲和力。该法于 2011 年第一次应用于 FBDD，常用紫外以及 MS 检测，目前已成功应用在可溶性蛋白（α-凝血酶、胰蛋白酶）、激酶（JAK）、分子伴侣（Hsp90）、膜蛋白（AQP1）等作为目标蛋白的片段库筛选。WAC 法优点包括准确、稳定、高通量，目标蛋白消耗量少，要求样品片段浓度低，对样品片段纯度无要求（筛选基于分离），可以筛选立体异构体，储存样品的有机溶剂对固定在色谱柱上的蛋白影响小（溶剂常在死时间脱离）。当然，此方法也具有局限性，高亲和力片段未在合理时间洗脱易被当作死时间脱落的假阴性结果，但可通过升温改变亲和力范围而缓解。

⑦ 质谱法（MS）　MS 法尚不成熟，但常用于检测共价结合片段的 FBDD 筛选方法。使用电喷雾离子源的 MS 可以提供筛选混合物的直接反褶积（假设片段的独特分子量）、关于结合化学计量和相对结合亲和力的信息。与常用的 NMR 和 X 射线晶体学方法相比，MS 提供了更高的通量以及更低的蛋白消耗，该方法的缺点是在气相状态下片段与靶点结合状态不稳定。

⑧ 虚拟筛选（VS）　虚拟筛选已经在 FBDD 领域广泛应用，其通过靶点对虚拟片段库进行基于分子对接和分子动力学（molecular dynamics, MD）模拟的筛选，从而得到命中物。该法优点在于通量高、筛选快速且成本低、无需准备实体的靶点和小分子片段库，但缺点是命中率低，假阳性以及假阴性都时常出现。

除以上常用方法外，还有毛细管电泳法、低温电子显微镜法、干涉测量法、偶联法、微型电泳法等不常用的生物物理学筛选方法。当然，生化测定技术高浓度筛选虽然灵敏度低、筛选效率低，却是通过直接测量相关靶标的生物应答来获得有效信息的一种最直接最有效的筛选技术，目前常用于筛选末期确证命中物的效力。

单一方法有优势也有局限性，采用单一方法筛选所得结果准确度低，存在假阳性的情况，可信度低，且所得信息量少。因此确定筛选方法时，应当根据目标靶点的实际情况，将多种方法正交使用，取长补短[13-17]。

（2）片段筛选过程

如上所述，单一方法并不适合片段筛选，故常用的片段筛选过程包括各种方法的组合使用。最常见的是通过虚拟筛选进行预筛选，将庞大的虚拟小分子片段库筛选得到几千个片段；而后通过高通量的 TSA、SPR、WAC 等方法进行初步筛选，将小分子片段范围缩小到几十个，进而确认特异性结合信息。一般使用基于配体的核磁共振技术来确认特异性结合，有特异性结合的小分子片段进入下一步筛选，筛选后小分子片段范围缩小到十个左右，最终进行鉴定与表征，通过 X 射线晶体学分析测定片段与靶点结合的具体信息以及高浓度筛选得出与片段结合后靶点的生物应答，筛选出活性最好的命中物，进行基于片段的结构优化。

11.1.2.3　片段优化

由于通过上述方法所得到的命中物片段与靶标的结合较弱，对靶标的活性没有明显的抑制作用，因此需要对命中物进一步化学修饰，得到与靶标具有更高亲和力的先导物。这一过程中，常用的三种策略为片段生长、片段连接以及片段合并[18]（如图11-2）。

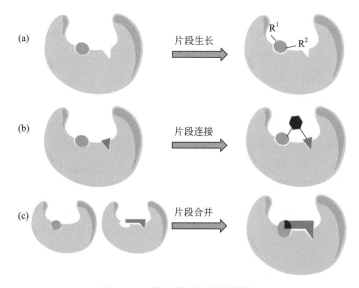

图 11-2　常用的片段优化策略

(a) 片段生长；(b) 片段连接；(c) 片段合并

（1）片段生长法

片段生长法（fragment growing method）是将各种化学基团添加到命中片段中以提高其效力，片段生长是将命中物生长为活性化合物的最常用策略。化学基团的添加通常可以结合口袋剩余部分的位点，片段的形状和大小与位点匹配作为结合的指标，也可以根据已报道的活性结构进行片段生长。也就是说，即使没有结构信息，片段也可以长成有效的活性化合物。该策略已被多次证明有效，如前文所述的 FDA 批准的基于 FBDD 策略发现的药物中，有三种就是通过这种策略开发的[15]（如图 11-3）。

（2）片段连接法

片段连接法（fragment linking）是通过将两个或多个片段连接起来开发先导物，这些片段同时占据了结合口袋的不同子区域，是命中物结构改造的常用方法。该策略的挑战是连接片段的连接基团的确定，不同的连接基团对连接后片段的活性有较大影响，甚至可能改变片段的结合子区域。例如 Frank 等人通过对约 110 个氨基酸残基组成的 RPA70 的 N 端区域进行片段筛选，并在紧邻的位点 S55 和 T60 鉴别出两组片段，通过片段连接开发了一种有效抑制剂[19]（如图 11-4）。

（3）片段合并法

片段合并法（fragment merging）的策略是基于两个或多个已识别片段结构重叠部分，通过组合两个或多个片段的化学特征进行活性化合物的开发[20]。与片段生长不同，片段合并需要结构信息来提供指导。因此，为了对命中片段进行片段合并，需要通过 X 射线晶体学分析、核磁共振光谱或计算机虚拟对接等方法确定片段的结合模式。Whitehouse 等人针对 tRNA（m¹ G37）甲基转移酶（TrmD）靶点设计新型抗生素，通过 DSF 筛选含 960 个片段的片段库，得到 53 个命中片段，然后用 TSA 进行二次筛选，将命中片段通过 X 射线晶体学方法得出结构信息，从而将图 11-5 中两个片段 **1** 和 **2** 进行合并，得出活性显著提升的化合物 **3**[21]。

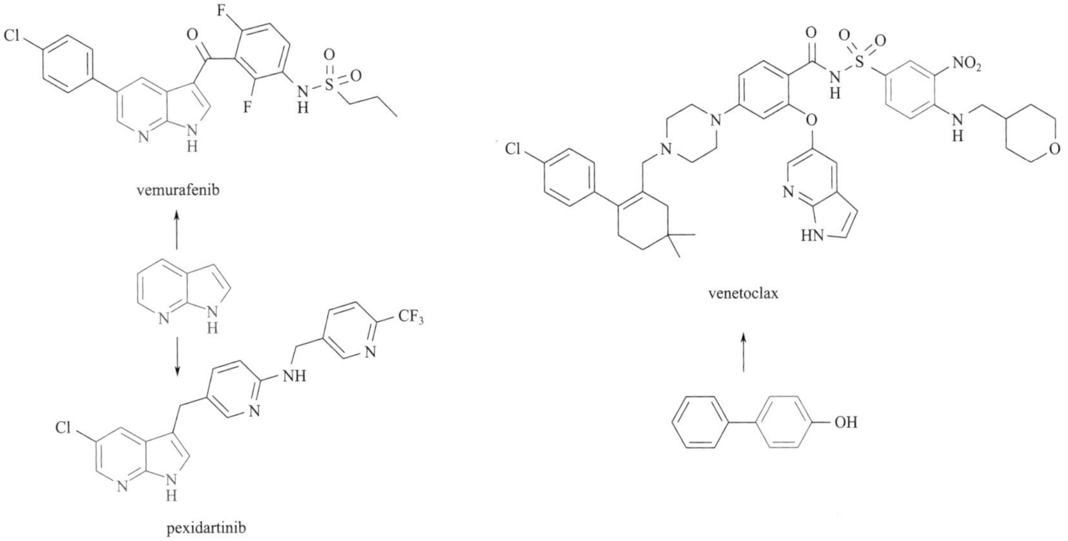

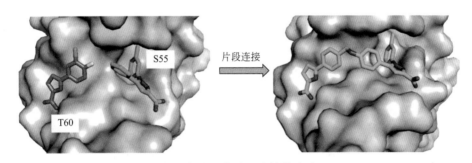

图 11-3 三种 FDA 获批药物片段生长结构优化策略

图 11-4 RPA70 抑制剂开发过程中片段连接策略（PDB-ID: 4LUV, 4LUZ）

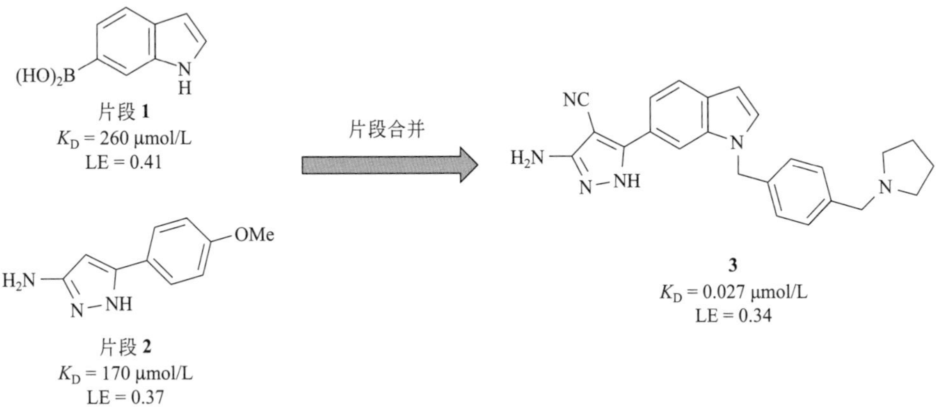

图 11-5 29a 片段合并策略

11.1.3 计算机辅助的基于片段的药物设计

前述实验方法所进行的基于片段的药物设计研究具有片段库小、搜索效率高、方法组合使用命中物可行度高等优点，但也存在着需建立片段库、操作困难、成本高诸多缺点，计算机辅助药物设计（computer aided drug design, CADD）在这一领域的应用改善了此类的缺陷。目前，计算机辅助已被证明在 FBDD 许多步骤中起到了至关重要的作用，例如识别和表征靶点结合位点，片段筛选以及命中物的优化引导等。近些年，CADD 和人工智能药物设计（artificial intelligence drug design, AIDD）已成为热门研究领域，FBDD 方面的计算机辅助方法也层出不穷，如热点分析、口袋成药性预测、按目录分类的构效关系、分子对接、机器学习、深度学习模型和从头设计等。本节主要介绍三种常用技术，分别是热点分析（hot spots analysis）、分子对接（molecular docking）、从头设计法（*de novo* design）。

热点分析主要有助于结合自由能预测结合位点的小区域。当实验确定了片段命中物后，热点分析可以通过较小的有机探针绘制命中物周围的亚结合位点，从而为结构优化提供依据。一个最常用的热点分析方法是 FTMap 网络服务器，该算法分析 16 个不同的有机小分子探针在蛋白表面的聚集情况，不同探针的重叠簇成为热点，主要热点通常是片段命中的子位点，次要热点为结构改造片段延伸最佳方向。

分子对接是一种预测蛋白和小分子结合位点、结合方式、结合优劣的一种计算方法。其通过对接得分得到小分子与蛋白的结合信息。该方法既可以在筛选初期对大批量片段进行筛选，又可以在筛选后期为结构改造提供指导。

从头设计是利用已知的片段结合模式，通过实验或计算进行描述，以提出可改进结合亲和力的修饰类似物。LUDI 程序是最早为从头设计开发的程序之一，它可计算相互作用位点，映射分子片段，并使用经验评分和连接基团将它们连接起来。除此以外，人们还开发了GANDI、BREED、LigBuilder、Autogrow 和 ADAPT 等一系列程序 [18, 22, 23]。

11.1.4 FBDD 的经典成功案例

亲环蛋白 D（cyclophilin D，CypD）是一种线粒体肽基脯氨酰顺反异构酶，以调节线粒体通透性过渡孔（PTP）而闻名。线粒体功能障碍与多发性硬化症和心血管疾病相关的一系列细胞过程有关，使 CypD 成为治疗药物靶点。

为开发具有类似药物特性的 CypD 抑制剂，预防多发性硬化症中的线粒体功能障碍，默克公司首先使用荧光偏振法（fluorescence polarization，FP）生化分析对公司的 650000 个化合物进行 HTS，结果得到了 178 个命中物，但在 SPR 和 NMR 研究中结合结果均不理想。

因此，默克又对公司内部片段库 2688 个片段进行基于片段的筛选，使用固定的 CypD 蛋白通过 SPR 在 2 mmol/L 的固定浓度下筛选片段，并产生 168 个初级命中物，进而基于 SPR 的竞争实验，得到了 58 个命中物。为了探查片段结合模式，通过 X 射线晶体衍射评估了 52 个片段与CypD 蛋白的共晶，最终以 1.15 ～ 2.0 Å 的分辨率获得了 6 个晶体结构（分子结构如图 11-6），这些晶体结构中，活性位点具有清晰的电子密度。其中片段 **5** 和片段 **6** 结合在蛋白 S2 口袋，片段**7** ～片段 **9** 结合在相邻的 S1′ 口袋，片段 **10** 结合在 S2 和 S1′ 口袋，但活性均只有毫摩尔级。

进而，默克公司经过以下三条途径对片段进行修饰。

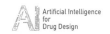

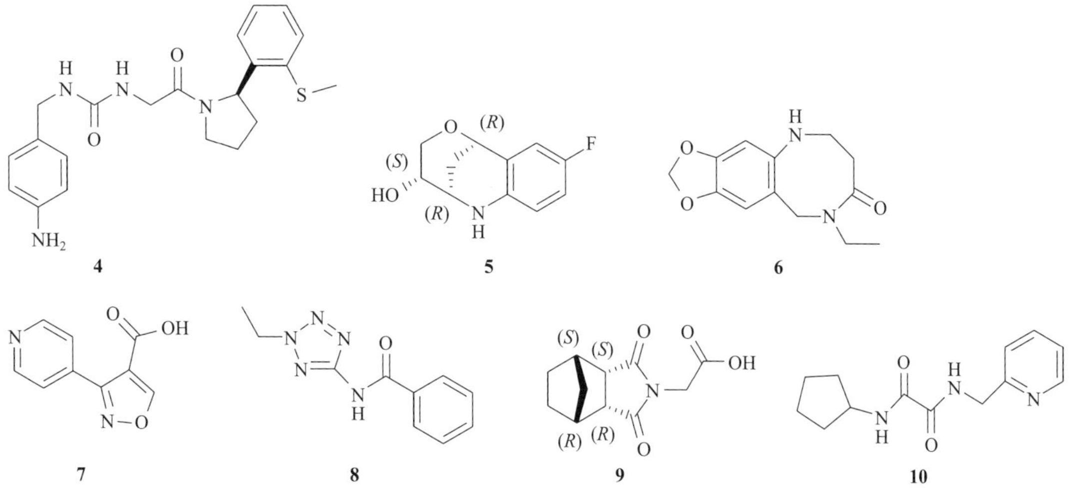

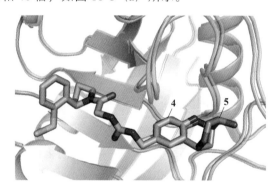

图 11-6 已发表的 CypD 抑制剂 **4** 及筛选出的片段 **5** ～ **10**

途径一：如图 11-7 所示，可以看到已发表的 CypD 抑制剂 **4**（分子结构如图 11-6）和片段 **5** 的叠合图，以此为基础，将片段 **5** 和抑制剂 **4** 进行片段融合，从而得到有效的生成分子 **11**（FP，IC$_{50}$ = 60 nmol/L；SPR，K_D = 6 nmol/L），相比起始抑制剂 **4**，FP 和 SPR 测定的活性分别显著提高 12 倍和 40 倍，如图 11-8（a）所示。

图 11-7　已发表的 CypD 抑制剂 **4**（PDB-ID：4J5B）和片段 **5**（PDB-ID：6R9S）叠合图

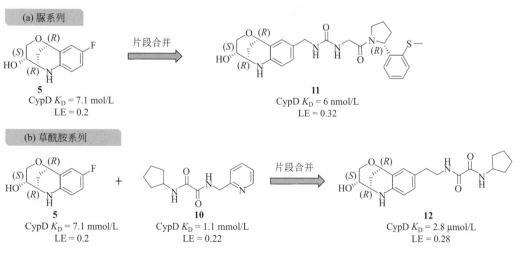

图 11-8

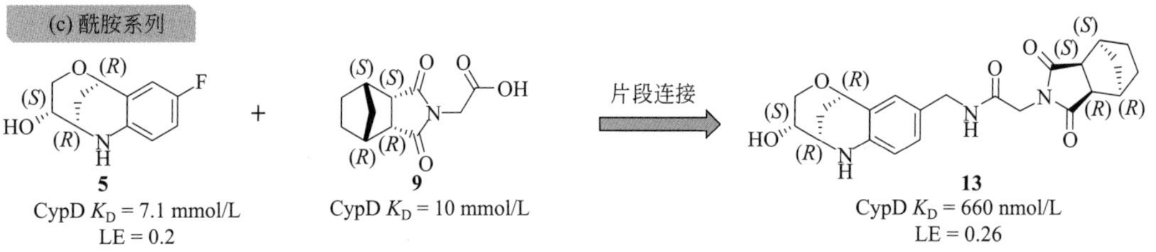

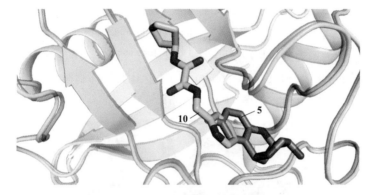

(c) 酰胺系列

5
CypD K_D = 7.1 mmol/L
LE = 0.2

9
CypD K_D = 10 mmol/L

片段连接

13
CypD K_D = 660 nmol/L
LE = 0.26

图 11-8　靶向 CypD 蛋白基于片段的活性分子设计的三种设计策略

途径二：如图 11-9 所示，命中片段 **5** 和片段 **10** 的晶体结构叠加表明，苯胺和吡啶环有一定的重合，故将片段 **5** 和片段 **10** 进行片段融合，从而生成一系列化合物，其中最有效的化合物 **12** 在 FP 和 SPR 分析中相对于片段 **5** 和片段 **10** 效力增强了 1000 倍以上（FP IC_{50} = 2 μmol/L，SPR K_D = 2.8 μmol/L），如图 11-8（b）所示。

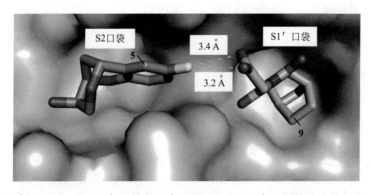

图 11-9　片段 **5**（PDB-ID：6R9S）和片段 **10**（PDB-ID：6R9X）叠合图

途径三：如图 11-10 所示，片段 **5** 结合在 S2 子口袋，片段 **9** 结合在 S1′子口袋，通过片段连接策略将片段相连，生成了一系列与两个口袋作用的化合物。其中化合物 **13** 活性显著提升了活性（FP，IC_{50} = 1.7 μmol/L；SPR，K_D = 660 nmol/L），如图 11-8（c）所示。

图 11-10　片段 **5**（PDB-ID：6R9S）和片段 **9**（PDB-ID：6RA1）X 射线结构叠加以及所在蛋白口袋

默克公司通过以上三种途径，成功地将生化 FP 方法和物理 SPR 方法测定的体外 CypD 亲和活性从毫摩尔提高到亚微摩尔，为后续结构改造提供了活性较合适的苗头化合物 [24]。

Artificial Intelligence
for
Drug Design

11.1.5　小结与展望

从 FBDD 第一次应用已经过去 20 余年，其间产生了 5 款 FDA 批准药物和超过 27 款临床在研药物运用了这一策略，FBDD 越来越受到药企、科研人员的青睐。FBDD 最大的优势是用小的片段库达到更高的靶点空间覆盖率，从而得到与靶点具有更优异结合模式、更高亲和力的化合物。2022 年初，一种以 FBDD 为基础的新型高效虚拟筛选方法 V-SYNTHES 更是将虚拟筛选命中率提高到前所未有的 33%[24]，相信未来，FBDD 将被更多科研团队采用并被发展完善，从而提供更多药效优异的先导化合物。

11.2　分子生成模型

11.2.1　基于 GAN 的分子生成模型

生成式对抗网络（GAN）旨在生成与训练集具有相同分布的新样本，通常包括两个模块：生成器 G 和鉴别器 D[25]。生成器根据从 $p(z)$ 采样的随机向量 z 生成假样本。鉴别器同时接收训练集中真实的实例和生成器产生的假实例，并评估实例来自训练集而不是生成器 G 的概率。在训练过程中，生成器 G 被训练生成与真实样本相似的样本，以欺骗鉴别器 D，最大化 D 出错的概率 [26]，而鉴别器经过训练可以做出更好的预测来识别假样本。通过这种对抗性训练，生成器将产生鉴别器完全无法做出正确预测的样本。由此，生成器被认为已经学习了真实数据分布。

GAN 的目标是让生成器学习训练集的分布以生成与真实实例相似的新样本。它是一个典型的学习概率分布的模型。对于分子生成而言，我们需要生成具有偏好属性的分子，而不是仅仅模仿训练集的样本分布。因此，通常要采用一些额外的模块，或者一些 GAN 变体，以生成有偏差的样本。这被称为基于目标导向的模型。遵循 Brown 等人提出的分类方法 [27]，我们把基于 GAN 的分子生成模型归为两类：基于目标导向（goal-directed）的模型（11.2.1.1 节）和学习概率分布（distribution learning）的模型（和 11.2.1.2 节）。前者表示生成具有要求性质的分子，后者则纯粹学习已知分子样本的分布。为了便于模型之间的对比，我们在表 11-1 中总结了本节所介绍的基于 GAN 的分子生成模型。

表 11-1　基于 GAN 的主要分子生成模型总结

分类	模型名称	分子表示方法	结构	简述
基于目标导向的模型	ORGAN[29]	SMILES	SeqGAN+RL	将目标添加到奖励函数中
	ORGANIC[30]	SMILES	ORGAN	将 ORGAN 应用于逆向设计化学
	RANC[31]	SMILES	ORGAN+DNC	使用 DNC 作为生成器
	ATNC[32]	SMILES	RANC+AT	通过 AT 筛选生成的样本
	MolGAN[33]	图 (graph)	GAN+RL	直接生成分子图
	GA-GAN[34]	图 (graph)	MolGAN+GA	使用遗传算法训练 MolGAN
	DiPol-GAN[35]	图 (graph)	MolGAN+DIFFPOOL	使用可微池化改进鉴别器

分类	模型名称	分子表示方法	结构	简述
学习概率分布的模型	LatentGAN[36]	SMILES	GAN+AE	在潜在空间而不是数据空间上进行对抗训练
	Hong 等人的模型 [37]	SMILES	ARAE	最小化潜在向量和条件之间的互信息
	Bian 等人的模型 [38]	原子对 (AtomPair)	dcGAN	将深度卷积 GANs 引入分子生成领域
	Kadurin 等人的模型 [26]	MACCS	AAE	第一个将 AAE 模型用作分子生成
	druGAN[39]	MACCS	AAE	使用鉴别器功率来平衡 G 和 D 的训练
	ECAAE[40]	SMILES	SAAE	使用解纠缠方法进行条件生成
	BiAAE[41]	SMILES	AAE	学习联合分布而不是条件分布
	CCM-AAE[42]	图 (graph)	AAE	强制潜在空间分布在恒定曲率流形上
	Mol-CycleGAN[43]	图 (graph)	CycleGAN	使用 CycleGAN 模型进行分子优化
	SMILES-MaskGAN[44]	SMILES	GAN+RL	在分子生成和优化中引入掩码语言任务
	Gene-cGAN[45]	MACCS	conditional GANs	将 2 个条件 GANs 与基因表达信息相结合
	ASYNT-GAN[46]	3D point cloud	GAN+AT	利用 3D 几何信息生成分子
	QGAN-HG[47]	图 (graph)	MolGAN+quantum circuit	首次使用量子模型进行分子生成

11.2.1.1　基于目标导向的分子生成模型

（1）SeqGAN

　　GAN 模型的本质是对抗性训练，其网络结构、生成器和鉴别器的模型不受限制。因此，我们可以根据要生成的样本类型，选择不同的网络结构来实现生成器和鉴别器。早期，基于 GAN 的分子生成模型使用 SMILES[28] 作为分子表示，SMILES 使用具有特定语法的字符序列来刻画每一个分子。因此，可以将自然语言处理（NLP）领域中的许多前沿模型应用到 GAN 模型上，例如循环神经网络（RNNs）、长短期记忆神经网络（LSTM）和门控循环单元（GRU）等。

　　GAN 模型最初用来生成具有连续值的样本，例如用矩阵表示图像。但是，在处理如 SMILES 这样的序列数据时，可能会面临一些问题。Yu 等人 [48] 指出，当生成的样本是离散值的时候，鉴别器的损失梯度不能向后传播到生成器来更新其参数以生成更好的样本。鉴别器只能评估整个序列来进行预测和计算损失。对于生成的部分序列，平衡部分序列的当前分数和整个序列的未来分数是非常重要的。为了解决这两个问题，Yu 等人提出了一个名为 SeqGAN 的模型，即用于序列生成的 GAN 模型 [48]。在 SeqGAN 中，序列生成过程被认为是一个顺序决策过程。生成器 G_θ 由带有 LSTM 单元的 RNN 实现，充当强化学习（RL）中的代理。RL 的状态 s 对应于 $Y_{1:t}$，即到目前为止的词符。而动作 a 是下一步要生成的词符，记为 y_{t+1}。基于此设置，RNN 作为生成器（或一种策略），其目标是从起始状态 s_0 开始生成序列以最大化预期的最终奖励 R_T：

$$J(\theta) = \mathbb{E}\left[R_T \mid s_0, \theta\right] = \sum_{y_1 \in \mathcal{Y}} G_\theta\left(y_1 \mid s_0\right) \cdot Q_{D_\phi}^{G_\theta}\left(s_0, y_1\right) \tag{11-1}$$

然后，使用 REINFORCE 算法来评估行为评价函数 $Q_{D_\phi}^{G_\theta}(s,a)$。使用蒙特卡洛搜索对不完整序列生成奖励，行为评价函数 $Q_{D_\phi}^{G_\theta}(s,a)$ 的计算公式如下：

$$Q_{D_\phi}^{G_\theta}\left(s = Y_{1:t-1}, a = y_t\right) = \begin{cases} \dfrac{1}{N}\displaystyle\sum_{n=1}^{N} D_\phi\left(Y_{1:T}^n\right), Y_{1:T}^n \in \mathrm{MC}^{G_\beta}\left(Y_{1:t}; N\right), t < T \\ D_\phi\left(Y_{1:t}\right), t = T \end{cases} \tag{11-2}$$

其中，MC 表示蒙特卡洛搜索操作；G_β 是由 β 参数化的 roll-out 策略；$D_\phi\left(Y_{1:t}\right)$ 是预测概率；$Y_{1:t}$ 为从鉴别器 D_ϕ 获得的实数。SeqGAN 的结构如图 11-11 所示。

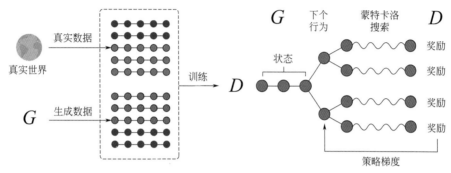

图 11-11 SeqGAN 的结构 [48]

算法 11-1 为 SeqGAN 的伪代码细节。

算法 11-1 SeqGAN

需要条件：生成器策略 G_θ；roll-out 策略 G_β；鉴别器 D_ϕ；序列数据集 $S = \{X_{1:T}\}$

1. 用随机权重 θ，ϕ 初始化 G_θ，D_ϕ
2. 用 S 上的极大似然估计预训练 G_θ
3. $\beta \leftarrow \theta$
4. 令 G_θ 生成负样本以供 D_ϕ 训练
5. 通过最小化交叉熵函数对 D_ϕ 进行预训练
6. repeat
7.   **for** g-steps **do**
8.   生成序列 $Y_{1:T} = \left(y_1, \ldots, y_T\right) \sim G_\theta$
9.   **for** t in 1:T **do**
10.   计算行为评价函数 $Q_{D_\phi}^{G_\theta}\left(s = Y_{1:t-1}, a = y_t\right)$
11.   end for
12.   更新生成器参数
13.   end for
14.   **for** d-steps **do**
15.   使用当前的 G_θ 生成负例并与给定的正例 S 结合
16.   对鉴别器 D_ϕ 进行 k 个 epochs 的训练
17.   end for
18. $\beta \leftarrow \theta$
19. **until** SeqGAN 收敛

（2）ORGAN

SeqGAN 模型使得将 GAN 应用于分子生成成为可能。基于 SeqGAN，Guimaraes 等人提出了目标强化生成式对抗网络（ORGAN）[29]。在该模型中，生成的序列样本的奖励不仅是鉴别器的输出，还包括特定领域的目标。因此，ORGAN 中的 $Q(s,a)$ 计算如下：

$$Q(Y_{1:t-1}, y_t) = \begin{cases} \frac{1}{N} \sum_{n=1}^{N} R(Y_{1:T}^n), Y_{1:T}^n \in MC^{G_\beta}(Y_{1:t}; N), t < T \\ R(Y_{1:t}), t = T \end{cases} \qquad (11-3)$$

其中 $R(Y_{1:T})$ 是 D_ϕ 和目标函数 O_i 的线性组合，由 λ 参数化：

$$R(Y_{1:T}) = \lambda \cdot D_\phi(Y_{1:T}) + (1-\lambda) \cdot O_i(Y_{1:T}) \qquad (11-4)$$

通过这种方式，可以在训练过程中优化生成分子所需要的属性，例如药物相似性、溶解性、生物活性。图 11-12 显示了 ORGAN 模型的结构。

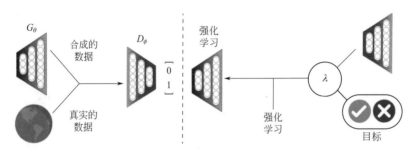

图 11-12　ORGAN 的结构 [29]

ORGAN 在生成具有与药物发现相关的分子特性的有效性方面已得到了验证[29]。药物发现研究中三个常用的目标，即溶解性、合成性和药物相似性，被用作需要优化的特定领域目标。这三个目标的组合也作为奖励来证明 ORGAN 在多目标优化任务上的表现。ORGAN 和 OR(W)GAN，即具有 Wasserstein 距离的 ORGAN[49]，与 MLE、SeqGAN 和简单的 RL 模型进行了比较。结果表明，与非优化方法（即 MLE 和 SeqGAN）生成的分子相比，ORGAN 和 OR(W)GAN 模型可以显著提高生成分子的客观指标。这一发现表明它们能够偏向生成过程。此外，与 ORGAN 相比，简单的 RL 方法在可合成性和溶解性的优化场景上取得了更好的结果。为了解释这一点，作者称像 "CCCCCCC" 或 "CCOCOCCCC" 这样的单调模式会给生成器带来更大的溶解度奖励，以至于简单的 RL 方法倾向于生成这些单调的分子来获得更大的奖励。对于 ORGAN，奖励来自两个部分。RL 组件是属性优化的主要驱动因素。而鉴别器组件约束生成器产生类似药物的分子而不是单调的分子。因此，尽管简单的 RL 的优化能力在溶解度度量上优于 ORGAN，但 ORGAN 生成的分子更像药物。

（3）ORGANIC

Sanchez-Lengeling 等人提出的 ORGANIC 模型是一种基于 ORGAN 模型的化学导向框

架，能够优化分子空间的分布，以获得逆向设计化学中所需的指标[30]。基于 ORGAN，作者使用熔点、药物相似性、Lipinski 五原则和 PCE 作为目标来评估 ORGAN 生成偏向于所需化学性质的分子的能力。结果表明，ORGANIC 可以有效地将生成的样本的分布向指定的所需属性转移。

（4）RANC

Putin 等人提出的 RANC 模型基于 ORGANIC 范式[31]。RANC 使用 GANs 和 RL 分别从训练集中学习数据分布并优化所需的属性。而对于 GANs 结构中的生成器，使用了可微分神经计算机（DNC）[50]，而不是基于 LSTM 的 RNN。DNC 由两个组件构成：控制器和存储器。这两个组件都是由神经网络构建的，因此它们可以用端到端的方式进行训练。借助外部存储器和注意力机制，DNC 在序列生成任务中捕获长短期形式词符的能力有所增强。作者称应用 DNC 作为生成器有两个优势：首先，DNC 能够记住非常复杂的序列；其次，与 LSTM 相比，DNC 允许生成更长的序列 $Y_{1:T} = (y_1, ..., y_T)$。因此，RANC 有望在分子生成领域取得更好的性能。此外，生成器 G 和鉴别器 D 在对抗性训练之前进行了预训练，以提高模型的性能。在训练步骤中，生成器首先通过最大似然估计方法进行预训练，以学习如何生成有效的 SMILES 字符串。然后，用真实数据和经过预训练的生成器 G 生成的有效 SMILES 对鉴别器 D 进行 ζ 个迭代轮次的预训练，这意味着 G 生成的无效 SMILES 被丢弃。

在实验部分，作者首先研究了完美鉴别器问题[31]。完美鉴别器问题是指当鉴别器是完美的，即能够做出完美的预测而没有错误时，梯度将消失，训练将终止。为了研究 RANC 在避免完美鉴别器问题方面的性能，首先分别对 RANC 和 ORGANIC 的生成器进行预训练。然后，在预训练鉴别器时，报告每个预训练迭代轮次后鉴别器的分类准确率。结果表明，ORGANIC 模型中 D 的准确率在 20 个迭代轮次后几乎达到 100%。但是 RANC 的鉴别器即使在 100 个预训练迭代轮次之后也很难达到完美的预测精度。这一发现表明 RANC 的生成器有更强的避免完美鉴别器问题的能力。

此外，作者在两个数据集上训练了 RANC 和 ORGANIC 模型，使用 Lipinski 五原则（RO5）作为强化目标奖励函数。他们使用生成的一组分子的统计指标来比较这两个模型的性能。指标包括一般统计指标和化学统计指标。前者包括样本的平均长度、有效性、唯一性、$\log P$、TPSA 等，后者包括多样性、片段数、簇数、不能通过药物化学过滤器（MCFS）的分子数。结果表明 RANC 生成的分子库具有更好的统计特性，其学习到的分布也更接近训练集的分布。算法 11-2 为 RANC 的伪代码细节。

算法 11-2　RANC

需要条件：DNC 生成器策略 G_θ；roll-out 策略 G_β；鉴别器 D_ϕ；对象 O；序列长度为 T 数据集 S；
用随机权重 θ，ϕ 初始化 G_θ，D_ϕ；初始化 λ，ζ；
用 S 上的极大似然估计预训练 G_θ；使用 G_θ 生成负样本，或者验证负样本和正样本 S 来最小化交叉熵函数对 D_ϕ 进行预训练

1.　repeat
2.　　**for** g-steps **do**
3.　　　生成序列 $Y_{1:T} = (y_1, ..., y_T) \sim G_\theta$；另外从外部存储器写入和读取
4.　　　**for** t in 1: T **do**
5.　　　　计算行为评价函数 $Q_{D_\phi}^{G_\theta}(s = Y_{1:t-1}, a = y_t)$；计算奖励函数

6.	end for
7.	更新生成器参数 θ
8.	**for** d-steps **do**
9.	对鉴别器 D_ϕ 进行 k 个 epochs 的训练，仅验证使用 G_θ 生成的负样本和正样本 S
10.	end for
11.	end for
12.	**until** RANC 收敛

（5）ATNC

此后，Putin 等人又提出了对抗性阈值神经计算机（ATNC）模型[32]。ATNC 模型由三个组件组成：基于 DNC 的生成器、鉴别器和对抗性阈值（AT）模块。AT 模块与鉴别器共享相同的架构，AT 模块的参数通过从鉴别器复制来定期更新。与 RANC 类似，ATNC 的训练步骤也包括预训练和对抗训练。在对抗训练阶段，生成器产生的序列首先由 AT 模块选择，与训练样本最匹配的分子将被选择并传输到鉴别器。鉴别器给这些筛选过的生成序列赋予损失来训练生成器，同时它也是用这些序列和真实数据来训练的。使用 AT 模块的目的是进一步增加鉴别器进行预测的难度，避免完美鉴别器问题。只有好的生成序列被用来训练鉴别器，因此鉴别器更难变得完美。

在实验中，使用了四个不同的目标函数来训练模型，并报告生成分子集的统计数据以进行比较。结果表明，使用 AT 模块后，ATNC 模型能够生成非常稳定的有效且唯一的 SMILES 字符串，并且在化学统计量方面，ATNC 在学习训练集分布方面也有较好的表现。算法 11-3 为 ATNC 的伪代码细节。

算法 11-3 **ATNC**

需要条件：DNC 生成器策略 G_θ；roll-out 策略 G_β；鉴别器 D_ϕ；对象 O；序列数据集 $S = \{X_{1:T}\}$；λ，ζ，τ；

用随机权重 θ，ϕ 初始化 G_θ，D_ϕ；

用 S 上的极大似然估计预训练 G_θ；使用 G_θ 生成负样本，或者验证负样本和正样本 S 来最小化交叉熵函数对 D_ϕ 进行预训练；

用 ϕ 参数初始化 AT 模块；

1.	repeat
2.	**for** g-steps **do**
3.	**while** 集合 S 中的样本数小于 D_ϕ 批量大小 **do**
4.	生成序列 $Y_{1:T} = (y_1, ..., y_T) \sim G_\theta$；另外从外部存储器写入和读取
5.	使用 AT 模块选择生成器产生的序列并将样本加入 S 中
6.	end while
7.	**for** t in $1:T$ **do**
8.	计算行为评价函数 $Q_{D_\phi}^{G_\theta}(s = Y_{1:t-1}, a = y_t)$；
9.	end for
10.	更新生成器参数 θ
11.	更新 roll-out 策略参数 β
12.	**for** d-steps **do**
13.	对鉴别器 D_ϕ 进行 k 个 epochs 的训练，仅使用 G_θ 生成，AT 模块选择过的负样本和正样本 S
14.	用 $\phi_{g-\tau}$ 更新 AT 模块参数

AI Artificial Intelligence for Drug Design

15.　　　　end for
16.　　end for
17.　**until** ATNC 收敛

（6）MolGAN 和 GA-GAN

在上述基于 GAN 的分子生成模型中，均使用 SMILES 表达式来表示分子。然而，SMILES 语法的复杂性不仅会导致生成样本的有效性较低，而且会迫使模型使用大量学习能力来学习语法，而不是学习结构与性质之间关系的化学知识。此外，相似分子的 SMILES 表达式可能存在显著差异[51]。因此，模型更难通过完全不同的 SMILES 字符串来学习结构相似分子之间的相似性。最近，随着图神经网络的快速发展，直接处理分子图的生成模型成为一个热点问题。

MolGAN[33] 是第一个直接生成分子图的基于 GAN 的分子生成模型。它由生成器、鉴别器和奖励网络组成。对于每次从标准正态分布 $z \sim N(0, I)$ 中采样一个 D 维向量 $z \in R^D$，生成器 $G_\phi(z)$ 将输出两个连续且密集的张量：$X \in R^{N \times T}$ 定义图中的原子类型，$A^{N \times N \times Y}$ 定义化学键的类型。然后，利用分类采样过程将这两个连续的、密集的张量转换为离散的、稀疏的张量 $\tilde{X}$ 和 $\tilde{A}$。这两个张量决定了一个分子图。为了直接处理分子图，鉴别器和奖励网络共享了相同结构的关系图卷积网络[52]。为了避免模式崩溃问题使用 Wasserstein loss 作为损失函数。

对于强化学习部分，MolGAN 模型不需要对状态 - 行为评价函数 $Q(s, a)$ 进行建模，因为生成器产生的样本不是序列。将每个生成的图视为一个动作，MolGAN 利用深度确定性策略梯度（DDPG）算法[53] 的变体来训练由奖励网络给出奖励引导的生成器。DDPG 算法是一种确定性策略梯度算法，众所周知，它在高维行为空间中表现良好[54]。图 11-13 是 MolGAN 模型的结构示意图。

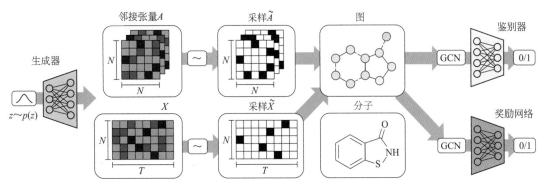

图 11-13　MolGAN 的结构

在实验中，使用类药性（quantitative estimate of druglikeness, QED）、可合成性（synthetic accessibility score, SAS）、溶解度这三个指标的组合作为训练 MolGAN 模型的目标[33]。与 ORGAN 和简单的 RL 相比，MolGAN 可以实现更好的优化性能，并且产生的分子达到几乎 100% 的有效性。在 MolGAN 与其他基于 VAE 的分子生成模型的比较中，MolGAN 在度量有效性和新颖性方面优于其他模型。然而，MolGAN 的唯一性远小于其他基于 VAE 的模型，这表明 MolGAN 可能存在模式崩溃问题。

为了防止模式崩溃，Blanchard 等人 [34] 利用遗传算法中的突变和重组思想改进了 MolGAN 的训练过程。这种称为 GA-GAN 的方法使用随机或引导选择策略来替换或重组生成器生成的有效新分子，以在每个迭代轮次中增量更新训练集。结果表明，新方法可以产生更多更符合预期性质的新分子，例如类药性质，从而避免模式崩溃并加强对化学空间的探索。

（7）DiPol-GAN

Guarino 等人提出的 DiPol-GAN[35] 是 MolGAN 的一个改进的可微池化模块 [55]，用于改进鉴别器。它是一个层次读出函数，用于获取图的层次结构信息。对于分子图的层次结构可能对应于一些功能组或药效团，这些功能组或药效团可能与所需的特性有关，可微池化模块应该有利于鉴别器的预测能力。通过提高鉴别器的能力，生成器将被引导学习更高质量的图表示 [35]。此外，为了避免模式崩溃问题，在训练鉴别器时将梯度惩罚项 [56] 添加到 WGAN 损失中。实验证明这些改进措施是有效的。

11.2.1.2　学习概率分布的分子生成模型

（1）LatentGAN

Prykhodko 等人提出的 LatentGAN 模型是 GAN 和自编码器的组合，用于从头设计分子 [36]。模型采用预训练方式学习分子的基本语法，再使用针对特定靶点的训练集微调模型，以生成具有相应分布的分子。自编码器首先进行预训练以将 SMILES 表示的分子编码为潜在向量 h，然后将 h 解码回 SMILES。然后训练 GAN 以生成新的潜在向量 h'，它与目标训练集中的真实数据相似。最后，解码器将训练好的 GAN 中生成器产生的潜在向量 h' 解码为对应的新分子结构的 SMILES。预训练数据集由实验中来自 ChEMBL 数据集的超过 130 万个 SMILES 组成，选择对三个靶标有活性的分子来构建三个靶标数据集。与基线模型 RNN 相比，LatentGAN 模型在学习目标训练集的化学性质分布方面的有效性显著提高。作者还称，LatentGAN 生成的化合物与基于 RNN 的生成模型获得的化合物不同，表明这两种方法可以互补使用，帮助研究人员构建更全面的分子库。

（2）ARAE

Hong 等人提出了一种基于对抗性正则化自编码器（ARAE）的模型 [37]。ARAE 是 VAE 和 GAN 模型的组合，如图 11-14 所示，类似于 LatentGAN 模型。在 ARAE 中，SMILES 表示的离散分子的结构被编码成连续的潜在变量，强制潜在表示的分布 $p_\theta(z|x)$ 与生成器通过对抗性训练产生的潜在变量 $p_\psi(\tilde{z})$ 相似。属性 y_c 作为提供给解码器的条件，以学习给定条件的数据 x' 的分布，可表示为 $p(x'|y_c)$。为了从潜在变量 z 中去除与属性相关的属性信息，z 和 y 之间的互信息 $\text{MI}(z,y;\theta,\lambda)$ 要被最小化。由于互信息的计算较难处理，互信息的下界 $\text{VMI}(y,z;\theta,\lambda) = \max_\lambda \mathbb{E}_{p_\theta(z|x)}\left\{\mathbb{E}_{y\approx p(y|z)}\left[\log q_\lambda(y|z)\right]\right\}$ 被添加到损失函数中，其中 $q_\lambda(y|z)$ 是通过预测网络估计的。实验表明，所提出的模型在独特性和新颖性指标上优于其他基于 VAE 和基于 GAN 的模型。在条件生成方面也有良好的表现。

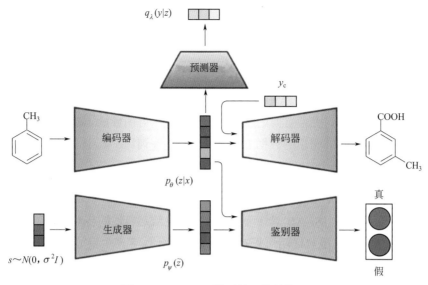

$q_\lambda(y|z)$

预测器

CH_3

编码器

$p_\theta(z|x)$

y_c

解码器

COOH

CH_3

生成器

$s \sim N(0, \sigma^2 I)$

$p_\psi(\bar{z})$

鉴别器

真

假

图 11-14　ARAE 模型的网络结构 [37]

（3）dcGAN

Bian 等人使用深度卷积 GANs（dcGAN）[57] 生成针对大麻素受体的目标特异性新分子 [38]。在这项研究中，分子是从 ZINC 和 ChEMBL 数据集中收集的。首先通过进行有监督的活性预测实验来研究四种不同类型的分子指纹和四种不同架构的 CNN 主干，以发现哪种架构和分子表示的组合有效且高效地匹配大麻素受体配体。结果表明，LeNet-5 和 AtomPair 指纹的组合在针对 CB1 和 CB2 受体的活性和非活性 / 随机化合物的分类方面展现了整体上最高的性能。

根据这一发现，他们构建了一个称为 dcGAN 的模型，其中使用 LeNet-5 网络作为鉴别器。生成器 G 生成 1024 维向量作为生成分子的指纹。为了用生成的指纹映射特定的分子结构，作者推荐了一种替代方法，在基于化学相似性的大型库中通过谷本系数度量来寻找，相似度大于 95% 的分子被认为是对应的结构。

（4）AAE

另一系列基于 GAN 的生成模型是 Adversarial Autoencoders（AAE）[58]，它将对抗训练策略与 Variational Autoencoder（VAE）相结合。AAE 涉及对抗性训练策略，通过将自动编码器的潜在向量的后验分布与任意先验分布进行匹配来执行变分推理 [58]。在 AAE 模型中，自动编码器通过两个目标进行训练——重建误差标准和对抗性训练标准。编码器学习将数据分布转换为先验分布，解码器学习将先验分布映射到数据分布的生成模型。

Kadurin 等人首先尝试利用 AAE 模型生成具有潜在抗癌特性的新型化合物 [26]。他们的模型接收由 166 位 MACCS 指纹 [59] 表示的分子作为输入，并产生新的指纹作为生成的分子。该模型使用了七层自动编码器结构。除了指纹之外，该模型还使用药物浓度值作为输入，并在潜在层中引入了一个额外的神经元负责药物浓度，将生长抑制百分比（GD）用于他们的工作。实验结果表明，新产生的分子可能是值得研究的潜在的抗癌候选物。

（5）druGAN

后来，Kadurin 等人通过广泛的实验，将他们之前的工作扩展到一个名为 druGAN 的完整框架，用于分子生成任务[39]。在druGAN中，仍然使用166位MACCS指纹作为分子表示，不考虑药物浓度值。为了平衡生成器和鉴别器之间的训练，引入了一个超参数 p 来设置所需的鉴别器功率，试图避免完美鉴别器问题。换句话说，只有当鉴别器能够以小于 p 的概率正确预测来自生成器的假样本时，鉴别器才会被训练。否则，生成器将接受训练。druGAN 和 VAE 模型之间的比较表明，基于 AAE 的模型在容量和效率方面优于 VAE，druGAN 也被证明在遇到重建误差和采样可变性之间的权衡时可以实现更好的性能。基于这些发现，作者称所提出的 druGAN 可使用非常小的数据进行进一步的监督训练，药物发现研究人员经常会面对这种规模的数据集。

（6）SAAE

监督对抗自动编码器（SAAE）[58]可用于生成满足给定属性的新对象，这符合条件生成的范式。原始的 SAAE 模型被证明可以在几个简单的条件下产生良好的结果。而对于需要几十个复杂条件的更复杂的对象，情况会有所不同[40]。Polykovskiy 等人研究了 SAAE 模型在条件生成任务中的应用，并认为 SAAE 没有条件生成的理论保证。SAAE 可以将任何固定的期望属性 y（被视为条件）与从 $z \sim p(z)$ 采样的潜在代码 z 连接起来，在解码器的输入端从分布 $p(x|y)$ 中生成样本，如图 11-15（a）中所示。然而，正如 Polykovskiy 等人所述，z 和 y 的独立假设并不总是正确的，虽然模型可能被训练以匹配潜在分布 $p(z)$，但是当生成具有任何固定条件 y 的新样本时，一个完全不同的分布 $p(z|y)$ 是必需的。因此，应该通过解纠缠来克服不一致问题[40]。

（7）ECAAE

Polykovskiy 等人提出的纠缠条件对抗自动编码器模式（ECAAE）[40]，在他们的工作中，引入了两种方法，即预测解纠缠方法和联合解纠缠方法来解开潜在代码 z 和属性 y，如图 11-15（b）和图 11-15（c）所示。将正则化项添加到损失函数中以促进 y 和 z 之间的独立性。ECAAE 用于生成具有所需特性的结构类似物和分子。在前面的实验中，给定分子被编码为条件，ECAAE 被训练产生与该给定分子相似的化合物，谷本相似性和分子指纹之间的汉明距离用于测量这种相似性。在后面的实验中，以亲脂性（$\log P$）和合成可及性（SA）为条件，报告了生成分子的实际值与所请求分子的实际值之间的 Pearson 相关性。这些实验的结果证明，在 ECAAE 模型中引入解纠缠技术提高了分子生成质量。算法 11-4 为 ECAAE 的伪代码细节。

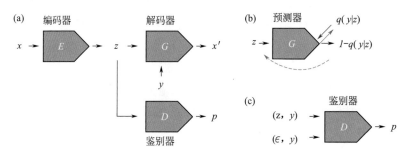

图 11-15　SAAE 的模型示意图[40]

(a) SAAE 模型；(b) 表示预测解纠缠法；(c) 表示联合解纠缠法 $[\epsilon \sim N(0,1)]$

1.　**function** Loss(x, y)
2.　　　$\epsilon \sim \mathcal{N}(0, I)$
3.　　　$\hat{y} \sim h(\hat{y} \mid x)$
4.　　　$m \leftarrow y$ 现在的位置
5.　　　$y = m * y + (1 - m) * \hat{y}$
6.　　　$z = E(x)$
7.　　　$\bar{z} = \Sigma_\theta^{-\frac{1}{2}}(y)\big[z - \mu_\theta(y)\big]$
8.　　　$L_{\text{discriminator}} = \log D(\bar{z}, y) + \log\big[1 - D(\epsilon, y)\big]$
9.　　　$L_{\text{predictive}} = \log q(y \mid \bar{z})$
10.　　$L_{\text{reconstruction}} = -\log q\big[x \mid G(z, y)\big]$
11.　　$L_{\text{imputer}} = -\log p(\hat{y} \mid y)$
12.　　**return** $L_{\text{discriminator}} + L_{\text{predictive}} + L_{\text{reconstruction}} + L_{\text{imputer}}$
13.　repeat
14.　　**for** $i = 1$ to discr_batches **do**
15.　　　$x, y \sim p_{\text{data}}$
　　　　优化阶段来最大化 Loss(x, y) 关于 D, q

　　　　$x, y \sim p_{\text{data}}$
　　　　优化阶段来最大化 Loss(x, y) 关于 $E, G, \mu_\theta, \Sigma_\theta, h$
16.　until ECAAE 收敛

（8）BiAAE

考虑到可以通过转录组表达谱评估药物的疗效和副作用，Shayakhmetov 等人[41] 提出了双向对抗性自动编码器（简称为 BiAAE），用于推断可以诱导基因表达发生所需变化的药物分子。不像传统的条件生成模型那样学习条件分布 $p(x \mid y)$，BiAAE 学习分子结构 x 和基因表达变化条件 y 的联合分布 $p(x, y)$。这样，它既可以生成给定基因表达变化的分子，也可以预测培养的药物的基因表达谱。如图 11-16 所示，分子假设结构 x 及其属性 y 取决于共享的潜在变量 s 和两个唯一的潜在变量 z_x 和 z_y。联合分布可以表示为 $p(x, y) = p(s, z_x, z_y)$。BiAAE 的网络结构如图 11-17 所示。训练编码器 E_x 和 E_y 从给定的样本 x 和 y 中提取潜在向量 z_x、z_y、s_x 和 s_y，以及训练解码器 G_x 和 G_y 从这些潜在向量中重建 x 和 y。模型使用共享损失来确保 s_x 和 s_y 彼此接近，并且利用鉴别器损失来强制潜在向量 z_x、z_y 和 s 代表不同的特征。

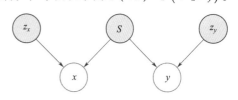

图 11-16　BiAAE 模型的底层图形模型[41]

BiAAE 在基因表达谱数据集上进行了验证，该数据集包含从基于集成网络的细胞特征库（LINCS）L1000 项目（Duan 等人[60]）收集的 978 个基因。结果表明 BiAAE 优于基线的条件生成模型。

（9）CCM-AAE

Grattarola 等人[42] 引入了一个框架，名为 Constant-curvature Riemannian Manifold Adversarial Autoencoder（CCM-AAE），可以训练它在 Constant-curvature Riemannian Manifolds（CCMS）上嵌入数据分布，例如超球面或双曲流形。CCMS 被认为在广泛的数据

分布中作为嵌入空间发挥着显著的作用，因为非欧几里得几何可能自然地对应于数据的一些相关属性。球形 CCM-AAE 的示意图如图 11-18 所示。编码器 $E(x)$ 将一个样本嵌入到表示 d 维流形 $\mathcal{M}$ 的环境空间的潜在空间 $\mathbb{R}^{d+1}$ 中，解码器 $D(x)$ 被训练从潜在向量 $z \in \mathbb{R}^{d+1}$ 中重建样本。如果需要在流形上计算操作（例如距离和采样），该模型还引入了从 z 到 CCM $\mathcal{M}$ 的可选正交投影。评估网络被训练为鉴别器，以区分来自球形均匀先验 $U_{\mathcal{M}}$ 的嵌入和样本。还引入了隶属度函数，以明确地将嵌入正则化以准确地位于 CCM 上。对于曲率为 $\kappa \neq 0$ 的流形 $\mathcal{M}$，隶属度由下式计算，其中 $\varsigma \neq 0$ 控制隶属函数的宽度。

$$\mu(z) = \exp\left[\dfrac{-\left(z, z - \dfrac{1}{\kappa}\right)^2}{2\varsigma^2}\right] \tag{11-5}$$

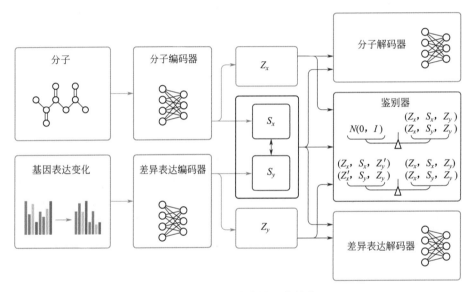

图 11-17　BiAAE 模型的网络结构 [41]

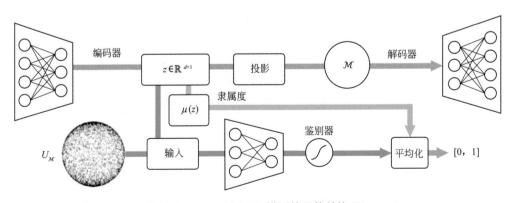

图 11-18　CCM-AAE 模型的网络结构 [42]

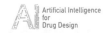

在实验中，CCM-AAE 在 QM9 数据集的分子生成任务上与不同的基线模型进行了比较。与基线相比，CCM-AAE 赢得了联合度量，即有效性、独特性和新颖性的产物。实验结果表明 CCM-AAE 可以达到最佳的整体性能。

（10）Mol-CycleGAN

Maziarka 等人提出了用于分子优化的 Mol-CycleGAN 模型[43]。这是一个基于 CycleGAN 的模型[61]，它产生的化合物对所需特性有所优化且与原始化合物的结构有高度相似性。该模型从具有和不具有所需分子特性的分子组中学习转换规则。实验证明，该模型可以生成新的具有所需性质的分子，但仍与起始分子相近。生成的分子与没有所需性质的分子集的相似程度可以通过阈值来控制。这项研究提供了一个对药物研发有用的工具，因为在药物发现过程中，研究人员主要通过按顺序修改分子的结构来优化多个所需的特性。算法 11-5 为 Mol-CycleGAN 的伪代码细节。

算法 11-5　Mol-CycleGAN

需要条件：α——学习率；λ_1——循环一致性权重；λ_2——恒等映射权重；m——批尺寸；w_X, w_Y——初始的鉴别器参数；θ_G, θ_F——初始的生成器参数

---

1. 使用 JT-VAE 编码器对 $X_{\text{train}}, Y_{\text{train}}$ 进行编码，以从训练数据集中获取分子的潜在空间表示

2. **while** θ_G, θ_F 没有收敛 **do**

3. 从数据集 X_{train} 中采样一个批次 $\{x^{(i)}\}_{i=1}^{m} \sim p_{\text{data}}^{X}$

4. 从数据集 Y_{train} 中采样一个批次 $\{y^{(i)}\}_{i=1}^{m} \sim p_{\text{data}}^{Y}$

5. 计算对抗性损失：

$$L_{\text{GAN}} \leftarrow \frac{1}{2m}\sum_{i=1}^{m}\left(D_Y\left(y^{(i)}\right)-1\right)^2 + \frac{1}{2m}\sum_{i=1}^{m}\left(D_Y\left(G\left(x^{(i)}\right)\right)\right)^2 + \frac{1}{2m}\sum_{i=1}^{m}\left(D_X\left(x^{(i)}\right)-1\right)^2 + \frac{1}{2m}\sum_{i=1}^{m}\left(D_X\left(F\left(y^{(i)}\right)\right)\right)^2$$

6. 计算循环一致性损失：

$$L_{\text{cyc}} \leftarrow \frac{1}{m}\sum_{i=1}^{m}\left|F\left(G\left(x^{(i)}\right)\right)-x^{(i)}\right| + \frac{1}{m}\sum_{i=1}^{m}\left|G\left(F\left(y^{(i)}\right)\right)-y^{(i)}\right|$$

7. 计算恒等映射损失：

$$L_{\text{identity}} \leftarrow \frac{1}{m}\sum_{i=1}^{m}\left|G\left(x^{(i)}\right)-x^{(i)}\right| + \frac{1}{m}\sum_{i=1}^{m}\left|F\left(y^{(i)}\right)-y^{(i)}\right|$$

8. 计算损失函数：

$$L \leftarrow L_{\text{GAN}} + \lambda_1 L_{\text{cyc}} + \lambda_2 L_{\text{identity}}$$

9. 计算损失函数的梯度：

$$g_G \leftarrow \nabla_{\theta G} L; g_F \leftarrow \nabla_{\theta F} L$$

$$g_X \leftarrow \nabla_{wX} L; g_Y \leftarrow \nabla_{\theta F} L$$

10. 关于生成器 G、F 的参数，使用 Adam 优化器最小化损失函数：

$$\theta_G \leftarrow \theta_G - \alpha \cdot \text{Adam}\left(\theta_G, g_G\right); \theta_F \leftarrow \theta_F - \alpha \cdot \text{Adam}\left(\theta_F, g_F\right)$$

11. 关于鉴别器 D_X、D_Y 的参数，使用 Adam 优化器最大化损失函数：

$$w_X \leftarrow w_X + \alpha \cdot \text{Adam}\left(w_X, g_X\right); w_Y \leftarrow w_Y + \alpha \cdot \text{Adam}\left(w_Y, g_Y\right)$$

12. end while

13. 用 JT-VAE 解码器对 $G\left(X_{\text{test}}\right)$ 和 $F\left(Y_{\text{test}}\right)$ 进行解码，以获得 Mol-CycleGAN 模型返回的分子

（11）SMILES-MaskGAN

Lee 等人提出了 SMILES-MaskGAN，旨在在从头药物设计中生成具有所需特性的分

子 [44]。SMILES-MaskGAN 可以看作是 MaskGAN 架构在 SMILES 分子串上的应用。该模型由三个组件组成：生成器、鉴别器和评价网络，它结合了 GAN 架构和基于玩家 - 评委模式的强化学习。生成器由带 LSTM 单元和注意力机制的 Seq2Seq 模型实现。它接收掩码的 SMILES 字符串（即 SMILES 的某些原子被掩码标记替换）作为输入，并生成带有填充原子的新 SMILES 字符串。鉴别器与生成器具有相同的架构，接收掩码字符串和生成字符串作为输入，然后计算生成字符串的每个填充原子是真实的概率，并产生用于训练生成器的奖励 r_t。评价网络也具有与生成器相同的架构。它为生成的字符串的每个词符生成一个基线 b_t，用于减小梯度的方差以加速生成器的收敛。模型采用 Policy 梯度进行训练。实验表明，SMILES-MaskGAN 在所有指标上都获得了高分，尤其是独特性和新颖性。

（12）Gene-cGAN

药物设计的主要目标通常是生成有生物活性的分子。Méndez-Lucio 等人 [45] 利用 GANs 生成具有相应基因表达特征的分子，这些分子通常是针对特定靶标的活性分子。在模型中，一个 conditional GAN 和一个带梯度惩罚的 Wasserstein GAN 被堆叠在一起，并通过基因表达特征进行调控，以产生高分辨率的分子结构信息。由于该模型不需要靶标和生物活性信息，因此可用于任何靶标、多靶标甚至某些生物状态的分子设计。此外，第二阶段该模型的 stack GAN 已被证明能够通过从高含量图像中提取的基因表达特征或形态特征，对分子骨架进行修饰，获得具有类似活性的分子 [62]。该方法将系统生物学与化学分子设计相结合，在活性化合物、定向化学库和化合物优化等领域具有广阔的应用前景。

（13）ASYNT-GAN

Jacobs 等人 [46] 提出了一个 GAN 模型来生成合成分子结构，以优化对目标的结合亲和力。该模型由编码器 - 解码器结构和生成蛋白质配体三维结构的生成器组成。编码器 - 解码器结构将输入的表达蛋白质、配体及其各自结合键的点云转换到潜在空间。设计了堆叠生成器架构，其中第一个生成器以复杂结构作为输入并计算感兴趣区域。第二个生成器，使用残差模块和注意力门控修饰的 U-net 对上一步的点云坐标进行编码，并使用 PointNet 解码器构建适合 3D 空间中绑定的配体结构。该模型实现了完整结构的良好生成，即使存在噪声，也可以优化 3D 复合物中的结合分子。并且，使用 magicGAN 完成了对生成与目标具有更好结合亲和力的分子的有意义的探索。

（14）QGAN-HG

随着量子计算机的发明，量子神经网络模型也在发展。最近，量子 GAN 已被用于生成药物分子。Li 等人 [47] 提出了一种具有混合生成器（QGAN-HG）的量子位高效量子 GAN，可以生成类似药物的分子。在 QGAN-HG 中，使用参数化的量子电路来获得量子位大小维度的特征向量，使用深度神经网络输出具有原子向量和键矩阵的分子图。参数减少 85.07% 的 QGAN-HG 可以学习与 MolGAN 相同的化学空间。带有多个量子电路的 QGAN-HG 可以生成具有良好类药物特性的分子，通过缩短神经网络深度，大大减少了训练时间，避免了神经网络的不稳定性和梯度消失，因此可以替代经典的 GAN。

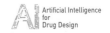

11.2.1.3 基于 GAN 的分子生成模型应用

对生物靶标有效的活性分子通常数量很少，且有些情况下已知活性和非活性分子的数量非常不均匀。在这种情况下。构建无偏模型是困难的。Barigye 等人[63] 使用 GAN 进行数据放大，可以在一定程度上解决分子数据缺失和不平衡的问题。为解决数据不足的问题，使用 GAN 生成 BACE-1 活性和非活性抑制剂分子样本，扩展数据集构建的分类模型在外部数据集上显示出令人满意的预测精度，优于报道的其他分类器；为了解决数据不平衡的问题，使用 GAN 生成 DENV 活性分子样本，得到平衡的活性和非活性样本，训练出来的分类器也相当准确。此外，在生成平衡数据的任务中，GAN 生成的放大数据训练的分类模型的性能优于 SMOTE 等数据增强方法生成的放大数据训练的分类模型，甚至可以媲美基于单边选择欠采样的算法，相当于集成了 14 个 SVM 分类器。

最近，用于从头生成分子的 GANs 已被用于创建小分子的开放访问数据库。Zhumagambetov 等人[64] 在 ZINC 样本上训练了 10 种 ML 算法，包括 ORGAN、ORGANIC、MOLCYCLEGAN、CNN 和 JT-VAE，以生成 280 万个分子，这些分子及其计算特性被集成到数据库中并耦合到 Web 界面，以用户友好和方便的方式允许用户浏览数据。用户可以根据需要创建新的分子，以防特定搜索导致结果不足。这些新创建的分子将被添加到现有的数据库中，因此数据库的内容和多样性将根据用户的需求不断增长。该过程可用于药物筛选和设计，为利用人工智能构建分子数据库提供了良好的模板。

11.2.2　其他分子生成模型

GANs 是功能强大的生成模型。然而，还有其他深度生成模型可用于生成分子。在本节中，我们将简要介绍一些基于其他深度生成模型的分子生成工作，包括基于 VAE 的模型、基于能量的模型和基于纯强化学习（RL）方法的模型。

11.2.2.1　基于 VAE 的分子生成模型

第一个基于变分自编码器（VAE）的分子生成模型[65] 于 2016 年被提出，该模型将分子的 SMILES 字符串嵌入连续的潜在空间中。神经网络被训练为从潜在向量到所需属性的映射 $f(z)$。然后，在潜在空间中进行基于梯度的优化，以指导搜索具有最佳期望属性的潜在向量，其由 $f(z)$ 预测。潜在向量对应的分子结构最终由解码器解码得到。

通过将离散的分子结构嵌入连续的潜在空间中，可以有效地搜索具有最佳特性的分子，并且 VAE 的潜在空间被强制映射为高斯分布，因此空间更加平滑，这使得优化更加容易。基于这些优点，研究者们提出了许多基于 VAE 的模型。Kusner 等人提出了 Grammar VAE 来根据上下文无关语法施加的句法约束来生成 SMILES，以提高有效性[66]。算法 11-6 为代表性模型 Grammar VAE 的伪代码细节。Dai 等人提出了语法导向的 VAE（SD-VAE），它结合了 SMILES 的句法和语义约束[67]。与 MolGAN 类似，Simonovsky 与 Komodakis 提出了直接生成图的原子标签和邻接矩阵的 GraphVAE[68]。

算法 11-6　Grammar VAE

输入：数据集 $\{X^{(i)}\}_{i=1}^{N}$
输出：训练好的 VAE 模型 $p_\theta(X|z)$，$q_\phi(z|X)$

1.　**while** Grammar VAE 没有收敛 **do**
2.　　选择元素：$X \in \{X^{(i)}\}_{i=1}^{N}$（或者使用 minibatch）
3.　　编码：$z \sim q_\phi(z|X)$
4.　　解码：给定 z，计算 logits $\boldsymbol{F} \in \mathbb{R}^{T_{\max} \times K}$
5.　　**for** t in $[1, ..., T_{\max}]$ **do**
6.　　　计算 $p_\theta(X|z)$
7.　　end for
8.　　使用估计 $p_\theta(X|z)$，$q_\phi(z|X)$ 的方法来更新 θ，ϕ
9.　end while

为了提高生成样本的有效性，Jin 等人[51] 提出了联合树 VAE（JT-VAE）模型，该模型首先在化学子结构上生成树结构支架，然后将子结构根据支架组合成分子以生成分子图。当组合子结构时，采用价态检查，只有有效的分子图结构才能被保留下来作为候选分子。通过这种检查机制，JT-VAE 模型首次实现了生成样本的 100% 有效性。

后来，更多基于图的 VAE 模型[69-72] 被提出。这些模型使用分子图作为表示，并通过价态检查顺序生成原子和化学键。通过这种方式，这些最先进的模型基本上可以达到 100% 的有效性。然而，正如 Pang 等人[73] 指出，完美的有效性并不是来自这些模型强大的学习能力。相反，它归功于外部化学工具包（如 RDKit）的价态检查[74]。实际上，生成无效样本对于分子生成模型来说并不是致命的问题，因为这些无效样本可以通过 RDKit[33] 轻松筛选。有效性度量标准衡量生成模型从训练集中学习有效分子喜欢什么的程度。然而，具有外部效价检查的完美有效性可能会使模型绕过对此类知识的学习。

Pang 等人提出了一种基于潜在空间能量的分子生成先验模型，他们认为即使分子被编码为简单的字符级 SMILES 字符串，表达模型也足以从训练集中隐式和自动捕获复杂的化学规则[73]。他们的模型仅包含两个简单的神经网络，一个用于生成 SMILES 的 RNN $p_\beta(x|z)$，另一个用于推断先验的多层感知器 $p_\alpha(z)$。他们的实验表明，所提出的模型能够生成有效且独特的分子。

11.2.2.2　基于能量的分子生成模型

第一个基于能量模型的分子生成模型 GraphEBM[75] 于 2021 年被提出，该模型对分子图的能量函数建模。其应用 Langevin 动力学方法通过近似最大化似然来训练能量函数，引导其将较低的能量分配给对应于真实分子图的数据点，将较高的能量分配给其他数据点。然后，基于训练好的能量函数结构生成低能量的分子。

由于能量函数保持了图的排列不变性的固有特性，并且可以灵活地降低能量实现目标定向生成，以组合的方式可以生成多个目标的分子，因此能量模型是一种有前途的多目标生成方法。

Liu 等人提出了 GraphEBM，以置换不变的方式参数化能量函数，减少了生成模型出现意外偏差[75]。GraphEBM 可以以组合的方式生成具有多个目标的分子，这是现有方法无法实现的。Hataya 等人提出了 GEMs, 该模型对输入的分子图使用了反量化和梯度对称化, 来解决分子图离散化和存在约束的问题[76]。该模型能够在保留目标子结构的同时成功生成新的分子。

基于能量的方法由于采样过程缓慢, 通常很难训练。此外, 构象的分布通常是高度多模态的, 基于 Gibbs 采样或 Langevin 动力学的采样方法往往会被困在模态周围, 难以在不同的模态之间混合。Xu 等人提出了 CGCF&ETM 模型, 其结合了基于流模型和基于能量模型的优点。该模型能够较好地估计多模态构象分布, 并显式捕获观测空间中原子间复杂的长程依赖关系[77]。大量的实验证明了该方法在几个基准上的优越性能, 包括构象生成和距离建模任务, 与现有的分子构象采样生成模型相比有了显著的改进。算法 11-7 为能量模型 (Energy training algorithm) 代表的伪代码细节。

算法 11-7　能量模型算法

输入: 数据集 $\{X^{(i)}\}_{i=1}^{N}$
输出: 训练好的 VAE 模型 $p_\theta(X|z)$, $q_\phi(z|X)$

1. **while** Grammar VAE 没有收敛 **do**
2. 　选择元素: $X \in \{X^{(i)}\}_{i=1}^{N}$ (或者使用 minibatch)
3. 　编码: $z \sim q_\phi(z|X)$
4. 　解码: 给定, 计算 logits $\boldsymbol{F} \in R^{T_{\max} \times K}$
5. 　**for** t in $[1, \dots, T_{\max}]$ **do**
6. 　　计算 $p_\theta(X|z)$
7. 　end for
8. 　使用估计 $p_\theta(X|z)$、$q_\phi(z|X)$ 的方法来更新 θ 和 ϕ
9. end while

11.2.2.3　基于纯强化学习方法的分子生成模型

实际上, 在有些基于 GAN 的生成模型中已经采用了强化学习来进行模型优化, 如 ORGAN、RANC 和 ATNC 等模型。与这些基于策略学习的工作不同, Mol-DQN 模型[78] 是一种纯粹的基于强化学习的方法, 它采用了一种基于价值的学习算法, 称为 Deep Q-Network (DQN)。该模型旨在将分子生成和修改任务建模为马尔可夫决策过程 (MDP), 并使用神经网络对具有所需属性的 $Q(s,a)$ 函数进行建模, 作为解决 MDP 的奖励。优化 $\log P$ 和 QED 的实验表明 MOL-DQN 具有显著的优化能力。与最先进的模型相比, 它在 $\log P$ 上实现了 40% 以上的改进, 在 QED 上实现了 2% 以上的改进。算法 11-8 为 DQN 的伪代码细节。

算法 11-8　Deep Q-Network (DQN)

将 replay memory D 初始化为容量 N
用随机权重 θ 初始化行为评价函数 Q
用权重 $\theta^- = \theta$ 初始化目标行为评价函数 $\hat{Q}$

1. **for** episode $=1, M$ **do**
2.   初始化序列 $s_1 = \{x_1\}$ 和预处理过的序列 $\phi_1 = \phi(s_1)$
3.   **for** $t = 1, T$ **do**
4.   用概率 ε 来随机选择一个动作 a_t
            或者选择 $a_t = \text{argmax}_a Q(\phi(s_t), a; \theta)$
5.   在模拟器中执行动作 a_t 并接受奖励 r_t 和下一个数据 x_{t+1}
6.   令 $s_{t+1} = s_t$, a_t , x_{t+1} 并预处理使 $\phi_{t+1} = \phi(s_{t+1})$
7.   将 transition 样本 ($\phi_t, a_t, r_t, \phi_{t+1}$) 存入 D 中
8.   从 D 中随机抽取一个 minibatch 的 transitions($\phi_j, a_j, r_j, \phi_{j+1}$)
9.   令

$$y_j = \begin{cases} r_j & \text{if episode terminates at step } j+1 \\ r_j + \gamma \max_{a'} \hat{Q}(\phi_{j+1}, a'; \theta^-) & \text{otherwise} \end{cases}$$

10.   对 $(y_j - Q(\phi_j, a_j; \theta))^2$ 关于参数 θ 使用梯度下降法进行更新
11.   每隔 C steps 更新 $\hat{Q} = Q$
12.   end for
13. end for

11.2.3   基于 GAN 的分子生成模型的优势与不足

11.2.3.1   基于 GAN 的分子生成模型的优势

GAN 由两个组件组成，生成器和鉴别器，它们以对抗方式联合训练。与其他生成模型相比，这种独特的机制为基于 GAN 的模型带来了一些出色的特性。

（1）与基于 VAE 的模型的对比

变分自编码器被称为基于似然的模型，其中使用显式似然对样本的生成概率进行建模，并使用最大似然估计（MLE）来优化似然。这种似然可以用解析公式表示，也可以用神经网络近似表示。虽然基于似然的模型通常优化更容易和更稳定 [33]，但其限制了神经网络的生成能力。然而，GAN 使用鉴别器网络来指导优化学习训练集的分布，而不是最大化显式似然，所以它也被称为隐式、无似然模型。正如 Cao 等人所述的那样 [33]，在处理图结构数据（例如分子图）时，不使用显式似然的优势可能是巨大的。计算生成图的似然性并非易事，因为它需要图的固定（或随机选择）有序表示或昂贵的图匹配过程。而对于无似然模型，在图形的矩阵表示中重新排序节点是不变的，这使得模型更加简洁和高效 [33]。

（2）与能量模型的对比

基于能量的模型为每个输入数据点分配一个非归一化的概率标量，以此来表示输入数据的概率分布。由于任意的能量模型在梯度上都有急剧的变化，这也使得该模型中的 Langevin 动力学的采样不稳定，可能会导致能量函数陷入局部最小值，使得基于能量的模型在指标评估方面效果不如 GAN[79]。

另外，由于 Langevin 动力学方法混合需要足够多的步骤（混合时间），这导致了能量模型采样速度很慢，训练时间远大于 GAN。如果为了提高能量模型的效果，通过多次预估选

择最好结果，会加剧能量模型训练速度慢的问题[79]。

（3）与纯强化学习模型的对比

纯强化学习模型，例如 Mol-DQN，可以在优化所需属性方面取得出色的性能，并且明显优于其他模型。一些基于 GAN 的模型的实验还表明，强化学习组件对目标优化做出了重大贡献[29, 33]。因此，强化学习的意义是毋庸置疑的。

然而，在药物设计和发现中，需要关注多个分子特性，这导致了多目标优化问题。尽管当有数十个期望的属性需要优化时，Mol-DQN 模型在多目标优化中是有效的[78]，但将这些目标整合到一个奖励函数中并非易事。当处理由许多目标组成的奖励函数时，模型是否能很好地工作仍然是一个问题。实际上，基于 GAN 的模型通常被训练来模仿一组类药物分子的分布，同时优化针对某个靶标的生物活性。因此，大多数所需的属性都可以隐式学习到，而无需优化棘手的多目标奖励函数。

另外，由于 GAN 可以有各种网络结构的生成器和鉴别器，所以 GAN 有各种变体，可以进一步扩展和组合，丰富 GAN 的应用场景。例如，Méndez-Lucio 将 cGAN 和 WGAN 叠加起来，为某个靶标生成活性分子并进行分子修饰[45, 62]；Jacobs 等人利用注意力机制、GAN 和图深度学习来生成对目标具有更好结合亲和力的分子[46]。

11.2.3.2 基于 GAN 的分子生成模型的不足

（1）与基于 VAE 的模型的对比

尽管与基于 VAE 的模型相比，隐式、无似然生成模型具有一些突出的优势，但对抗性训练机制也给 GAN 训练带来了困难。训练 GAN 通常需要仔细调整超参数并利用一些"技巧"[80]。因为生成器和鉴别器的目标是相互冲突的。GAN 的训练是一个其本质上不稳定的鞍点优化问题。如果一个组件的梯度支配另一个组件的梯度，那么优化器可能会错过鞍点，因此生成器或鉴别器将获得完美的分数[74]。因此，如何平衡生成器训练和鉴别器训练是一项微妙的技术。

完美的鉴别器也是一个 GAN 模型存在的问题。由于从鉴别器的损失出发，通过梯度传播来训练生成器，如果鉴别器是完美的，即所有的分子都被正确预测，那么鉴别器的损失将为零，并且不会后向传播梯度。因此，生成器将失去鉴别器继续改进自身的指导，训练过程将终止。这个问题也被称为梯度消失。

为了解决完美鉴别器问题，一种方法是通过 MLE 对生成器进行预训练，以在对抗训练过程开始时提高生成样本的质量[29, 31, 32, 48]。结果表明，具有强大生成能力的生成器可以减缓鉴别器变得完美的速度[31]。

在对抗训练期间，生成器 G 和鉴别器 D 依次进行训练。在生成器阶段，G 被训练 g-steps，同时固定鉴别器；在鉴别器阶段，D 在生成器不变的情况下经过 d-steps 的训练。直觉上，要解决完美鉴别器问题，g-steps 应该大于 d-steps，以便在鉴别器保持相对较弱的情况下快速改进生成器。然而，弱鉴别器会产生错误的梯度并误导生成器学习有关训练集的错误信息。Yu 等人的实验[48]表明，当 d-steps 大于 g-steps（在他们的实验中 $g = 1$ 和 $d = 5$）时，整体性能将得到改善，稳定性良好。因此，如何平衡梯度误差和梯度消失是一项非常困难的任务，需要仔细调整超参数。

基于 GAN 的模型的另一个问题是模式崩溃，其中生成器仅生成窄范围的样本。当生成器陷入局部最小值时，通常会发生此问题[35]。尽管 WGAN 被认为能够防止模式崩溃等不良行为[33]，但 MolGAN 仍遭受模式崩溃的问题，因其生成的分子的唯一性比 Gómez-Bombarelli 等人提出的第一个基于 VAE 的模型还要糟糕。Guarino 等人[35]试图通过 Wasserstein 距离和梯度惩罚替代解决模式崩溃[56]。

（2）与能量模型的对比

不平衡的训练可能导致 GAN 的性能不佳，因此训练 GAN 需要一些微妙的技巧[81]。而能量模型具有简单性和稳定性，唯一需要训练和设计的仅仅是其能量函数部分，无需调整单独的网络以确保平衡。这也展现了能量模型的实用性和灵活性——在给定输入的情况下，任何输出实数的模型都可以用作能量模型。

同前文所述，GAN 还会遭受模式崩溃的问题，GAN 已被证明会遗漏许多模式的数据，并且无法可靠地重建许多不同的测试样本[82]。然而，能量模型采用了隐式马尔可夫链蒙特卡洛（MCMC）生成过程，采样过程中无需梯度。这里梯度的缺乏是重要的，因为它控制住了 GAN 中的模态崩溃问题[79]。

（3）与纯强化学习模型的对比

基于 GAN 的模型的可解释性较弱，这可能会限制其应用。由于小分子的性质与其分子结构之间存在很强的因果关系，因此了解所生成分子的这种关系非常重要。因此，有必要探索分子产生的逻辑。给定一个生成的分子，一个模型应该告诉药物开发者为什么一个原子团出现在这里或者为什么一个原子被另一个原子取代。对于纯强化学习模型（例如 MOIDQN），网络会给出一个明确的 $Q(s,a)$ 来揭示如何修改当前分子结构以获得更大奖励的方向，这显示出良好的可解释性。然而，使用无约束的噪声连续信号作为输入，生成器隐藏了输入特征与输出语义特征之间关系的内部细节。而且，GAN 无法为生成的分子化学空间的分布提供明确的表达，因此可解释性差。

11.2.4　分子生成模型的挑战与展望

前面诸节介绍了各种药物分子生成模型，重点是基于 GAN 的模型，也比较了它们的优缺点。尽管基于 VAE 和纯 RL 的分子生成模型越来越受欢迎，并且基于 GAN 的分子生成模型还有很多问题需要解决，但必须承认基于 GAN 的模型具有独特的优势。而 GAN 在 CV 和 NLP 中的成功也表明了它们在分子生成方面的潜力。因此，有希望进一步研究和开发基于 GAN 的分子生成模型，以帮助药物设计和发现。本节将讨论基于 GAN 和其他机制的分子生成模型的挑战和未来方向。

11.2.4.1　新的分子表示

虽然 SMILES 和 2D 分子图在分子生成中被广泛使用，但它们的缺点也很明显。简而言之，SMILES 不能总是代表相似化合物的相似性，它的语法对于生成模型来说很难学习。此外，2D 分子图不包含 3D 构象和手性结构的信息。3D 几何表示包含更多的分子信息。然而，

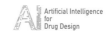

正如 Elton 等人指出的那样 [74]，目前的 3D 几何表示不能同时满足唯一性和可逆性的要求。

　　一种有前途的分子表示方法是使用分子的内部坐标，即原子之间的几何关系。最近，基于 3D 分子图的表示出现，其中构建局部坐标系来描述原子之间的相对几何关系，这些关系被编码为图中节点的特征 [83]。这种基于 3D 分子图的方法有望提高分子生成模型的性能。

11.2.4.2　新的分子生成模型

　　在过去的十年中，文献中提出了许多分子生成模型。尽管其中一些取得了较好的性能，但很少有报道称这些生成模型开发出新药 [84]，分子生成模型仍处于起步阶段，远未达到广泛使用的水平。

　　显然，由于生成的化合物的质量较差阻碍了分子生成模型的普及。这种情况激发了药物研发界使用最先进的深度学习技术开发更强大的模型。此外，模型的化学解释性差和生成的分子可合成性低也影响了药物开发者对这些模型实用性的信心。总的来说，尽管现有的分子生成模型可以产生具有所需性质的新化合物，但它们往往无法合理解释为什么会产生某些具有良好性质的化合物。同时，目前的分子生成模型无法控制生成分子的可合成性。尽管有一些指标（例如 SAS[85]）来评估可合成性，但这些指标通常用作要优化的目标函数，而不是约束。因此，目前的模型不能保证生成分子的可合成性。由于这两个原因，研究人员不太相信生成模型和生成的化合物。

　　尽管已经有规划给定分子的合成路线的工作 [86]，但生成模型仍然希望专注于生成可合成的分子。例如，在基于片段的药物发现（FBDD）领域，药物开发者已经构建了片段库 [87, 88]。有了这些碎片，就可以通过组合化学构建碎片空间，并从这个空间中发现新的分子。由于这些数据库中的片段可以很容易地通过已知的化学反应合成新的分子，因此从片段空间中发现的分子的可合成性可以保证。

　　因此，开发基于片段的新分子生成模型，并通过对生成分子的可合成性施加强制性约束，以及增强片段选择的可解释性，是分子生成的一个有希望的方向或未来工作。

11.2.4.3　评估基准数据集与性能指标

　　该领域的一个挑战是缺乏普遍接受的基准和指标来评估和比较不同的分子生成模型。

　　首先，用于模型训练和测试的授权数据集很重要，因为训练数据集的选择对于训练好的生成模型至关重要。以 ORGAN 模型为例，如原论文 [29] 所述，ORGAN 在所有四个实验中的有效性均超过 85%。然而，当使用 ORGAN 作为基线与后来的模型进行比较时，其有效性分别为 0.4% 和 2.2%[78, 89]。如此巨大的差异使该领域的读者和研究人员感到困惑。

　　基于 GAN 的分子生成模型的数据集总结在表 11-2 中。以前的工作通常使用一些开放获取分子库的子集，例如 ZINC 和 ChEMBL，来训练和测试模型。这是通过随机选择或使用一些特定规则筛选开放获取分子库来完成的 [31]。筛选规则取决于特定领域的知识和一些技巧，而作者通常不会阐明这些技巧。另外，有些分子生成模型使用一些小众使用且已获得授权的数据集来测试它们的性能。显然，比较在规则和技巧不明确的不同数据集上训练的不同模型是不公平的。

表 11-2　基于 GAN 的分子生成模型使用的数据集摘要

数据集	大小	数据来源	开放性	使用数据集的模型	概述
MOSES[91]	1936962	ZINC[92]	公开	[26, 36, 41]	具有数据预处理实用程序和评估指标的平台
GuacaMol[27]	1591378	ChEMBL[93]	公开	[26, 29]	有指标的基准
PubChem[94]	>7000000	—	公开	[39]	著名的化学物质及其生物活性信息公共存储库
QM9[95]	133885	GDB-17[96]	公开	[29, 33, 35, 37, 42, 47]	具有多达 9 个重原子（C、O、N、F）的分子
QM9-5K[29]	5000	QM9[95]	公开	[29, 30]	从 QM9 中随机选择的分子
ZINC-250K[43]	250000	ZINC[92]	公开	[37, 43]	从 ZINC 数据集中随机提取 250000 个分子
Drug-like compounds	15000	ZINC[92]	公开	[29-31]	随机选择的类似药物的市售分子
ECAAE 模型的数据集[40]	1800000	ZINC[92]	不公开	[40]	内部过滤器筛选的类药物分子
GA-GAN 模型的数据集[34]	100000	QM9[95] 和 ZINC[92]	不公开	[34]	具有多达 20 个重原子的分子
SMILES-MaskGAN 模型的数据集[44]	1692512	ChEMBL[93]	公开	[44]	已合成并针对生物靶标进行测试的分子
DRD2[43]	4632	ChEMBL[93]	不公开	[43]	具有活性和非活性化合物的 DRD2 目标特定数据集
LatentGAN-ChEMBL[36]	1347173	ChEMBL[93]	公开	[36]	具有多达 50 个重原子的分子（C、N、O、S、Cl、Br）
Bian 等人模型的数据集[38]	5874 和 5949	ChEMBL[93] 和 ZINC[92]	公开	[38]	具有活性和非活性化合物的 CB1/CB2 目标特定数据集
LatnetGAN-ExCAPE[36]	149732	ExCAPE-DB[97]	公开	[36]	具有活性和非活性化合物的 EGFR、S1PR1 和 HTR1A 的目标特异性数据集
Gene-L1000[41]	19768	L1000CMap[60]	公开	[41, 45]	具有基因表达谱的分子
ASTNT-GAN-covid19[46]	267	RCSB PDB[98]	公开	[46]	与其受体具有 3D 结合形态的分子
CD 数据集[31]	15000	ChemDiv	不公开	[30-32]	多种类似药物的市售化合物
NCI-60 cell line assay 数据集[26]	6252	DTP	不公开	[26]	包括具有 NCI-60 细胞系反应浓度和生长抑制百分比的分子

Brown 等人[27] 基于 CHEMBL 24 数据库构建了一个用于训练生成模型的数据集。他们的文章中列出了筛选规则，数据集可在 Guacamol 存储库中找到。该数据集有望成为评估和比较分子生成模型的候选者。然而，它并没有被社会广泛接受。一些最新的工作[69, 70, 73] 仍然使用来自开放存取数据库的自制训练集。

其次，合理的评价指标也很重要。通用的统计指标，被现有工作广泛用于评估基于分布学习的模型。然而，Renz 等人[90] 提出了一个简单的模型，称为 Addcarbon 模型，它简单地从训练集中采样一个新分子，并将一个碳原子随机插入其 SMILES 字符串中。如果修改后的 SMILES 字符串有效且尚未包含在生成的分子集中，则将该分子作为新生成的分子输出。

AI Artificial Intelligence for Drug Design

否则，将碳原子插入任何其他位置或在训练集中寻找另一个分子来尝试。显然，该模型对训练集的分布一无所知。然而，它所有的一般统计指标，包括有效性、唯一性和新颖性，几乎是 100%，比现有的模型，包括 ORGAN 和 VAE 等要好得多[90]。这是不合理的。有了这些发现，他们认为这些指标是使用较少评估模型学习训练集分布的能力，因为这些指标很容易被欺骗。这种情况需要为分子生成模型提供新的和强大的性能指标。

11.2.4.4　新的药物目标函数

由于在药物设计发现中需要考虑许多特性，因此在分子生成中仅使用一种特性作为目标函数是不可取的。生成具有一种性质的分子库后，还需要根据其他性质对该库进行筛选，找到满足其他性质要求的分子。因此，提出一个合理结合所有所需属性的分数是理想的。

然而，设计一个涵盖所有相关属性的目标函数并非易事。简单地将多个目标函数线性组合成一个奖励函数是行不通的，因为这可能导致没有一个目标可以优化。虽然 QED 评分是为这个目标而提出的，但它所集成的描述符并不能涵盖所有的关注点。因此，挑战在于如何设计一个既能被接受又易于优化的分数。

11.2.4.5　药物分子性质预测模型

目标导向的生成模型[27]专注于寻找具有所需特性的分子，这些分子被编码为要优化的评分函数。然而，对于药物发现中的许多复杂属性，评分函数不可用，例如生物活性。相反，这些复杂的属性通常通过在实验数据集上拟合机器学习模型来近似[90]。然后，这些机器学习模型被用作评分函数或命名预测模型，以指导生成模型。

然而，结果表明，通过机器学习模型指导分子生成并不是生成有意义分子的好策略[99]。生成模型被训练来生成使得预测模型的输出更大的样本，而不是具有确切的期望属性。如果预测模型不准确，生成分子的性质与所需性质之间的差异将很大。在这种情况下，生成的化合物可能无法满足药物开发者的需要，因此在后续的药学实验中仍然会被丢弃。因此，要提高分子生成模型的实用性，首先要保证性质预测模型的性能。

此外，Renz 等人认为生成模型倾向于捕获学习预测模型的伪影，而不是训练集的真实特征[90]。具体来说，存在两种类型的偏差。首先，属性预测模型通常表现出偏向于训练数据。这使得生成的化合物与训练集中的样本相似，这被称为数据特定偏差。其次，即使使用相同的训练数据集，预测模型也可能会收敛到不同的状态点，因为小批量训练样本输入顺序的随机性会导致梯度下降的不同方向。生成模型将捕获这种差异并生成偏向于特定预测模型的样本，这将导致模型特定的偏差。Renz 等人进行了实验以证明这两种偏差的存在。作为药物设计和发现的生成模型的目标是探索整个化学空间，对训练数据或属性预测模型的偏差都会造成与最初的目标相冲突[90]。

Renz 等人提出模型控制分数和数据控制分数可能有助于检测此类偏差并指导从业者获得可能更有意义的结果。而如何限制属性预测模型对生成模型的影响也是值得研究的。

11.2.5　小结

药物设计和发现是一项具有挑战性的任务，这激发了我们使用深度学习技术去推动药物设计和发现的进程。随着深度生成模型的快速发展，将旨在发现具有理想特性新分子的生成模型应用于分子生成已成为热点。作为 CV 和 NLP 中广泛使用的深度生成模型，GAN 及其各种变体已被用于药物设计和发现中的分子生成任务。本节总结了基于 GAN 的分子生成模型的成就，并展望该领域的未来发展。本节对基于 GAN 的分子生成模型进行了全面调查，详细介绍了约 20 个模型。此外，我们回顾了一些其他分子生成模型，并讨论了基于 GAN 的模型相对于这些不基于 GAN 的模型的优缺点。我们可以看到，基于 GAN 的模型由于其没有模仿似然分布机制，通常具有良好的分子生成性能。然而，对于想要利用基于 GAN 的分子生成模型来帮助他们进行药物发现研究的药物开发者来说，GAN 的训练并不容易。本节还讨论了基于 GAN 和其他机制的分子生成的挑战和未来方向。

11.3 三维分子生成

11.3.1 三维分子生成中的分子表示

11.3.1.1 一维和二维分子的表示

在化学上，一个化合物分子可以有诸多表示方式。一方面由于化合物一词本身包含甚广，另一方面在不同的情景下要求包含不同信息量的表示方式。当我们聚焦在有机小分子化合物时，化学家们通常采取化学式、结构式、国际化合物标识（InChI）等来表示化合物（图11-19）。不同的表示方式包含了不同层次的信息，比如化学式只反映了化合物包含的元素类型和原子个数，结构式包含了原子之间的连接关系、键级等拓扑结构信息，而国际化合物标识详尽地包含了重原子连接的氢原子数、电荷、手性、同位素等多个层次的丰富信息。它们因各自的特点分别适用于分类、可视化、数据库检索等不同场景和用途。

化学式	结构式	国际化合物标识
C_2H_5OH	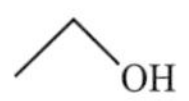 ⌒OH	InChI=1S/C_2H_6O/c1-2-3/h3H, 2H2, 1H3

图 11-19　乙醇分子的三种不同表示方法

当深度学习技术进入化学信息学等传统领域时，人们首先关注的是机器能否处理、理解和建模化合物分子一些最基本的结构信息。因此，结构式的图表示（以原子为节点，化学键为边），即分子图（molecular graph），以及由 Arthur Weininger 和 David Weininger 在20 世纪 80 年代开发 [28]，日光化学信息系统有限公司修改扩展的简化分子线性输入规范（SMILES），这两种分子表示方式最早地与深度学习模型结合在一起（图 11-20）。SMILES 可以视作分子图表示的等价文本表示，它先将去掉氢、环断开后的分子图转化成一个生成树，采用纵向优先遍历树算法，借助括号和数字等符号标记支链和环断键处，简约明了地表示分子的结构，并且能够通过结构图生成算法 [100] 等迅速转化为原来的分子结构。这两种分子表示编码了分子中

分子图

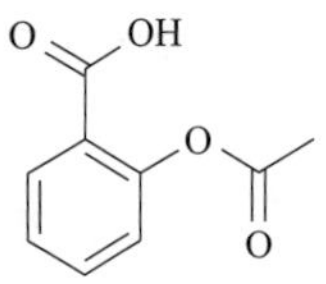

SMILES　OC(C1=C(OC(C)=O)C=CC=C1)=O

图 11-20　阿司匹林分子的分子图和
SMILES 表示

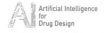

每个原子的属性（芳香性、带电情况等）和原子之间的成键情况（拓扑结构），这些信息是属于二维层面的，可以用以直观展示和区别不同的分子。

11.3.1.2 三维分子的表示

真实世界中，化合物分子存在内能，在三维空间中以立体构象的形式存在，并且采取不同立体构象的概率遵循玻尔兹曼分布。在进行化学反应、发挥生化功能（比如与生物大分子进行相互作用）时，多个分子之间会采取特定的构象姿态（pose），以实现反应基团、药效基团之间的相互作用，而分子的立体构象是分子图和 SMILES 没有包含的信息。一个化合物的平面结构可能对应成千上万种立体构象情况，人们通常用构象的能量景观（energy landscape）来描述一个分子可能采取的各种构象。当深度学习模型想要对三维分子进行建模时，首先遇到的问题就是三维分子的表示问题。特别地，对于分子生成的任务而言，理想情况下我们需要的是可逆的分子表示，即分子表示本身没有丢失重新构建三维分子结构的所需信息。这样要求的目的在于，使用特定的三维分子表示类似于将三维分子的结构信息翻译成计算机/生成模型能够理解的"语言"。自然地，使用经过训练的生成模型进行新化合物分子的生成时，这些新化合物分子也是由同样的"语言"表达的。可逆的分子表示相当于我们需要这种"语言"能够无损地翻译为人类能够理解的语言，即三维分子结构，我们希望翻译过程中的信息损失是越少越好的。在目前，有三种广泛采取的有效表示分子三维构象的方法（图 11-21）。

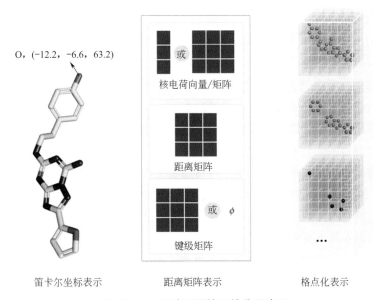

图 11-21　三种不同的三维分子表示

以人类腺苷 A2A 受体的一个拮抗剂分子 ZM241385 为例

（1）笛卡尔坐标表示

第一种是记录分子的三维构象中每个原子的笛卡尔坐标，包含原子之间的成键情况（有无连接和键级）。这个过程意味着记录者采取了某一个参考系，如实地记录下了观察到的每个原子的位置，比如这可以是来自实验上解出的晶体构象。现在已有各种成熟的文件格式（如 Mol2、sdf 等）存储化合物的立体构象信息，人们也建立了各种结构数据库［如剑桥结构数据库（Cambridge Structural Database, CSD）[101]］。虽然这是流行已久的表示方式，但是它存在的问题是并不存在统一公认的坐标系去放置每一个三维分子。直观上理解，每个采取特定立体构象的分子经过任意的旋转平移之后，我们不会认为它的立体构象发生了变化，因为任意两个原子之间的相对位置并没有变化，但是记录坐标的分子表示方式会随着旋转平移（坐标系变换）而发生变动。当我们交给机器学习模型去对这样表示的三维分子进行建模时，我们要么教会它旋转平移不变的概念（建立一个旋转平移不变或协变的模型），要么进一步将笛卡尔坐标转换为不会随着旋转平移改变的表示，使用内坐标系的方式来记录原子之间的相对位置，比如可以选择原子的前三近邻，用键长、键角、二面角来记录原子的内坐标。

（2）距离矩阵表示

第二种常用的表示方式是用原子间距离矩阵来记录三维分子的立体构象。这种表示方式的好处是不需要坐标系的选择，对于分子的任意旋转平移变换是不变的，但是缺点是并不能够直接从原子间距离矩阵得到三维分子的原子坐标，而需要使用如多维标度算法（multidimensional scaling algorithm）解析得到，这对于在分子生成情景中从原子间距离矩阵反解得到原子的具体坐标是必要的。当然，只有原子间距离矩阵是不够的，还需要记录原子的属性（元素类型等），还应该包含原子之间的连接和键级信息。这若干部分共同组成了三维分子的完整表示。

（3）格点化表示

第三种常用的表示方式与三维卷积网络（3D convolutional neural network）紧密联系。它在用笛卡尔坐标表示三维分子的原子位置的基础上，根据原子的药效团性质进行分类，比如芳香性、疏水性、带电情况、氢键受体 / 给体等。一个原子可以同时出现在多个类别中，比如嘧啶环中的氮原子同时是芳香原子和氢键受体。分类完成之后，单独去看每一类（或者更专业地称为通道）原子形成的空间分布。三维分子会被限制在立方体的空间范围内，立方体内部均匀切分为很多个立方格，常见的大小是 $1\text{Å}\times1\text{Å}\times1\text{Å}$，如此每个原子会落在一个或者若干个立方格中。最简单的情况下，有被原子占据的立方格标记上 1，而没有原子的立方格标记上 0。得到的立方格矩阵非常类似于黑白照片的情况，而图像形式的数据则非常适合用卷积神经网络进行处理，这种格点化的分子表示方式同样也非常适合用三维卷积神经网络进行处理。当然在具体处理上情况会更加复杂一些，一个分子的格点化表示是由多个通道的立方格矩阵组成的；而立方格矩阵中每个格点的取值也通常不是 0/1，而是由一个事先设置的弥散函数决定的实数值，弥散函数以原子类型和距离为自变量，任何靠近某个原子的格点，会被赋以更大的数值，代表受到附近原子的影响更大，从而更多的格点有了非零数值，缓解立方体中原子分布非常稀疏的问题。虽然这种三维分子表示非常适合使用现有的三维卷积模型进行处理，但是对原子类型的重新分类、使用弥散函数对原子位置的模糊化等操作，会使得在分子生成的任务中存在难以回避的信息丢失的问题，经过格点化处理的分子表示失去了准确的原子类型信息和位置信息来重构出精确的分子三维结构，从而往往需要借助一些优化算法或者额外训练一个解析模型，来将其还原为真实的分子结构。

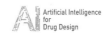

11.3.2 三维分子生成模型

将化合物分子的立体构象表示为某一种具体的分子表示之后，我们需要使用相应的特定架构的神经网络进行处理，提取分子结构的信息，将原始输入的分子表示转化为深度学习模型能够理解的数学语言，即高维连续向量表示，并通过训练建立起分子生成的概率模型。类似处理文本序列数据的自然语言处理领域与处理图像的计算机视觉领域会使用适合各自数据特点的神经网络架构。在处理三维分子时，前人也发展和应用了不同类型的模型架构来适应不同的分子表示形式，并且模型训练的优化过程、使用的损失函数等也往往不同。所以下面仍然是按上一小节中提到的三种常用的三维分子表示方式分别展开。

11.3.2.1 基于格点化表示的生成模型

格点化处理的分子表示几乎是最先与深度学习模型结合的三维分子表示，因为计算机视觉领域成熟应用的三维卷积模型非常适合处理规则分布的格点矩阵格式的数据，人们将其应用于三维分子生成任务之前，已经在识别蛋白表面上的配体结合位点[102]、预测蛋白质 - 配体结合亲和力[103] 等任务上发现这种格点化分子表示联合三维卷积模型的有效性，因此将其推广到分子生成任务的尝试是自然而然的。

Skalic 等人[104] 提出了一个端到端的生成模型 LigVoxel。LigVoxel 核心的网络结构部分是一个 7 层的深度卷积神经网络（DCNN），格点化的蛋白质口袋结构通过 DCNN 的卷积操作变换到格点化的小分子配体。他们采取了这样的损失函数来评估模型预测 / 生成的配体格点与真实格点之间的差异：

$$\mathcal{L}(y,\hat{y}) = \frac{1}{n}\sum_{i=1}^{n} -y_i \log(\hat{y}_i) + (1-y_i)\log(1-\hat{y}_i) + \frac{\lambda}{n}\sum_{i=1}^{n}\left[\frac{1}{C}\sum_{c=1}^{C} s(y_{ic})\log\frac{s(y_{ic})}{s(\hat{y}_{ic})}\right] \quad (11\text{-}6)$$

其中，n 是样本数量；C 是通道数量；$y,\hat{y}$ 分别是真实和预测的配体格点；λ 是第二项损失的权重因子；s 是排序操作。损失函数中前一项是交叉熵，后一项是 KL 散度的近似。通过这样的损失函数设置，模型能够消除一些预测时的不确定性，更好地学习到各种类型的原子数量的匹配。

虽然 LigVoxel 能够根据蛋白结构端到端地生成口袋中的配体格点，但是这离生成具体的分子结构还有一段距离：由于上一小节中提到的格点化分子表示与原始的分子结构转换前后存在信息丢失的问题，模型输出格点化的小分子配体并不能够与某一个或某一类分子结构直接对应，所以很难应用它们的模型到实际的分子设计场景中，而只是验证了模型能够学习到蛋白口袋结构与小分子配体之间的一些对应关系。

后续的改进主要关注在使用更先进的模型架构去更好地学习蛋白口袋 - 小分子配体之间的相互作用关系，以及如何从格点化分子表示解析出具体的分子结构上。Skalic 等人提出了一个改进的模型[105]，来缓解无法对应到具体分子结构的问题。这个改进的模型由一个配体形状的变分自编码器（variational autoencoder, VAE）和配体形状的标记网络（shape captioning network）组成。自编码器部分负责学习配体小分子的格点表示到隐变量（latent variable）之间的映射，并且遵循 VAE 的生成过程从隐空间中采样隐变量后由解码器解码出配体的格点。标记网络则是负责将配体的格点"翻译"为 SMILES，由 DCNN 编码器和长短期记忆（LSTM）解码器构成。模型的优化目标因此包含两个部分：

$$\mathcal{L} = \mathcal{L}_{\text{VAE}} + \mathcal{L}_{\text{caption}}$$

$$= -\frac{1}{N}\sum_{j=1}^{24^3 \times 5} y_j \log p_j - \frac{1}{2}\sum_{i}\sum_{j=1}^{J}\left[1 - \mu^2 - \sigma^2 + \log(\sigma^2)\right] - \frac{1}{N}\sum_{i=1}^{N}\sum_{j=1}^{M} y_{ij} \log(p_{ij}) \tag{11-7}$$

其中第一项是重构格点与输入格点的交叉熵，第二项是约束隐空间先验为高斯分布的 KL 散度项，第三项是预测 SMILES 字符的分类损失。不过这个模型没有融合蛋白结构的信息，只适合于做基于配体的分子设计。为此，Skalic 等人又尝试了新的生成模型架构 LiGANN[106]，生成器的部分换成了 BicycleGAN[107]，类似 LigVoxel 的方式从蛋白口袋的格点映射配体小分子的格点，生成配体格点之后仍然是由一个标记网络输出分子的 SMILES。思路上是他们的前两个模型的融合，而 LiGANN 的训练细节与原始的 BicycleGAN 接近。

虽然 Skalic 等人使用一个标记网络将生成出来的配体格点转换为具体的 SMILES，但是这样实际上仍然丢失了生成分子的三维信息。其他开发基于格点化表示的生成模型的研究人员，则尝试了另一条技术路线。

Ragoza 等人 [108] 提出了一个基于自编码器的配体小分子生成模型，模型的架构类似于 Skalic 等人的方法 [105]，配体小分子的格点作为模型的输入和输出目标。优化模型时作者采用了 L2 损失评估预测格点与输入格点的差异，并且采用生成式对抗网络的训练方式拉进预测格点与输入格点的分布。针对格点与分子结构对应不明的问题，作者开发了启发式的原子拟合算法（atom fitting algorithm），根据模型生成的格点化表示通过束搜索（beam search）和梯度下降方法放最优类型的原子在最优的位置上。算法 11-9 为原子拟合算法的伪代码细节。

算法 11-9　原子拟合算法

输入：目标配体密度格点 $G_{\text{ref}} \in \mathbb{R}^{N_t \times N_x \times N_y \times N_z}$

输出：最优匹配输入格点的原子类型 $T \in [1, N_t]^N$ 和对应的原子坐标 $C \in \mathbb{R}^{N \times 3}$

初始化 T, C 为 ( ), ( )；

初始化 loss 为 $\|G_{\text{ref}}\|^2$；

初始化 struct_init 为 (loss, T, C)

初始化 best_structs 为 {struct_init}

初始化 visited_structs 为 $\varnothing$

初始化 found_new_best_struct 为真

---

1. **while** found_new_best_struct 为真 **do**
2. 　置 found_new_best_struct 为假
3. 　**for** best_structs 中的结构 struct **do**
4. 　**if** struct 是尝试过的结构 **then**
5. 　　　跳过 struct
6. 　　提取 struct 中的原子类型 T 和原子坐标 C
7. 　　从 T 和 C 构建当前的配体格点 G_{fit}
8. 　　计算当前格点与目标格点的偏差 $G_{\text{diff}} \leftarrow G_{\text{ref}} - G_{\text{fit}}$
9. 　　从格点偏差 G_{diff} 计算可以继续延伸的前 k 个位置和对应的原子类型 $\text{top\_}k\_\text{next\_atoms}(G_{\text{diff}})$
10. 　　**for** $(t_{\text{new}}, c_{\text{new}}) \in \text{top\_}k\_\text{next\_atoms}(G_{\text{diff}})$ **do**

11.	t_{new} 和 c_{new} 分别加入更新 T 和 C，得到 T_{new} 和 C_{new}
12.	根据当前的 T_{new}、C_{new} 和 G_{ref} 用梯度下降优化原子位置更新 C_{new}，并重新计算得到当前的格点偏差 $loss_{new}$
13.	更新当前的结构为 $struct_{new} \leftarrow (loss_{new}, T_{new}, C_{new})$
14.	**if** $loss_{new}$ 比 best_structs 中的某一个结构更低 **do**
15.	将 $struct_{new}$ 加入 best_structs
16.	置 found_new_best_struct 为真
17.	**if** found_new_best_struct 为真 **do**
18.	根据结构的 loss，从 best_structs 挑选其中前 k 个最低的结构，更新 best_structs
19.	从 best_structs 中挑选 loss 最低的结构 (T,C)
20.	**return** T,C

为了能够融入蛋白结构的信息，实现基于蛋白结构的分子设计，Masuda 等人[109] 提出了一个架构接近的条件 VAE 模型，编码器部分有两个网络分别对配体和蛋白格点进行处理，配体格点部分仍然是通过重参数化的方式得到隐变量表示，而蛋白格点部分则经过卷积操作后直接经过全连接层得到蛋白表示，并与配体的隐变量表示维度方向相连，解码器接收信息叠加后的表示进行配体格点的解码。而最后从生成的配体格点到三维配体结构的变换这一步仍然使用他们提出的原子拟合算法。不久后，同课题组的 Ragoza 等人[110] 提出了改进的基于蛋白质结构的三维分子生成网络，可以算是他们之前探索做法的集成，不同的地方体现在两点，第一点是条件 VAE 模型中的编码器部分，采取了两个网络分别对复合物结构和单独蛋白格点进行处理，这里复合物格点通过编码和重参数化得到隐变量表示，这是希望隐变量提取的是抽象的蛋白质 - 配体的相互作用模型的信息，然后这个信息在具体的靶标口袋结构"语境"下，解码出与之对应的小分子结构。第二点是为了提高生成配体在口袋中结合的姿态（pose）的合理性，作者加入了一项立体碰撞的惩罚项，使得模型优化的目标损失函数为如下形式：

$$\mathcal{L} = \mathcal{L}_{VAE} + \lambda_{steric} \left\langle \sum_{i}^{N_T} rec_i, \sum_{i}^{N_T} lig_{gen,i} \right\rangle \tag{11-8}$$

尽管格点化表示直观且有效，但也存在缺点，其中一个是它对于分子的旋转平移并不是不变的，为了避免模型对分子某一种的取向和位移过于依赖（过拟合），研究人员往往还需要进行数据增强（data augmentation），为同一个分子准备多个经过适当旋转平移之后的不同版本的格点化表示。

11.3.2.2 基于距离矩阵表示的生成模型

采取原子间距离矩阵表示三维分子的立体构象的分子表示，应用到分子生成任务上时模型架构上并无特殊要求，但特殊和困难的地方在于模型需要采样新三维分子的距离矩阵，而距离矩阵的格拉姆矩阵（Gram matrix）要求是半正定的，即它的格拉姆矩阵的本征值都应该是非负的，并且格拉姆矩阵的秩为 3（因为是三维空间中的分子的立体构象）。这就使得并不是任意的由模型生成的矩阵都会被接受为三维分子的距离矩阵，如果没有巧妙地设计、约束或者筛选，模型采样的新的距离矩阵并不能对应到真实三维分子的立体构象，而这种情况在模型学习的初期是可能发生的。所以如果盲目地假定模型会输出正确形式的距离矩阵，那么模型学习时的参数更新过程可能会因为无法本征值分解而失败。

考虑到这个问题，Hoffmann 等人[111]开发了新的重参数化方法，以确保模型生成的距离矩阵都是有效的形式。他们先推导出距离矩阵与半正定矩阵之间有如下的转换关系：

$$M_{ij} = \langle x_i - x_1, x_j - x_1 \rangle = \frac{1}{2}\left(D_{1j} + D_i - D_{ij}\right)$$

对于由坐标 $x_1, \ldots x_n \in R^d$ 计算得到的距离矩阵 $\boldsymbol{D}$，它与其格拉姆矩阵 $\boldsymbol{M} \in R^{n \times n}$ 的相互转换关系为：

$$D_{ij} = M_{ii} + M_{jj} - 2M_{ij} \tag{11-9}$$

而矩阵 $\boldsymbol{M}$ 有如下的特殊形式：

$$M = \begin{pmatrix} 0 & \mathbf{0}^{\mathrm{T}} \\ \mathbf{0} & L \end{pmatrix} \tag{11-10}$$

其中 $\boldsymbol{L} \in R^{(n-1) \times (n-1)}$ 是一个对称的半正定矩阵。为此理论上只要设计生成模型生成 $\boldsymbol{L}$ 即可通过上面的变换等式得到距离矩阵 $\boldsymbol{D}$。但是半正定矩阵的空间也不是普通的向量空间，无法利用现有的深度学习模型优化器优化得到。不过，对称矩阵空间可以，而对称矩阵到对称半正定矩阵的变换比较好实现：

$$L = g(\tilde{L}) = g\left[U \begin{pmatrix} \lambda_1 & & \\ & \ddots & \\ & & \lambda_{n-1} \end{pmatrix} U^{\mathrm{T}}\right] = \left[U \begin{pmatrix} g(\lambda_1) & & \\ & \ddots & \\ & & g(\lambda_{n-1}) \end{pmatrix} U^{\mathrm{T}}\right] \tag{11-11}$$

其中，g 是一个非负函数，$\tilde{L} \in \mathbb{R}^{(n-1) \times (n-1)}$ 是普通的对称矩阵。如此生成模型采样一个矩阵后，就可以通过上面的推导过程将其逐步转换为对称矩阵、半正定矩阵、格拉姆矩阵，最后到距离矩阵形式。

作者使用带梯度惩罚的 Wasserstein-1 距离生成式对抗网络（WGAN-GP[112]）的架构实现他们的生成模型，生成器 G 从一个先验高斯分布抽样经过变换得到距离矩阵 $\boldsymbol{D}$ 和原子类型向量 t，而鉴别器 C 则评估输入的距离矩阵和原子类型向量是否对应真实的分子，由消息传递网络 SchNet[113] 构成。模型的优化目标由下面各部分组成：

$$\mathcal{L} = \mathcal{L}_C + \mathcal{L}_G \tag{11-12}$$

$$\begin{aligned}
\mathcal{L}_C &= \mathbb{E}_{(\boldsymbol{D},t) \sim \mathbb{P}_g}\left[C(\boldsymbol{D},t)\right] - \mathbb{E}_{(\boldsymbol{D},t) \sim \mathbb{P}_r}\left[C(\boldsymbol{D},t)\right] && \text{（原 WGAN 损失）} \\
&\quad + \lambda \mathcal{L}_{\mathrm{GP}} && \text{（WGAN-GP 的梯度惩罚）} \\
&\quad + \epsilon \mathcal{L}_{\mathrm{drift}} \quad (11\text{-}13) && \text{（漂移项）}
\end{aligned}$$

$$\mathcal{L}_C = -\mathbb{E}_{(\boldsymbol{D},t)\sim\mathbb{P}_g}\big[C(\boldsymbol{D},t)\big] \quad\text{(原 WGAN 损失)}$$

$$+\mathbb{E}_{(\boldsymbol{D},t)\sim\mathbb{P}_g}\big[H(t,t_{\text{ref}})\big] \quad\text{(原子类型预测交叉熵)}$$

$$+k\cdot\mathbb{E}_{(\boldsymbol{D},t)\sim\mathbb{P}_g}\left[\frac{1}{2}\sum_{i\neq j}\left(\sqrt{D_{ij}}-r\right)^2\right] \quad\text{(最小间距 }r\text{ 简谐排斥势)}$$

$$+\mathcal{L}_{\text{edm}} \qquad (11\text{-}14) \quad\text{(距离矩阵相关的约束)}$$

算法 11-10 给出了计算 $\mathcal{L}_{\text{edm}}$ 的伪代码细节。

算法 11-10 距离矩阵相关的损失函数计算

输入：当前 SchNet 鉴别器 C，目标原子类型向量 $\boldsymbol{t}_{\text{ref}}$，允许的最小原子间距 r，采样样本数 m，噪声分布维度 N_z，目标总原子数 n，非负激活函数 sp，嵌入维度 d

输出：与距离矩阵相关的损失函数 $\mathcal{L}_{\text{edm}}$

---

1. 从先验高斯分布采样 $z\sim\mathcal{N}(0,1)^{m\times N_z}$

2. 生成器 G_θ 将 z 转换为 $X\leftarrow G(z)\in R^{m\times(n-1)\times(n-1)}$

3. **for** i 从 1 到 m **do**

4.   构造对称矩阵 $\tilde{\boldsymbol{L}}\leftarrow\frac{1}{2}\left(X_i+X_i^T\right)$

5.   构造半正定矩阵 $\boldsymbol{L}\leftarrow\text{sp}(\tilde{\boldsymbol{L}})$

6.   由转换关系变换得到 $\boldsymbol{M}\leftarrow M(\boldsymbol{L})$

7.   由转换关系变换得到 $\boldsymbol{D}\leftarrow D(\boldsymbol{M})$

8.   计算 $-\frac{1}{2}JDJ$ 的本征值 $\mu_1,\cdots,\mu_n$

9.   计算 $\boldsymbol{M}$ 的本征值 $\lambda_1,\cdots,\lambda_n$，并排序使得 $\lambda_1\geqslant\lambda_2\geqslant\cdots\geqslant\lambda_n$

10. 计算损失函数 $\mathcal{L}_{\text{edm}}\leftarrow\eta_1\frac{1}{m}\sum_{i=1}^{m}\sum_{k=1}^{n}\text{ReLU}(-\mu_k)^2+\eta_2\frac{1}{m}\sum_{i=1}^{m}\sum_{k=d+1}^{n}\lambda_k^2$

11. **return** $\mathcal{L}_{\text{edm}}$

Nesterov 等人[114] 提出了另一个基于距离矩阵表示的生成模型 3DMolNet，3DMolNet 采取 VAE 架构和训练方式，需要比较输入的分子和经过解码器重构的分子的差异，所以分子内原子的排序会对计算差异有影响，为此他们规定了每个分子的原子排序固定为 InChI 表示中的排序。作者还显式地考虑了键级，在他们的模型中，三维分子结构用原子序数 $\boldsymbol{C}$、原子间距 $\boldsymbol{D}$ 和键级 $\boldsymbol{B}$ 三个矩阵表示。编码器将输入分子映射到隐空间后，解码器再利用采样的隐变量 $\boldsymbol{z}$ 分别重构出分子的原子序数、原子间距和键级。他们优化模型的方式也相较 EDMnet 简单，损失函数包含 VAE 的证据下界（evidence lower bound）以及在 EDMnet 中对生成的距离矩阵的约束：

$$\mathcal{L}=\mathbb{E}_{z\sim q(z|c,d,b)}\big[p(\boldsymbol{c},\boldsymbol{d},\boldsymbol{b}|z)\big]-\beta D_{\text{KL}}[q(z|\boldsymbol{c},\boldsymbol{d},\boldsymbol{b})\,\|\,p(z)]+\mathcal{L}_{\text{edm}} \qquad (11\text{-}15)$$

其中，β 是权重因子；$\mathcal{L}_{\text{edm}}$ 与算法 11-10 计算的过程几乎一致。

11.3.2.3 基于笛卡尔坐标表示的生成模型

采取笛卡尔坐标表示三维分子的立体构象能够几乎无损地保留分子全部的信息，但是对生成模型的要求更高，主要体现在两方面。一方面模型提取分子结构信息时需要对分子的旋转平移变换保持不变，如预测原子性质等标量信息不应该随着分子平移了一段距离而有所改变；另一方面，在生成模型采样每个原子的具体空间位置时，需要模型能够"感知"分子的旋转平移变换，在放置原子时能够随着输入结构的空间变换做出相应的改变，比如分子平移了一段距离，而放置新原子的位置也要相应地进行同样的位移。这两方面对模型架构的要求使得使用生成模型直接在三维空间生成分子结构的做法直到近些年才有比较多的进展，尤其是采样原子位置方法的探索。

Gebauer 等人在他们前期探索[115]的基础上提出了 G-SchNet[116]，可以实现无条件的三维分子生成。他们使用了 SchNet 对三维分子进行旋转平移协变的表示提取，将采样新原子的过程根据贝叶斯公式进行分解：

$$p\left(r_{t+i}, \boldsymbol{Z}_{t+i} | R^t_{\leq i-1}, Z^t_{\leq i-1}\right) = p\left(r_{t+i} | R^t_{\leq i-1}, Z^t_{\leq i}\right) \times p\left(\boldsymbol{Z}_{t+i} | R^t_{\leq i-1}, Z^t_{\leq i-1}\right) \tag{11-16}$$

并且设计了一种根据原子间距分布的采样方式来满足采样原子位置时的协变性：

$$p\left(r_{t+i} | R^t_{\leq i-1}, Z^t_{\leq i}\right) = \frac{1}{\alpha} \prod_{j=1}^{t+i-1} p\left(d_{(t+i)j} | R^t_{\leq i-1}, Z^t_{\leq i}\right) \tag{11-17}$$

$$d_{(t+i)j} = \left\| r_{t+i} - r_j \right\|_2 \tag{11-18}$$

其中，r_{t+i} 是当前时刻新原子的位置；$R^t_{\leq i}$、$Z^t_{\leq i}$ 是当前存在的所有原子的位置和类型；α 是归一化参数；t 是辅助原子的数目，作者加入了两个（$t=2$）辅助原子标记配体的质心位置和当前时刻关注的原子的位置，以打破生成初期的对称性。采样新原子的坐标 r_{t+i} 转化为预测已有原子到新原子之间的距离分布，然后可以根据所有的距离分布计算出新原子在空间各个位置出现的概率。为了节省计算成本，作者只计算了当前关注的原子周围格点位置上的出现概率。由于原子间距是旋转平移不变的，所以通过原子距离分布采样得到的原子位置能够满足旋转平移协变。模型通过预测分子生成的轨迹中每一步放置的原子的类型和与其他原子的距离分布，根据下面的损失函数计算预测 p 与标签 q 之间的差距以更新权重：

$$\mathcal{L}_{t+i} = -\sum_{k=1}^{n_{type}} \left[q_i^{type}\right]_k \cdot \log\left[p_i^{type}\right]_k - \frac{1}{t+i-1} \sum_{j=1}^{t+i-1} \sum_{l=1}^{n_{bins}} \left[q_{ij}^{dist}\right]_l \cdot \log\left[p_{ij}^{dist}\right]_l \tag{11-19}$$

后来 Joshi 等人[117]将 G-SchNet 拓展到基于分子骨架的生成模型 3D-Scaffold，Gebauer 等人则把 G-SchNet 拓展到可以在分子指纹、相对原子能量和能带隙等进行逆向分子设计的场景[118]。

使用笛卡尔坐标表示三维分子的好处之一是能够用一些量子力学的性质来评估分子，比如能量或者偶极矩。Simm 等人[119] 提出了一个用于训练模型从头生成构象稳定（分子能量低）的强化学习流程 MOLGYM，它包括利用 SchNet 提取旋转平移协变的当前状态：

$$\tilde{s} = \left[\tilde{\mathcal{C}}, \tilde{\beta} \right] = \left[\mathrm{SchNet}(\mathcal{C}), \mathrm{MLP}_\beta(\beta) \right] \tag{11-20}$$

其中，$\mathcal{C}$ 是当前的分子结构；β 是初始给定的固定数量和类型组合的原子集合。还有一个执行网络（actor）采样确定添加下一个原子的动作，包括选择焦点原子（f）、选择原子的类型（e）和确定原子的键长（d）、键角（α）、二面角（ψ）：

$$\pi_\theta(\psi, \alpha, d, e, f | s) = p(\psi, \alpha, d | e, f, s) p(e | f, s) p(f | s) \tag{11-21}$$

另外还有一个评判网络（critic）评估当前的状态：

$$V_\phi(s) = \mathrm{MLP}_\phi \left[\sum_{i=1}^{n(\mathcal{C})} \tilde{\mathcal{C}}_i, \tilde{\beta} \right] \tag{11-22}$$

整个流程用近段策略优化算法[120]（proximal policy optimization）进行权重更新和模型优化：

$$J^{AC}(\theta) = \mathbb{E}\left\{ J^{CL}(\theta) - c_1 J^V + c_2 \mathbb{H}\left[\pi_\theta | s_t \right] \right\} \tag{11-23}$$

$$J^{CL}(\theta) = \mathbb{E}\left(\min\left\{ r_t(\theta) \hat{A}_t, \mathrm{clip}\left[r_t(\theta), 1-\epsilon, 1+\epsilon \right] A_t \right\} \right) \tag{11-24}$$

Simm 等人之后又提出了另一个改进的模型[121]，以处理内坐标形式的位置表示在某些对称结构中存在混淆的问题。在这个模型中，原子的位置使用球坐标 $(d, \tilde{x})$ 表示，其中 d 是球面半径，$\tilde{x}$ 是球面方位角。因此采样原子的位置需要模型能够"感知"分子结构的转动，因此提取旋转平移不变的表示 SchNet 不再适用，他们用另一个能处理分子转动的网络 CORMORANT[122]，以获取采样新原子过程中需要的旋转平移协变和不变的分子表示，原子位置的方位角采样过程为：

$$p(\tilde{x} | d, e, f, s) = \frac{1}{Z} \exp\left(-\beta \left| \frac{1}{\sqrt{k}} \sum_{l=0}^{L_{\max}} \sum_{m=-l}^{l} \hat{r}_l^m Y_l^m(\tilde{x}) \right|^2 \right) \tag{11-25}$$

其中，$\hat{r}$ 是 CORMORANT 提取的当前状态；Y_l^m 是球谐函数；Z 是归一化常数；β 是缩放系数；k 是 $\hat{r}$ 相关的约束参数。其他的网络部分基本遵循 MOLGYM。

最近，拓展到三维空间的图神经网络开始受到研究人员的关注，代表的例子是北京大学的 Li 等人[123] 探索了一种新的模型结构 L-Net，实现无条件的和基于结构的分子设计。三维分子由一个状态编码器处理，该编码器主要由图卷积层组成，被组织成一个 U-Net 结构。状态编码器输出的连续表征被随后的策略网络用来对部分完成的分子结构进行几种类型的原子编辑。由于引入了内部坐标系统，L-Net 可以以旋转平移协变的方式生成三维分子。这个模型以其明显优于早期类似的探索模型[124]的表现而逐渐受到关注。

11.3.3　三维分子生成模型在药物发现中的应用

三维分子生成的应用尚处于初期阶段，多数的研究集中在探索三维分子生成的表示方法、生成模型架构和优化策略等，但也有少数率先将三维分子生成模型应用在基于配体或基于蛋白口袋结构的药物设计/发现上。

Skalic 等人[105]尝试将他们的模型应用在寻找腺苷 A2A 受体、凝血酶和干细胞生长因子受体三个重要的疾病靶标的活性分子（actives），他们的模型能够生成许多形状上和药效团分布上与指定的活性分子相似的类似物分子，所以从这三个靶标已知的活性分子出发，他们发现了许多新颖的、类药的且三维形状上相似的分子，并且它们有较好的预测结合活性。

Joshi 等人[117]基于前人开发的架构[8,9]设计了适合做分子骨架延伸的三维分子生成模型，尝试针对 SARS-CoV-2 病毒的主蛋白酶和核糖核酸内切酶两个重要的蛋白酶设计对应的共价和非共价化合物，他们从常见的亲电子共价反应或者实验上验证有活性的化合物的骨架出发，设计得到了一系列具有良好的预测结合能力的新分子。

Skalic 等人[106]在另一项基于蛋白口袋结构的三维分子生成模型研究中，尝试设计针对 δ 型阿片受体和属于丝氨酸苏氨酸蛋白激酶的检查点蛋白激酶 1 和 TNNI3 互作激酶设计新颖的结合分子，他们得到了具备显著预测结合活性的化合物，在与蛋白口袋对接的测试中显著优于随机产生的分子。

Ragoza 等人[110]除了利用他们的三维分子生成模型针对 10 个不同的蛋白靶标设计得到了有更加优异的预测结合活性的化合物之外，他们还探索了这种基于蛋白口袋结构的生成模型能否考虑到口袋结构的细微变化，从而进行精准地设计。他们针对来自结核分枝杆菌的莽草酸激酶的激酶口袋，设计了 19 种有单点突变和 4 种有双点突变的口袋结构，并要求他们的模型针对突变后的口袋进行设计。他们发现，模型能够输出针对突变位点而合理改动的结合分子，并且相比突变前口袋的活性分子，其预测结合活性更高。这说明三维分子生成模型能够检测到口袋结构变化，并且针对新的口袋环境设计不同的结合分子，这可能打开了解决突变导致的耐药性问题的一扇大门。

Li 等人[123]将他们设计的新型三维分子生成模型应用在设计 SARS-COV-2 病毒的主蛋白酶的共价抑制剂任务上，他们从实验验证过的一个共价抑制剂分子的部分片段出发，使用他们的分子生成模型从这个片段进行合理延伸和设计多样的分子。他们发现，模型能够得到结构新颖的类药化合物，并且预测结合活性比提供起始片段的共价抑制剂分子更高，对结合模式的分析发现生成分子能够与主蛋白酶的结合口袋形成重要的相互作用。在另一个设计针对主蛋白酶的非共价抑制剂的任务中，他们从一个只有三个原子的片段出发，这几乎是进行从头设计的做法，生成模型以较高的成功率产生了许多高结合打分的新颖化合物，相比提供起始片段的非共价抑制剂分子，类药性更好且可合成性更优，与主蛋白酶的口袋的结合模式也比较合理，能够形成实验上已知的重要的非键相互作用。

11.4 逆合成预测

11.4.1 简介

有机合成是药物研发中的关键一环，它不仅能直接带来科学和社会效益，更重要的是能够让研究人员收获从未被研究过的新分子。逆合成分析是有机化学家广泛使用的一门技术，它设计目标分子即产物的合成路线，这个过程将目标分子递归地转化为更简单的前体分子，直到商业上可获得的起始分子被识别出来。逆合成分析包含两个相关的任务：第一个任务是反应预测，包括预测一系列反应物如何反应形成产物，即"单步逆合成反应预测"。第二个任务包括规划最佳反应预测步骤系列，以递归逆分解目标分子为简单的或商业上可用的前体分子，即"多步逆合成预测"，使得合成步骤、成本、时间损失最小化。

最初的逆合成预测通过经验丰富的化学家的既定知识以及经验来进行，近阶段随着大规模反应数据库的构建以及计算性能的提升，机器学习驱动逆合成预测兴起。将机器翻译融入逆合成为无模板的单步逆合成的预测提供了新的思路。

11.4.2 单步逆合成

11.4.2.1 基于模板的逆合成预测

基于模板库的逆合成预测将模板库中广义的反应规则与目标分子相匹配，以产生一个或多个候选前体。反应模板是确定反应物如何通过断键生成产物的规则。提取规则需要包含可改变连通性的原子以及不同程度的辅助原子，太多的辅助原子会导致形成庞大的、泛化性能差的模板库，计算过程中消耗过多的计算资源；然而包含太少则会导致缺乏模板提取的上下文对应关系，导致规则提取错误。根据探索式方法，若靠近反应中心的原子是末端的，说明手性所必需的原子，或属于已知影响反应活性的子结构（例如，靠近羰基）被包括在内。

传统的反应模板是人为定义并且手动编码的，例如：Chematica 便是手动编码的目前可商用的化学反应模板库之一，它包含约 7 万个人工编写的反应转化规则，花费 Grzybowski 团队 15 年多的时间完成 [125]。一方面，人工提取模板耗时耗力；另一方面，已发表的化学反应呈指数趋势增长，人工编码化学反应模板不切实际。

原子 - 原子映射（atom-atom mapping）是通过编译的化学语言来了解原子在化学变化中如何重新排列从而推断出反应规则的过程。传统的原子 - 原子映射方法是基于结构或基于优化的方法。基于结构的原子 - 原子映射方法，例如，基于粗略的能量反应近似模型 [126]，在考虑了完整的反应系统，去除所有对称相关的冗余解时，寻找反应问题的所有最优解。由此产生的反应中心被表示为假想的过渡态，当作反应机制的分子表示。基于优化的原子 - 原子映射方法，例如，最小加权编辑距离（MWED）度量 [127] 基于反应的键倾向和计算化学有效原子映射的百分比，并且可用混合整数线性规划（MILPs）进行有效的表述和求解。

在原子 - 原子映射中加入化学相关的先验知识能在一定程度上提升模型的准确度，将算法与其相结合来处理机械复杂程度高的化学反应过程。先使用少数准确率较高的模板生成合理的"中间"原子，然后引导图论算法实现化学上正确的同构映射 [128]。

基于机器学习的原子 - 原子映射算法能较好地提取反应中心，从而学习反应模板的既定规则。使用基于 Transformer 编码模型的无监督网络架构[129]，将其当作预测反应序列中随机掩蔽部分的自监督任务。从由原子标记的化学反应的 SMILES 序列训练集中，建立注意力引导的原子映射器并引入邻居注意力乘数后，能够得到高质量原子映射。

从自然语言处理的角度，Vaucher 等人通过自定义基于规则的 NLP 模型[130]将化学反应规则的构建看作文本提取的问题。化学合成专利以及科学文献本身便是大型化学反应规则的数据库，该方法将非结构化实验步骤转换为结构化合成步骤，该步骤反映了进行相应化学反应所需的所有操作。首先，它通过搜索与合成操作相关的动词在自定义列表中预先定义操作；然后通过分析已定义动词的上下文，对相关的化合物定性定量，并确定附加操作条件；同时，确定了复合物在句子中的语法成分（主语、宾语等）以及复合物之间的关系。其次，对操作和相关信息进行后处理，即：利用相关化合物之间的关系及其在句子中的作用，以固定范式对相关操作及其相关信息进行映射，并对相关化合物进行分组，将它们转换为配制溶液的过程。通过该方法，在内部测试集上，60.8%、71.3%、82.4% 的句子与动作序列匹配度分别达到 100%、90% 和 75%。通过上述过程从化学合成专利以及科学文献实现了反应模板的提取，相较于传统方法更加灵活，更易拓展。

对于基于模板的逆合成预测方法，已知既定产物以及化学反应库，从反应库中提取合适的模板并且为选定模板选择合适的反应规则来设计逆合成路线，是基于模板的逆合成预测方法的关键问题。基于分子指纹的人工神经网络可以用来评估分子与模板之间的相似关系。研究表明，分子相似性可作为基于与先前反应的类比提出和排序单步逆合成断开位点的有效指标[131]，基于分子相似性模拟由已知反应的语料库隐含定义的逆合成策略，而无需编码任何化学知识。此外，蒙特卡洛树和深度神经网络对反应模板的优先级进行排序，能够找出较合理的逆合成步骤。

基于模板的逆合成预测准确度较高且直接依赖于既定规则模型，可解释性好，但是该方法需要消耗大量的计算资源，并且对于模板库中未覆盖的化学空间反应缺乏预测能力，因此泛化性能差。

11.4.2.2　基于无模板的逆合成预测

无模板方法的逆合成主要是挖掘数据中关于反应机理的隐藏关系，研究人员发现机器翻译和逆合成具有显著相似性。机器翻译将句子从源语言翻译到目的语言，逆合成分析的概念则可以认为是从目标产物"翻译"到反应物。根据分子表征，无模板方法有可以分为两种类型：基于序列的方法和基于图的方法。

（1）基于序列的方法

序列到序列是一类端到端算法框架，它通过编码器 - 解码器的结构完成序列到序列的转换，可用于语音自动识别、机器翻译等一些场景。在编码器 - 解码器架构中，编码器负责将输入序列的信息编码为向量，解码器再负责将向量还原为序列。这些方法利用分子的文本表示（SMILES 或 InChI），将逆合成预测作为一个序列到序列（seq2seq）的机器翻译问题，将产物的 SMILES 字符串转化为反应物的字符串。第一种无模板逆合成方法 seq2seq 是由 Liu 等人提出的[132]。该架构包括长短期记忆（long short-term memory，LSTM）在内的编码器 -

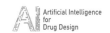

解码器，可学习序列的远程依赖关系，并包含一个注意力机制以及一个波束搜索程序来限制每个逆合成步骤中的候选分子数量。他们在测试数据集上将 top-N 预测精度与基于模板的专家系统进行了比较。尽管 seq2seq 模型没有明显地提高预测准确率，但该模型显示出了无模板方法的一些优势。首先，seq2seq 模型可以隐式地学习反应规则和候选排名指标，从而避免像基于模板的方法那样使用独立的反应复杂性排名指标。其次，seq2seq 模型比基于规则的方法更容易扩大规模。对反应模板进行人工编码的要求仍然是基于模板的方法的主要缺点之一，它限制了数据规模的扩大。另外，seq2seq 还将来自整体环境的信息与整个分子结构整合在一起。然而，这种方法的预测精度仍略微落后于基于模板的方法，因为翻译任务的一个常见缺陷是会输出许多化学上无效的 SMILES 字符串，导致其预测精度不够理想。

虽然 LSTM 等递归神经网络和门控递归单元由于梯度反向传播的方式更直接，有助于避免梯度消失，但它们很难并行化句子。近年来，Transformer 在包括机器翻译、文本生成和语义分析在内的一些领域取得了巨大成功。它由一个编码器和一个解码器组成，没有任何循环层结构，编码器将基于序列的表示编码为向量，而解码器将向量解码为序列。Transformer 的这种固有架构能够捕捉句子中的远程依赖关系，并通过融入注意机制实现学习过程的并行化。基于此，逆合成可以利用 Transformer 表述为 NLP 中经典的序列翻译问题。

但由于分子的 SMILES 是由对该分子图进行深度优先遍历（depth-first traversal, DFT）生成的，在分子图的遍历过程中，选择不同的根原子作为遍历的起始节点，一个分子可以有多个有效的 SMILES 表示。分子和 SMILES 之间的一对多映射将逆转录合成变成产物和反应物之间的一对多映射问题，这使得逆转录合成极具挑战性，因为计算模型不仅要学习逆合成的化学规则，还要学习具有化学有效性的 SMILES 语法。Tetko 等人的研究表明，通过初始正则数据训练模型学习相同反应的不同表征，能够消除模型记忆的影响，提高其泛化性能[133]。研究采用了四种不同的策略来扩充训练集序列，分别为只扩增产物的 SMILES（xN）、对反应物／试剂选择一个可能的扩增 SMILES（xNF）、打乱反应物／试剂的顺序后再对生成物和反应物／试剂 SMILES 数据进行增强（xNS），最后是正逆反应的混合反应，即从 xNS 开始的每一个逆合成反应都跟随一个逆向（正合成）反应（xNM）。研究结果表明，反应数据的随机增广算法能够通过增加可学习的数据量，进而提高网络的随机性和自由度来稳定模型的学习，让模型的性能得到显著提高。

（2）基于图的方法

之前的大多数基于分子 SMILES 表示的逆合成分析模型都无法解释与反应有关的化学信息，而与基于序列的方法相比，在图表示中，所有子图都是可解释的。随着图神经网络（GNN）的发展，许多基于图的逆合成模型也逐渐出现。GNN 是一种直接在图形结构上运行的神经网络，典型应用是节点分类。与标准神经网络不同，图神经网络可以表示来自其任意深度邻域的信息。GNN 模型可以识别最有可能发生连接变化的反应位点，并考虑到合成子和反应物之间的相关性，通过递归地在分子图上传递消息，聚合相邻原子的表示。所以 GNN 能够学习到每个原子的表示，直到图嵌入达到稳定的平衡，具有较强的泛化能力。GNN 通过图卷积直接学习目标分子的特定表示，可以省略手工编码的描述符或分子指纹。在进行逆合成推断时，研究人员利用 GNN 将预测任务分为了两个阶段的合成过程，包括断裂化学键、形成合成子和补全合成子生成反应物。合成子作为中间分子，其结构可能是不完整或无效的。基于这种思路，不同模型的差异主要在于对断键和成键规则的不同设计。Shi 等人提出了一种名为 G2Gs 的图对图方法 [134]，如图 11-22。他们将逆合成预测任务表述为一对多的图到图转换的问题，建立了一种基于图神经网络的无模版逆合成预测模型。具体而言，首先采用图神经网络来估计产物图中所有原子对的反应性得分，然后将具有高于设定阈值并且反应性得分最高的原子对作为反应中心。然后通过断开反应中心键的连接，将产物图拆分为合成子。最后基于所获得的合成子，通过一系列图变换生成反应物，其中使用一个潜在向量捕获变换的不确定性从而产生不同的预测，最终实验证明，给定反应类别时，G2Gs 模型在数据集 USPTO-50k 的 top-10 匹配准确度达到了 88.7%；当训练集的类别未知时，模型的 top-10 预测准确度为 75.5%。

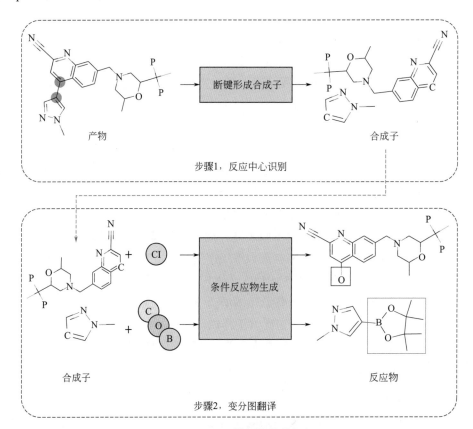

图 11-22　G2Gs 模型的总体框架 [134]

Yan 等人受化学专家经验的启发，设计了一个名为 RetroXpert（retrosynthesis expert）的两步框架，以实现逆合成预测的自动化 [135]。模型分为两步，首先，利用一种新的边增强图注意网络（edge-enhanced graph attention network, EGAT）学习图节点嵌入和边嵌入，预测每个键断裂的概率和断裂键的总数。合成子可以根据反应中心拆分目标分子得到。其次，利用反应物生成网络（reactant generation network, RGN）像基于序列的方法一样，用 SMILES 串将合成子转化为反应物。同时，实验为了增强 RGN 的鲁棒性，还通过加入不成功的预测合成子来增加 RGN 的训练数据。最终实验结果显示，在对训练集和测试集应用数据增强方法后，RetroXpert 在反应类型未知的 USPTO-50k 数据集上的 top-10 预测准确度达到了 83.3%。

11.4.3 多步逆合成

虽然单步逆合成方法的构建已经取得显著的成果，但为了完善整个路线设计，满足目标分子复杂结构的实际要求，提升多步逆合成分析模型的性能是十分必要的。多步逆合成分析包括预测直接反应前体的单步逆合成模块和通过递归应用单步逆合成模块搜索获得最优合成路径的规划策略。以往关于路线规划的研究都是围绕着树搜索方法展开的，其中许多方法并不能保证预测路线的化学可行性。若要构建完整的逆合成路径必然要依赖于逆合成完整反应路径的搜索算法，广泛使用的启发式搜索算法包括：蒙特卡洛树搜索（Monte Carlo tree search, MCTS）、束搜索（beam search, BS）和 A* 搜索算法（A* search algorithm, ASA）。

11.4.3.1 蒙特卡洛树搜索

著名的"AlphaGo"程序就是用将蒙特卡洛树搜索与深度神经网络相结合的方法来构建各个选点的估值以及最终落点的选择。蒙特卡洛树搜索的每个循环过程包括 4 个步骤，分别为：选择（selection）、扩展（expansion）、模拟（simulation）和反向传播（backpropagation）[136]，如图 11-23。首先从根节点开始选择子节点，选择逆合成可能的断键方式；然后扩展的子节点，一般朝最优的扩展方向进行扩展；选择最优的扩展子节点，使用随机策略进行模拟，产生此条路径是否可行的结果；最后回溯更新当前路径上各个节点的信息。多步逆合成中每一步的可能反应物的组合空间都是极其庞大的，通过 MCTS 策略能够有效地减少搜索空间，找到当前树中最关键的节点。因此，MCTS 是克服搜索空间巨大问题时（如逆合成）的理想方案。

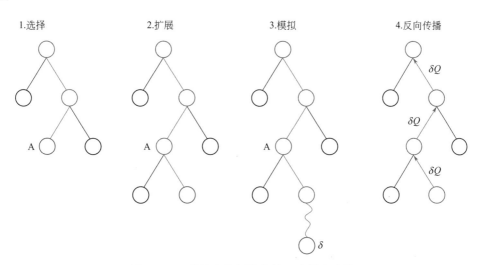

图 11-23 蒙特卡洛树搜索的 4 个基本步骤

算法 11-11 为蒙特卡洛树搜索伪代码。

输入：状态 s_0

输出：搜索树的选择路径

1.　函数：Monte Carlo tree search(s_0)：
2.　　根据状态 s_0 创建根结点 v_0
3.　　**while** 在有限的计算成本中 **do**
4.　　　　$v_l \leftarrow \text{Selection}(v_0)$
5.　　　　$\Delta \leftarrow \text{Simulation}(v_l)$
6.　　　　$\text{Backpropagate}(v_l, \Delta)$
7.　　**end**
8.　　**return** $\text{GetPath}(v_0, 0)$
9.　**end**

Segler 等人的研究团队同时使用三种不同的神经网络结合 MCTS 组成了一种新的人工智能算法（3N-MCTS），用来搜索逆合成路线 [86]。MCTS 作为搜索逆合成路线的框架，搜索过程遵循四个阶段的迭代，即选择、扩展、展示和更新。三种神经网络分别应用在搜索节点的拓展和展示过程中。第一种神经网络称为拓展策略网络（expansion policy network），用来搜索可能的化学键断裂方式；第二种神经网络称为筛选网络（filter network），用来对反应的可行性做出判断，以消除不可能发生的反应；第三种神经网络称为展示策略网络（rollout policy network），应用随机采样方法对搜索节点进行评价打分。在化学图灵测试中，45 名化学家对九种化合物的合成规划选择中，使用计算机生成的路线与报告的文献路线进行偏好选择，结果显示化学家们无明显选择偏好。相比之前的合成预测算法，如最佳优先搜索（Best First Search, BFS）等，3N-MCTS 在计算速度以及搜索质量上都有显著提高。与同期其他方法相比，虽然 3N-MCTS 设计出更多的分子合成路线，但它依然不能用于预测天然产物。

由于 Transformer 架构在机器翻译任务中表现良好，Lin 等在两个数据集（USPTO_50k，USPTO_full）上进行了基于 Transformer 的单步逆合成任务的端到端模型的训练，并进一步采用了带有启发式分数的蒙特卡洛树搜索方法构建了一个名为 AutoSynRoute 的自动搜索系统，来对中间分子进行路径搜索，获取最终合成目标分子的反应路径 [137]。当模型在加入先验反应类别信息时，top-1 预测准确率达到了 63.0%，超越了基于 LSTM 的 seq2seq 模型，同时生成了更多有效分子。

11.4.3.2　束搜索

束搜索（beam search, BS）是在贪心算法的基础上进一步扩大了选择范围，束搜索根据预先设定的束宽（设为 k，$k \geqslant 2$，$k \in N^*$，$k=1$ 的束搜索等价于贪心算法）选择在当前时间下的前 k 个最可能的候选反应，基于这个反应的反应物枚举全部可能的子反应，选择在当前步骤中最可能的多步候选反应，以此迭代，直至结束。由于束搜索并未在所有的逆合成可能的路径中进行选择，因此并不能保证全局最优；但是相较于贪心算法进一步扩大了搜索的范围空间，结果一般优于贪心算法。Schwaller 等人提出使用基于 Transformer 的模型与基于超图的束探索来预测逆合成的步骤，该框架在面对不同的训练数据集时表现出出色的性能 [138]。

11.4.3.3　A* 搜索算法（A* search algorithm, ASA）

A* 算法[139] 是基于"与 / 或树"（AND-OR Tree）实现，将反应步骤中每个分子当作"与"（AND）节点，将每个反应当作"或"（OR）节点，整个迭代过程分为 3 个步骤，分别为：选择（selection）、扩展（expansion）和更新（update）。首先，根据评估函数选择目标分子（根节点）对应边的某个化学分子；从该节点扩展"与 / 或树"，将所有新反应和新分子添加到树中；最后使用新添加分子的对应函数来更新路径节点的信息。该方法相较于传统的深度优先算法、蒙特卡洛树算法、贪心深度优先算法在成功率、时间消耗、与专家路线相比的更短更好路径方面都显示出优越的性能。

基于上述搜索算法的改进以及其他优异逆合成探索的方法也在不断涌现，例如基于强化学习等新的推荐排名算法等，以求得更好的多步逆合成推荐算法。

11.4.4　小结

计算合成分析工具可以极大地帮助化学家设计新分子的合成路线，且在药物发现、材料科学和天然产物合成等方面有许多应用。自 20 世纪 60 年代以来，化学家们已经认识到计算机技术在辅助有机合成分析方面的前景。而逆向合成反应预测任务相比于正向反应预测任务具有更多的挑战，因为逆向合成反应预测任务的输入包含的信息更少，而可能的输出更多。在正向反应预测中，起始原料极大地限制了可能的反应类型，并限制了可能产物的数量。但在逆合成反应的预测过程中，产物分子中的每一个键都代表着一种可能的逆合成分离方式，所以通常有多种可能方法（代表不同的反应类型）断开目标分子，得出大量的起始原料。

本章针对逆合成反应预测从单步逆合成过程以及多步逆合成过程展开，对于单步逆合成预测从基于模板和无模板的逆合成预测进行了介绍，对于多步逆合成预测介绍了使用广泛的蒙特卡洛树搜索、束搜索以及 A* 搜索算法。新的逆合成预测方法还在不断涌现，相信在研究人员共同努力下，逆合成反应预测问题能够更好地得到解决。

11.5　反应表现预测及反应条件优化

11.5.1　反应产率预测

反应的产率通常是以占理论上化学反应转化率的百分比来描述的，即与理论值相比，反应物分子成功转化为所需产物的百分比。由于在现实中，化学家们合成分子经常需要十几步甚至几十步的反应步骤，并且由于各个步骤累加的倍增效应，低产率的反应就可能对整体反应路线的产率产生灾难性的影响。因此，在有机化学研究中，化学家们一直期望设计出产率更高的新反应[140]。

在机器学习预测反应表现中，化学反应的产率预测可以算是评估反应性能最直接的方法[141]。正确预测反应产率的模型可以指导化学家，帮助他们选择高产率的反应并对复杂合成路线的整体产率进行打分，从而减少实验的尝试次数。

本小节将基于不同的方法进行分类，分别对反应产率预测的模型进行介绍，分别是：①基于量化的模型；②基于分子指纹的模型；③基于图神经网络的模型；④基于

Transformer 的模型。

11.5.1.1　基于量化的模型

Ahneman 等人在 Buchwald-Hartwig 反应体系中开发了模型，他们首先通过高通量实验（high-throughput experimentation, HTE）构建了包含 4608 个反应的数据集[142]。其中包括 15 种芳香卤化物（aryl halides）、23 种异噁唑类添加剂（additive）、4 种钯催化剂配体（Pd catalysis）、3 种碱（bases）。

他们使用 Spartan 计算芳香卤化物、添加剂、钯催化剂配体以及碱的分子、原子和振动描述符。其中分子层面的性质有 HOMO、LUMO、偶极矩、电负性、硬度（hardness）、分子体积、分子质量、椭圆度（ovality）以及表面积（surface area），原子层面的性质有 NMR shift（核磁共振位移）和静电荷（electrostatic charge），振动性质包括振动强度（intensity）和振动频率（frequency）。其中芳香卤化物有 27 个描述符，添加剂有 19 个描述符，钯催化剂配体 64 个描述符，碱 10 个描述符，共 120 个描述符。然后利用选定的描述符对不同的机器学习模型进行训练。按照 7∶3 的比例随机划分训练集和测试集，在 K 最近邻算法（KNN）、支持向量机（SVM）、贝叶斯广义线性模型、神经网络和随机森林上进行测试，分别计算预测产率和观测产率的 RMSE 以及 R^2，其中使用随机森林模型的效果最好，RMSE 为 7.8%，R^2 为 0.92。

Nielsen 等人又将机器学习应用于磺酰氟脱氧氟化反应的分析，他们构建了包含大约 700 个脱氧氟化的反应数据库，为 640 个筛选反应中使用的醇、磺酰氟和碱基组装了一个描述符表[143]。这些描述符包括计算的原子和分子特性（即静电荷、NMR 位移）以及二元分类标识符（即初级、二级、三级、循环），并使用剩余的 192 个反应作为测试集评估了模型。他们证明了在复杂的反应空间条件下（包括更小的训练集，更广泛的底物多样性，以及更多的反应机制），使用高通量实验构建的脱氧氟化数据库训练的随机森林算法具有稳健的预测能力，其训练的模型 RMSE 为 7.4%，R^2 为 0.93。

11.5.1.2　基于分子指纹的模型

Sandfort 等人开发了一种多指纹特征（multiple fingerprint features, MFF）作为通用分子表示的输入[144]。具体来说，对于每个分子，使用 RDKit 可以计算的 24 种指纹进行叠加，组成 71374 位的混合指纹 MFF 并作为每个分子的指纹表征及模型的输入，应用不同的机器学习模型来预测下游任务。这种方法可以很容易地处理现有的问题集，因为它的输入仅依赖于所有相关分子的 SMILES 表示，这些表示会自动转换为相应的分子指纹。但是使用 MFF 作为输入训练的神经网络观察到高度的过拟合，而随机森林模型针对此输入却没有这种现象。作者同样在 Buchwald-Hartwig 反应数据集上测试该方法，用芳香卤化物、异恶唑类添加剂、催化剂配体以及碱的混合指纹作为随机森林模型的输入，使用 7∶3 比例随机划分数据集，对 MFF 模型进行测试，R^2 为 0.92，这能够证明此方法从化学结构中学习的能力。

Eyke 等人将基于机器学习的反应产率预测模型与基于主动学习的实验设计技术相结合（主动学习可用于选择所有实验中包含信息量最大的子集），从而使用一些数据量较为丰富的实验建模，该模型可以对整个化学空间进行准确的预测[145]。具体来说：作者使用 RDKit

将分子 SMILES 字符串转换为摩根指纹，来表示每个反应中涉及的分子（但不包括那些在反应中保持不变的分子，例如催化剂），然后将每个反应中使用的分子指纹连接起来以生成反应特征向量。分别在包括 Suzuki 偶联数据集在内的两个数据集训练模型，结果证明：使用具有可拓展性的摩根指纹（Morgan fingerprints）作为输入的神经网络可以有效地预测反应产率。模型在 3-溴吡啶数据集中的 RMSE 为 0.04，在 Suzuki 偶联数据集中的 RMSE 为 0.1。为了评估主动学习算法的性能，作者将在特定数量的主动选择数据上训练的模型的性能与在相同数量的随机选择数据上训练的模型的性能进行了比较，在两个数据集中，主动学习算法都优于随机学习。这证明了主动学习算法优先选择独特的、高产率的反应并添加到训练数据集中。

11.5.1.3　基于图神经网络的模型

图神经网络的变体——消息传递神经网络（message passing neural network, MPNN）经常应用在机器学习辅助药物设计领域中。在 MPNN 中，相邻原子中的特征向量通过共价键和权重矩阵合并到中心原子的特征向量，这些权重矩阵可以通过学习以减少模型的损失，从而产生可以很好地预测目标属性的原子特征。Sato 等人通过搭建以 Mol2Vec 作为初始嵌入的 MPNN 模型并结合自注意力机制对反应产率进行预测[146]。

具体如图 11-24：作者使用了芳基卤化物、碱、配体、苯胺和产物分子结构作为输入，然后使用 MPNN 将所有化学结构转换为分子向量，将这些向量串联起来经过多层感知机、激活函数对产率进行预测。

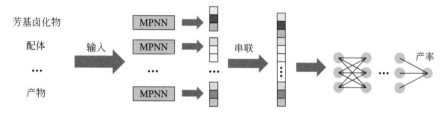

图 11-24　基于 MPNN 的预测流程[146]

作者认为，在化学反应中只需要关注重要的原子，故引入了注意力机制。在 Buchwald-Hartwig 反应数据集上进行测试，结果发现使用 Mol2Vec 的 MPNN 模型（算法 11-12）与 Ahneman 等人的模型之间的性能相近（在验证模型是否具有外推能力的数据集中 R^2 为 0.77）。也就是说，只使用分子结构信息，MPNN 模型就可以与使用需要原子映射和量子力学计算的描述符的模型达到同样的效果。

算法 11-12　使用 Mol2Vec 的 MPNN

输入：芳基卤化物、碱、配体、苯胺和产物的分子结构
输出：产率

1.　**MPNN:**
2.　　　$f_i \leftarrow$ 原子 i 的嵌入
3.　　　$N_i^{L=0} = W_{\text{input}} f_i$
4.　　　**For** $x := 1$ **to** L

5.	$\boldsymbol{M}_{\text{Neighbor}} \leftarrow \Sigma_{j \in \text{Neighbor}(i)}\left(\sigma\left(N_j^{L-1} \| E_{ij}\right)\right)$
6.	$M_i^L \leftarrow S_h^L \cdot \boldsymbol{M}_{\text{Neighbor}}$
7.	$N_i^L \leftarrow \sigma\left(N_i^{L-1} + M_i^L\right)$
8.	$\boldsymbol{S} \leftarrow S_{\text{ah}}(f_i \| N_i^L)$
9.	$\text{Output} \leftarrow \sigma(W_o \cdot S)$
10.	**End**

11.5.1.4　基于 Transformer 的模型

除了以上几种方法以外，由于分子可以表示为 SMILES 的形式，Schwaller 等人扩展了自然语言处理架构的应用，以基于文本的方式预测反应相关信息[140]。引入了一种新模型，该模型将反应物、反应试剂及反应产物的 SMILES 作为输入训练 BERT 模型，获得 encoder 表征并作为深度神经网络模型的输入。具体来说：他们对 Schwaller 等人的 rxnfp 模型进行了微调，该模型是基于 Transformer（BERT）-Encoder 的双向编码器表示，然后加入了回归层以对反应产率进行预测[147]，如图 11-25。该方法在 Buchwald-Hartwig 反应数据集中使用 7:3 划分，R^2 为 0.951。

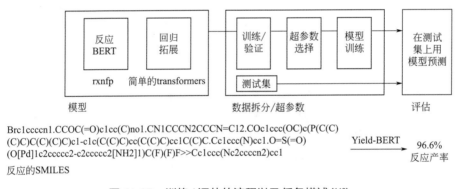

图 11-25　训练 / 评估的流程以及任务描述[148]

11.5.2　反应活性预测

对于一个化学反应，除了要关心它的反应产率以外，在更多时候，反应是否有活性以及催化剂对活性的影响更为重要，那么通过机器学习预测反应活性也是非常重要的问题。

Smith 等人提出了一个机器学习框架，从实验描述符数据（催化剂或反应条件）中探索催化活性的可预测性[149]。具体来讲，他们使用 27 个实验描述符，描述符的表示包括反应条件（例如反应温度、煅烧时间等）和其他化学相关信息（例如氧化还原电位、电负性、分子量等），并使用主成分分析（principal component analysis, PCA）将描述符空间投影到低维的信息空间，最后使用神经网络，通过描述符数据预测催化活性。作者使用从文献中提取的 2228 个反应作为数据集训练模型，其中包括不同催化剂配方和反应条件的描述符数据，取得了较好的效果（最佳 MSE 为 0.14）。但由于数据集的化学多样性问题，在通过催化剂预

AI Artificial Intelligence for Drug Design

测反应活性方面仍然存在可预测性的限制。

Cordova 等人将机器学习和分子火山图相结合训练了一个基于核的机器学习算法，可以预测镍催化剂（具有膦和卡宾配体）用于芳基醚裂解反应的转换频率（turnover frequency, TOF）[150]。具体来讲，分子火山图方法是通过建立催化循环中几种不同中间体和过渡态的相对自由能之间的线性标度关系（linear scaling relationships），计算单个中间体（而不是整个催化循环）的相对能，来预测大量潜在催化剂的能量，然后将其作为"描述符变量"（descriptor variable）。根据这些线性自由能标度关系（linear free energy scaling relationships, LFESRs）绘制的火山图，可以快速区分高活性催化剂和低活性催化剂。作者应用机器学习来预测火山图中使用的描述符变量的值（R^2 最高为 0.98），使其可以大大拓宽潜在的催化剂范围。总结来说，他们使用基于机器学习 / 分子火山图串联的方法，预测约 143000 种带有膦和 N 杂环卡宾配体的均相镍催化剂在芳基醚裂解反应的活性化合物。通过分析发现了一种催化设计策略，可以在实验中利用该策略来提高芳基醚化合物的裂解速率。

Yang 等人[151]采用了几种无需从头计算的描述符（包括电子描述符 ψ、底物的几何描述符等），可以充分捕捉吸附物与底物之间的相互作用趋势，结合机器学习方法开发了一个模型。该模型的精度可以与 DFT 精度相比（R^2 为 0.982），并可以快速筛选化学空间。揭示了过渡金属和合金的活性中心的大小、合金对吸附能的影响，以及不同吸附物与底物的耦合机理。由于所有涉及的描述符都较容易获得，他们的模型可以很容易地扩展到其他反应。

11.5.3　反应选择性预测

化学反应的选择性又称为反应的专一性，如果目标产物可以通过某一化学反应产生，则该产物的产率高低可以表现反应的选择性好坏，同时反应的选择性是评价反应效率的重要指标。

化学反应中的催化剂对给定产物的选择性（包括区域、化学、对映体等）有十分重要的影响，能使催化反应有最理想的表现。为了提高产量和转化率，所需的催化途径需要比竞争替代品具有更优的动力学优势。

高准确度的反应选择性预测有助于在工业上合理规划生产，节约资源，提高生产效率。同时，将多个反应的选择性进行比较，我们可以优先选择在相同成本下产率更高的反应，合理进行实验中的资源调配。

11.5.3.1　区域选择性

RegioSQM 是第一个预测亲电芳香族取代的区域选择性的方法[152]，该机器学习模型使用了基于反应物的 SMILES 和 RDKit 的化学信息学原子描述符的表示，它可以识别输入分子的低能量互变异构体，并对每种形式进行区域选择性预测。

同时，RegioSQM 还可以根据质子有效性最高的反应中心，对每个同系物的反应性进行定性预测。如图 11-26 以呋喃苯为例，研究了亲电芳香族取代（EAS）反应的机理。RegioSQM 将 Br 的 σ- 络合物近似为质子化（蓝色结构），通过识别具有最低自由能的质子化异构体来实现区域选择性预测。纳入同位素前，用 xTB 和 PM3 进行预测的准确度为 90.7%，纳入同位素后，成功率提升至 92.7%。

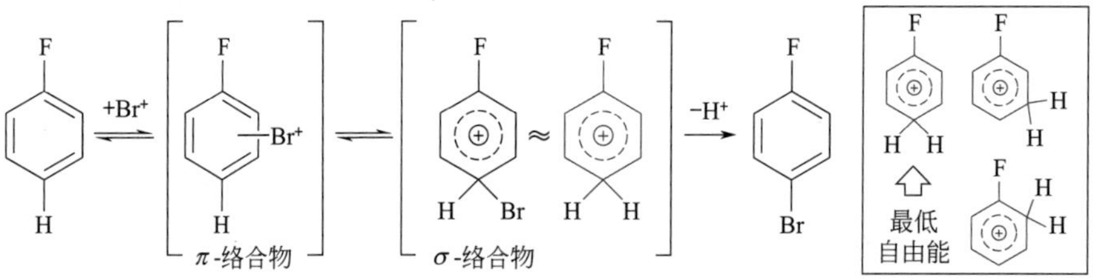

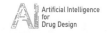

图 11-26　呋喃苯的芳香亲电取代 EAS 反应机理[152]

Struble 等人提出的 GNN 结构已被进一步扩展到使用多任务架构的更普遍的区域选择性问题[153]。通过开发一个多任务网络来预测芳香族 C-H 功能化反应的位点选择性，使用韦斯费勒-雷曼网络（Weisfeiler-Lehman network, WLN）进行基于结构的学习预测。该方法使用图卷积神经网络对 123 个 C-H 功能化任务进行多任务预测的区域选择性描述。与半经验方法相比，该模型有更优的精度，并大大减少了预测每个分子区域选择性所需的时间。此外，该方法可用于对合成路线中的化合物或中间体进行优先搜索，有助于形成更多样化的化合物集，并有助于扩展 WLN 学习非常特定的位点选择性的能力和反应性。具体来看，本文使用 Reaxys 作为反应数据来源，在汇集 C-H 功能化反应之前提取了两个互不相干的子集：第一个子集是四个 EAS 反应（溴化、氯化、硝化和磺化）；第二个子集是由许多不同反应类型组成的更广泛的数据集。通过识别所有的双分子反应，其中反应物和产物之间的差异在于用一个单键重原子替换芳香族 C-H（保留环的芳香性），从而提取出更多的数据集。通过反应物的类型，将该任务视为一个多分类任务。在对每个选择性任务进行单独训练时，都有良好的表现，其中溴化和硝化反应的预测准确率最高，这与上述两个反应的训练数据较多相关。其中，使用分子的二维图形表示法的好处在于可以规避对构象体生成和能量最小化的需要，而构象生成和能量最小化既费时又不随分子大小的增加而扩大。多任务网络可以很好地模仿化学家的直觉，即在所有 C-H 官能化反应的广泛范围内，存在着驱动选择性的共同机制（如亲核性、亲电性、立体阻碍、催化剂导向基团）。因此，该方法对于常见的催化剂、反应物的组合展现了很好的预测能力，模型在测试集上 top1 的准确度为 84%。该模型的优点在于可以在一定程度上理解化学结构，并推广到新的芳香结构中。

Li 等人的研究方向是位点选择性的预测，他们使用不同的表示方法训练了几个随机森林（random forest, RF）模型来预测反应位点[154]。使用物理有机描述符（RF 模型）或基于结构的描述符（SOAP）加上分子指纹（XGBoost 模型）的模型都取得了不错的表现，R^2 最高达 0.963。并且该方法也可以扩展到其他类型反应的区域选择上。同时使用参数排序和决策树使该模型能够较好地解释不同描述符之间的非线性相互作用，本文提出的机器学习方法可以为预测驱动的新反应和催化方法的设计提供途径。

Beker 等人利用 Reaxys 的 6355 个 Diels-Alder 反应的大型数据库，建立了几个机器学习模型来预测区域、位点和非对映选择性[155]。其中每一个模型都依赖于不同的描述符（例如，Hammett 指数和立体指数以及分子指纹），不同描述符的选择取决于不同的任务目标。值得一提的是，当使用有物理意义的描述符时，样本外的预测更为准确，反应位点的预测准确性最高为 91.3%。

11.5.3.2 化学选择性

一般来说，分子中原子的化学反应性是指它在化学反应中成为电子供体或受体的倾向，能够为原子分配反应性分数有助于更好地理解化学反应及其在不同领域的机制，如化学合成、药物设计等。

Tavakoli 等人提出了一种通用方法，通过甲基阳离子亲和性（methyl cation affinities, MCA）和甲基阴离子亲和性（methyl anion affinities, MAA）来定义原子反应性[156]，这些活性旨在测量官能团中原子的"酸性"或"碱性"，并间接测量反应的化学选择性。按照 Kadish 等人和 Mood 等人计算化学反应性的方法[157, 158]，作者计算了 1232 个亲核物的甲基阳离子亲和力（MCA）和 1189 个亲电物的甲基阴离子亲和力（MAA），从而建立了一个大型的化学反应性分数集。这些分子含有简单的碳骨架结构变化，以提高训练后的模型的通用性。亲核官能团包括胺、醚、酰胺阴离子等基团，亲电官能团包括亚氨基离子、亚胺、氧铵离子等基团。

同时，为每个原子关联一个长度为 52 的特征向量。这个向量对应于 44 个图拓扑特征和 8 个物理化学特征的串联。我们把这个向量称为相应原子的信息指纹向量表示。然后训练两个独立的神经网络，一个用于亲电性预测，另一个用于亲核性预测。在进行超参数优化后，得到的两个网络都包括 32 个和 16 个单元的两个隐藏层和一个线性输出层，用于使用平均平方误差的回归任务。还使用规范的 SMILES 字符串来表示分子，为了应用深度学习方法，SMILES 字符串必须被转换为向量格式。使用原子符号作为嵌入单位更有效率，不仅减少了用多个字符表示原子所需的计算量，而且还能更清晰地区分成对的原子与用多个字符表示的原子。在这个嵌入中，SMILES 字符串中的每个原子和特殊字符都被映射成一个高维向量，为了预测分子反应性，分子表示为 SMILES 字符串的形式，使用两个具有相同结构的神经网络预测亲电性和亲核性。通过一系列对比实验发现，图注意力神经网络的表现优于其他方法，可以较为准确地估计反应性，十折交叉验证的准确率为 92%。

11.5.3.3 对映体选择性

不对称反应发展中的催化剂设计传统上是由经验作为推动力发展的，其中部分实验人员试图定性地识别结构模式，以提高对反应选择性的预测。机器学习算法和化学信息学可以通过识别大型数据集中很难直接理解的模式来加速这一过程。

在对映选择性方面，Zahrt 等人创建了一个工作流程序[159]，主要包括以下步骤：①构建在线数据库，包括来自同一骨架的大量化学空间内可合成的催化剂；②计算每个骨架的相关化学描述符；③选择催化剂的一个代表性子集作为通用训练集，因为它的反应或机制是未知的，因此可以用来优化该骨架催化的其他反应；④收集训练集；⑤应用机器学习方法生成模型，预测数据库中每个分子的对映选择性。这些模型通过外部催化剂组成的测试集进行评估。验证后的模型可用于选择给定反应的最佳催化剂。

为了验证该方法的可行性，研究人员预测了不同于训练数据的底物组合和催化剂的反应结果，并模拟了没有高选择性反应的情况。在第一次试验中，利用支持向量机构建了模型，并使用三个不同的外部测试集进行验证。第一个测试集评估了该模型预测训练集中仅用催化剂形成新产物的反应的选择性的能力，平均绝对偏差（mean absolute deviation, MAD）为 0.161 kcal/mol。之后，使用相同的模型从训练集中预测具有底物组合的外部测试集的选择性，该模型 MAD 为 0.211 kcal/mol。最后，预测了与外部试验催化剂形成新产物的反应，其 MAD 为 0.236 kcal/mol。在第二次试验中，对训练数据进行了进一步的筛选。深度前馈神经网络准确地再现了实验中的选择性结果，并成功地预测了最具选择性的反应。

Huang 等人着重于改善基于结构的 Spectral London Axilrod-Teller-Muto（SLATM）的特征化，以改善核岭回归模型用于对映选择性预测的性能[160]。他们引入了基于反应的表征，并利用度量学习和监督特征选择技术来过滤分子表征中包含的信息。

11.5.4 反应活化能和过渡态预测

反应是化学的核心，对于分子的设计至关重要：即使已经确定某种化合物在某领域中具有明显的潜力，在合成该分子前，我们必须找到一个确定的反应路径，来连接丰富的反应原料和理想的目标分子。

人们已构建了反应路径的大型实验数据库，其中包含反应能垒和产率的信息，并证明其在设计反应步骤或优化反应条件方面是有用的。然而，这些数据库依赖于高精度的实验工作，因此期望通过计算获得其内部规律。然而它们的扩展依赖于纯实验手段，与完整的化学空间相比，数据分布和大小都很受限。高通量计算被认为是获得反应路径的一种高效率方法，但同时面临一个比较复杂的问题：当反应路径未知时，如何找到相关的几何过渡态。因为过渡态往往需要在势能面的鞍点上。因此，通过计算的手段预测反应活化能和过渡态对于分子的设计是十分重要的。

11.5.4.1 反应机制发生器

活化能参考数据集通常是采用量子化学方法获得的，对计算精度要求较高。2018 年，Gao 等人试图绕过过渡态计算，使用从 RMG-py 数据库中 6078 个反应的分子指纹、热力学数据以及反应物和产物的拓扑学数据获得的表征，直接对活化能进行预测[161]。反应机制发生器（reaction mechanism generator, RMG）是一个自动反应机理生成器，它使用存储在数据库中的已知化学知识和参数估计方法来生成详细的化学动力学机理。这些机理可以作为第三方反应器软件（如 CHEMKIN、Cantera、ANSYS Fluent）的输入，对感兴趣的宏观变量进行模拟预测，如产品成分、点火行为等。

RMG 使用基于功能组的方法来处理反应及反应物。在这种方法中，反应组是由模板定义的，模板操纵匹配的官能团，将分子从反应物转化为产物。分子图被用来表示分子和官能团子结构，顶点代表原子，边代表键。在 RMG 中，分子是使用"邻接矩阵"来描述的，这是连接原子和键的图形表示。一组作为共振异构体的分子对象形成一个化合物，其中包含它自己的热化学（焓、熵和热容）和统计力学（频率和能量）信息。图 11-27 中描述了甲基自由基 CH_3 的邻接矩阵。

与分子邻接矩阵类似，官能团也可以用邻接矩阵来描述，但在邻接矩阵中使用的是基团原子类型而不是原子元素。这些原子类型可以描述一个更普遍的元素集，有时可以提供额外的局部键结构要求。在邻接矩阵中，多重性、化学键、原子类型，甚至未配对的电子都可以是一组数值。在一个组中，只需要未配对电子的数量和键的信息。RMG 在其数据库中使用层次树来组织官能团数据，以提高识别官能团贡献的速度。树的组织方式是将一般的官能团作为顶部节点，然后创建更具体的官能团作为子节点。官能团的贡献需要在树上从上到下进行遍历，以匹配特定的功能组。估计一个化合物的热力学参数首先需要生成其共振异构体，包括该物种的芳香族形式。然后，计算每个异构体的热力学参数，首先检查该异构体是否是一个需要氢键增量（hydrogen bond increment, HBI）修正的自由基。在这一步之后，对饱和化合物的焓、熵和热容的贡献被应用于饱和化合物。然后，使用对称性算法对相关参数进行修正。

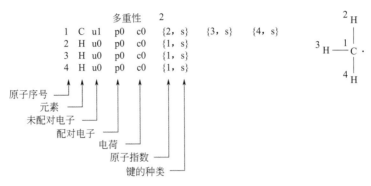

图 11-27　CH₃ 自由基的邻接矩阵 [161]

使用 RMG 生成的正庚烷模型来模拟 Yuan 等人收集的热解实验数据 [162]。实验研究在低压条件下（400 Pa）进行，温度范围为 780 ～ 1780 K。正庚烷热解模型的伪代码如算法 11-13 所示。

算法 11-13　正庚烷的热解实验模型

输入：反应物质和非反应物质的标签及结构、单反应或多反应体系下的环境条件
输出：物质类型和反应类型

1.　首先描述采用的数据集
2.　将模型中的电子数限制为 0 或 1
3.　　for 正庚烷转化率 <99% do
4.　　给出数值模拟的公差，生成希望的误差公差 ϵ
5.　　打开反应的压力传感器
6.　　设置分子数量和单位能量
7.　　**end for**
8.　　更新时间，多于 10^6 s 时终止
9.　**end while**

RMG 是目前应用最广泛的自动反应机理生成模型之一。它现在可以利用多个现有的化学数据库，并能够构建涉及碳、氢、氧、硫和氮的化合物的机制。RMG 的特点包括热力学和动力学参数的估计、压力相关速率系数的自动生成、液相溶剂化修正和灵敏度分析。

11.5.4.2　反应物到屏障物（reactant-to-barrier, R2B）

动力学和热力学的相互作用制约着反应过程，其控制是合成工作的关键。虽然研究平

衡状态下的复杂数据方法已经很先进，但对动力学行为的定量预测仍然具有挑战性。Heinen 等人利用取代反应数据库构建了活化能预测模型[163]。

反应物到障碍物（R2B）的机器学习模型，只输入反应物即可预测活化能和过渡态。这种方法在实践中十分有效，因为对过渡态几何的依赖只是在训练阶段隐含地获得，而不是在查询模型时要求的。实验发现输入 one-hot 编码，即无几何学表示，甚至比为平衡结构设计的基于几何学的表示产生更好的结果。同时，结果表明只考虑反应的官能团、离去基团和亲核试剂，就足以保证模型的预测准确性，R2B 预测的 E2 和 S_N2 反应能垒的分析表明，E2 反应在 75% 的情况下是有利的。研究人员利用 R2B 预测的活化能，建立了一个决策树，如图 11-28 所示，可以设计和分辨数据中编码的任何一个反应通路。这种树系统地提取了隐藏在数据和模型中的关于官能团、离去基团和亲核试剂的组合效应信息，这些信息导致了某种化学反应比其他反应更具有倾向性。因此，R2B 能够在一定化学空间内预测化合物所参与的反应。

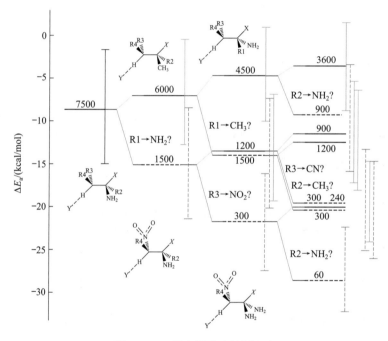

图 11-28　反应通路决策树[163]

11.5.5　反应条件优化

反应条件优化是实现计算机辅助化学合成的一个重要环节。准确的反应条件优化是实验验证所必需的，并且对尝试转化的成效有重大影响。然而，从头开始的条件优化仍然是一个具有挑战性和发展潜力且值得探索的问题，并且在很大程度上依赖于化学家的知识和经验。

Gao 等人开发了一个神经网络模型来预测化学环境包括催化剂、溶剂和试剂等，以及最适合特定有机反应的温度[164]。首先他们从 Reaxys 反应数据库中筛选获得了一千多万条训练数据。要求反应中包含反应物和生成物的 SMILES 字符串、Reaxys 的化学标识以及催化剂、溶剂和试剂的名称和反应的温度。在化学反应中反应物和生成物用 RDKit 生成的 16384 维摩根指纹表示，包含立体化学信息。催化剂、试剂和溶剂表示为 one-hot 向量。反应条件预测的任务可以分为两部分：催化剂、溶剂、试剂的预测，可以视为一组多分类的问题；而温度预测被视为一个回归问题。该团队选择使用神经网络来构建模型结构，因为它们可以灵活地识别高度非线性关系，之后在训练集之外的 100 万个反应上做测试，其中 69.6% 的预测结果与真实场景接近。

由于 Pd 催化的 Suzuki-Miyaura 反应具有反应条件温和、低毒性等特点，所以被广泛应用在形成碳 - 碳键的化学合成路线中。但由于此反应的反应条件受多因素影响（尤其是有关催化剂的选择），所以对于反应条件优化具有挑战性。Fu 等人以 44 个经过预处理的描述符作为输入，构建了一个以线性整流函数（rectified linear unit, ReLU）作为激活函数的前馈神经网络模型，并采用反向传播算法来训练模型，取得了不错的成绩[165]。模型在外部验证集中，R^2 超过 0.92。结果证明，经过训练的模型能够确定合适的催化剂，并且在模型未见过的反应数据集中也有预测性能，证明了经过适当训练的深度神经网络在反应条件优化过程中具有可靠的性能。

Gong 等人提出了一个通用的计算框架 DeepReac+，用于预测化学反应结果和识别最佳反应条件[166]。在此框架下，DeepReac+ 被设计为一个基于图神经网络的模型，直接将二维分子结构和无机分子类型作为输入，在训练过程中自动学习与任务相关的反应条件表征，并在各种数据集上实现了最先进的预测性能。此外，加入两种主动学习策略——基于多样性和对抗的策略，大大减少了模型训练所需的数据数量。DeepReac+ 在三个不同的化学反应数据集上用最少的标签数据在几个任务中取得了最先进的结果，平均指标比 RF、MLP、SVM 分别要高约 35%、40%、20%。

Shim 等人针对在机器学习用于反应条件优化问题中的数据稀缺问题，将迁移学习和主动学习的概念相结合，训练了一个基于随机森林的机器学习模型[167]。通过这种策略，他们希望能够增加用 Pd 催化的交叉偶联反应数据集训练的模型在其他反应数据集上的适用性。使用苯甲酰胺作为亲核试剂的数据集进行训练，用苯磺酰胺相关数据集进行测试，得到了较好的结果，ROC-AUC = 0.928。结果表明，该模型对具有相同类型的反应预测 ROC-AUC 高达 0.8 以上，此外，迁移学习模型可以将已知数据集学习到的信息应用于新的数据集中，而主动迁移学习则利用迁移学习模型作为目标领域主动学习的起点，克服了迁移模型有限的可预测性。

Zhou 等人通过将强化学习与化学知识相结合，指导交互式的决策过程以优化化学反应[168]。作者的模型迭代地记录化学反应的结果，并选择新的反应条件来改善反应结果。通过这种方式，模型不仅成为一种有效且高效的反应优化器，而且与使用传统方法获得的化学反应机理相比，还可以更好地帮助我们了解化学反应的机理。此外，作者引入了一种有效的探索策略，通过从一定的概率分布中提取反应条件，使强化学习的后悔率（regret）与确定性策略相比从 0.062 提高到 0.039。作者使用这种高效搜索策略，应用于四个微滴反应（microdroplet reactions）中，在 30 min 内确定了 4 种反应的最佳反应条件，证明模型成功地加速了化学反应中的反应速率，也更好地了解到微滴反应的控制因素。并且，模型在对化学机制相似或者不同的反应进行训练后表现出了更好的性能，证明了模型具有学习能力。

除了基于深度学习的方法之外，Walker 等人发现 K 最近邻算法（KNN 算法）在反应条件预测中有不错的表现，其中对溶剂预测的准确性高达98%[169]。KNN算法在实验中证明它不仅在溶剂分类中可产生较好的结果，而且还包含了一定的化学信息。原始的分子结构信息不足以准确预测溶剂，但加入催化剂标签则在一定程度上填补了信息缺失。此外，通过KNN进行的溶剂预测模仿了科研人员的选择思路，因此具有良好的可解释性。虽然在研究工作中，KNN方法仅在五个常见的命名反应上进行测试，但从实验原理上看，它同样可以扩展到其他类型的反应。总的来说，KNN在反应条件优化中具有良好的可解释性和统计准确性。

11.5.6 小结

本节就反应表现预测和反应条件优化两个问题在人工智能中的解决方案进行了介绍。由于在真实的化学合成中，反应的表现（如产率）直接影响到实验成本，所以预测反应的表现对于化学家们极其重要。在反应表现预测中，我们将其分为了四部分，分别是反应的产率预测、活性预测、选择性预测、活化能以及过渡态预测，并且在每部分中，基于不同的方法对各部分内容分别进行了介绍。

优化反应条件同样可以降低实验成本。传统的优化方法是一次只更改一个实验条件，同时其他条件不变，这种方法需要化学家们人为进行决策，枚举出所有可能的反应条件组合，但这种方法极其耗时且昂贵。在反应条件优化中，我们介绍了如何使用人工智能，这将会是今后改进反应条件的有力工具。

参考文献

[1] Mayr L M, Bojanic D. Novel trends in high-throughput screening. *Curr Opin Pharmacol*, **2009,** *9* (5): 580-588.

[2] Shuker S B, Hajduk P J, Meadows R P, et al. Discovering high-affinity ligands for proteins: SAR by NMR. *Science*, **1996,** *274* (5292): 1531-1534.

[3] Hann M M, Leach A R, Harper G. Molecular complexity and its impact on the probability of finding leads for drug discovery. *J Chem Inf Comput Sci*, **2001,** *41* (3): 856-864.

[4] Moumné R, Catala M, Larue V, et al. Fragment-based design of small RNA binders: promising developments and contribution of NMR. *Biochimie*, **2012,** *94* (7): 1607-1619.

[5] Warner K D, Homan P, Weeks K M, et al. Validating fragment-based drug discovery for biological RNAs: lead fragments bind and remodel the TPP riboswitch specifically. *Chem Biol*, **2014,** *21* (5): 591-595.

[6] Bollag G, Tsai J, Zhang J, et al. Vemurafenib: the first drug approved for BRAF-mutant cancer. *Nat Rev Drug Discov*, **2012,** *11* (11): 873-886.

[7] Souers A J, Leverson J D, Boghaert E R, et al. ABT-199, a potent and selective BCL-2 inhibito R, achieves antitumor activity while sparing platelets. *Nat Med*, **2013,** *19* (2): 202-208.

[8] Perera T P S, Jovcheva E, Mevellec L, et al. Discovery and pharmacological characterization of JNJ-42756493 (Erdafitinib): a functionally selective small-molecule FGFR family inhibitor. *Mol Cancer Ther*, **2017,** *16* (6): 1010-1020.

[9] Tap W D, Wainberg Z A, Anthony S P, et al. Structure-guided blockade of CSF1R kinase in tenosynovial giant-cell tumor. *N Engl J Med*, **2015,** *373* (5): 428-437.

[10] Lanman B A, Allen J R, Allen J G, et al. Discovery of a covalent inhibitor of KRAS(G12C) (AMG 510) for the treatment of solid tumors. *J Med Chem*, **2020,** *63* (1): 52-65.

[11] Congreve M, Carr R, Murray C, et al. A 'rule of three' for fragment-based lead discovery? *Drug Discov Today*,

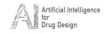

2003, *8* (19): 876-877.

[12] Harner M J, Frank A O, Fesik S W. Fragment-based drug discovery using NMR spectroscopy. *J Biomol NMR*, **2013,** *56* (2): 65-75.

[13] Kirsch P, Hartman A M, Hirsch A K H, et al. Concepts and core principles of fragment-based drug design. *Molecules*, **2019,** *24* (23): 4309.

[14] Price A J, Howard S, Cons B D. Fragment-based drug discovery and its application to challenging drug targets. *Essays Biochem*, **2017,** *61* (5): 475-484.

[15] Li Q. Application of fragment-based drug discovery to versatile targets. *Front Mol Biosci*, **2020,** *7*: 180.

[16] Coyle J, Walser R. Applied biophysical methods in fragment-based drug discovery. *SLAS Discov*, **2020,** *25* (5): 471-490.

[17] Troelsen N S, Clausen M H. Library design strategies to accelerate fragment-based drug discovery. *Chemistry*, **2020,** *26* (50): 11391-11403.

[18] Bian Y, Xie X S. Computational fragment-based drug design: Current trends, strategies, and applications. *AAPS J*, **2018,** *20* (3): 59.

[19] Frank A O, Feldkamp M D, Kennedy J P, et al. Discovery of a potent inhibitor of replication protein a protein-protein interactions using a fragment-linking approach. *J Med Chem*, **2013,** *56* (22): 9242-9250.

[20] Temple K J, Engers J L, Long M F, et al. Discovery of a novel 3,4-dimethylcinnoline carboxamide M(4) positive allosteric modulator (PAM) chemotype via scaffold hopping. *Bioorg Med Chem Lett*, **2019,** *29* (21): 126678.

[21] Whitehouse A J, Thomas S E, Brown K P, et al. Development of inhibitors against mycobacterium abscessus tRNA (m(1)G37) methyltransferase (TrmD) using fragment-based approaches. *J Med Chem*, **2019,** *62* (15): 7210-7232.

[22] de Souza Neto L R, Moreira-Filho J T, Neves B J, et al. In silico strategies to support fragment-to-lead optimization in drug discovery. *Front Chem*, **2020,** *8*: 93.

[23] Yamaotsu N, Hirono S. In silico fragment-mapping method: a new tool for fragment-based/structure-based drug discovery. *J Comput Aided Mol Des*, **2018,** *32* (11): 1229-1245.

[24] Grädler U, Schwarz D, Blaesse M, et al. Discovery of novel Cyclophilin D inhibitors starting from three dimensional fragments with millimolar potencies. *Bioorg Med Chem Lett*, **2019,** *29* (23): 126717.

[25] Goodfellow I, Pouget-Abadie J, Mirza M, et al. Generative adversarial nets. *Advances in Neural Information Processing Systems*, **2014,** *27*: 2672-2680.

[26] Kadurin A, Aliper A, Kazennov A, et al. The cornucopia of meaningful leads: Applying deep adversarial autoencoders for new molecule development in oncology. *Oncotarget*, **2017,** *8* (7): 10883.

[27] Brown N, Fiscato M, Segler M H, et al. GuacaMol: benchmarking models for de novo molecular design. *J Chem Inf Model*, **2019,** *59* (3): 1096-1108.

[28] Weininger D. SMILE S, a chemical language and information system. 1. Introduction to methodology and encoding rules. *J Chem Inf Comput Sci*, **1988,** *28* (1): 31-36.

[29] Guimaraes G L, Sanchez-Lengeling B, Outeiral C, et al. Objective-reinforced generative adversarial networks (ORGAN) for sequence generation models. *arXiv preprint arXiv:170510843,* **2017.**

[30] Sanchez-Lengeling B, Outeiral C, Guimaraes G L, et al. Optimizing distributions over molecular space. An objective-reinforced generative adversarial network for inverse-design chemistry (ORGANIC). *ChemRxiv*, **2017,** 10.26434/chemrxiv. 5309668. V3.

[31] Putin E, Asadulaev A, Ivanenkov Y, et al. Reinforced adversarial neural computer for de novo molecular design. *J Chem Inf Model*, **2018,** *58* (6): 1194-1204.

[32] Putin E, Asadulaev A, Vanhaelen Q, et al. Adversarial threshold neural computer for molecular de novo design. *Mol Pharm*, **2018,** *15* (10): 4386-4397.

[33] de Cao N, Kipf T. MolGAN: An implicit generative model for small molecular graphs. *arXiv preprint arXiv:180511973,* **2018.**

[34] Blanchard A E, Stanley C, Bhowmik D. Using GANs with adaptive training data to search for new molecules. *Journal of Cheminformatics*, **2021**, *13* (1): 1-8.

[35] Guarino M, Shah A, Rivas P. DiPol-GAN: Generating molecular graphs adversarially with relational differentiable pooling. *Advances in 33rd conference on Neural Information Processing systems (Neurlps 2019),Vancouver Canada,* **2019**.

[36] Prykhodko O, Johansson S V, Kotsias PC, et al. A de novo molecular generation method using latent vector based generative adversarial network. *Journal of Cheminformatics*, **2019**, *11* (1): 1-13.

[37] Hong S H, Ryu S, Lim J, et al. Molecular generative model based on an adversarially regularized autoencoder. *J Chem Inf Model*, **2019**, *60* (1): 29-36.

[38] Bian Y, Wang J, Jun J J, et al. Deep convolutional generative adversarial network (dcGAN) models for screening and design of small molecules targeting cannabinoid receptors. *Mol Pharm*, **2019**, *16* (11): 4451-4460.

[39] Kadurin A, Nikolenko S, Khrabrov K, et al. druGAN: an advanced generative adversarial autoencoder model for de novo generation of new molecules with desired molecular properties in silico. *Mol Pharm*, **2017**, *14* (9): 3098-3104.

[40] Polykovskiy D, Zhebrak A, Vetrov D, et al. Entangled conditional adversarial autoencoder for de novo drug discovery. *Mol Pharm*, **2018**, *15* (10): 4398-4405.

[41] Shayakhmetov R, Kuznetsov M, Zhebrak A, et al. Molecular generation for desired transcriptome changes with adversarial autoencoders. *Frontiers in Pharmacology*, **2020**, *11*: 269.

[42] Grattarola D, Livi L, Alippi C. Adversarial autoencoders with constant-curvature latent manifolds. *Applied Soft Computing*, **2019**, *81*: 105511.

[43] Maziarka L, Pocha A, Kaczmarczyk J, et al. Mol-CycleGAN: a generative model for molecular optimization. *Journal of Cheminformatics*, **2020**, *12* (1): 1-18.

[44] Lee Y J, Kahng H, Kim S B. Generative adversarial networks for de novo molecular design. *Molecular Informatics*, **2021**, *40* (10): 2100045.

[45] Méndez-Lucio O, Baillif B, Clevert DA, et al. De novo generation of hit-like molecules from gene expression signatures using artificial intelligence. *Nat Commun*, **2020**, *11* (1): 1-10.

[46] Jacobs I, Maragoudakis M. De novo drug design using artificial intelligence applied on SARS-COV-2 Viral proteins ASYNT-GAN. *Biochemistry*, **2021**, *1*(1): 36-48.

[47] Li J, Topaloglu R, Ghosh S. Quantum generative models for small molecule drug discovery. *arXiv preprint arXiv:210103438*, **2021**.

[48] Yu L, Zhang W, Wang J, et al. Seqgan: Sequence generative adversarial nets with policy gradient. Proceedings of the AAAI conference on artificial intelligence, 2017.

[49] Arjovsky M, Chintala S, Bottou L. Wasserstein generative adversarial networks. International conference on machine learning, 2017.

[50] Graves A, Wayne G, Reynolds M, et al. Hybrid computing using a neural network with dynamic external memory. *Nature*, **2016**, *538* (7626): 471-476.

[51] Jin W, Barzilay R, Jaakkola T. Junction tree variational autoencoder for molecular graph generation. International conference on machine learning, 2018.

[52] Schlichtkrull M, Kipf T N, Bloem P, et al. Modeling relational data with graph convolutional networks. European semantic web conference, 2018.

[53] Lillicrap T P, Hunt J J, Pritzel A, et al. Continuous control with deep reinforcement learning. *arXiv preprint arXiv:150902971*, **2015**.

[54] Silver D, Lever G, Heess N, et al. Deterministic policy gradient algorithms. International conference on machine learning, 2014.

[55] Ying R, You J, Morris C, et al. Hierarchical graph representation learning with differentiable pooling. *arXiv preprint*

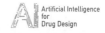

arXiv:180608804, **2018**.

[56] Gulrajani I, Ahmed F, Arjovsky M, et al. Improved training of wasserstein gans. *arXiv preprint arXiv:170400028*, **2017**.

[57] Radford A, Metz L, Chintala S. Unsupervised representation learning with deep convolutional generative adversarial networks. *arXiv preprint arXiv:151106434*, **2015**.

[58] Makhzani A, Shlens J, Jaitly N, et al. Adversarial autoencoders. *arXiv preprint arXiv:151105644*, **2015**.

[59] Durant J L, Leland B A, Henry D R, et al. Reoptimization of MDL keys for use in drug discovery. *J Chem Inf Comput Sci*, **2002**, *42* (6): 1273-1280.

[60] Duan Q, Flynn C, Niepel M, et al. LINCS Canvas Browser: interactive web app to query, browse and interrogate LINCS L1000 gene expression signatures. *Nucleic Acids Res*, **2014**, *42* (W1): W449-W460.

[61] Zhu JY, Park T, Isola P, et al. Unpaired image-to-image translation using cycle-consistent adversarial networks. Proceedings of the IEEE international conference on computer vision, 2017.

[62] Méndez-Lucio O, Zapata P A M, Wichard J, et al. Cell morphology-guided de novo hit design by conditioning generative adversarial networks on phenotypic image features. *Digital Discovery*, **2023**, 10.1039/D2DD00081D.

[63] Barigye S J, García de la Vega J M, Perez‐Castillo Y. Generative Adversarial Networks (GANs) based synthetic sampling for predictive modeling. *Molecular Informatics*, **2020**, *39* (10): 2000086.

[64] Zhumagambetov R, Kazbek D, Shakipov M, et al. cheML. io: an online database of ML-generated molecules. *RSC Advances*, **2020**, *10* (73): 45189-45198.

[65] Gómez-Bombarelli R, Wei J N, Duvenaud D, et al. Automatic chemical design using a data-driven continuous representation of molecules. *ACS Central Science*, **2018**, *4* (2): 268-276.

[66] Kusner M J, Paige B, Hernández-Lobato J M. Grammar variational autoencoder. International Conference on Machine Learning, 2017.

[67] Dai H, Tian Y, Dai B, et al. Syntax-directed variational autoencoder for structured data. *arXiv preprint arXiv:180208786*, **2018**.

[68] Simonovsky M, Komodakis N. Graphvae: Towards generation of small graphs using variational autoencoders. International conference on artificial neural networks, 2018.

[69] Liu Q, Allamanis M, Brockschmidt M, et al. Constrained graph variational autoencoders for molecule design. *arXiv preprint arXiv:180509076*, **2018**.

[70] Rigoni D, Navarin N, Sperduti A. Conditional constrained graph variational autoencoders for molecule design. 2020 IEEE Symposium Series on Computational Intelligence (SSCI), 2020.

[71] Samanta B, De A, Jana G, et al. Nevae: A deep generative model for molecular graphs. *Journal of Machine Learning Research*, 2020, 21 (114): 1-33.

[72] Shi C, Xu M, Zhu Z, et al. Graphaf: a flow-based autoregressive model for molecular graph generation. *arXiv preprint arXiv:200109382*, **2020**.

[73] Pang B, Han T, Wu Y N. Learning latent space energy-based prior model for molecule generation. *arXiv preprint arXiv:201009351*, **2020**.

[74] Elton D C, Boukouvalas Z, Fuge M D, et al. Deep learning for molecular design—a review of the state of the art. *Molecular Systems Design & Engineering*, **2019**, *4* (4): 828-849.

[75] Liu M, Yan K, Oztekin B, et al. GraphEBM: Molecular graph generation with energy-based models. *arXiv preprint arXiv:210200546*, **2021**.

[76] Hataya R, Nakayama H, Yoshizoe K. Graph energy-based model for substructure preserving molecular design. *arXiv preprint arXiv:210204600*, **2021**.

[77] Xu M, Luo S, Bengio Y, et al. Learning neural generative dynamics for molecular conformation generation. *arXiv preprint arXiv:210210240*, **2021**.

[78] Zhou Z, Kearnes S, Li L, et al. Optimization of molecules via deep reinforcement learning. *Scientific Reports*, **2019**, *9* (1): 1-10.

[79] Du Y, Mordatch I. Implicit generation and modeling with energy based models. *Advances in 33rd Conference on Neural Information Processing Systems (Neurlps 2019), Vancouver, Canada*, **2019**.

[80] Lucic M, Kurach K, Michalski M, et al. Are gans created equal? a large-scale study. *arXiv preprint arXiv:171110337*, **2017**.

[81] Kurach K, Lucic M, Zhai X, et al. The GAN landscape: losse S, architecture S, regularizatio N, and normalization. *ArXiv: abs/1807.04720*, 2018.

[82] Yeh R A, Chen C, Yian L T, et al. Semantic image inpainting with deep generative models. Proceedings of the IEEE conference on computer vision and pattern recognition, 2017.

[83] Li Y, Pei J, Lai L. Learning to design drug-like molecules in three-dimensional space using deep generative models. *arXiv preprint arXiv:210408474*, **2021**.

[84] Tan X, Jiang X, He Y, et al. Automated design and optimization of multitarget schizophrenia drug candidates by deep learning. *Eur J Med Chem*, **2020**, *204*: 112572.

[85] Ertl P, Schuffenhauer A. Estimation of synthetic accessibility score of drug-like molecules based on molecular complexity and fragment contributions. *Journal of Cheminformatics,* **2009**, *1* (1): 1-11.

[86] Segler M H, Preuss M, Waller M P. Planning chemical syntheses with deep neural networks and symbolic AI. *Nature,* **2018**, *555* (7698): 604-610.

[87] Degen J, Wegscheid-Gerlach C, Zaliani A, et al. On the art of compiling and using'drug-like'chemical fragment spaces. *Chemmedchem,* **2008**, *3* (10): 1503.

[88] Lewell X Q, Judd D B, Watson S P, et al. Recap retrosynthetic combinatorial analysis procedure: a powerful new technique for identifying privileged molecular fragments with useful applications in combinatorial chemistry. *J Chem Inf Comput Sci,* **1998**, *38* (3): 511-522.

[89] You J, Liu B, Ying R, et al. Graph convolutional policy network for goal-directed molecular graph generation. *arXiv preprint arXiv:180602473*, **2018**.

[90] Renz P, Rompaey D V, Wegner J K, et al. On failure modes in molecule generation and optimization. *Drug Discovery Today Technologies*, **2020**, *32-33:55-63*.

[91] Polykovskiy D, Zhebrak A, Sanchez-Lengeling B, et al. Molecular sets (MOSES): A benchmarking platform for molecular generation models. *Frontiers in Pharmacology*, **2020**, *11*: 565644.

[92] Sterling T, Irwin J J. ZINC 15-ligand discovery for everyone. *J Chem Inf Model*, **2015**, *55* (11): 2324-2337.

[93] Gaulton A, Hersey A, Nowotka M, et al. The ChEMBL database in 2017. *Nucleic Acids Res*, **2017**, *45* (D1): D945-D954.

[94] Kim S, Thiessen P A, Bolton E E, et al. PubChem substance and compound databases. *Nucleic Acids Res*, **2016**, *44* (D1): D1202-D1213.

[95] Ramakrishnan R, Dral P O, Rupp M, et al. Quantum chemistry structures and properties of 134 kilo molecules. *Scientific Data*, **2014**, *1* (1): 1-7.

[96] Ruddigkeit L, van Deursen R, Blum L C, et al. Enumeration of 166 billion organic small molecules in the chemical universe database GDB-17. *J Chem Inf Model*, **2012**, *52* (11): 2864-2875.

[97] Sun J, Jeliazkova N, Chupakhin V, et al. ExCAPE-DB: an integrated large scale dataset facilitating Big Data analysis in chemogenomics. *Journal of Cheminformatics*, **2017**, *9* (1): 1-9.

[98] Berman H M, Westbrook J, Feng Z, et al. The protein data bank. *Nucleic Acids Res*, **2000**, *28* (1): 235-242.

[99] Nguyen A, Yosinski J, Clune J. Deep neural networks are easily fooled: High confidence predictions for unrecognizable images. Proceedings of the IEEE conference on computer vision and pattern recognition, 2015.

[100] Helson H E. Structure diagram generation. // Lipkowitz K B, Boyd D B. *Reviews in Computational Chemistry*

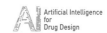

Wiley-VCH, **1999**: 313-398.

[101] Groom C R, Bruno I J, Lightfoot M P, et al. The Cambridge structural database. *Acta Crystallographica Section B: Structural Scienc E, Crystal Engineering and Materials*, **2016**, *72* (2): 171-179.

[102] Jiménez J, Doerr S, Martínez-Rosell G, et al. DeepSite: protein-binding site predictor using 3D-convolutional neural networks. *Bioinformatics*, **2017**, *33* (19): 3036-3042.

[103] Ragoza M, Hochuli J, Idrobo E, et al. Protein–ligand scoring with convolutional neural networks. *J Chem Inf Model*, **2017**, *57* (4): 942-957.

[104] Skalic M, Varela-Rial A, Jiménez J, et al. LigVoxel: inpainting binding pockets using 3D-convolutional neural networks. *Bioinformatics*, **2018**, *35* (2): 243-250.

[105] Skalic M, Jiménez J, Sabbadin D, et al. Shape-based generative modeling for de novo drug design. *J Chem Inf Model*, **2019**, *59* (3): 1205-1214.

[106] Skalic M, Sabbadin D, Sattarov B, et al. From target to drug: Generative modeling for the multimodal structure-based ligand design. *Mol Pharm*, **2019**, *16* (10): 4282-4291.

[107] Zhu JY, Zhang R, Pathak D, et al. Toward multimodal image-to-image translation. NeurIPS, 2017.

[108] Ragoza M, Masuda T, Koes D R. Learning a continuous representation of 3D molecular structures with deep generative models. *ArXiv*, **2020**.

[109] Masuda T, Ragoza M, Koes D R. Generating 3D molecular structures conditional on a receptor binding site with deep generative models. *ArXiv*, **2020**.

[110] Ragoza M, Masuda T, Koes D R. Generating 3D molecules conditional on receptor binding sites with deep generative models. *Chem Sci*, **2022**, *13* (9): 2701-2713.

[111] Hoffmann M, Noé F. Generating valid Euclidean distance matrices. *ArXiv*, **2019**.

[112] Gulrajani I, Ahmed F, Arjovsky M, et al. Improved training of wasserstein GANs. NeurIPS, 2017.

[113] Schütt K, Kindermans PJ, Felix H E S, et al. SchNet: A continuous-filter convolutional neural network for modeling quantum interactions. NeurIPS, 2017.

[114] Nesterov V I, Wieser M, Roth V. 3DMolNet: A generative network for molecular structures. *ArXiv*, **2020**.

[115] Gebauer N W A, Gastegger M, Schütt K T. Generating equilibrium molecules with deep neural networks. *ArXiv*, **2018**.

[116] Gebauer N W A, Gastegger M, Schütt K T. Symmetry-adapted generation of 3d point sets for the targeted discovery of molecules. NeurIPS, 2019.

[117] Joshi R P, Gebauer N W A, Bontha M, et al. 3D-Scaffold: A deep learning framework to generate 3D coordinates of drug-like molecules with desired scaffolds. *The Journal of Physical Chemistry B*, **2021**, *125* (44): 12166-12176.

[118] Gebauer N W, Gastegger M, Hessmann S S, et al. Inverse design of 3d molecular structures with conditional generative neural networks. *Nat Commun*, **2022**, *13* (1): 1-11.

[119] Simm G N C, Pinsler R, Hernández-Lobato J M. Reinforcement learning for molecular design guided by quantum mechanics. ICML, 2020.

[120] Schulman J, Wolski F, Dhariwal P, et al. Proximal policy optimization algorithms. *ArXiv*, **2017**.

[121] Simm G N C, Pinsler R, Csányi G, et al. Symmetry-aware actor-critic for 3D molecular design. *ArXiv*, **2021**.

[122] Anderson B M, Hy T S, Kondor R. Cormorant: Covariant molecular neural networks. NeurIPS, 2019.

[123] Li Y, Pei J, Lai L. Structure-based de novo drug design using 3D deep generative models. *Chemical Science*, **2021**, *12* (41): 13664-13675.

[124] Satorras V G, Hoogeboom E, Fuchs F B, et al. E(n) equivariant normalizing flows. NeurIPS, 2021.

[125] Zheng S, Rao J, Zhang Z, et al. Predicting retrosynthetic reactions using self-corrected transformer neural networks. *J Chem Inf Model*, **2019**, *60* (1): 47-55.

[126] Körner R, Apostolakis J. Automatic determination of reaction mappings and reaction center information. 1. The

imaginary transition state energy approach. *J Chem Inf Model*, **2008,** *48* (6): 1181-1189.

[127] Latendresse M, Malerich J P, Travers M, et al. Accurate atom-mapping computation for biochemical reactions. *J Chem Inf Model*, **2012,** *52* (11): 2970-2982.

[128] Jaworski W, Szymkuć S, Mikulak-Klucznik B, et al. Automatic mapping of atoms across both simple and complex chemical reactions. *Nat Commun*, **2019,** *10* (1): 1-11.

[129] Schwaller P, Hoover B, Reymond JL, et al. Extraction of organic chemistry grammar from unsupervised learning of chemical reactions. *Science Advances*, **2021,** *7* (15): eabe4166.

[130] Vaucher A C, Zipoli F, Geluykens J, et al. Automated extraction of chemical synthesis actions from experimental procedures. *Nat Commun*, **2020,** *11* (1): 1-11.

[131] Coley C W, Rogers L, Green W H, et al. Computer-assisted retrosynthesis based on molecular similarity. *ACS Central Science*, **2017,** *3* (12): 1237-1245.

[132] Liu B, Ramsundar B, Kawthekar P, et al. Retrosynthetic reaction prediction using neural sequence-to-sequence models. *ACS Central Science*, **2017,** *3* (10): 1103-1113.

[133] Tetko I V, Karpov P, van Deursen R, et al. State-of-the-art augmented NLP transformer models for direct and single-step retrosynthesis. *Nat Commun*, **2020,** *11* (1): 1-11.

[134] Shi C, Xu M, Guo H, et al. A graph to graphs framework for retrosynthesis prediction. International conference on machine learning, 2020.

[135] Yan C, Ding Q, Zhao P, et al. Retroxpert: Decompose retrosynthesis prediction like a chemist. *Advances in Neural Information Processing Systems*, **2020,** *33*: 11248-11258.

[136] Browne C B, Powley E, Whitehouse D, et al. A survey of monte carlo tree search methods. *IEEE Transactions on Computational Intelligence and AI in Games*, **2012,** *4* (1): 1-43.

[137] Lin K, Xu Y, Pei J, et al. Automatic retrosynthetic route planning using template-free models. *Chemical Science*, **2020,** *11* (12): 3355-3364.

[138] Schwaller P, Petraglia R, Zullo V, et al. Predicting retrosynthetic pathways using transformer-based models and a hyper-graph exploration strategy. *Chemical Science*, **2020,** *11* (12): 3316-3325.

[139] Chen B, Li C, Dai H, et al. Retro*: learning retrosynthetic planning with neural guided A* search. International Conference on Machine Learning, 2020.

[140] Schwaller P, Vaucher A C, Laino T, et al. Prediction of chemical reaction yields using deep learning. *Machine Learning: Science and Technology*, **2021,** *2* (1): 015016.

[141] Schwaller P, Vaucher A C, Laplaza R, et al. Machine intelligence for chemical reaction space. *Wiley Interdisciplinary Reviews: Computational Molecular Science*, **2022,** *12* e1604.

[142] Ahneman D T, Estrada J G, Lin S, et al. Predicting reaction performance in C−N cross-coupling using machine learning. *Science*, **2018,** *360* (6385): 186-190.

[143] Nielsen M K, Ahneman D T, Riera O, et al. Deoxyfluorination with sulfonyl fluorides: navigating reaction space with machine learning. *J Am Chem Soc*, **2018,** *140* (15): 5004-5008.

[144] Sandfort F, Strieth-Kalthoff F, Kühnemund M, et al. A structure-based platform for predicting chemical reactivity. *Chem*, **2020,** *6* (6): 1379-1390.

[145] Eyke N S, Green W H, Jensen K F. Iterative experimental design based on active machine learning reduces the experimental burden associated with reaction screening. *Reaction Chemistry & Engineering*, **2020,** *5* (10): 1963-1972.

[146] Sato A, Miyao T, Funatsu K. Prediction of reaction yield for buchwald‐hartwig cross‐coupling reactions using deep learning. *Molecular Informatics*, **2022,** *41* (2): 2100156.

[147] Schwaller P, Hoover B, Reymond J L, et al. Extraction of organic chemistry grammar from unsupervised learning of chemical reactions. *Sci Adv*, **2021,** *7* (15): eabe4166.

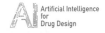

[148] Schwaller P, Probst D, Vaucher A C, et al. Mapping the space of chemical reactions using attention-based neural networks. *Nature Machine Intelligence*, **2021**, *3* (2): 144-152.

[149] Smith A, Keane A, Dumesic J A, et al. A machine learning framework for the analysis and prediction of catalytic activity from experimental data. *Applied Catalysis B: Environmental*, **2020**, *263*: 118257.

[150] Cordova M, Wodrich M D, Meyer B, et al. Data-driven advancement of homogeneous nickel catalyst activity for aryl ether cleavage. *Acs Catalysis*, **2020,** *10* (13): 7021-7031.

[151] Yang Z, Gao W, Jiang Q. A machine learning scheme for the catalytic activity of alloys with intrinsic descriptors. *Journal of Materials Chemistry A*, **2020**, *8* (34): 17507-17515.

[152] Ree N, Göller A H, Jensen J H. RegioSQM20: improved prediction of the regioselectivity of electrophilic aromatic substitutions. *Journal of Cheminformatics*, **2021**, *13* (1): 1-9.

[153] Struble T J, Coley C W, Jensen K F. Multitask prediction of site selectivity in aromatic C–H functionalization reactions. *Reaction Chemistry & Engineering*, **2020**, *5* (5): 896-902.

[154] Li X, Zhang S Q, Xu L C, et al. Predicting regioselectivity in radical C–H functionalization of heterocycles through machine learning. *Angewandte Chemie International Edition*, **2020**, *59* (32): 13253-13259.

[155] Beker W, Gajewska E P, Badowski T, et al. Prediction of major regio‐, site‐, and diastereoisomers in Diels–Alder reactions by using machine‐learning: The Importance of physically meaningful descriptors. *Angewandte Chemie International Edition*, **2019**, *58* (14): 4515-4519.

[156] Tavakoli M, Mood A, van Vranken D, et al. Quantum mechanics and machine learning synergies: graph attention neural networks to predict chemical reactivity. *J Chem Inf Model*, **2022**, *62* (9): 2121-2132.

[157] Kadish D, Mood A D, Tavakoli M, et al. Methyl cation affinities of canonical organic functional groups. *J Org Chem* **2021**, *86* (5): 3721-3729.

[158] Mood A, Tavakoli M, Gutman E, et al. Methyl anion affinities of the canonical organic functional groups. *J Org Chem*, **2020**, *85* (6): 4096-4102.

[159] Zahrt A F, Henle J J, Rose B T, et al. Prediction of higher-selectivity catalysts by computer-driven workflow and machine learning. *Science*, **2019**, *363* (6424): eaau5631.

[160] Huang B, von Lilienfeld O A. Quantum machine learning using atom-in-molecule-based fragments selected on the fly. *Nat Chem*, **2020**, *12* (10): 945-951.

[161] Gao C W, Allen J W, Green W H, et al. Reaction mechanism generator: Automatic construction of chemical kinetic mechanisms. *Comput Phys Commun*, **2016**, *203*: 212-225.

[162] Yuan T, Zhang L, Zhou Z, et al. Pyrolysis of n-heptane: Experimental and theoretical study. *The Journal of Physical Chemistry A*, **2011**, *115* (9): 1593-1601.

[163] Heinen S, von Rudorff G F, von Lilienfeld O A. Toward the design of chemical reactions: Machine learning barriers of competing mechanisms in reactant space. *The Journal of Chemical Physics*, **2021**, *155* (6): 064105.

[164] Gao H, Struble T J, Coley C W, et al. Using machine learning to predict suitable conditions for organic reactions. *ACS Central Science*, **2018**, *4* (11): 1465-1476.

[165] Fu Z, Li X, Wang Z, et al. Optimizing chemical reaction conditions using deep learning: a case study for the Suzuki-Miyaura cross-coupling reaction. *Organic Chemistry Frontiers*, **2020**, *7* (16): 2269-2277.

[166] Gong Y, Xue D, Chuai G, et al. DeepReac+: deep active learning for quantitative modeling of organic chemical reactions. *Chemical Science*, **2021**, *12* (43): 14459-14472.

[167] Shim E, Kammeraad J A, Xu Z, et al. Predicting reaction conditions from limited data through active transfer learning. *Chemical Science*, **2022**, *13* (22): 6655-6668.

[168] Zhou Z, Li X, Zare R N. Optimizing chemical reactions with deep reinforcement learning. *ACS Central Science*, **2017,** *3* (12): 1337-1344.

[169] Walker E, Kammeraad J, Goetz J, et al. Learning to predict reaction conditions: relationships between solvent,

molecular structur E, and catalyst. *J Chem Inf Model*, **2019,** *59* (9): 3645-3654.

拓展阅读

近一年来，人工智能模型飞速发展，一些新技术、新应用迅速涌现，如扩散模型、GPT系列人工智能大语言模型等。其背后的技术开发也使得计算化学中的分子表征技术、分子建模与生成以及化学反应预测等得到进一步的发展。以下推荐部分本文未能涉及的相关文献供读者深入了解。

主要参考文献

Abdel-Aty H, Gould I R. Large-Scale Distributed Training of Transformers for Chemical Fingerprinting. *J Chem Inf Model,* **2022,** *62* (20): 4852-4862.

Bagal V, Aggarwal R, Vinod P K, et al. Molgpt: Molecular Generation Using a Transformer-Decoder Model. *J Chem Inf Model,* **2022,** *62* (9): 2064-2076.

Flam-Shepherd D, Zhu K, Aspuru-Guzik A. Language Models Can Learn Complex Molecular Distributions. *Nat Commun,* **2022,** *13* (1): 1-10.

Grisoni F. Chemical Language Models for De Novo Drug Design: Challenges and Opportunities. *Curr Opin Struct Biol,* **2023,** *79* : 102527.

Irwin R, Dimitriadis S, He J, et al. Chemformer: A Pre-Trained Transformer for Computational Chemistry. *Mach learn: sci technol,* **2022,** *3* (1): 015022.

Ishida S, Terayama K, Kojima R, et al. Ai-Driven Synthetic Route Design Incorporated with Retrosynthesis Knowledge. *J Chem Inf Model,* **2022,** *62* (6): 1357-1367.

Isert C, Atz K, Schneider G. Structure-Based Drug Design with Geometric Deep Learning. *Curr Opin Struct Biol,* **2023,** *79*: 102548.

Jing B, Corso G, Chang J, et al. Torsional Diffusion for Molecular Conformer Generation. *ArXiv,* **2022**: abs/2206.01729.

Krenn M, Ai Q, Barthel S, et al. Selfies and the Future of Molecular String Representations. *Patterns,* **2022,** *3* (10): 100588.

Mokaya M, Imrie F, van Hoorn W P, et al. Testing the Limits of Smiles-Based De Novo Molecular Generation with Curriculum and Deep Reinforcement Learning. *Nat Mach Intell,* **2023,** *5* (4): 386-394.

Liu X, Ye K, van Vlijmen H W T, et al. Drugex V3: Scaffold-Constrained Drug Design with Graph Transformer-Based Reinforcement Learning. *J Cheminformatics,* **2023,** *15* (1): 1-14.

Peng X, Luo S, Guan J, et al. Pocket2mol: Efficient Molecular Sampling Based on 3d Protein Pockets. International Conference on Machine Learning, 2022.

Raghunathan S, Priyakumar U D. Molecular Representations for Machine Learning Applications in Chemistry. *Int J Quantum Chem,* **2021,** *122* (7): e26870.

Ren G P, Wu K J, He Y. Enhancing Molecular Representations Via Graph Transformation Layers. *J Chem Inf Model,* **2023,** *63* (9): 2679-2688.

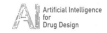

Schwaller P, Laino T, Gaudin T, et al. Molecular Transformer: A Model for Uncertainty-Calibrated Chemical Reaction Prediction. *ACS Cent Sci,* **2019,** *5* (9): 1572-1583.

Seidl P, Renz P, Dyubankova N, et al. Improving Few- and Zero-Shot Reaction Template Prediction Using Modern Hopfield Networks. *J Chem Inf Model,* **2022,** *62* (9): 2111-2120.

Shanehsazzadeh A, Bachas S, McPartlon M, et al. Unlocking De Novo Antibody Design with Generative Artificial Intelligence. *BioRxiv,* **2023**: 10.1101/2023.1101.1108.523187.

Taylor C J, Pomberger A, Felton K C, et al. A Brief Introduction to Chemical Reaction Optimization. *Chem Rev,* **2023,** *123* (6): 3089-3126.

Thomas M, Bender A, de Graaf C. Integrating Structure-Based Approaches in Generative Molecular Design. *Curr Opin Struct Biol,* **2023,** *79*: 102559.

Tilborg D v, Alenicheva A, Grisoni F. Exposing the Limitations of Molecular Machine Learning with Activity Cliffs. *J Chem Inf Model,* **2022,** *62* (23): 5938-5951.

Tu Z, Stuyver T, Coley C W. Predictive Chemistry: Machine Learning for Reaction Deployment, Reaction Development, and Reaction Discovery. *Chem Sci,* **2023,** *14* (2): 226-244.

Ucak U V, Ashyrmamatov I, Ko J, et al. Retrosynthetic Reaction Pathway Prediction through Neural Machine Translation of Atomic Environments. *Nat Commun,* **2022,** *13* (1): 1186.

Wen M, Spotte-Smith E W C, Blau S M, et al. Chemical Reaction Networks and Opportunities for Machine Learning. *Nat Comput Sci,* **2023,** *3* (1): 12-24.

Xie S, Yan R, Han P, et al. Retrograph: Retrosynthetic Planning with Graph Search, 2022.

Xu M, Yu L, Song Y, et al. Geodiff: A Geometric Diffusion Model for Molecular Conformation Generation. *ArXiv,* **2022**: abs/2203.02923.

Yarish D, Garkot S, Grygorenko O O, et al. Advancing Molecular Graphs with Descriptors for the Prediction of Chemical Reaction Yields. *J Comput Chem,* **2023,** *44* (2): 76-92.

Zhang X C, Wu C K, Yang Z J, et al. Mg-Bert: Leveraging Unsupervised Atomic Representation Learning for Molecular Property Prediction. *Brief Bioinformatics,* **2021,** *22* (6): bbab152.

Zheng S, Zeng T, Li C, et al. Deep Learning Driven Biosynthetic Pathways Navigation for Natural Products with Bionavi-Np. *Nat Commun,* **2022,** *13* (1): 3342. [6] Zhong Z, Song J, Feng Z, et al. Root-Aligned Smiles: A Tight Representation for Chemical Reaction Prediction. *Chem Sci,* **2022,** *13* (31): 9023-9034.

Zhong Z, Song J, Feng Z, et al. Recent Advances in Artificial Intelligence for Retrosynthesis. *ArXiv,* **2023**: abs/2301.05864.

作者简介

付伟，复旦大学药学院教授、博士生导师。发展了动态药物虚拟筛选新技术，提出了动态结合模式的新概念；首次将分子模拟技术运用到脑靶向药物递送系统的设计和递送机制的研究。

Email: wfu@fudan.edu.cn

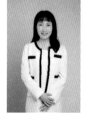

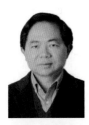

周水庚，复旦大学计算机科学技术学院教授，上海市智能信息处理重点实验室主任，中国计算机学会会士，IEEE 高级会员，主要研究领域为大数据、人工智能与生物信息学。

Email: sgzhou@fudan.edu.cn

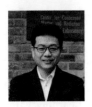

裴剑锋，北京大学前沿交叉学科研究院特聘研究员、博士生导师。2014年起在国内率先开展人工智能药物设计研究，取得一系列研究成果，研究方向为计算机辅助药物设计。

Email: jfpei@pku.edu.cn

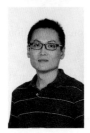

郑明月，中国科学院上海药物研究所研究员、博士生导师。研究方向是基于人工智能和大数据的精准药物设计技术开发，发展机器学习算法和模型用于活性化合物的作用机制和靶点发现、新靶点活性化合物的发现和成药性优化。

Email: myzheng@simm.ac.cn

第 12 章

小分子药物设计与优化

侯廷军，李国菠，郑明月 ❶

12.1　小分子 - 靶标结合亲和力预测与打分函数的设计

12.1.1　小分子靶标结合亲和力预测与打分函数

如何准确预测小分子与靶标间的结合亲和力长期以来都是基于结构的药物设计领域的核心问题，不管是常规的分子对接方法还是其他药物设计方法如从头设计等，最终往往都会面临这么一个问题，即如何对受体 - 配体间的相互作用进行准确评价。自由能微扰（free energy perturbation, FEP）和热力学积分（thermodynamic integration, TI）是两种最为经典的靶标 - 配体结合自由能预测方法 [1]。这两种方法原理较为严格，计算结果也较为精确，但计算效率却极其低下，在实际药物设计中难以得到广泛的使用。以 MM/PBSA 和 MM/GBSA 为代表的两点式自由能预测方法虽然可兼顾计算效率和计算精度，但依然依赖于分子动力学模拟进行构象采样，因此并不适用于快速获取大规模化合物库中的各个分子和靶标间的结合亲和力 [2]。于是人们便希望通过简单的能量项或靶标 - 配体间相互作用特征的回归获得较为准确的结合亲和力，这类方法便被称为打分函数（scoring function, SF）。

传统的打分函数可分为基于物理（physics-based）、基于经验（empirical）以及基于知识（knowledge-based）三大类 [3]。这些方法已被广泛与分子对接程序结合应用在药物设计之中，但它们的预测精度依然无法令人满意，它们中的绝大部分甚至无法有效区分活性和非活性物质。而近年来，随着人工智能（AI）技术的不断发展，一些新型 AI 算法也被尝试着引入打分函数领域，替代传统的线性回归方法用于新型打分函数的构建。这类基于 AI 的打分函数不需要预先定义函数形式，只需依赖 AI 算法从数据中去学习函数形式，因而显示出比传统方法普遍更优的预测精度和灵活性 [4, 5]。另外，新型 AI 算法的蓬勃发展也促使人们希望直接从蛋白序列以及小分子二维结构出发来构建预测模型，因此不少相关 AI 模型也

---

❶ 编写分工：12.1 侯廷军，12.2 李国菠，12.3 郑明月。

被发展用于小分子-靶标结合亲和力的预测。然而，这类方法由于并不直接对三维靶标-配体相互作用信息进行学习，实际上并不属于打分函数的范畴；而由于所用数据集的差异，它们也往往并不直接与打分函数进行性能的对比。为了方便起见，这里我们将此类方法简称为DTA预测模型。在本章中，根据是否依赖三维靶标结构信息，我们也将选取上述两类方法中的代表性方法进行具体介绍。

12.1.2　基于人工智能的打分函数

（1）RF-Score

RF-Score[6] 是 AI 技术在打分函数领域中的早期应用之一，其在 2010 年被首次提出，并以一定距离范围内的蛋白-配体原子对的出现频率作为其表征。对于蛋白 P 和配体 L，作者各自定义了 9 种常见原子元素类型，分别是：

$$\left\{P\left(j\right)\right\}_{j}^{9}=\left\{C,N,O,F,P,S,Cl,Br,I\right\} \tag{12-1}$$

$$\left\{L\left(i\right)\right\}_{i}^{9}=\left\{C,N,O,F,P,S,Cl,Br,I\right\} \tag{12-2}$$

这样特定距离范围内的给定 j-i 原子对的出现频率即可定义为：

$$x_{Z\left[P\left(j\right)\right]Z\left[L\left(i\right)\right]} \equiv \sum_{k=1}^{K_{j}}\sum_{l=1}^{L_{i}}\Theta\left(d_{\text{cutoff}}-d_{kl}\right) \tag{12-3}$$

其中，d_{kl} 为 j 类的第 k 个蛋白原子和 i 类第 l 个配体原子间的欧几里得距离；K_{j} 和 L_{i} 分别表示 j 类蛋白原子和 i 类配体原子的总个数；Z 表示用以返回元素原子数目的函数；Θ 代表 Heaviside 阶跃函数，用以统计距离给定配体原子 d_{cutoff} =12 Å 以内的相互作用数目。由于蛋白中缺少 F、P、Cl、Br 和 I 原子，因此每个蛋白-配体复合物可最终表示成为一个含 36（4×9）个特征的向量。

该方法基于随机森林（RF）而构建。RF 是由相同训练数据随机产生的多个决策树的集合，但对于每棵决策树它并不取所有样本进行训练，反而对训练样本进行有放回的随机采样，以得到每棵树的训练数据。此外，每次训练也不会使用全部特征，而采用超参数 m_{try} 来控制每个树节点所用的随机特征数目。在这里对于给定蛋白-配体复合物 $\vec{x}^{(n)}$，它的结合亲和力可表示为森林中所有树模型所得到的预测值 T_{p} 的均值：

$$\text{RF}\left[\vec{x}^{(n)};m_{\text{try}}\right] \equiv \frac{1}{P}\sum_{p=1}^{P}T_{p}\left[\vec{x}^{(n)};m_{\text{try}}\right] \quad T_{p}:\aleph^{36}\rightarrow\mathcal{R}^{+}\forall p \tag{12-4}$$

其中，P 表示决策树的总数目，这里设为 500。模型采用包外估计（OOB）来进行内部验证。这样根据 OOB 策略所得到的均方误差（MSE）可表示为：

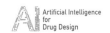

$$\mathrm{MSE}^{\mathrm{OOB}}\left(m_{\mathrm{try}}\right)=\frac{1}{\sum_{p=1}^{P}\left|I_{p}^{\mathrm{OOB}}\right|}\sum_{p=1}^{P}\left[y^{(n)}-T_{p}\left(\vec{x}^{(n)};m_{\mathrm{try}}\right)\right]^{2} \tag{12-5}$$

其中，I_{p}^{OOB} 表示那些并未在第 p 个回归模型训练中使用到的复合物的编号；$\left|I_{p}^{\mathrm{OOB}}\right|$ 则表示这个集合的基数。作者共测试了 35 组 m_{try} 值（$\{2,\cdots,36\}$）。最终最优的 RF 预测器可表示为：

$$\mathrm{RF}\left[\vec{x}^{(n)};m_{\mathrm{try}}=m_{\mathrm{best}}\right] \quad m_{\mathrm{best}}=\underset{m_{\mathrm{try}}\in\{2,\ldots,36\}}{\mathrm{argmin}}\left[\mathrm{MSE}^{\mathrm{OOB}}\left(m_{\mathrm{try}}\right)\right] \tag{12-6}$$

最优模型基于 PDBbind-v2007 而训练并在相应的 Core Set 进行了测试，最佳皮尔逊相关系数（R_{p}）值达到了 0.776，要显著优于之前报道的所有经典打分函数。

RF-Score-v2 则进一步对原子对类型、特征选择方法、模型选择策略等参数进行了优化 [7]。作者发现两种更加复杂的原子类型，SYBYL 原子类型和由 CREDO[8] 产生的 SIFts 相互作用类型，并不比最简单的基于原子元素的表征表现得更佳。最优的模型还是以 12 Å 作为截断值（d_{cutoff}= 12 Å），但将 12Å 进一步分成了 6 个 2 Å 的区间，对每个区间的原子对出现频率进行单独计算。最终对产生的特征进行特征选择之后，模型的 R_{p} 值达到了 0.803。RF-Score-v3 则在第一版的 36 个特征基础上，额外引入了 6 个来自 AutoDock Vina 的经验能量项 [9]。重新训练所得到的模型在 PDBbind 上的预测精度与 RF-Score-v2 相当（R_{p} = 0.803），但随后的研究表明经验能量项的引入使之相比于前两个版本具有显著更优的模型泛化能力 [10, 11]。

（2）ID-Score

也有不少方法直接从传统打分函数出发，直接用新型 AI 算法替代之前的线性回归方法，对经验能量项进行拟合从而产生新型基于 AI 的打分函数，如 SFCscore[RF[12]]、ID-Score[13]、BgN-Score[14] 等。以 ID-Score 为例，作者共定义了 25 种原子类型（如表 12-1 所示），基于这些原子类型共可计算得到 50 种经验能量项分别用于表示蛋白 - 配体间的各种相互作用信息，包括范德华相互作用（20 种）、氢键相互作用（10 种）、静电相互作用（1 种）、π 系统相互作用（3 种）、金属 - 配体相互作用（2 种）、去溶剂化效应（6 种）、熵效应（1 种）、形状匹配（1 种）和表面积性质匹配（6 种）。范德华相互作用描述符可通过伦纳德 - 琼斯（Lennard-Jones）6-12 势计算得到：

$$K_{I-J}^{\mathrm{vdw}}=\sum_{i\in I}\sum_{j\in J}\left[\left(\frac{r_{i}+r_{j}}{d_{ij}}\right)^{12}-\left(\frac{r_{i}+r_{j}}{d_{ij}}\right)^{6}\right] \tag{12-7}$$

其中，I 和 J 分别表示结合口袋中蛋白和配体的原子类型；d_{ij} 表示 i 原子和 j 原子的距离；r_{i} 和 r_{j} 则分别表示两个原子的范德华半径。

与氢键相互作用有关的描述符可根据下式所得：

$$K_{A-D}^{\text{hbo}} = \sum_A \sum_D \left[\left(\frac{r_0}{d_{A-D}} \right)^{12} - 2 \left(\frac{r_0}{d_{A-D}} \right)^6 \right] \times \cos^2 \left(\theta - \theta_0 \right) \tag{12-8}$$

其中，d_{A-D} 表示氢键受体和氢键供体间的距离；θ 则为两者间的键角；r_0 和 θ_0 分别表示一个特定氢键受体供体对的最优距离和角度，其由它们各自的原子类型所决定。

与静电相互作用相关的描述符则由库仑公式计算所得：

$$K_{\text{pos-neg}}^{\text{elect}} = \frac{q_{\text{pos}} q_{\text{neg}}}{d_{\text{pos,neg}}} \tag{12-9}$$

其中，$d_{\text{pos,neg}}$ 表示正电荷中心和负电荷中心的距离；q_{pos} 和 q_{neg} 则分别表示正电荷和负电荷数目。

π 系统相互作用则通过直接对 π-π 相互作用、卤 -π 相互作用以及电负性原子（如 O, N）-π 相互作用的出现频率进行计数所得。

表 12-1　ID-Score 中定义的原子类型

编号	原子类型	描述	极性	编号	原子类型	描述	极性
1	C.3	sp^3 杂化碳原子	非极性	14	O.2	sp^2 杂化氧原子	负
2	C.2	sp^2 杂化碳原子	非极性	15	O.co2	羧酸根或磷酸根中的氧	负
3	C.1	sp 杂化碳原子	非极性	16	S.3	sp^3 杂化硫原子	负
4	C.ar	芳香碳原子	非极性	17	S.2	sp^2 杂化硫原子	负
5	C.cat	碳正离子（胍基）	正	18	S.o	亚砜硫	正
6	N.4	氮正离子	正	19	S.o2	砜硫	正
7	N.3	sp^3 杂化氮原子	负	20	P	磷原子	正
8	N.2	sp^2 杂化氮原子	负	21	F	氟原子	负
9	N.1	sp 杂化氮原子	负	22	Cl	氯原子	负
10	N.ar	芳香氮原子	负	23	Br	溴原子	负
11	N.pl3	三角平面氮	负	24	I	碘原子	负
12	N.am	酰胺氮原子	负	25	M	金属阳离子	正
13	O.3	sp^3 杂化氧原子	负				

金属阳离子和配体间的相互作用可通过一个距离依赖的函数计算所得：

$$K_{\text{L-M}}^{\text{metal}} = \sum_{i \in L} \sum_{j \in M} \delta \left(d_{ij} \right) \tag{12-10}$$

$$\delta \left(d_{ij} \right) = \begin{cases} 1.0 & d_{ij} < 2.0 \text{ Å} \\ 3.0 - d_{ij} & 2.0 \text{Å} \leqslant d_{ij} < 3.0 \text{ Å} \\ 0.0 & d_{ij} \geqslant 2.0 \text{ Å} \end{cases} \tag{12-11}$$

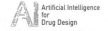

其中，L 表示配体中的 O 或 N 原子；M 表示结合口袋中的金属阳离子；d_{ij} 则表示配体原子 i 和金属阳离子 j 间的距离。

对于去溶剂化效应，作者则采用了 6 个描述符，其中，$K_{\text{lig-log}P}^{\text{desolv}}$ 指的是配体的 $\log P$ 值，用以表示配体的亲水 / 疏水性；$K_{\text{lig-TPSA}}^{\text{desolv}}$ 为配体的极性表面积；$K_{\text{lig-Vol}}^{\text{desolv}}$ 为配体的体积；$K_{\text{rec-S/nonSA}}^{\text{desolv}}$ 为配体结合口袋的极性和非极性表面积的比值，用于表示蛋白结合位点的亲水 / 疏水性；$K_{\text{lig-SASA}}^{\text{desolv}}$ 和 $K_{\text{rec-SASA}}^{\text{desolv}}$ 则分别指配体和结合口袋的溶剂可及性面积。

熵效应则用配体构象熵来描述，并通过经验公式来计算：

$$K_{\text{lig}}^{\text{conf}} = N_{\text{rot}} + \sum r \left[P_{nl}(r) + P_{nl}'(r) \right] / 2 \tag{12-12}$$

其中，N_{rot} 表示冻结可旋转键数目；$P_{nl}(r)$ 和 $P_{nl}'(r)$ 则表示可旋转键两边的非亲脂性重原子的占比。

形状匹配描述符则通过下式计算所得：

$$K_{\text{SM}}^{\text{shape}} = \left(\sum_{i \in L, j \in P} \delta_{ij} \right) / N_{\text{Latom}} \tag{12-13}$$

$$\delta_{ij} = \begin{cases} 1 & d_{ij} \leqslant |r_i + r_j \pm \varepsilon| \\ 0 & d_{ij} > |r_i + r_j \pm \varepsilon| \end{cases} \tag{12-14}$$

其中，N_{Latom} 表示配体中重原子数目；r_i 和 r_j 分别表示原子 i 和原子 j 的范德华半径；d_{ij} 则为这两原子间的距离；ε 表示对原子 i 和原子 j 之间接触的距离容忍度，这里设为 0.4 Å。

表面性质的互补性则通过蛋白与配体原子的极性匹配度来计算。可将结合口袋划分成相同大小的多个正方体格点，若一个格点至蛋白口袋表面原子的距离，和该格点至配体表面原子的距离均小于对应非氢原子的范德华半径加 0.5 Å，则根据原子的静电性质，该格点便被标记为以下类别之一：正 - 正，正 - 负，负 - 负，正 - 非极性，负 - 非极性，非极性 - 非极性。对所有原子进行加和即为最终的描述符。

ID-Score 基于支持向量回归（SVR）而构建。假定一组训练数据 $\{(x_1, y_1), \ldots, (x_i, y_i)\}$，其中 x_i 和 y_i 分别表示输入特征向量和相应的生物活性数据，则 SVR 可转化成为以下优化问题：

$$\underset{w,b,\xi,\xi^*}{\text{minimize}} \frac{1}{2} w^{\text{T}} w + C \sum_{i=1}^{l} \left(\xi_i + \xi_i^* \right)$$

$$\text{subject to} \begin{cases} y_i - w^{\text{T}} \phi(x_i) - b \leqslant \varepsilon + \xi_i \\ w^{\text{T}} \phi(x_i) + b - y_i \leqslant \varepsilon + \xi_i^* \\ \xi_i, \xi_i^* \geqslant 0, i = 1, \ldots, l \end{cases} \tag{12-15}$$

其中，l 表示样本数；b 表示偏置项；样本 i 的特征向量将被核函数 ϕ 映射到一个高维向量中；ξ_i 和 ξ_i^* 分别表示 ε 不敏感区域 $\left|y_i - \left[w^{\mathrm{T}}\phi(x_i) + b\right]\right| \leqslant \varepsilon$ 取上下边界时的松弛变量，而 C 则为误差损失。该方法使用的核函数为高斯核（RBF），如下式所示：

$$k(x_i, x_j) = \exp\left(-\frac{\|x_i - x_j\|^2}{\gamma^2}\right) \tag{12-16}$$

其中，γ^2 表示高斯核的宽度。

作者对超参数 C 和 γ 进行了优化。该方法同样在 PDBbind-v2007 上进行训练并测试，最优模型的 R_p 值可达到 0.753，虽然不如上述提及的 RF-Score，但依然要优于所有传统打分函数。

（3）ΔvinaRF$_{20}$

大部分基于 AI 的打分函数都是通过直接对训练集的生物活性数据进行拟合所得到的，而 ΔvinaRF$_{20}$[15] 和 ΔvinaXGB[16] 则创造性地引入了一个校正项，以对经典打分函数 AutoDock Vina 的得分进行校正。以 ΔvinaRF$_{20}$ 为例，它的训练样本除了来自 PDBbind-v2014 的 Refined Set 之外，还额外引入了 CSAR 的诱饵集中的天然构象以及 PDBbind-v2014 的 General Set 中的弱结合结构。对于 Vina 的打分值，他们首先通过 $pK_d(\mathrm{Vina}) = -0.73349E(\mathrm{Vina})$ 将其转化成了 K_d 的形式，随后它的整体函数可由下式所示：

$$pK_d(\Delta\mathrm{vinaRF}) = pK_d(\mathrm{Vina}) + \Delta pK_d(\mathrm{RF}) \tag{12-17}$$

其中，$\Delta pK_d(\mathrm{RF})$ 示由 RF 训练所得的校正项，它是以 $\Delta pK_d(\mathrm{train})$，即 $pK_d(\mathrm{train}) - pK_d(\mathrm{Vina})$ 的值作为真实标签进行拟合得到的。

该方法以 10 个产生自 AutoDock Vina 源码的相互作用 / 配体依赖能量项以及 10 个产生自 MSMS[17] 程序的与溶剂可及性表面积相关的特征项作为表征，并以 RF 来训练模型。该方法在 CASF-2007 和 CASF-2016 基准上的大部分测试中均优于其他 SF，这表明这类通过 AI 算法优化校正项的策略可能是一种有效提升打分函数性能的有前景的方式。

（4）Pafnucy

近几年以深度学习为代表的新一代 AI 算法的兴起为打分函数的发展注入了新的活力，也带来了一些新的表征策略。这些方法不需要人为对特征进行选取，而只需输入一些基本的原子 / 氨基酸残基信息，并依赖深度神经网络的表征学习能力自动获取特征。在打分函数领域，其中最为常用的策略即为基于三维格点的表征策略。这类方法将复合物结合位点分割成多个三维格点，以格点为单位将原子基本信息输入到三维卷积神经网络（3D CNN）中，再与全连接层结合便可构建出相应的预测模型。该类方法中具有代表性的方法包括 AtomNet[18]、K$_{\mathrm{DEEP}}$[19]、Pafnucy[20]、RosENet[21]、Gnina[22-24] 等。本部分将以 Pafnucy 为例对该类方法展开介绍。

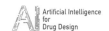

对于每个来自 PDBbind-v2016 的复合物，以配体为中心可以生成一个 20 Å × 20 Å × 20 Å 的立方体盒子，并以 1 Å 的分辨率离散成 800 个三维格点。这样每个复合物均可以转化成为一个四维张量进行输入，其中前三维表示各个格点的笛卡尔坐标，而最后一维可表示成为一个包含 19 个特征的特征向量（如表 12-2 所示）。

表 12-2　Pafnucy 中各个原子的表征形式

类别	数目	描述
原子类型	9	以 one-hot 形式分别对 B、C、N、O、P、S、Se、卤素和金属进行编码
杂化类型	1	以 1、2 或 3 分别表示不同的原子杂化类型
重原子价键数	1	该原子与其他重原子的成键数目
杂原子价键数	1	该原子与其他杂原子的成键数目
原子性质	5	以 SMARTS 形式分别表示原子是否疏水，是否具有芳香性，是否是氢键受体，是否是氢键供体，以及是否在环上
部分电荷	1	原子的部分电荷
原子类别	1	若该原子属于配体，记为 1；若属于蛋白，则记为 –1

Pafnucy 模型架构如图 12-1 所示，其主要包括卷积层和全连接层两部分。每个复合物以四维张量的形式输入，其可看作一个拥有多个颜色通道的三维图像。其中前三维的 x，y，z 坐标分别对应 2D 图像的 x 和 y 坐标，而最后一维的特征向量则对应三原色。该网络包含三个 3D 卷积层，它们分别拥有 64、128 以及 256 个卷积核，在每个卷积层后面都会经过一个最大池化层。随后，最后一个卷积层的输出将经过 3 个分别含 1000、500 以及 200 个神经元的全连接层，即可得到最终的预测值。为了提升模型的泛化能力，各个全连接层的 dropout 比例设为 0.5，且各层均采用了 ReLU 作为其激活函数。

模型基于 Adam 优化器进行训练，学习率和批尺寸分别设为 10^{-5} 和 5，最大训练步数设为 20。为了减少过拟合，他们还将 L2 的权重衰减比例设为 0.001。此外，考虑到复合物初始坐标的变化可能会对 CNN 的性能造成较大的影响，他们还通过对立方体盒子进行 90° 旋转的形式将每个初始蛋白 - 配体复合物结构扩增至 24 个朝向进行输入。模型以 PDBbind-v2016 的 General Set 中除去与测试集重复的样本为数据集，其中随机选取 1000 个复合物作为验证集，其余复合物则作为训练集。该方法在 PDBbind-v2016 的 Core Set、PDBbind-v2013 的 Core Set 以及 Astex 多样性集的 R_p 值分别为 0.78、0.70 和 0.57，优于 X-Score。其他类似方法的性能比对展示在表 12-3 中，随着模型架构的不断进步，这些方法显示出比 Pafnucy 更突出的性能。但鉴于篇幅所限，这里不再赘述。

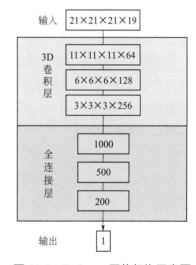

图 12-1　Pafnucy 网络架构示意图

表 12-3　基于三维格点的打分函数的性能对比（R_p）

打分函数	PDBbind v2016 Core Set	PDBbind v2013 Core Set
Pafnucy[20]	0.78 ①	0.70
K_{DEEP}[19]	0.82	—
RosENet[21]	0.82	0.80
DeepAtom[25]	0.831	—
OctSurf[26]	0.79	—
AK-Score[27]	0.812	—

① 这些数据都来自各方法的原文献，各模型的训练集并不完全相同，该表的数据仅供参考。

（5）InteractionGraphNet

另一种比较重要的蛋白-配体表征策略为基于图的表征。顾名思义，该类方法以原子和（或）氨基酸残基作为节点，以共价键和（或）非键相互作用为边，对蛋白-配体复合物进行描述，随后通过图卷积神经网络（GCN）即从图中提取有效的表征信息。基于图表征所构建的典型打分函数包括 PotentialNet[28]、InteractionGraphNet[29]、graphDelta[30] 等。本部分将以 InteractionGraphNet 为例介绍该类打分方法的基本思路。

如图 12-2 所示，整个模型架构可分为五大部分，分别是图表征、分子内图卷积、分子间图卷积、图池化以及任务层。首先，以蛋白-配体复合物为基础，可构建三个分子图，分别是配体图 $\left[G_l=\left(V_l,E_l\right)\right]$、蛋白口袋图 $\left[G_p=\left(V_p,E_p\right)\right]$ 以及蛋白-配体图 $\left[G_{pl}=\left(V_{pl},E_{pl}\right)\right]$，其相应的邻接矩阵 A_{ij}^l、A_{ij}^p 以及 A_{ij}^{pl} 可如下式所定义：

$$A_{ij}^l=\begin{cases}1,&若\ i,\ j\ 均为配体原子且\ i\ 与\ j\ 相连\\0,&其他\end{cases}\tag{12-18}$$

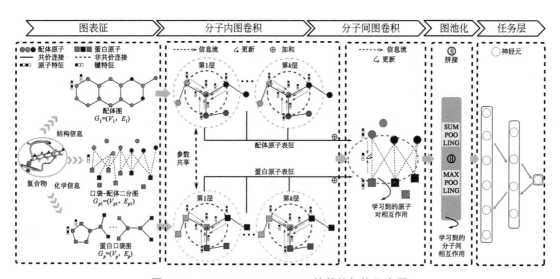

图 12-2　InteractionGraphNet 的整体架构示意图

$$A_{ij}^{p} = \begin{cases} 1, & \text{若 } i, \ j \text{ 均为蛋白原子且 } i \text{ 与 } j \text{ 相连} \\ 0, & \text{其他} \end{cases} \tag{12-19}$$

$$A_{ij}^{pl} = \begin{cases} 1, & \text{若 } i, \ j \text{ 中一个为蛋白原子，另一个为配体原子，且 } d_{ij} < 8 \text{ Å} \\ 0, & \text{其他} \end{cases} \tag{12-20}$$

其中，$G_{pl} = (V_{pl}, E_{pl})$ 为一个二分图，它的各个边分别对应蛋白和配体中的原子；d_{ij} 表示两个原子间的欧氏距离；G_l 和 G_p 中所用到的节点特征和边特征可如表 12-4 所示，而对于 G_{pl}，它的初始节点特征来自分子间卷积模块，而边特征则仅包含两个相连原子的欧氏距离。

表 12-4 InteractionGraphNet 图构建时的节点和边特征

描述	特征数
节点特征（2D）	
对原子类型进行 one-hot 编码（C, N, O, S, F, P, Cl, Br, I, B, Si, Fe, Zn, Cu, Mn, Mo, 其他）	17
原子自由度的 one-hot 编码（0 ~ 5）	6
原子部分电荷	1
原子的激活电子数	1
原子杂化类型的 one-hot 编码（SP, SP2, SP3, SP3D, SP3D2, 其他）	6
是否为芳香性原子	1
对原子所连接总氢原子数目的 one-hot 编码（0 ~ 4）	5
对原子手性的 one-hot 编码（R, S, 其他）	3
边特征（2D）	
键类型的 one-hot 编码（单键，双键，叁键，芳香键）	4
键是否共轭	1
键是否在环上	1
键立体构型的 one-hot 编码（"STEREONONE"，"STEREOANY"，"STEREOZ"，"STEREOE"，其他）	5
边特征（3D）	
相连原子在三维空间中的欧氏距离 ×0.1	1
原子 i, j, k 在三维空间中的角度 ×0.01 的最大值，均值与和	3
原子 i, j, k 在三维空间中的面积的最大值，均值与和	3
原子 i, j, k 在三维空间中的距离 ×0.1 的最大值，均值与和	3

分子间图卷积模块主要包括 3 步，分别是：①获取各个节点的初始特征；②通过 k 次信息传递更新节点的特征；③分离得到 G_l 和 G_p 的最终节点特征。首先在这里定义一下各个符号所表示的含义。a_i 和 b_{ij} 分别表示原子 i 的初始原子特征和键 ij 的初始键特征；ij 表示从节点 i 向节点 j 进行消息传递；h_i^t 表示时间步长 t 下的节点表示；$F1$ 和 $F2$ 分别表示原子特征和键特征的维度；D 表示节点隐藏状态的维度；D' 表示 GRU 的输入大小；$N_{(i)}$ 表示节点

i 的相邻节点；|| 则表示连接操作；LeakyReLU、ELU、ReLU 均表示非线性激活函数；BN 则表示批标准化操作。具体原理如下：

① 从初始原子特征 a_i 和初始键特征 b_{ij} 出发获取各个节点的初始特征 h_i^0：

$$a_i^{new} = \text{LeakyReLU}\left(w_1 a_i\right): \quad w_1 \in R^{D \times F1} \tag{12-21}$$

$$b_{ij}^{new} = \text{LeakyReLU}\left(w_2 [a_i \| b_{ij}]\right): \quad w_2 \in R^{D \times (F1+F2)} \tag{12-22}$$

$$s_{ij} = \text{LeakyReLU}(w_3 [a_i^{new} \| b_{ij}^{new}]): \quad w_3 \in R^{1 \times 2D} \tag{12-23}$$

$$\alpha_{ij} = \frac{\exp\left(s_{ij}\right)}{\sum_{k \varepsilon N_{(i)}} \exp\left(s_{ik}\right)} \tag{12-24}$$

$$m_i = \text{ELU}\left[\sum_{k \varepsilon N_{(i)}} \alpha_{ik} w_4 b_{ik}^{new}\right], \quad w_4 \in R^{D' \times D} \tag{12-25}$$

$$h_i^0 = \text{ReLU}\left[\text{GRU}\left(m_i, a_i^{new}\right)\right] \tag{12-26}$$

② 从各个节点的初始特征 h_i^0 出发，通过 k 次信息传递更新节点的特征，在第 l 层时节点特征为 h_i^l。

$$s_{ij}^l = \text{LeakyReLU}(w_1^l [h_i^{l-1} \| h_j^{l-1}]): \quad w_1^l \in R^{1 \times 2D} \tag{12-27}$$

$$\alpha_{ij}^l = \frac{\exp\left(s_{ij}^l\right)}{\sum_{k \varepsilon N_{(i)}} \exp\left(s_{ik}^l\right)} \tag{12-28}$$

$$m_i^l = \text{ELU}\left[\sum_{k \varepsilon N_{(i)}} \alpha_{ik}^l w_2^l h_k^{l-1}\right], \quad w_2^l \in R^{D' \times D} \tag{12-29}$$

$$h_i^l = \text{ReLU}\left[\text{GRU}\left(m_i^l, h_i^{l-1}\right)\right] \tag{12-30}$$

$$h_i^l = \text{BN}\left(h_i^l\right) \tag{12-31}$$

③ 对每个隐藏层获得的节点特征进行聚合，得到 G_l 和 G_p 的最终节点特征。

$$h_i^{t+1} = \sum_{t=1}^{k} h_i^t \tag{12-32}$$

分子间图卷积模块主要为了获取蛋白 - 配体间的相互作用信息，其所进行的主要操作可所示如下：

$$H_i = h_i^{t+1} \tag{12-33}$$

$$B_{ij}^{\text{new}} = \text{MLP}\left\{[B_{ij} \| (H_i + H_j)]\right\} \tag{12-34}$$

$$B_{ij}^{\text{new}} = \text{BN}\left(B_{ij}^{\text{new}}\right) \tag{12-35}$$

其中，B_{ij} 表示 G_{pl} 的边 ij 的初始边特征；H_i 表示 G_{pl} 的节点 i 在上一步中获取到的初始节点特征；MLP 表示一个多层感知器，用以使边 ij 和边 ji 享有相同的表征。

图池化模块用于获取分子图的全局表征。该模块仅对上一模块中得到的 B^{new}，即学习到的蛋白 - 配体间相互作用信息进行处理，具体操作如下：

$$G_1^* = M \sum \tanh\left(w_1^* B_{ij}^{\text{new}}\right) \times B_{ij}^{\text{new}}, \quad \forall ij \in E_{pl}, w_1^* \in \mathbb{R}^{1 \times D''} \tag{12-36}$$

$$B^{\text{new}} = B_{ij}^{\text{new}}, \quad \forall ij \in E_{pl} \tag{12-37}$$

$$G_2^* = \text{MAXPOOL}\left(B^{\text{new}}\right) \tag{12-38}$$

$$G^* = \left[G_1^* \| G_2^*\right] \tag{12-39}$$

其中，tanh 为非线性激活函数；E_{pl} 为 G_{pl} 的边的集合；D'' 为上一部分 MLP 的输出维度；MAXPOOL 则表示对所有边特征取最大的元素值。最终的 G^* 可通过将加权加和池化的输出 G_1^* 和最大池化输出 G_2^* 进行拼接得到，以此充分利用边特征的信息。

任务层模块则由多个全连接神经网络所组成，对于结合亲和力预测任务，模型采用了 MSE 作为损失函数，如下公式所示：

$$\text{MSE loss} = \frac{1}{N} \sum_{i=1}^{N} \left(y_i - \hat{y}_i\right)^2 \tag{12-40}$$

其中，N 表示数据集的总样本；y_i 和 $\hat{y}_i$ 分别表示真实值和预测值。

模型基于 PDBbind-v2016 而训练，最终最优模型的超参数为：学习率和批尺寸分别设为 10^{-3} 和 128，L2 的权重衰减比例设为 10^{-6}，分子内卷积模块的隐藏层数目和维度分别设为 2 和 128，分子间卷积层的维度为 128，任务层中的全连接层数目和维度则设为 2 和 200，dropout 比率设为 0.1。该模型在相应的 Core Set 上可取得 0.837 的 R_p 值，要优于已报道的绝大多数打分函数，进一步研究表明该模型确实学习到了蛋白 - 配体相互作用的信息，而非仅仅学习了蛋白或配体的特征。

12.1.3　基于人工智能的 DTA 预测模型

这类方法在模型构建上大同小异。大部分方法均是分别对蛋白序列和小分子的 SMILES 字符串或分子图进行表征后，采用各种类型的深度神经网络进行特征的提取，随后将两组由网络学习得到的特征进行拼接后经过一定数目的全连接层，即可得到该小分子与蛋白的亲和力强度。代表性方法在 Davis[31] 和 KIBA[32] 这两个常用数据集上的性能如表 12-5 所示。新兴模型架构的引入对模型性能的提升还是比较明显的，但本部分还是以经典的 SimBoost 和 DeepDTA 为例，对这类方法的具体原理进行阐述。

表 12-5　代表性小分子 - 靶标结合亲和力预测模型在 Davis 和 KIBA 上的性能对比

方法	Davis			KIBA		
	CI[①]	MSE[②]	r_m^2[③]	CI	MSE	r_m^2
KronRLS[33]	0.871	0.379	0.407	0.782	0.411	0.342
SimBoost[34]	0.872	0.282	0.644	0.836	0.222	0.629
DeepDTA[35]	0.878	0.261	0.630	0.863	0.194	0.673
WideDTA[36]	0.886	0.262	—	0.875	0.179	—
GraphDTA[37]	0.893	0.229	—	0.891	0.139	—
MT-DTI[38]	0.887	0.245	0.665	0.882	0.152	0.738
DeepCDA[39]	0.891	0.248	0.649	0.889	0.176	0.682
MATT-DTI[40]	0.891	0.227	0.683	0.889	0.150	0.756
FusionDTA[41]	0.913	0.208	0.743	0.906	0.130	0.793

① 一致性指数 CI 可根据下式计算所得：

$$CI = \frac{1}{Z} \sum_{\delta_i > \delta_j} h(b_i - b_j)$$

其中，b_i 和 b_j 分别为 δ_i 和 δ_j 的预测值；$h(x)$ 为阶梯函数；Z 为标准化超参数。$h(x)$ 一般可表示为如下形式：

$$h(x) = \begin{cases} 0, x < 0 \\ 0.5, x = 0 \\ 1, x > 0 \end{cases}$$

② 均方误差 MSE 可表示为：

$$MSE = \frac{1}{n} \sum_{i=1}^{n} (y_i - \hat{y}_i)^2$$

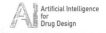

其中，y_i 和 $\hat{y}_i$ 分别表示第 i 个样本的真实值和预测值；n 表示总样本数。

③ 回归均值 r_m^2 定义为：

$$r_m^2 = r^2 \times \left[1 - \sqrt{\left(r^2 - r_0^2 \right)} \right]$$

其中，r 和 r_0 分别表示有无截距时的相关系数。

（1）SimBoost

鉴于 KronRLS 依靠各个小分子 - 靶标间的相互作用对间的相似性得分来给出最终的结合亲和力，而此前大部分模型只能对相互作用对和非相互作用对进行分类，SimBoost 可称得上是首个利用 AI 技术进行结合亲和力预测的此类模型。该方法依赖特征工程预先产生用以表示蛋白、小分子以及相互作用的表征。该方法共定义了 3 类特征，分别是：①用以表示靶标和小分子出现频率及成对相似性信息的基于对象的特征。②对靶标和小分子各自构建了一个网络，各个节点表示某个分子或靶标，若两个节点间的相似性高于一定阈值，则它们的边则存在，以此定义各个节点的特征，包括相邻节点数目、K 最近邻节点的相似性、K 最近邻节点的①类特征的均值、PageRank 得分 [42] 以及各种网络指标（如 betweenness、closeness 等）。③构建了小分子和靶标间的网络，节点为小分子和靶标，小分子和靶标间的边即为边，它们的结合亲和力即为权重，以此定义的各个相互作用对的特征，除了上述提及的相邻节点特征、PageRank 得分以及各种网络指标外，还包括从矩阵分解获取的潜向量。

随后这些特征便可输入到 XGBoost 中进行模型构建。在 XGBoost 中，对于给定相互作用对 dt_i，它的结合亲和力得分 $\bar{y}_l$ 可用下式计算所得。

$$\bar{y}_l = \theta(dt_i) = \sum_{m=1}^{M} f_m(dt_i), f_m \epsilon F \tag{12-41}$$

其中，M 表示回归树的数目；F 表示所有可能的树空间。用以学习到这个树集合的正则化目标函数可描述成以下形式：

$$R(\theta) = \sum_i l(y_i, \bar{y}_l) + \sum_m \alpha(f_m) \tag{12-42}$$

其中，l 表示用以测量实际亲和力 y_i 和预测值 $\bar{y}_l$ 之间差异的损失函数；α 则用以调整模型的复杂度。

（2）DeepDTA

DeepDTA 可以称得上是深度学习在 DTA 预测模型中的首次尝试。在该模型中，蛋白和小分子分别以序列和 SMILES 字符串的形式进行输入。作者首先对 PubChem 和 UniProt 数据库中的小分子和蛋白序列进行了统计并归类，对于小分子和蛋白可分别得到 64 个以及 25 个字符（类别）。随后，各个字符用其相对应的整数表示（如 C 对应 1，H 对应 2，N 对应 3 等），这样每个 SMILES 及蛋白序列均可转化成为一组编码。如 [CN=C=O] 可表示为 [1 3 63 1 63 5]。对于 Davis 和 KIBA 这两个数据集，他们分别指定 SMILES 和蛋白序列的固定最大长度为 85 和 1200 以及 100 和 1000。

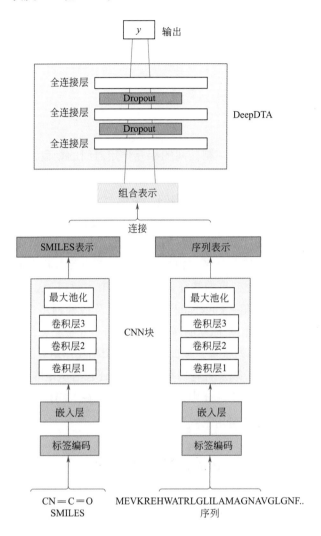

图 12-3　DeepDTA 工作流程示意图

整体网络架构如图 12-3 所示。对于蛋白和小分子，它们各自需要经过 3 个 1D 卷积层，其中后两个卷积层的卷积核数目分别是第一个的 2 倍和 3 倍。对三层卷积层的输出进行最大池化后，便可将两组特征进行拼接，并输入 3 个全连接层，以此得到最终的预测值。前两层全连接层均包含 1024 个神经元，并在之后需经过一个 Dropout 比例为 0.1 的 Dropout 层。第三层全连接层则含有 512 个神经元。其他重要超参数包括：ReLU 作为激活函数，MSE 为损失函数，学习率和批尺寸分别为 0.001 和 256，最大训练步数设为 100。嵌入层的维度设为 128，即 Davis 数据输入模型的蛋白和小分子分别是维度为（1200, 128）和（85, 128）的矩阵。

12.1.4　问题和展望

新兴 AI 技术的蓬勃发展为小分子 - 靶标结合亲和力预测及打分函数的设计带来了新的

契机，同时也诞生了一批高精度预测模型可用于辅助药物的设计与筛选。尽管如此，现有的打分函数和 DTA 预测模型依然存在较大的发展空间。首先，作为 AI 模型的通病，大部分方法的泛化能力依然有限。它们往往仅能在与训练集组成相似的测试样本上取得优异的性能，但对于那些作用于全新靶标上的小分子的预测则往往不尽如人意。因此未来的一个主要方向便是如何去进一步提高这些预测模型的泛化能力。这一方面需要依赖更多高质量实验数据的生成，另一方面可能需要新的训练策略（如与基于物理的模型进行结合）的灵活运用。其次，目前的评价体系依然不够完善。常规数据集如 DUD-E、BindingDB 等并不能很好地展现模型的真实预测性能，这些模型的预测精度往往是被高估的。因此，需要研究者们去构建更多符合实际需求的数据集以供模型的评估与验证。当然，大部分 AI 模型的可解释性依然无法令人满意，这也使得它们很难与真实药物设计场景相契合。因此在提高模型预测能力的同时，也需要更多地关注模型的可解释性，以使它们能够更好地辅助于先导化合物的优化和筛选。总而言之，AI 已在小分子 - 靶标结合亲和力预测上展现出了不俗的能力，我们也期待在不久的将来能有更多 AI 模型能在真实药物设计场景中得以应用。

12.2 融合人工智能的分子对接与虚拟筛选方法

12.2.1 分子对接方法与挑战

分子对接是根据靶标的结构特征及靶标与药物分子之间相互作用方式，实现药物与靶点结合模式及亲和力预测的药物设计方法，被广泛应用于虚拟筛选、靶标预测等。分子对接的基本原理是，将药物分子的初始构象放置于靶标活性位点，通过不断优化药物分子的位置、构象、分子内部可旋转键的二面角，以及靶标活性位点氨基酸残基等，寻找药物分子与靶标最佳结合模式，并预测其结合亲和力。尽管目前已有若干分子对接方法和软件（如 Glide、GOLD、DOCK、Autodock Vina 等）被开发和成功应用，但分子对接仍存在一些尚未解决的问题。例如，分子对接打分函数精度不够，不足以完全准确预测药物分子的结合模式或亲和力大小。又如，针对蛋白质柔性问题，目前仍缺乏有效解决策略。前面章节已涉及小分子靶标结合亲和力预测与打分函数相关内容，在此不再赘述。本小节将主要介绍人工智能方法用于解决分子对接柔性、结合构象预测及计算速度等问题。

12.2.2 机器学习与系综对接

通常情况下，药物分子与靶标都具有柔性，二者结合过程中伴随着相互诱导的构象变化，以达到最佳的结合模式。目前多数分子对接方法属于半柔性对接，即仅考虑药物分子的柔性而忽略靶标的构象变化，存在一定局限性，影响预测准确率。由于靶标活性位点残基数量多、主链构象难以预测等，若采用传统方法考虑靶标柔性将导致计算量的急剧攀升且无法达到预期效果。系综对接（ensemble docking）是一种有效且实用的计算策略[43, 44]。该策略通常利用不同实验条件下的靶标结构，或通过分子动力学模拟、同源建模等方法获取靶标活性位点多个构象，作为对接模板，分别进行半柔性分子对接，以此来考虑蛋白柔性（如图12-4 所示）。

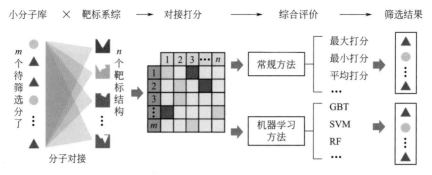

图 12-4　系综对接流程图

利用系综对接策略来处理靶标柔性问题，有两个方面需要重点考虑：①如何获得多个高质量活性位点构象进行系综对接？②如何针对不同构象系综对接获得的打分值进行合理排序？鉴于此，近几年研究人员将不同的人工智能算法应用到系综对接的研究中，以提升分子对接的准确率和高效性。例如，为更好地应对系综对接中打分综合评估的问题，2019 年有研究人员尝试将朴素贝叶斯模型（NBM）用于系综对接中[45]。他们以 EGFR 为靶标，挑选了 34 个晶体结构作为靶标系综，以 DUD-E 数据集作为训练集，使用 Autodock Vina 进行分子对接，再根据小分子化合物与 EGFR 的多个构象打分结果和实验活性数据进行 NBM 模型训练，预测小分子化合物具有活性的概率。该模型基于"属性条件独立性"假设，即每个靶标构象打分独立地对最终分类结果产生影响。通过实验活性数据中活性分子和非活性分子的数量分布，计算类先验概率，即实验数据中活性分子和非活性分子的概率，分别用 $P(\text{active})$ 和 $P(\text{inactive})$ 表示。基于小分子化合物对不同构象的打分值和对应的实验值，可分别计算出小分子化合物是活性分子或非活性分子的条件概率，公式如下：

$$
\begin{aligned}
P(\text{active}|\text{scores}) &= P(\text{scores}|\text{active}) \times \frac{P(\text{active})}{P(\text{scores})} \\
&= P(\text{active})/P(\text{scores}) \prod_{i \in \text{conformers}} P(\text{scores}_i|\text{active})
\end{aligned}
\tag{12-43}
$$

$$
\begin{aligned}
P(\text{inactive}|\text{scores}) &= P(\text{scores}|\text{inactive}) \times \frac{P(\text{inactive})}{P(\text{scores})} \\
&= P(\text{inactive})/P(\text{scores}) \prod_{i \in \text{conformers}} P(\text{scores}_i|\text{inactive})
\end{aligned}
\tag{12-44}
$$

根据朴素贝叶斯模型假设，可通过公式（12-45）计算出化合物是活性分子而不是非活性分子的概率。

$$
\begin{aligned}
\log-\text{odds}\left(\frac{\text{active}}{\text{inactive}}\right) = {}& \log P(\text{active}) - \log P(\text{inactive}) \\
&+ \sum_{i \in \text{conformers}} \log\left(\frac{P(\text{scores}_i|\text{active})}{P(\text{scores}_i|\text{inactive})}\right)
\end{aligned}
\tag{12-45}
$$

相较于直接使用平均打分或最佳打分策略，NBM 模型能更好地挑选出有潜力的活性分

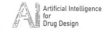

子。然而，NBM 模型将小分子药物对靶标各个构象的作用视为独立事件，相当于假设每个打分的概率相互独立，互不相关，这与真实情况存在偏差；靶标不同构象仍然代表同一个蛋白靶标，打分之间理应存在某种相互关联。2020 年，有研究人员尝试将分子对接打分组成特征向量，采用 K 最近邻（KNN）算法、逻辑回归（LR）、支持向量机（SVM）和随机森林（RF）机器学习方法进行训练和测试 [46]。与 NBM 模型相比，这些模型特征在于将多个打分组合成一个多维向量，每个打分之间没有相互独立的假设。例如，在 KNN 模型中，每个训练样本由小分子化合物的特征向量（多个打分）组成，在高维特征空间中呈现为一个点，计算测试样本与训练样本之间的欧几里得距离，再根据距离最近的 k 个训练样本标签进行分类，计算出正负样本的数量比，获得最终分类结果。该方法涉及的每个打分相当于一个样本点在多维空间不同维度的坐标值，即多个打分值协同对最终分类结果产生影响。针对 20 多个靶标测试结果显示，该方法明显提升了预测准确率，与 NBM 模型相比，AUC 普遍提升约 0.15。为更好地推广这些方法，他们建立了一个系综对接网络服务器，以分子对接打分作为模型输入，训练不同机器学习模型以区分活性分子和冗余分子，并针对不同的靶标，建立了预测模型。支持用户在网页上指定分子库进行快速虚拟筛选 [47]，同时支持用户自己提供数据集进行模型训练和预测。

也有研究人员利用逻辑回归（LR）和梯度提升决策树模型（GBT）两种机器学习方法，构建了一套系综对接框架 [48]。LR 模型与上述例子类似，而 GBT 模型则是一种基于决策树的集成学习算法；后者是一种泛化能力比较强的模型。他们从 DUD、DEKOIS 2.0、CSAR2012 数据集收集并构建了一个丰富的小分子化合物库，从 PDB 数据库中获取 CDK2、FXA、EGFR 和 HSP90 四个靶标的多个晶体结构进行研究。采用上述类似特征构建方法，用 Vinardo 对接打分矩阵作为输入训练模型。为充分验证模型性能，他们还进行了大量的验证实验，以空分类器（DClf）或随机猜测为基线，以 AUC 和归一化富集指数（NEF）为评价指标，通过 30 次 4 折交叉实验，与常规的共识策略（consensus strategy）进行对比研究，包括最小打分（csMIN）、平均打分（csAVG）和几何平均打分（csGEO）。上述实验结果表明，LR 和 GBT 模型相较于基线和常规的共识策略有显著提升，同时优于单构象对接的结果。

此外，有研究人员提出选择最相关的蛋白构象来进行系综对接，可以显著提升预测性能，同时可减少系综对接的靶标构象数量，加快整个虚拟筛选流程。其中，使用机器学习的方法来针对性地筛选出最相关的蛋白结构进行系综对接，是一种可能的尝试方向。例如，ALADDIN[49] 方法采用了 RF 模型，单独为每个小分子化合物从蛋白系综中挑选出最佳的蛋白结构用以对接。ALADDIN 方法大体思路是，首先将训练集中的所有化合物对接到靶标不同蛋白结构，依据实验活性数据，给小分子化合物对每个构象的对接结果赋上标签，即"正确预测"（1）和"错误预测"（0）二分类标签，作为后续的监督标签；然后以小分子化合物的特征描述符（MACCS keys、摩根指纹、MOE 2 维描述符）和上述监督标签作为输入，针对靶标的每个结构建立一个 RF 模型。利用训练好的一系列 RF 模型进行预测，计算化合物对接到不同靶标构象能产生正确结果的概率，选取概率最高的模型所对应的靶标结构，进行后续对接，以判断小分子化合物是否具有活性。在 DUD-E 数据集上的测试结果表明，ALADDIN 比单结构对接、常规系综对接预测方法的效果更佳，AUC 提升大约 0.1，AUC 最高可达 0.9 以上。

总之，系综对接思路耦合机器学习的方法，能够一定程度上考虑蛋白柔性问题，提升分子对接准确度。但这样的策略，只能针对特定蛋白靶标建立特定模型体系，缺乏普适性，同时依赖于现有的三维结构。对于研究较少、尚无实验数据的蛋白靶标而言，并不适用。因此，目前仍需要更好的计算策略和算法体系来解决蛋白柔性问题。

12.2.3 深度学习与结合构象预测

如前所述，理想分子对接方法可以实现药物 - 靶标结合模式与亲和力预测。目前大多数分子对接方法和软件，对于不同的靶标可能会展现出不同的性能。为评估不同分子对接软件对于结合模式的预测能力，研究人员研发了 DockBench 平台 [50]，并设定了三个指标来评估对接软件的结合模式预测性能，分别是相较于结构中原生配体的最小 RMSD（$RMSD_{min}$）、平均 RMSD（$RMSD_{avg}$）、小于晶体分辨率 RMSD 的构象数量（n_{RMSD}）。基于 CNN 的神经网络模型 [51]（见算法 12-1），使用 PDBbind（v2017）的精选复合物（refined set）数据进行模型训练和评价。采用 DockBench 计算 14 种不同对接软件对应的上述 3 个指标，作为训练标签；将靶标蛋白活性位点表示为三维格点，以原子占有率 [19, 52] 作为每个格点的特征信息，同时将小分子表征为 ECFP4 和 rdikt 描述符，后续分别用 3DCNN 层和全连接层（FNN）处理靶标和小分子信息，最后用 FNN 归纳总结二者信息，拟合出 $RMSD_{min}$、$RMSD_{avg}$ 和 n_{RMSD} 3 个指标。该方法特征在于使用小分子与蛋白靶标的特征信息学习不同对接软件对不同小分子 - 靶标对的计算准确程度，以判断特定靶标优先程度比较高的分子对接软件。

算法 12-1　CNN_DockBench 模型伪代码

算法 1: CNN_DockBench 模型

```
def CNN_DockBench ( Fingerprint_lig , Voxel_target , Label_train ):
    # 训练标签（ Label_train ）由 DockBench 平台计算得到:
    # 为不同对接软件对接的 3 个指标 RMSD_min , RMSD_avg , n_RMSD
    # 小分子特征处理
    # Fingerprint_lig ∈ ℝ^{m×C_i}, C_i = 1207 , n 指样本数量
```

$f_{lig} = ReLU\left(Linear\left(Fingerprint_{lig}, channel = 1024\right)\right)$

$f_{lig} = ReLU\left(Linear\left(f_{lig}, channel = 512\right)\right)$

$f_{lig} = ReLU\left(Linear\left(f_{lig}, channel = 512\right)\right)$

```
    # 靶标特征处理
    # Voxel_target ∈ ℝ^{n×s×s×s×c}, s = 24, c = 8 , n 指样本数量
```

$f_{target} = ReLU\left(Conv3D\left(Voxel_{target}, channel = 64, kernelSize = 3\right)\right)$

$f_{target} = ReLU\left(Conv3D\left(f_{target}, channel = 64, kernelSize = 3\right)\right)$

$f_{target} = MaxPool3D\left(f_{target}, kernelSize = 3\right)$

$f_{target} = ReLU\left(Conv3D\left(f_{target}, channel = 64, kernelSize = 1\right)\right)$

$f_{target} = ReLU\left(Conv3D\left(f_{target}, channel = 64, kernelSize = 3\right)\right)$

$f_{target} = ReLU\left(Conv3D\left(f_{target}, channel = 64, kernelSize = 3\right)\right)$

$f_{target} = Flatten\left(f_{target}\right)$

```
    # 总结小分子与靶标特征
```

$f_{total} = Linear\left(Concat\left(\left[f_{lig}, f_{target}\right], dim = 1\right), channel = 128\right)$

$f_{total} = ReLU\left(Linear\left(BatchNorm\left(f_{total}\right), channel = 128\right)\right)$

#N_PROTOCOLS 指采用的对接软件数量

$$RMSD_{min} = ReLU\left(Linear\left(f_{total}, channel = N\_PROTOCOLS\right)\right)$$

$$RMSD_{avg} = ReLU\left(Linear\left(f_{total}, channel = N\_PROTOCOLS\right)\right)$$

$$n_{RMSD} = ReLU\left(Linear\left(f_{total}, channel = N\_PROTOCOLS\right)\right)$$

\# 输出

return $RMSD_{min}$, $RMSD_{avg}$, n_{RMSD}

尽管近几年发展的机器学习方法提升了分子对接的打分能力，但分子对接预测结合模式的准确度还存在挑战。为此，研究人员提出一种预测化合物的对接预测构象与实验真实构象之间的 RMSD 策略，来预测化合物与靶点的结合模式。与基于结合自由能或结合亲和力预测结合模式的策略相比，这种预测 RMSD 的策略更为直接。DeepBSP 模型[53] 即是采用这种策略，主要基于 3DCNN 和 SqueezeNet[54] 框架搭建（见算法 12-2），其直接从对接预测的结合模式出发，以小分子对接预测构象与实验真实构象之间 RMSD 为标签，训练 3DCNN 模型来学习复合物结构与 RMSD 之间的关联。DeepBSP 模型的大致思路是，将 PDBbind（v2019）和 CASF-2016 的 11925 个复合物结构重新对接获得 177300 个复合物，小分子化合物周围 24Å 范围生成三维格点，并计算每个格点的原子占有率来表征对接得到的复合物；为考虑旋转不变性，训练过程中针对复合物结构朝不同方向依次旋转 90°、180° 和 270°，生成 24 个不同姿势的复合物结构，最终以 24 个结构的平均 RMSD 作为结果输出。值得一提的是，DeepBSP 的模型框架借鉴了 SqueezeNet 网络中 FireNet 模块，其广泛使用多个小卷积核代替大卷积核，延迟使用池化层来保持每层输出较大的特征图，在大量减少参数数量的同时保证了模型性能。测试结果显示，DeepBSP 比 Autodock vina、GlideScore-SP 更能预测出小分子化合物最好的结合构象。

算法 12-2　DeepBSP 模型伪代码

算法 2：DeepBSP 模型（https://github.com/BaoJingxiao/DeepBSP）

```
def DeepBSP( Voxel_complex , Label_train ):
```

　　\# 训练标签（$Label_{train}$）为 RMSD

　　\# $Voxel_{complex} \in \mathbb{R}^{n \times s \times s \times s \times c}, s = 24, c = 16$ ， n 指样本数量

　　$f_{complex} = ReLU\left(Conv3D\left(Voxel_{complex}, channel = 96, kernelSize = 3, stride = 2\right)\right)$

　　$f_{complex} = FireNet\left(f_{complex}, sque = 16, exp1 = 64, exp3 = 64\right)$

　　$f_{complex} = FireNet\left(f_{complex}, sque = 16, exp1 = 64, exp3 = 64\right)$

　　$f_{complex} = FireNet\left(f_{complex}, sque = 32, exp1 = 128, exp3 = 128\right)$

　　$f_{complex} = MaxPool3D\left(f_{complex}, kernelSize = 4, stride = 2\right)$

　　$f_{complex} = FireNet\left(f_{complex}, sque = 32, exp1 = 128, exp3 = 128\right)$

　　$f_{complex} = FireNet\left(f_{complex}, sque = 48, exp1 = 192, exp3 = 192\right)$

　　$f_{complex} = FireNet\left(f_{complex}, sque = 48, exp1 = 192, exp3 = 192\right)$

　　$f_{complex} = FireNet\left(f_{complex}, sque = 64, exp1 = 256, exp3 = 256\right)$

　　$f_{complex} = AvgPool3D\left(f_{complex}, kernelSize = 3, stride = 2\right)$

　　$RMSD = Linear\left(Dropout\left(Flatten\left(f_{complex}\right), rate = 0.5\right), channel = 1\right)$

　　\# 输出

　　return RMSD

```
def FireNet(input, sque, exp1, exp3):
    # sque : the squeeze channel
    # exp1: the expanding channel of filter with kernel size = 1
    # exp3: the expanding channel of filter with kernel size = 3
```

$$squeeze = ReLU\big(Conv3D\big(input, channel = sque, kernelSize = 1\big)\big)$$

$$expand_1 = ReLU\big(Conv3D\big(squeeze, channel = exp1, kernelSize = 1\big)\big)$$

$$expand_2 = ReLU\big(Conv3D\big(squeeze, channel = exp3, kernelSize = 3\big)\big)$$

$$output = Concat\big(\big[expand_1, expand_2\big], dim = 1\big)$$

return output

最近，研究人员提出了基于图神经网络（GNN）的 DeepDock[55] 方法来预测小分子化合物的结合构象。该方法将小分子和蛋白靶点活性位点分别表征为无向图和表面网格 [56]。对于小分子化合物，将原子类型作为节点特征，键类型（单键、双键、三键、芳香性、共轭性）作为边信息；对于蛋白靶点考虑静电势、氢键供受体、疏水性、形状指数作为节点特征，将节点间的相对位置向量作为边特征（图 12-5）。这种特征构建方式可通过图神经网络进行特征提取，但与常规的网络思路不同的是，他们自定义了一套评价标准来描述小分子预测构象与真实构象的差异。基本思路是，利用 GNN 模型分别提取小分子化合物和靶点特征，通过逐点拼接统一、总结小分子化合物与靶点特征，并以此训练一套用于描述小分子化合物与蛋白靶点节点距离分布的混合高斯模型的参数（包括期望、方差和各高斯模型的系数），将化合物与靶点每对节点之间的实际距离与预测距离分布差异打分来评价化合物构象的合理性（图 12-5）。以 CASF-2016 基准测试集测试显示，与 Autodock Vina、GOLD 等 34 款分子对接软件相比，DeepDock 的对接能力（docking power）及筛选能力（screening power），具有相当或更好的优势。

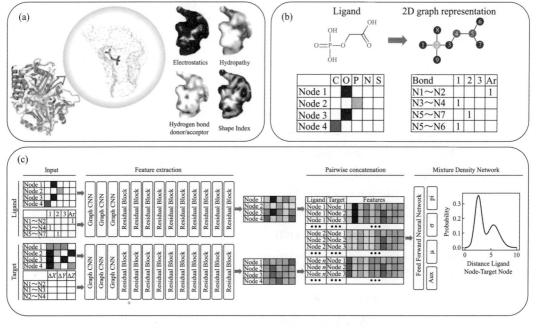

图 12-5　DeepDock 模型工作流程示意图 [56]

（a）蛋白表面网格特征构建；（b）小分子特征构建；（c）DeepDock 模型框架

AI Artificial Intelligence for Drug Design

12.2.4 深度学习与虚拟筛选

虚拟筛选能够快速从超大的化学空间中挑选出潜在的先导化合物，大大降低了基于实验高通量筛选的成本。研究表明，采用规模更大、涵盖更广的小分子化合物库进行虚拟筛选，能够提高筛选获得新型骨架先导化合物的概率。以 ZINC[57] 数据库为例，从 2005 年到 2019 年，ZINC 数据库的规模从 70 万化合物迅速增加到 13 亿左右。虽然超大规模的分子库有利于虚拟筛选技术的应用和发展，但对计算资源和计算效率提出了新的挑战。目前对超大分子库进行虚拟筛选，大多采用大量计算资源（CPU 集群）来筛选。若利用单 CPU 筛选 10 亿个化合物，平均每个化合物耗时 15 s，则大约需要 475 年时间；相比之下，若采用 VirtualFlow[58] 平台，用 1000 个 CPU 筛选十亿级的分子库，大约需要 2 周时间。

有研究人员尝试利用机器学习方法构建更高效的虚拟筛选体系，以提高筛选效率。例如，Deep Docking[59] 是采用主动学习的策略来建立虚拟筛选体系（图 12-6）。Deep Docking 方法的大致思路是，针对 12 个蛋白靶标，从含 13 亿分子的 ZINC15 数据库中随机挑选 25 万 100 万小分子作为训练集，将挑选的分子用 FRED 对接到指定靶标获得的打分值作为训练标签，再处理成二维分子描述符训练一个简单的 DNN 模型，而后利用 DNN 模型对数据库中的剩余化合物进行打分预测，筛选出潜在化合物，再从潜在化合物中随机挑选一定数量的化合物，加入训练集中，进一步训练之前的 DNN 模型，经过反复迭代训练，来预测总库剩余化合物的打分，逐步剔除冗余化合物分子，经过特定轮次的迭代训练和筛选后，最终获得整体筛选结果（见算法 12-3）。Deep Docking 采用摩根指纹（Morgan fingerprint）作为分子特征，其 DNN 模型由全连接层、批归一化层等组成，算法框架较为简单。验证结果显示，Deep Docking 能在快速缩减筛选范围的同时保留足够数目的高打分分子，大大提升了筛选速度，为深度学习方法高效探索化学空间提供了崭新的思路。

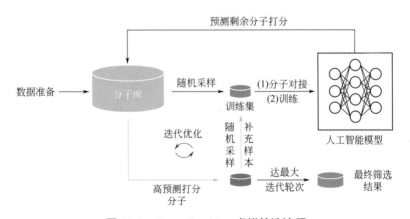

图 12-6　Deep Docking 虚拟筛选流程

算法 12-3　Deep Docking 模型伪代码

算法 3：DeepDocking 模型（https://github.com/vibudh2209/D2/）

def DeepDocking（$Fingerprint_{lig}$，$Label_{train}$）：

   # 训练标签（$Label_{train}$）为对接打分

   # $Fingerprint_{lig}$ 为 Morgan 指纹，radius=2

$$f_{lig} = Linear\left(Fingerprint_{lig}, channel = 32\right)$$

$$f_{lig} = ReLU\left(BatchNorm\left(f_{lig}\right)\right)$$

$$f_{lig} = Dropout\left(f_{lig}, rate = 0.8\right)$$

$$f_{lig} = Linear\left(f_{lig}, channel = 32\right)$$

$$f_{lig} = ReLU\left(BatchNorm\left(f_{lig}\right)\right)$$

$$scores = Sigmoid\left(Linear\left(f_{lig}, channel = 1\right)\right)$$

\# 输出

return scores

Deep Docking 的研究思路被进一步借鉴和应用。例如，Lean-docking 就沿用了类似的思路[60]，用线性回归支持向量机（linear SVR）模型代替 Deep Docking 里的 DNN 模型。如 12.1 节所述，SVR 是通过寻找距离所有样本点总偏差最小的超平面，来解决回归问题。Lean-docking 方法的筛选流程更精炼，即从总的训练集挑选 25%（不超过 10000 个分子）进行对接打分，使用 ChEMBL24 的 17368 种特征编码小分子化合物，二者作为输入训练模型，并预测库中其余分子的打分，然后挑选预测打分排名靠前的分子作为最终筛选结果。采用多种分子对接软件进行测试验证，结果表明 Lean-docking 验证集相关系数（R^2）均大于 0.78；另外，一个训练好的模型 1s 单 CPU 能预测 5800 个打分值，且最高打分的化合物分子中真实活性分子数目并未受到显著影响。相比于 Deep Docking，该模型更加简单，同时也没有反复迭代的训练过程，在计算资源有限时优势明显。

也有研究人员尝试了贝叶斯优化（BO）的方法，构建 MEMES 模型来拟合小分子特征与对接打分之间的关系，用于加速虚拟筛选[61]。贝叶斯优化是一种广泛用于优化"黑箱"函数的技术，其代理函数（surrogate function）是贝叶斯优化过程中的关键部分，用于模拟待优化的"黑箱"函数，而采集函数（acquisition function）则用于从总的数据样本中按照特定规则挑选数据点进行训练。MEMES 模型采用了精准高斯过程回归（ExactGP）和深度高斯回归过程（DeepGP）两种代理函数，建立了 ExactMEMES 和 DeepMEMES 两个模型；两者均以 EI 函数（expected improvement）作为采集函数。MEMES 整体流程包括：对小分子化合物库进行特征构建，尝试 ECFP、Mol2Vec、CDDD 三种特征，而后进行 K-means 聚簇，从每个小分子化合物簇中随机挑选分子进行对接并用于 MEMES 模型的训练，训练之后的 MEMES 模型再利用 EI 函数从剩余数据库中选取分子加入训练集中，迭代训练至最高轮数后返回整体结果。其中，ExactMEMES 虽然能从整体小分子化合物库中挑选出少于 6% 的化合物分子，且准确度较高，但面对较大的化合物库时计算成本难以支撑；而基于深度置信网络（DBN）的 DeepMEMES 则可以弥补这一不足，在用于超大分子库的筛选时最高打分的化合物分子与实际活性分子回收数目较高。

此外，有研究人员利用基于图卷积神经网络（GCNN）的 AQ/DC 模型[62]，搭建了一个高效的虚拟筛选体系，其思路与 Deep Docking 大致相似。这些模型可以显著提高虚拟筛选效率，训练好的 AQ/DC 模型在 GPU 加速下对接一个化合物只需要 5 ms，而 Glide 和 Dock 对接一个化合物分子分别大约需要 7.9 s 和 1 s。

上述方法能够一定程度上提升虚拟筛选效率，但仍依赖于不同的分子对接软件或打分方法，且缺少对结合模式的预测，影响了实用性。如何构建新型 AI 框架实现化合物与靶标之间的结合模式和结合亲和力的准确预测，仍然是一个待解决的关键科学问题。

12.3 基于配体的虚拟筛选

12.3.1 传统基于配体的虚拟筛选方法

基于配体的虚拟筛选（ligand-based virtual screening, LBVS）方法传统上被定义为仅依赖于配体的物理化学和结构信息进行药物筛选的方法或者配体 - 受体相互作用预测的方法 [63]。与基于受体的虚拟筛选方法相比，基于配体的虚拟筛选方法的特点在于它不利用任何关于受体的信息。当有足够的活性数据时，它可以应用于靶点未知的筛选场景，如表型筛选，或者单一靶点受体不存在的场景 [64]。LBVS 的优点在于速度快以及不受靶点结构的限制。

传统上，有两类最为常用的 LBVS 的方法：基于化合物相似性的模型和用于活性预测的定量结构 - 活性关系（quantitative structure-activity relationships, QSAR）模型 [65]。其中，基于化合物相似性的模型又可以分为基于配体结构相似性匹配和基于药效团模型的药物设计方法 [66]。

12.3.1.1 结构相似性

分子结构相似性（图 12-7）是化学文献中广泛使用的术语，许多"合理"的药物设计工作都基于这样一个原则，即：结构相似的化合物更有可能表现出相似的特性 [63]。事实上，可以从许多数据库分析中观察到常见亚结构碎片会带来相似的生物活性，其中相似的亚结构可以在互换的同时保持一定程度的活性 [64]。

基于结构相似性的方法主要使用各种分子描述符或分子指纹进行相似性匹配，即在数据库中找出与给定结构具有相同子结构或者具有生物电子等排体等拓扑特征和电性相似性的分子，从而匹配具有类似活性或治病机理的化合物。

分子描述符可以分为定量描述符和定性描述符。定量描述符包括基于分子图论、各种理论或实验光谱数据（如紫外光谱）、分子组成（如氢键供体数、化学键数）、理化性质（如脂水分布系数）描述符、分子场描述符以及分子形状描述符等；定性描述符一般称为分子指纹，即将分子的结构、性质、片断或子结构用某种编码来表示，常用的分子指纹包括 Daylight fingerprints、MACCS keys、MDL、public keys 等 [67]。

分子指纹的类别多种多样，但大致可以分为四类 [68]。第一类是通过字典的方法预先确定 key 结构和该结构对应的向量地址的方法，如果有结构就置 1，如果没有则置 0。例如 MACCS 密钥 [69]。第二类是专注于化合键的分子指纹方法，主要是基于化合物所具有的键的长度和类型，以及两端的类型来设计的，代表性方法有原子对指纹 [70]。在第三类中，原子内的局部化学结构首先被某种方法如摩根方法替换为唯一的数值 [71]。然后，设置与通过哈希函数获得的数字对应的地址的位，例如扩展连接指纹（ECFP）[72]。第四类是列出化合物中被认为对结合目标蛋白（药效团）和编码该信息很重要的候选结构的方法，例如二维药效团指纹（2DPF）[73]。

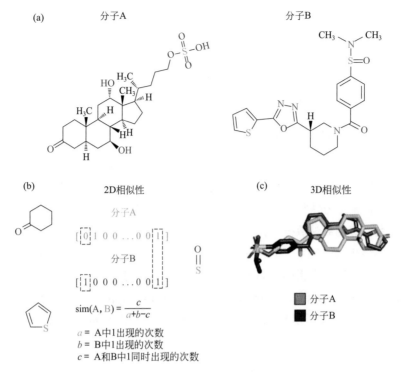

图 12-7　分子间相似性图解 [63]

(a)3- 酮 - 哌醋甲酯硫酸盐 (分子 A) 和苯磺酰胺（分子 B, ZINC ID 为 ZINC 38899649）；(b) 获取分子指纹表示，计算分子间相似性（图中使用谷本系数作为相似度度量指标）；(c) 获得分子三维立体叠合后，谷本相似度可以通过体积密度计算得到

在进行相似性比较时，主要有 2D 方法、3D 方法以及混合方法。在比较 2D 分子指纹向量时，通常使用 Tanimoto 相似性计算方法。2D 方法的计算效率高，是进行大型数据库查询的常用方法，但此类方法没有明确捕获有关化合物的 3D 信息。当分子的 3D 结构可获得时，一种可行的比较分子的 3D 表示的方法是计算最大形状重叠。混合方法有机地结合两种方法，有时会取得更好的结果 [74]。一种计算分子指纹（topological fingerprint）、计算分子相似性的代码示例，详见本书电子课件中"第 12 章代码"中的"fingerprint-example.ipynb"。

随着计算能力的提高，基于相似性搜索的方法可以在非常大的分子数据库上执行计算和搜索，最终从巨大的化学空间中找到更合适的先导化合物，进一步降低了药物发现和开发中的失败率，提升新药研发的效率。但分子相似性始终是一种取决于定义相似性的外部标准，而不是分子本身的特性。同时，分子相似性也没有绝对的衡量标准，每种情况都需要选择适当的特性和分类方法 [75]。

12.3.1.2　基于配体的药效团模型

小分子药物与大分子靶标的结合模式是基于一系列的化学相互作用，为了解释这种药物相互作用的机制，分析其中的构效关系，提出了药效团（pharmacophore）的概念。药效团通常是指一系列生物活性分子所共有的、对药物活性起决定性作用的结构特征 [76]。常见的结构特征如图 12-8 所示，包括氢键受体、氢键供体、碱性基团、酸性基团、部分电荷、疏水基团和芳环中心等。药效团通常采用球体表示，球心作为药效团的准确位置。这些结构特征组成了药效团的一部分，药效团中的原子和官能团可通过氢键、静电作用、范德华相互作

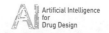

用或疏水相互作用与靶标蛋白的结合位点进行结合 [77]。目前药效团的特征已经广泛应用于虚拟筛选、从头设计和先导化合物的发现等方面，越来越多的实践表明，合理地利用药效团模型可以提高大规模虚拟筛选的富集度和指导新化合物的设计。

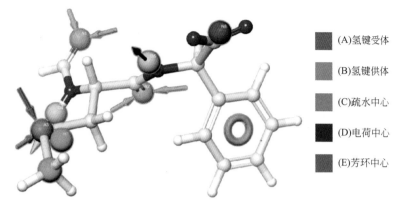

(A)氢键受体

(B)氢键供体

(C)疏水中心

(D)电荷中心

(E)芳环中心

图 12-8　典型的药效团模型

药效团模型通常基于一组配体而生成，即将配体的活性构象在三维空间叠加，然后从中提取其生物活性分子所具有的共同相互作用特征。药效团模型也可以采用基于结构的方式产生，使用探针在靶标的三维结构中活性口袋区域探测可能的相互作用位点。此外，药效团模型也可以基于受体 - 配体复合物结构，通过识别受体和配体之间的关键相互作用而生成。当没有大分子靶标结构信息的时候，通常使用基于配体的 3D 药效团模型，它们由一组活性化合物的共同化学特征组成，这些化学特征对药物的相互作用特别重要。共同的药效团特征通常来自活性化合物的不同构象的三维排列，药效团模型的构建一般有如下步骤。

药效团模型构建的第一步是收集活性数据，通常是针对特定靶标的活性数据，可以从 ChEMBL、BindingDB 等公共活性数据集或者相关的文献中进行数据收集。一般想要构建具有一定预测能力的 3D-QSAR 的药效团模型，活性数据之间要存在一定梯度差别，这些小分子用作构建药效团模型的训练集（training set）。

药效团模型构建的第二步是获得活性小分子的三维构象，从公共活性数据集或者相关文献中收集到的数据通常只有 2D 结构，需要将小分子的 2D 结构转变成 3D 结构来构建药效团模型。这里可以采用一些如 Schrödinger、Discovery Studio 和 MOE 等软件包以及 RDKit 和 Openbabel 等开源化学信息软件包进行小分子的三维构象生成，同时对这些三维构象进行能量最小化处理，但一般小分子的活性构象不一定是能量最低的构象，可能在能量最低构象的附近。因此在做小分子构象分析的时候，通常对每一个活性小分子获得一系列的优势构象，再进行构象分析。

药效团模型构建的第三步是构建药效团模型，目前一些常见的商业软件可用于基于配体的药效团模型的虚拟筛选。如 Discovery Studio 中 Catalyst 模块，该模块包含定性产生药效团方法 HipHop 和定量产生药效团方法 HypoGen。HipHop 是基于一组活性小分子通过模拟退火算法进行优化，构建其共同的药效团特征。HypoGen 是基于一组有具体活性数值（如 IC_{50}、EC_{50}）的小分子构建具有预测能力 3D-QSAR 模型，模型可以预测新化合物的活性和指导优化已有的活性化合物。随着机器学习的不断发展，Schrödinger 公司发布了 AutoQSAR[78]，AutoQSAR 通过自动化实现了 QSAR 模型的构建和应用，遵循了 QSAR 建模工作流的最佳流程，建模的工作流程包括描述符的生成、特征选择、通过多种方法构建 QASR 模型，创建出同类最佳的预测模型，而无需详细了解机器学习的方法或 QSAR 的建模。

药效团模型构建的最后一步是模型的评测与验证，一般构建出的药效团模型通常会给出多个假设性的模型，需要在实际应用中根据小分子的结构特征和一定人工经验对这些模型进行分析，最终确定一个最优的模型。为了更好地验证模型具有一定的预测能力，还需要准备一些测试集和独立测试集对模型进行进一步的测试。

药效团模型在药物设计中有着很多的应用，不仅仅用于传统的基于配体的药效团虚拟筛选、通过构建药效团模型去优化和发现新的活性化合物，同时还可以用于全新的人工智能药物设计，比如基于表型的筛选分析、药物 ADME/Tox 建模和药物潜在靶标的预测等方面。

12.3.1.3 QSAR 建模

QSAR 建模旨在找到一种数学关系，借助分子的理化性质参数或结构参数，以描述化合物分子特征与某些化合物活性指标的定量关系。常见的结构参数主要包括疏水参数、电性参数、立体参数、几何参数和拓扑参数。在理化性质参数中，偶极矩、分子光谱数据、酸碱解离常数等常被用于研究。经典的 QSAR 研究基于此基本原理：化合物结构性质的差异是造成其生物活性变化的原因，即配体的原子、基团或分子特性（例如脂性、极性、电性和空间特性或特定的结构特征等）与它的生物学终点（与结合位点的亲和力、抑制常数、速率常数等）有所关联[79]。

QSAR 模型中的 Hansch 分析是二维定量构效关系的代表。它是一个比较直观地描述生物活性与理化参数之间定量关系的假设模型，以生理活性物质的半数有效量作为活性参数，以分子的电性参数、立体参数和疏水参数作为线性回归的变量，构建了线性回归模型。模型的评价标准是化合物的实验活性与预测活性之间的方差之和，方差之和越小说明模型表现越好[80]。Free-Wilson 模型与 Hansch 比较性质的分析不同，它假设未取代的起始化合物对生物效应具有特定的贡献，取代基为生物活性提供附加贡献[81]，化合物某位置上取代基的活性贡献不受另一位置上取代基的影响，即母核和各取代基的活性贡献为常数，化合物的生物活性为这些常数之和。但是，这两种方法的固有缺点是认为所有类似物、靶标的作用模式和机制相同，没有考虑到分子的三维结构信息。

Free-Wilson 模型可以用以下公式计算得到：

$$BA = \sum a_i x_i + \mu \tag{12-46}$$

其中，BA 为生物活性；μ 为参比化合物的贡献；a_i 为不同位置取代基对活性的贡献值；x_i 表示特定的取代基结构是否存在。Free-Wilson 模型是个回归模型。本书电子课件中给出了 Free-Wilson SAR 分析的一种具体 Python 实现的代码（查看电子课件中"第 12 章代码"中的"Free-Wilson-master"）。

3D-QSAR 直接从活性物质的三维结构中读取参数，应用在药物的毒理学优化等领域，计算目标是结合亲和力。结合亲和力作为化合物属性包括焓和熵，通过探针对蛋白质和配体互作以及能量分布等性质采样来映射相互作用。同时，比较分子场法（comparative molecular field analysis, CoMFA）是一种重要的三维构效分析方法，在 CoMFA 分析中，常使用分子场作为比较分析的标准，来避免极高的场效应 [82]。

12.3.2 基于人工智能的配体虚拟筛选方法

人工智能技术的发展，推动了分子相似性方法与人工智能方法的融合，发展出了新的分子指纹相似性、药效团建模方法。与此同时，QSAR 模型也得到了极大的丰富和发展。

12.3.2.1 基于分子指纹的人工智能配体虚拟筛选方法

随着深度学习技术的引入，隐式学习的分子高维表征为分子间的相似性计算提供了更灵活的方式 [83]，进一步增加了虚拟筛选的效率。本书电子课件中给出了一种数据驱动和持续可学习的分子描述符方法（查看电子课件中"第 12 章代码"中的"cddd-master"）。

同时，基于分子指纹的机器学习方法在药物活性预测方面获得了许多成功应用。尽管这种特征向量的最初目的是应用于化合物的数据库快速检索。针对不同的目标，很难选择最合适的指纹。将一个指纹作为另一个指纹关于化合物中信息的补充，多个指纹的组合显示出良好的性能 [84]。例如，有的工作就使用了"原子对"指纹和"供体 - 受体对"的组合 [85] 来提升相似性比较的精确度。另外，可反向投影的描述符（与没有此属性的描述符相比）具有更好的可解释性，并且将来可能会得到更广泛的应用，同时结合分子指纹和启发式方法的机器学习和深度学习方法在计算机辅助分子设计中的应用在未来会越来越重要。

总的来说，随着深度学习时代的到来，通过深度学习和大数据来进一步挖掘传统描述符的信息取得了许多进展，同时利用数据驱动的深度学习直接学习具有更强表征能力的分子描述符 [83] 也成为了一个非常热门的研究方向。更好的描述符设计和深度学习模型的迭代优化相互影响、逐步提高，为更精准的分子表征带来了新的机遇，同时进一步影响着基于配体的虚拟筛选的发展。

12.3.2.2 基于药效团模型的人工智能配体虚拟筛选方法

人工智能和机器学习的发展同样推动了药效团模型的发展，几种新的基于机器学习的 3D 药效团被开发出来 [86]。

HS-PAM[87] 是一种基于受体的药效团模型，使用机器学习的方法从 3500 个蛋白复合物的结合活性位点中分析了超过 60 万原子所具有相互作用和不相互作用的基团。基于原子的分子指纹，收集药物相互作用、扭转角的性质、重要的氨基酸残基和蛋白质环境等数据，通过决策树和贝叶斯分类器对这些分子指纹进行训练和测试，以检测出对蛋白 - 配体结合起重要作用的原子。最后将这种方法应用于三种药物相关的靶标，发现其中有两种靶标表现出比对接更好的性能。Pharm-IF[88] 是一种基于药效团的相互作用指纹，在 5 个药物靶标上，对小分子的对接构象进行排序，生成与距离和类型相关的指纹编码。作为机器学习模型的输入进行训练，并对已知的活性和非活性的分子构象进行排名。在一项回顾性评估中，Pharm-IF 结合支持向量机在富集度上有最好的表现，优于其他机器学习算法和对接打分函数。

Psearch[89] 是一种基于配体 3D 结构的药效团模型，用于搜索与活性化合物匹配但不与非活性化合物匹配的药效团，通过两种不同的假设从公开的活性数据库中收集的活性和非活性小分子进行聚类搜索。一种假设是收集到的活性化合物具有相似的结合模式，另一种是具有不同的结合模式，不同的策略会构建出不同的预测模型。该方法提供了一种新的药效团构建方法，并已成功地应用于多项回顾性研究中，具体的代码详见本书电子课件中"第 12 章代码"中的"psearch-master"。

药效团作为计算机辅助药物设计的重要组成部分，能够很好地帮助药物科学家们去识别新的配体并理解它们与大分子靶点的相互作用。3D 药效团概念和机器学习 / 人工智能的结合仅仅处于起步阶段。尽管一些方法已经开发，但预计未来将会有越来越多的研究和方法应用在 3D 药效团上。

12.3.2.3 使用人工智能改进 QSAR

随着机器学习技术的出现，QSAR 模型得到了极大的丰富和发展。

在传统的机器学习算法中，化合物常被以基于分子理化性质的特征分子描述符和基于拓扑结构的分子指纹作为输入。在此基础上，贝叶斯算法、支持向量机、随机森林（RF）和人工神经网络（ANN）已广泛用于构建 QSAR 模型，并在 LBVS 中产生了诸多有说服力的应用。贝叶斯模型被用来对激酶抑制剂的活性进行分类 [90]，研究中通过朴素贝叶斯等模型来对化合物 - 蛋白质相互作用的系统预测发现抗阿尔茨海默病的多靶标配体 [9]，并构建了预测阿尔茨海默病的化学 - 蛋白质相互作用的知识库 [91]，贝叶斯网络被用作筛选 CB2 受体激动剂 [92]，特征分子描述符作为分子表征，被支持向量机算法采用进行虚拟高通量筛选 [93]，使用机器学习算法提高了虚拟筛选预测的准确性 [94]，随机森林的算法被用来对化合物进行分类和 QSAR 建模 [95]，研究发现随机森林模型和线性模型在基准数据集上取得了较好的预测性能和可解释性 [96]，随机森林等越来越多的方法也被用来解释一般的非线性 QSAR 模型。此外，人工神经网络被用来构建 QSAR 模型 [97]，人工神经网络和线性判别分析在筛选新型抗菌化合物中发挥了重要作用，取得了较好的模型表现效果 [98]。

此外，随着计算资源的改进和数据量的增加，深度学习在人工智能领域取得了突破性的发展。许多深度学习的框架被用在 QSAR 建模上，包括卷积神经网络、图卷积神经网络和长短期记忆网络。在卷积神经网络方面，Chemception 模型被提出来基于二维的分子图像预测分子的化学性质，取得了和基于分子指纹表示的多层感知机相当的效果 [99]。图卷积神经网络使用基于神经网络的分子指纹在多个 QSAR 任务上都取得了优于传统分子指纹的表现 [38, 39, 100]。由于语言模型的特性，长短时记忆网络被用作基于 SMILES 文本格式表示的分子的 QSAR 模型中，取得了较大的成功 [101]。其中一种深度学习代表算法见本书电子课件中"第 12 章代码"中的"DeepNeuralNet-QSAR-master"。

人工智能模型特别是深度学习模型的高容量特性，为模型提供了更强地拟合复杂目标函数的能力。同时也扩展了更广泛的数据利用能力，使得从传统 QSAR 模型无法利用的新类型数据中学习、训练成为可能。一个值得关注的例子是利用分子的诱导转录组信号特征开发基于化合物基因表达谱的虚拟筛选方法 [102]。基于网络的细胞信号集成（LINCS）数据库中包含了癌细胞系中超过 19000 个小分子诱导的 100 多万个基因表达谱 [103]，预测能够在疾病细胞中恢复健康表达谱的分子，是将基因表达谱应用于虚拟筛选的一种可能选择，这为虚拟筛选方法开发提供了新的思路与可能。

12.3.2.4 迁移学习与多任务学习在 LBVS 中的应用

机器学习模型灵活的训练机制，也促进了 LBVS 方法的改进。当感兴趣的任务没有足够的数据可用时，仍可以通过多任务学习和迁移学习策略，合并来自其他任务的信息和足够的数据，构建高性能模型。

迁移学习指利用在大批量的数据中训练好的预训练模型，保存其各种特征数据与权重信息，在具有任务相似性的任务间或对象之间共享，以训练新的神经网络来实现对新任务的支持的方法。它的优点在于节省了大量的训练资源，并且解决了目标域中数据缺乏的问题。在药物的生物活性预测中，可用于为药物发现工作训练模型的数据集通常很小。事实上，标记数据的稀缺性是人工智能辅助药物发现的主要障碍。迁移学习利用来自其他相关任务的现有可概括的知识，通过一小组数据来学习单独的任务[104]。深度迁移学习是药物发现领域最常用的迁移学习类型[105]。在以配体为基础的虚拟筛选中，虽然不再依赖于靶点精确的三维结构信息，但是仍然需要与大量能够与靶点相互作用的活性配体的信息。但是对于新药来说，它的靶标往往缺乏相对应的配体样本，或者说样本量不足以支持其进行虚拟筛选。此时，迁移学习可以发挥它的作用，以解决样本量不充分的问题，帮助其建立更好的预测模型。

多任务学习是一种集成学习方法，通过对几个相关任务同时训练而使得多个任务互相影响，它本质上是一种迁移学习。它的目标是利用多个学习任务中所包含的有用信息来帮助为每个任务学习得到更为准确的学习器。我们假设所有任务（至少其中一部分任务）是相关的，在此基础上，联合学习多个任务比单独学习它们能得到更好的性能。根据任务的性质，多任务学习主要包括多任务监督学习、多任务无监督学习、多任务半监督学习、多任务主动学习等。

多任务模型可以同时使用来自不同任务类型的数据进行训练，并最终产生具有增强预测能力的多任务预测。多任务学习被用在只有一个隐藏层的浅层神经网络的 QSAR 模型中，并发现多任务学习相对于单任务模型提高了模型性能[106]。在具体的应用中，通过融合使用多任务深度神经网络、高斯过程回归等模型成功构建了 QSAR 模型，在 2012 年由默沙东赞助的 Kaggle 分子活性挑战赛中获奖[107]。受到这项比赛结果的启发，许多研究结果表明多任务的深度神经网络的结果要优于单任务的神经网络，这是因为多任务的方法能够共享不同但相关任务的参数，从而更好地构建模型的参数[108]。随后，多任务的神经网络方法被整合到了 DeepChem 的平台中，方便用户在药物研究中使用多任务的神经网络方法，通过评估模型的表现，发现多任务的深度神经网络具有非常好的鲁棒性，并且在多个任务中都显著优于传统的随机森林方法[109]。本书电子课件中"第 12 章代码"中的"multitask-master"给出了一种多任务学习的示例代码。

12.3.2.5 问题和展望

由于化合物的生物活性数据往往比蛋白质的晶体结构更容易获得，与基于受体结构的方法相比，AI 在基于配体的方法中应用较为广泛。此外，基于配体的虚拟筛选方法一般计算量更小，速度更快，适合大规模、高通量的虚拟筛选。但基于配体虚拟筛选方法的假设前提，往往限制了其探索结构新颖候选化合物的能力。因此，实践中可以与基于结构筛选方法互为补充。随着研究的深入，不少研究者开始关注更具挑战性的问题，如聚焦于统计模型不确定性量化评估，将基于距离和贝叶斯方法与事后校准相结合，以改进 QSAR 回归建模中的不确定性量化，该方法在各种下游应用中至关重要，特别是在药物设计和发现中，能减少错误导致的成本 [110]。同时，发展出了一系列新的混合方法。其中最常见的一类是蛋白质化学计量模型（PCM），它通常应用于目标蛋白已知但其结构未知的情况，这种情况下，基于结构的筛选方法如对接无法使用。它通过创建蛋白质 - 配体相互作用对模型利用靶标表示，这些模型可以在不同靶标体系下共同学习，可视为一种多任务学习。事实上，12.1.3 节中的 DTA 模型就属于这类工作。另一个代表性的案例是使用混合方法来加速基于结构的虚拟筛选，当目标结构已知但化合物库非常大，无法直接对接筛选时，一种可能的混合工作流是只对接一小部分子集，以获得一个训练集，在该集合上训练一个有监督 QSAR 模型，然后预测库中未执行对接的其他部分化合物的对接分数。

可以说，基于配体的虚拟筛选是真正让 AI 技术大显身手的领域，尤其是引入多任务和迁移学习的深度神经网络，其预测性之高颠覆了过去的药效团和相似性搜索方法。薛定谔公司（Schrödinger, Inc.）已经将 DeepChem 与他们的自动化 QSAR 应用 AutoQSAR 进行了集成，使得非计算机专业从业人员也可以使用大型数据集轻松创建和应用基于深度学习的高性能的 QSAR 模型。而且，正如我们在分子表征中所讨论的，AutoQSAR 也引入了 GNN 处理分子。除了算法和数据本身，根据预测目标选择合适的分子表征方法是基于 AI 的 LBVS 研究的瓶颈之一，GNN 有望克服这一问题。在不久的将来，与日益成熟的分子表征方法结合的 AI 算法将成为主流的 LBVS 技术。

参考文献

[1] Williams-Noonan B J, Yuriev E, Chalmers D K. Free energy methods in drug design: Prospects of "alchemical perturbation" in medicinal chemistry: miniperspective. *J Med Chem*, **2018,** *61* (3): 638-649.

[2] Wang E, Sun H, Wang J, et al. End-point binding free energy calculation with MM/PBSA and MM/GBSA: strategies and applications in drug design. *Chem Rev*, **2019,** *119* (16): 9478-9508.

[3] Liu J, Wang R. Classification of current scoring functions. *J Chem Inf Model*, **2015,** *55* (3): 475-482.

[4] Ain Q U, Aleksandrova A, Roessler F D, et al. Machine-learning scoring functions to improve structure-based binding affinity prediction and virtual screening. *Wiley Interdisciplinary Reviews-Computational Molecular Science*, **2015,** *5* (6): 405-424.

[5] Shen C, Ding J, Wang Z, et al. From machine learning to deep learning: Advances in scoring functions for protein–ligand docking. *Wiley Interdisciplinary Reviews-Computational Molecular Science*, **2020,** *10* (1): e1429.

[6] Ballester P J, Mitchell J B O. A machine learning approach to predicting protein-ligand binding affinity with applications to molecular docking. *Bioinformatics*, **2010,** *26* (9): 1169-1175.

[7] Ballester P J, Schreyer A, Blundell T L. Does a more precise chemical description of protein-ligand complexes lead to more accurate prediction of binding affinity? *J Chem Inf Model*, **2014,** *54* (3): 944-955.

[8] Schreyer A, Blundell T. CREDO: A protein-ligand interaction database for drug discovery. *Chem Biol Drug Des*, **2009,** *73* (2): 157-167.

[9] Fang J, Li Y, Liu R, et al. Discovery of multitarget-directed ligands against Alzheimer's disease through systematic prediction of chemical-protein interactions. *J Chem Inf Model*, **2015,** *55* (1): 149-164.

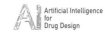

[10] Li H, Peng J, Leung Y, et al. The impact of protein structure and sequence similarity on the accuracy of machine-learning scoring functions for binding affinity prediction. *Biomolecules*, **2018**, *8* (1): 12.

[11] Li H, Peng J, Sidorov P, et al. Classical scoring functions for docking are unable to exploit large volumes of structural and interaction data. *Bioinformatics*, **2019**, *35* (20): 3989-3995.

[12] Zilian D, Sotriffer C A. SFCscore(RF): A random forest-based scoring function for improved affinity prediction of protein-ligand complexes. *J Chem Inf Model*, **2013**, *53* (8): 1923-1933.

[13] Li G B, Yang L L, Wang W J, et al. ID-score: A new empirical scoring function based on a comprehensive set of descriptors related to protein-ligand interactions. *J Chem Inf Model*, **2013**, *53* (3): 592-600.

[14] Ashtawy H M, Mahapatra N R. BgN-Score and BsN-Score: Bagging and boosting based ensemble neural networks scoring functions for accurate binding affinity prediction of protein-ligand complexes. *BMC Bioinformatics*, **2015**, *16* (Suppl 4): S8.

[15] Wang C, Zhang Y. Improving scoring-docking-screening powers of protein-ligand scoring functions using random forest. *J Comput Chem*, **2017**, *38* (3): 169-177.

[16] Lu J, Hou X, Wang C, et al. Incorporating explicit water molecules and ligand conformation stability in machine-learning scoring functions. *J Chem Inf Model*, **2019**, *59* (11): 4540-4549.

[17] Huey R, Morris G M, Olson A J, et al. A semiempirical free energy force field with charge‐based desolvation. *J Comput Chem*, **2007**, *28* (6): 1145-1152.

[18] Wallach I, Dzamba M, Heifets A. AtomNet: a deep convolutional neural network for bioactivity prediction in structure-based drug discovery. *ArXiv: abs/1510.02855*, 2015.

[19] Jiménez J, Škalič M, Martínez-Rosell G, et al. KDEEP: Protein-ligand absolute binding affinity prediction via 3D-convolutional neural networks. *J Chem Inf Model*, **2018**, *58* (2): 287-296.

[20] Stepniewska-Dziubinska M M, Zielenkiewicz P, Siedlecki P. Development and evaluation of a deep learning model for protein-ligand binding affinity prediction. *Bioinformatics*, **2018**, *34* (21): 3666-3674.

[21] Hassan-Harrirou H, Zhang C, Lemmin T. RosENet: improving binding affinity prediction by leveraging molecular mechanics energies with an ensemble of 3D convolutional neural networks. *J Chem Inf Model*, **2020**, *60* (6): 2791-2802.

[22] Francoeur P G, Masuda T, Sunseri J, et al. Three-dimensional convolutional neural networks and a cross-docked data set for structure-based drug design. *J Chem Inf Model*, **2020**, *60* (9): 4200-4215.

[23] McNutt A T, Francoeur P, Aggarwal R, et al. GNINA 1.0: molecular docking with deep learning. *Journal of Cheminformatics*, **2021**, *13* (1): 43.

[24] Ragoza M, Hochuli J, Idrobo E, et al. Protein-ligand scoring with convolutional neural networks. *J Chem Inf Model*, **2017**, *57* (4): 942-957.

[25] Li Y, Rezaei M A, Li C, et al. DeepAtom: a framework for protein-ligand binding affinity prediction. 2019 IEEE International Conference on Bioinformatics and Biomedicine (BIBM), 2019.

[26] Liu Q, Wang P S, Zhu C, et al. OctSurf: Efficient hierarchical voxel-based molecular surface representation for protein-ligand affinity prediction. *J Mol Graph Model*, **2021**, *105*: 107865.

[27] Kwon Y, Shin W H, Ko J, et al. AK-Score: Accurate protein-ligand binding affinity prediction using an ensemble of 3D-convolutional neural networks. *Int J Mol Sci*, **2020**, *21* (22): 8424.

[28] Feinberg E N, Sur D, Wu Z, et al. PotentialNet for molecular property prediction. *Acs Central Science*, **2018**, *4* (11): 1520-1530.

[29] Jiang D, Hsieh CY, Wu Z, et al. InteractionGraphNet: A novel and efficient deep graph representation learning framework for accurate protein-ligand interaction predictions. *J Med Chem*, **2021**, *64* (24): 18209-18232.

[30] Karlov D S, Sosnin S, Fedorov M V, et al. GraphDelta: MPNN scoring function for the affinity prediction of protein-ligand complexes. *ACS Omega*, **2020**, *5* (10): 5150-5159.

[31] Davis M I, Hunt J P, Herrgard S, et al. Comprehensive analysis of kinase inhibitor selectivity. *Nat Biotechnol*, **2011,** *29* (11): 1046-1051.

[32] Tang J, Szwajda A, Shakyawar S, et al. Making sense of large-scale kinase inhibitor bioactivity data sets: a comparative and integrative analysis. *J Chem Inf Model*, **2014,** *54* (3): 735-743.

[33] Pahikkala T, Airola A, Pietilä S, et al. Toward more realistic drug-target interaction predictions. *Brief Bioinform*, **2015,** *16* (2): 325-337.

[34] He T, Heidemeyer M, Ban F, et al. SimBoost: a read-across approach for predicting drug–target binding affinities using gradient boosting machines. *Journal of Cheminformatics*, **2017,** *9* (1): 1-14.

[35] Öztürk H, Özgür A, Ozkirimli E. DeepDTA: deep drug-target binding affinity prediction. *Bioinformatics*, **2018,** *34* (17): i821-i829.

[36] Öztürk H, Ozkirimli E, Özgür A. WideDTA: prediction of drug-target binding affinity. *ArXiv: abs/1902.04166*, 2019.

[37] Nguyen T, Le H, Quinn T P, et al. GraphDTA: Predicting drug-target binding affinity with graph neural networks. *Bioinformatics*, **2021,** *37* (8): 1140-1147.

[38] Shin B, Park S, Kang K, et al. Self-attention based molecule representation for predicting drug-target interaction. Machine Learning for Healthcare Conference, 2019.

[39] Abbasi K, Razzaghi P, Poso A, et al. DeepCDA: deep cross-domain compound-protein affinity prediction through LSTM and convolutional neural networks. *Bioinformatics*, **2020,** *36* (17): 4633-4642.

[40] Zeng Y, Chen X, Luo Y, et al. Deep drug-target binding affinity prediction with multiple attention blocks. *Brief Bioinform*, **2021,** *22* (5): bbab117.

[41] Yuan W, Chen G, Chen YC. FusionDTA: attention-based feature polymerizer and knowledge distillation for drug-target binding affinity prediction. *Brief Bioinform*, **2022,** *23* (1): bbab506.

[42] Page L, Brin S, Motwani R, et al. The PageRank citation ranking: Bringing order to the web. Stanford InfoLab, 1999.

[43] Wong C F. Flexible receptor docking for drug discovery. *Expert Opinion on Drug Discovery*, **2015,** *10* (11): 1189-1200.

[44] Crampon K, Giorkallos A, Deldossi M, et al. Machine-learning methods for ligand-protein molecular docking. *Drug Discov Today*, **2021,** *27* (1): 151-164.

[45] Wong C F. Improving ensemble docking for drug discovery by machine learning. *Journal of Theoretical and Computational Chemistry*, **2019,** *18* (03): 1920001.

[46] Chandak T, Mayginnes J P, Mayes H, et al. Using machine learning to improve ensemble docking for drug discovery. *Proteins-Structure Function and Bioinformatics*, **2020,** *88* (10): 1263-1270.

[47] Chandak T, Wong C F. EDock-ML: A web server for using ensemble docking with machine learning to aid drug discovery. *Protein Sci*, **2021,** *30* (5): 1087-1097.

[48] Ricci-Lopez J, Aguila S A, Gilson M K, et al. Improving structure-based virtual screening with ensemble docking and machine learning. *J Chem Inf Model*, **2021,** *61* (11): 5362-5376.

[49] Fan N, Bauer C A, Stork C, et al. ALADDIN: Docking approach augmented by machine learning for protein structure selection yields superior virtual screening performance. *Molecular Informatics*, **2020,** *39* (4): e1900103.

[50] Cuzzolin A, Sturlese M, Malvacio I, et al. DockBench: An integrated informatic platform bridging the gap between the robust validation of docking protocols and virtual screening simulations. *Molecules*, **2015,** *20* (6): 9977-9993.

[51] Jiménez-Luna J, Cuzzolin A, Bolcato G, et al. A deep-learning approach toward rational molecular docking protocol selection. *Molecules*, **2020,** *25* (11): 2487.

[52] Jimenez J, Doerr S, Martinez-Rosell G, et al. DeepSite: protein-binding site predictor using 3D-convolutional neural networks. *Bioinformatics*, **2017,** *33* (19): 3036-3042.

[53] Bao J, He X, Zhang J Z H. DeepBSP—a machine learning method for accurate prediction of protein-ligand docking structures. *J Chem Inf Model*, **2021,** *61* (5): 2231-2240.

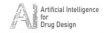

[54] Iandola F N, Moskewicz M W, Ashraf K, et al. SqueezeNet: AlexNet-level accuracy with 50x fewer parameters and <1MB model size. *ArXiv: abs/1602.07360*, **2016**.

[55] Méndez-Lucio O, Ahmad M, del Rio-Chanona E A, et al. A geometric deep learning approach to predict binding conformations of bioactive molecules. *Nature Machine Intelligence*, **2021**, *3* (12): 1033-1039.

[56] Gainza P, Sverrisson F, Monti F, et al. Deciphering interaction fingerprints from protein molecular surfaces using geometric deep learning. *Nat Meth*, **2020**, *17* (2): 184-192.

[57] Irwin J J, Tang K G, Young J, et al. ZINC20—A free ultralarge-scale chemical database for ligand discovery. *J Chem Inf Model*, **2020**, *60* (12): 6065-6073.

[58] Gorgulla C, Boeszoermenyi A, Wang ZF, et al. An open-source drug discovery platform enables ultra-large virtual screens. *Nature*, **2020**, *580* (7805): 663-668.

[59] Gentile F, Agrawal V, Hsing M, et al. Deep docking: A deep learning platform for augmentation of structure based drug discovery. *ACS Central Science*, **2020**, *6* (6): 939-949.

[60] Berenger F, Kumar A, Zhang K Y J, et al. Lean-docking: Exploiting ligands' predicted docking scores to accelerate molecular docking. *J Chem Inf Model*, **2021**, *61* (5): 2341-2352.

[61] Mehta S, Laghuvarapu S, Pathak Y, et al. MEMES: Machine learning framework for enhanced molEcular screening. *Chemical Science*, **2021**, *12* (35): 11710-11721.

[62] Yang Y, Yao K, Repasky M P, et al. Efficient exploration of chemical space with docking and deep learning. *J Chem Theory Comput*, **2021**, *17* (11): 7106-7119.

[63] Raschka S, Kaufman B. Machine learning and AI-based approaches for bioactive ligand discovery and GPCR-ligand recognition. *Methods (San Diego, Calif)*, **2020**, *180*: 89-110.

[64] Thomas M, Boardman A, Garcia-Ortegon M, et al. Applications of artificial intelligence in drug design: Opportunities and challenges. Artificial Intelligence in Drug Design: Springer US, 2021: 1-59.

[65] Tropsha A. Best practices for QSAR model development, validation, and exploitation. *Molecular Informatics*, **2010**, *29* (6-7): 476-488.

[66] Wolber G. Molecule-pharmacophore superpositioning and pattern matching in computational drug design. *Drug Discov Today*, **2008**, *13* (1-2): 23-29.

[67] 任伟, 孔德信. 定量构效关系研究中分子描述符的相关性. 计算机与应用化学, **2009**, *26* (11): 1455-1458.

[68] Riniker S, Landrum G A. Open-source platform to benchmark fingerprints for ligand-based virtual screening. *Journal of Cheminformatics*, **2013**, *5* (1): 26.

[69] Durant J L, Leland B A, Henry D R, et al. Reoptimization of MDL keys for use in drug discovery. *Journal of Chemical Information and Computer Sciences*, **2002**, *42* (6): 1273-1280.

[70] Carhart R E, Smith D H, Venkataraghavan R. Atom pairs as molecular features in structure-activity studies: definition and applications. *J Chem Inf Comput Sci*, **1985**, *25* (2): 64-73.

[71] Morgan H L. The generation of a unique machine description for chemical structures——A technique developed at chemical abstracts service. *J Chem Doc*, **1965**, *5* (2): 107-113.

[72] Rogers D, Hahn M. Extended-connectivity fingerprints. *J Chem Inf Model*, **2010**, *50* (5): 742-754.

[73] McGregor M J, Muskal S M. Pharmacophore fingerprinting. 2. Application to primary library design. *J Chem Inf Comput Sci*, **2000**, *40* (1): 117-125.

[74] Shang J, Dai X, Li Y, et al. HybridSim-VS: a web server for large-scale ligand-based virtual screening using hybrid similarity recognition techniques. *Bioinformatics*, **2017**, *33* (21): 3480-3481.

[75] Bender A, Glen R C. Molecular similarity: a key technique in molecular informatics. *Org Biomol Chem*, **2004**, *2* (22): 3204.

[76] Yang SY. Pharmacophore modeling and applications in drug discovery: challenges and recent advances. *Drug Discov Today*, **2010**, *15* (11-12): 444-450.

[77] Voet A, Qing X, Lee X Y, et al. Pharmacophore modeling: advances, limitations, and current utility in drug

discovery. *Journal of Receptor, Ligand and Channel Research*, **2014**, 7: 81-92.

[78] Dixon S L, Duan J, Smith E, et al. AutoQSAR: an automated machine learning tool for best-practice quantitative structure-activity relationship modeling. *Future Medicinal Chemistry*, **2016**, *8* (15): 1825-1839.

[79] Verma J, Khedkar V, Coutinho E. 3D-QSAR in drug design——A review. *Curr Top Med Chem*, **2010**, *10* (1): 95-115.

[80] Fujita T, Iwasa J, Hansch C. A new substituent constant, π, derived from partition coefficients. *J Am Chem Soc*, **1964**, *86* (23): 5175-5180.

[81] Kubinyi H. Free Wilson analysis. Theory, applications and its relationship to Hansch analysis. *Quant Struct-Act Relat*, **1988**, *7* (3): 121-133.

[82] Kubinyi H. Comparative molecular field analysis (CoMFA). Encyclopedia of Computational Chemistry. John Wiley & Sons Ltd, 2002.

[83] Winter R, Montanari F, Noé F, et al. Learning continuous and data-driven molecular descriptors by translating equivalent chemical representations. *Chemical Science*, **2018**, *10* (6): 1692-1701.

[84] Matsuyama Y, Ishida T. Stacking multiple molecular fingerprints for improving ligand-based virtual screening. Intelligent computing theories and application. Springer International Publishing, 2018: 279-288.

[85] Kearsley S K, Sallamack S, Fluder E M, et al. Chemical similarity using physiochemical property descriptors. *J Chem Inf Comput Sci*, **1996**, *36* (1): 118-127.

[86] Schaller D, Šribar D, Noonan T, et al. Next generation 3D pharmacophore modeling. *WIREs Computational Molecular Science*, 2020, *10* (4): e1468.

[87] Barillari C, Marcou G, Rognan D. Hot-spots-guided receptor-based pharmacophores (HS-pharm): A knowledge-based approach to identify ligand-anchoring atoms in protein cavities and prioritize structure-based pharmacophores. *J Chem Inf Model*, **2008**, *48* (7): 1396-1410.

[88] Sato T, Honma T, Yokoyama S. Combining machine learning and pharmacophore-based interaction fingerprint for in silico screening. *J Chem Inf Model*, **2009**, *50* (1): 170-185.

[89] Kutlushina A, Khakimova A, Madzhidov T, et al. Ligand-based pharmacophore modeling using novel 3D pharmacophore signatures. *Molecules (Basel, Switzerland)*, **2018**, *23* (12): 3094.

[90] Xia X, Maliski E G, Gallant P, et al. Classification of kinase inhibitors using a bayesian model. *J Med Chem*, **2004**, *47* (18): 4463-4470.

[91] Fang J, Wang L, Li Y, et al. AlzhCPI: A knowledge base for predicting chemical-protein interactions towards Alzheimer's disease. *PLoS ONE*, **2017**, *12* (5): e0178347.

[92] Renault N, Laurent X, Farce A, et al. Virtual screening of CBCB(2) receptor agonists from bayesian network and high-throughput docking: Structural insights into agonist-modulated GPCR Features. *Chemical Biology & Drug Design*, **2013**, *81* (4): 442-454.

[93] Chen J J F, Visco Jr D P. Developing an in silico pipeline for faster drug candidate discovery: Virtual high throughput screening with the Signature molecular descriptor using support vector machine models. *Chem Eng Sci*, **2017**, *159*: 31-42.

[94] Fang X, Bagui S, Bagui S. Improving virtual screening predictive accuracy of Human kallikrein 5 inhibitors using machine learning models. *Comput Biol Chem*, **2017**, *69*: 110-119.

[95] Svetnik V, Liaw A, Tong C, et al. Random forest: A classification and regression tool for compound classification and QSAR modeling. *J Chem Inf Comput Sci*, **2003**, *43* (6): 1947-1958.

[96] Marchese Robinson R L, Palczewska A, Palczewski J, et al. Comparison of the predictive performance and interpretability of random forest and linear models on benchmark data sets. *J Chem Inf Model*, **2017**, *57* (8): 1773-1792.

[97] Douali L, Villemin D, Cherqaoui D. Neural networks: Accurate nonlinear QSAR model for HEPT derivatives. *J*

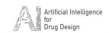

Chem Inf Comput Sci, **2003**, *43* (4): 1200-1207.

[98] Murcia-Soler M, Pérez-Giménez F, García-March F J, et al. Artificial neural networks and linear discriminant analysis: A valuable combination in the selection of new antibacterial compounds. *J Chem Inf Comput Sci*, **2004**, *44* (3): 1031-1041.

[99] Goh G B, Siegel C M, Vishnu A, et al. Chemception: A deep neural network with minimal chemistry knowledge matches the performance of expert-developed QSAR/QSPR models. *ArXiv*: *abs/1706.06689*, **2017**.

[100] Duvenaud D K, Maclaurin D, Aguilera-Iparraguirre J, et al. Convolutional networks on graphs for learning molecular fingerprints. *ArXiv: abs/1509.09292*, **2015**.

[101] Chakravarti S K, Alla S R M. Descriptor free QSAR modeling using deep learning with long short-term memory neural networks. *Front Artif Intell*, **2019**, *2*: 17.

[102] Readhead B, Hartley B J, Eastwood B J, et al. Expression-based drug screening of neural progenitor cells from individuals with schizophrenia. *Nat Commun*, **2018**, *9* (1): 4412.

[103] Ursu A. Faculty opinions recommendation of a next generation connectivity map: L1000 platform and the first 1,000,000 profiles. Faculty opinions – post-publication peer review of the biomedical literature. Faculty Opinions Ltd, 2021.

[104] Altae-Tran H, Ramsundar B, Pappu A S, et al. Low data drug discovery with one-shot learning. *ACS Central Science*, **2017**, *3* (4): 283-293.

[105] Cai C, Wang S, Xu Y, et al. Transfer learning for drug discovery. *J Med Chem*, **2020**, *63* (16): 8683-8694.

[106] Varnek A, Gaudin C D, Marcou G, et al. Inductive transfer of knowledge: Application of multi-task learning and feature net approaches to model tissue-air partition coefficients. *J Chem Inf Model*, **2009**, *49* (1): 133-144.

[107] Ma J, Sheridan R P, Liaw A, et al. Deep neural nets as a method for quantitative structure–activity relationships. *J Chem Inf Model*, **2015**, *55* (2): 263-274.

[108] Dahl G E, Jaitly N, Salakhutdinov R. Multi-task neural networks for QSAR predictions. *ArXiv*: *abs/1406.1231*, 2014.

[109] Ramsundar B, Liu B, Wu Z, et al. Is multitask deep learning practical for pharma? *J Chem Inf Model*, **2017**, *57* (8): 2068-2076.

[110] Wang D, Cui C, Ding X, et al. Improving the virtual screening ability of target-specific scoring functions using deep learning methods. *Frontiers in Pharmacology*, **2019**, *10*: 924.

拓展阅读 ┃

过去一年里，几何深度学习和扩散模型推动了药物 - 靶标相互作用预测方法。几何深度学习是基于神经网络机器学习的一个新兴概念，产生了在药物化学方面的最新应用，在分子性质预测、配体结合位点和姿势预测和基于结构的药物发现和设计方面展示出潜力。此外，Alphafold2 编译蛋白质三维结构的出色准确性使得蛋白质靶标更容易进入药物设计过程。除了靶向蛋白质靶标的小分子外，蛋白质 - 蛋白质相互作用抑制剂，诱导接近方法如分子胶和靶向嵌合体的蛋白水解（PROTACs）以及 RNA 靶向治疗剂等本章内容未尽涉及，推荐如下相关文献供读者深入了解。

主要参考文献

Borkakoti N, Thornton J M. Alphafold2 Protein Structure Prediction: Implications for Drug Discovery. *Curr Opin Struct Biol,* **2023**, *78*: 102526.

Corso G, Stärk H, Jing B, et al. Diffdock: Diffusion Steps, Twists, and Turns for Molecular Docking. *ArXiv,* **2022**: abs/2210.01776.

Du B X, Qin Y, Jiang Y F, et al. Compound–Protein Interaction Prediction by Deep Learning: Databases, Descriptors and Models. *Drug Discov Today,* **2022,** *27* (5): 1350-1366.

Gainza P, Sverrisson F, Monti F, et al. Deciphering Interaction Fingerprints from Protein Molecular Surfaces Using Geometric Deep Learning. *Nat Methods,* **2020,** *17* (2): 184-192.

Gebauer N W A, Gastegger M, Hessmann S S P, et al. Inverse Design of 3d Molecular Structures with Conditional Generative Neural Networks. *Nat Commun,* **2022,** *13* (1): 973.

Hoogeboom E, Satorras V G, Vignac C, et al. Equivariant Diffusion for Molecule Generation in 3d. *ArXiv,* **2022**: abs/2203.17003.

Isert C, Atz K, Schneider G. Structure-Based Drug Design with Geometric Deep Learning. *Curr Opin Struct Biol,* **2023,** *79* : 102548.

Li K, Crews C M. Protacs: Past, Present and Future. *Chem Soc Rev,* **2022,** *51* (12): 5214-5236.

Moesser M, Klein D, Boyles F, et al. Protein-Ligand Interaction Graphs: Learning from Ligand-Shaped 3d Interaction Graphs to Improve Binding Affinity Prediction. *BioRxiv,* **2022**: 10.1101/2022.1103.1104.483012.

Moon S, Zhung W, Yang S, et al. Pignet: A Physics-Informed Deep Learning Model toward Generalized Drug–Target Interaction Predictions. *Chem Sci,* **2022,** *13* (13): 3661-3673.

Möller L, Guerci L, Isert C, et al. Translating from Proteins to Ribonucleic Acids for Ligand-Binding Site Detection. *Mol Inform,* **2022,** *41* (10): 2200059.

Nguyen N-Q, Jang G, Kim H, et al. Perceiver Cpi: A Nested Cross-Attention Network for Compound–Protein Interaction Prediction. *Bioinformatics,* **2023,** *39* (1): btac731.

Nippa D F, Atz K, Hohler R, et al. Enabling Late-Stage Drug Diversification by High-Throughput Experimentation with Geometric Deep Learning. *ChemRxiv,* **2022**: 10.26434/chemrxiv-22022-gkxm26436.

Sadybekov A A, Sadybekov A V, Liu Y, et al. Synthon-Based Ligand Discovery in Virtual Libraries of over 11 Billion Compounds. *Nature,* **2022,** *601* (7893): 452-459.

Salton M, Misteli T. Small Molecule Modulators of Pre-Mrna Splicing in Cancer Therapy. *Trends Mol Med,* **2016,** *22* (1): 28-37.

Schneuing A, Du Y, Harris C, et al. Structure-Based Drug Design with Equivariant Diffusion Models. *ArXiv,* **2022**: abs/2210.13695.

Schreiber S L. The Rise of Molecular Glues. *Cell,* **2021,** *184* (1): 3-9.

Stärk H, Ganea O-E, Pattanaik L, et al. Equibind: Geometric Deep Learning for Drug Binding Structure Prediction. International Conference on Machine Learning, 2022.

Sverrisson F, Feydy J, Southern J, et al. Physics-Informed Deep Neural Network for Rigid-Body Protein Docking. MLDD 2022 - Machine Learning for Drug Discovery Workshop of ICLR 2022, 2022.

Tosstorff A, Rudolph M G, Cole J C, et al. A High Quality, Industrial Data Set for Binding Affinity Prediction: Performance Comparison in Different Early Drug Discovery Scenarios. *J Comput Aided Mol,*

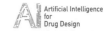

2022, *36* (10): 753-765.

Tubiana J, Schneidman-Duhovny DWolfson H J. Scannet: An Interpretable Geometric Deep Learning Model for Structure-Based Protein Binding Site Prediction. *Nat Methods,* **2022,** *19* (6): 730-739.

Volkov M, Turk J-A, Drizard N, et al. On the Frustration to Predict Binding Affinities from Protein–Ligand Structures with Deep Neural Networks. *J Med Chem,* **2022,** *65* (11): 7946-7958.

Wang J, Dokholyan N V. Yuel: Improving the Generalizability of Structure-Free Compound–Protein Interaction Prediction. *J Chem Inf Model,* **2022,** *62* (3): 463-471.

Wei L, Long W, Wei L. Mdl-Cpi: Multi-View Deep Learning Model for Compound-Protein Interaction Prediction. *Methods,* **2022,** *204*: 418-427.

Yang Z, Zhong W, Zhao L, et al. Mgraphdta: Deep Multiscale Graph Neural Network for Explainable Drug–Target Binding Affinity Prediction. *Chem Sci,* **2022,** *13* (3): 816-833.

Zhang S, Liu Y, Xie L. Efficient and Accurate Physics-Aware Multiplex Graph Neural Networks for 3d Small Molecules and Macromolecule Complexes. *ArXiv,* **2022**: abs/2206.02789.

作者简介

侯廷军，浙江大学药学院教授，博士生导师。长期围绕计算机辅助药物设计中的核心问题展开前沿交叉学科研究，通过引入人工智能、高性能计算、理论化学、生物信息学等学科的最新技术，发展了一系列高精度的虚拟筛选和成药性预测方法，并将其用于创新药物研发。

Email：tingjunhou@zju.edu.cn

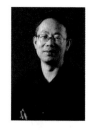

李国菠，博士，四川大学华西药学院教授。主要从事药物设计与药物化学方向研究，聚焦于靶向金属酶药物设计与发现。构建了金属酶数据与分析平台 MeDBA、金属酶配体关联信息数据库 MeLAD，发展了锚定药效团特征识别与分子匹配 AncPhore、蛋白配体互作指纹图谱分析 IFPanalysis 等药物设计方法。

Email：liguobo@scu.edu.cn

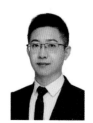

郑明月，中国科学院上海药物研究所研究员、博士生导师。研究方向是基于人工智能和大数据的精准药物设计技术开发，发展机器学习算法和模型用于活性化合物的作用机制和靶点发现、新靶点活性化合物的发现和成药性优化。

Email：myzheng@simm.ac.cn

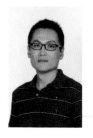

第 13 章

基于人工智能的大分子药物设计

刁妍妍，李诗良，李洪林 ❶

13.1 大环类药物设计

13.1.1 大环类药物概述

大环类化合物一般是指含有十二元环及以上环结构的化合物，大小介于小分子和生物抗体药类大分子之间，存在其结构特殊性。在过去的几十年里，大环化合物的合成多功能性、对不同客体具有高选择性的结构特异性相互作用、自组装结构，以及在材料科学、仿生化学和生物应用中的高级功能都受到了广泛的关注，并在近些年来逐渐受到了药物研发人员的重视 [1]。某些大环化合物与分子量相当的直链化合物相比似乎有着更好的吸收、分布、代谢和排泄（ADME）特性 [2]。此外，大环可以与它们的蛋白质受体形成大的接触界面，跨越间隔很宽的结合能热点 [3]。

现如今已有越来越多的大环类药物进入临床，用于各种难成药靶点的治疗。其中大多数都是在类药五原则（rule of five）之外的药物，其性质不同于常规小分子药物。类药五原则也称为 Lipinski 规则，其内容如下：

① 分子量小于 500；

② 氢键给体数目小于 5；

③ 氢键受体数目小于 10；

④ 脂水分配系数小于 5；

⑤ 可旋转键的数量不超过 10 个。

大环类药物大多数属于大环内酯内酰胺类或环肽类，相当数量的大环类药物可以口服给药。研究人员对影响环肽口服生物利用度的因素的理解现已有了相当大的进展，但对非肽类大环化合物的性质却知之甚少。

---

❶ 编写分工：13.1 刁妍妍，13.2 李诗良，13.3 李洪林。

大环类药物有两个最主要来源：天然产物类大环和合成类大环，对大环类的研究始于天然产物。天然产物中具有很多独特的大环结构，例如红霉素、环孢菌素等。可以对这些天然产物通过合成或者修饰来进行天然产物类似物研究，产生相应的多种合成类大环。大环类药物与天然产物全合成相辅相成，共同促进。

目前用于口服的大环类药物较少，并且大环骨架较为单一[4]。因此对大环类药物进行研究，获得结构多样性大环化合物，是一个仍需努力且富有挑战性的方向。

对 2010～2022 年美国食品药品监督管理局（Food and Drug Administration, FDA）批准上市的药物进行检索分析，我们发现包括环肽在内的大环类化合物共有 24 个。其中，环肽和大环内酯以及大环内酰胺的化学结构占比较多，其用途也从肿瘤、抗感染拓展到肥胖、肝肾综合征、内分泌系统等疾病领域。近些年对于大环化合物研究的热情，很大程度上归功于劳拉替尼（lorlatinib）在 2018 年成功上市。劳拉替尼作为第三代 ALK/ROS1 抑制剂，其是在第一代 ALK 抑制剂克唑替尼（crizotinib）的基础上进行大环化得到的。对于经克唑替尼及第二代 ALK 抑制剂治疗后耐药，以及发生中枢神经系统转移的非小细胞肺癌患者，劳拉替尼在临床试验中表现出了较好的疗效。此外，国外专注于大环类药物研发的公司 Spexis AG（SIX: SPEX）于 2022 年 1 月在瑞士证券交易所上市，这也进一步说明了大环类药物的研发价值受到极大的重视。

目前针对大环类小分子药物的研发，仍以常规的药物化学手段为主，而从苗头化合物到候选大环化合物的结构优化过程中，环的大小和整体大环化合物的合成难易程度是需要重点考虑的因素。随着蛋白-配体复合物晶体结构解析技术的进步，研究人员可以很清晰地在分子水平上观察配体与受体直接的结合模式。以已有配体-靶标结合模式为基础，采用基于结构的药物设计方法，合理地引入合适的连接片段，有针对性地对线型分子进行环化，已成为大环药物开发的有效手段。在此过程中，从线型分子的选取、环化位点的选择到大环链长度的确定等，均主要基于药物化学家长期积累的药物研发经验，后期辅以分子对接、分子动力学模型或者量子化学计算方法，综合多种手段最终获得大环先导骨架。

未来结合深度学习进行大环类药物研发是大环类药物分子设计的一个趋势。尽管目前相关研究报道较少，但相信在不久的将来运用深度学习模型进行大环类分子设计将会取得突破性研究进展。

13.1.2 大环类药物的研究现状

大环是一类未被充分研究的药物，这些药物的特性可以解决目前肽和小分子药物的部分不足。比如针对一些难成药靶点，大环分子显示出更好的结合能力，而线型肽以及小分子相较来说几乎没有效果[5]。针对大环类药物进行设计，目前研究较多针对大环的性质研究、直链环化为大环，以及针对大环的虚拟筛选。

13.1.2.1 大环性质研究

了解大环化合物的细胞渗透性，大环化合物不易透过水的常见结构特征以及其被动扩散水溶性等机制是很重要的[6]。Whitty 等人选取了 20 个已上市的大环类药物进行研究，对它们的构象与性质的转变现象进行了定量分析，提出了两个公式：首先，良好的水溶性需要大环化合物的拓扑极性表面积大于 0.2 倍的分子量；其次，膜渗透性需要大环化合物的三维结构极性表面积小于 140 Å²。可将这两个公式作为大环类以及小分子的设计指导原则 [7]。

Poongavanam 等人研究了机器学习分类模型和回归模型的范围和局限性，以预测一组从头设计的类药大环的细胞通透性 [8]。研究基于 2D 的分类模型，可区分低中渗透和高渗透的大环类药物，正确分类立体异构体和区域异构体。研究人员认为 Kier 柔度指数（Kier flexibility index）< 10[9] 是合理预测大环细胞通透性的上限。

针对大环化合物的描述符研究也比较重要。Bettanin 等人基于量子化学计算提出了 40 个针对大环的描述符，运用密度泛函理论研究大环化合物数据集。研究证实，通过将带电或极性取代基键合到大环上，有可能增强水溶剂化以及改善光谱性质 [10]。Viarengo-Bake 等人对大环的结构和理化特征进行了研究，判断哪些与其生物活性相关。利用这些特征进行了主成分分析来绘制口服和非口服大环药物、临床候选药物以及商用合成大环类化合物的结构 - 性质空间图。发现口服大环类药物所占的区域与非口服大环类药物所占区域不同。从 90 个特性中确定了 13 个特性，可用于设计合成大环类药物。这些结果有助于我们理解大环化合物的哪些分子特征与生物活性和口服生物利用度有关 [11]。上述 13 个特性如表 13-1 所示。

表 13-1　13 个重要的大环特性 [11]

描述符	重要性 (PC1-10)	分布①	范围涵盖 80% 的口服 MC（大环）药物
(35) Spiro Rings	577	n/a	0
(46) PeriphO / PeriphHA	567	A	0.30 ～ 0.67
(79) Gap size St. dev / N	309	A	0.06 ～ 0.26
(8) tPSA	274	A	50 ～ 230
(16) (PeriphN + 1) / (PeriphO + 1)	252	B	0.13 ～ 0.50
(64) Substituent Fsp3	248	B	0.22 ～ 1.00
(77) Min Gap Size / N	228	B	0 ～ 0.13
(6) ClogP	164	A	2.40 ～ 6.00
(76) Max Gap Size / N	149	C	0.24 ～ 0.64
(89) Peptide Character Index	120	B	0 ～ 0.44
(82) Restricted fraction	111	C	0 ～ 0.42
(18) ChiralCenters / HA	81	A	0.02 ～ 0.33
(22) RingHet / N	71	B	0.06 ～ 0.31

① n/a: 未计算; A: 正太分布; B: 单峰但不对称; C: 双峰或多峰。

从 90 个特性中选取的 13 个适用于设计合成大环类药物的特性编号及描述如下：

35: 螺环（Spiro Rings），通过螺环连接到大环主体结构上的取代基的数量。

46: 外围氧，归一化（PeripherO / PeripherHA），外围位置的氧原子数，归一化为外围重原子总数。

79: 取代基之间（Gap Size St. dev / N），间隙大小的标准偏差，归一化（Gap Size St. dev / N）归一化为大环的大小。

8: 拓扑极性表面积（tPSA），所有极性原子和任何附着的氢原子的表面积之和。

16: 外周氮氧比（PeriphN + 1）/（PeriphO + 1），仅考虑外周基团的氮氧比。

64: 取代基 Fsp3（Substituent Fsp3），根据 loving 等定义的 sp³ 杂化取代基碳的比例。

77: 取代基之间的最小间隙尺寸，归一化（Min Gap Size / N），归一化为大环尺寸的最小间隙尺寸。

6: 醇 - 水分配常数的计算对数（ClogP），Lipinski 五原则中包含的经典药物相似性度量。

76: 取代基之间的最大间隙尺寸，归一化（Max Gap Size / N），由此得到的值代表了主大环周长中不含取代基的最大部分。

89: 肽字符索引（Peptide Character Index），大环中酰胺键的比例，作为同一尺寸环中酰胺键的最大可能数目的一小部分，用来量化大环的肽性。

82: 未限制分数（Restricted / N），主大环上的键数，这些键在二面角上的振荡能力不受限制，归一化为大环的大小。

18: 手性中心，归一化（ChiralCenters / HA），分子中手性中心的数量，归一化为与重原子数量表示的分子的大小。

22: 大环杂原子，归一化（RingHet / N），大环的环骨架中杂原子（非碳原子）比例。

大环药物设计中最困难的问题是构象取样问题，涉及的搜索空间与氨基酸残基数量成指数级关系 [5]。Poongavanam 等人对大环构象进行了研究。比较了 OMEGA、LowModelMD 和 MacroModel（MC）三种用于构象搜索的软件算法用于在极性以及非极性环境下大环化合物构象采样。比较了三种软件算法对其构象的预测能力，发现使用分子描述符（例如回转半径以及极性表面积）来表征大环构象异构体优于基于能量或者均方根偏差的方法。许多商业化分子模拟软件，例如 Schrödinger、MOE、OpenEye 等也提供了用于大环骨架生成的模块 [12]。

13.1.2.2 直链环化

分子从小分子环化为大环化合物已经成为药物设计的重要途径。大环化被认为是限制无环小分子抑制剂构象空间的有效方法，有望提高分子的效能、选择性和代谢稳定性。

大环化合物的环化合成往往要求很高，因此基于已知的结合模式提出大环化并估计这些大环结合亲和力的计算工具对药物设计过程较为重要。Wagner 等人建立了用于大环化合物从头设计以及结合亲和力评估的工作流。该工作流使用了其自研的设计工具 LigMac，从直链分子生长环化搜索合适的大环骨架。之后利用自由能微扰模块 FEP+ 计算配体与靶标的结合亲和力。对于选用的 5 个药物靶标，该方法可以生成大环并准确计算其结合能力 [13]。

LigMac 是一个命令行工具，用于为蛋白质配体复合物中的所有有效配体生成有意义的大环。程序的运行分为两个阶段：首先，生成连接子（linker）片段的构象集合并存储在 SQLite 数据库中。随后这些连接子被用来连接配体内两个相距较远的原子，最终形成一个大环。

输出矢量（EV）描述了两个共价连接的原子，它们的键被切断以连接到连接子上。附着在连接体上的原子称为起始原子（SA），待分裂的原子称为方向原子（RA）。为了生成一个大环，连接子必须与输入配体的两个远 EV 结合。这对 EV 称为输出向量对（EVP）。对于所有 EV，计算五个几何参数：两个 SA 之间的 EVP、欧氏距离（dist）、最短路径上的键数（拓扑距离，top）、两个 EV 的扭转角（扭力）、每个 EV 与 SA（A1，A2）连接线之间的两个角。为了减少 EVP 的数量，计算的欧氏距离应小于或等于 8 Å，拓扑距离应大于或等于 3 个键，EV 之间的角度应小于或等于 130°，见算法 13-1。

算法 13-1　确定配体的 EVP 并计算几何参数 [13]

Require: start atoms sa, all pairs shortest matrix of start atoms *pathM*, cutoffs cut

---

1. for all sa1 ∈ sa AND sa2 ← sa1 + 1 ⋯ sa.size() do
2. 　　dist ← EuclideanDistance(sa1, sa2)
3. 　　**if** *dist* ⩽ cut.dist_upper then　　　　　▷ dist ⩽ 8 Å
4. 　　　　path ← pathM.getPath(sa1, sa2)　　　▷ shortest path between sa1 and sa2
5. 　　　　top ← pathM.getDistance(sa1, sa2)　　▷ topological distance
6. 　　　　**if** cut.top_lower ⩽ top **then**　　　　▷ 3 ⩽ top
7. 　　　　　　**for all** ra1 ∈ sa1.adj **do**
8. 　　　　　　　　**if** Bond(sa1,sa1) = single AND sa1 ∉ path **then**
9. 　　　　　　　　　　ra1_candidates ← Push(ra1)　　▷ possible RA for SA1
10. 　　　　　　**for all** ra2 ∈ sa2.adj **do**
11. 　　　　　　　　same as line 8-9

12.	**for all** ra1 ∈ ra1_candidates AND ra2 ∈ ra2_candidates **do**	
13.	ang ← ⊾(ra1, sa1, ra2)	▷ relative orientation of EVs
14.	**if** ang ≤ cut.ang_upper **then**	▷ ang ≤ 130°
15.	ev1 ← ExitVector(sa1, ra1)	
16.	ev2 ← ExitVector(sa2, ra2)	
17.	torsion ← Torsion(ev1, ev2)	▷ ⊾(ra1, sa1, sa2, ra2)
18.	a1 ← Angle(ev1, ev2)	▷ ⊾(ra1, sa1, sa2)
19.	a2 ← Angle(ev2, ev1)	▷ ⊾(ra2, sa2, sa1)
20.	**Output:** EVP(ev1, ev2, dist, top, torsion, a1, a2)	

连接子可以根据内部规则生成，也可以作为 SMILES 字符串由外部加载。蛋白质配体复合物从 PDB 文件格式中读取。算法 13-2 则使用基于 KD 树的原子索引进行有效的冲突检测和阈值影响计算（cut、EVDev、BLen 和 Clash），从而将输入配体引入连接子生成大环。将不属于大环的所有重原子的数目除以原配体中重原子的总数就得到 cut 值。对于一个接受几何参数从数据库中检索的所有 EVP 连接器，默认阈值为 cut ≤ 0.3，EVDev ≤ 10°，BLen ≤ 0.1 Å，Clash = 0。linker 长度阈值允许更大的偏差（默认值 top ≤ 4，允许修改）。

算法 13-2　为输入的配体分子生成大环结构 [13]

阈值可由用户修改，其默认值与其他硬编码参数值如下给出

Require: ligand, atom index of protein binding site, threshold
1. Determine EVPs according to cutoffs and calculate geometrical parameters
2. **for all** EVP **do**
3.   Test: cut ≤ 0.3
4.   Linker ← RetrieveLinker(evp)
5.   **for all** Linker **do**
6.   Test: Superimposition
7.   **if** RMSD ≤ 1 **then**
8.   **if** EVDev ≤ 10° OR (EVDev ≤ 25° AND LinkerLen ≤ 4) **then**
9.   **if** BLen ≤ 0.1 Å OR (BLen ≤ 0.25 Å AND LinkerLen ≤ 4) **then**
10.   Test: molecule clash ⇒ Clash$_M$ = 0 ▷ no clash between ligand and linker
11.   Test: protein clash ⇒ Clash$_P$ = 0 ▷ no clash between protein and linker
12.   Build macrocycle
13.   **Output:** macrocycle and info
14. **Output:** EVP info

13.1.2.3　大环库筛选

对大环化合物库进行虚拟筛选得到有活性的大环也是大环分子设计的研究内容。

Koes 等人建立了交互式虚拟筛选在线计算平台 AnchorQuery（如图 13-1 所示）。这是第一个基于网络的筛选技术，可以合理地检索不同的热点集合，选择合适的蛋白质相互作用探针，进行优化和合成。该计算平台可以对具有明确构象的锚定式虚拟库进行精确的药效团搜索，结合构象采样和快速合成技术，作者发现了作用于 p53-MDM2 靶标的有效十五元环抑制剂 [14]。

Artificial Intelligence for Drug Design

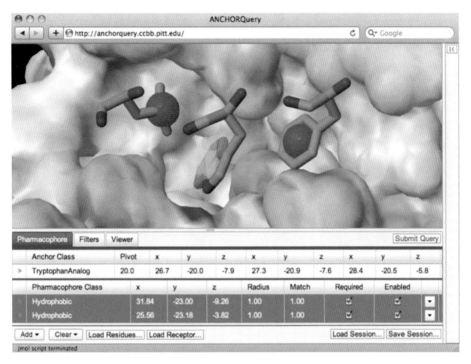

图 13-1　AnchorQuery 网页界面[14]

对于那些具有大的、无特征的、高亲脂性或高极性和 / 或灵活结合位点的难成药靶点，先导物的生成是非常具有挑战性的。Begnini 等人将大环天然产物作为高质量的虚拟筛选库，为难成药靶点提供线索。经过两轮迭代对接，作者发现了阻断 Keap1-Nrf2 蛋白 - 蛋白相互作用的大环抑制剂。由于 Keap1-Nrf2 界面结合位点所具有的高极性特点，针对此靶点的抑制剂开发是一项特别有挑战性的任务。作者发现的大环抑制剂有良好的细胞功效，并可在其与 Keap1 复合物的结构基础上进一步优化[15]。

13.1.3　大环类药物的设计方法

13.1.3.1　自由能计算

自由能微扰（FEP）是一种基于第一性原理统计力学的蛋白质 - 配体结合自由能计算方法[16]。传统的相对结合亲和性 FEP 方法只能计算功能基团不同的分子之间（如基团突变）或单个原子变化的不同分子之间（原子突变）的相对结合自由能[17]。FEP 应用于大环化合物设计最初始的问题是确定初始线型分子大环化后，其结合亲和力是否会保持或提高，进而确定大环线型分子的最佳连接基团的长度和化学组成。这需要计算在大环主链上形成和 / 或断开共价键的自由能。

Yu[18] 提出了一种计算不同环尺寸的大环之间以及大环与其对应的非大环之间相对结合自由能的新方法，并将该方法应用于 7 个药学上有意义的数据集，包括 33 个大环化合物，涵盖了不同的化学空间。预测的结合自由能与实验数据吻合较好，总体均方根误差（RMSE）为 0.94 kcal/mol。

图 13-2 为 Yu 文中大环 FEP 模拟的复合物在溶剂中取样的关键旋转键（箭头标记）的

扭转角分布，用于从无环配体（配体 **A**）到大环配体（配体 **B**）结合到 MHT1 受体的大环化。观察到配体的构象熵在大环化转化过程中显著降低，因此大环的结合能力比无环的对应物有所提高。

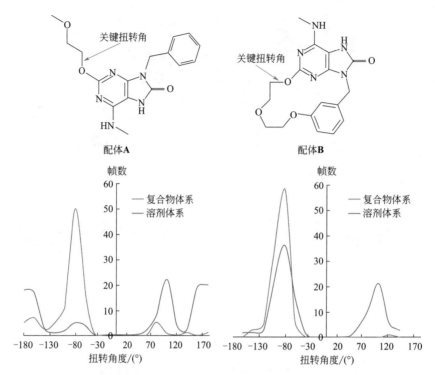

图 13-2　FEP 模拟大环关键旋转键（箭头标记）的扭转角分布 [18]

Wallraven 等人报道了以人类结合蛋白（14-3-3）结合位点为靶点的多肽大环的结构设计，并进行 FEP 计算以使观察到的趋势合理化。为了解决 FEP 方法收敛不足的问题，研究还进行了限制性计算，并对自由配体进行了 REST MD 模拟 [19]。Paulsen 等人使用 FEP+ 对 26 种大环亲环素抑制剂的结合自由能进行了预测，预测值与实验值间的平均无符号误差（MUE，1.1 kcal/mol）较低 [20]。

13.1.3.2　分子动力学

分子动力学是一套分子模拟方法，依靠牛顿力学来模拟分子体系的运动，在由分子体系的不同状态构成的系统中抽取样本，从而计算体系的构型积分，并以构型积分的结果为基础进一步计算体系的热力学和其他宏观性质。

Kamenik 等人提出了一种基于分子动力学的程序，该程序绕过构象取样中的限制，计算了溶液中肽大环的自由能。研究采用加速分子动力学模拟进行，以捕获不同的构象系综。此方法中应用了一个能量截断，随后进行几何聚类；方法在识别高度填充的环肽构象状态方面表现出了惊人的稳定性和效率。使用三种不同大小和灵活性的模型系统，该方法再现了实验确定的整体结构，并能够识别包括生物活性构象在内的关键构象状态 [21]。

13.1.3.3 构象搜索

构象柔性是类药五原则之外的大环和其他药物性质的主要决定因素。构象预测对于该领域的药物设计至关重要。了解构象偏好如何影响大环化合物是很重要的。大环构象系综分布与线型化合物没有太大差异，因此在设计大环时应注意令它们的构象倾向于生物活性构象。进行大环化合物的构象集采样搜索是大环化合物设计的一个重要研究领域。

大环构象采样包括距离几何（DG）、基于二面角[22]、分子动力学（MD）和逆动力学。

Poongavanam 等人评估了三种工具：LowModeMD（MOE）、MacroModel 和 OMEGA，用于在极性和非极性环境中对一组 10 种大环药物和临床候选药物进行构象采样[12]。MacroModel和 OMEGA（MOE 除外）都对极性和非极性环境产生了不同的构象集。LowModeMD 沿着分子动力学轨迹扰动现有构象，利用初始原子速度，将动能集中在低频振动模式上，然后进行能量最小化[23]。MacroModel 使用简单的 MD 模拟，然后进行最小化和正规模式搜索步骤[24]。基于距离几何的 OMEGA[22] 的系综被发现相比 LowModeMD 和 MacroModel 获得的系综能跨越更大结构和属性空间[12]。

Barbeau 等人开发了一套用 Python 编写的工具 ConfBuster，目的是对大环的低能量构象进行采样，该套软件还包括用于分析和可视化构象搜索结果的工具。输入为 MOL2 或PDB 格式的单分子坐标集，输出为一组较低能量的构象坐标，其可用于结合 PyMOL 脚本和图形进行结果分析。除了 Python、可选的 R 编程语言与免费提供的包，工具尚需要Open Babel 和 PyMOL 才可正常运行。ConfBuster 在几分钟内就能完成大环构象采样[25]，图 13-3 为 ConfBuster 脚本之间的层次关系。每个脚本的第三方程序和包依赖项已使用括号标示出[25]。

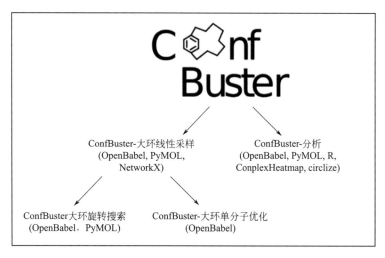

图 13-3　ConfBuster 脚本之间的层次关系 [25]

Friedrich 等人提出了一种基于知识的构象集合生成算法——Conformator。Conformator是一种生成构象系综的新方法，因其输入格式、分子几何形状和大环化合物处理的稳健性而脱颖而出（如图 13-4 所示）。在扩展了扭转角采样规则的基础上，提出了一种新的大环构象生成算法和一种新的构象集合聚类算法。构象达到的中值最小均方根偏差（在蛋白结合配体构象和最大 250 个构象的集合之间测量）为 0.47 Å，与排名最高的商业算法 OMEGA 的结果没有显著差异，显著高于 7 种免费算法，包括 RDKit DG 算法 [26]。

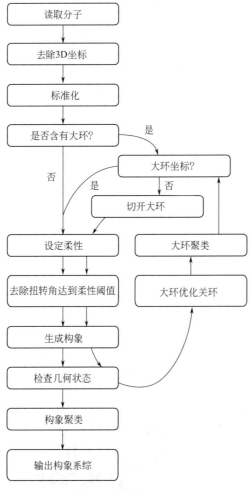

图 13-4　Conformator 构象集合生成方法的示意图 [26]

Gustav 等人比较了通用的、成熟的构象分析方法蒙特卡洛多重最小值（MCMM）和混合扭转 / 低模式采样（MTLMOD）以及两种特定大环的采样技术：MacroModel 大环基线搜索（MD/LLMOD）和 Prime 大环构象采样（PRIME-MCS）的性能。使用从 44 个大环 - 蛋白质 X 射线晶体学复合物中提取的大环，基于以下五个方面来评估每种方法。

① 产生独特的构象体；

② 产生独特的大环构象体；

③ 识别全局能量最小值；

④ 在蛋白质预处理（$X\text{-ray}_{ppw}$）后识别类似于 X 射线配体的构象体；

⑤ 识别 $X\text{-ray}_{ppw}$ 环构象体的能力。

计算速度也同时被考虑在内。研究人员评估了这些方法的性能，并将它们与详尽的 MCMM 搜索进行了比较。在分析之前，Gustav 还研究了通用搜索方法 MCMM 和

MTLMOD 是否也可以针对大环构象采样进行优化。发现通过调整环闭合键周围的设置，可以作为大环建模优化更通用的方法。在大多数情况下，与更专业的大环采样方法 MD/LLMOD 和 PRIME-MCS 相比，MCMM 和 MTLMOD 表现良好[27]。

13.1.3.4 大环对接

分子对接是通过受体的特征以及受体和药物分子之间的相互作用方式来进行药物设计的方法。主要研究分子间（如配体和受体）相互作用，并预测其结合模式和亲和力。对大环药物进行对接分析在大环设计中具有重要的作用。

Ugur 等人设计了一个基于分子动力学的大环对接方案。基于多个预采样环构造的 DynaDock 方法的连续柔性对接获得了高度精确的结合模式，配体 RMSD 值低于 1.8 Å。其中具有挑战性的采样步骤由在中等高温（370 K）下执行的传统分子动力学（750 ns）模拟来解决。研究人员进一步研究了基于分子动力学的复杂稳定性估计对构象选择的价值，并讨论了其与标准结合自由能估计在未来对接研究中评估构象质量的适用性[28]。

Varale-Rial 开发了 SkeleDock，它是一种支架对接算法，使用蛋白质 - 配体复合物的结构作为模板，模拟化学相似系统的结合模式[29]。如图 13-5，该算法具有大环化合物建模和处理骨架跃迁的能力，并在 D3R Grand Challenge 4 位点预测比赛上取得了显著成果。如果目标配体的晶体片段可用，那么 SkeleDock 可以在预测结合模式方面胜过 rDock 对接软件。

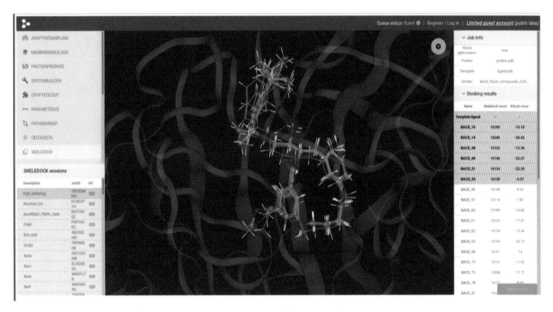

图 13-5　SkeleDock 的图形用户界面[29]

Kotelnikov 等人描述了一个新的基于模板的方法对接柔性大的配体，可运用在大环化合物以及蛋白质上。它结合了快速的流形搜索方法蒙特卡洛能量最小化，用 BRIKARD 搜索复杂的柔性配体，用 MELD 加速器模拟复制交换分子动力学的原子自由度。作者在药物设计数据资源盲挑战赛（Drug Design Data Resource Blind Grand Challenge Competition）中测试了这种方法。结果显示该方法是竞赛中表现最好的方法之一，为大多数靶标提供了亚埃级的预测结果[30]。

AutoDock 套件也可以用来进行大环化合物对接。它为配体对接和药物设计提供了一个全面的工具集，包括经验自由能力场、对接引擎、能量最小化预测的方法，以及可视化和分析的交互式工具。专门的工具可用于具有挑战性的体系，包括共价抑制剂、多肽、具有大环的化合物、有序水合作用起关键作用的体系，以及受体具有较高柔性的体系[31]。

13.1.4　大环类药物的设计实例

PROTAC 环化案例（回顾性案例研究）分析——Automated Design of Macrocycles for Therapeutic Applications: From Small Molecules to Peptides and Proteins[32]。

Sindhikara 开发了一种实用有效的方法，其利用一个完善的化学反应和试剂库自动提出、生成和评估直链分子环化为大环化合物的方案。其工作方式示意如图 13-6，使用线型分子在与靶蛋白复合物中的三维（3D）构象作为起点，这种方法识别连接点，生成连接子（linker），评估它们的几何相容性，并根据它们预测的构象稳定性和与靶蛋白的相互作用对所得分子进行排序。筛选基于几何约束、构象刚性与大环和靶蛋白的预测相互作用。这种方法可以应用于小分子和肽的大环化，以及蛋白水解靶向嵌合体和蛋白质生成。通过对回顾性和前瞻性数据的案例研究，表明该方法能够产生许多合理的大环化合物。该方法结合了用户指定的可合成潜力和约束，以确保大环方案可以直接合成[32]。方法流程如图 13-7 所示。

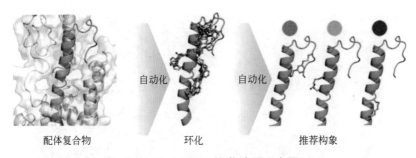

配体复合物　　　　　环化　　　　　推荐构象

图 13-6　Sindhikara 环化流程示意图 [32]

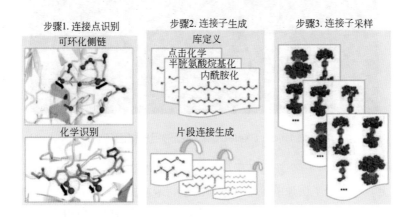

步骤1. 连接点识别　　　步骤2. 连接子生成　　　步骤3. 连接子采样

步骤4. 结合结构枚举

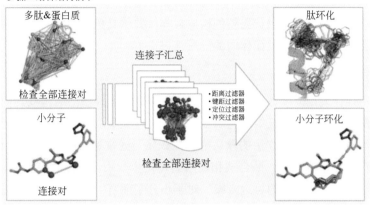

步骤5. 打分

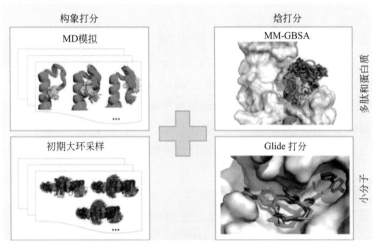

图 13-7　工作流程示意图 [32]

13.1.4.1　工作流程

（1）连接点识别

由用户准备线型起始分子，连接点可以自动识别，也可以由用户指定。用户在起始分子中指定原子数或用户定义的子结构（由 SMARTS 式定义）来定义最合适的连接向量。通过这种方法，可以将"非标准的"环化作用引入肽中，例如侧链端到末端环化、起始端到侧链端环化、起始端到末端环化或其他环化作用。

（2）连接子生成

有两种方法可以获得用于环化的连接子。它们可以是作为一个明确的列表，由给定化学试剂导出，沿着已知的化学路线进行环化；也可以通过融合一组小间隔片段以自动生长。这个片段列表可以进行扩展，例如增加额外的芳香环、杂环或其他反应基团。

（3）连接子采样

算法对生成的每个连接子进行完整的构象采样，并将其集合结果保存。这一步可生成一个完整的构象系，用来置换刚性配体内的一对连接点。

（4）结合结构枚举

这一步利用几何规则滤除部分环化结果，用以去除高度拥挤的结构或其他不利因素，此步骤的输出为配合环化配体的三维结构。蛋白的环化与线型小分子的环化稍有不同。

对于多肽而言，引入环化作用的默认附着"载体"通常是肽序列中的 C_α-C_β 键。设计方案可以通过经典的逐步（固相）肽合成和随后的环化步骤来合成。同时也可以考虑在 C_α-H_α 载体中引入氨基酸进行环化作为可选方案。对于小分子而言，环化附着点的位置一般取决于目标分子的特定合成路线。

（5）打分

由于环化的目标通常是稳定生物活性构象，作者进行构象采样，并根据计算的构象倾向对环化配体进行排序。小分子和小肽的构象评分使用 Prime Macrocycle 构象采样（Prime-MCS），大肽和蛋白质使用分子动力学模拟（MD）。

蛋白质 - 配体复合物的"焓"评分可以使用经验评分函数 GlideScore，或分子力学广义玻恩表面积（MM-GBSA）方法进行。作者在小分子环化中使用了 GlideScore。多肽蛋白质作为配体的复合物的"焓"评分使用了经验评分函数 MM/GBSA。

13.1.4.2 PROTAC 环化

蛋白水解靶向嵌合体（proteolysis targeting chimeras, PROTAC）是一种利用泛素 - 蛋白酶体系统（Ubiquitin-Proteasome System，UPS）对靶蛋白进行降解的药物研发技术。结构上，PROTAC 包括三个部分：一个 E3 泛素连接酶配体和一个靶蛋白配体，两个活性配体通过特殊设计的连接子结构连接在一起，最终形成了三联体的 PROTAC 活性形式。PROTAC 是双功能分子，其中一个配体结合蛋白质，另一个配体结合泛素连接酶（E3）。结合目标蛋白和 E3 形成三元复合物后，降解开始。PROTAC 已经成为一种通过降解调节蛋白的热门技术。Tasta 等人的研究表明大环化也可以引入到 PROTAC 中 [33]。该课题组通过在前期研发的 PROTAC 降解剂 MZ1（一种线型 PROTAC 化合物）中添加环化连接子来设计和合成大环 PROTAC。基于 Testa 等人的此项研究，Sindhikara 等人利用自己设计的大环化方法进行 PROTAC 环化的回溯性研究。

PROTAC 降解剂 MZ1（化合物 **1**）的晶体结构与 E3 连接酶 von Hippel-Lindau 蛋白（VHL）及其目标溴结构域和超末端（BET）基序蛋白的第二溴结构域（BD2）复合物 [图 13-8（a）] 作为起始，在远离两种蛋白质的附着位点引入 PEG 连接子 [图 13-8（b）]。尽管失去了与 BET 家族成员溴结构域蛋白 4（BRD4）的结合亲和性，但由三个 PEG 单元组成的大环 PROTAC 化合物 **2** 表现出与线型 PROTAC 化合物 **1** 相当的细胞活性。

对于连接子的计算构建和生长，作者提供了 PEG 片段作为连接子片段，用以结合链状配体，进而适应配体 - 蛋白质结合位点的几何限制。6 个由 3 ～ 8 个 PEG 单元组成的连接子被发现，包括合成的 3-PEG 连接子（化合物 **2**），且 **2** 被成功地投入了测试。所有大环

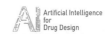

PROTAC 设计方案都通过 Prime 软件进行了 MM/GBSA 结合能计算 [见图 13-8（c）中最小化的结合模式]。将 **2** 与 X 射线结构（pdb ID 6SIS）进行比较，可以很好地重现实验的结合模式，如图 13-8（d）。由于 PROTAC 所具有的高分子量，它们的一个主要优化参数通常是细胞活性。这个案例研究证明了在 PROTAC 的大环化方法中的适用性，因此可能代表了一种有趣的策略，通过提高细胞渗透性和细胞稳定性来提高它们的成药性[32]。

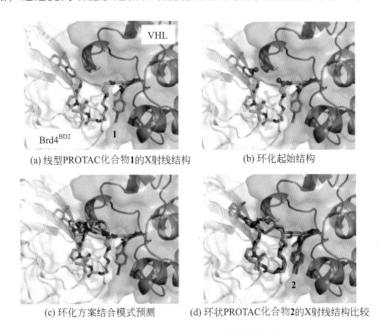

(a) 线型PROTAC化合物**1**的X射线结构　　　　　(b) 环化起始结构

(c) 环化方案结合模式预测　　　　(d) 环状PROTAC化合物**2**的X射线结构比较

图 13-8　PROTAC 环化案例 [33]

(a) 线型 PROTAC 化合物 **1** 与 Brd4[BD2] 和 VHL-EloB-EloC 复合物（pdb ID 5T35）的 X 射线晶体结构；
(b) 对 PROTAC 结构进行修饰，得到环化的起始结构（附着载体用洋红色表示）；
(c) 环化构象，包含不同长度的聚乙二醇（PEG）单元，在蛋白质环境中最小化；
(d) 预测结合模式与实验结合模式（pdb ID 6SIS）的比较 [32]

13.2　蛋白质与多肽类大分子药物设计

13.2.1　蛋白质与多肽类大分子药物概述

在过去的几年里，深度学习已经证明是许多领域的强大工具，尤其是生物信息学领域。它已被广泛应用于基于序列的多肽鉴定、生成和性质预测。多肽及蛋白质作用包括作用在细胞表面的配体、穿过细胞膜的分子载体、对抗外来抗原的抗生素等。最近的一项研究甚至表明，微型蛋白质（肽链 < 40 个氨基酸）可作为严重急性呼吸综合征冠状病毒 2 型的抑制剂（SARS-CoV-2），从而有助于治疗当前的 COVID-19[34]。由于传统的湿法试验和错误试验所固有的较高成本，先导肽的开发仍然是一个挑战。因此，通过计算手段实现多肽发现和设计方法在预实验阶段成为了有前景的技术。

肽和蛋白质的从头设计是根据蛋白质折叠的物理原理产生新的肽和蛋白质，其可利用的机器学习算法 [35] 有支持向量机、随机森林和贝叶斯网等。将深度学习用于进行蛋白质及多肽类大分子设计慢慢受到研究人员的重视。

相较于从已知的蛋白质出发进行设计，基于 AI 的从头设计有助于探索更大的蛋白序列和结构空间，避免天然多肽和蛋白的成药性问题，更直接快速地得到所需蛋白，因此吸引了药物研发人员不断进行理论和技术上的突破。目前，已经有较多报道关于机器学习和深度学习进行蛋白质与多肽的从头设计。设计的多肽和蛋白质类包括抗癌肽、抗菌肽、药物结合肽等。国内外相关的公司也正在合作对相关领域进行研究。

2021 年 8 月，芯片公司 Cerebras 和生物公司 Peptilogics 开展合作，研究基于 AI 的蛋白质多肽类药物分子设计。Peptilogics 是一家关注临床阶段的生物技术平台公司，主要专注于开发新型多肽疗法。Cerebras 和 Peptilogics 公司将使用 CS-2 系统开发和运行高级深度学习模型，以识别满足特定生物活性和生物物理标准的新型肽疗法。Peptilogics 与包括葛兰素史克（GSK）和阿斯利康（AstraZeneca）在内的其他生命科学领导者一起，利用 Cerebras 的人工智能技术推进药物发现。

国内企业晶泰科技与中奥生物也在 2021 年 7 月签署合作协议，共同运用 AI 从头设计蛋白药物。晶泰科技与中奥生物合作，针对特定的靶蛋白，通过计算设计得到具有全新结构的蛋白，由其阻断靶点与受体蛋白的结合，发挥治疗作用。

13.2.2　蛋白质与多肽类大分子药物设计中的挑战

对多肽和蛋白质进行深度学习设计第一步是对多肽数据进行适当的管理，这是机器学习中一个长期存在的问题。这涉及阳性、阴性多肽数据的处理等。

（1）数据容量

多肽研究经常会因缺乏数据而面临很多问题。比如，一些等位基因的结合数据有限甚至缺失。尽管多肽研究的各领域已经建立了许多数据库，如免疫表位数据库（IEDB）、MHC-peptide 结合抗菌肽数据库（APD3）等，但深度学习需要很大的数据量，而这些已有数据库的样本数量过小。为了缓解以上数据缺乏的问题，研究人员提出了若干种方案进行解决。

一种方法是迁移学习。此操作通过在与感兴趣的少量目标数据具有联系但数据分布与数量不同的另一组数据上对模型进行训练，并以训练参数的形式存储隐式知识实现。随后，存储的知识即可被进一步应用于目标模型（与目标数据）并进行定向的微调。另一种方法是利用模拟或合成数据来填充数据集。但由于对准确性与质量的需求，该填充方法在生物序列模型中一般不常用。当已有数据质量级别不够时，在合适（不要求绝对真实的数据）任务中自动标注与计算模拟数据也是可取的。多肽研究中对阴性数据没有明确的定义，阴性数据的"无活性"判定比较模糊，因此对阴性数据的处理或比阳性数据更具挑战性。

（2）类别均衡

类别不平衡性也是多肽研究所面临的另一个问题。在监督学习中，当某些类的样本数明显少于其他类时，即出现类别不平衡问题。例如，MHC 结合肽的多分类中，与其他大多数等位基因相比，一些等位基因的多肽样本数量很少。此问题可导致机器学习模型更偏重于含高容量样本的类，而忽视样本过少的类。

解决深度学习中类不平衡的方法大致可以分为两类：数据级方法和算法级方法。数据级

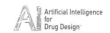

方法包括过采样和欠采样。过采样的目的是为少数类增加样本；欠采样则试图从多数类中剔除部分样本。研究者常用的方法是随机欠采样。算法级方法的重点不是改变训练数据的分布，而是调整学习过程，以提高少数类的重要性，如代价敏感学习和集成学习[36]。

（3）数据表示

在机器学习中，对原始数据创建适当表示的过程被称为特征化，这在计算肽设计或预测中是必要的。所选特征的质量对整个模型的性能和可解释性至关重要，机器学习中的特征提取主要依赖于领域知识，因此在多数情况下需要依靠人工干预来获取合适的表示方案。

特征学习提供了一种解决方案，弱化对人类专家的依赖。特征学习的目的就是使模型自动输出原始数据的信息表示。目前的多肽深度学习特征方案可分为三类：无监督嵌入、学习嵌入和特征工程。

在特征工程中，嵌入是将原始的向量化表示映射到一个连续的低维向量空间，从而获得更紧凑、更有意义的表示的过程。嵌入表示的是隐藏在数据下的隐含信息，所以嵌入向量中每个维度的含义通常难以直观解释[37]。无监督嵌入是从大量未标记数据中学习的，目的是提取它们的底层信息，并构造可推广到其他特定应用的表示。受自然语言处理中词嵌入的启发，在多肽生成设计中词嵌入对应单个氨基酸和 k-mer 嵌入，句子级嵌入对应蛋白质或肽序列嵌入，例如 Asgari 和 Mofrad 的 ProtVec 模型[38]。神经网络语言建模技术也被应用于多肽和蛋白质序列建模，从而使模型能够输出氨基酸嵌入和序列嵌入。例如，Heinzinger 等人提出了一种基于 ELMo 的模型 SeqVec[39]。

学习嵌入是通过训练嵌入层以及整个有监督深度学习模型得到的，即端到端学习。其一般的实现是将深度学习模型的第一层设置为嵌入层，学习嵌入通常在氨基酸水平而不是序列水平。编码过程成为整个模型的一个可学习的部分，并最终生成训练良好和任务特定的氨基酸嵌入。例如，Nagarajan 等人将每个单字母编码的氨基酸映射到一个 50 维向量中，作为 LSTM 和双向 LSTM 网络的输入，用于抗菌肽的设计和评估[40]。

特征工程则不同于学习嵌入，其特征的每个维度都设计为具有一定统计学或生物学意义。特征有两大类：序列级编码和氨基酸级编码。序列级编码利用整个序列的特征而非特定于每个组成氨基酸的信息，为蛋白质序列构建一个矢量表示。常用的序列级编码包括氨基酸组成、二肽组成、伪氨基酸组成等。氨基酸水平编码为序列中的每个成分残差构造一个表示，因此在基于序列的深度学习中得到了广泛的应用。三种主要的氨基酸级编码为：二进制编码、物理化学性质编码和基于进化的编码。

生成序列的方式可分为非深度学习类人工智能方法与深度学习方法。应用不同的深度学习模型来生成肽序列是重要的研究内容。目前，基于序列的多肽研究中使用的深度学习模型主要是 CNN 和 RNN 或两种模型的组合，称为混合模型。此外自动编码器（VAE）和生成式对抗网络（GAN）越来越受到研究人员的重视。

图 13-9 为各类深度学习模型的简要示意图。在肽生成深度学习模型中，往往是多种独立类型的模型融合使用的情况[41]。

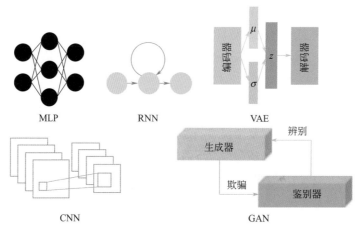

图 13-9 典型深度学习模型示意图 [41]

13.2.3 蛋白质与多肽类大分子药物的设计方法

蛋白质与多肽类药物的分子设计可按方法分为两大类，一类是使用非深度学习的经典方法进行的分子设计，另一类是使用深度学习各类模型进行的分子设计。以下列举了多种经典方法与采用深度学习算法的设计方法。

（1）利用多目标遗传算法

遗传算法是根据大自然中生物体进化规律而设计提出的，是一类通过模拟自然进化过程搜索最优解的方法。Beltran 等人将多目标遗传算法用于选择性阳离子抗菌肽的设计 [42]。

选择性阳离子抗菌肽（SCAP）正在成为一种潜在的替代抗生素处理多药耐药病原体。因此使用计算机来帮助发现或设计 SCAP 变得越来越有吸引力，因为它们可以帮助减少需要在实验室评估的序列数量。研究表明，如果一个肽满足四种物理化学性质（平均疏水性、平均净电荷、等电点和螺旋疏水矩）的一系列限制条件，那么此肽即可成为 SCAP 的候选。作为穷举搜索的替代，Beltran 等人提出将 SCAP 设计问题建模为一个多目标优化问题。为了解决由此产生的问题，作者提出了一种基于变长度表示和问题域变异算子的 NSGA-Ⅱ进化算法，该方法能够有效地设计不同长度的 SCAP。作者的多目标遗传算法具有特殊的实现，允许可变长度的肽和三个突变算子，每个位置的氨基酸以相同的可能性被选中来产生多肽。预测得到的抗菌肽则使用公开可用的阳离子抗菌肽预测器在计算机测试中进行模拟验证 [42]。

（2）病毒肽生成工具

2020 年伊始新型冠状病毒感染症（COVID-19）演变为全球性流行病，需要紧急设计疫苗。Kaushik 等人设计了一种抗冠状病毒肽扫描工具，用来设计抗冠状病毒肽 [43]。该工具从当前疫情报告的抗冠状病毒目标蛋白序列通过 CoronaPep 与抗冠状病毒目标数据集进行扫描，数据集提供基于精确的抗冠状病毒多肽。图 13-10 为该工具的操作流程，其专门针对冠状病毒数据设计，可以从整个基因组或一个基因或蛋白质列表预测肽。CoronaPep 直接从感染患者的序列出发预测肽段，这意味着预测的肽是为冠状病毒患者高度定制的。此外，它相对快速、准确、用户友好，可以从有限的信息中产生最大的输出，或可为肿瘤学和基于结构

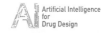

的药物设计领域的研究人员带来一定的便利[43]。

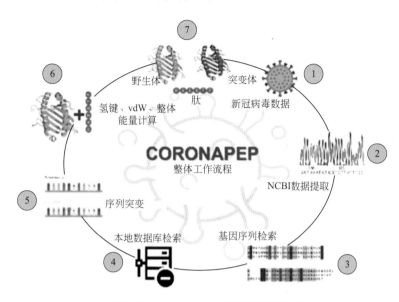

图 13-10　CoronaPep 工具操作流程[43]

图 13-10 描述了抗冠状病毒多肽生成过程中使用 CoronaPep 工具的总体后台操作，从输入数据需求到最终输出细节的各种步骤都以图形方式展示。

（3）利用循环神经网络

Nagarajan 等人使用处理自然语言的 LSTM 模型来尝试理解蛋白质序列的底层语法，即氨基酸的排列和残基频率，针对多药和碳青霉烯耐药的细菌病原体设计抗菌肽。根据 LSTM 网络的输出合成了 10 个多肽，并对已知的细菌病原体进行了测试。所有这些多肽都显示出广谱抗菌活性。两种最有效的抗菌肽对大肠杆菌、鲍曼不动杆菌、肺炎克雷伯菌、铜绿假单胞菌、金黄色葡萄球菌和凝固酶阴性葡萄球菌（CoNS）的多药耐药（MDR）临床分离株表现出活性。对广谱 β- 内酰胺酶（ESBL）、耐甲氧西林金黄色葡萄球菌（MRSA）和耐碳青霉烯菌株也有很高的活性[40]。

Müller 等人提出了一种生成长短期记忆递归神经网络用于组合从头肽设计。RNN 模型捕获顺序数据中的模式，并从学习的上下文生成新的数据实例。该方法使用 LSTM 单元进行训练，对螺旋抗菌肽进行模式识别，并使用生成的模型进行从头序列生成。这些预测序列中 82% 是有效的抗菌肽，而与训练集相同氨基酸分布的随机抽样序列中 65% 相比，生成的序列比人工设计的两亲螺旋更接近训练数据[44]。

Grisoni 等人应用 RNN 于从头设计膜溶性抗癌肽（ACPs）。将长短期记忆细胞的神经网络训练在 α- 螺旋型阳离子两亲肽序列上，阳离子两亲肽具有抵抗多种耐药性微生物的抗菌能力及独特的抗菌机制。然后通过迁移学习对 26 个已知的 ACP 进行微调。将优化后的模型用于生成独特的、新颖的氨基酸序列。合成了 12 种多肽，并对其活性进行了测试。10 种肽对癌细胞具有活性，6 种活性肽可杀死 MCF7 癌细胞而不影响人体红细胞，且具有至少三倍的选择性[45]。

（4）利用卷积神经网络

Wu 等人提出了一个有效的 CNN 计算模型 PTPD（图 13-11），使用深度学习和 word2vec 预测治疗肽（PTPD）。首先使用 word2vec 训练一个模型来提取所有 k-mers 的特征向量。k-mers 是一种肽类描述符用于深度学习肽设计，每个肽序列由 word2vec 编辑的向量表示；CNN 自动提取特征，并使用 dropout 和 max-pooling 操作来避免过拟合；ReLU 激活用来将 CNN 层输出中的任何负数替换为零；最终分类概率由 sigmoid 函数生成。PTPD 是一种发现和设计新型治疗肽的有效手段。可扩展到其他基于肽序列的预测，包括降压[46]、细胞穿透[47]和促炎[48]。

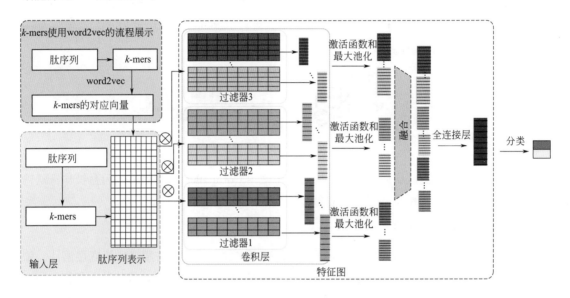

图 13-11　PTPD 的工作流示意图[49]

（5）利用生成式对抗网络

Sabban 等人提出的 LSTM-GAN 结构是一种融合了 GAN 对抗结构和长短期记忆单元的组合方法，能够在从头蛋白设计的背景下生成具有优先特征的新型螺旋蛋白主干拓扑结构。LSTM-GAN 结构是利用 SenseGen 软件框架实现的，其最初是为在数据隐私和大数据分析领域合成感知数据而设计的[50]。

为了高产率地产生新的蛋白质折叠，Karimi 等人还通过利用条件 GAN 结构研究了 gcWGAN 结构，该结构是基于 GAN 框架的变体。gcWGAN 结构由条件 Wasserstein GAN 结构和 oracle 组成。在 gcWGAN 结构中，生成网络模块生成序列，每个序列从 oracle 接收一个预测折叠。然后，将预测的褶皱作为反馈给生成网络模块[51]。

此外，Anand 和 Huang 的一项研究表明，DCGAN 结构可以用于生成新的蛋白质结构，该结构由 α-C 之间的成对距离矩阵表示。这里，生成网络和判别网络模块都是使用卷积神经网络结构来实现的，卷积神经网络结构最初用于计算机视觉领域的物体识别和分类[52]。在此之前，DCGAN 结构被提出是使用无监督学习方案来学习图像表示的层次结构[53]。

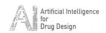

此外，Bian 等人 [54] 的后续研究中报道，DCGAN 结构能够通过使用成熟的卷积神经网络软件框架（如 LeNet-5 模型，一种最初设计为机器打印和手写字符识别的网络，原始框架见 http://yann.lecun.com/exdb/lenet）生成针对大麻素的靶标特异性化合物 [55]。作者在此研究中采用了卷积神经网络实现生成和判别网络模块。

同样，Rossetto 和 Zhou[56] 实现了 GANDALF 框架（图 13-12），以产生针对药物靶点的新肽，其中生成的肽与 FDA 批准的药物高度相似。与其他两项研究 [52, 54] 一致，GANDALF 框架也采用了 DCGAN 结构，其中生成网络和判别网络模块都实现了五层卷积神经网络。它还包含了其他方法中没有使用的交流原子等数据。GANDALF 能够精确地确定蛋白质和配体之间发生相互作用的位置，生成肽和预测结合亲和力。

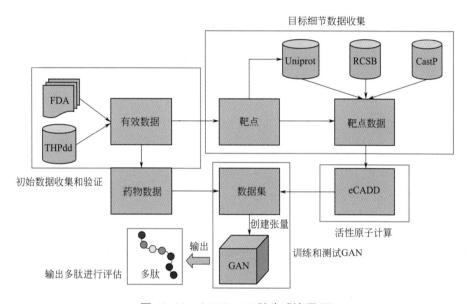

图 13-12 GANDALF 肽生成流程 [56]

在另一项研究中，Gupta 等人 [57] 表明，Feedback-GAN 结构是一种结合 GAN 架构和可微分神经网络分析仪的方法，能够产生具有所需特性的抗菌肽。可微分神经网络分析仪是一种预测算法，用于确定基因序列是否可以编码抗菌肽。在 Feedback-GAN 结构中，可微神经网络分析器和 GAN 结构通过反馈 - 环路训练机制连接，使得生成网络模块能够生成有效序列。在每个时期，生成网络模块产生几个序列，并且每个序列从可微分神经网络分析器接收分数，然后选择得分最高的序列作为判别网络模块的输入。当生成网络模块被训练以生成伪序列时，判别网络模块负责接收真实和伪序列，并鉴别其输入是否真实。

GAN 最终用于控制生成序列的概率分布，尽可能多地覆盖活性抗菌肽。Tucs 等人提出了一个肽专门化模型，称为 PepGAN（图 13-13），可在覆盖更多活性肽和避开非活性肽之间取得平衡。对于包括电荷、疏水性和重量在内的物理化学描述符，PepGAN 具有优越的统计保真度。合成了排在前 6 位的多肽，其中 1 个多肽被证实具有较高的抗菌活性。最低抑菌浓度为 3.1 μg/mL，是氨苄西林的 2 倍 [58]。

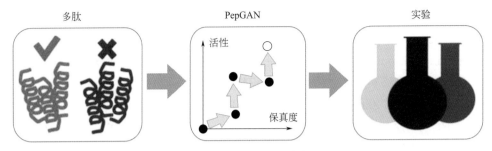

图 13-13 　PepGAN 示意图 [58]

（6）利用变分自编码器

利用深度学习模型设计对抗耐药病原体的抗菌肽 [59] 和治疗各种癌症的抗癌肽 [60] 也是多肽蛋白质类分子生成的重要领域。

Das 等人报道了一种基于半监督变分自编码模型的肽生成框架 PepCVAE，用于设计新的抗菌肽（AMP）序列。该模型通过利用丰富的、未标记的肽序列来学习生物肽上下文丰富的潜在空间，进一步通过联合训练的 AMP 分类器的反馈来学习非结合的抗菌属性空间，此分类器仅需使用有限的标记实例进行训练，非结合表示则允许可控地产生抗菌肽。对 PepCVAE 生成序列的广泛分析表明，与普通 VAE 相比，模型具有更好的性能，因为 PepCVAE 生成的新 AMP 序列，具有更高的远程多样性，同时更接近生物多肽的训练分布 [61]。

Chen 等人提出了变分自动编码器结合具有温度因子（T）的 Softmax 功能，用于高通量设计新型功能肽。作为一种生成式机器学习模型，VAE 已被证明在生成肽序列方面是可用的（图 13-14）。在本研究中，研究人员还使用了带有 T 的 Softmax 函数来确定将要生成的肽序列的每个位置上最可能的氨基酸，这是使用传统 VAE 很难实现的。特别是，通过在 Softmax 功能中操作 T，Chen 等人选择了生物学上最可行的具有所需功能的多肽，此方法可用于新型抗菌、抗癌多肽的设计 [62]。

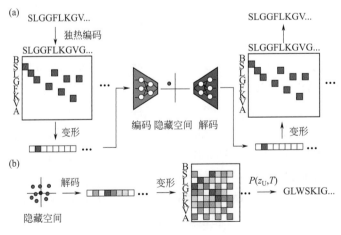

图 13-14 　VAE 训练过程 [62]

(a) 使用标准抗菌肽（AMP）或抗癌肽（ACP）数据集的 VAE 训练；(b) 带有 T 的 Softmax 函数，生成具有所需函数的新肽序列 [62]

Linder 等人开发了深度探索网络（DENs，如图 13-15），这是一类端到端可微分的激活

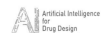

最大化生成模型，能够合成具有高适应度的大型、多样化序列集，包括蛋白质多肽以及核酸序列。DENs 在训练过程中通过采样两个序列模式，给定两个随机种子作为输入，并惩罚在一定阈值以上相似的序列对来显式地控制序列多样性。通过基于相似性惩罚在序列水平比较任意两个生成序列，及 DENs 的潜在相似性度量，其可优化自身以提供尽可能高的多样性，生成的序列更多样化，适应度更高[63]。

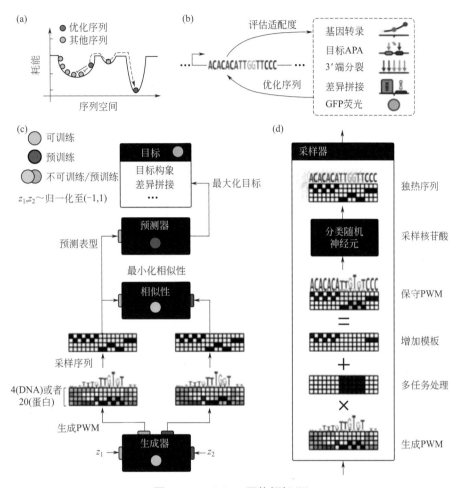

图 13-15　DENs 网络框架[63]

13.2.4　蛋白质与多肽类大分子药物的设计实例

RamaNet 模型是基于长短期记忆（LSTM）的对抗神经网络（GAN），对蛋白主链进行螺旋蛋白从头设计[50]（图 13-16）。这一 GAN 模型仅使用来自螺旋蛋白质结构的增强数据集中每个残基的 φ 和 ψ 角作为其训练输入。尽管网络生成的主链结构并不完美，但它们在生成后被理想化并评估，其中非理想结构被过滤掉并保留适当的结构。结果此模型可成功生成符合逻辑规则、刚性且紧凑的螺旋状蛋白质骨架拓扑结构。

LSTM 通常用于自然语言和数据序列处理，但在该模型中，LSTM 被合并到 GAN 中。该模型由两个相互对抗的网络构成，其一是生成器网络，头部由数个 LSTM 层组成，其后是全连接层与混合密度网络（MDN）；其使用随机噪声值作为输入来构建 φ 角和 ψ 角。其二是一个鉴别器，同样由数个 LSTM 层和全连接层组成；其作为一个分类模型，用于分析数据集并判断生成器的输出是否是合理的结构。

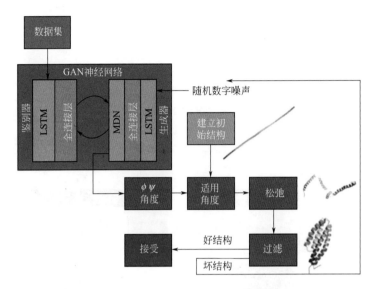

图 13-16　螺旋蛋白骨架从头设计流程 [50]

训练数据来源于 PDB 数据库，包含 150000 个结构，每个 PDB 文件只含一条大小在 80 ~ 150 个氨基酸之间的链；链为连续多肽，没有任何断裂；组成螺旋和折叠的残基总和大于组成环的氨基酸总和，并且最终结构的 R_g（回转半径）值小于 15.88 Å。数据过滤后，共获得 607 个理想的螺旋结构，作者使用 Rosetta FastRelax 进行数据增强。最终结构集合中 Φ 和 Ψ 角度的值被用于构建训练神经网络的数据集。RamaNet 模型使用 SenseGen 模型架构构建，由两个子网络组成：生成器 G 和鉴别器 D。G 由具有 64 个节点的 LSTM 层构建，后接两个密集全连接层 MLP，第一层有 32 个节点，第二层有 12 个节点，两者都使用 Sigmoid 激活函数。PyRosetta 的 FastRelax 对生成的结构进行弛豫后，使用过滤器对一些不合理的结构进行过滤。

模型输出的 25 个结构中平均有 84.7% 的氨基酸构成了螺旋结构，平均有 29.9% 的氨基酸构成了蛋白核心（图 13-17）。

对生成的 25 个结构，作者绘制了 Ramachandran 图。图 13-18（b）显示了结构中每个氨基酸的 Φ 角和 Ψ 角，其角度聚集在第四象限中与图 13-18（a）相同的位置，这对于要求理想角度（-60°~ -45°）的 α 螺旋来说是重要的。图 13-18 中 25 个结构都具有可形成螺旋的角度范围（-127.4° < Φ < -44.7°，-71.3° < Ψ < 30.6°）。

该方法主要集中在蛋白骨架结构的开发，一旦蛋白骨架生成合理，可通过使用 RosettaDesign 等方法生成蛋白结构。模型生成多个结构并自动过滤次优结构，这在合理的时间（1 ~ 6 h）内实现了目标结构的生成。对于用户而言，需要预先确定螺旋的数量、长度和位置，以及 loop 环的长度等，模型将自动并随机生成不同的蛋白骨架。

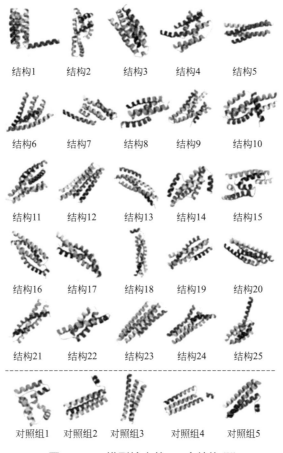

结构1 结构2 结构3 结构4 结构5

结构6 结构7 结构8 结构9 结构10

结构11 结构12 结构13 结构14 结构15

结构16 结构17 结构18 结构19 结构20

结构21 结构22 结构23 结构24 结构25

对照组1 对照组2 对照组3 对照组4 对照组5

图 13-17　模型输出的 25 个结构 [50]

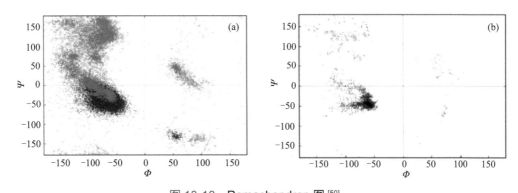

图 13-18　Ramachandran 图 [50]

绿色代表环状氨基酸的角度，红色代表螺旋氨基酸的角度

13.3　核酸类大分子药物设计

13.3.1　核酸类大分子药物概述

在人类疾病研究中，很多重大疾病都是由基因组异常表达所引起的，例如阿尔茨海默病、癌症、亨廷顿舞蹈症以及由病毒引起的传染病等。目前用来治疗疾病的传统意义上的小

分子类药物与抗体类药物多以蛋白质（激酶、受体、离子通道等）为靶点，但是只有 1.5% 的人类基因组编码蛋白质，其中与疾病相关的蛋白质仅占 10% ～ 15%。与此同时，目前传统的小分子药物和生物大分子药物无法靶向约 80% 与人类疾病相关的致病蛋白（其称为不可成药蛋白），这对小分子药物和抗体药物来说几乎是无法逾越的屏障。而基因治疗是一个具有前景的治疗手段，它以特定序列的方式靶向致病基因，可以对多种危及生命的疾病进行更精确和个性化的治疗，因此以核酸为基础的药物治疗成为药物开发的一个活跃领域，旨在治疗各种基因特异性疾病[64]。

核酸药物由具有治疗特定疾病功能的核苷酸序列组成，其通常为碱基数小于 30 个核苷酸的短链 RNA，能够和靶 mRNA 形成相互作用而起到调节、抑制或沉默基因的作用。Stephenson 和 Zamecnik 于 1978 年在 PNAS 上发表研究，首次提出了制造反义寡核苷酸药物的想法并证明合成的寡聚核苷酸可以抑制 Rouse 肉瘤，从此开启了反义核酸药物研究的篇章。2006 年 Fire 和 Mello 提出 RNA 干扰（RNA interference，RNAi）的概念并获得诺贝尔奖，从而又有了一个新的治疗概念——小干扰 RNA（siRNA）药物，自 RNA 干扰（RNAi）的革命性发现以来，对基因沉默机制的理解和利用取得了显著进展。因为 RNA 干扰本身会放大靶基因信号的沉默，所以小剂量的 siRNA 药物可以达到较大效果。到现在为止，以 RNA 为靶的核酸药物研究已经克服了一系列成药性的瓶颈，发展成为多种治疗策略的核酸药物。截至目前，临床上已有九例反义核酸药物、四例 siRNA 药物和一例核酸适配体药物获 FDA 批准上市。此外，mRNA 疫苗的成功研发与大规模使用，也使得 RNA 药物开始走进大众视野。

许多功能性 RNA 分子被证明参与了转录、表观遗传学和翻译的调控过程。随着对 RNA 功能和在疾病中关键作用的了解，以及 RNA 相关技术的发展，人们对开发基于 RNA 的新型疗法越来越感兴趣。从理论上讲，任何基因表达异常所引起的疾病的基因序列都可能成为核酸药物的作用靶点，因为只需要选择靶向 mRNA 上正确的核苷酸序列。这一优势使核酸药物比小分子或抗体药物具有更短的研发周期和更广阔的治疗领域，特别是对于那些无法用传统策略治疗的疾病。核酸药物能够通过特异性上调或下调或纠正靶基因表达，并可得到单碱基水平上的序列特异性，给研发新药开辟了一个新的方向，也使得基因治疗和个体化治疗成为可能，在人类重大疾病的治疗中展现出巨大潜力[65-67]。

同时，以机器学习、深度学习为代表的人工智能在近些年得到了研究人员的大量关注，出现了大量相关的研究。设计 RNA 分子最近引起了医学、合成生物学、生物技术和生物信息学领域研究者们的兴趣，于是应用相关人工智能方法进行核酸分子的药物设计开始初见端倪。

13.3.2　核酸类大分子药物的设计模式

核酸类大分子药物设计是针对 RNA 疗法设计核酸类分子治疗疾病。RNA 疗法分为三大类[64]：靶向核酸的疗法、靶向蛋白质的疗法和编码蛋白质的疗法。

第一类为靶向核酸（DNA 和 RNA）的疗法。针对靶向核酸进行 RNA 设计的疗法有两种：单链反义寡核苷酸（ASOs）和小干扰 RNA（siRNA）。

单链反义寡核苷酸（ASOs）是化学合成的寡核苷酸，通常长度为 12 ～ 30 个核苷酸，是基于 Watson-Crick 碱基互补配对原理来特异性调控靶基因表达的一种 RNA 药物。反义寡核苷酸的作用机制主要有两种 [64]：①反义核酸与靶 mRNA 特异性结合，通过与靶向 mRNA 的互补碱基对选择性抑制靶基因表达，使靶 mRNA 更容易被核酸水解酶（RNase H）识别和降解，抑制信息流中的翻译过程；②反义核酸被用来调节 RNA 剪接，高特异性地结合于靶 mRNA，通过空间位阻效应调控基因转录过程，使 RNA 前体进行可变剪接，或者通过调控蛋白质翻译过程达到药物的作用。为了使 ASOs 具有药物性，人们开发了各种各样的化学修饰来提高其代谢稳定性和细胞渗透效率。目前，反义寡核苷酸药物已在孤儿遗传疾病、传染病和癌症的临床治疗中取得一定的疗效。

小干扰 RNA（siRNA）是种双链分子，比 ASO 更难进入细胞。siRNA 通常为 20～27 个碱基对，具有抑制基因表达的作用 [64]。RNA 干扰作用机制分为 3 个阶段：①起始阶段：外源性或内源性 dsRNA 被 RNase Ⅲ（如 Dicer）均匀切割成 21～25 碱基数的 siRNA。②效应阶段：siRNA 和内切核酸酶一起形成复合物（RNA-induced silencing complex，RISC），siRNA 解链，其正义链被剪切降解，其反义链与靶 mRNA 结合后，RISC 的切割蛋白 Ago-2 特异性降解靶 mRNA。③扩增阶段：siRNA 作为 RNA 引物，在依赖于 RNA 的 RNA 聚合酶（RDRP）作用下再次形成 dsRNA，dsRNA 又被 Dicer 切割成 siRNA，新形成的 siRNA 进入 RNAi 循环而达到扩大敲降信号的目的（扩增阶段目前仅发现于线虫和植物中）。与反义寡核苷酸相比，RNA 干扰中降解靶 mRNA 的不是 RNase H，而是 RISC 的切割蛋白 Ago-2。为了开发 siRNA 疗法，实现有效、特异和持久的基因沉默，同时最小化脱靶效应，随着对 RNAi 机制的进一步理解，可能会遵循一些特定的指导原则，并可以使用特定的软件来设计有效的 siRNAs。

第二类为靶向蛋白质的疗法。靶向蛋白质的 RNA 疗法使用一种称为 RNA 适体的分子。该分子被设计成与特定蛋白质上的特定位点结合，以调节其功能。Pegaptanib 是这类药物的一个例子，它是一种用于治疗血管穿透视网膜导致视力恶化的一种年龄相关性黄斑变性的药物。Pegaptanib 与一种叫作血管内皮生长因子的蛋白质结合并阻断其功能，使眼内血管生长和渗透性降低。RNA 适体可能在外科手术和急诊医学中有用，它们的快速起效和可逆性作用可以辅助麻醉和调节凝血。

第三类为编码蛋白质的疗法。既然能够通过 RNA 阻止蛋白的产生，那么也同样能够通过 mRNA 生成正确的蛋白。当 mRNA 注射进体内并被细胞吸收，细胞在识别到 mRNA 之后执行响应的蛋白合成程序，即可生成所期望的蛋白。

目前 mRNA 药物主要应用在疫苗研究领域，在过去的二十年中，mRNA 疫苗已被广泛研究用于传染病预防、癌症预防和治疗。癌症 mRNA 疫苗被设计用来表达肿瘤相关抗原，刺激细胞介导的免疫反应来清除或抑制癌细胞；此外，mRNA 疫苗可用于预防或治疗传染病，表达感染性病原体抗原的 mRNA 疫苗可诱导强效 T 细胞和体液免疫应答。

同时一些研究人员正在寻求利用三种主要形式的 RNA 疗法的混合策略。这样可以扬长避短，疗法更加行之有效，但是也面临着很多问题和挑战。

目前，核酸药物作为新兴药物在开发方面有很好的应用前景，但鉴于 RNA 药物预期主要作用于细胞内靶点，新型 RNA 疗法的发展已被证明具有高度挑战性。核酸的特异性、稳定性和有效输送性是寡核苷酸能否成为高效核酸药物的主要评判标准。未修饰的核酸药物存在一些缺点，如：①稳定性不理想，药代动力学行为不佳，作为一种多聚分子，核酸由四种不同碱基的可变数目的核糖核苷酸序列组成，即腺嘌呤（A）、尿嘧啶（U）、鸟嘌呤（G）和胞嘧啶（C），未修饰的 RNA 非常容易被非特异性 RNA 酶水解；②核酸作为大分子药物，带负电荷，因此，它们很难穿过细胞膜，如何克服生物学障碍，实现高效跨膜和有效体内运输以达到相应药效，也一直是核酸药物研究的热点之一；③外源性 RNA 通常被细胞防御系统识别，可能导致急性免疫反应、细胞因子释放综合征，甚至严重的细胞因子风暴。因此，开发有效、安全的 RNA 疗法具有很高的挑战性，核酸药物的序列设计需要最新的机器学习和人工智能助力。

日本的学者联合开发了目前最大的反义核酸药物数据库 eSkip-Finder，其是世界上第一个通过机器学习方法来预测外显子跳跃效率的网络工具。eSkip-Finder 收集了外显子跳过药物的序列和效果等信息，旨在开发新的外显子跳跃治疗遗传神经和肌肉疾病的新药[68]。

Deep Genomics 公司已经构建了一套名为"AI Workbench"的创新人工智能预测平台，用于开发 RNA 疗法，并将其产品组合推进到临床开发阶段，用于治疗遗传性疾病。它可以在 2h 内扫描 20 万个致病基因突变，然后自动选择有潜力的药物靶点。此平台目前在整个人类基因组中，针对数百万基因变异和数亿新型化合物做出了数十亿个预测[69]。

百度自主研发的 LinearDesign mRNA 序列优化算法是专门用于 mRNA 序列设计的算法。LinearDesign 通过动态规划算法，将序列稳定性和密码子翻译效率指标进行联合优化，目标是设计具有最佳折叠稳定性和密码子使用的 mRNA，以提高其效率。该方法使以前无法达到的高稳定性设计的探索成为可能，它可以优化编码所有治疗性蛋白的 mRNA 分子（如单克隆抗体和抗癌药物）[70]。

核酸药物作为大分子药物，与小分子药物及蛋白药物相比，发展起步较晚，需解决的难题也比较多，但是核酸药物可从根源上影响致病基因的表达，并可达到单碱基水平上的序列特异性，具有"治本治标"的特点。对于越来越多的疾病表型，只有基因治疗才能取得永久的效果。随着相关技术的不断改进、完善和进步，在人工智能和机器学习的帮助下，核酸药物的弱点终将被克服。以反义核酸、小干扰 RNA 和 mRNA 为代表的核酸药物将在疾病治疗和医药行业掀起新的浪潮，成为以基因表达调控为导向的第三代医药产业革命的中坚力量。

13.3.3　核酸类大分子药物的设计方法

重新设计和从头设计 RNA 分子以执行新的生物学功能一直是现代生物工程研究的主要焦点[71-74]。基于 AI 进行核酸分子设计主要分为两大类。一类是使用非深度学习的人工智能方法，另一类是使用深度学习神经网络方法。

13.3.3.1　非深度学习的人工智能方法

（1）动态探索（DES）

作为初始算法之一，RNAInverse 使用简单的自适应游走，对序列执行随机单个或成对突变。如果突变提高了当前结构和目标结构之间的结构相似性，则接受突变。随后的算法 RNA-SSD[75] 首先将结构分层分解为子结构，以在执行自适应游走之前减小搜索空间的大小。

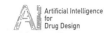

Hampson 等人提出了一种新的动态探索策略设计 RNA，试图在不增加运行时间的情况下探索一个更加多样化的设计空间。通过在算法早期减少折叠次数，算法能够在合理的时间内找到高质量的序列。研究人员用九组不同的参数研究了这种方法，这些参数控制着突变的大小，以及生成的每个评估步骤的候选解的数量。这种方法的缺点是没有特定的最佳参数集[76]。INFO-RNA[77] 首先使用动态规划生成序列的初始猜测以估计目标结构的最小能量序列，然后使用模拟退火执行随机搜索。MODENA[78] 使用遗传算法生成初始猜测的集合，然后使用交叉移动（其中同一位置的两个候选解相互交换）或单点突变执行随机搜索，最后使用具有能量稳定性和目标结构相似性组件的目标函数来判断这些解决方案。

（2）模拟退火

模拟退火是一种进化算法，通常用于更有效地搜索折叠到目标结构中的 RNA 序列。模拟退火方法进行 RNA 序列设计包括 SIMARD、ERD 和 RNAPredict，所有这些方法都旨在返回尽可能接近目标结构的 RNA 序列。然而，这些方法只使用单一的模拟退火冷却，尽管文献中也涵盖了许多具有不同收敛性和性能保证的方案。由于现有的 RNA 设计冷却最多只涵盖两个模拟退火变体的四个 RNA 设计问题，McBride 等人调查了在 29 个 RNA 设计序列上具有 10 个变体的四个主要模拟退火方法的性能。相关发现包括：①几何调度参数的不敏感性；②对数冷却调度可以解决其他调度无法解决的 RNA 设计问题；③调整几何调度停止条件的建议；④识别流行的 RNA 设计自适应和非自适应调度中的常见问题[79]。

（3）约束规划（CP）

Minuesa 等人开发了基于约束编程的 RNA 设计算法 MoiRNAiFold，它包括新颖的变量类型、启发式和大邻域搜索的重启策略。此外，该软件可以处理数十种设计约束和质量措施，并改进了基因表达的核糖核酸调节控制功能，如翻译效率计算。然而，该软件不能预测支点开关结构的功效。在生物学相关的 RNA 设计方面，MoiRNAiFold 专注于 RNA 核糖调节体，证明所设计的 RNA 序列在体外和体内都具有功能，为从头生成复杂 RNA 设计提供了一个强大的工具。MoiRNAiFold 可在 https://moiraibiodesign.com/design 网站获取[80]。

（4）多目标元启发式算法（m2dRNAs）

Rubio-Largo 等人设计了多目标元启发式算法（m2dRNAs）用于设计 RNA。m2dRNAs 考虑了目标和预测结构之间的相似性作为约束，以及三个目标函数：①配分函数（系综的自由能）；②整体多样性；③核苷酸组成。因此，该方法可以提供一组稳定的 RNA 序列，并且确保结构预测的可靠性，并避免其组成中的强烈偏差。设计 RNA 序列的多目标元启发式算法（m2dRNAs），与其他已发表在文献中的 RNA 逆折叠方法进行了比较，如 RNAinverse、RNA 二级结构设计、RNA 逆折叠、MODENA、NUPACK、fRNAkenstein、动力学序列等。m2dRNAs 的源代码可以在 http://arco.unex.es/arl/m2dRNAs-source_code.zip 找到[81]。

13.3.3.2 深度学习神经网络方法

（1）卷积神经网络

RNA 干扰（RNAi）是小干扰 RNA（siRNA）诱导序列特异性转录后基因沉默的过程。

RNAi 在植物、真菌、无脊椎动物和哺乳动物等的许多真核系统中被发现 [82]。Han 等人利用深度学习算法卷积神经网络（CNN）开发了一种新的强有力的预测器用于小干扰 RNA （siRNA）设计。模型利用 CNN 算法自动学习 motif 编码特征，在 CNN 模型的卷积层中，将卷积核设计为 motif 检测器，以数据驱动的方法自动学习 siRNA 多模 motif 的潜在特征模式。此类特征更抽象，因此对分类更有利。测试结果表明，该模型的皮尔逊相关系数为 0.717，分别比 Biopredsi、DSIR 和 siRNApred 高 13.81%、16.78% 和 5.91%。因此模型可以探索 siRNA 多模基序对疗效预测的贡献，并高效提取序列局部特征中包含的有价值信息的特征模式 [83]。

（2）深度卷积去噪神经网络与自动编码器

Chuai 提出了一个综合的计算平台 DeepCRISPR，基于深度卷积去噪神经网络 （DCDNN）的自动编码器设计向导 RNA（sgRNA）。DeepCRISPR 将 sgRNA 靶上和靶外位置预测统一，以数据驱动的方式完全自动化识别可能影响 sgRNA 敲除效果的序列和表观遗传特征。CRISPR 可用于同时预测 sgRNA 靶向敲除效果和全基因组脱靶谱；DeepCRISPR 以数据驱动的方式自动化了 sgRNA 设计的特征识别，便于解释和优化 CRISPR 的目标内和目标外设计。DeepCRISPR 可以在 http://www.deepcrispr.net 找到 [84]。

（3）卷积神经网络和长短期记忆网络

Frederic 等人为 RNA 设计问题提出了一种新的算法，算法由 CNN 和 LSTM 结合，称为 LEARNA。该算法使用深度强化学习来训练一个策略网络，以顺序设计整个 RNA 分子。LEARNA 通过跨越 8000 个不同的 RNA 设计任务的元学习，扩展 Meta-LEARNA 构建了一个 RNA 设计策略，并使用贝叶斯优化方法来解决神经架构搜索（NAS）的问题，在丰富的神经结构空间中对策略网络、训练过程的超参数和决策过程的制定进行联合优化。

（4）长短期记忆网络

Han 开发了一个生成模型，利用长短期记忆神经网络构建与目标蛋白结合的单链核酸。生成模型的测试结果较优，其生成的多个目标蛋白的 DNA 和 RNA 序列具有很高的特异性，生成序列中的基序与已知的蛋白质结合基序相似。虽然此为相关研究的初步结果，但此方法已可用于生成与靶蛋白结合的核酸序列。特别是，它可用于构建一个具有高亲和力和特异性的与目标蛋白结合的潜在适配体初始池，将有助于设计高效的体外实验 [85]。

13.3.3.3　深度强化学习

RNA 的功能取决于它的结构特性。因此，对于研究者来说真正的挑战是识别 RNA 中导致其折叠成特定结构的模式和序列，此过程有时被称为 RNA 反向折叠。弗莱堡大学研究人员采用一种利用深度强化学习的算法 LEARNA[86]，使用奖励机制来驱动智能体朝着目标前进。在给定特定目标结构的情况下算法按顺序设计整个 RNA 序列，在 20 个 CPU 核上对 65000 个不同的 RNA 设计任务进行 1h 的元学习后，该方法构建了一个 RNA 设计策略，可以应用于解决新的 RNA 设计任务。与此同时，第二个 LEARNA 版本，也可以被称作 Meta-LEARNA，学习了许多 RNA 设计问题的单一策略，这些问题直接适用于新的 RNA 设计。也就是说，算法能够学习到一个量身定制的生成模型，通过选择放置核苷酸，即 RNA 和 DNA 的化学构建块的动作来构建 RNA 序列样本，用于给定的 RNA 靶结构。

Peter Eastman 等人设计了一种强化学习算法，给定目标的二级结构，设计一个可在计算机模拟中折叠到该结构的序列。该方法使用一种新颖的图卷积架构，允许将单个模型应用于任意长度的任意目标结构。在对随机生成的目标进行训练后，在 Eterna100 基准上对其进行了测试，发现它优于所有以前的算法 [87]。

13.3.4 核酸类大分子药物的设计实例——以 NucleicNet 为例

RNA 在转录后经过一系列复杂的过程后被翻译成功能性蛋白质。这些转录后调控为细胞微调蛋白质组提供了一个可扩展的选择，其通常是通过 RNA 和 RNA 结合蛋白（RBP）之间的相互作用来介导。比如，Argonaute 蛋白是 RNA 干扰（RNAi）的核心酶，PUF 蛋白可以直接影响 mRNA 的表达等。在 RNA 干扰（RNAi，如 Argonautes）和基因编辑复合体（CRISPR-Cas）的核心酶中，选择性地将向导 RNA（guide-RNA，gRNA）加载到 RBP 中是激活酶的先决条件。因此，破译 RNA- 蛋白相互作用的特异性和机制，对于理解 RBP 的功能、识别 RBP、设计识别和调控 RBP 的 RNA 药物具有重要意义。然而，在给定蛋白质结构的情况下，预测这些相互作用的任务是困难的。Jordy Homeing Lam 等人提出了一种深度学习模型 NucleicNet[88]，如图 13-19 所示，可以从蛋白质结构表面的局部物理化学特征预测 RNA 主链成分和不同碱基的结合偏好等属性。该框架将蛋白质表面的物理化学特性编码为高维特征向量，这个丰富的向量空间不仅涵盖了其他程序中开发的大部分特性，而且还可以通过其离散径向分布设置来解释局部拓扑的细微差异并使用 ResNet 提取特征，最后利用多层分类器预测出蛋白质表面各点与 RNA 各种组分的结合偏好。该方法具有以下几大功能：① 预测 RBP 与不同 RNA 成分的相互作用模式：磷酸（P）、核糖（R）、腺嘌呤（A）、鸟嘌呤（G）、胞嘧啶（C）、尿嘧啶（U）和非位点，并将其可视化；② NucleicNet 不需要外部分析输入，就可以获得与分析数据一致的标志图；③ 从 NucleicNet 获得的序列标识图或位置权重矩阵（PWMs）可用于对 RBP 与单个 RNA 序列的结合潜力进行评分；④ 在不同 RBPs 家族中具有普适性，可以跨不同的 RBP 家族进行推广，并可能用于识别新的 RBP 及其绑定口袋 / 偏好。研究成果有助于辅助设计 RNA 药物序列。

RNA- 蛋白质相互作用是由物理化学性质（如静电、疏水性、溶剂可及性等）维持的，但这些相互作用的来源和强度是由蛋白质表面化学成分和原子的不同空间排列（如带电残基、氢键供体 / 受体等）决定的。NucleicNet 从蛋白质的结构出发，首先在被研究蛋白质的表面生成空间点阵，对于每一个空间位点，该方法使用斯坦福大学 Russ Altman 课题组所研发的 FEATRURE 框架去提取和该点有关的结构及理化性质信息，这些特征总共 480 个，保留了广泛的细节信息（包括原子类型、元素、残基、官能团、二级结构、电荷、疏水性、溶剂可及性等，以及它们的径向分布），这种关于物理化学环境的全面信息对于解决 RNA 碱基和骨架结合位点之间的细微差异是不可或缺的。以上信息被输入到一个端到端的深度学习模型之中进行训练。考虑到问题的复杂性和模型的收敛速度，作者选择 ResNet 作为 NucleicNet 的基本单元架构，以对抗训练过程中梯度消失的常见问题。模型中有十六个残差模块、一个全连接层和一个四分类 Softmax 层；残差块作为特征提取器，FC-Softmax

则作为分类器。作者共投入了 32 个卷积层（每个残差块包含 2 个卷积层），采用 ReLU 激活函数，并使用交叉熵损失函数，Adam 优化器训练。模型的目标是预测空间点阵中的每一个点结合 RNA 各个基团（磷酸、核糖、腺嘌呤、鸟嘌呤、胞嘧啶、尿嘧啶）的概率，测试显示 NucleicNet 在网格级预测上优于当时所有的浅层方法以及其他深度学习体系结构。NucleicNet 多层分类见图 13-20。

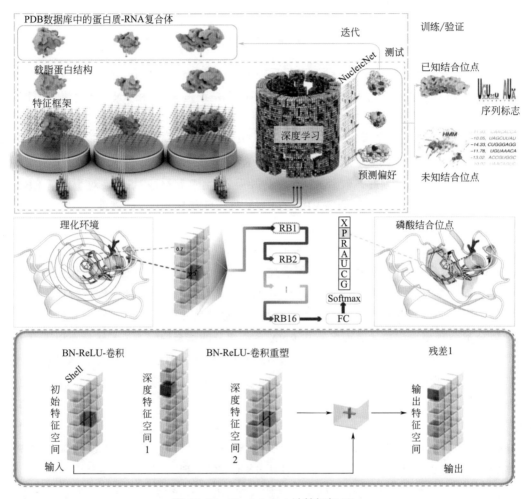

图 13-19　NucleicNet 计算框架 [88]

对于每个被预测为最可能和碱基结合的空间点，对其得到的 Softmax 向量计算信息量并生成蛋白结合的序列标识。类似于应用位置权重矩阵评分（PWM 评分）来研究转录因子的 DNA 序列特异性结合的想法，NucleicNet 对单个蛋白质表面的结果可以总结为一个变量 Q 来对任意 RNA 字母序列输入进行评分：

$$Q = \max \sum_i^N \log_2 \left[p_i(b) T_{i,i+1} \right] \tag{13-1}$$

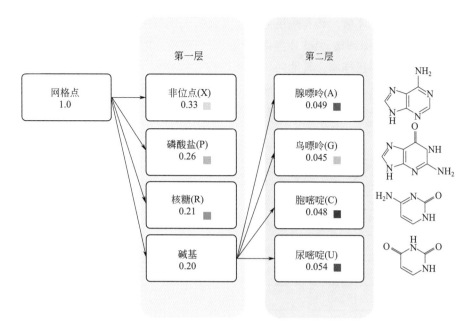

图 13-20　NucleicNet 多层分类 [88]

此方程称为固定隐马尔可夫模型（HMM），由发射概率 p_i 和转移概率 $T_{i,i+1}$ 组成。其目标是通过 p_i 和 $T_{i,i+1}$ 同化 NucleicNet 的输出，并可以用来对任意一个输入 RNA 序列进行评分，用于评价其和蛋白质结合的能力。NucleicNet 预测结合编好和生成的序列标识见图 13-21。

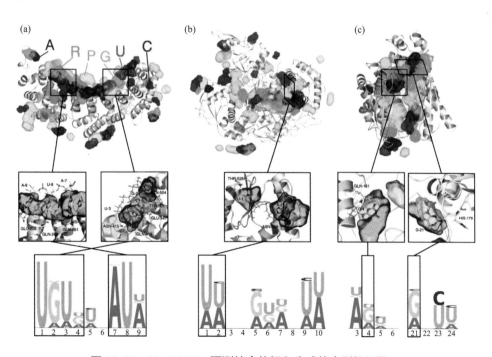

图 13-21　NucleicNet 预测结合偏好和生成的序列标识图 [88]

为对分类结果进行评估，作者采用分类交叉熵损失的标准反向传播对网络参数进行优化，将数据的 2/3 作为训练集，1/3 作为测试集。训练集中，RNA 组分与蛋白质表面距离小于等于 5 Å 的晶格作为正样本，其他为负样本。表 13-2 根据 AUROC、F1-score、Precision和 Recall 报告了每个类别的表现。对于碱基（A/U/C/G），平均 AUROC 可达 0.66；区分位点和非位点的能力在其 0.97 的 AUROC 中得到体现。

表 13-2　NucleicNet 模型评估结果

Metrics	NonSite	Phosphate	Ribose	Adenine	Guanine	Uracil	Cytosine
AUROC	0.97	0.93	0.84	0.67	0.67	0.65	0.66
F1-score (macro)	0.90	0.70	0.63	0.47	0.38	0.48	0.32
Recall (macro)	0.88	0.82	0.63	0.46	0.38	0.45	0.37
Precision (macro)	0.92	0.61	0.63	0.48	0.38	0.51	0.29
F1-score (micro)	0.90	0.70	0.64	0.47	0.41	0.48	0.32
Recall (micro)	0.88	0.81	0.64	0.47	0.40	0.46	0.36
Precision (micro)	0.92	0.61	0.64	0.48	0.41	0.51	0.29

同时，作者对生成的序列标识图和 Q 评分进行评估。为了验证 NucleicNet 对直接识别其表面 RNA 基序的作用，研究者将 NucleicNet 评分与具有高准确率的实验手段RNAcompete（RNAC）生成获得的评分进行了比较。对所有具有 RNAC 数据和 PDB 结构的 RBP：(a) *PABPC1*、(b) *PCBP2*、(c) *PTBP1*、(d) *RBFOX1*、(e) *SNRPA*、(f) *SRSF2*、(g)*TARDBP*、(h) *U2AF2* 的标识序列进行测试，可以看到二者生成的序列标识图大体一致，如图 13-22 所示。

模型源码可下载本书电子课件，查看文件"第 13 章 src_NucleicNet_productive"，完整开源项目及控制、依赖与杂项文件可见电子课件。

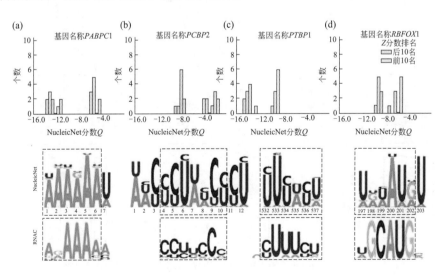

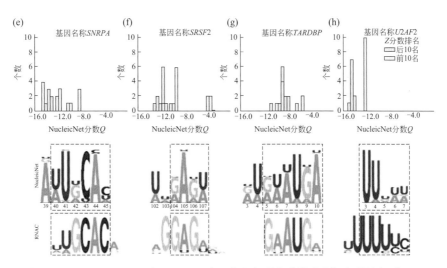

图 13-22　NucleicNet 与 RNAC 对八种蛋白质生成的序列标识图和评分 [88]

参考文献

[1] Doak B C, Zheng J, Dobritzsch D, et al. How beyond rule of 5 drugs and clinical candidates bind to their targets. *J Med Chem*, **2016,** *59* (6): 2312-2327.

[2] Over B, Matsson P, Tyrchan C, et al. Structural and conformational determinants of macrocycle cell permeability. *Nat Chem Biol*, **2016,** *12* (12): 1065.

[3] Mallinson J, Collins I. Macrocycles in new drug discovery. *Future Med Chem*, **2012,** *4* (11): 1409-1438.

[4] Giordanetto F, Kihlberg J. Macrocyclic drugs and clinical candidates: What can medicinal chemists learn from their properties? *J Med Chem*, **2014,** *57* (2): 278-295.

[5] Mulligan V K. The emerging role of computational design in peptide macrocycle drug discovery. *Expert Opin on Drug Discov*, **2020,** *15* (7): 833-852.

[6] Dougherty P G, Sahni A, Pei D H. Understanding cell penetration of cyclic peptides. *Chem Rev*, **2019,** *119* (17): 10241-10287.

[7] Whitty A, Zhong M Q, Viarengo L, et al. Quantifying the chameleonic properties of macrocycles and other high-molecular-weight drugs. *Drug Discov Today*, **2016,** *21* (5): 712-717.

[8] Poongavanam V, Atilaw Y, Ye S, et al. Predicting the permeability of macrocycles from conformational sampling - limitations of molecular flexibility. *J Pharm Sci*, **2021,** *110* (1): 301-313.

[9] Caron G, Digiesi V, Solaro S, et al. Flexibility in early drug discovery: focus on the beyond-Rule-of-5 chemical space. *Drug Discov Today*, **2020,** *25* (4): 621-627.

[10] Bettanin F, Antonio F C T, Honorio K M, et al. Quantum-chemistry descriptors for photosensitizers based on macrocycles. *Chem Bio Drug Des*, **2017,** *89* (2): 207-220.

[11] Viarengo-Baker L A, Brown L E, Rzepiela A A, et al. Defining and navigating macrocycle chemical space. *Chem Sci*, **2021,** *12* (12): 21.

[12] Poongavanam V, Danelius E, Peintner S, et al. Conformational sampling of macrocyclic drugs in different environments: Can we find the relevant conformations? *Acs Omega*, **2018,** *3* (9): 11742-11757.

[13] Wagner V, Jantz L, Briem H, et al. Computational macrocyclization: From denovo macrocycle generation to binding affinity estimation. *ChemMedChem*, **2017,** *12* (22): 1866-1872.

[14] Koes D, Khoury K, Huang Y J, et al. Enabling large-scale design, synthesis and validation of small molecule

protein-protein antagonists. *Plos One*, **2012**, *7* (3): 8.

[15] Begnini F, Poongavanam V, Over B, et al. Mining natural products for macrocycles to drug difficult targets. *J Med Chem*, **2021,** *64* (2): 1054-1072.

[16] Wang L, Wu Y J, Deng Y Q, et al. Accurate and reliable prediction of relative ligand binding potency in prospective drug discovery by way of a modern free-energy calculation protocol and force field. *J Am Chem Soc*, **2015,** *137* (7): 2695-2703.

[17] Wang L, Deng Y, Wu Y, et al. Accurate modeling of scaffold hopping transformations in drug discovery. *J Chem Theory Comput*, **2017,** *13* (1): 42-54.

[18] Yu H S, Deng Y, Wu Y, et al. Accurate and reliable prediction of the binding affinities of macrocycles to their protein targets. *J Chem Theory Comput*, **2017,** *13* (12): 6290-6300.

[19] Wallraven K, Holmelin F L, Glas A, et al. Adapting free energy perturbation simulations for large macrocyclic ligands: how to dissect contributions from direct binding and free ligand flexibility. *Chem Sci*, **2020,** *11* (8): 2269-2276.

[20] Paulsen J L, Yu H S, Sindhikara D, et al. Evaluation of free energy calculations for the prioritization of macrocycle synthesis. *J Chem Inf Model*, **2020,** *60* (7): 3489-3498.

[21] Kamenik A S, Lessel U, Fuchs J E, et al. Peptidic macrocycles - conformational sampling and thermodynamic characterization. *J Chem Inf Model*, **2018,** *58* (5): 982-992.

[22] Hawkins P C, Nicholls A. Conformer generation with OMEGA: learning from the data set and the analysis of failures. *J Chem Inf Model*, **2012,** *52* (11): 2919-2936.

[23] Labute P. LowModeMD-Implicit low-mode velocity filtering applied to conformational search of macrocycles and protein loops. *J Chem Inf Model*, **2010,** *50* (5): 792-800.

[24] Watts K S, Dalal P, Tebben A J, et al. Macrocycle conformational sampling with MacroModel. *J Chem Inf Model*, **2014,** *54* (10): 2680-2696.

[25] Barbeau X, Vincent A T, Lagüe P. ConfBuster: Open-source tools for macrocycle conformational search and analysis. *JORS*, **2018,** *6* (1): 1-6.

[26] Friedrich N O, Flachsenberg F, Meyder A, et al. Conformator: A novel method for the generation of conformer ensembles. *J Chem Inf Model*, **2019,** *59* (2): 731-742.

[27] Olanders G, Alogheli H, Brandt P, et al. Conformational analysis of macrocycles: comparing general and specialized methods. *J Comput Aided Mol Des*, **2020,** *34* (3): 231-252.

[28] Ugur I, Schroft M, Marion A, et al. Predicting the bioactive conformations of macrocycles: a molecular dynamics-based docking procedure with DynaDock. *J Mol Model*, **2019,** *25* (7): 197.

[29] Varela-Rial A, Majewski M, Cuzzolin A, et al. SkeleDock: A web application for scaffold docking in playMolecule. *J Chem Inf Model*, **2020,** *60* (6): 2673-2677.

[30] Kotelnikov S, Alekseenko A, Liu C, et al. Sampling and refinement protocols for template-based macrocycle docking: 2018 D3R Grand Challenge 4. *J Comput Aided Mol Des*, **2020,** *34* (2): 179-189.

[31] Goodsell D S, Sanner M F, Olson A J, et al. The autoDock suite at 30. *Protein Sci*, **2021,** *30* (1): 31-43.

[32] Sindhikara D, Wagner M, Gkeka P, et al. Automated design of macrocycles for therapeutic applications: From small molecules to peptides and proteins. *J Med Chem*, **2020,** *63* (20): 12100-12115.

[33] Testa A, Hughes S J, Lucas X, et al. Structure-based design of a macrocyclic PROTAC. *Angew Chem Int Ed Engl*, **2020,** *59* (4): 1727-1734.

[34] Han Y, Král P. Computational design of ACE2-based peptide inhibitors of SARS-CoV-2. *ACS Nano*, **2020,** *14* (4): 5143-5147.

[35] Huang P S, Boyken S E, Baker D. The coming of age of de novo protein design. *Nat*, **2016,** *537* (7620): 320-327.

[36] Basith S, Manavalan B, Shin T H, et al. Machine intelligence in peptide therapeutics: A next-generation tool for

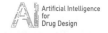

rapid disease screening. *Med Res Rev*, **2020,** *40* (4): 1276-1314.

[37] Durrani N, Fraser A M, Schmid H, et al. Proceedings of the 51st Annual Meeting of the Association for Computational Linguistics, 2013.

[38] Asgari E, Mofrad M R K. ProtVec: A continuous distributed representation of biological sequences. *ArXiv*: *abs/1503.05140*,2015.

[39] Heinzinger M, Elnaggar A, Wang Y, et al. Modeling aspects of the language of life through transfer-learning protein sequences. *BMC Bioinf*, **2019,** *20* (1): 723.

[40] Nagarajan D, Nagarajan T, Roy N, et al. Computational antimicrobial peptide design and evaluation against multidrug-resistant clinical isolates of bacteria. *J Biol Chem*, **2018,** *293* (10): 3492-3509.

[41] Chen X, Li C, Bernards M T, et al. Sequence-based peptide identification, generation, and property prediction with deep learning: a review. *Mol Syst Des Eng,* **2021,** *6* (6): 406-428.

[42] Beltran J A, Brizuela C A. Design of selective cationic antibacterial peptides: A multiobjective genetic algorithm approach. 2016 IEEE Congress on Evolutionary Computation , 2016.

[43] Kaushik A C, Mehmood A, Selvaraj G, et al. CoronaPep: An anti-coronavirus peptide generation tool. *IEEE/ACM Trans Comput Biol Bioinf*, **2021,** *18* (4): 1299-1304.

[44] Müller A T, Hiss J A, Schneider G. Recurrent neural network model for constructive peptide design. *J Chem Inf Model*, **2018,** *58* (2): 472-479.

[45] Grisoni F, Neuhaus C S, Gabernet G, et al. Designing anticancer peptides by constructive machine learning. *Chem Med Chem*, **2018,** *13* (13): 1300-1302.

[46] Manavalan B, Basith S, Shin T H, et al. mAHTPred: a sequence-based meta-predictor for improving the prediction of anti-hypertensive peptides using effective feature representation. *Bioinformatics*, **2019,** *35* (16): 2757-2765.

[47] Su R, Hu J, Zou Q, et al. Empirical comparison and analysis of web-based cell-penetrating peptide prediction tools. *Brief Bioinform*, **2020,** *21* (2): 408-420.

[48] Manavalan B, Shin T H, Kim M O, et al. PIP-EL: A new ensemble learning method for improved proinflammatory peptide predictions. *Front Immunol*, **2018,** *9*: 1783.

[49] Wu C, Gao R, Zhang Y, et al. PTPD: predicting therapeutic peptides by deep learning and word2vec. *BMC Bioinf*, **2019,** *20* (1): 456.

[50] Sabban S, Markovsky M. RamaNet: Computational *de novo* helical protein backbone design using a long short-term memory generative adversarial neural network. *bioRxiv*, **2019,** 671552.

[51] Karimi M, Zhu S, Cao Y, et al. De novo protein design for novel folds using guided conditional wasserstein generative adversarial networks. *J Chem Inf Model*, **2020,** *60* (12): 5667-5681.

[52] Anand N, Huang P. Generative modeling for protein structures. Advances in Neural Information Processing Systems, 2018.

[53] Radford A, Metz L, Chintala S. Unsupervised representation learning with deep convolutional generative adversarial networks. *arXiv preprint arXiv:151106434*, **2015**.

[54] Bian Y, Wang J, Jun J J, et al. Deep convolutional generative adversarial network (dcGAN) models for screening and design of small molecules targeting cannabinoid receptors. *Mol Pharmaceutics*, **2019,** *16* (11): 4451-4460.

[55] LeCun Y, Jackel L, Bottou L, et al. Comparison of learning algorithms for handwritten digit recognition. International Conference on Artificial Neural Networks, 1995.

[56] Rossetto A M, Zhou W. GANDALF: A prototype of a GAN-based peptide design method. Proceedings of the 10th ACM International Conference on Bioinformatics, Computational Biology and Health Informatics, 2019.

[57] Gupta A, Zou J. Feedback GAN (FBGAN) for DNA: A novel feedback-loop architecture for optimizing protein functions. *arXiv preprint arXiv:180401694*, **2018**.

[58] Tucs A, Tran D P, Yumoto A, et al. Generating ampicillin-level antimicrobial peptides with activity-aware generative

adversarial networks. *ACS omega*, **2020,** *5* (36): 22847-22851.

[59] Arias C A, Murray B E. Antibiotic-resistant bugs in the 21st century—a clinical super-challenge. *N Engl J Med*, **2009,** *360* (5): 439-443.

[60] Agrawal P, Bhagat D, Mahalwal M, et al. AntiCP 2.0: an updated model for predicting anticancer peptides. *Briefings Bioinf*, **2021,** *22* (3): bbaa153.

[61] Das P, Wadhawan K, Chang O, et al. Pepcvae: Semi-supervised targeted design of antimicrobial peptide sequences. *arXiv preprint arXiv:181007743*, **2018.**

[62] Chen S, Kim H U. Designing novel functional peptides by manipulating a temperature in the softmax function coupled with variational autoencoder. 2019 IEEE International Conference on Big Data (Big Data), 2019.

[63] Linder J, Bogard N, Rosenberg A B, et al. A generative neural network for maximizing fitness and diversity of synthetic DNA and protein sequences. *Cell Syst*, **2020,** *11* (1): 49-62.

[64] Deweerdt S. Rna therapies explained. *Nature*, **2019,** *574* (7778): S2-S3.

[65] Tan X, Jia F, Wang P, et al. Nucleic acid-based drug delivery strategies. *Journal of Controlled Release*, **2020,** *323*: 240-252.

[66] Bumcrot D, Manoharan M, Koteliansky V, et al., RNAi therapeutics: a potential new class of pharmaceutical drugs. *Nat Chem Biol*, **2006,** *2* (12), 711-719.

[67] Yamada Y. Nucleic acid drugs—current status, issues, and expectations for exosomes. *Cancers*, **2021,** *13* (19): 5002.

[68] Chiba S, Lim K R Q, Sheri N, et al. eSkip-Finder: a machine learning-based web application and database to identify the optimal sequences of antisense oligonucleotides for exon skipping. *Nucleic Acids Research*, **2021,** *49* (W1): W193-W198.

[69] Merico D, Spickett C, O'Hara M, et al. ATP7B variant c.1934T > G p.Met645Arg causes Wilson disease by promoting exon 6 skipping. *npj Genomic Medicine*, **2020,** *5* (1): 16.

[70] Zhang H, Zhang L, Lin A, et al. Algorithm for optimized mRNA design improves stability and immunogenicity. *arXiv*: 2004.10177, **2020.**

[71] Goldberg M S, Xing D, Ren Y, et al. Nanoparticle-mediated delivery of siRNA targeting Parp1 extends survival of mice bearing tumors derived from Brca1-deficient ovarian cancer cells. *Proceedings of the National Academy of Sciences*, **2011,** *108* (2): 745-750.

[72] Win M N, Smolke C D. Higher-order cellular information processing with synthetic RNA devices. *Science*, **2008,** *322* (5900): 456-460.

[73] Delebecque C J, Lindner A B, Silver P A, et al. Organization of intracellular reactions with rationally designed RNA assemblies. *Science*, **2011,** *333* (6041): 470-474.

[74] Hao C, Li X, Tian C, et al. Construction of RNA nanocages by re-engineering the packaging RNA of Phi29 bacteriophage. *Nature Commun*, **2014,** *5* (1): 3890.

[75] Andronescu M, Fejes A P, Hutter F, et al. A new algorithm for RNA secondary structure design. *J Mol Biol*, **2004,** *336* (3): 607-624.

[76] Hampson D J D, Tsang H H. Incorporating dynamic exploration strategy for RNA design. 8th IEEE Symposium Series on Computational Intelligence (IEEE SSCI), 2018.

[77] Busch A, Backofen R. INFO-RNA—a fast approach to inverse RNA folding. *Bioinformatics*, **2006,** *22* (15): 1823-1831.

[78] Taneda A. MODENA: a multi-objective RNA inverse folding. *Advances and Applications in Bioinformatics and Chemistry : AABC*, **2011,** *4*: 1-12.

[79] McBride R, Tsang H H. Examination of annealing schedules for RNA design. IEEE Congress on Evolutionary Computation (CEC) as part of the IEEE World Congress on Computational Intelligence (IEEE WCCI), 2020.

[80] Minuesa G, Alsina C, Garcia-Martin J A, et al. MoiRNAiFold: a novel tool for complex in silico RNA design.

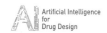

Nucleic Acids Research, **2021**, *49* (9): 4934-4943.

[81] Rubio-Largo A, Vanneschi L, Castelli M, et al. Multiobjective metaheuristic to design RNA sequences. *Ieee Transactions on Evolutionary Computation*, **2019**, *23* (1): 156-169.

[82] Novina C D, Sharp P A. The RNAi revolution. *Nature*, **2004**, *430* (6996): 161-164.

[83] Han Y, He F, Tan X, et al. Effective small interfering RNA design based on convolutional neural network. Biological Ontologies and Knowledge Bases Workshop at IEEE International Conference on Bioinformatics and Biomedicine (IEEE BIBM), 2017.

[84] Chuai G, Ma H, Yan J, et al. DeepCRISPR: optimized CRISPR guide RNA design by deep learning. *Genome Biology*, **2018**, *19* (1): 80.

[85] Im J, Park B, Han K. A generative model for constructing nucleic acid sequences binding to a protein. *BMC Genomics*, **2019**, *20* (13): 967.

[86] Runge F, Stoll D, Falkner S, et al. Learning to design RNA. *arXiv:1812.11951*, **2018**.

[87] Eastman P, Shi J, Ramsundar B, et al. Solving the RNA design problem with reinforcement learning. *PLoS Comput Biol*, **2018**, *14* (6): e1006176.

[88] Lam J H, Li Y, Zhu L, et al. A deep learning framework to predict binding preference of RNA constituents on protein surface. *Nature Commun*, **2019**, *10* (1): 4941.

拓展阅读

过去一年里，人工智能技术飞速发展，一些新技术、新应用迅速涌现，如以 ChatGPT、autoGPT 等为代表的拥有巨量参数的大模型等。在大环类及环肽类分子的设计领域，利用深度学习技术，研究人员已经能够设计出许多具有显著生物活性的多肽序列。

环肽生成与结构预测算法 AfCycDesign 是 2023 年最新发表的大环分子结构预测算法（Rettie, Campbell et al. 2023）。其受 AlphaFold 网络预测蛋白质构象启发，采用了深度学习神经网络准确设计并预测环肽结构。作者设计了"环化编码"作为网络的输入位置编码，可以通过序列信息预测天然环肽的结构。在测试使用的 49 个环肽的数据集中，此算法预测的 36 个结构具有高置信度。应用此算法进行环肽结构设计与预测可望拓宽环肽分子的结构空间。

利用自然语言处理（NLP）方法，则可以自主学习序列特征，并且可以通过识别基因组序列的特征，甚至是低同源性的短序列来识别候选抗菌肽（Ma, Guo et al. 2022）。作者预测并合成了 216 种新肽，其中至少 181 种表现出抗菌活性（83.8%）。另外，基于人工智能的方法也可以准确预测潜在的生物活性肽或快速生成候选生物活性肽。例如 GM-Pep 集成方法（Chen, Yang et al. 2022），其使用 CVAE 和多分类器算法从头设计治疗性肽，可有效生成单一生物活性肽序列，且无毒副作用。

在 mRNA 序列设计和优化方面，预测和理解 RNA 降解是一项至关重要且紧迫的任务。RNAdegformer 是一种有效且可解释的模型架构，在预测 RNA 降解方面表现出色（Sridhar and Sanagavarapu, 2022）。LinearDesign 是一种人工智能优化算法来优化 mRNA 序列，可以优化编码所有治疗性蛋白的 mRNA，从而帮助创造更有效、更稳定的 mRNA（He, Gao et al. 2023）。iDRO 是一个集成的基于深度学习的 mRNA 优化算法，以根据目标蛋白质的给定氨基酸序列优化 mRNA 序列的多个组件（Zhang, Zhang et al. 2023）。

在 siRNA 设计方面，开发最佳的 siRNA 应具有以下特点：不激活先天免疫系统，高效特异性切割其靶标，无脱靶（即对非靶基因的影响）或其他毒性作用，半衰期长 / 在身体循环和靶细胞内缓慢降解。为了设计最有效的 siRNA，许多生物学和生物信息学研究已经揭示了基本参数和位置特异性核苷酸偏好，目前已有在线可用算法或专有软件程序用于设计新的 siRNA。此外，为增强 siRNA 功能并改善其他 siRNA 特性，已经开发了各种核苷酸修饰并在 siRNA 设计中实施，但目前基于 AI 的 siRNA 修饰方法还未见报道（Gong, Wen et al. 2023）。

　　本章内容未尽涉及，推荐如下相关文献（Friedrich and Aigner 2022; Overduin, Kervin et al.; Hu, Li et al. 2021; Bakshloo, Yahiaoui et al. 2022; Agüero-Chapin, Galpert-Cañizares et al. 2022）供读者深入了解。

主要参考文献

Agüero-Chapin G, Galpert-Cañizares D, Domínguez-Pérez D, et al. Emerging Computational Approaches for Antimicrobial Peptide Discovery. *Antibiotics,* **2022,** *11* (7): 936.

Bakshloo M A, Yahiaoui S, Piguet F, et al. Polypeptide Analysis for Nanopore-Based Protein Identification. *Nano Research,* **2022,** *15* (11): 9831-9842.

Chen Q, Yang C, Xie Y, et al. Gm-Pep: A High Efficiency Strategy to De Novo Design Functional Peptide Sequences. *J Chem Inf Model,* **2022,** *62* (10): 2617-2629.

Friedrich M, Aigner A. Therapeutic Sirna: State-of-the-Art and Future Perspectives. *BioDrugs,* **2022,** *36* (5): 549-571.

Gong H, Wen J, Luo R, et al. Integrated Mrna Sequence Optimization Using Deep Learning. *Brief Bioinformatics,* **2023,** *24* (1): bbad001.

He S, Gao B, Sabnis R, et al. Rnadegformer: Accurate Prediction of Mrna Degradation at Nucleotide Resolution with Deep Learning. *Brief Bioinformatics,* **2023,** *24* (1): bbac581.

Hu Y, Li X, Wang Y, et al. Adaptive Hypergraph Auto-Encoder for Relational Data Clustering. *IEEE Transactions on Knowledge Data Engineering,* **2021**.

Ma Y, Guo Z, Xia B, et al. Identification of Antimicrobial Peptides from the Human Gut Microbiome Using Deep Learning. *Nat Biotechnol,* **2022,** *40* (6): 921-931.

Overduin M, Kervin T A, Klarenbach Z, et al. Comprehensive Classification of Proteins Based on Structures That Engage Lipids. *Available at SSRN 4325590*.

Rettie S A, Campbell K V, Bera A K, et al. Cyclic Peptide Structure Prediction and Design Using Alphafold. *bioRxiv,* **2023**: 2023.2002. 2025.529956.

Sridhar S, Sanagavarapu S. Interrelating N-Gram Based Protein Sequences Using Lstms with Parallel Capsule Routing. 2022 IEEE 12th Annual Computing and Communication Workshop and Conference (CCWC), IEEE, 2022.

Zhang H, Zhang L, Lin A, et al. Algorithm for Optimized Mrna Design Improves Stability and Immunogenicity. *Nature,* **2023**: 1-3.

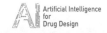

作者简介

刁妍妍，博士，华东理工大学工程师。主要研究方向为药物设计方法学、先导化合物发现及结构优化。发展了快速片段化方法 MacFrag、基于深度学习的自动环化方法 Macfomer 等药物设计方法；综合运用药物设计技术，针对重大疾病相关靶标，开展先导化合物的设计和成药性优化，并推进成果转化。

Email: yydiao@ecust.edu.cn

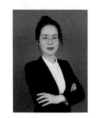

李诗良，博士，华东师范大学紫江青年学者，研究员。研究方向为药物设计新方法开发与应用，主要通过发展基于人工智能的药物代谢预测及药物多向药理学研究新方法和新技术，针对癌症、糖尿病、新冠肺炎等重大疾病的关键靶点，开展原创新药的发现研究。

Email: slli403@163.com

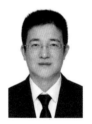

李洪林，华东师范大学紫江学者特聘教授，人工智能新药创智中心主任；华东理工大学药学院教授，上海市新药设计重点实验室主任；临港实验室副主任。长期致力于药物科学基础和新药发现，围绕靶标发现和药物设计中的科学问题，发展人工智能与药物设计方法和软件，开展新靶标发现和创新药物发现研究。

Email: hlli@hsc.ecnu.edu.cn

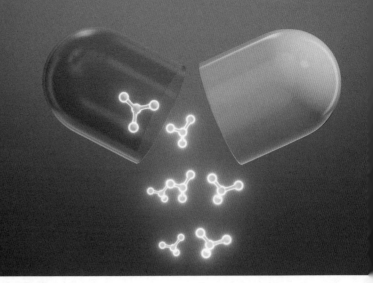

ADMET 性质预测

郑明月，李叙潼，李诗良，李洪林 ❶

14.1 基于人工智能的 ADMET 预测

14.1.1 基于人工智能的 ADMET 预测概览

14.1.1.1 基于人工智能的 ADMET 预测模型

ADMET 性质评价的实验方法昂贵而耗时，这增加了药物研发成本并导致研发周期更加漫长 [1]。计算机技术和化学信息学的发展，药物实验数据的不断积累，使药物发现领域研究者可以利用已有药物 ADMET 数据和多种算法模型构建 ADMET 预测模型 [2]，更准确地预测化合物分子的 ADMET，可以避免药物化学家们探索不良的未知化学空间，进而寻找到最佳分子 [3]。以机器学习、深度学习为代表的 ADMET 预测模型可以从 ADMET 数据中学习化学结构与药效学的关联，并能迁移至其他未知化学结构中进行高通量筛选，以降低候选化学实体的临床失败率，有效地促进了药物研发的进程。目前，研究者构建的 ADMET 预测模型主要为机器学习预测模型和深度神经网络预测模型，两种预测模型的特征选择、构建方式均有所不同。

基于机器学习的 ADMET 预测方法使用分子指纹（将分子结构分解并对子结构进行哈希编码的向量化表示方法）、分子描述符（利用数理统计方法对分子物理化学性质进行解释性的定性 / 定量表示）作为分子特征，并用较为稳定、传统的机器学习算法构建预测模型。ADMETlab[4] 使用 MACCS[5]、ECFP4[6] 等分子指纹特征训练随机森林、支持向量机、朴素贝叶斯等机器学习模型，用于多个 ADMET 属性的分类和回归预测，取得了较高的一致性水平。类似地，admet SAR[7] 同样使用 MACCS 构建分子指纹训练支持向量机等机器学习模型，在 22 个分类任务中，取得了 ROC 曲线下面积（area under curve，AUC）为 0.638 ～ 0.956

的模型表现，该预测工具被大型药物数据库 Drug Bank[8] 采用。pk CSM[9] 使用分子描述符（亲脂性、分子量、可旋转键数量等）和药效团指纹（疏水性、芳香族、氢供体等）作为分子特征，训练并构建了基于随机森林和逻辑回归的 ADMET 预测模型，在 17 个预测任务中的预测性能优于 admet SAR。目前，基于机器学习的预测工具应用最为广泛，但是这些预测模型开发时间较早，使用的训练数据量不大，不足以全面表征药物化学空间。此外，使用分子指纹、分子描述符作为特征会造成较大的分子结构信息损失，在其基础上构建的机器学习模型预测性能受限。

基于深度神经网络（DNN）的 ADMET 预测方法自动提取输入的特征表示，如图 14-1 所示，该方法可以提取到更加抽象的特征，因而有能力去学习更加复杂的函数[10]。2012 年的 Kaggle 竞赛引起了人们对 DNN 的关注，因为研究人员报道说，与广泛使用的随机森林（RF）模型相比，简单的全连接 DNN 在 15 个大型分析数据集中的 R2 性能平均提高了 10%[11]。Vertex Inc、Eli Lilly&Co[12] 和 Bayer AG[13] 的研究者同样发现 DNN 在大型专有 ADMET 数据集上进行训练时，与主流的机器学习模型相比具有可比性或略有改进。近年来兴起的图神经网络（GNN）是深度神经网络的分支，基于图神经网络的 ADMET 预测方法使用图结构表示分子，将分子的原子 - 化学键结构转换为节点 - 边形式的空间特征和原子序数、电荷数等节点特征，并用图卷积神经网络、消息传递神经网络等图神经网络算法构建预测模型。相比于机器学习方法，图神经网络可以通过传递节点和边的信息捕捉图的局部关系，自动学习图属性，常用于图分类[14]、链路预测[15]、节点预测[16] 和特征抽取[17] 等任务。对于以图结构表示的药物数据，图神经网络可以通过数据驱动式训练，将分子结构信息转换为连续的低维稠密向量，这种信息表达方式在信息瓶颈（information bottleneck，IB）问题方面优于高维稀疏的分子指纹，在此基础上训练得到的图神经网络模型在药物属性预测方面的优越性已被 Molecule Net[18] 所证实。此外，Chemi-Net[19] 使用多任务分子图卷积网络，在 13 个 ADMET 的回归任务中，预测性能优于多任务 DNN。Jo 等[20] 使用词嵌入和消息传递网络从字符串形式的分子线性输入规范（simplified molecular input line entry specification，SMILES）训练端到端的图神经网络预测模型，用于预测血脑屏障透过率、毒性等 ADMET 属性，对比实验证明该模型具备与 Chemi-Net 相当的预测性能。这些研究多使用较为经典的图神经网络，其模型结构可以继续优化以更加适应药物 ADMET 属性预测任务。

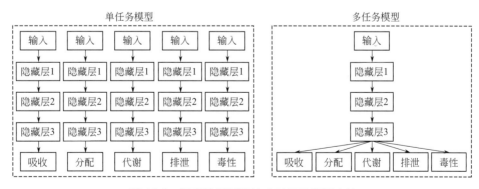

图 14-1　深度神经网络的 ADMET 预测方法

14.1.1.2 ADMET 预测工具和平台

国内外的研究者已经公开了许多 ADMET 预测工具 [21]，包括 Schrödinger 软件的 QikProp 模块，Simulation plus 公司的 GastroPlus，瑞士生物信息学研究所开发的 SwissADME[22]，我国研究人员开发的 ADMET lab2.0、admetSAR[7] 等。SwissADME 可用于预测化合物的口服生物利用度、血脑屏障透过率，以及化合物与代谢酶结合的可能性等药代动力学性质。值得注意的是，我国研究人员自主开发的 admetSAR 在线预测工具自 2012 年推出以来，已经被国内外研究人员广泛使用。在 2019 年，admetSAR 推出了 2.0 版本[23]，新增了多种高质量、高精度的预测模型，进一步覆盖了多个药代动力学终点，并增加了化合物 ADMET 性质优化的功能模块 ADMETopt[24]。网站 VLS3D.com 是另一个药物发现流程中计算方法工具和数据库的集合目录，其中包含了 200 种以上预测相关工具 [25]。

表 14-1 是预测平台或软件链接汇总。

表 14-1　成药性预测平台或软件

软件 / 平台	描述
FAME2[26]	基于多个 RF 模型预测代谢位点，不限物种或酶，有人类、大鼠、狗的专门模型
XenoSite[27-29]	基于神经网络，预测 CYP450 代谢位点和 UGT 代谢位点
Chemi-Net[19]	基于多任务图卷积神经网络，预测水溶性、CYP450 抑制活性、人微粒体清除率、生物利用度等
QikProp	Schrödinger 软件 ADMET 预测模块，可预测 $\log P$、$\log S$、Caco-2 细胞渗透性；血清蛋白结合活性；hERG-K 离子通道阻断性 $\log IC_{50}$ 等
GastroPlus	美国 FDA、我国 NMPA 等多国药监部门广泛使用，可预测理化性质，吸收、分布、代谢等多个药代动力学参数，还可预测药物经眼部、肺部等多个途径给药后的体内过程等
SwissADME[22]	瑞士生物信息学研究所分子建模团队开发，可计算物理化学描述符，预测 ADME 参数、药物动力学特性、成药性和药物化学友好性
ADMETlab 2.0	在 2.0 版本中，采用多任务图注意力框架针对 17 个物理化学特性、13 个药物化学特性、23 个 ADME 特性、27 个毒性终点和 8 个毒理基团规则建立了 ADMET 全面预测平台
admetSAR[7, 23, 24]	已被广泛应用，2.0 版本覆盖多个药代动力学终点，并提供药动学性质优化功能
VLS3D.com	药物发现流程中计算方法工具和数据库的集合目录，收录了近二十年来用于药物开发的计算工具和数据库，包含了 200 种以上用于 ADMET 和物理化学性质预测的相关工具

14.1.1.3 基于大规模数据的方法研究

目前，很多大型制药公司将常规的湿实验与计算机实验结合，以帮助识别候选药物 [30]。从计算角度出发帮助药物设计工作者分析化合物的 ADMET 情况，可以排除一部分成药性差的化合物，从而减少在虚拟筛选和后续合成中需要考虑的化合物数量，节约资源的使用，加快实验进度 [31]。与学术研究领域使用公共的 ADMET 数据集进行相关预测相比 [32, 33]，制药公司采用了大规模数据的数字化，利用丰富的内部私有数据建立化合物的 ADMET 预测模型 [34, 35]。近年来，多家大型制药公司公布了使用其大规模私有数据进行的 ADMET 预测方法研究。不断积累的数据和先进的算法是否能显著推动 ADMET 的计算研究？是否有特定的 ADMET 性质更适用于特定计算预测模型？接下来，我们将列举大型药企的方法学研究来探讨大数据和深度学习背景下 ADMET 建模中的关键问题。

机器学习领域中，研究者普遍认为，大规模、高质量的数据，量身定制的描述符以及对实验结果的透彻理解对模型的实用性至关重要[34]。Boehringer Ingelheim 在过去五年中收集了大量私有数据，研究人员按时间拆分了其内部 23 个 ADMET 终点的数据，主要针对新增数据对建模的影响进行了系统性的评估[35]，其关键结论可归结为：①数据量的增加不一定会增强模型表现，除非新增数据扩大了训练数据的化学空间覆盖范围，且来源于相同的检测方案。例如，溶解度和肝微粒体检测成本低廉，可以获得大量数据，其化学空间覆盖范围已十分充分，模型性能不受新增数据的影响；但 PPB 的新增数据扩大了其原有训练数据的化学空间，使模型显著受益。Cyp2C8、Cyp2C9 和细胞通透性的测定方法有所变化，将这部分数据添加到模型会导致预测性能的小幅下降。②特定测量终点可预测性的差异主要取决于不同标签数据的化合物相似性，误分类常发生在共享高相似性分子的标签类别之间，而与化学表征方法的选择无关。从这项分析中可以看出，基于机器学习的 AMDET 预测模型基本建立在相似性原则上，化合物的实质性化学差异是准确度的重要影响因素，这导致机器学习算法在外推未知化学空间方面有明显的局限性，因此应该对预测模型进行周期性的再训练，以尽可能频繁地扩大化学空间。

研究人员们一致认为，虽然建模技术很重要，但是真正决定模型质量的是数据。只有模型基于与特定问题相关的数据而建立，并且数据质量足够高时，模型才会有用[36]。AstraZeneca 针对总体、系统和随机实验误差对早期药物发现中八种药物代谢和药代动力学的 QSAR/QSPR 模型的预测能力的影响进行了研究。使用了 30 年间实验数据累积的八个 DMPK 终点，实验数据点数量超过 463000 个；每个终点的数据集都包含不同测定方法。例如，人类 hep CLint 数据集包含来自三种测定的实验数据，人类 PPB 数据集包含来自 11 项基于平衡透析测定的实验数据。研究中定义了高质量（HQ）数据和低质量（LQ）数据，使用 HQ 数据和 LQ 数据训练集构建随机森林模型，再使用 HQ 数据外部测试集的预测均方根误差（RMSE）来量化模型性能。对实验误差与模型表现的相关性研究表明，随着训练集中随机实验误差减少，模型的预测能力提高。在生成任何 QSA(P)R 模型之前，应去除总体和系统的实验误差，并使用重复测量的标准差对随机实验误差进行量化，应优先选择从至少三次重复测量中得出标准偏差 STD $\leqslant$ 0.20 的实验数据[37]。

基于深度学习神经网络的方法已经在药物设计和发现领域得到了积极开发，有利于构建更复杂并且更强大的 ADMET 预测模型[38]。深度学习模型涉及多种算法和策略的组合优化，导致建模所需计算资源和复杂性相对增加，如何制定策略最大化地发挥深度学习模型在 ADMET 预测中的优势是目前的研究热点。

第一，确定超参数是建立 DNN 模型的关键挑战之一。Zhou 等人[12]使用了 Eli Lilly 公司的 24 个工业 ADME 数据集来研究 DNN 中几个关键的超参数。他们按时间顺序划分数据集以模拟真实场景，分析了学习率、L2 正则化的权重衰减、dropout、激活函数以及批标准化对模型性能的影响，并与基准 SVM 模型进行比较。结果表明：a. 对于超过 80000 种化合物的数据集，DNN 的性能比 SVM 略有改善；b. 具有 ReLU 的模型与其他超参数相结合是稳健的，普遍优于 sigmoid；c. 批标准化通过减少异常值的数量进一步提高了模型性能，尤其是回归模型上；d. 产生最佳性能模型的超参数组合是数据集依赖的。

第二，多任务和辅助任务的使用对于具有多种终点的 ADMET 研究有关键意义。

Montanari 等人 [13] 收集了 Bayer 公司内部 ADMET 终点数据：中性和酸性 pH 下的 logD、溶解性、熔点、膜亲和力和人血清白蛋白结合，将这些不同的物理化学 ADMET 终点组合成一个多任务图卷积回归模型。为了模拟真实世界的事例，采用按时间划分和按聚类划分分离训练和测试数据集。该研究展示了如何改变学习范式（从常规机器学习方法到深度学习）、描述特征的方式（从传统的分子指纹到端到端的分子表征）以及如何将终点组合到一个模型中，以帮助提高大多数预测终点的性能。该研究表明添加辅助任务有助于提高在更困难、数据更少的终点（如溶解度）上的性能。类似地，对于非常简单和大型的任务，将它们组合到多任务模型中并不会带来进一步的可预测性。Kearnes 等人 [39] 使用 Vertex 制药公司的 ADMET 数据集更详细地分析了多任务模型对预测的影响，他们将深度神经网络与标准基线模型进行比较，同样使用时间验证方案分析多任务学习效果。该研究总共使用了 22 个数据集，包含约 28 万个实验值，这些数据集包含不同的 ADMET 终点，包括 hERG 抑制、水溶性、化合物代谢等。他们使用此数据集训练基准模型和多任务神经网络（MTNN）模型，研究表明 MTNN 模型的性能始终优于随机森林，但与逻辑回归相比，神经网络并没有那么稳健。该研究重点探讨了几个可能直接或间接影响多任务效应的因素。①任务加权：MTNN 采取任务统一权重和任务加权两种方式，即任务统一权重的 U-MTNN，和为每个任务分配权重的 W-MTNN，其权重与每个任务的训练成本成反比。研究表明，U-MTNN 和 W-MTNN 之间没有一致性差异，增加小任务的权重不能让多任务模型进一步收益。②单个任务的数据集大小：W-MTNN 的多任务收益与数据集大小呈一种轻微的负相关性，证实了针对小数据集的多任务改进对预测准确性有积极影响 [40, 41]。③添加辅助任务：较大数据集的任务从附加的辅助信息中获益最多，但附加信息对性能的改进受益于附加的训练样本与主要任务的数据集的相关性，而非数据总量的增加，所以添加大量的辅助信息并不能保证提高性能。上述因素都强调了多任务效应高度依赖于数据集，这表明使用数据集特定的模型可以最大限度地提高总体性能。

第三，使用更先进的图分子表征方式有助于提高大多数预测终点的性能。Merck & Co 公司的利用公司内部包含数万种独特化学结构的、高度多样化的化合物的 ADMET 数据集 [42]，使用图卷积神经网络模型来改进化合物的 ADMET 预测。具体来说，他们在公司内部数据集上训练了 PotentialNet GCNN 模型，与最初的图神经网络相比，该模型可以更有效地对描述符特征化，并且该模型使用了多任务特征化（变体 MT-PotentialNet），能够从多个分析中学习特征，从而提高了模型性能和泛化能力。相比于基于原子对描述符的随机森林模型、单任务 PotentialNet GCNN 模型和多任务 PotentialNet GCNN 模型，图卷积的深度特征学习和在特征化中使用多任务学习的多任务 PotentialNet GCNN 展现出明显优势。

14.1.1.4 小结

基于人工智能的 ADMET 预测方法能够有效地捕捉药物结构与药代动力学性质之间的关联，加速药物研发的进程，目前已经进行了广泛的研究，并有许多在线预测平台可供使用，其中主要以经典的机器学习方法和近年来快速发展的深度学习方法为代表。

机器学习一般需要使用人工提取的特征作为模型输入，而深度学习模型可以自动从原始数据中提取特征。机器学习方法性能稳定，所需数据量较小，是目前预测工具最广泛采用的

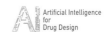

预测方法，取得了一定的成功，但人工提取特征导致的信息丢失和相对较低的数据利用能力限制了其预测准确性的进一步提高。深度学习方法可以克服机器学习的上述缺点，但需要充足的数据量，已经有许多研究证明，在满足数据量需求的情况下，深度学习方法的预测性能通常要优于机器学习方法。

对于机器学习和深度学习模型而言，训练数据的数量和质量是模型具有良好预测能力的前提。一方面，训练数据应尽可能地覆盖更广阔的化学空间，以提高模型的泛化能力；另一方面，数据本身的准确性也是影响模型学习效果的一个重要因素。深度学习方法的主要挑战包括超参数搜索和模型架构选择。其中，超参数搜索并没有确切的最优策略提出，最优超参数的选择通常依赖于模型结构和数据集组成。此外，多任务学习、图神经网络等方法的引入进一步提高了模型的 ADMET 预测能力。这表明深度学习方法具备继续提高预测能力的潜力，有待进一步研究。

14.1.2　可解释性人工智能在 ADMET 中的应用

人工智能的飞速发展极大地提高了药物开发的效率与成功率 [43]。特别是近年来，在 ADMET 性质预测方面的成功应用使得由于药动学性质不佳而导致药物研发失败的比例逐年下降 [44]，这主要得益于计算能力的大规模提高以及深度学习（deep learning，DL）方法的发展 [45]。DL 可以从原始数据表示中自动提取特征，捕获高维空间中输入与输出复杂的非线性关系，从而建立相应的预测模型。得益于以上优势，DL 可以从大规模数据集中充分地挖掘数据隐藏的相关性，获得优于传统 ML 的预测效果。但这种高表示能力往往无法以人类可理解的方式呈现，从而导致模型对于实验者呈现为一种"黑箱"状态，即只能获得对应的输出，而无法理解模型运作的确切过程和给出判断的理由。

对于模型给出的预测，人们往往倾向于认同可完全理解的决策过程，以及根据模型给出的决策理由来判断是否接受该预测结果，这在许多领域显得十分重要，例如是否要对一位病人使用某种药物进行治疗。基于以上原因，可解释性 AI（explainable AI，XAI）的研究始终在 AI 领域占据重要地位 [46, 47]。XAI 通过提供透明的决策过程，使人类使用者能够充分地把握数据潜藏的逻辑关系，以避免模型根据错误的原因给出正确的预测结果，并根据使用者的先验知识为模型提供准确的改进方向。另外，模型的预测理由可以为科学家提供新的信息，以帮助其克服自身的局限性，从而发现新的认知和规律。此外，模型应该给出预测结果的可信度，即在多大程度上可以接受模型的预测结果。

可解释性目前没有一个确切的定义，我们可以简单地理解为可解释性是人类可以理解决策原因的程度。《可解释的机器学习——黑盒模型可解释性理解指南》一书中对可解释性方法进行了分类 [48]。基于模型本身是否可以解释，可分为内在可解释性和事后可解释性。内在可解释性是指模型本质上是可解释的，例如线性模型或树模型，并且通常为传统的机器学习方法，现在已经有一些工作尝试建立自解释的深度学习方法，但目前尚未获知有确切报道用于药物研发领域。事后可解释性是指在训练模型后再运用可解释方法，例如基于梯度的方法和替代模型解释的方法。此外，还可以分为模型无关和模型特定的可解释方法，以及局部解释方法和全局解释方法等。

XAI 在药物研发领域的最新综述将 XAI 方法分为五类 [49]，其中特征归因方法、基于图的方法和不确定性估计常见于药物研发领域。以下内容将从这几个方面分别介绍应用于 ADMET 领域的 XAI 方法研究。

14.1.2.1　特征归因方法

特征归因即通过一定的方式获得每个特征对于预测结果的重要性。归因方法是人们常用的解释手段，当反事实认知的情况发生时，人们常将原因归结于与通常情况相比发生的改变上。例如，当一个人发现自己每次吃芒果时都会发生过敏反应，那么就会将吃芒果作为发生过敏反应的原因。与之相对的，不吃芒果就不会发生过敏反应则成为是否吃芒果这个特征的比较基线，通过对比则可以得出该特征（是否吃了芒果）对于预测结果（是否发生过敏反应）的重要性。

（1）特征选择

业界通常认为数据和特征决定了机器学习的上限。特征选择是机器学习领域特征工程的一个重要问题，其目标是通过剔除无关特征和冗余特征，寻找一个最优特征子集，使得特征数在尽可能小的前提下，保证模型的性能不会发生显著下降，以达到简化模型、改善性能和通用性、降低过拟合风险的目的。特征选择方法包括过滤法、包裹法、嵌入法和杂交法等，本节不具体阐述每类方法的原理与作用，感兴趣的读者可以参阅本书其他相关章节或《机器学习》自行学习[50]。

早年间，化合物类药性的筛选依赖于基于专家经验的特征选择，1997 年提出的里宾斯基五规则就是经典的分子类药性判断方法。但采用硬截断值或专注于单个属性来设计一个分子会限制设计空间。将专家选择的特征采取多参数的拟合更有利于识别化合物类药性。例如，计算小分子穿过血脑屏障（blood–brain barrier，BBB）的能力是中枢神经系统药物发现公司的一项重要任务。有研究者采取多参数优化（multiparameter optimization models，MPO）算法对中枢神经系统的上市药物和覆盖了广泛化学空间的 11303 种辉瑞公司内部的化合物进行了全面分析[51]，从基本理化特性入手探究如何使化合物具有更理想的类药性。对 ClogP、ClogD、MW、TPSA、HBD 和 pK_a 单独产生满意度函数（desirability function），总体的满意度打分由单个组件求和得到，如果一个参数超出限制，求和方法可以防止总体满意度得分受到严重惩罚，避免了硬截止陷阱，有利于扩展所需的设计空间。其研究结果表明，随着评分的增加，化合物具有良好的 CNS 渗透性、P-gp 外流、代谢稳定性，安全性的可能性有所增加[51]。然而基于专家经验的特征选择仍具有显而易见的局限性，有学者研究通过统计学习方法选择用于预测化合物血脑屏障透过性的特征，以解决血脑屏障透过性预测假阳性率高的问题。作者共采用了包括逻辑回归、K 最近邻算法、决策树、支持向量机等六种方法，通过一种称为递归特征消除（recursive feature elimination，RFE）的特征选择方法，从 199 个分子描述符中挑选出 37 个，经过重新训练预测后，其对不能透过血脑屏障的化合物和对所有分子的预测准确率均有明显提升[52]。对挑选出的 37 个描述符统计后发现，疏水性描述符所占比例最高，其次为氢键供体和受体描述符，以及静电作用描述符，这三类描述符占总体特征的 80%，这表明在血脑屏障透过性中，这三类特性发挥主要影响，进一步对 37 个代表性描述符分析发现，可透过血脑屏障的化合物一般体积较小，分子表面褶皱形状

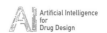

较小，疏水性更强，分子偶极矩小，且具有更多的氢键位点，通过特征选择分析出来的性质特征与实验研究得出的结论相同。

（2）基于梯度的特征归因

该方法通过测量局部改变输入特征后输出改变与输入改变的比值，来反映相关特征的重要性。对于使用神经网络和反向传播算法的深度学习来说，基于梯度的方法简便易行，因此在 XAI 早期阶段十分流行。但是依赖梯度的一些方法被证明并不能完全重建原始特征，可能会导致错误的理解，因此基于该原理的归因方法仍需进一步探索[53]。2017 年的一项研究指出，特征归因方法应该遵循两条公理：敏感性（sensitivity）与实现不变性（implementation invariance）[54]。敏感性是指对于输入 x 与基线 x'，如果仅在某一个特征 i 上取值不同，并且得到的预测值不同时，其归因权重必须为非零值。显然，梯度并不能满足敏感性特征，例如当一个预测函数在输入附近为平坦的，那么输入的梯度将始终为 0，无论其与基线的差异有多大。实现不变性是指如果两个模型的输入与输出都相同，那么对输入的归因应该是相同的。由于链式法则，梯度满足该公理，但一些通过离散梯度以满足敏感性的归因方法则无法满足实现不变性，例如 DeepLift[55]、LRP[56]。基于以上两个公理，有研究提出了一项新的归因技术，即积分梯度法（integrated gradients）。该方法将样本 x 与基线 x' 之间视为一条路径，具有无数个样本，对于样本预测值 y，计算样本第 i 个特征 x_i 的归因，可以通过 $f(x)$ 对分量 x_i 求导，并在 x' 到 x 之间积分，得到第 i 个特征的归因权重。近期已有将梯度积分法应用于 ADMET 领域的报道[57]。该方法将消息传递神经网络（message passing neural network，MPNN）与前馈全连接神经网络（forward fully connected neural network，FNN）结合，通过 MPNN 提取分子表示的潜在图向量，通过 FNN 基于物理化学性质计算出非特异性的全局分子性质向量，选定四个药动学相关的 ADME 终点作为预测目标，采用积分梯度法进行方法解释。结果表明该方法可以有效地识别终点相关的药效团，但仍表现出一定的局限性，呈现了部分不符合已建立药效模式的归因。此外，该方法还成功检测出悬崖性质以及全局性质对药代动力学特性的影响。尽管积分梯度法表现出良好的性能，但该方法以及其他基于梯度的方法在理论和实用性上仍需进行进一步的探索，该研究的作者也建议应该考虑不同方法的适用场景，以达到更好的性能表现。

（3）替代模型特征归因

对于一个复杂模型 f 而言，例如集成模型或深度神经网络，想要直接从模型本身获得可解释性是十分困难的。因此，一个自然的想法是通过可解释的模型 g，例如线性模型或树模型，从局部或全局近似复杂模型的预测能力，从而获得解释信息。LIME、SHAP 等常见的替代模型特征归因方法与上述提到的基于梯度的归因方法均属于局部解释方法，它们需要对每一个预测结果做出解释，而无法从全局角度给出对复杂模型 f 的通用解释。全局替代模型归因方法通常选择用决策树家族模型用于解释复杂模型[58, 59]。本小节将着重介绍常用的 SHAP 方法以及相关工作。

SHAP 方法全称为沙普利加性解释（Shapley additive explanations），是在合作博弈论的启发下构建的一个加性解释模型，其核心思想是将每个特征视为样本预测结果的贡献者，通过计算每个特征在合作中的重要程度，得到在这个样本预测结果下每个特征对应的贡献值

[60]。其基本思想是以样本一个特征加入到模型时的边际贡献为基本单元，计算该特征在所有的特征序列的情况下不同的边际贡献平均值，即为该样本的 SHAP 值，被视为该特征对这个样本的贡献值。若将所有样本的每个特征 SHAP 值计算平均值，则可以视为对模型的一种全局解释。SHAP 方法有许多种分支，具体区别请参阅《可解释的机器学习——黑盒模型可解释性理解指南》[48]。最近，有研究尝试使用 SHAP 方法解释化合物的代谢稳定性[61]。该方法使用两种分子指纹，基于朴素贝叶斯分类器、树模型和支持向量机模型分别构建了分类和回归模型，并使用 SHAP 方法分析了特定化学子结构对模型输出的影响。作者对 ChEMBL 数据库整体进行分析，并以化合物 CHEMBL2207577 为例，说明 SHAP 方法的有效性，其中带有氯原子的芳香环和噻吩是对稳定性贡献最大的特征，而仲胺结构则降低了预测为稳定化合物的可能性，这些对应的对稳定性的影响趋势已被化学家所证实。另外，有研究人员开发了一种 ANN 来预测时间序列药代动力学（PKs）的方法，使用患者数据作为输入，清除率作为输出，通过 SHAP 方法对 ANN 预测结果进行分析[62]。与传统的群体 PK 模型相比，ANN 模型具有更高的精度，并且由 SHAP 方法分析 ANN 给出影响预测的两个重要特征——年龄和体重，与此前在医学上的认知一致。

14.1.2.2　基于图的方法

图是一种非欧几里得的数据结构，它具有节点以及连接节点的边，用以表示节点属性以及节点之间的联系。在生活中基于图的数据结构随处可见，例如社交网络、交通网络、互联网、生态系统等。在生命科学和药学领域，图结构数据是一个非常重要的研究方向，例如分子图是分子一种非常自然的表示形式，节点和边分别表示原子和化学键，基因调控网络和蛋白相互作用也可以被表示为图数据进行处理。一般来说，从越原始的数据表示进行学习，模型越可能避免由于人类专家的认知局限导致的信息缺失。得益于深度学习的发展，模型可以自动从输入中提取隐含特征。然而，非欧几里得数据的特点是不具备平移不变性，每个节点的邻居节点数量可能不同或难以定义邻居节点，因此在"排列整齐"的欧几里得数据结构上成功应用的方法，一般难以直接应用于非欧几里得数据[63]。

在药物研发领域，图机器学习方法，特别是可用于深度学习的图神经网络（GNN）方法一般用于对图结构数据的处理[64]。由于深度学习的优势，GNN 在近年来发展迅速，其最新的进展可参阅相关综述[65]。简单来说，GNN 通过一定的方式从邻居节点聚合信息并加上自身的信息进行信息传递过程，从而能够对网络结构信息进行学习，更新节点和 / 或边的特征，以实现对应的预测目的。在 ADMET 领域，图神经网络方法的应用已经得到了一定的验证，一项 2020 年的综述对用于分子性质预测的 GNN 方法和数据集进行了系统的总结，其中包含了对分子物理性质的 ADMET 性质的预测[66]。在可解释性方面，与 GNN 的许多变体一样，其基本思想来源于对经典的欧氏数据结构深度学习方法中的可解释性方法的迁移。已有学者对图神经网络的可解释性方法进行了归纳[67]，作者将基于 GNN 的可解释性方法分为实例级和模型级两类，实例级的方法与上述提到的方法思想类似，其核心目的是找到输入样本 x 中最能决定预测结果的特征集合，在具体原理上分为基于梯度 / 特征、基于扰动、基于分解和基于替代模型的方法。模型级方法的研究还较少，目前比较典型的是 XGNN，该方法通过训练图生成器以生成可以最大化预测目标结果概率的最小子图，该子图被认为包含对

预测结果的解释 [68]。

目前，可解释图神经网络在 ADMET 领域的应用较少，报道的可解释性方法大多为基于注意力机制的研究。一项研究表明，与原始的图卷积网络（GCN）相比，将注意力机制和门机制加入 GCN 中可以有效地提升对分子结构 - 性质关系预测的准确性 [69]。其中，注意力机制可以通过考虑邻近原子的重要性以识别不同化学环境中的相同原子，而门控跳过连接使模型以一定速率更新原子状态，从而避免梯度消失和图卷积层塌陷问题。作者以 $\log P$ 为例说明了可解释性的提升，通过 t-SNE 提取每个原子的特征并通过 k-means 聚类，尽管所有的模型在整体上符合实际认知，但普通 GCN 存在一定问题，例如将疏水性的碳和亲水性的碳预测为相同类，对代表性的分子进行分析，普通 GCN 将芳香碳和氮原子预测为对 $\log P$ 具有相同影响的类别，而实际上它们对分子 $\log P$ 的影响正好相反，而作者提出的增强 GCN 可以有效地改善解释性能。SAMPN 是一种基于自注意力机制的消息传递神经网络，其来自对 Deepchem 的 MPN 模型的改进 [18]。通过加入自注意力机制，SAMPN 对亲脂性和水溶性预测性能均优于 MPN 和作为基线的随机森林，并且很容易通过注意力系数可视化每个原子对于预测性质的贡献。随着 GNN 的快速发展，对于 GNN 的可解释性研究将会逐渐发挥出越来越重要的作用，特别是在药物研发领域，GNN 模型的可解释性将进一步帮助研究人员发现和理解药物作用机制。

14.1.2.3 不确定性估计

在机器学习（ML）和人工智能（AI）用于分子性质预测等药物开发领域中，大多数的研究侧重于提高预测的准确性，而不是量化不确定性 [70]。不可靠的预测结果往往是不准确的，需要在挑选阶段被排除。量化不确定性是如何使用模型进行决策的一个关键方面，是分子特性预测的一个重要组成部分 [71]。不确定性估计，即预测中误差的量化，是模型解释的另一种方法。虽然一些机器学习算法提供了内置的不确定性估计，但深度神经网络在量化不确定性方面仍存在很大的不足 [49]。近些年计算机视觉领域诞生了一种使用贝叶斯法估算统计模型不确定性的方法 [72]，如图 14-2 所示，其特点是将模型的预测目标与模型参数均视为随机变量，使用贝叶斯思想计算预测值的总方差，并进一步将总方差分解为来自预测目标估不准的随机不确定性（aleatoric uncertainty）与参数估不准的认知不确定性（epistemic uncertainty），前者可以通过均值 - 方差估计（mean-variance estimation，MVE）得到，后者可以通过集成方法估算（ensemble，ENS）。准确量化随机和认知这两种类型的不确定性，可以潜在地增加在主动学习周期中提供给药物化学家的信息的价值 [49]。这种形式新颖、理论清晰且可解释性强的不确定性估计方法，很快受到化学信息学研究人员的关注，一些研究表明这种方法可以有效地对分子性质预测任务中模型的预测结果进行不确定性估计。

与训练集的距离和模型集合内的方差近似捕获认知不确定性，同时采用预测误差的辅助模型近似捕获随机不确定性，Zhang 等人设计了贝叶斯统计框架捕获两种不确定性来源 [73]。Zhang 等人将贝叶斯统计框架与从未标记数据中学习表征的半监督学习相结合，结果表明，贝叶斯半监督图卷积神经网络即使在低数据限制下也能稳健地估计不确定性，并推动主动学习循环，克服训练集中的数据集偏差。此外，还证明了后验抽样的质量与不确定性估计的准确性直接相关。由于不同的贝叶斯推理方法可以与不同的模型混合搭配，该研究为不确定性校准的定量结构性能关系（quantitative structure-property relationships，QSPR）模型的设计空间开辟了一个新维度。Seongok Ryu 等人设计了贝叶斯图卷积网络（GCN）并评估其在分子性质预测方面的性能[74]，他们对生物活性和毒性分类问题的研究表明，预测的置信度可以根据预测的不确定性进行量化，从而比标准 GCN 更准确地虚拟筛选候选药物。他们将使用 DUD-E 数据集训练的贝叶斯 GCN 应用于 ChEMBL 数据集中的 EGFR 抑制剂的虚拟筛选，结果表明使用贝叶斯 GCN 时发现了比使用相同 GCN 模型但使用最大似然（ML）估计时筛选出更多的活性分子。Seongok Ryu 等人证实，由于不准确的近似值，具有明显大数据驱动不确定性的分子被错误地注释，使用贝叶斯神经网络和不确定性分析可以实现更可靠的预测。Tong 等人在药物血脑屏障通透性预测模型中引入不确定性估计来量化预测结果的可靠性，结果表明，熵和 MC-dropout 的组合不确定性估计策略对于高置信度结果（不确定性分数 < 0.1）的预测准确率可达 99% 以上[75]。

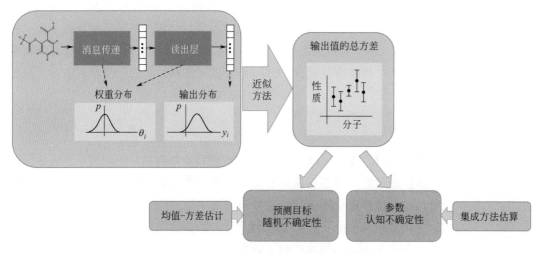

图 14-2　贝叶斯法估算统计模型不确定性的方法

　　不确定性高、样本量不足是药物研发领域经常遇到的问题[76]，通过实验批量生成数据标签是比较困难的，如何以较低的实验成本对数据进行标注，同时最大限度地提高模型的性能是一个迫切的需要。为了解决这个问题，主动学习（active learning，AL）引起了大家广泛的研究兴趣[77, 78]。算法 14-1 的伪代码展示了主动学习算法的主要流程，与传统监督学习直接利用外界提供的已标注样例进行训练相比，主动学习主动学得所需要的样例，从大量无类别样例中挑选认为最有价值的样例进行标注，标注后的样例加入到训练集，学习过程同传统监督学习一样，都是在有标注的训练集基础上生成分类器模型。随后，主动学习会将模型作为指导，挑选下次的样例来提高分类器性能。在主动学习的过程中，关键是如何从大量的未标注样例中挑选最有价值的样例进行标注，一种常用的主动学习的方法就是基于不确定性的样例选择。Ding 等人提出了一个两阶段的 AL 模型，并将其用于口服药物血浆浓度暴露的预测[79]。在该研究中，他们对药物血浆浓度 - 时间曲线下面积（AUC）进行建模，对基于不确定性的查询策略（uncertainty-based query strategy）展开研究。在第一阶段，将主动学习应用于现有的 AUC 数据，旨在比较不同查询策略的性能并且剔除现在数据中的冗余信息。在第二阶段，主动学习旨在进一步扩大模型的应用域并强化其泛化能力，验证主动学习在指导标注实验上的可行性和有效性。其中，第二阶段的初始训练集为第一阶段中最终模型的训练集，初始池集为大规模的外部未标签数据集。

Ding 等人研究比较了熵采样、MC-dropout 采样、特征空间距离采样和潜在空间距离采样四种方法，这四种方法对应着算法 14-1 中的查询筛选策略 Q，最终选择了熵采样作为 AL 模型第二阶段的查询策略。后续对 KRAS G12C 变构抑制剂 [80] 的预测结果表明，Ding 等人提出的 AL 模型对结构类似物有良好的区分能力，这有助于选择具有良好口服暴露的候选药物。对于其他任务，最佳的 AL 查询策略可能取决于特定的数据集、不同的数据拆分方法和具体的分子表示。探索基于不确定性的 AL 方法在回归或类似 QSAR 的药物发现任务中的可行性将是有意义的，并且对应有很多可扩展的不确定性估计方法 [81, 82]，这些不确定性估计方法指导主动学习和实验设计的能力需要深入研究。

算法 14-1　主动学习算法伪代码

算法：主动学习
Input: U: 未标注数据；L: 部分标注数据；Q: 查询筛选策略；ACC: 模型准确率；
Output: A: 主动学习模型；
将 U 划分成 pool set 和 test set；
从 pool set 中选择 k 个样本打上标签，即 L, 作为初始化模型的 train set；
A = init model ()
for queries = 1, 2, 3, ..., N **do**
train ($A{\leftarrow}L$)
ACC = predict ($A{\leftarrow}$test set)
while ! = 结束条件 **do**
从 pool set 中选择具有最大不确定性的若干样本 $x*$；
使用查询策略 Q 给筛选出来的样本打上标签 $y*$；
L += $<x*, y*>$
U −= $x*$
train ($A{\leftarrow}L$)
ACC = predict ($A{\leftarrow}$test set)
end while
end for

学术界之前的一种观点是对于基于深度学习的分子性质预测模型而言，与模型参数有关的贝叶斯法和隐空间距离一定优于传统的化学空间距离 [83]。Wang 等人对这一观点提出了质疑，他们认为化学空间距离与其他方法没有绝对的优劣之分，而是具有互补的关系，并构建了集成模型证明了这种互补性的存在 [84]。因为化学空间距离与模型权重无关，可以视为一种先验的不确定性估计作为贝叶斯法的有益补充，当模型参数有偏时不易受到影响。Wang 等人提出，当下不确定性估计方法的发展仍然关注如何判断一个新样本是否属于训练集覆盖的化学空间，但大量研究已经发现深度学习模型的泛化模式较为复杂，许多与训练集很不相似的样本也能很好预测，如何进一步估计这种泛化能力，一方面是极具挑战的问题，另一方面对于保证模型在实际场景中能够稳定使用也具有巨大的价值。

14.1.2.4　小结

模型的可解释性能够为人类提供可理解的模型决策原因，在 ADMET 预测场景中体现为帮助人类理解药物分子各个部分对 ADMET 等药动学性质的影响，这不仅可以使专家判断模型预测结果的可靠性，还能揭示出改进药物结构的方向。在药物研发领域，主要应用的可解释性方法分为特征归因方法、基于图的方法和不确定性估计。

特征归因方法是最常用的解释方法之一。特征选择一般用于经典的机器学习方法。基于梯度的特征归因在直觉上十分适合以梯度下降为基础的深度学习算法，然而尽管已有研究阐明了基于梯度归因的基本公理，但其在 ADMET 预测应用上仍然具有一定的局限性。以 SHAP 方法为代表的基于替代模型的特征归因方法在应用中表现出了较为稳定的解释性能，然而作为事后解释模型，其是否能够真正反映原模型内部的真实过程尚未有定论，因此在使用该方法时应考虑到这一点。

基于图的可解释方法目前主要集中于注意力机制的研究，一些基于图注意力机制的 ADMET 预测研究表明，注意力机制的引入不但可以提升模型预测能力，还能为模型提供可解释性，随着注意力机制研究的继续深入，该方法能否作为通用解释方法尚待得到解答。

不确定性估计主要用于量化预测结果的可靠性，一些机器学习方法本身可提供不确定性估计，而深度学习领域目前主要使用贝叶斯法来估算统计模型的不确定性，将预测结果的不确定性分为随机不确定性和认知不确定性两部分。研究表明，将不确定性与模型结合可以提高模型对于分子性质的预测能力。另外，基于不确定性估计的主动学习可以改善训练样本量不足的问题，提高训练数据的可靠性。值得注意的是，尽管深度学习方法的隐空间表示能力一般认为要优于传统的特征表示，然而其预测能力容易受到训练过程和参数的影响，如何合理地将先验信息加入模型是降低模型预测结果不确定性的一个重要问题。另外，目前的不确定性估计方法仍关注于判断样本是否属于训练集中分子所在的化学空间，如何准确地评估与训练集不相似分子的不确定性，是深度学习不确定性估计的一个重要挑战。

14.2 药物毒性预测

14.2.1 药物毒理学简介

毒理学（toxicology）是一门研究外源因素（化学、物理、生物因素）对生物系统的有害作用的应用学科，是一门研究化学物质对生物体的毒性反应、严重程度、发生频率和毒性作用机制的科学，也是对毒性作用进行定性和定量评价的科学。毒理学主要应用生理学、药理学、生物学、生物化学和病理学等基础学科的理论和技术，通过动物实验、临床观察和流行病学调查方法，研究外来物质的吸收、分布、代谢、排泄和毒性作用及其机制和中毒治疗。开展毒理学研究不仅可以保护人类和其他生物免遭化学物质的有害作用，保障人民身体健康，而且可以通过比较毒性和选择毒性，研制出更具选择性的药物，从而进行化学物质的安全性评价或危险性评价。目前，毒理学已发展成为具有一定基础理论和实验手段的独立学科，并逐渐形成了一些新的毒理学分支。

药物毒理学（drug toxicology）根据药物的理化特性，运用毒理学的原理和方法，对药物进行全面系统的安全性评价并阐明其毒性作用机制，以便降低药物对人类健康的危害。近年来，国内药物毒理学发展迅速，在研究思路、技术手段、策略方法上发生了巨大转变，其主要表现为：研究过程和实验操作逐步走向规范化、标准化；体外筛选评价模型逐步代替整体动物实验；在药物开发、申报、临床监测的各个环节，药物毒理学发挥着主动指导作用；

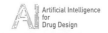

现代生物医药技术的发展，特别是基因组学、蛋白质组学和代谢组学等学科的出现，为药物毒理学的发展提供了新的契机。

14.2.2 计算毒理学的出现和发展

目前，关于药物和化学毒性的知识很大程度上来自临床、职业和环境的研究与观察。最初，研究人员主要通过动物模型，不断提高对物质的毒性作用与特定细胞过程和通路紊乱之间的机制联系的认识，推动毒理学模型的发展。在合成药物领域，目前市场上用于药物研发的化合物多达 10～100 万个，但只有 1000～10000 个分子可能被进一步地开发成成功的临床候选药物 [85]。传统上，化学家和生物学家通过开展基于细胞或动物的实验，来测定化合物的特性及其在体内的实际生物学效应。然而，涉及动物的实验不仅耗时、耗力、耗财，而且越来越受到伦理方面的关注 [86]。因此，研究人员使用更高效的计算毒理学方法来帮助预测化合物的潜在毒性。

计算毒理学（computational toxicology）作为一个日益发展的毒理学分支，补充了经典的实验毒理学。计算毒理学基于足够多的实验数据，建立统计学模型，进而对实验进行模拟。这种基于统计学的概念框架可用于获取隐含在实验数据中的逻辑规则和数学方程，这有助于研究者理解和解决实验中的问题 [86, 87]。类似于计算化学或化学信息学，计算毒理学使用算法来模拟实验，以便在实验过程中选择最优的测试候选对象，有时计算毒理学方法也可以替代实验方法。计算毒理学应用建模和模拟等方法，旨在对信息进行聚合和外推，从而为实验的设计提供指导。现阶段，计算毒理学所研究的毒性主要集中在口服急性毒性、经皮毒性、"三致"（致畸、致癌、致突变）毒性、肝毒性、心脏毒性、内分泌干扰性等。

14.2.3 人工智能在毒性预测方面的进展

传统的用于识别可诱导化学毒性的化合物的实验测试方法，通常较为昂贵和耗时。相较而言，计算建模是一种有前途的替代方法。在计算建模领域，定量构效模型（QSAR）是一种经典的建模框架，研究人员在其中引入了大量的机器学习方法，例如逻辑回归、随机森林和支持向量机等，用于提高化合物毒性风险评估的准确性。然而，QSAR 本身的一些假设，比如类似的化合物具有类似活性，有时被证明是有缺陷的，这造成了所谓的"活性悬崖"[88, 89]。此外，机器学习方法常被诟病的过拟合问题也影响了现有模型的表现。计算毒理学研究中使用的数据集规模相对较小，对化学空间的覆盖也较为有限，这使得该领域往往成为过拟合的重灾区。

为了克服传统机器学习方法的缺陷，研究人员引入了深度学习方法，也就是深度神经网络。深度学习方法基于更多的数据，构建更多的模型。深度学习方法的优势在于，可以自动识别数据中的非线性模式，而不需要大量的人工干预 [90]。常见的用于药物安全研究的深度学习方法包括卷积和递归神经网络。卷积和递归神经网络模型已被用于临床前药物毒性研究，从而促进先导化合物的选择和实验设计，开展有效性研究，确定药物 - 药物相互作用，并帮助临床决策。神经网络作为一种前沿的人工智能方法，在处理大数据集方面具有优势。神经网络模型的高性能不仅证明了大数据集的优点，而且可以推进特征的选择。

在当前的大数据时代，计算建模是一种很有前途的方法，可以替代、减少和改进传统的动物实验。随着数据库的持续快速增长，以及处理大数据集的新技术的开发，深度学习模型将应用于大型化学空间分析、多种生物数据优化和复杂的机制研究。基于人工智能的计算毒理学不仅可以预测新化合物的潜在毒性，而且可以阐明潜在毒物的毒性机制。目前，随着毒性数据库的不断增长和建模技术的发展，研究人员得以处理丰富的毒性信息，将深度学习模型集成到基于机制的化学风险评估中，这也是监管机构迫切需要的研究工作[91]。

14.2.4 毒性预测模型

14.2.4.1 口服急性毒性预测

急性毒性（acute toxicity）是指机体（人或实验动物）在 24h 内因一次或多次接触外源化合物而产生的中毒反应及死亡，这是药物安全性评价的一个重要指标，也是毒理学研究最重要的端点（endpoint）之一[92]。为了评价急性毒性程度，研究人员开展小鼠或大鼠等啮齿类动物实验，通过口服、吸入、腹腔或皮下注射等途径，测定半数致死量（LD_{50}）或半数致死浓度（LC_{50}）。根据不同的给药途径，急性毒性包括口服急性毒性、经皮急性毒性、吸入急性毒性、原发性眼刺激急性毒性和原发性皮肤刺激急性毒性等。其中，由于药物的服用方式以口服为主，所以口服急性毒性是重点研究对象。急性毒性的程度可被划分为如表 14-2 所示几个级别。

表 14-2　药物急性毒性级别

急性毒性级别	高毒（danger）	中毒（warning）	低毒（caution）	无毒（none）
口服 /（mg/kg）	≤ 50	> 50 ≤ 500	> 500 ≤ 5000	> 5000
经皮 /（mg/kg）	≤ 200	> 200 ≤ 2000	> 2000 ≤ 5000	> 5000
吸入 /（mg/L）	≤ 0.05	> 0.05 ≤ 0.5	> 0.5 ≤ 2	> 2
原发性眼刺激	腐蚀或角膜受损或刺激持续超过 21 天	角膜受损或其他眼睛刺激在 8 ~ 21 天内消除	角膜受损或其他眼睛刺激在 7 天内消除	最小影响在 24h 内消除
原发性皮肤刺激	出现腐蚀	72h 内出现严重刺激	72h 内出现中度刺激	72h 内出现轻度或轻微刺激

Xu 等人使用大鼠的口服急性毒性的 LD_{50} 值为数据集，使用一种改进的分子图编码卷积神经网络（MGE-CNN）体系结构，开发了用于预测口服急性毒性的高质量深度学习 deepAOT 模型。MGE-CNN 架构以一个小分子的 SMILES 作为输入，产生一个能够描述毒性值或标签的分数。对于给定的 SMILES，分子的结构图由 RDKit 工具箱进行转换。每一层（或迭代）的子图被编码成一个可描述指纹长度和深度的固定大小的向量，然后这些向量相加代表这个分子。这种深度学习体系结构也适用于预测化合物的其他毒性或性质[93]。Chen 等人提出了一种名为 BESTox 的基于二元 SMILES 编码的卷积神经网络（CNN）回归模型。不同于常用的分子指纹编码 SMILES，BES 中每个 SMILES 由一个 56 位的二进制向量编码，其中 26 位用于用 one-hot 方法编码 SMILES 的字母和符号，30 位用于编码包括氢键数、形式电荷、原子价、环原子、芳香性、手性和杂化等各种原子性质。CNN 被用于学习 BES 编码后的矩阵来实现口服急性毒性的预测[94]。Kianpour 等人提出了基于遗传算法多元线性回归（GA-MLR）和反向传播人工神经网络（BPANN）的 QSAR 模型，用于预测有机磷化合

物的口服急性毒性程度（LD_{50}）。BPANN 方法是筛选分子描述符的可靠模型，由 BPANN 模型得到的分子描述符能够很好地表征每种化合物的分子结构 [95]。

14.2.4.2 经皮毒性预测

经皮毒性通常可以分为三类：皮肤过敏、皮肤刺激 / 严重伤害、经皮急性毒性。

（1）皮肤过敏

正常情况下，免疫系统保护机体免受外来物质（被称为抗原）的侵袭。然而，有些人在暴露于对多数人无害的环境化学物质（过敏原）、食物或药物时免疫系统会反应过度，造成过敏反应。其中易感个体局部暴露于化学过敏原，引起皮肤免疫反应，可以产生皮肤过敏。其过程可以分为两个阶段：第一次接触过敏原产生的致敏作用，以及之后暴露于相同过敏原后激发的过敏反应。皮肤过敏的产生与致敏原反应的 T 淋巴细胞的活化和增殖过程相关 [96]。

在实际化学品的开发中，尤其是化妆品的研发与生产中，皮肤致敏性的测定通常是一个重要的环节。而化学物质致敏程度的确定和表征通常采用体内方法，如小鼠局部淋巴结试验（local lymph node assay，LLNA）。由于动物实验的监管与伦理的限制，研究人员需要新的替代方法来预测化学物质的皮肤致敏程度。在此背景下，体外试验数据与计算方法联合的评价手段应运而生。合适的描述符可以用于将化合物的物理化学性质以及对免疫系统的反应能力数值化，便于计算机处理。在建模中，选择合适的描述符作为机器学习方法的输入是模型效果的关键。

化学致敏剂的致敏程度是通过 EC3 值来评估的。EC3 值是与对照品相比，过敏原在引流淋巴结中产生细胞增殖反应所需要的化学浓度阈值。根据 EC3 值，化学品可分为五种致敏程度类别（非致敏剂、弱致敏剂、中等致敏剂、强致敏剂和极强致敏剂）。研究人员可使用定量风险评估方法预测人类接触的安全水平。Di 等人构建了基于机制的用于预测化合物的皮肤致敏程度的二分类和三分类模型 [97]，并构建了用于预测半抗原的致敏机制的网络系统 [98]。

研究人员普遍认为，单一的体外试验不足以取代动物试验，不同体外试验的结果需要通过计算方法整合，来预测化学品的皮肤致敏程度。人工神经网络（artificial neural network，ANN）是一种非线性统计数据建模工具，可用于复杂的输入输出关系建模。Tsujita-Inoue 等人利用抗氧化反应元件（ARE）分析的结果和辛醇 - 水分配系数，提出一种 ANN 建模，从而预测 LLNA 阈值。对来自多个体外分析的数据进行 ANN 分析，对于皮肤致敏化学品的风险评估是一种有用的方法 [99]。Hirota 等人结合直接肽反应试验（DPRA）、角质细胞 KeratinoSensTM 试验、人类细胞系激活试验（h-CLAT）、计算结构警示参数，基于综合测试策略概念，开发了一种 ANN 预测模型，用于评估皮肤致敏风险 [100]。

（2）皮肤刺激与经皮急性毒性

刺激性接触皮炎是一种由于皮肤暴露于刺激物而引起的多因素疾病，具体症状为皮疹、发痒、发红、疼痛。皮肤刺激虽然通常只在局部产生，但仍在一些情况下可造成全身伤害。皮肤刺激的作用模式目前尚不完全清楚，但可能与免疫类成分有关 [101]。Thomas 等人通过二元指纹和 Jaccard 距离来定义化学相似性，构建了用于预测皮肤刺激的模型 [102]。

经皮急性毒性，是指化学品经皮肤摄入体内而导致中毒甚至死亡。目前尚缺乏用于预测经皮急性毒性的数据与算法。

14.2.4.3 "三致"毒性预测

"三致"毒性包括三类：致畸毒性、致癌毒性和致突变毒性。

（1）致畸毒性

发育中的胎儿对化学物质非常敏感。最为人所熟知的恶性事件即为 20 世纪 50 年代的"反应停事件"，多个国家的孕妇在服用止吐药"反应停"沙利度胺后，在全世界共产下了约 1.2 万名畸形儿。然而，在药品的临床试验中，实验对象通常不包括孕妇，使得孕妇用药数据极其有限。妊娠期间药物暴露的临床试验结果常常是相互矛盾的，并且对小分子的致畸性没有系统的评分。这都增加了药物不良反应致畸的风险。因此，利用计算方法预测化合物的致畸毒性，具有非常重大的现实意义。

为了预测致畸毒性，研究人员通常使用以下几个特征建立模型：用于描述整个化合物中化学基团及其之间相互关系的化学描述符；包括药物相似性、分子能量学和突变性的元结构特征；与致畸毒性相关的一些特定的靶标。研究人员通常使用分类方法来预测致畸毒性，分类规则见表 14-3。

表 14-3　致畸毒性分类规则

分类	属性
A	一般可接受。在孕妇中进行的对照研究没有证据表明有胎儿风险
B	可能可接受。动物研究表明没有风险，但尚未进行人体研究，或者动物研究表明有较小的风险，而人类研究表明没有风险
C	如果治疗效果大于风险，需谨慎使用。动物研究表明有风险但没有人体研究，或者既没有动物研究也没有人体研究
D	仅在危及生命的紧急情况下，没有更安全的药物可用时使用。有明确证据表明具有人体致畸风险
X	妊娠期请勿使用。具有人体致畸风险，并且存在更安全的替代品
N/A	没有有效信息

目前的致畸性评分是由药理学家在临床前建立的。研究人员通过选取一系列致畸毒性的相关生物标志物，开展动物实验得到致畸性评分。这种方法本身就有局限性，因为常见动物模型的结果不能充分代表人体的致畸毒性效果。目前相应的人体数据主要从过去发现的胎儿畸形病例中追溯而来。当前的研究多使用无监督学习手段，如 t-SNE 聚类算法。Challa 等人使用受试者工作特征（receiver operating characteristic, ROC）曲线分析、无监督机器学习（t-SNE）和有监督梯度提升机，来发现妊娠期处方药物中的化学功能与现有致畸信息之间的关系，从而根据药物结构预测致畸性[103]。

（2）致癌毒性

致癌毒性预测和癌症风险评估是药物发现和开发的关键。药物的致癌毒性是制药行业高度关注的毒理学性质，因为它经常造成药物的临床试验失败，甚至导致药物从市场上撤出。化学致癌物可以通过直接与 DNA 相互作用或破坏细胞代谢过程而提高肿瘤发生率。为了降

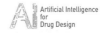

低候选药物因致癌毒性造成的后期损失，致癌毒性预测是一个重要研究方向。

关于致癌毒性预测的计算方法可归纳为三种类型，即专家系统、定性构效关系模型和定量构效关系模型。专家系统设置了一套具体的规则来判断和推理化学致癌的机理，准确性可以达到70%[104]，专家系统中常用的方法是树模型，通过剪枝进行预测。定性构效关系模型和定量构效关系模型则建立了分子特征和化学致癌性之间的定性和定量关系，常用的方法包括朴素贝叶斯、XGBoost、支持向量机以及K最近邻算法等。随着深度学习的发展，卷积神经网络与人工神经网络也被应用于致癌毒性的预测。Wang等人基于一种动态路由算法，开发了用于区分致癌物和非致癌物的深度学习方法CapsCarcino，该算法需要的数据更少，可提取更全面的信息，并且不需要特征选择[105]。Singh等人利用大鼠致癌毒性数据，建立了概率神经网络和广义回归神经网络模型，用于预测化学品的致癌毒性[106]。

目前来看，致癌物与非致癌物的区分方法还有很大的改进空间，现有模型的预测精度都难以超过80%，许多模型都是根据化合物相似性来进行预测的，因此也很难泛化到对新结构化合物的预测。

（3）致突变毒性

化合物的致突变毒性是在药物研发过程中需要考虑的安全参数之一。传统的实验手段是Ames试验，这是一种细菌试验，被广泛用于确定分子引起突变的能力。虽然Ames试验非常便捷快速，但是它仍然不能满足在合成药物结构之前预测大量化合物的致突变性的需要。基于分子结构预测突变发生的方法，近年来逐渐成为主流方法。

类似于致癌毒性预测方法，致突变毒性预测方法同样可分为专家系统、定性构效关系模型和定量构效关系模型。专家系统模型的准确率在66.4%～75.4%之间[107-110]。随机森林、基于梯度增强算法的LightGBM等机器学习方法将预测准确率提升至80%以上。基于神经网络（DNN、CNN、GNN）的模型的准确率相比基于传统机器学习方法的模型的准确率更高。致突变毒性的预测往往通过多任务模型与其他任务相结合。Li等人使用了一种图卷积神经网络结构来识别分子特征，并基于这些特征开发预测模型，其模型不仅可以预测化合物的致突变性，还可以识别化合物中的警示结构[111]。

14.2.4.4 肝毒性预测

药物性肝损伤（drug induced liver injury, DILI）一直是药物退出市场的最常见原因。目前发现超过700种药物与肝损伤有关。可导致严重人体肝毒性的药物，通常在动物试验中不显示明显的肝毒性，也不显示与剂量相关的毒性。这说明人体肝毒性的发生机制复杂多样，这使得DILI的毒理学研究十分困难，因此通过计算机辅助预测肝毒性的方法应运而生。

早期的一些模型应用了传统的机器学习方法，如线性判别分析、K最近邻算法等。用这些方法建立的模型具有较为准确的结果，但缺少对外部验证集泛化能力的评判。当在大型验证集上进行验证后，模型的准确性可能会有一定的下降。除了运用线性判别分析、K最近邻算法外，也有研究模型运用贝叶斯算法、决策树算法以及混合机器学习算法对肝毒性进行预测。例如，Liew等人使用混合学习算法和混合特征的集成来开发预测肝脏效应的模型，但在大型外部验证集上进行评判时，这些模型的准确率都降至60%左右，说明传统机器学习方法的泛化性能并不能令人满意[112]。

深度学习方法相对于传统机器学习方法往往具有更复杂的参数空间，因此在数据量足够的情况下，对于复杂机制的毒性，基于深度学习方法建立的模型更加准确。随着图神经网络的出现，研究人员发现图神经网络更适合于建模，于是用图神经网络方法预测肝毒性的思路应运而生。其中，消息传递神经网络（MPNN）、有向消息传递神经网络（DMPNN）、多视图神经网络（MV-GNN）都取得了较好的结果。Xu 等人利用大数据集和信息损失最小的无向图递归神经网络分子编码方法，开发了深度学习模型，用于预测药物和小化合物的肝毒性[113]。Ma 等人应用包括传统的机器学习方法和基于图形的深度学习技术在内的多种计算技术来预测肝毒性。有研究通过无向图递归神经网络方法建模，在外部测试集上准确性大幅提升[114]。Li 等人开发了一个八层深度神经网络模型，用于利用人类细胞系的转录组学图谱预测肝毒性[115]。Feng 等人使用与肝毒性相关的基因表达数据，然后通过特征基因选择和参数优化，开发了一个用于预测肝毒性的深度学习模型[116]。

14.2.4.5 心脏毒性（*hERG*）预测

在心肌细胞中，人类果蝇相关基因（*hERG*）编码一种同源的四聚体钾离子通道蛋白。目前认为药物主要通过直接抑制 *hERG* 通道或阻碍 *hERG* 通道蛋白的转运产生心脏毒性。*hERG* 通道活性的降低可能阻断心脏延迟整流电流，造成 QT 间期延长，进而诱发尖端扭转性室性心动过速，严重时可导致猝死。已经有许多药物由于导致心脏毒性而被撤出市场，如普尼拉明、利多氟嗪、特罗地林、特非那定等[117]。

近年来，研究人员开发了很多基于计算机的化合物心脏毒性预测方法，包括基于结构的药效团搜索、定量构效关系（QSAR）和分子对接等，以及基于机器学习的随机森林（RF）、支持向量机、K 最近邻算法、极限梯度提升（XGBoost）和深度神经网络（DNN）等[85, 118-123]。其中基于 DNN 的方法因其强大的拟合能力以及较少的限制条件脱颖而出。

2019 年，研究人员提出了基于多任务深度学习的化合物心脏毒性预测模型——deephERG[124]。他们通过整合分子操作环境（MOE）描述符和 Mol2Vec[125] 描述符来表征化合物，并按照 *hERG* 通道最大半抑制浓度（IC_{50}）标签划分数据集，构建了多任务学习的子任务数据集。实验结果表明，基于多任务学习框架的 deephERG 表现优于基于单任务学习框架的 DNN 和 GCN 模型以及基于机器学习的 RF、SVM、朴素贝叶斯（NB）方法，在训练集和验证集上的 AUC 达到 0.944 和 0.967。但是他们的模型构建方法专注于预测性能，而不是可解释性，总的来说还是一个黑盒模型。在此基础上，有学者提出了用于预测 *hERG* 抑制剂的可解释深度学习模型——hERG-Att[126]。该模型基于自注意力机制，通过更新特征重要性权重矩阵来训练模型，因此具有较强的可解释性。hERG-Att 使用扩展连接指纹（ECFP）表征化合物，在一个包含 10453 种化合物的数据集上进行训练。结果显示，hERG-Att 相对于一般的 RF 和 KNN 方法在性能上有很大提升，同时由于自注意力机制的可解释性，可以根据模型捕获的注意力权重来分析影响 *hERG* 结合亲和力的特征子结构。

大部分毒性预测方法只使用了一种化合物表征方法或模型架构，但是单一的表征或模型可能是有偏的。为了提高模型的性能，有研究人员参考多模态和集成学习的思想对模型进行改进[127, 128]。DeepHIT[129] 通过整合基于分子描述符的 DNN、基于分子指纹的 DNN 和基于分子图的 GCN 三个独立的二元分类模型来提高模型的灵敏度，减少假阴性预测。对于某一化合物，只有当三个模型预测结果均为阴性时 DeepHIT 的最终输出才为非心脏毒性。在 DeepHIT 的基础上，CardioTox net[130] 进一步整合了 Smiles2Vec[131] 和 Fp2Vec[132] 模型，计算基于 SMILES 字符串的嵌入向量（SeV）和基于分子指纹的嵌入向量（FPeV），它们本身并不直接描述分子的任何生物化学属性，但已经被证明在各种 QSAR 任务中具有合理的预测潜能。CardioTox net 将五个独立模型的预测结果馈入一个包含两个隐藏层的全连接网络后输出最终的预测结果。CardioTox net 在外部测试集上与最先进方法进行了比较，结果显示其在一系列准确度指标方面表现出了稳健的综合性能。

除了上述模型之外还有很多相关工作值得参考：Lee 等人使用 3456 个理化描述符和指纹表征化合物构建的 DNN 模型 CardPred，经常被其他模型用作基线方法进行比较 [133]；Zhang 等人探究了不同深度、化合物表征方法以及采样方法对于 DNN 模型的 *hERG* 抑制剂预测性能的影响 [134]；Wang 等人尝试采用胶囊网络架构（CapsNets）来开发 *hERG* 抑制剂 / 非抑制剂的分类模型 [135]。

14.2.4.6　内分泌干扰物预测

内分泌干扰物（endocrine disrupting chemicals, EDCs）是一种可以干扰人类或其他生物体内内源性激素生成或正常功能的化学物质，包括二噁英、多氯联苯、某些农药以及增塑剂，如双酚 A 和邻苯二甲酸酯等。暴露于 EDCs 会产生严重的健康影响，例如发育和生殖缺陷、癌症、免疫障碍和认知障碍等，因此开发 EDCs 快速检测和分析的计算方法至关重要。

有研究人员评估了基于深度学习的 QSAR 模型（SAE-QSAR、DBN-QSAR、DNN-QSAR）在 EDCs 对人体的定性和定量影响预测任务上的表现[136]。数据标签为从相关文献中收集的化学物质与性激素结合球蛋白（SHBG）和雌激素受体（ER）之间是否存在结合以及相对结合亲和力。他们认为输入和输出维度的不平衡可能导致过拟合和多重共线性等问题，因此使用 PLS-VIP 和 LASSO 回归方法将 DRAGON 软件生成的约 2000 个分子描述符减少到两位数。在定性和定量任务中 3 种基于深度学习的 QSAR 方法的综合表现均高于其他基于统计和机器学习的 QSAR 模型（LR-QSAR、MLR-QSAR、SVM-QSAR），DNN-QSAR 在两类任务中均显示出了最佳性能。在此之前，已经有研究人员使用反向传播人工神经网络（CPANN）开发了用于预测雌激素类内分泌干扰物（EEDCs）毒性的 QSAR 模型，该模型使用遗传算法（genetic algorithm, GA）搜索最佳模型尺寸，筛选最适合建模的分子描述符以及自动调整它们的相对重要性权重，并且在外部验证集上展现出了良好的泛化能力[137]。除此之外，也有学者认为传统的单标签 QSAR 模型只能针对单一生物标志物进行预测，不足以全面了解化合物的内分泌干扰潜能，因此他们开发了基于机器学习的多标签模型来识别化合物作用于不同靶点的可能性[138]。

还有研究人员通过联用 CNN 和 LSTM 构建了 VisualTox 模型，用于评估化合物成为雌激素结合剂或激动剂的可能性[139]。模型使用 SMILES 表示作为输入，经过多层 CNN 提取各个子结构的高级特征，再经过 LSTM 学习各高级特征的相互依赖性。他们认为数据集的平衡性对于模型性能具有很大的影响，因此采取了随即欠采样、数据增强等手段以及主动学习的策略来平衡多来源数据集和正负样本比例。此外他们还定义了一个概念：关键结构基序

（CSM），CSM 由现有或潜在的 EDCs 警示子结构以及决定警示子结构活性的特异性化学环境组成。模型在训练结束后通过梯度类加权激活映射（Grad-CAM）[140] 方法量化最后一个卷积层中高级子结构相对预测结果的重要性来揭示 EDCs 的 CSM。

14.2.5 人工智能的可解释性与警示子结构的识别

14.2.5.1 警示子结构的基本概念

警示子结构（structural alerts, SA）的概念最早于 1985 年由 John Ashby 在化学致癌物结构分析的背景下提出，是指对化合物毒性起关键作用的子结构或子结构组合，这些子结构本身具有毒性或者代谢后产生具有毒性的片段 [141]。开发准确的警示子结构识别方法在药物设计和环境毒理学等领域具有重要意义。这些警示子结构可以帮助研究人员快速识别出潜在的毒性化合物，指导先导化合物的优化，更重要的是目前大部分用于预测化合物毒性的人工智能模型的可解释性，都需要通过揭示特异于预测任务的警示子结构进行展现。

14.2.5.2 警示子结构的识别方法及应用

早期研究人员主要使用专家系统来识别警示子结构，即基于毒理学家的经验或生物化学领域的知识来推测警示子结构，但是这种方法的准确率较低。近年来基于人工智能的警示子结构识别方法得到了快速发展，与专家系统相比具有更好的准确性。有研究人员将相关方法分为三类并进行了比较：基于分子片段的方法、基于图论的方法和基于分子指纹的方法 [142, 143]。实际上，在之前章节中介绍的部分模型已经进行了可解释性分析，揭示了影响化合物不同毒性的警示子结构，例如基于注意力机制的 hERG-Att 和基于 Grad-CAM 的 VisualTox。

2016 年，研究人员开发的基于多任务 DNN 的化合物毒性评估模型 DeepTox[144]，在 NIH 组织的 Tox21 比赛中取得了优异成绩。他们使用 ECFP4 指纹特征编码化合物重新训练模型（性能与原模型相仿），分析了隐藏层中神经元与已知毒性子结构的特征之间的相关性。神经元特征为是否被训练集化合物激活，而毒性子结构特征为是否存在于训练集化合物中。结果显示隐藏层中与毒性子结构之间存在显著关联的神经元数量随着层级的增加而减少，但是高相关神经元数量则随着层级的增加而增加。较低的隐藏层通常倾向于学习较小的子结构特征，侧重于单个官能团，而较高的隐藏层侧重于更大的毒性团簇。低层特征通常是多个高层特征的一部分，因此与更多毒性子结构相关，而高层特征包含的信息更多也更精确，因此相关性更高。这些结果表明深度学习模型能够自动地学习毒性子结构特征，帮助我们寻找新的警示子结构。

参考 DeepTox，有研究人员基于前馈全连接神经网络（FNN）构建了化合物细胞毒性预测模型 [145]。该模型使用 2048 位摩根指纹编码化合物，预测的细胞毒性分数介于 0 和 1 之间。然后使用逐层相关性传播（LRP）方法 [56] 的一个特例——深度泰勒分解（DTD）[146]，将预测分数沿神经网络逐层反向映射回原始指纹编码，获得指纹编码中每一位对应的子结构对最终预测分数的相关性，从而识别分子中潜在的高相关性毒性子结构。同样基于分子描述符和 LRP 方法对化合物子结构进行分析的还有用于化学反应副产物危险性（毒性、爆炸性）预测的模型[147]。

还有学者实践了两种虚拟筛选中常用的 DNN 模型并进行基于警示子结构的可解释性分析[148]。针对基于描述符的前馈神经网络，他们使用积分梯度算法（integrated gradients）[54]进行分析。设置零向量作为基线（baseline），代表一个不包括描述符中定义的所有子结构的虚拟分子。样本描述符中每个维度的归因（attribution）通过计算从基线到样本之间直线路径的梯度积分获得，不同维度的归因代表了不同子结构对于分子整体毒性的贡献。针对图卷积神经网络，他们通过跳过模型中的原子级池化步骤来提取学习到的子结构特征。在图卷积神经网络中，每个节点的原子特征都受到其邻域的影响，因此该特征可以代表以该原子为中心的子结构特征，原子的感受野取决于图卷积层的数量。

实际上除了警示子结构之外化合物是否表现出毒性还要取决于警示子结构在分子中的具体化学环境。越来越多的研究表明，仅使用警示子结构进行化合物毒性评估的准确性有限。因此，有研究人员提出了非毒性子结构（nontoxic substructures, NTS）概念，即当某个警示子结构与一些特定子结构以某种形式一起存在时并不显示出毒性，这个组合子结构即为非毒性子结构[149]。通过考虑这些非毒性子结构的影响，可以有效降低基于警示子结构的预测假阳性率。VisualTox 模型中提出的关键结构基序概念实际上也存在这方面因素的考量。当然除了警示子结构外，也有研究人员通过揭示化合物的有害结局路径（Adverse outcome pathway, AOP）来解释基于组学和药理学网络的毒性预测模型[89, 150-152]。除了上述内容之外，我们还需要综合考虑种属差异、剂量、体内暴露情况等多种因素的影响，生物体系的复杂性使得我们很难对影响化合物毒性的因素进行清晰明确的定义。

14.2.6　小结与展望

随着技术的进步，数据增长的速度在过去十年中呈指数级增加。研究者可利用丰富的数据并联系机理，设计和开发药物。包括人工智能在内的机器学习方法有助于预测毒性，并为候选药物的作用机理提供假设。这些计算方法在早期化学设计阶段非常有用，可广泛用于对分子的潜在毒性进行早期评估。计算模型的预测结果可随后在实验室进行测试与验证，特别是针对特定机制的预测结果。能够与特定毒性机制相结合的模型可能具有更广泛的应用。

然而，药物设计以及毒理学研究中预测模型的构建仍然面临着很大的挑战。无论使用何种算法，预测模型的目的都是准确预测一组新化合物的性质，这些化合物可能尚未合成或尚未测试，因而一些预测模型的实用性还有待评估。此外，尽管研究者已经创建了很多方法试图明确模型的应用域和稳健性，但是确定化合物是否超出模型的应用域以及模型是否过拟合依然有待规范化和统一化。目前较为可靠的方法是，评估测试化合物与模型化学空间中训练化合物的相似性，以及使用多种模型综合获得预测结果。但总的来说，模型的实用性评估、应用域明确、稳健性测定，仍然是不断发展且尚未成熟的领域。

归根结底，我们不得不承认整个领域的发展仍然有待完善。计算模型的使用与实验方法的开展相辅相成，计算模型有助于节约成本和提供指导，实验方法有助于验证结论并明确数据标签。其他新的分析方法也将加入药物毒性预测的领域，补充现有研究。随着越来越多时间和精力的投入，数据质量和数量的不断增加，新分析方法的提出，人工智能预测药物毒性仍然有着光明的前景。

14.3 药物代谢产物预测

14.3.1 药物代谢及药物代谢预测简介

新陈代谢是生命系统的标志，它使生物体能够创造一个可行的环境，在其中进行复杂的生化转化，以维持体内平衡。

对于约 75% 的药物，代谢是其主要的清除途径之一，可以产生物理化学、生理、药理和毒理学特征具有重大改变的代谢物[153]。药物在机体作用下发生的化学结构变化，主要在肝脏中进行，分两个阶段，第一阶段由氧化、还原和水解等主要反应组成，使分子产生极性基团，称为 I 相代谢反应，代谢酶包括细胞色素 P450（CYP450）、单胺氧化酶、黄素单加氧酶、过氧化物酶、乙醛脱氢酶等；第二阶段中化合物与内源性辅因子结合，导致其水溶性增加，排出体外，同时也使可能有毒的化合物失活，称为 II 相代谢反应，相关酶主要为葡萄糖醛酸转移酶、乙酰转移酶等[154, 155]，代谢反应流程如图 14-3 所示。

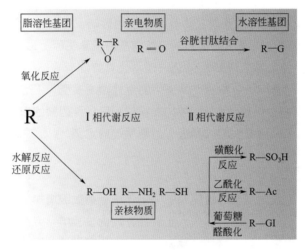

图 14-3　代谢反应流程

其中，最为重要的 I 相代谢酶是细胞色素 P450 酶家族[156]。目前人体内已经发现 57 种亚型的 CYP450 基因，与药物等异源物质代谢最相关的亚型包括 1A2、2C9、2C19、2D6 和 3A4[157]。

药物代谢的影响主要表现在以下几方面：

① 产生作用上的改变　软药（soft drugs）是容易代谢失活的药物，使药物在完成治疗作用后，按预先设定的代谢途径和可控的速率分解、失活并迅速排出体外，从而避免药物的蓄积毒性，例如琥珀胆碱和艾司洛尔。也有代谢稳定的（高耐药的）药物，不进行代谢就进行排泄，例如赖诺普利和双磷酸盐。前药（prodrug），也称前体药物，是指药物经过化学结构修饰后得到的在体外无活性或活性较小、在体内经酶或非酶的转化释放出活性药物而发挥药效的化合物。在药物设计阶段，通常采用易代谢的化学基团来改善 ADME（吸收、分布、代谢和排泄）特性或减少毒性，例如非诺贝特（代谢为非诺贝酸）、左旋多巴（代谢为多巴胺）、奥司他韦（代谢为奥司他韦羧酸）和伐昔洛韦（代谢为阿昔洛韦）。

② 药理活性变化　药物代谢物从非活性化合物到活性较高的化合物，它们大部分具有

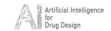

与母体药物相同的药理靶点，具有不同的药理活性。

③ 代谢毒性变化　Ⅰ相代谢反应以及某些Ⅱ相代谢反应，会生成毒性代谢物，造成一定的肝脏毒性。

④ 药物相互作用　药物相互作用（drug interaction，DI）是指病人同时或在一定时间内由先后服用两种或两种以上药物后所产生的复合效应，可使药效加强或副作用减轻，也可使药效减弱或出现不应有的毒副作用。作用加强包括疗效提高和毒性增加，作用减弱包括疗效降低和毒性减少。可发生在吸收、分布、代谢、排泄 4 个阶段，其中代谢性药物的药物相互作用发生率最高，约占药代动力学相互作用的 40%。代谢性药物相互作用是指 2 种及以上药物在同时或序贯用药时，在代谢环节产生作用的干扰，结果使疗效增强甚至产生不良反应，或疗效减弱甚至治疗失败。在多种药物共同给药的情况下，一种药物的存在可能抑制或进一步诱导另一种药物的代谢，这是药物相互作用的潜在原因之一。例如，单胺氧化酶抑制剂因潜在的致命的饮食和药物相互作用而闻名，因此它们目前仅被用作治疗非典型抑郁症的最后手段。

⑤ 耐药性　代谢途径的诱导是产生耐药性的主要途径，尤其是对抗感染和抗癌药物来说。

⑥ 物理化学性质　代谢对药物的理化性质产生影响，进而影响药物的药代动力学性质，尤其是在分布和排泄方面。它还影响诸如吸收、被动膜渗透、转运和与大分子结合等参数。

总而言之，这个过程决定了药物的药效、安全性以及有效性，然而，代谢也可能导致药效降低并引起安全问题。因此，药物代谢研究是药物开发的重要组成部分[158]。它们可以为化合物的成药性提供见解，或改善先导化合物的某些特征以优化性质。

传统的药物代谢研究是用实验的分析技术，例如，使用 LC-MS 等检测手段检测分子中易于发生代谢的位点（soft spot），从而为化合物的结构改造提供依据[159]。然而，实验方法在设备、专业知识、成本和时间等方面仍有很高的要求。因此，开发成本更低、吞吐量更高的药物代谢预测计算工具具有广阔的前景。

14.3.2　药物代谢产物预测的研究现状

许多不同的代谢产物预测或代谢部位预测方法已被报道，它们有些提供 web 服务，有些提供免费的或商业用的软件。最常见的应用是，首先确定与药物代谢相关的生物分子的基本结构、功能和机制特性，再者它可以识别有机小分子中代谢不稳定的位置和预测代谢产物。一旦确定了实际代谢物的化学结构，就为预测其反应性、毒性、生物活性以及其他药代动力学和药效学（PK/PD）特性提供了一个良好的起始位置。它们可以分为特定性和全局性模型。特定性模型适用于某些生物分子（主要是代谢酶）和 / 或特定的代谢反应，而全局模型原则上适用于多种生物系统（即任何代谢酶和生物转化模式）和大多数分子量较小的有机化合物。表 14-4 总结了目前预测代谢位点和代谢产物的工具。

表 14-4　预测代谢位点和代谢产物的工具

名称	描述
Metaprint2D	基于指纹数据挖掘的方法
SMARTCyp	基于密度泛函理论的反应能，预测 CYPs 的 SoMs

名称	描述
SOMP	基于贝叶斯方法预测五种主要 CYPs 和 UDP- 葡萄糖醛酸基转移酶的 SoMs
FAME3	用于Ⅰ相代谢反应和Ⅱ相代谢反应的综合 SoMs 预测模型
XenoSite	神经网络预测 CYPs 以及 UGTs 的 SoMs
SyGMa	由专家知识组成的规则集与经验评分的代谢物产生的Ⅰ相和Ⅱ相代谢反应产物预测
MetaTox	基于贝叶斯方法预测五种主要 CYPs 和 UDP- 葡萄糖醛酸基转移酶的代谢产物
GLORYx	基于知识与机器学习的组合方法预测Ⅰ相和Ⅱ相代谢反应的代谢产物
BioTransformer	基于知识与机器学习的组合方法，每个模型针对不同的酶家族
CyProduct	基于 9 种最重要的人类 CYP450 酶的预测方法，基于知识与机器学习方法相结合

目前主流的计算机预测药物代谢的方法主要分为药物代谢位点（site of metabolism, SoM）的预测和代谢产物的预测。

14.3.2.1 药物代谢位点的预测方法

代谢位点的预测方法主要帮助药物化学家识别化合物分子中发生反应的原子位置。识别分子的 SoMs 有助于了解其代谢稳定性，也有助于药物化学家确定控制其代谢的结构修改。潜在代谢物的鉴定对于预测脱靶活性或毒性可能产生的不良反应是重要的。目前，代谢位点预测方法已经得到普及，现有的大多数代谢位点预测工具都是专门为通过 CYP450 预测代谢而设计的，而 CYP450 负责代谢 70% ～ 80% 的现有药物。

代谢位点的预测方法主要可以分为三类：①基于配体的方法（ligand-based method）；②基于结构的方法（structure-based method）；③组合的方法（combined method）。以下介绍具有代表性的 SoMs 预测方法。

基于配体的方法主要基于一个设想：化合物的代谢命运主要由自身的化学结构和特性决定。基于配体的方法主要包括基于量子力学的方法、基于形状相似的方法、基于指纹数据挖掘的方法、基于描述符和药效团的方法。在Ⅰ相代谢反应中，氢原子的抽取是Ⅰ相代谢反应的限速步骤，决定了分子中某位点是否容易发生代谢反应。为了方便计算，一般选择半经验的量子力学方法。QMBO[160] 采用基于键级估计氢抽取能（hydrogen abstraction energies）的量子力学方法。

有生物活性的模板分子与候选分子之间的形状相似性，可用于代谢可能性的定量计算：若候选分子与模板分子形状相似，那么候选分子的代谢位点将接近于模板分子实验确定的代谢位点。ROCS[161] 是基于形状比对的方法，用来预测 CYP2C9 底物的代谢位点。

Metaprint2D[162, 163] 是基于指纹数据挖掘的方法。Metaprint2D 挖掘生物转化数据库（Accelrys Metabolite Database[164]）中的代谢反应信息，该数据库包含多达 100000 条代谢反应。通过将底物与其相应的代谢产物进行最大公共子结构搜索，从而得到各底物的代谢反应中心。然后采用拓扑原子指纹构建指纹数据库：所有底物的拓扑原子指纹数据库，以及所有反应中心的拓扑原子指纹数据库。询问化合物中的每个位点分别与两个指纹数据库进行指纹相似性计算，以此得到询问化合物每个位点的代谢反应发生率。最后，进行归一化处理。归

AI Artificial Intelligence for Drug Design

一化的反应发生率并不能说明代谢反应发生的绝对可能性，但能够用来说明文献报道的某类代谢反应发生的频率。

基于描述符的代谢位点预测方法主要通过确立描述符和实验的代谢性质之间的数学关系，以此来预测新化合物的代谢位点。一般可以使用线性或非线性的统计技术如支持向量机、神经网络算法或随机森林算法等来进行数学建模[165-169]。

配体 - 蛋白对接方法已经成为合理的先导化合物识别与优化过程中的一个重要部分。近年来 CYP 家族酶的晶体结构被不断解析，人们能够方便地使用配体 - 蛋白对接方法研究底物的结合构象对代谢位点预测的影响[170]。总体来说，通过配体 - 蛋白的对接方法，虽然能够考虑底物分子的结合取向，提高预测的准确率，同时减少假阳性的位点，但是对接的方法往往会受到对接和构象采样等的影响，导致对接方法有较大的计算量，因此，也难以满足高通量的代谢预测需求。

配体的化学反应性以及配体与代谢酶的结合取向对确定化合物的代谢位点是非常关键的两个因素，而上述方法仅片面地考虑其中一种因素，导致其结果不能达到最优。因此，一些组合的方法应运而生。

MetaSite[171] 是一个组合的方法，用来预测 CYP 介导的代谢反应。首先，通过基于分子相互作用场（molecular interaction fields）的模块分析蛋白和配体之间的特征，从而获得用于评价反应位点暴露程度的描述符；其次，用分子轨道计算氢抽取能，并使用结构片段匹配的方法获取氢抽取能；最后，将二者的乘积值作为代谢反应是否发生的标准。计算的分值越高，代谢的可能性则越大。

通过半经验量化方法构建的 SMARTCyp 方法[172] 能达到一定的准确性，该软件包包含一个预先计算的配体碎片的 DFT 活化能数据库。利用 SMARTS（Smiles Arbitrary Target Specification）语言表征配体碎片。询问化合物首先进行数据表查询，然后进行碎片的匹配，以此获得代谢反应能量值。通过结合一个表征位点暴露程度的描述符预测询问化合物各位点代谢反应发生的可能性。表征反应活性的 DFT 活化能对模型的贡献远远超过其他描述符。相较于 CYP3A4 的较大结合口袋以及较广的底物结构类型，CYP2D6、2C9、2C19 对底物的结合模式有更高的要求。因此，SMARTCyp 对这几个酶亚型的预测模型做了相应的调整。

由于 SMARTCyp 等方法涉及计算量较大的量化计算，当前的研究更多地采用更快速度的机器学习方法，描述符包含原子级别的属性，分类器预测给定原子为特定酶的 SoM 的概率，分类器是酶特异性的，也就是说，每个分类器都经过训练，以预测特定酶的相互作用。

RegioSelectivity（RS）-Predictor[173] 是一种预测代谢位点的酶特异性的方法。方法从文献中搜集了多种 CYP 亚型参与代谢反应的底物结构，计算了 148 个拓扑描述符和 392 个量子化学原子特异性的描述符，然后使用一个多实例排序的学习方法建立代谢位点预测模型。对 394 个 CYP3A4 的底物进行交叉验证，结果表明，对于 78% 的测试分子，此方法能够在排名前两位的代谢位点中获得实验的代谢位点。因此，该课题组将该方法推广到了其他亚型中。在 RS-Predictor 预测模型的基础上，发展了一个新的代谢位点预测模型——DR-Predictor[174]。该方法采用 Autodock Vina 对接程序，将底物对接到酶催化口袋中，然后计算与结合模式相关的描述符，例如结合能、反应位点到酶催化反应中心的距离等，再次利用多实例学习方法构建代谢位点预测模型。在后续报道的 XenoSite[28] 中，作者进一步将描述分子整体性质的描述符，如 log$P$、log$S$ 以及分子的几何形状等，引入到新方法中，并通过神经网络拟合方法建立代谢位点预测模型，不仅能够提供代谢位点的排序，还能给出每个代谢位点发生反应的可能性。尿苷 5- 二磷酸葡萄糖醛酸转移酶（UGTs）催化生物转化相关的 SoMs 的专门预测因子也已整合到 XenoSite 中[29]。

Fast MEtabolizer（FAME）[175] 是一组用于预测外生物质代谢位点（SoM）的随机森林模型，基于少量的 2D 描述符提出精确和健壮的模型，还建立了预测 CYP3A4、2D6 和 2C9 异构体特异性区域选择性的模型，并显示了较好的性能，建立了整体的代谢预测分类模型，Ⅰ 相代谢及 Ⅱ 相代谢预测分类模型，但是对 Ⅱ 相代谢预测的能力较差。在此基础上发展了 FAME 2[26]，它使用包含 678 种化合物的数据集进行训练，使用一个非常随机的树分类器结合 2D 圆形描述符来预测 CYP 介导的代谢 SoM 预测，产生了具有更强描述性、更准确和更健壮的模型，这允许大量减少所需的训练集，因此可以使用更小的数据集。然而，由于缺乏公开可用的数据，FAME 2 仅限于 CYP 酶系介导的代谢。FAME 3[176] 继续利用 FAME 2 发展的树分类器和 2D 圆形描述符的概念，生成了用于 Ⅰ 相代谢反应和 Ⅱ 相代谢反应的综合 SoM 预测模型，致力于扩大代谢酶和代谢反应的范围。此外，FAME 3 还提供了一种新的方法，用于估计询问分子的单个原子位置预测的可靠性，FAME3 框架的整体构架如图 14-4 所示。

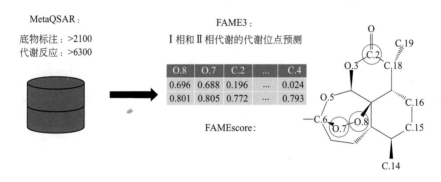

图 14-4　FAME3 框架 [176]

总之，这些方法的预测结果仅代表不稳定位点，而不能预测实际发生的代谢反应和形成的代谢物。药物代谢反应过程十分复杂，面面俱到地设计涉及其他代谢酶反应的预测模型是一件困难的事。

14.3.2.2　药物代谢产物的预测方法

药物代谢产物的预测方法主要预测经历代谢后的化合物最终产生的代谢产物的结构。对于代谢产物预测问题的研究比较困难，需要生成结构化数据。以下介绍具有代表性的方法。

（1）基于规则的方法

基于规则的方法依赖于转化规则集，利用一套转化规则，编码酶在一般反应模式中的作用，推断潜在代谢产物的分子结构 [177]。比较经典的专家系统包括 Metabol Expert[178]、META[179]、SyGMa[180]、Meteor[181] 等。

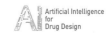

META[179]是较早的预测药物代谢产物的方法。通过搜索已发表的文献，以及搜索代谢数据库，来构建代谢反应规则库，最终模型构建了超过750条的生物转化规则库，其中包含Ⅰ相和Ⅱ相异源性代谢转化反应。为了减少假阳性代谢产物的生成，META对这些生物转化规则进行了优先级次序的分配，然后使用遗传算法，对各类反应的优先级次序进行优化，从而得到等级不同的代谢产物。此外，为了评估生成的代谢产物结构是否稳定，META在模型中引入了一个基于量子力学的描述符，如果结构不稳定，那么META会自动将其转化为稳定的结构。此外，META通过logP值，判断是否将反应规则作用于某个底物，以及是否需要停止代谢反应。根据种属的不同，可以将整个代谢反应规则集分成不同的子集。

Meteor[181]使用描绘原子和键结构的表达语言来编码生物转化规则。Meteor在论证逻辑的基础上建立起推理模型。论证逻辑能够将人类对于命题的推理和辩证过程形式化，从而构建出定性的推理模型，目前被广泛用于医疗诊断、毒性预测等领域。Meteor包含两个推理模型：绝对推理（absolute reasoning）和相对推理（relative reasoning）模型。其中，绝对推理模型能够给出某类代谢反应发生的可能性的总的评价，主要有5个类别：Probable、Plausible、Equivocal、Doubted、Improbable（发生反应的可能性依次减少）。一般，文献报道次数较多的反应类型，将获得较大的代谢反应可能性。对于可能性一致的反应，可通过相对推理模型进行评估。此外，为了判断代谢反应是否需要终止，Meteor调用一个外部的logP预测器进行判断。因为Meteor认为当分子有足够的水溶性时会被机体主动排出体外。尽管如此，Meteor仍然会倾向于生成大量的假阳性代谢产物，因此作者提议对于生成的代谢产物需要进一步分析。

SyGMa[180]是一个免费且经典的预测代谢产物的工具，通过从Accelrys Metabolite Database数据库[164]中得来6187条代谢反应的生物转化规则，并用Daylight语言为规则进行编码。该方法将每条反应规则运用到测试集所有的反应物上，计算反应规则的经验打分值，根据打分确定代谢产物的优先级以及反应发生的可能性。为了避免过拟合，且保证规则尽可能综合的前提下，对一些经验概率值较小的规则进行进一步的优化。如进一步的细化用于匹配的SMIRKS字符串中，以减少匹配到的阴性样本数目；根据反应位点的局部环境，将一个大的规则分为多个；从反应规则集中剔除经验概率值小于0.01的或只能匹配到10个化合物的反应类型。最终，生成的反应规则有144条，SyGMa包含的反应规则及其分布如图14-5所示。

基于规则的方法有一定的劣势：首先，通常需要专家从反应数据库中手工提取规则，较

(a)

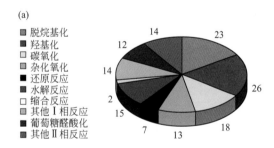

■ 脱烷基化
■ 羟基化
■ 碳氧化
■ 杂化氧化
■ 还原反应
■ 水解反应
□ 缩合反应
■ 其他Ⅰ相反应
■ 葡萄糖醛酸化
■ 其他Ⅱ相反应

(b)

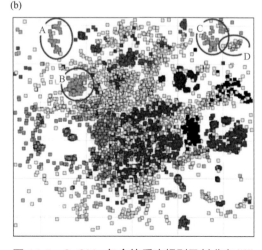

图 14-5　SyGMa 包含的反应规则及其分布[180]

为耗时耗力；其次，规则数量的增加可能会导致更多的假阳性，从而导致精度降低。

（2）基于组合的方法

将基于规则与机器学习相结合的方法有一定的发展。

GLORY[182, 183]是一个免费的应用，为用户提供了两种不同的模式。默认的 Max Coverage 模式将反应规则应用于分子中的所有位置（不管它们是否被认为是 SoMs），从而做出许多预测。另外，如果用户希望通过只对预测的 SoMs 应用反应规则来获得有限数量的预测代谢产物，则使用 Max Efficiency 模式，它使用 FAME2 预测 SoMs，然后应用一组细胞色素 P450 酶家族的代谢反应规则生成代谢产物，可以避免一定程度上的假阳性问题；GLORYx 是对 GLORY 的发展，使用 FAME3 进行 SoMs 预测，具有更多的反应规则，涵盖非 CYP 介导的Ⅰ相代谢反应和Ⅱ相代谢反应。

BioTransformer[184]是一个免费的软件包，可预测广泛的代谢生物转化，通过开发多个模型来获得更大的代谢物范围，每个模型针对不同的酶家族，包括混杂酶（EC-based）代谢、Ⅰ相代谢反应中的 CYP450 代谢、Ⅰ相代谢反应、肠道微生物群代谢和环境微生物对小化合物的代谢；同时过滤掉了不太可能的预测结果以减少误报，BioTransformer 的五个代谢预测模块如图 14-6 所示。基于规则的方法所固有的另一个问题是，它们无法对各种反应模板进行泛化，因为只有在反应模板和规则模式之间存在精确匹配时才会应用规则。

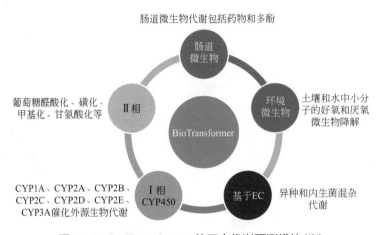

图 14-6　BioTransformer 的五个代谢预测模块 [184]

CyProduct[185]是基于 9 种最重要的人类 CYP450 酶的预测方法，它包括三个模块，第一个运用机器学习方式，预测化合物是否与给定的 CYP450 酶反应；第二个也是运用机器学习模块预测化合物分子内的哪个特定键参与反应，鉴于化学反应总是涉及一对原子之间化学键的断裂或形成，定义了代谢键（bond of metabolism, BoM）这一术语，它以一对相邻原子的形式明确地描述了化学反应发生的位置，在此基础上建立了两个 BoM 数据集 EBoMD 和 EBoMD2，它们包含了九种常见的人类 CYP450 酶的反应数据，提供了关于反应类型的信息；第三个基于前两个模块预测代谢产物，是一个基于规则的程序，在识别反应类型后，将相应的转化规则应用到相应的键上，产生代谢产物，规则是根据 BoM 数据集，使用 SMIRKS string 编写的。

（3）基于深度学习的方法

代谢物预测问题与化学反应结果预测问题密切相关，而化学反应预测近年来取得了长足的进展 [186]。与代谢物预测相似，大多数方法，尤其是早期的方法，都是基于规则的。然而，深度学习（DL）方法的采用，以及大量化学反应数据集的可用性，使得化学反应结果预测的准确性显著提高。为了提高基于规则方法的泛化能力，应用程序的端到端学习也一直在探索针对直接使用基于神经网络的架构将反应物分子转化为产品分子，并且绕过显式编码转换规则的需要。DL 模型可以直接操作结构化和半结构化数据，旨在学习特定于任务的表示 [187]。事实上，DL 模型已经在一般的化学反应中应用，并在各种预测任务上取得一定的成功，如反应结果、反应条件、反应中心、反应原子映射等 [186, 188-190]。实现这些进展的一个原因是大量化学反应数据集的可用性，而在代谢领域，并未有如此完善的数据集。大且高质量的数据集的缺乏并不妨碍 DL 架构在药物代谢预测中的应用。Wang 等 [191] 也发布了一个基于深度学习的药物代谢产物预测模型，该方法可以很好地推广到不同的酶家族，同时不需要专家规则的提取。

目前正在开发的各种技术，如迁移学习，以及更传统的集成技术，也能应对数据集不平衡的挑战。而正因为代谢反应是所有可能的化学反应的一个子集，所以迁移学习具有一定的应用价值，最近的研究表明，一个基于一般化学反应进行预训练的 DL 模型，可以针对代谢数据进一步进行调整，以预测代谢反应甚至药物代谢产物的结果 [192, 193]。Jonathan 等人用 SMILES 字符串作为化合物的表征，将代谢问题看作一个序列转换问题，在序列翻译的深度学习 Transformer 模型上进行迁移学习，以预测人类代谢反应的结果，该模型最初是根据化学反应数据进行训练的。该方法可以很好地推广到不同的酶家族，可以为 I 相和 II 相药物代谢以及其他酶正确预测代谢产物，同时不需要专家规则的提取，作者也将该方法的源码公布。

14.3.3 药物代谢产物预测的案例分析

该小节介绍一个代表性的基于深度学习的药物代谢产物预测方法 [191]。首先，建立一个 SMARTS 编码的覆盖广泛的代谢反应规则数据库，然后提取化合物的分子指纹，构建基于深度学习算法的预测模型。建立的代谢反应规则数据库可以补充化学上合理的阴性样本。基于深度学习算法，该模型可以确定哪种反应类型更有可能发生。在测试集中，该方法可以达到 70% 的准确率（Top-10），显著高于随机猜测和基于规则的 SyGMa 方法。

以下是研究方法。

（1）从 MDL 数据库（2011 版）中收集代谢反应数据

这里只使用具有有效底物和代谢物的人类代谢反应。对数据进行过滤，去除不合理的结构，如含 R 基团的反应物和产物、自由基、金属螯合、结构错误而无法区分反应位点的反应记录。预处理后得到 7380 个反应记录，其中 74 个反应仅有手性变化。从其中随机选取 300 条响应记录作为外部测试集的备用。

（2）代谢反应模板库的生成

反应核心扩展到包括相邻的未映射的离去基团和相邻的原子。相邻原子被完全概括为任

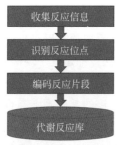

O=C-[NH; +0:1]-[C:2]>>[C:2][NH2; +0:1]
O=C-[NH; +0:1]-[c:2]>>[NH2; +0:1]-[c:2]
[C]-[O; H0; +0:1]-[C:2]=[O:3]>>[O:3]=[C:2]-[OH; +0:1]
...

图 14-7　代谢反应模板库建立

何非氢取代基，以获得最大的普遍性，即以低专一性为代价获得高覆盖率。编码反应核心的 SMARTS 字符串可以为反应物和产物生成，它们一起定义了一个反应 SMARTS 字符串。以这种方式生成的反应模板不依赖于人工提取、标记或排序，图 14-7 即代谢反应模板库的建立流程。

使用 RDKit[194] 逐个匹配代谢数据库的反应模板，生成大量潜在的代谢反应产物。阳性化合物为数据库中记录的产物，其余均为阴性产物。图 14-8 为潜在代谢物生成流程图。

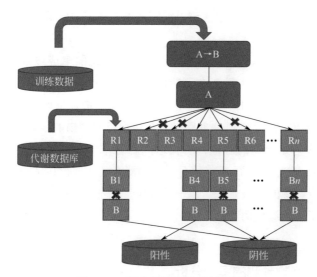

图 14-8　潜在代谢物生成流程图

（3）对于深度学习和监督学习，需要输入特征值

选择分子指纹图谱来描述代谢反应的原子和功能特征。深度神经网络模型在这里被训练来解决类似于分类的问题：给定数百个可能的类别（潜在代谢物），预测真实的类别（记录反应产物），每个代谢反应可能对应多个分类。在五次交叉验证中，模型对 Top-10 的测试集平均准确率达到 70%。

（4）外部验证

对 300 个不用于模型训练的反应记录进行了外部测试，并与基于规则的预测方法 SyGMa 进行了比较。图 14-9 显示了外部测试集的比较结果，Top-1、Top-3、Top-6 和 Top-10 的准确率分别为 35%、55%、67% 和 78%。SyGMa 对 Top-1、Top-3、Top-6 和 Top-10 的准确率分别为 20%、39%、60% 和 70%。表明该方法的准确率高于 SyGMa 方法，主要原因是 SyGMa 在某些反应中不能产生正确的代谢物。

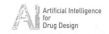

（5）预测流程

通过模板匹配，生成大量潜在代谢反应物，通过深度神经网络排序，得到排名较高的正确代谢物。图 14-10 为整个预测流程。

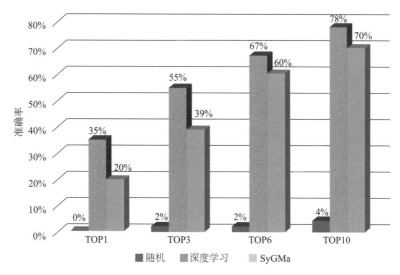

图 14-9　外部测试集的比较结果

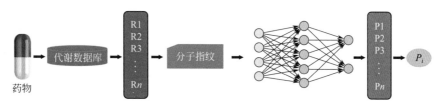

图 14-10　预测流程

14.3.4　药物代谢预测的挑战与展望

现有的药物代谢预测工具集中在 CYP450 酶家族上，已知该酶在 I 相代谢反应中代谢绝大多数的现有药物。然而，目前开发酶特异性模型的方法不能应用于实验数据有限的酶，即大多数人类酶。因此，要扩大酶的覆盖范围，就需要从酶特异性模型入手 [182]。同时也需要根据多个酶的数据训练一个单一的模型，不仅可以用有限的实验数据促进对酶的预测，而且可以使模型识别酶之间共享的反应模式或酶混合模式。所以，基于机器学习和深度学习的代谢产物预测方法也有其特殊的优势。目前已发表的基于机器学习的代谢产物预测方法确实是基于涵盖整个人类代谢的数据，包括内源性化合物的代谢 [191, 192]。

与传统的基于知识的计算工具相比，现有的基于机器学习与深度学习的方法为黑箱模型，无法判断进行预测的原因，而基于规则的计算方式相对有理有据。所以，未来增强对模型预测的能力也很重要，可解释性还可以为用户提供其他信息 [195]。

机器学习建模依赖于训练集的数量与质量，然而随着可用实验数据的不断公布，可以预见，模型的稳健性与精度也会进一步完善和提升。除了可用数据集的大小之外，另一个挑战是不同数据源之间的信息不完整或不一致。例如，主要代谢物与次要代谢物的区分；对于同一种物质，有些来源的化合物清单可能不完整。在改进数据收集过程的同时，模型构建和模型评价也应考虑到这些不确定性。

在药物开发的早期阶段，对代谢的研究极为重要，结合机器学习与深度学习模型进行补充评估，可为先导化合物提供优化策略。

参考文献

[1] Feinberg E N, Joshi E, Pande V S, et al. Improvement in ADMET prediction with multitask deep featurization. *J Med Chem*, **2020**, *63* (16): 8835-8848.

[2] Chi C T, Lee M H, Weng C F, et al. In silico prediction of PAMPA effective permeability using a two-QSAR approach. *Int J Mol Sci*, **2019**, *20* (13): 3170.

[3] Segall M, Champness E, Leeding C, et al. Applying medicinal chemistry transformations and multiparameter optimization to guide the search for high-quality leads and candidates. *J Chem Inf Model*, **2011**, *51* (11): 2967-2976.

[4] Dong J, Wang N N, Yao Z J, et al. ADMETlab: a platform for systematic ADMET evaluation based on a comprehensively collected ADMET database. *J Cheminform*, **2018**, *10* (1): 29.

[5] Durant J L, Leland B A, Henry D R, et al. Reoptimization of MDL keys for use in drug discovery. *J Chem Inf Comput Sci*, **2002**, *42* (6): 1273-1280.

[6] Rogers D, Hahn M. Extended-connectivity fingerprints. *J Chem Inf Model*, **2010**, *50* (5): 742-754.

[7] Cheng F, Li W, Zhou Y, et al. admetSAR: a comprehensive source and free tool for assessment of chemical ADMET properties. *J Chem Inf Model*, **2012**, *52* (11): 3099-3105.

[8] Wishart D S, Feunang Y D, Guo A C, et al. DrugBank 5.0: a major update to the DrugBank database for 2018. *Nucleic Acids Res*, **2018**, *46* (D1): D1074-D1082.

[9] Pires D E, Blundell T L, Ascher D B. pkCSM: Predicting small-molecule pharmacokinetic and toxicity properties using graph-based signatures. *J Med Chem*, **2015**, *58* (9): 4066-4072.

[10] Wenzel J, Matter H, Schmidt F. Predictive multitask deep neural network models for ADME-tox properties: Learning from large data sets. *J Chem Inf Model*, **2019**, *59* (3): 1253-1268.

[11] Cáceres E A O, Tudor M, Cheng A A. Deep learning approaches in predicting ADMET properties. *Future Medicinal Chemistry*, **2020**, *12* (22): 1995-1999.

[12] Zhou Y, Cahya S, Combs S A, et al. Exploring tunable hyperparameters for deep neural networks with industrial ADME data sets. *J Chem Inf Model*, **2019**, *59* (3): 1005-1016.

[13] Montanari F, Kuhnke L, Laak A T, et al. Modeling physico-chemical ADMET endpoints with multitask graph convolutional networks. *Molecules*, **2019**, *25* (1): 44.

[14] Withnall M, Lindelof E, Engkvist O, et al. Building attention and edge message passing neural networks for bioactivity and physical-chemical property prediction. *J Cheminform*, **2020**, *12* (1): 1.

[15] Huang Y A, Hu P, Chan K C C, et al. Graph convolution for predicting associations between miRNA and drug resistance. *Bioinformatics*, **2020**, *36* (3): 851-858.

[16] Gilmer J, Schoenholz S S, Riley P F, et al. Neural message passing for Quantum chemistry. Proceedings of the 34th International Conference on Machine Learning , 2017: 1263-1272.

[17] 陈鑫, 刘喜恩, 吴及. 药物表示学习研究进展. 清华大学学报（自然科学版）, 2020, *60* (2): 171-180.

[18] Wu Z, Ramsundar B, Feinberg E N, et al. MoleculeNet: a benchmark for molecular machine learning. *Chem Sci*, **2018**, *9* (2): 513-530.

[19] Liu K, Sun X, Jia L, et al. Chemi-Net: A molecular graph convolutional network for accurate drug property

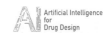

prediction. *Int J Mol Sci*, **2019,** *20* (14): 3390.

[20] Jo J, Kwak B, Choi H S, et al. The message passing neural networks for chemical property prediction on SMILES. *Methods*, **2020,** *179*: 65-72.

[21] Durrant J D, McCammon J A. NNScore: a neural-network-based scoring function for the characterization of protein-ligand complexes. *J Chem Inf Model*, **2010,** *50* (10): 1865-1871.

[22] Daina A, Michielin O, Zoete V. SwissADME: a free web tool to evaluate pharmacokinetic S, drug-likeness and medicinal chemistry friendliness of small molecules. *Scientific Reports*, **2017,** *7* (1): 1-13.

[23] Yang H, Lou C, Sun L, et al. admetSAR 2.0: web-service for prediction and optimization of chemical ADMET properties. *Bioinformatics*, **2019,** *35* (6): 1067-1069.

[24] Yang H, Sun L, Wang Z, et al. ADMETopt: a web server for ADMET optimization in drug design via scaffold hopping. *J Chem Inf Model*, **2018,** *58* (10): 2051-2056.

[25] Cang Z, Wei G W. TopologyNet: Topology based deep convolutional and multi-task neural networks for biomolecular property predictions. *PLoS Comput Biol*, **2017,** *13* (7): e1005690.

[26] Šícho M, de Bruyn Kops C, Stork C, et al. FAME 2: simple and effective machine learning model of cytochrome P450 regioselectivity. *J Chem Inf Model*, **2017,** *57* (8): 1832-1846.

[27] Matlock M K, Hughes T B, Swamidass S J. XenoSite server: a web-available site of metabolism prediction tool. *Bioinformatics*, **2015,** *31* (7): 1136-1137.

[28] Zaretzki J, Matlock M, Swamidass S J. XenoSite: accurately predicting CYP-mediated sites of metabolism with neural networks. *J Chem Inf Model*, **2013,** *53* (12): 3373-3383.

[29] Dang N L, Hughes T B, Krishnamurthy V, et al. A simple model predicts UGT-mediated metabolism. *Bioinformatics*, **2016,** *32* (20): 3183-3189.

[30] Yu H, Adedoyin A. ADME-Tox in drug discovery: integration of experimental and computational technologies. *Drug Discov Today*, **2003,** *8* (18): 852-861.

[31] Alqahtani S. In silico ADME-Tox modeling: progress and prospects. *Expert Opin Drug Metab Toxicol*, **2017,** *13* (11): 1147-1158.

[32] Davies M, Nowotka M, Papadatos G, et al. ChEMBL web services: streamlining access to drug discovery data and utilities. *Nucleic Acids Res*, **2015,** *43* (W1): 612-620.

[33] Kim S, Thiessen P A, Bolton E E, et al. PUG-SOAP and PUG-REST: web services for programmatic access to chemical information in PubChem. *Nucleic Acids Res*, **2015,** *43* (W1): 605-611.

[34] Goller A H, Kuhnke L, Montanari F, et al. Bayer's in silico ADMET platform: a journey of machine learning over the past two decades. *Drug Discov Today*, **2020,** *25* (9): 1702-1709.

[35] Aleksic S, Seeliger D, Brown J B. ADMET predictability at boehringer ingelheim: State-of-the-ar t, and do bigger datasets or algorithms make a difference? *Molecular Informatics*, **2021,** *41* (2): 2100113.

[36] Llinas A, Avdeef A. Solubility challenge revisited after ten year S, with multilab shake-flask dat A, using tight (SD approximately 0.17 log) and loose (SD approximately 0.62 log) test sets. *J Chem Inf Model*, **2019,** *59* (6): 3036-3040.

[37] Wenlock M C, Carlsson L A. How experimental errors influence drug metabolism and pharmacokinetic QSAR/QSPR models. *J Chem Inf Model*, **2015,** *55* (1): 125-134.

[38] Oprisiu I, Winiwarter S. In silico ADME modeling. Systems Medicine,2021: 208-222.

[39] Kearnes S, Goldman B, Pande V. Modeling industrial ADMET data with multitask networks. *arXiv preprint arXiv:160608793*, **2016.**

[40] Ma J, Sheridan R P, Liaw A, et al. Deep neural nets as a method for quantitative structure-activity relationships. *J Chem Inf Model*, **2015,** *55* (2): 263-274.

[41] Ramsundar B, Kearnes S, Riley P, et al. Massively multitask networks for drug discovery. *arXiv preprint*

arXiv:150202072, **2015**.

[42] Sanders J M, Beshore D C, Culberson J C, et al. Informing the selection of screening hit series with in silico absorptio N, distributio N, metabolism, excretio N, and toxicity profiles: miniperspective. *J Med Chem*, **2017,** *60* (16): 6771-6780.

[43] Zhang L, Tan J, Han D, et al. From machine learning to deep learning: progress in machine intelligence for rational drug discovery. *Drug Discov Today*, **2017,** *22* (11): 1680-1685.

[44] Waring M J, Arrowsmith J, Leach A R, et al. An analysis of the attrition of drug candidates from four major pharmaceutical companies. *Nat Rev Drug Discovery*, **2015,** *14* (7): 475-486.

[45] Chen H, Engkvist O, Wang Y, et al. The rise of deep learning in drug discovery. *Drug Discov Today*, **2018,** *23* (6): 1241-1250.

[46] Lipton Z C. The mythos of model interpretability: In machine learning, the concept of interpretability is both important and slippery. *Queue*, **2018,** *16* (3): 31-57.

[47] Došilović F K, Brčić M, Hlupić N. Explainable artificial intelligence: A survey. 2018 41st International Convention on Information and Communication Technology, Electronics and Microelectronics (MIPRO), 2018.

[48] 克里斯托夫·莫尔那. 可解释机器学习——黑盒模型可解释性理解指南. 北京：电子工业出版社, 2021.

[49] Jiménez-Luna J, Grisoni F, Schneider G. Drug discovery with explainable artificial intelligence. *Nature Machine Intelligence*, **2020,** *2* (10): 573-584.

[50] 周志华. 机器学习. 北京：清华大学出版社, 2016.

[51] Wager T T, Hou X, Verhoest P R, et al. Moving beyond rules: the development of a central nervous system multiparameter optimization (CNS MPO) approach to enable alignment of druglike properties. *ACS chemical neuroscience*, **2010,** *1* (6): 435-449.

[52] Li H, Yap C W, Ung C Y, et al. Effect of selection of molecular descriptors on the prediction of blood-brain barrier penetrating and nonpenetrating agents by statistical learning methods. *J Chem Inf Model*, **2005,** *45* (5): 1376-1384.

[53] Adebayo J, Gilmer J, Muelly M, et al. Sanity checks for saliency maps. *arXiv preprint arXiv:181003292*, **2018**.

[54] Sundararajan M, Taly A, Yan Q. Axiomatic attribution for deep networks. Proceedings of the 34th International Conference on Machine Learning, 2017.

[55] Shrikumar A, Greenside P, Kundaje A. Learning important features through propagating activation differences. International Conference on Machine Learning, 2017.

[56] Bach S, Binder A, Montavon G, et al. On pixel-wise explanations for non-linear classifier decisions by layer-wise relevance propagation. *PLoS ONE*, **2015,** *10* (7): e0130140.

[57] Jimenez-Luna J, Skalic M, Weskamp N, et al. Coloring molecules with explainable artificial intelligence for preclinical relevance assessment. *J Chem Inf Model*, **2021,** *61* (3): 1083-1094.

[58] Lakkaraju H, Kamar E, Caruana R, et al. Interpretable & explorable approximations of black box models. *arXiv preprint arXiv:170701154*, **2017**.

[59] Bastani O, Kim C, Bastani H. Interpreting blackbox models via model extraction. *arXiv preprint arXiv:170508504*, **2017**.

[60] Lundberg S M, Lee S. A unified approach to interpreting model predictions. Proceedings of the 31st International Conference on Neural Information Processing Systems, 2017.

[61] Wojtuch A, Jankowski R, Podlewska S. How can SHAP values help to shape metabolic stability of chemical compounds? *J Cheminform*, **2021,** *13* (1): 74.

[62] Ogami C, Tsuji Y, Seki H, et al. An artificial neural network-pharmacokinetic model and its interpretation using Shapley additive explanations. *CPT Pharmacometrics Syst Pharmacol*, **2021,** *10* (7): 760-768.

[63] Bronstein M M, Bruna J, LeCun Y, et al. Geometric deep learning: Going beyond Euclidean data. *IEEE Signal Processing Magazine*, **2017,** *34* (4): 18-42.

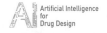

[64] Gaudelet T, Day B, Jamasb A, et al. Utilising graph machine learning within drug discovery and development. *arXiv preprint arXiv:201205716*, **2020**.

[65] Waikhom L, Patgiri R. Graph neural networks: method S, application S, and opportunities. *arXiv preprint arXiv:210810733*, **2021**.

[66] Wieder O, Kohlbacher S, Kuenemann M, et al. A compact review of molecular property prediction with graph neural networks. *Drug Discovery Today: Technologies*, **2020**, *37*: 1-12.

[67] Yuan H, Yu H, Gui S, et al. Explainability in graph neural networks: A taxonomic survey. *arXiv preprint arXiv:201215445*, **2020**.

[68] Yuan H, Tang J, Hu X, et al. Xgnn: Towards model-level explanations of graph neural networks. Proceedings of the 26th ACM SIGKDD International Conference on Knowledge Discovery & Data Mining, 2020.

[69] Ryu S, Lim J, Hong S H, et al. Deeply learning molecular structure-property relationships using attention-and gate-augmented graph convolutional network. *arXiv preprint arXiv:180510988*, **2018**.

[70] Begoli E, Bhattacharya T, Kusnezov D. The need for uncertainty quantification in machine-assisted medical decision making. *Nature Machine Intelligence*, **2019**, *1* (1): 20-23.

[71] Hirschfeld L, Swanson K, Yang K, et al. Uncertainty quantification using neural networks for molecular property prediction. *J Chem Inf Model*, **2020**, *60* (8): 3770-3780.

[72] Hwang S J, Mehta R R, Kim H J, et al. Sampling-free uncertainty estimation in gated recurrent units with applications to normative modeling in neuroimaging. Conference on Uncertainty in Artificial Intelligence, 2019: 296.

[73] Zhang Y, Lee A A. Bayesian semi-supervised learning for uncertainty-calibrated prediction of molecular properties and active learning. *Chem Sci*, **2019**, *10* (35): 8154-8163.

[74] Ryu S, Kwon Y, Kim W Y. A Bayesian graph convolutional network for reliable prediction of molecular properties with uncertainty quantification. *Chem Sci*, **2019**, *10* (36): 8438-8446.

[75] Tong X, Wang D, Ding X, et al. Blood-brain barrier penetration prediction enhanced by uncertainty estimation. *J Cheminform*, **2022**, *14* (1): 44.

[76] Miotto R, Wang F, Wang S, et al. Deep learning for healthcare: review, opportunities and challenges. *Brief Bioinform*, **2018**, *19* (6): 1236-1246.

[77] Dolgin E. Cancer-eating immune cells kitted out with CARs. *Nat Biotechnol*, **2020**, *38* (5): 509-511.

[78] Schneider G. Automating drug discovery. *Nat Rev Drug Discov*, **2018**, *17* (2): 97-113.

[79] Ding X, Cui R, Yu J, et al. Active learning for drug design: A case study on the plasma exposure of orally administered drugs. *J Med Chem*, **2021**, *64* (22): 16838-16853.

[80] Goebel L, Muller M P, Goody R S, et al. KRasG12C inhibitors in clinical trials: a short historical perspective. *RSC Med Chem*, **2020**, *11* (7): 760-770.

[81] Scalia G, Grambow C A, Pernici B, et al. Evaluating scalable uncertainty estimation methods for deep learning-based molecular property prediction. *J Chem Inf Model*, **2020**, *60* (6): 2697-2717.

[82] Mervin L H, Johansson S, Semenova E, et al. Uncertainty quantification in drug design. *Drug Discov Today*, **2021**, *26* (2): 474-489.

[83] Janet J P, Duan C, Yang T, et al. A quantitative uncertainty metric controls error in neural network-driven chemical discovery. *Chem Sci*, **2019**, *10* (34): 7913-7922.

[84] Wang D, Yu J, Chen L, et al. A hybrid framework for improving uncertainty quantification in deep learning-based QSAR regression modeling. *J Cheminform*, **2021**, *13* (1): 69.

[85] Schmidt F. Computational toxicology. // Wolkenhauer O. Systems medicine. Oxford: Academic Press, 2021: 283-300.

[86] Singh A V, Kavlock R J, Richard A M, et al. Computational toxicology. comprehensive toxicology. 2nd ed. Oxford,

UK: Elsevier Ltd, 2010: 307-337.

[87] Hasselgren C, Myatt G J. Computational toxicology and drug discovery. *Computational Toxicology*, **2018**: 233-244.

[88] Basile A O, Yahi A, Tatonetti N P. Artificial intelligence for drug toxicity and safety. *Trends Pharmacol Sci*, **2019**, *40* (9): 624-635.

[89] Ciallella H L, Zhu H. Advancing computational toxicology in the big data era by artificial intelligence: data-driven and mechanism-driven modeling for chemical toxicity. *Chem Res Toxicol*, **2019**, *32* (4): 536-547.

[90] Zhu H. Big data and artificial intelligence modeling for drug discovery. *Annu Rev Pharmacol Toxicol*, **2020**, *60*: 573-589.

[91] Wu Y, Wang G. Machine learning based toxicity prediction: from chemical structural description to transcriptome analysis. *Int J Mol Sci*, **2018**, *19* (8): 2358.

[92] Nations U. Globally harmonized system of classification and labelling of chemicals (GHS) .6th ed. revised edition. United Nations, 2015.

[93] Xu Y, Pei J, Lai L. Deep learning based regression and multiclass models for acute oral toxicity prediction with automatic chemical feature extraction. *J Chem Inf Model*, **2017**, *57* (11): 2672-2685.

[94] Chen J, Cheong H H, Siu S W I. Bestox: A convolutional neural network regression model based on binary-encoded SMILES for acute oral toxicity prediction of chemical compounds. International Conference on Algorithms for Computational Biology, 2020.

[95] Kianpour M, Mohammadinasab E, Isfahani T M. Prediction of oral acute toxicity of organophosphates using QSAR methods. *Curr Comput-Aided Drug Des*, **2021**, *17* (1): 38-56.

[96] Kimber I, Basketter D A, Gerberick G F, et al. Allergic contact dermatitis. *Int Immunopharmacol*, **2002**, *2* (2-3): 201-211.

[97] Di P, Yin Y, Jiang C, et al. Prediction of the skin sensitising potential and potency of compounds via mechanism-based binary and ternary classification models. *Toxicol In Vitro*, **2019**, *59*: 204-214.

[98] Di P, Wu Z, Yang H, et al. Prediction of the allergic mechanism of haptens via a reaction-substructure-compound-target-pathway network system. *Toxicol Lett*, **2019**, *317*: 68-81.

[99] Tsujita-Inoue K, Hirota M, Ashikaga T, et al. Skin sensitization risk assessment model using artificial neural network analysis of data from multiple in vitro assays. *Toxicol In Vitro*, **2014**, *28* (4): 626-639.

[100] Hirota M, Ashikaga T, Kouzuki H. Development of an artificial neural network model for risk assessment of skin sensitization using human cell line activation tes t, direct peptide reactivity assay, KeratinoSens™ and in silico structure alert parameter. *J Appl Toxicol*, **2018**, *38* (4): 514-526.

[101] Levin C Y, Maibach H I. Irritant contact dermatitis: is there an immunologic component? *Int Immunopharmacol*, **2002**, *2* (2-3): 183-189.

[102] Thomas LDan M, Craig R, et al. Machine learning of toxicological big data enables read-across structure activity relationships (RASAR) outperforming animal test reproducibility. *Toxicol Sci*, **2018**, *165* (1): 198-212.

[103] Challa A P, Beam A L, Shen M, et al. Machine learning on drug-specific data to predict small molecule teratogenicity. *Reprod Toxicol*, **2020**, *95*: 148-158.

[104] Benigni R, Bossa C, Tcheremenskaia O, et al. Alternatives to the carcinogenicity bioassay: in silico method S, and the in vitro and in vivo mutagenicity assays. *Expert Opin Drug Met*, **2010**, *6* (7): 809-819.

[105] Wang Y W, Huang L, Jiang S W, et al. CapsCarcino: A novel sparse data deep learning tool for predicting carcinogens. *Food Chem Toxicol*, **2020**, *135*: 110921.

[106] Singh K P, Gupta S, Rai P. Predicting carcinogenicity of diverse chemicals using probabilistic neural network modeling approaches. *Toxicol Appl Pharmacol*, **2013**, *272* (2): 465-475.

[107] Impurities N. Derek Nexus 2021 [updated Dec 03; cited 2021 December 03]. https://www.lhasalimited.org/products/derek-nexus.htm.

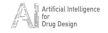

[108] Leadscope Statistical QSAR Models : Leadscope - Chemoinformatics Platform for Drug Discovery 2021. https://www.leadscope.com/model_appliers/.

[109] MultiCASE High quality software for in-silico ICH M7 safety assessment 2021. http://www.multicase.com/.

[110] Saiakhov R D, Chakravarti S, Fuller M A, et al. Case ultra: An expert system for computational toxicology with a novel approach for improving risk assessment of chemicals. *Toxicol Lett*, **2011**, *205*: S97.

[111] Li S, Zhang L, Feng H, et al. MutagenPred-GCNNs: a graph convolutional neural network-based classification model for mutagenicity prediction with data-driven molecular fingerprints. *Interdiscip Sci*, **2021**, *13* (1): 25-33.

[112] Liew C Y, Lim Y C, Yap C W. Mixed learning algorithms and features ensemble in hepatotoxicity prediction. *J Comput-Aided Mol Des*, **2011**, *25* (9): 855-871.

[113] Xu Y, Dai Z, Chen F, et al. Deep learning for drug-induced liver injury. *J Chem Inf Model*, **2015**, *55* (10): 2085-2093.

[114] Ma H, An W, Wang Y, et al. Deep graph learning with property augmentation for predicting drug-induced liver injury. *Chem Res Toxicol*, **2020**, *34* (2): 495-506.

[115] Li T, Tong W, Roberts R, et al. Deep learning on high-throughput transcriptomics to predict drug-induced liver injury. *Frontiers in Bioengineering and Biotechnology*, **2020**, *8*: 562677.

[116] Feng C, Chen H, Yuan X, et al. Gene expression data based deep learning model for accurate prediction of drug-induced liver injury in advance. *J Chem Inf Model*, **2019**, *59* (7): 3240-3250.

[117] Zhou S, Wang J, Liu H. Lead compound optimization strategy (5)-reducing the hERG cardiac toxicity in drug development. *Acta Pharmaceutica Sinica*, **2016**, *51* (10): 1530-1539.

[118] Rácz A, Bajusz D, Miranda-Quintana R A, et al. Machine learning models for classification tasks related to drug safety. *Mol Divers*, **2021**, *25* (3): 1409-1424.

[119] Wacker S, Noskov S Y. Performance of machine learning algorithms for qualitative and quantitative prediction drug blockade of hERG1 channel. *Comput Toxicol*, **2018**, *6*: 55-63.

[120] Konda L S K, Keerthi Praba S, Kristam R. hERG liability classification models using machine learning techniques. *Computational Toxicology*, **2019**, *12*: 100089.

[121] Siramshetty V B, Chen Q, Devarakonda P, et al. The Catch-22 of predicting hERG blockade using publicly accessible bioactivity data. *J Chem Inf Model*, **2018**, *58* (6): 1224-1233.

[122] Hari Narayana Moorthy N S, Karthikeyan C, Manivannan E. Multi-algorithm based machine learning and structural pattern studies for hERG ion channel blockers mediated cardiotoxicity prediction. *Chemom Intell Lab Syst*, **2021**, *208*: 104213.

[123] Ogura K, Sato T, Yuki H, et al. Support vector machine model for hERG inhibitory activities based on the integrated hERG database using descriptor selection by NSGA- Ⅱ . *Sci Rep*, **2019**, *9* (1): 12220.

[124] Cai C, Guo P, Zhou Y, et al. Deep learning-based prediction of drug-induced cardiotoxicity. *J Chem Inf Model*, **2019**, *59* (3): 1073-1084.

[125] Jaeger S, Fulle S, Turk S. Mol2vec: unsupervised machine learning approach with chemical intuition. *J Chem Inf Model*, **2018**, *58* (1): 27-35.

[126] Kim H, Nam H. hERG-Att: Self-attention-based deep neural network for predicting hERG blockers. *Comput Biol Chem*, **2020**, *87*: 107286.

[127] Liu M, Zhang L, Li S, et al. Prediction of hERG potassium channel blockage using ensemble learning methods and molecular fingerprints. *Toxicol Lett*, **2020**, *332*: 88-96.

[128] Siramshetty V B, Nguyen D T, Martinez N J, et al. Critical assessment of artificial intelligence methods for prediction of hERG channel inhibition in the "big data" era. *J Chem Inf Model*, **2020**, *60* (12): 6007-6019.

[129] Ryu J Y, Lee M Y, Lee J H, et al. DeepHIT: a deep learning framework for prediction of hERG-induced cardiotoxicity. *Bioinformatics*, **2020**, *36* (10): 3049-3055.

[130] Karim A, Lee M, Balle T, et al. CardioTox net: a robust predictor for hERG channel blockade based on deep learning meta-feature ensembles. *Journal of Cheminformatics*, **2021**, *13* (1): 1-13.

[131] Goh G B, Hodas N O, Siegel C, et al. Smiles2vec: An interpretable general-purpose deep neural network for predicting chemical properties. *arXiv preprint arXiv:171202034*, **2017**.

[132] Jeon W, Kim D. FP2VEC: a new molecular featurizer for learning molecular properties. *Bioinformatics*, **2019**, *35* (23): 4979-4985.

[133] Lee H M, Yu M S, Kazmi S R, et al. Computational determination of hERG-related cardiotoxicity of drug candidates. *BMC Bioinformatics*, **2019**, *20* (10): 67-73.

[134] Zhang Y, Zhao J, Wang Y, et al. Prediction of hERG K+ channel blockage using deep neural networks. *Chem Biol Drug Des*, **2019**, *94* (5): 1973-1985.

[135] Wang Y, Huang L, Jiang S, et al. Capsule networks showed excellent performance in the classification of hERG blockers/nonblockers. *Frontiers in Pharmacology*, **2020**, *10*: 1631.

[136] Heo S, Safder U, Yoo C. Deep learning driven QSAR model for environmental toxicology: effects of endocrine disrupting chemicals on human health. *Environ Pollut*, **2019**, *253*: 29-38.

[137] Stojić N, Erić S, Kuzmanovski I. Prediction of toxicity and data exploratory analysis of estrogen-active endocrine disruptors using counter-propagation artificial neural networks. *J Mol Graph Model*, **2010**, *29* (3): 450-460.

[138] Sun L, Yang H, Cai Y, et al. In silico prediction of endocrine disrupting chemicals using single-label and multilabel models. *J Chem Inf Model*, **2019**, *59* (3): 973-982.

[139] Mukherjee A, Su A, Rajan K. Deep learning model for identifying critical structural motifs in potential endocrine disruptors. *J Chem Inf Model*, **2021**, *61* (5): 2187-2197.

[140] Selvaraju R R, Cogswell M, Das A, et al. Grad-cam: Visual explanations from deep networks via gradient-based localization. Proceedings of the IEEE international Conference on Computer Vision, 2017.

[141] Ashby J. Fundamental structural alerts to potential carcinogenicity or noncarcinogenicity. *Environ Mutagen*, **1985**, *7* (6): 919-921.

[142] Yang H, Li J, Wu Z, et al. Evaluation of different methods for identification of structural alerts using chemical ames mutagenicity data set as a benchmark. *Chem Res Toxicol*, **2017**, *30* (6): 1355-1364.

[143] Yang H, Lou C, Li W, et al. Computational approaches to identify structural alerts and their applications in environmental toxicology and drug discovery. *Chem Res Toxicol*, **2020**, *33* (6): 1312-1322.

[144] Mayr A, Klambauer G, Unterthiner T, et al. DeepTox: toxicity prediction using deep learning. *Frontiers in Environmental Science*, **2016**, *3*: 80.

[145] Webel H E, Kimber T B, Radetzki S, et al. Revealing cytotoxic substructures in molecules using deep learning. *J Comput-Aided Mol Des*, **2020**, *34* (7): 731-746.

[146] Montavon G, Lapuschkin S, Binder A, et al. Explaining nonlinear classification decisions with deep taylor decomposition. *Pattern Recogn*, **2017**, *65*: 211-222.

[147] Kim J, Gu G H, Noh J, et al. Predicting potentially hazardous chemical reactions using an explainable neural network. *Chemical Science*, **2021**, *12* (33): 11028-11037.

[148] Preuer K, Klambauer G, Rippmann F, et al. Interpretable deep learning in drug discovery. // Samek W, Montavon G, Vedaldi A, et al. Explainable AI: interpreting, explaining and visualizing deep learning. Cham: Springer International Publishing, 2019: 331-345.

[149] Yang H, Sun L, Li W, et al. Identification of nontoxic substructures: a new strategy to avoid potential toxicity risk. *Toxicol Sci*, **2018**, *165* (2): 396-407.

[150] Jeong J, Garcia-Reyero N, Burgoon L, et al. Development of adverse outcome pathway for PPARγ antagonism leading to pulmonary fibrosis and chemical selection for its validation: ToxCast database and a deep learning artificial neural network model-based approach. *Chem Res Toxicol*, **2019**, *32* (6): 1212-1222.

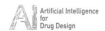

[151] Jeong J, Choi J. Development of AOP relevant to microplastics based on toxicity mechanisms of chemical additives using ToxCast™ and deep learning models combined approach. *Environ Int*, **2020**, *137*: 105557.

[152] Ciallella H L, Russo D P, Aleksunes L M, et al. Revealing adverse outcome pathways from public high-throughput screening data to evaluate new toxicants by a knowledge-based deep neural network approach. *Environ Sci Technol*, **2021,** *55* (15): 10875-10887.

[153] Kirchmair J, Göller A H, Lang D, et al. Predicting drug metabolism: experiment and/or computation? *Nat Rev Drug Discovery*, **2015**, *14* (6): 387-404.

[154] Testa B, Balmat AL, Long A. Predicting drug metabolism: Concepts and challenges. *Pure Appl Chem*, **2004,** *76*: 907-914.

[155] Rudik A V, Dmitriev A V, Lagunin A A, et al. Computer-aided xenobiotic toxicity prediction taking into account their metabolism in the human body. *Biochem (Moscow): Supplement Series B: Biomed Chem*, **2019,** *13* (3): 228-236.

[156] Stjernschantz E, Vermeulen N P, Oostenbrink C. Computational prediction of drug binding and rationalisation of selectivity towards cytochromes P450. *Expert Opin Drug Metab Toxicol*, **2008,** *4* (5): 513-527.

[157] Di L. The role of drug metabolizing enzymes in clearance. *Expert Opin Drug Metab Toxicol*, **2014,** *10* (3): 379-393.

[158] Stepan A F, Mascitti V, Beaumont K, et al. Metabolism-guided drug design. *MedChemComm*, **2013,** *4* (4): 631-652.

[159] Wan Z K, Chenail E, Xiang J, et al. Efficacious 11β-hydroxysteroid dehydrogenase type I inhibitors in the diet-induced obesity mouse model. *J Med Chem*, **2009,** *52*: 5449-5461.

[160] Afzelius L, Arnby C H, Broo A, et al. State-of-the-art tools for computational site of metabolism predictions: Comparative analysi S, mechanistical insight S, and future applications. *Drug Metab Rev*, **2007,** *39* (1): 61-86.

[161] Nicholls A, Grant J A. Molecular shape and electrostatics in the encoding of relevant chemical information. *J Comput-Aided Mol Des*, **2005,** *19* (9-10): 661-686.

[162] Boyer S, Arnby C H, Carlsson L, et al. Reaction site mapping of xenobiotic biotransformations. *J Chem Inf Model*, **2007,** *47* (2): 583-590.

[163] Carlsson L, Spjuth O, Adams S, et al. Use of historic metabolic biotransformation data as a means of anticipating metabolic sites using MetaPrint2D and Bioclipse. *BMC Bioinformatics*, **2010,** *11*: 362.

[164] Accelrys Metabolite Databas E. version 2011.2. San Diego, CA2011. http://www.akosgmbh.de/accelrys/databases/metabolite.htm.

[165] de Groot M J, Kirton S B, Sutcliffe M J. In silico methods for predicting ligand binding determinants of cytochromes P450. *Curr Top Med Chem*, **2004,** *4* (16): 1803-1824.

[166] Ekins S, De Groot M J, Jones J P. Pharmacophore and three-dimensional quantitative structure activity relationship methods for modeling cytochrome P450 active sites. *Drug Metab Dispos*, **2001,** *29* (7): 936-944.

[167] Fox T, Krieg J M. Machine learning techniques for in silico modeling of drug metabolism. *Curr Top Med Chem*, **2006,** *6* (15): 1579-1591.

[168] Hansch C, Mekapati S B, Kurup A, et al. QSAR of cytochrome P450. *Drug Metab Rev*, **2004,** *36* (1): 105-156.

[169] Jalaie M, Arimoto R, Gifford E, et al. Prediction of drug-like molecular properties: modeling cytochrome p450 interactions. *Methods Mol Biol*, **2004,** *275*: 449-520.

[170] Sun H, Scott D O. Structure-based drug metabolism predictions for drug design. *Chem Biol Drug Des*, **2010,** *75* (1): 3-17.

[171] Cruciani G, Carosati E, de Boeck B, et al. MetaSite: Understanding metabolism in human cytochromes from the perspective of the chemist. *J Med Chem*, **2005,** *48* (22): 6970-6979.

[172] Rydberg P, Gloriam D E, Zaretzki J, et al. SMARTCyp: A 2D method for prediction of cytochrome P450-mediated drug metabolism. *ACS Med Chem Lett*, **2010,** *1* (3): 96-100.

[173] Zaretzki J, Bergeron C, Rydberg P, et al. RS-predictor: A new tool for predicting sites of cytochrome P450-mediated metabolism applied to CYP 3A4. *J Chem Inf Model*, **2011,** *51* (7): 1667-1689.

[174] Huang T W, Zaretzki J, Bergeron C, et al. DR-predictor: Incorporating flexible docking with specialized electronic reactivity and machine learning techniques to predict CYP-mediated sites of metabolism. *J Chem Inf Model*, **2013,** *53* (12): 3352-3366.

[175] Kirchmair J, Williamson M J, Afzal A M, et al. Fast metabolizer (FAME): A rapid and accurate predictor of sites of metabolism in multiple species by endogenous enzymes. *J Chem Inf Model*, **2013,** *53* (11): 2896-2907.

[176] Šícho M, Stork C, Mazzolari A, et al. FAME 3: Predicting the sites of metabolism in synthetic compounds and natural products for phase 1 and phase 2 metabolic enzymes. *J Chem Inf Model*, **2019,** *59* (8): 3400-3412.

[177] Kirchmair J, Williamson M J, Tyzack J D, et al. Computational prediction of metabolism: site S, product S, SAR, P450 enzyme dynamic S, and mechanisms. *J Chem Inf Model*, **2012,** *52* (3): 617-648.

[178] Darvas F. Metabolexpert: An expert system for predicting metabolism of substances. QSAR in Environmental Toxicology - Ⅱ, 1987: 71-81.

[179] Klopman G, Dimayuga M, Talafous J. META. 1. A program for the evaluation of metabolic transformation of chemicals. *J Chem Inf Comput Sci*, **1994,** *34* (6): 1320-1325.

[180] Ridder L, Wagener M. SyGMa: combining expert knowledge and empirical scoring in the prediction of metabolites. *Chemmedchem*, **2010,** *3* (5): 821-832.

[181] Marchant C A, Briggs K A, Long A. In silico tools for sharing data and knowledge on toxicity and metabolism: Derek for window S, meteor, and vitic. *Toxicol Mech Methods*, **2008,** *18* (2-3): 177-187.

[182] de Bruyn Kops C, Stork C, Sicho M, et al. GLORY: Generator of the structures of likely cytochrome P450 metabolites based on predicted sites of metabolism. *Front Chem*, **2019,** *7* (402): 402.

[183] de Bruyn Kops C, Sicho M, Mazzolari A, et al. GLORYx: Prediction of the metabolites resulting from phase 1 and phase 2 biotransformations of xenobiotics. *Chem Res Toxicol*, **2021,** *34* (2): 286-299.

[184] Djoumbou-Feunang Y, Fiamoncini J, Gil-de-la-Fuente A, et al. BioTransformer: a comprehensive computational tool for small molecule metabolism prediction and metabolite identification. *J Cheminform*, **2019,** *11* (1): 2.

[185] Tian S, Cao X, Greiner R, et al. CyProduct: A software tool for accurately predicting the byproducts of human cytochrome P450 metabolism. *J Chem Inf Model*, **2021,** *61* (6): 3128-3140.

[186] Schwaller P, Hoover B, Reymond J L, et al. Extraction of organic chemistry grammar from unsupervised learning of chemical reactions. *Sci Adv*, **2021,** *7* (15): eabe4166.

[187] Schwaller P, Gaudin T, Lanyi D, et al. "Found in Translation": predicting outcomes of complex organic chemistry reactions using neural sequence-to-sequence models. *Chem Sci*, **2018,** *9* (28): 6091-6098.

[188] Schwaller P, Laino T, Gaudin T, et al. Molecular transformer: A model for uncertainty-calibrated chemical reaction prediction. *ACS Cent Sci*, **2019,** *5* (9): 1572-1583.

[189] Coley C W, Jin W, Rogers L, et al. A graph-convolutional neural network model for the prediction of chemical reactivity. *Chem Sci*, **2019,** *10* (2): 370-377.

[190] Gao H, Struble T J, Coley CW, et al. Using machine learning to predict suitable conditions for organic reactions. *ACS central science* **2018,** *4* (11): 1465-1476.

[191] Wang D, Liu W, Shen Z, et al. Deep learning based drug metabolites prediction. *Front Pharmacol*, **2019,** *10*: 1586.

[192] Litsa E E, Das P, Kavraki L E. Prediction of drug metabolites using neural machine translation. *Chem Sci*, **2020,** *11* (47): 12777-12788.

[193] Kreutter D, Schwaller P, Reymond J L. Predicting enzymatic reactions with a molecular transformer. *Chem Sci*, **2021,** *12* (25): 8648-8659.

[194] Landrum. RDKit: Open-source cheminformatics. Release, 2014, 03(1): **2010**.

[195] Litsa E E, Das P, Kavraki L E. Machine learning models in the prediction of drug metabolism: challenges and future perspectives. *Expert Opin Drug Metab Toxicol*, **2021,** 17(11):1245-1247.

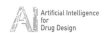

准确预测小分子活性以及吸收、分布、代谢和排泄（ADME）特性是现代药物发现的关键。传统的 QSAR（定量结构活性关系）方法可以有效地预测一些终点，如 log$P$，但是对于其他关键终点还有很大的改进空间，部分原因是推广能力不足。

近年来，以深度学习为基础的方法相比于经典的机器学习已经展现出显著的改进，例如图卷积网络已经在 ADME 终点预测、动物体内药代动力学（PK）建模等工作上展示出了潜力。生物技术的发展也是临床前药物发现的关键驱动力，例如器官芯片用于药物毒性相关的预测，有助于提升药物开发的效率，降低成本。

另一方面，药物代谢性质的预测得益于对疾病机理的深入解析，有许多研究集中于肠道微生物对药物代谢的影响。除肝脏代谢外，人体包括皮肤、唾液、口腔黏膜等多个部位存在大量微生物，其中大部分存在于胃肠道中，此类微生物也可对药物进行代谢。人类肠道微生物群（HGM）除了干扰机体对能量的吸收和对食物中必需营养素的提取外，还可以干预药物代谢的过程，调节宿主的代谢机制，直接或间接影响宿主生理过程。

本章内容未尽涉及，推荐如下相关文献供读者深入了解。

主要参考文献

Aleksić S, Seeliger D, Brown J B. Admet Predictability at Boehringer Ingelheim: State-of-the-Art, and Do Bigger Datasets or Algorithms Make a Difference? *Mol Inform,* **2022,** *41* (2): 2100113.

Chen E P, Bondi R W, Zhang C, et al. Applications of Model-Based Target Pharmacology Assessment in Defining Drug Design and Dmpk Strategies: Gsk Experiences. *J Med Chem,* **2022,** *65* (9): 6926-6939.

Danishuddin, Kumar V, Faheem M, et al. A Decade of Machine Learning-Based Predictive Models for Human Pharmacokinetics: Advances and Challenges. *Drug Discov Today,* **2022,** *27* (2): 529-537.

Ewart L, Apostolou A, Briggs S A, et al. Performance Assessment and Economic Analysis of a Human Liver-Chip for Predictive Toxicology. *Commun Med (Lond),* **2022,** *2* (1): 154.

Harren T, Matter H, Hessler G, et al. Interpretation of Structure–Activity Relationships in Real-World Drug Design Data Sets Using Explainable Artificial Intelligence. *J Chem Inf Model,* **2022,** *62* (3): 447-462.

Iwata H, Matsuo T, Mamada H, et al. Predicting Total Drug Clearance and Volumes of Distribution Using the Machine Learning-Mediated Multimodal Method through the Imputation of Various Nonclinical Data. *J Chem Inf Model,* **2022,** *62* (17): 4057-4065.

Lim M A, Yang S, Mai H, et al. Exploring Deep Learning of Quantum Chemical Properties for Absorption, Distribution, Metabolism, and Excretion Predictions. *J Chem Inf Model,* **2022,** *62* (24): 6336-6341.

Lou C, Yang H, Wang J, et al. Idl-Ppbopt: A Strategy for Prediction and Optimization of Human Plasma Protein Binding of Compounds Via an Interpretable Deep Learning Method. *J Chem Inf Model,* **2022,** *62* (11): 2788-2799.

Obrezanova O, Martinsson A, Whitehead T, et al. Prediction of in Vivo Pharmacokinetic Parameters and Time–Exposure Curves in Rats Using Machine Learning from the Chemical Structure. *Mol Pharm,* **2022,** *19* (5): 1488-1504.

Obrezanova O. Artificial Intelligence for Compound Pharmacokinetics Prediction. *Curr Opin Struct Biol,* **2023,** *79*: 102546.

Stoyanova R, Katzberger P M, Komissarov L, et al. Computational Predictions of Nonclinical Pharmacokinetics at the Drug Design Stage. *J Chem Inf Model,* **2023,** *63* (2): 442-458.

Tran T T V, Tayara H, Chong K T. Recent Studies of Artificial Intelligence on in Silico Drug Distribution Prediction. *Int J Mol Sci,* **2023,** *24* (3): 1815.

Wei Y, Li S, Li Z, et al. Interpretable-Admet: A Web Service for Admet Prediction and Optimization Based on Deep Neural Representation. *Bioinformatics,* **2022,** *38* (10): 2863-2871.

Wright M R. Opportunities and Considerations in the Application of Artificial Intelligence to Pharmacokinetic Prediction. Artificial Intelligence in Drug Design. Springer US, 2022: 461-482

Wei M, Zhang X, Pan X, et al. Hobpre: Accurate Prediction of Human Oral Bioavailability for Small Molecules. *J Cheminformatics,* **2022,** *14* (1): 1.

Zhang S, Yan Z, Huang Y, et al. Helixadmet: A Robust and Endpoint Extensible Admet System Incorporating Self-Supervised Knowledge Transfer. *Bioinformatics,* **2022,** *38* (13): 3444-3453.

Zheng S, Wang L, Xiong J, et al. Consensus Prediction of Human Gut Microbiota-Mediated Metabolism Susceptibility for Small Molecules by Machine Learning, Structural Alerts, and Dietary Compounds-Based Average Similarity Methods. *J Chem Inf Model,* **2022,** *62* (4): 1078-1099.

作者简介

郑明月，中国科学院上海药物研究所研究员、博士生导师。研究方向是基于人工智能和大数据的精准药物设计技术开发，发展机器学习算法和模型用于活性化合物的作用机制和靶点发现、新靶点活性化合物的发现和成药性优化。

Email: myzheng@simm.ac.cn

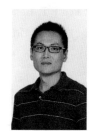

李叙潼，中国科学院上海药物研究所博士、博士后。主要研究方向为基于人工智能和大数据的精准药物设计技术开发，主要发展多靶标选择性的精准药物设计技术，使用可解释性深度学习发展针对药物的血脑屏障透过性、生物口服利用度等成药性研究应用方法。

Email: lixutong@simm.ac.cn

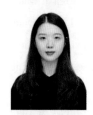

李诗良，华东师范大学紫江青年学者，研究员。研究方向为药物设计新方法开发与应用，主要通过发展基于人工智能的药物代谢预测及药物多向药理学研究新方法和新技术，针对癌症、糖尿病、新冠肺炎等重大疾病的关键靶点，开展原创新药的发现研究。

Email: slli403@163.com

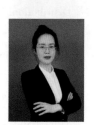

AI Artificial Intelligence for Drug Design

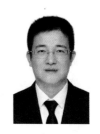

李洪林，华东师范大学紫江学者特聘教授，人工智能新药创智中心主任；华东理工大学药学院教授，上海市新药设计重点实验室主任；临港实验室副主任。长期致力于药物科学基础和新药发现，围绕靶标发现和药物设计中的科学问题，发展人工智能与药物设计方法和软件，开展新靶标发现和创新药物发现研究。

Email：hlli@hsc.ecnu.edu.cn

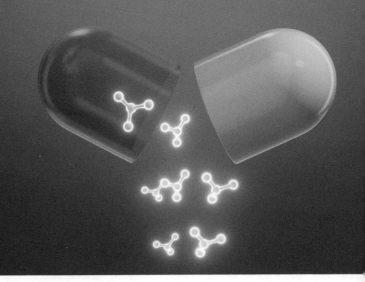

罗小民

第15章

药物晶型预测与剂型设计

15.1 药物晶型预测

15.1.1 药物晶型的结构

15.1.1.1 晶体的特征与点阵结构

（1）晶体的特征

固体是药物的主要制剂形式，大约 70% 的药物采用固体制剂。固体物质根据其分子或原子的排列状态，可以分为晶体和非晶体（无定形）。晶体内部分子或原子的排列在空间上具有周期性，而非晶体内部结构缺乏周期性。

晶体自发地生长为一个多面体，具有规则的几何外形，这种性质称为晶体的自范性。晶体具有各向异性和均匀性的特点。由于内部结构的有序性，晶体的外形具有对称性。

（2）晶体的点阵结构

晶体具有空间周期性的排列，包括两个基本要素：周期性重复的单元，称为结构单元；结构单元的排列方式。如果用点表示一个结构单元，则晶体结构可表示为点阵。因此，晶体结构等于点阵加结构单元。

晶体点阵划分出的空间格子称为晶格。相邻的 8 个点构成一个平行六面体，称为晶胞。晶格由晶胞构成。

晶胞参数是晶胞的几何特征，是平行六面体的三条棱和三个夹角。棱 a、b、c 对应于右手坐标系的三个轴，夹角 α、β、γ 分别是棱 b 与 c 的夹角、棱 c 与 a 的夹角、棱 a 与 b 的夹角（图 15-1）。

图 15-1 **晶胞参数**

15.1.1.2 晶体的基本规律

晶体中两条棱之间的夹角，两个晶面之间的夹角以及两个晶面的法线之间的夹角保持恒定。

对于晶体中不同的晶面用晶面指数表示。晶面指数为晶胞的棱长与晶面在棱对应坐标轴的截距的比值（即倒易截数）的最小整数比：

$$h:k:l = \frac{a}{OA}:\frac{b}{OB}:\frac{c}{OC} \tag{15-1}$$

其中，a，b 和 c 为晶胞棱长，OA，OB 和 OC 为晶面在棱对应坐标轴的截距。

晶面指数（100）表示与 a 相交，与 b 及 c 平行的晶面；（110）表示与 a 及 b 相交（倒易截数之比为 1∶1）、与 c 平行的晶面；（111）表示与 a、b 及 c 相交（倒易截数之比为 1∶1∶1）的晶面。

15.1.1.3 晶体的晶系划分和点阵分类

（1）晶体的晶系划分

晶体根据其晶胞参数可以分为 7 个晶系，分别是三斜晶系、单斜晶系、正交晶系、三方晶系、四方晶系、六方晶系和立方晶系。7 个晶系的晶胞参数如表 15-1 所示。

表 15-1　晶系的晶胞参数

级别	晶系名称	边长	夹角
低级	三斜晶系	$a \neq b \neq c$	$\alpha \neq 90°, \beta \neq 90°, \gamma \neq 90°$
	单斜晶系	$a \neq b \neq c$	$\alpha = \gamma = 90°, \beta \neq 90°$
	正交晶系	$a \neq b \neq c$	$\alpha = \beta = \gamma = 90°$
中级	三方晶系	$a = b = c$	$\alpha = \beta = \gamma \neq 90°$
	四方晶系	$a = b \neq c$	$\alpha = \beta = \gamma = 90°$
	六方晶系	$a = b \neq c$	$\alpha = \gamma = 90°, \beta = 120°$
高级	立方晶系	$a = b = c$	$\alpha = \beta = \gamma = 90°$

（2）晶体的空间点阵划分

晶体按照其点阵结构可分为 14 种空间点阵类型（见表 15-2）。

表 15-2　晶系的 14 种空间点阵类型

晶系名称	空间点阵类型[①]
三斜晶系	P
单斜晶系	P, C
正交晶系	P, C, I, F

晶系名称	空间点阵类型[①]
三方晶系	R
四方晶系	P, I
六方晶系	H
立方晶系	P, I, F

① P 表示简单晶胞，C 表示底心，I 表示体心，F 表示面心，R 表示三方，H 表示六方。

15.1.1.4　多晶型

（1）药物的多晶型

固体物质由于其分子构象或堆积方式的差异，可以产生同一种物质具有多晶型（polymorph）的现象。虽然剑桥晶体结构数据库中只有 5% 的化合物有多晶型，但一个对有机化合物多晶型的调查发现，大约 50% 的有机化合物存在多晶型[1]。固体药物也存在多晶型的现象。目前还没有统一药物晶型的编号方式，通常按发现晶型的先后顺序编号。

药物的晶型会影响药物的溶解度、溶出速率和稳定性等理化性质，以及吸收、口服生物利用度，从而对药物的药理作用产生影响。

（2）多晶型分类

由于分子在晶体中的堆积方式不同产生的多晶型，称为堆积多晶型。在堆积多晶型中，分子的构型是一样的。

由分子的构型或构象不同产生的多晶型，称为构象多晶型。有时在一个晶型中可能存在两种以上的分子构型或构象。

（3）药物的无定形

药物的无定形指缺乏空间周期性的固体状态。药物的无定形状态一般相对溶解度比较大。药物的晶形与无定形在一定条件下可以互相转化。

15.1.2　药物晶型的性质

15.1.2.1　药物晶型的热力学

药物晶型涉及的晶型转换、熔化和溶解等过程，其转变方向或程度由吉布斯自由能（Gibbs free energy）差异决定。

$$G = H - TS = U + pV - TS \tag{15-2}$$

其中，G 为体系吉布斯自由能；H 为焓；T 为温度；S 为熵；U 为内能；p 为压强，V 为体积。

对于两个晶型 I 和 II，如果：

$\Delta G_{I \to II} < 0$，晶型 II 比晶型 I 稳定；

AI Artificial Intelligence for Drug Design

$\Delta G_{I \to II} = 0$，晶型 I 与晶型 II 同样稳定；

$\Delta G_{I \to II} > 0$，晶型 I 比晶型 II 稳定。

晶型的吉布斯自由能随温度变化而变化，如果两个晶型的吉布斯自由能在某一温度相等，则称此温度为转变温度 T_t。

15.1.2.2 药物晶型的熔点和稳定性

（1）药物晶型的熔点

在相同条件下，吉布斯自由能越低的药物晶型热力学稳定性越高，其熔点也越高。多晶型的熔点差异大概在几到几十摄氏度之间，如无水氯霉素的 I 、II 晶型的熔点分别为 95℃、89℃，巴比妥的 I 、VI 晶型的熔点分别为 190℃、151℃ [2]。

（2）药物晶型的稳定性

药物的不同晶型在一定条件下可以发生转变。如果在晶型的熔点以下，晶型 α 的吉布斯自由能比晶型 β 高，那么晶型 α 可自发地转变成晶型 β；而晶型 β 不能自发地转变成晶型 α。如喹诺酮的 I 型到 III 型的晶型转变是不可逆的，称为单向变型。如果晶型 α 和晶型 β 的吉布斯自由能在晶型熔点以下的某个温度（转变温度 T_t）相等；在 T_t 以下，晶型 α 吉布斯自由能高于晶型 β，晶型 α 可自发地转变成晶型 β；在 T_t 与晶型熔点之间，晶型 α 的吉布斯自由能低于晶型 β，晶型 β 可自发地转变成晶型 α。如磺胺米隆多晶型的 II 型在 200° 转变为 IV 型，而 IV 型在室温下转变成 II 型。这种晶型转变是可逆的，称为互变型 [2, 3]。

造成晶型转变的其他因素包括溶剂、添加物、湿度、压力和研磨，这些因素主要影响晶型转变的动力学。

15.1.2.3 药物晶型的溶解性质

（1）药物的溶解度

药物不同晶型的溶解自由能差异是晶型的吉布斯自由能不同导致的。在温度低于晶型转变温度时，不论采用什么溶剂，不稳定晶型的溶解度总是比稳定晶型大 [3]。一项对 81 对多晶型的调查发现，药物多晶型的溶解度比值一般小于 2 [4]。

在低于熔点的任何温度，无定形态的吉布斯自由能总是高于对应的晶形。在温度低于熔点时，不论采用什么溶剂，无定形的溶解度总是比晶形大 [3]。无定形的溶解度可能比晶形药物高数十倍。如果将无定形当作超冷液体或玻璃态，其理论溶解度与最稳定晶型的比值范围为 10 ～ 1600 [5]。采用无定形作为药物制剂可以改善难溶药物的生物利用度。但无定形溶解形成的溶液是过饱和溶液，经过一定时间后会析出稳定晶型。

（2）药物的溶出速率

在含固体药物粒子的溶出体系中，溶液可以分成三层：与固体接触的饱和层；与饱和层临近的扩散层；溶液内部。溶出过程包括两个阶段，首先药物在其表面溶出，形成饱和层；然后在药物浓度梯度的作用下，通过扩散层进入溶液内部 [2]。

固体药物的溶出速率定义为单位时间溶出的药物的量 [6]：

$$\frac{dM}{dt} \tag{15-3}$$

其中，M 为药物的量；t 为时间。

药物的溶出速率与其扩散有关。根据菲克第一扩散定律（Fick's first law of diffusion）：

$$J = -D\frac{dc}{dx} \tag{15-4}$$

其中，J 为扩散速度，即单位时间内通过与扩散方向垂直的单位截面积的物质的量；D 为扩散系数；dc/dx 为浓度梯度；负号表示扩散方向与浓度梯度方向相反，即药物由高浓度区域向低浓度区域转移。

固体药物粒子的溶出体系中，药物溶出速率等于药物通过扩散层的药物迁移速度

$$\frac{dM}{dt} = |J|A \tag{15-5}$$

$$\frac{dM}{dt} = DA\frac{dc}{dx} = \frac{DA(c_s - c)}{h} \tag{15-6}$$

其中，A 为体系中药物粒子的表面积；h 为扩散层厚度；c_s 为饱和层中的药物浓度；c 为溶出介质内部的药物浓度。此公式称为 Noyes-Whitney 方程。

如果溶出介质内部药物的浓度 c 与饱和层药物浓度 c_s 相比可以忽略，那么溶出速率与溶解度成正比：

$$\frac{dM}{dt} = \frac{DAc_s}{h} \tag{15-7}$$

15.1.3 药物晶型的预测

15.1.3.1 药物晶体结构预测

化合物不同晶型的性质是不同的。例如，药物的不同晶型的溶解度和溶出速率等性质是不同的，因此晶型产品需保持晶型一致性。有机化合物的晶型研究在制药、农用化学品和精细化工等领域具有重要意义。在医药工业中，为药物筛选合适的晶型是药物研发中的一项基本工作，原料药的晶型专利也是制药企业保护知识产权的重要手段。

（1）晶体结构预测的定义

晶体结构预测（crystal structure prediction, CSP），指给定晶体中所有化学物质（中性分子或离子）的分子图（原子的元素类型、键连关系与手性）和化学计量比，确定在给定的温度和压强下热力学上最稳定的晶体结构；确定其他可能的（亚稳态）晶体结构，并确定它们

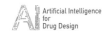

的热力学稳定性的正确顺序 [7]。

从热力学上说，对于给定温度、压强和化学组成，最稳定的晶体结构具有最低的吉布斯自由能，而其他亚稳态晶体结构对应于自由能面上的局部极小值。

由于晶体结构预测的重要性和挑战性，剑桥晶体数据中心（Cambridge Crystallographic Data Centre, CCDC）自 1999 年至今组织了 6 次晶体结构预测盲测。组织者收集未发表的晶体结构数据，让参与者根据化合物的分子图预测其晶体结构。2020 ~ 2022 年正在组织第 7 次晶体结构预测盲测。

（2）晶体结构预测与晶型筛选实验具有互补性

有机化合物的一种晶型热力学稳定性显著高于其他晶型的情况比较罕见，因此在晶体能量景貌（energy landscape）中很少出现只有一个晶体结构的情形。晶体结构预测主要用于确定有哪些晶体结构在热力学上是可能的，其中最稳定的预测结构应该对应一种已经观察到的结构。在晶体结构预测时，如果最稳定结构的吉布斯自由能显著低于其他结构，那么不太可能存在多晶型；如果最稳定结构的吉布斯自由能与其他结构接近，则很可能出现多晶型 [8]。

有机化合物在结晶时，常常先结晶出亚稳定的晶型。由于动力学因素，亚稳定晶型不容易转变成更稳定的晶型。改变结晶条件可能引发新的晶型成核，从而生长出新的晶型。晶体结构预测是基于热力学的，与结晶实验涉及的动力学因素无关，因此对于晶型筛选实验具有补充作用 [8]。

15.1.3.2 晶体结构预测的流程

一种或几种化合物形成的晶体结构，由其空间群、晶胞参数和化合物原子在晶胞中的位置定义。晶体结构预测问题可表述为，在晶体结构的参数空间中，寻找吉布斯自由能为局部极小值的结构 [7-9]。

晶体的吉布斯自由能包括内能 U、体积的贡献 pV 和熵的贡献 TS。在晶体结构预测中，吉布斯自由能中熵的贡献常常被忽略，因为需要付出很大的计算代价才能获得可靠的熵。一般认为，在低温下，晶体的熵的贡献与焓相比是比较小的。相应地，也不考虑内能中的分子振动能及零点能。忽略熵的贡献的模型是对 0 K 情形的近似 [7-9]。

pV 项可以精确计算。但大多数多晶型的密度相差不大，在压强不太大的条件下，pV 项大致相等，所以也经常忽略。但在高压条件下，考虑这一项可以提高计算精度 [7-9]。

经过以上简化，晶体的吉布斯自由能就简化为晶体内能或晶格能（lattice energy）：

$$\Delta G \approx U_{\text{latt}} = U_{\text{solid}} - \sum_i x_i U_i = \Delta U_{\text{intra}} + U_{\text{inter}} \tag{15-8}$$

其中，U_{latt}、U_{solid} 分别为晶体的晶格能和内能；x_i 是第 i 种化合物在晶体中的摩尔分数，U_i 是第 i 种化合物在气态的内能；ΔU_{intra} 为分子晶体构象与气态构象的能量差；U_{inter} 为晶体中分子之间的相互作用能 [7-9]。

这样晶体结构预测就简化为两个子问题：搜索晶体结构的参数空间，获得各种可能的晶体结构；计算晶体结构的晶格能，确定晶格能相对较低的局部最小值[7-9]。

精确的晶体能量计算方法对计算资源的需求很高，而粗糙的计算方法无法得到可靠的结果。另外，即使对于相对较小的分子，其局部最小值也可能达到数千个。所以，晶体结构预测算法，需要协调高精度的能量及其导数计算与大量需要优化的结构之间的矛盾。目前的一般做法是采用多步法，在晶体结构搜索阶段用低精度的快速算法挑选候选结构；在局部优化阶段用高精度的算法优化这些结构。这样可以在可接受的计算量范围内保证计算的精度[7-9]。

晶体结构预测多步法流程如下[9]：

① 首先进行全局搜索，获得势能面上潜在的极小值结构，对结构进行聚类（删除重复结构）、排序，选择其中的低能量结构作为候选结构；

② 采用更精确的能量计算方法优化候选结构，对结构进行聚类、排序，保留其中能量较低的结构；

③ 重复上一步操作若干次，每次采用更精确的能量计算模型；

④ 用最精确的方法评估最终候选结构的能量，排序并输出可能的晶体结构。

晶体结构预测的多步法的缺点是，过于简单的模型可能使真实的晶体结构在全局搜索阶段因排序太靠后而遭淘汰[7]。

15.1.3.3 分子及晶胞的描述

分子的构象自由度包括键长、键角和扭转角。可以将其分成两个集合：独立构象自由度 θ；依赖性构象自由度 $\bar{\theta}$。在 θ 给定的情况下，依赖性构象自由度 $\bar{\theta}$ 的取值总是使分子内作用能最小，因此是 θ 的函数，

$$\bar{\theta} = \mathrm{argmin}_{\bar{\theta}} U_{\mathrm{intra}}\left(\theta,\ \bar{\theta}\right) = \bar{\theta}\left(\theta\right) \tag{15-9}$$

该方案提供了一种调节体系自由度的机制，可以实现从刚体 $(\theta = \varnothing)$ 到放开所有构象自由度 $(\bar{\theta} = \varnothing)$ 的灵活设置[7]。

为了确定晶体的结构，除确定分子的构象外，还需要确定如下参数：单胞的棱长和夹角，用 X 表示；每个分子的质心位置和取向，用 β 表示。

根据每个分子的质心位置、取向和构象，可以确定中心单胞的原子的笛卡尔坐标：

$$Y = Y\left(\theta, \bar{\theta}, \beta\right) \tag{15-10}$$

结合晶胞参数，可以确定其他单胞中的原子位置，从而可以计算中心单胞原子与其他单胞原子的距离及相互作用[7]。

晶体的晶格能可以表示为：

$$U_{\mathrm{latt}}\left(X, \beta, \theta\right) \equiv \Delta U_{\mathrm{intra}}\left(\theta, \bar{\theta}\right) + U_{\mathrm{inter}}\left(Q, Y, X\right) \tag{15-11}$$

其中，Q 是原子的电荷。晶体结构预测中的能量优化问题从数学上可表示为[7]：

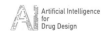

$$\min_{X, \beta, \theta} U_{\text{latt}}(X, \beta, \theta) \tag{15-12}$$

15.1.3.4 晶体结构搜索

晶体结构搜索的一个重要参数是空间群类型（在 230 种空间群中选择需要搜索的类型）。大多数有机化合物的晶型为单斜晶系、三斜晶系和正交晶系。手性化合物只能采取几种空间群，对于非手性化合物还要考虑带反演操作或镜面的空间群 [7, 8]。

对于给定的空间群，X，β，θ 中只有一部分是独立的，其余的可以根据对称性确定。利用晶体结构的空间群对称性，可以缩小 X，β，θ 搜索空间。但对称性限制有时候会导致得到的晶体结构是晶格能面上的一个鞍点，在做振动分析时存在虚频。这种情况应取消对称性限制，对分子结构进行微扰和局部优化，确定真正的局部最小值结构 [7, 8]。

（1）无偏搜索

无偏搜索是无偏向性地产生大量初始结构，然后进行能量优化。无偏搜索产生初始结构的方法有三种。

第一种是格点搜索法，该方法在晶体结构参数空间中的均匀网格上采样，它的优点是对空间的覆盖比较均匀，缺点是需要先确定采样点数，初始结构数量随晶体结构参数空间维度的增加呈指数增长。

第二种是随机搜索法，该方法通过晶体结构参数空间中的均匀分布随机采样作为初始结构，其优点是采样数可变，缺点是可能对空间的覆盖不均匀。

第三种是确定性低差异序列方法（deterministic low-discrepancy sequences）[10]，该方法每次添加新点时，使其与之前的采样点的距离最大；并且任何两个采样点的任何一维坐标都不相等。此方法对空间的覆盖比随机方法更有效，对采样数无限制，可随时中止，也可根据需要追加采样 [7, 9, 11]。

（2）有偏搜索

有偏搜索试图将搜索集中于晶格能面的最有希望发现晶体结构的区域。有偏算法包括蒙特卡洛模拟退火算法（Monte Carlo simulated annealing）[12]、进化算法（evolutionary algorithms）[13] 和粒子群优化算法（particle swarm optimization）[14] 等。

蒙特卡洛模拟退火算法由一个随机的起始结构开始，每次对当前结构进行随机扰动，产生一个与其邻近的新结构。如果新结构能量比当前结构低，接受新结构，替代当前结构；如果新结构能量比当前结构高，则以概率 $p = e^{-\Delta E/T}$ 接受新结构，其中 ΔE 为新结构与当前结构的能量差，T 为温度参数。进行若干轮搜索后，降低温度继续搜索。重复以上过程直到温度到达终止温度。记录搜索过程中找到的结构，通过此过程可找到许多低能结构。并行回火（parallel tempering，模拟退火的一个变体）已成功用于晶体结构搜索 [15]。

进化算法随机产生一组结构，然后对其中能量最低的一些结构进行选择（直接进入下一代）、交叉（参数重新组合）或突变（随机扰动），产生下一代结构。重复以上过程，直到满足终止条件。进化算法在晶体结构预测中也有应用 [16]。

粒子群优化算法随机产生一组结构，记录每个结构的当前参数，基于每个结构的历史最优参数及群体历史最优结构的参数，更新每个结构的参数；重复以上过程直至满足终止条件。粒子群优化算法在晶体结构预测中也有应用[17]。

无偏搜索算法可能会在没有晶体结构的区域浪费比较多的计算资源，有偏搜索算法则比较依赖于参数的选择[9]。

（3）分子的柔性

有两种处理分子柔性的方法，一种是先进行分子构象搜索，选取一些构象将其当作刚性分子，然后搜索晶体结构；另一种是将分子的构象自由度作为晶体参数空间的一部分，同时搜索。在搜索晶体结构时，将分子中的一些关键自由度设置成某些固定的数值，将无法有效地优化晶格能，导致一些潜在的晶体结构被过早排除；还可能使分子在堆积的时候无法调整构象（其中一些结构经过优化后对应于同一结构），使一些重复结构进入优化阶段，增加了后期需要精确计算能量的晶体结构数[7, 9]。

（4）挑选候选晶体结构

由晶体结构搜索得到的结构数量太多，需要挑选其中能量较低的结构。挑选候选晶体结构的方法有如下几种，第一种方法是选择晶格能不超过全局最小值加某个阈值的结构，一般阈值设置为 7 ~ 20 kJ/mol；第二种方法是选择一个晶型数量显著增加的能量值作为上限；第三种方法是基于晶格能排序，选择能量最低的 N（如 1000）个结构[7, 8]。

15.1.3.5　晶格能的计算方法

晶格能可以采用力场模型（force field model）或电子结构方法（electronic structure method）来计算。常用于评估晶格能模型的实验值，包括晶体的几何结构、两个晶型的能量差异和晶格能（如升华能）。

（1）晶格能的力场模型

力场模型将晶格能分为分子内能和分子间相互作用。

1）分子内能

晶格能中的分子内作用贡献项 ΔU_{intra}，是由于紧密堆积的晶体中的分子键长、键角和扭转角相对于气态最低能构象发生变形。分子的形变使分子的内能相对气态构象增加；另外，分子形变改变了分子中原子的位置和它们的电子密度，从而使分子与其他分子间的相互作用能降低。分子在晶体结构中的构象一般采取低能构象，这样 ΔU_{intra} 不至于太大。可以形成分子内氢键的化合物的 ΔU_{intra} 一般比较大，但可通过形成分子间氢键降低 U_{inter} 来补偿[7, 8]。

可迁移的力场模型如 DREIDING[18] 将分子内能作为键长、键角和扭转角相关能量的加和。但是，由于这些作用不是相互独立的，限制了力场模型的精度。目前晶体结构预测采用的方法是，基于孤立分子或晶体的量子力学计算结果拟合力场模型。

基于孤立分子的拟合方法针对目标分子的一组构象的量子力学计算结果，拟合分子内能与分子独立构象自由度 θ 的关系。其中两种拟合策略是受限埃尔米特插值（restricted Hermite interpolants）[19] 和局部近似模型（local approximate models, LAMs）[20]。这两种策略的前提是：分子间相互作用显著弱于分子内相互作用，分子形成晶体时，只有部分分子内自由度 θ（独立构象自由度，主要是单键扭转角）的取值与气相具有较大差别。在设置好 θ 的取值后，通过对其他分子内自由度 $\overline{\theta}$ 最小化分子内能 ΔU_{intra}，可以获得 $\overline{\theta}$、ΔU_{intra} 和原子电荷 Q；因此，分子内能、原子电荷和其他分子内自由度 $\overline{\theta}$ 可以看作 θ 的函数。

受限埃尔米特插值法基于预先选定的独立构象自由度 θ 的多维网格构建 ΔU_{intra} 和原子电荷 Q 的插值。其优点是只需要计算能量对 θ 的一阶偏导数，缺点是需要将采样点设置在网格上，网格点数量随独立构象自由度数增加而迅速增加，只能处理 3～6 个独立构象自由度。柔性更高的分子需要加一些人为限制才能处理 [7, 9, 19]。

局部近似模型在一些点 θ_1，θ_2… 附近对函数 $\Delta U_{intra}(\theta)$ 和 $\overline{\theta}(\theta)$ 作二次泰勒展开，对 $Q(\theta)$ 作线性泰勒展开。由于函数的连续性和可微性，可以保证局部近似模型在这些点周围的一个有限体积内的误差小于设定的阈值。局部近似模型可以在晶体结构预测的准备步骤预先计算，并将计算结果储存在数据库中。局部近似模型的优点是，以较小的计算代价获得精确的计算结果，能够处理独立构象自由度更大的分子。其缺点是，在优化时从一个区域移动到另一个区域时可能出现不连续现象，需要作适当调整 [7, 9, 20]。

基于孤立分子的模型也可以考虑晶体环境对分子的影响，如利用可极化连续介质模型（polarizable continuum model, PCM）将晶体中其他分子的影响当作一个外场（介电常数一般设置为 3～11），与不考虑晶体环境的诱导作用的模型相比，PCM 模型得到的晶体结构能量排序更为合理 [21]。

基于晶体的拟合方法，针对目标分子的一些晶体结构的量子力学计算数据，如静电势、晶格能和晶格能导数等，拟合力场参数；其缺点是计算量较大 [22]。

2）分子间相互作用

分子间相互作用可分为静电作用、色散作用和排斥作用。静电作用由原子所带电荷产生，它决定了晶体中分子的相对取向。静电作用对晶格能具有显著贡献。色散作用是不同分子间电子的相关作用引起的（分子间电子密度涨落相关），它倾向使分子紧密堆积。分子间的排斥作用主要由分子间电子密度发生重叠引起（泡利不相容原理），它决定分子间的接触距离 [8, 9]。

计算静电作用的方法包括原子中心点电荷和分布式多极矩（distributed multipoles），分布式多极矩采用原子和化学键上的多极矩展开表示分子的电荷分布特征 [23, 24]。点电荷和分布式多极矩可以通过拟合量子力学计算获得的分子静电势或电子密度获得。采用分布式多极矩可以拟合更高阶的与取向相关的作用，如孤对电子，π-p 堆积，因而获得更精确的分子间静电相互作用能 [9]。Day 等分别采用分布式多极矩模型和原子点电荷模型计算了 50 个分子的晶体结构能量，分布式多极矩模型计算结果中，64 个已知晶体结构中的 32 个是最低能量结构，或者在最低能量结构的 0.5 kJ/mol 范围内，而点电荷模型是 23 个。前者所有已知晶体结构的能量不超过最低能量结构 5.1 kJ/mol，而后者是 7.3 kJ/mol [24]。研究显示，诱导作用对晶格能的贡献大概占静电作用的 20%～40%。当化合物有不同的氢键模式时，诱导作用是区分晶格能的重要因素 [25]。晶体中的部分诱导作用可通过 PCM 模型的介电常数体现。由于与晶体结构相关的诱导作用计算复杂，在晶体结构预测中常常忽略。现在有一些新方法通过分布式的诱导偶极矩或通过计算晶体中的分子电子密度来计算诱导作用 [9]。

分子间的排斥 / 色散作用可以看作所有原子对的排斥 / 色散作用的加和，原子间的排斥 / 色散作用采用 Buckingham 势能函数[26]计算。

$$U_{ij}(r) = A_{ij}e^{-B_{ij}r} - \frac{C_{ij}}{r^6} \tag{15-13}$$

其中，r 是原子间距离；A_{ij}、B_{ij}、C_{ij} 是给定参数；i,j 是原子类型。公式右边第一项是排斥作用，第二项是色散作用。公式中的参数可以通过拟合实验数据或量子力学计算数据获得。

无限周期性结构的分子间相互作用的精确、有效算法对晶体结构预测至关重要，如 Ewald 加和方法被广泛用于计算无限周期性结构的电荷 - 电荷作用[27]。

（2）晶格能的电子结构方法

电子结构方法完全基于量子力学原理，不作分子内作用和分子间作用的区分，基于原子在周期性的晶体环境中的位置计算晶体的能量。电子结构方法的计算量一般比力场方法大。

1）周期性密度泛函理论

周期性密度泛函理论（periodic density functional theory）利用晶体结构的周期性特点，通过在单个晶胞上的计算获得整个晶体的波函数。周期性密度泛函理论的波函数可以采用平面波、原子中心高斯基组或自然原子轨道。周期性密度泛函理论的主要缺点是自相互作用误差，以及没有考虑长程的色散作用[9]。

色散作用是一种由一个区域的电子对另一个区域电子密度瞬时涨落的响应引起的吸引作用。色散作用能随两个原子距离的函数 $-1/r^6$ 衰减。DFT（density functional theory）的标准交换相关（exchange-correlation，XC）泛函如 Local Density Approximation（LDA）和 General Gradient Approximation（GGA）没有考虑瞬时密度涨落，而且在计算交换相关作用时只考虑了局部性质，因此不能准确描述色散作用。DFT-D（dispersion-corrected density functional theory）方法通过添加经典色散作用项来改进结果，

$$E_{tot} = E_{DFT} + E_{disp} = E_{DFT} - \sum_{A,B} \frac{C_6^{AB}}{r_{AB}^6} \tag{15-14}$$

其中，E_{tot}、E_{DFT} 和 E_{disp} 分别是总能量、DFT 计算能量和色散作用能量；r_{AB} 是原子 A、B 的距离；C_6^{AB} 是原子 A、B 的色散作用系数[28, 29]。

Reilly 等研究了振动能、精确交换（exact exchange）和多体色散作用（many-body dispersion）对晶格能计算的影响，发现振动能主要对比较晶体的晶格能与升华焓时有贡献；多体色散作用相对于二体色散作用，可以将计算平均绝对误差（mean absolute error）从 10.04 kJ/mol 降低到 3.92 kJ/mol；精确交换可以系统地提升计算精度，其贡献大概为 3 kJ/mol。当同时考虑振动能、精确交换和多体色散作用时，平均绝对误差为 3.92 kJ/mol，达到了化学精度（4.2 kJ/mol）[30]。

2）快速的电子结构计算方法

由于周期性 DFT-D 计算量太大，研究人员开发了计算量较小的最小基组 Hartree-Fock 方法（minimal basis set Hartree-Fock，HF-3c)[31] 和色散校正的密度泛函紧束缚方法（dispersion-corrected density functional tight binding，DFTB-D）[32, 33]。

HF-3c 方法在最小基组 HF 方法的基础上，针对色散作用、基组重叠误差（basis set superposition error）和短程基组不完备效应（short-ranged basis set incompleteness effects）引入了三个校正项，适合有机化合物和非共价复合物性质的计算[31]。

DFTB 是一种基于有限数量原子轨道基组的、几乎不需要参数的半经验密度泛函方法。DFTB 可通过将 DFT 总能量对一个参考电子密度的泰勒展开得到，DFTB1、DFTB2 和 DFTB3 分别对应于一阶、二阶和三阶泰勒展开[34]。色散校正的密度泛函紧束缚方法基于 DFTB3，改善了对电荷极化的描述，在此基础上作了针对非局域电子相关作用的色散校正[32, 33]。

这些方法计算量和精度介于力场方法和周期性 DFT-D 之间，如 DFTB-D 的计算速度比一般 DFT-D 方法快 2～3 个数量级[33]；HF-3c 和 DFTB-D 预测的晶格能的平均绝对偏差分别为 7.1 kJ/mol[35] 和 10.4 kJ/mol[32]。

3）电子结构计算与机器学习相结合的方法

注意到半经验的电子结构计算方法、HF 或 DFT 计算获得的分子能量占总能量的绝大部分，而计算量非常大的电子相关能只占总能量的很小部分，Ramakrishnan 等人发展了一种快速、精确的 Δ-ML 方法。Δ-ML 方法是一种电子结构计算与机器学习相结合的方法，它以一种计算量小的电子结构计算方法为基线模型，以一种高精度的电子结构计算方法为目标模型，利用机器学习方法拟合两者计算结果的差值，这样可以较小的计算代价获得高精度的结果[36]。

Wengert 等人发展了一种高效的、基于 Δ-ML 的晶体结构预测方法，该方法以具有足够分子间长程相互作用计算精度的 DFTB+TS 为基线模型，利用机器学习模型拟合基线模型与高精度模型（PBE+MBD 或 SCS-MP2）计算的分子间短程相互作用的差值。该方法从晶体结构中提取分子团簇作为训练集，避免构造晶体的高精度训练集，从而大大减少了计算需求[37]。

15.2 药物剂型设计

15.2.1 药物剂型简介

药物应用于临床的形式称为药物剂型（dosage form）。药物剂型对药物作用性质、作用速度、治疗效果、靶向性以及毒副作用都有影响[38]。采用恰当的剂型可以提高药物的疗效、降低药物的毒副作用和增加病人的顺应性。

15.2.1.1 药物剂型分类

药物剂型繁多，常见的就有 40 多种[39]。

按形态分类：可分为固体剂型、半固体剂型、液体剂型和气体剂型。固体药物口服制剂最常用的是片剂和胶囊剂。

按分散系统分类：可分为固体分散型、微粒分散型、乳剂型、混悬型、胶体溶液型、溶液型和气体分散型。

按给药途径分类：可分为经胃肠道给药剂型和非经胃肠道给药剂型。

15.2.1.2　药物中的常见辅料

药物辅料（excipient）指药品中除原料药即活性药物成分（active pharmaceutical ingredient，API）外的其他物质。常见的药物辅料包括黏合剂（binder）、崩解剂（disintegrant）、填充剂（filler，diluent）、润滑剂（lubricant）、助流剂（glidant，flow enhancer）、表面活性剂（surfactant）、助压剂（compression aid）、着色剂（color）、甜味剂（sweetener）、调味剂（flavor）、防腐剂（preservative）、pH 调节剂（pH modifiers/buffer）、悬浮/分散剂（suspending/dispersing agent）、渗透剂（tonicity agent）、包衣剂（film formers/coating）和打印墨水（printing ink）等[34, 35]。辅料的作用包括：①保护和支持作用，增强药物的安全性、生物利用度和病人的顺应性；②药品制造过程中的协助作用；③辅助产品的识别。片剂常用的辅料包括填充剂、润湿剂与黏合剂、崩解剂、润滑剂、着色剂和矫味剂。

填充剂：包括稀释剂和吸收剂，稀释剂的作用是增加物料的重量和体积，使其达到制备要求。吸收剂可吸收液体成分，便于制备。常用稀释剂有乳糖、淀粉、预胶化淀粉、糊精、环糊精、微晶纤维素和甘露醇[38, 39]。

润湿剂和黏合剂：润湿剂可诱发物料的黏性，黏合剂可增加物料黏性，便于物料压缩成型。有些药物粉末自身具有黏性，只要加入润湿剂就可以使其黏合；另外一些药物粉末没有黏性或黏性很小，需要加入黏合剂才能使其黏合。常见的润湿剂和黏合剂有蒸馏水、乙醇、羟甲基淀粉钠、羟丙基纤维素和羟丙基甲基纤维素等[38, 39]。

崩解剂：崩解剂具有吸水膨胀性，在胃肠液中吸水膨胀，使片剂崩解成细小颗粒，促进药物的溶解与吸收。常见崩解剂有淀粉、羟甲基淀粉钠、低取代羟丙基纤维素、交联羟甲基淀粉钠和交联聚乙烯吡咯烷酮[38, 39]。

润滑剂：润滑剂是助流剂、抗黏着剂和润滑剂的统称，具有润滑、抗黏和助流作用，可以降低固体药物生产过程中的摩擦力和黏着力，便于药物片剂的制作。常见润滑剂有硬脂酸镁、微粉硅胶、滑石粉、氢化植物油、聚乙二醇和月桂醇硫酸镁等[38, 39]。

着色剂和矫味剂：着色剂使片剂美观且容易分辨，矫味剂用于改善片剂的口味[38]。

15.2.1.3　药物口服固体剂型的制造工艺

药物口服固体剂型的加工对其成分有比较严格的要求。剂型的成分必须容易混合成均匀的混合物，流动性好，不黏附在加工设备的表面，可压缩成片剂或填充到胶囊中。

（1）药物口服固体剂型制造工艺中的常见单元操作

药物口服固体剂型制造工艺中涉及的单元操作有：混合（blending/mixing）、粉碎（size reduction/comminution）、湿法制粒（wet granulation）、干燥（drying）、碾压/辊压（roller compaction/chilsonation）、挤出滚圆法（extrusion-spheronization）、热熔挤出（hot melt extrusion）、压片（tabletting）、封装（encapsulation）、锅包衣（pan coating）、流化床包衣

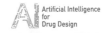

（fluid bed coating）和激光打孔（laser drilling）。各单元操作工艺参数参见文献[40]。

（2）药物口服固体剂型的常规制造工艺

药物口服固体剂型加工途径分为四类：①直接压片（direct compression）；②干法制粒（dry granulation）；③湿法制粒（wet granulation）。④其他更复杂的工艺可合并为其他技术一类（other technologies）。其中前三种为常规制造工艺。从分类①到分类④，工艺步骤增加，复杂度增加，成本也增加，解决原料药性质问题的能力增加，损耗增加[41]。

直接压片工艺：磨碎的药物与颗粒内辅料混合；压片。因为没有后续工艺，所以对原料药的性质要求较高。

干法制粒工艺：磨碎的药物与颗粒内辅料混合；碾压；磨碎/筛分颗粒；与颗粒外辅料混合；压片。

湿法制粒工艺：磨碎的药物与颗粒内辅料混合；加制粒液，制粒；湿法筛分；干燥；干法筛分；与颗粒外辅料混合；压片。湿法制粒比直接压片和干法制粒能处理更大范围性质的原料药。

其他更复杂的口服固体剂型制造工艺，如热熔制粒（melt granulation）、活性膜涂层方法（active membrance coating method）、液体分散技术（liquid dispensing technology），能解决高药物负荷（high-drug load）的湿敏感性原料药、容易降解的原料药或高活性原料药等的制造问题[41]。

15.2.2 原料药性质对剂型和工艺的影响

15.2.2.1 原料药的性质

（1）原料药的水溶性和肠道渗透性

原料药的水溶性和肠道渗透性是影响其药代动力学的重要性质，它们决定了口服固体剂型吸收的速率和程度。生物药剂学分类系统（biopharmaceutics classification system, BCS）根据药物的溶解度和肠道渗透性，将药物分成四类（参见表15-3），为药物分类提供了科学框架[42]。其中如果最高剂量单位的药物可以溶解在等于或小于 250 mL、pH 值 1.0 ～ 7.5、37℃ 的介质中，认为药物是高溶解性的；如果药物在胃肠道中稳定，且吸收程度高于85%，认为是高渗透性药物。

表 15-3　生物药剂学分类系统

类型	溶解性	渗透性
I	高	高
II	低	高
III	高	低
IV	低	低

（2）原料药的其他性质

原料药的其他重要性质包括[38]：

① 粉体粒子的大小、形态及分布。

② 微粉的比表面积 单位质量或容量的微粉所具有的表面积。

③ 微粉的密度和孔隙率 松密度指微粉的质量与容积之比。粒密度指微粉质量与扣除粒子间空隙后的物质体积之比。真密度指物质质量与扣除微粒内和粒子间空隙后的物质体积之比。

孔隙率指微粒内和粒子间空隙的体积与微粉总体积之比，提高制剂的孔隙率可以加快崩解。

④ 微粉的流动性 休止角指粉体堆积层的自由斜面与水平面的最大角度。休止角小于30°的微粉流动性良好，大于40°则流动性不好。粒径增加，休止角减小。流速是测定微粉流动性的重要方法。

⑤ 微粉的吸湿性 微粉在干燥环境吸湿较少，但当相对湿度增加到一定值时，吸湿量会大大增加。此相对湿度称为微粉的临界相对湿度（critical relative humidity，CRH）。

⑥ 微粉的润湿性 指液体在固体表面的铺展现象。

与制剂和药物制造工艺相关的常见物质属性参见表 15-4[40]。

表 15-4 常见物质属性

英文名称	中文名称	英文名称	中文名称
adhesive properties	黏附性，不同种分子的吸引	oversize	大粒
brittleness	脆性	particle shape	颗粒形状
bulk	松密度	particle size	颗粒大小
cohesive properties	凝聚性，同种分子的吸引	particle size distribution	颗粒大小分布
elasticity	弹性	plasticity	塑性
electrostatic properties	静电特性	polymer type	聚合物类型
fines	细粒	polymorph	多晶型
granule porosity	颗粒孔隙度	porosity	孔隙度
granule density	颗粒密度	solid form	固体形态
granule shape	颗粒形状	tablet defects	片剂缺陷
hardness	硬度	tablet dimensions	片剂大小
melting point	熔点	tapped density	振实密度
membrane thickness	膜厚度	true density	真密度
moisture content	水分含量	viscoelasticity	黏弹性

15.2.2.2 药物片剂的质量要求

片剂指原料药与其他辅料混合均匀后压制成的圆形或异形片状制剂。

（1）影响片剂性质的因素

在压制片剂时，颗粒在压力作用下发生滑动，使颗粒间的空隙和物料的体积减小；随着压力增加，颗粒破碎导致其表面积增加，颗粒之间的结合力增强，形成具有一定硬度的片剂。

塑性物料有利于片剂成型，而弹性物料对成型不利。低熔点药物在压缩时熔化，在压力释放后再结晶，可以增强片剂的结合力。鳞片状和针状晶型药物的结合力差。黏合剂可增加物料结合力，而润滑剂会降低物料的结合力。水分有利于颗粒在压缩时相互靠近，可以使药物发生重结晶，从而增加物料的结合力。在一定范围内增加压片时的压力、减小压缩的速度、延长加压时间，可以增加片剂的硬度。

（2）片剂的质量要求

药物片剂的质量要求如下：①外观性状。外观整洁，色泽均匀，无杂斑，无异物，硬度和耐磨性适宜。②重量差异。重量差异限度符合规定，保证原料药含量在目标范围。③硬度和脆碎度。药物需具有合适的硬度，避免药物在包装或运输过程损坏。④崩解时限。崩解时限指药物在规定条件下全部崩解成直径小于 2 mm 颗粒的时间。⑤溶出度或释放度。溶出度指药物在规定条件下从制剂中溶出的量与药物标示量的比率。⑥含量均匀性。含量均匀性指片剂中原料药含量与标示量的符合程度 [38]。

药物片剂常见的质量问题包括以下几种：①裂片（laminating tablets），指片剂开裂，包括顶裂（capping）和腰裂（laminating）；②松片（loosing tablet），指片剂松散；③黏冲（sticking），指压片时片剂表面被冲头粘去一部分；④片剂重量差异超限；⑤崩解迟缓，指片剂不能在规定的时间崩解；⑥溶出度不合格，指片剂在规定的时间未溶出规定量的药物；⑦含量均匀度不合格 [38]。

15.2.2.3　药物剂型及工艺的选择

（1）生物药剂学分类系统

生物药剂学分类系统可以帮助判断药物适宜采用哪种剂型（如表 15-5）[43]。

表 15-5　生物药剂学分类系统和剂型选择

类型	适宜剂型
Ⅰ	简单片剂或胶囊
Ⅱ	增溶
Ⅲ	简单片剂或胶囊
Ⅳ	增溶，吸收增强剂

（2）制造分类系统

生物药剂学分类系统考虑了药物的溶解和吸收性质。利用一些技术，比如降低颗粒的大小，可提高药物的溶解速度和口服利用度；但同时可能降低药物的流动性，增加药物的黏附性，从而增加了药物的制造难度。因此，考虑原料药性质时，既要参照生物药剂学分类系统，也要考虑制造便利性。制造分类系统（manufacturing classification system，MCS）可根据原料药性质，判断其适宜的制造工艺，有助于制剂配方和工艺的设计 [41]。生物药剂学分类系统和制造分类系统的联合使得剂型既满足溶解和吸收的要求，又便于制造。

制造分类系统考虑的性质主要包括以下内容：①预计剂量，药物剂量小于 50 mg 时毒副作用比较低，剂量小于 1 mg 时难以混合均匀，剂量大于 1.5 g 时病人吞咽困难；②颗粒大小，粒径中值 D_{50} 范围在 50 ～ 500 μm，颗粒太小可能有静电、流动性和吸附问题，太大则有药物制剂的重量控制问题；③形态学，针状或片状晶型难以加工；④表面积，在需要同时考虑颗粒大小和性状时，表面积是一个有用的参数；⑤晶型，原料药的固体晶型影响其性质，因此需保持稳定；⑥密度，原料药密度与可压缩性、流动性和压实性（抗拉强度与固体比率的关系）相关；⑦其他性质，包括颗粒流动性（Carr 指数）、由颗粒大小 / 性状等性质的差异导致的离析（segregation）、成品颗粒或混合料的可压片性（抗拉强度与压实压力的关系）和压实性、表面黏附性[41]。

适宜采用直接压片、干法制粒和湿法制粒工艺的原料药性质，以及直接压片、干法制粒和湿法制粒工艺各自对原料药性质的其他要求参见文献[41]。

15.2.3　药物剂型设计与预测

15.2.3.1　药物剂型的质量设计

质量源于设计或质量设计（quality by design，QbD），指质量应该设计入产品。很多质量问题与最初的设计有关，产品质量不是仅仅通过增加测试就能提高的。药物监管部门也鼓励企业采用基于风险的方法和 QbD 原则开发、制造和管理药物产品[40, 44]。

药物 QbD 是一种系统的开发方法，由预定义的目标开始，强调基于科学和质量风险管理对产品和工艺的理解和控制[40]。

药物质量设计的目标包括：实现基于临床性能的产品质量规范；提高工艺能力（process capability），减少产品的变异和缺陷；提高产品开发和制造效率；加强根本原因分析和审批后的变更管理[40]。

实验设计（design of experiments，DoE）和响应面方法（response surface methodology，RSM）是确定剂型输入变量的设计空间（design space）的重要工具，它们可以大大减少实验数量[44]。

（1）药物质量设计的流程

质量设计包括如下步骤：①设置药物的目标产品质量概况（quality target product profile，QTPP），确定关键质量属性（critical quality attribute，CQA）；②确定影响药物关键质量属性的关键物质属性（critical material attribute，CMA）；③确定影响药物关键质量属性的关键工艺参数（critical process parameter，CPP）；④制定控制策略[40, 44-46]。

（2）药物的目标产品质量概况和关键质量属性

目标产品质量概况是对产品要达到预期质量所必须具有的质量、安全性和效率方面特性的总结。目标产品质量概况是产品开发的设计基础。药物的目标产品质量概况包括：药物的一般性质（如药物临床适应证、剂型、剂量强度和给药途径等）；影响药代动力学性质的属性（如溶解性质、空气动力学性质）；药物质量标准（无菌性、纯度、稳定性和释放效果）[40, 44-46]。

药物关键质量属性，指为确保药物满足目标产品质量概况，药物的物理、化学、生物和

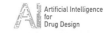

微生物性质应该在一个合适的范围。药物关键质量属性包括杂质、含量均匀性、含水率、崩解性和微生物限制等[40, 44-46]。

（3）药物剂型配方设计

药物剂型配方设计决定了药物能否达到病人的需求，以及在保存期是否能保持其性能。

药物剂型配方设计的要素包括：原料药的物理性质、化学性质和生物性质；确定辅料的类型和等级；原料药与辅料的相互作用；优化配方，确定辅料和原料药的关键物质属性。

药物剂型配方设计的目标是确定一个稳健的配方，避免药物处于失败的边缘。配方研究包括：确定原料药、辅料和生产中用料的关键物质属性；应用风险评估和科学知识确定潜在的高风险属性；进行实验设计并开展实验，确定关键物质属性与药物关键质量属性之间的函数关系，确定关键物质属性的可接受范围。原料药、辅料和生产中用料的关键物质属性的可接受范围即其配方设计空间[40, 44-46]。

（4）药物制剂工艺设计

药物制剂过程包括一系列单元操作，以生产具有适宜质量的产品。单元操作可以批量进行，也可以连续进行。药物片剂涉及的单元操作，主要包括混合、研磨、制粒、干燥、压缩和涂层。

工艺参数指单元操作的输入操作参数（如速度和流速）或状态参数（如温度和压力）。如果一个工艺参数的变异会影响关键质量参数，称其为关键工艺参数。

药物制剂的工艺研究包括：确定所有可能影响工艺性能的工艺参数；应用风险评估和科学知识确定潜在的高风险参数；进行实验设计并开展实验，确定关键物质属性、关键工艺参数与关键质量属性之间的关系，确定工艺参数的可接受范围。工艺参数的可接受范围即其工艺设计空间[40, 44-46]。

（5）控制策略

控制策略针对物质属性的变异性采取工艺措施，确保产品质量属性达到预期目标。控制策略通过比较生产过程中的参数与已知的参考参数，确定生产过程是否在控制中。控制策略建立在对配方参数、工艺参数与产品质量关系的知识基础之上，产品生命周期管理进一步增加这方面的知识，从而使产品持续改进。控制策略包括：基于输入物质属性对工艺及产品质量的影响，控制输入物质属性；控制对下游工艺和产品质量有影响的单元操作的工艺参数[40, 44-46]。

15.2.3.2 人工智能在药物制剂研究中的应用

（1）人工智能在药物制剂研究中的发展趋势

应用于药物制剂研究的人工智能方法包括机器学习和专家系统。

自20世纪90年代开始，机器学习在药物固体剂型开发中的应用日趋广泛，每10年发表的论文数量翻一番。涉及的机器学习算法包括 K 最近邻算法、决策树、随机森林、支持向量机和人工神经网络，其中人工神经网络是应用最多的算法[47]。深度学习算法也开始应用于药物制剂研究[48, 49]。机器学习的数据主要来自实验设计数据和内部数据库，极少数来

自公开数据库 [47]。

专家系统方面的研究相对较少，但专家系统在提供领域知识、帮助理解配方和工艺参数对产品的影响方面有其独到之处 [50]。

（2）药物剂型配方开发实例——无定形固体分散制剂的物理稳定性

大约 40% 的药物是不溶于水的化合物。无定形固体分散制剂（solid dispersion, SD），由于其制作便利及优异的增溶作用而备受青睐。固体分散剂是药物分子以无序结构分散在聚合物基质中形成的非晶态过饱和溶液。然而无定形是热力学不稳定的，很容易转变成稳定的晶形。这是阻碍该技术商业化的一个因素。目前测试无定形的物理稳定性需要 3 ～ 6 个月 [51]。

Han 等人 [51] 以 "solid dispersion" 和 "stability" 为关键词，从 Web of Knowledge 搜索到 646 种固体分散制剂的物理稳定性数据。数据包括 4 个部分：制剂配方、过程参数、稳定性测试条件和稳定性结果。他们将数据集划分为训练集（60%）、验证集（20%）和测试集（20%）。用分子量和熔点等 10 个分子描述符描述药物分子，用分子量和重复单元数等 11 个参数描述聚合物分子。药物比率（drug ratio）按药物在配方中的含量（百分比）计算。工艺参数分别为制备方法和工艺温度。稳定性研究的实验条件包括环境温度、环境湿度和储存时间（3 个月和 6 个月）。稳定性结果用 "稳定" 和 "不稳定" 表示。采用人工神经网络、支持向量机和随机森林等 8 种机器学习方法建立预测模型。

在 8 种机器学习模型中，随机森林模型获得了最好的预测准确率（82.5%）。随机森林模型中贡献最大的四个因素分别是药物比率、环境湿度、环境温度和制备温度。通过对 17β-雌二醇 -PVP 固体分散体的物理稳定性实验，验证了该预测模型（药物比率为 1：5 的制剂比 1：2 的制剂更稳定）。论文可为固体分散制剂提供理论指导。

（3）药物制造工艺开发实例——固体剂型的 GMP 连续湿法制粒工艺

药品的连续制造（continuous manufacturing）是制药工业中的一种新工艺，与传统的批量制造工艺相比，连续制造可以提高生产的灵活性和效率。

Roggo 等人 [49] 研究了一种固体剂型（双氯芬酸钠, diclofenac sodium）的 GMP 连续湿法制粒生产线。该生产线由以下连续单元组成：操作供给、双螺杆湿法制粒（twin-screw wet-granulation）、流化床干燥、筛分和压片。工艺参数包括：原料药给料速度、辅料给料速度、液体给料速度、制粒机螺杆速度、进气温度、进气速度和干燥机旋转速度。质量属性为原料药成分、颗粒大小分布和水分。改变工艺参数以测试其对产品质量的影响。利用收集到的数据构建了基于工艺参数预测产品质量属性的深度学习模型。深度学习模型的使用，减少了噪声的影响，简化了数据的解释，获得了对工艺更好的理解。结合工艺分析技术（process analytical technologies，PAT）和深度学习，可以构建一个针对连续生产线的监测系统。

15.3　展望

晶体结构预测比赛的结果显示，由于研究人员多年的努力，计算方法越来越丰富，预测的结果也越来越可靠。晶体结构预测方法的发展方向包括：发展更精确的算法，使模型能更好地反映晶体结构的实际情况；发展更多不同精度的算法。另外一个可能的发展方向是，将不确定性估计方法与晶体结构预测多步法结合，从而更好地避免遗漏重要结构，以及规划各种精度算法的运用，在相似的计算量下取得更好的效果。

药物制剂的设计与预测方法方面，由于公开的数据数量少，阻碍了其发展。今后的发展方向包括：建立高质量的公开数据库；将联邦学习等能充分利用各机构的私有数据并同时能防止商业机密泄露的算法应用于药物制剂的设计。另外，目前药物制剂的人工智能方法研究多集中在某个性质的预测，由于药物制剂涉及许多方面，开发集成性的人工智能预测模型将有更好的应用前景。

参考文献

[1] Stahly G P. Diversity in single- and multiple-component crystals. The search for and prevalence of polymorphs and cocrystals. *Crystal Growth & Design*, **2007**, *7*(6): 1007-1026.

[2] 苏德森，王思玲. 物理药剂学. 北京：中国医药科技出版社，2004.

[3] Zhang G G Z, et al. *Developing Solid Oral Dosage Forms*.2nd ed. Boston: Academic Press , 2017: 23-57.

[4] Pudipeddi M, Serajuddin A T M. Trends in solubility of polymorphs. *J Pharm Sci*, **2005**, *94*(5): 929-939.

[5] Hancock B C, Parks M. What is the true solubility advantage for amorphous pharmaceuticals? *Pharm Res*, **2000**, *17*(4): 397-404.

[6] 平其能. 现代药剂学. 北京：中国医药科技出版社，1998.

[7] Pantelides C C, Adjiman C S, Kazantsev A V. *Prediction and Calculation of Crystal Structures: Methods and Applications*. Atahan-Evrenk S, Aspuru-Guzik A. Topics in Current Chemistry.Cham: Springer International Publishing, 2014: 25–58.

[8] Price S L. Predicting crystal structures of organic compounds. *Chem Soc Rev*, **2014,** *43*(7): 2098-2111.

[9] Bowskill D H, Sugden I J, Konstantinopoulos S, et al. Crystal structure prediction methods for organic molecules: State of the Art. *Annu Rev Chem Biomol Eng*, **2021**, 12: 593-623.

[10] Sobol' I M. On the distribution of points in a cube and the approximate evaluation of integrals. *USSR Computational Mathematics and Mathematical Physics*, **1967,** *7*(4): 86-112.

[11] Karamertzanis P G, Pantelides C C. Ab initio crystal structure prediction-I. Rigid molecules. *J Comput Chem*, **2005,** *26*(3): 304-324.

[12] Kirkpatrick S, Gelatt C D, Vecchi M P. Optimization by simulated annealing. *Science*, **1983,** *220*(4598): 671-680.

[13] Holland J H. *Adaptation in Natural and Artificial Systems: An Introductory Analysis with Applications to Biology, Control, and Artificial Intelligence*. Cambridge: Bradford Books, 1992.

[14] Kennedy J, Eberhart R C. *Computational Cybernetics and Simulation 1997 IEEE International Conference on Systems, Man, and Cybernetics*, 1997, Vol 5: 4104-4108.

[15] Kendrick J, Leusen F J J, Neumann M A, et al. Progress in crystal structure prediction. *Chemistry*, **2011,** *17*(38): 10736-10744.

[16] Curtis F, Rose T, Marom N. Evolutionary niching in the GAtor genetic algorithm for molecular crystal structure prediction. *Faraday Discuss*, **2018,** *211*(0): 61-77.

[17] Zhang P, Wood G P F, Ma J, et al. Harnessing cloud architecture for crystal structure prediction calculations. *Crystal Growth & Design*, **2018,** *18*(11): 6891-6900.

[18] Mayo S L, Olafson B D, Goddard W A. DREIDING: a generic force field for molecular simulations. *J Phys Chem*, **1990,** *94*(26): 8897-8909.

[19] Karamertzanis P G, Pantelides C C. Ab initio crystal structure prediction. Ⅱ. Flexible molecules. *Molecular Physics*, **2007,** *105*(2-3): 273-291.

[20] Kazantsev A V, Karamertzanis P G, Adjiman C S, et al. Efficient handling of molecular flexibility in lattice energy

minimization of organic crystals. *J Chem Theory Comput*, **2011**, *7*(6): 1998-2016.

[21] Cooper T G, Hejczyk K E, Jones W, et al. Molecular polarization effects on the relative energies of the real and putative crystal structures of valine. *J Chem Theory Comput*, **2008**, *4*(10): 1795-1805.

[22] Neumann M A. Tailor-made force fields for crystal-structure prediction. *J Phys Chem B*, **2008**, *112*(32): 9810-9829.

[23] Stone A J, Alderton M. Distributed multipole analysis. *Molecular Physics*, **1985**, *56*(5): 1047-1064.

[24] Day G M, Motherwell W D S, Jones W. Beyond the isotropic atom model in crystal structure prediction of rigid molecules: Atomic multipoles versus point charges. *Crystal Growth & Design*, **2005**, *5*(3): 1023-1033.

[25] Welch G W A, Karamertzanis P G, Misquitta A J, et al. Is the induction energy important for modeling organic crystals? *J Chem Theory Comput*, **2008**, *4*(3): 522-532.

[26] Buckingham R A, Lennard-Jones J E. The classical equation of state of gaseous helium, neon and argon. *Proceedings of the Royal Society of London. Series A. Mathematical and Physical Sciences*, **1938**, *168*(933): 264-283.

[27] Ewald P P. Die berechnung optischer und elektrostatischer Gitterpotentiale. *Annalen der Physik*, **1921**, *369*(3): 253-287.

[28] Grimme S. Accurate description of van der Waals complexes by density functional theory including empirical corrections. *J Computational Chem*, **2004**, *25*(12): 1463-1473.

[29] Klimeš J, Michaelides A. Perspective: Advances and challenges in treating van der Waals dispersion forces in density functional theory. *J Chem Phys*, **2012**, *137*(12): 120901.

[30] Reilly A M, Tkatchenko A. Understanding the role of vibrations, exact exchange, and many-body van der Waals interactions in the cohesive properties of molecular crystals. *J Chem Phys*, **2013**, *139*(2): 024705.

[31] Sure R, Grimme S. Corrected small basis set Hartree-Fock method for large systems. *J Comput Chem*, **2013**, *34*(19): 1672-1685.

[32] Brandenburg J G, Grimme S. Accurate modeling of organic molecular crystals by dispersion-corrected density functional tight binding (DFTB). *J Phys Chem Lett*, **2014**, *5*(11): 1785-1789.

[33] Mortazavi M, Brandenburg J G, Maurer R J, et al. Structure and stability of molecular crystals with many-body dispersion-inclusive density functional tight binding. *J Phys Chem Lett*, **2018**, *9*(2): 399-405.

[34] Elstner M, Seifert G. Density functional tight binding. *Philosophical Transactions of the Royal Society A: Mathematical, Physical and Engineering Sciences*, **2014**, *372*(2011): 20120483.

[35] Brandenburg J G, Grimme S. *Prediction and Calculation of Crystal Structures: Methods and Applications*. Atahan-Evrenk S, Aspuru-Guzik A. Topics in Current Chemistry. Cham: Springer International Publishing, 2014: 1-23.

[36] Ramakrishnan R, Dral P O, Rupp M, et al. Big data meets quantum chemistry approximations: The Δ-machine learning approach. *J Chem Theory Comput*, **2015**, *11*(5): 2087-2096.

[37] Wengert S, Csányi G, Reuter K, et al. Data-efficient machine learning for molecular crystal structure prediction. *Chem Sci*, **2021**, *12*(12): 4536-4546.

[38] 张劲. 药物制剂技术. 北京: 化学工业出版社, 2005.

[39] 吕扬, 杜冠华. 晶型药物. 2版. 北京: 人民卫生出版社, 2019.

[40] Yu L X, Amidon G, Khan M A, et al. Understanding pharmaceutical quality by design. *AAPS J*, **2014**, *16*(4): 771-783.

[41] Leane M, Pitt K, Reynolds G. A proposal for a drug product Manufacturing Classification System (MCS) for oral solid dosage forms. *Pharmaceutical Development and Technology*, **2015**, *20*(1): 12-21.

[42] Amidon G L, Lennernäs H, Shah V P, et al. A theoretical basis for a biopharmaceutic drug classification: The correlation of in vitro drug product dissolution and in vivo bioavailability. *Pharm Res*, **1995**, *12*(3): 413-420.

[43] Fridgeirsdottir G A, Harris R, Fischer P M, et al. Support tools in formulation development for poorly soluble drugs. *Journal of Pharmaceutical Sciences*, **2016**, *105*(8): 2260-2269.

[44] Mishra V, Thakur S, Patil A, et al. Quality by design (QbD) approaches in current pharmaceutical set-up. *Expert*

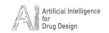

Opinion on Drug Delivery, **2018,** *15*(8): 737-758.

[45] Manzon D, Claeys-Bruno M, Declomesnil S, et al. Quality by design: Comparison of design space construction methods in the case of design of experiments. *Chemometrics and Intelligent Laboratory Systems*, **2020,** *200*: 104002.

[46] Pramod K, Tahir M A, Charoo N A, et al. Pharmaceutical product development: A quality by design approach. *Int J Pharm Investig*, **2016,** *6*(3): 129-138.

[47] Lou H, Lian B, Hageman M J. Applications of machine learning in solid oral dosage form development. *J Pharm Sci*, **2021,** *110*(9): 3150-3165.

[48] Yang Y, Ye Z, Su Y, et al. Deep learning for in vitro prediction of pharmaceutical formulations. *Acta Pharm Sin B*, **2019,** *9*(1): 177-185.

[49] Roggo Y, Jelsch M, Heger P, et al. Deep learning for continuous manufacturing of pharmaceutical solid dosage form. *European Journal of Pharmaceutics and Biopharmaceutics*, **2020,** *153*: 95-105.

[50] Dai S, Xu B, Shi G, et al. SeDeM expert system for directly compressed tablet formulation: A review and new perspectives. *Powder Technology*, **2019,** *342*: 517-527.

[51] Han R, Xiong H, Ye Z, et al. Predicting physical stability of solid dispersions by machine learning techniques. *Journal of Controlled Release*, **2019,** *311-312*: 16-25.

拓展阅读

在过去一年里，人工智能在药物晶型预测和剂型设计中的应用日益广泛。

在晶型预测方面，主要的进展是将人工智能与量子力学结合，以精确、快速地计算晶体的能量。如 Kapil 等结合最新的电子结构计算方法、机器学习势能函数和先进的自由能计算方法，计算有机分子晶体的从头算吉布斯自由能，从而比较不同晶型的稳定性。Atz 等采用半经验方法计算与 3D MPNN 相结合来拟合 DFT 计算结果，获得了比直接拟合更精确的结果。Wengert 等（2022）将他们发展的 Δ-ML 方法进一步应用于共晶的预测。Xiouras 等综述了人工智能在结晶过程的检测、模拟和控制，以及晶体理化性质分类和预测等方面的应用。Catlow 评论了晶体结构预测最近的一些进展。

在剂型设计方面，主要的进展包括：利用人工智能根据配方和工艺参数预测产品性质，利用人工智能辅助试验设计、检测及生产自动化。如 Han 等、Szlęk 等分别构建了口服崩解片（orally disintegrating tablets）的崩解时间预测模型。Mazur 等构建了形状与药物释放性质的预测模型，以设计能达到预期目标的形状。Schmitt 等利用机器学习预测喷雾干燥的分散体粒度。Cao 等开发了一种挑选辅料的算法，可以辅助实验设计。Floryanzia 等利用计算机视觉技术确定崩解时间点，从而使崩解测试自动化。Fink 等利用光学相干断层扫描（optical coherence tomography）和无监督实时评估，辅助固体药物涂膜工艺自动化。Jiang 等综述了 AI 技术在固体药物剂型开发中的应用。

本章内容未尽涉及，推荐如下相关文献供读者深入了解。

主要参考文献

Atz K, Isert C, Böcker M N A, et al. Δ-Quantum machine-learning for medicinal chemistry. *Phys Chem Chem Phys*, **2022,** *24*(18): 10775-10783.

Cao L, Russo D, Matthews E, et al. Computer-aided design of formulated products: A bridge design of experiments for ingredient selection. *Comput Chem Eng*, **2023**, *169*: 108083.

Catlow C R A. Crystal structure prediction: achievements and opportunities. *IUCrJ*, **2023**, *10*: 143-144.

Fink E, Clarke P, Spoerk M, et al. Unsupervised real-time evaluation of optical coherence tomography (OCT) images of solid oral dosage forms. *J Real-Time Image Proc*, **2022**, *19*(5): 881-892.

Floryanzia S, Ramesh P, Mills M, et al. Disintegration testing augmented by computer Vision technology. *Int J Pharm*, **2022**, *619*121668.

Han R, Yang Y, Li X, et al. Predicting oral disintegrating tablet formulations by neural network techniques. *Asian J Pharm*, **2018**, *13*(4): 336-342.

Jiang J, Ma X, Ouyang D, et al. Emerging Artificial Intelligence (AI) Technologies Used in the Development of Solid Dosage Forms. *Pharmaceutics*, **2022**, *14*(11): 2257.

Kapil V, Engel E A. A complete description of thermodynamic stabilities of molecular crystals. *Proc Natl Acad Sci U S A*, **2022**, *119*(6): e2111769119.

Mazur H, Erbrich L, Quodbach J. Investigations into the use of machine learning to predict drug dosage form design to obtain desired release profiles for 3D printed oral medicines. *Pharm Dev Technol*, **2023**, *28*(2): 219-231.

Schmitt J M, Baumann J M, Morgen M M. Predicting Spray Dried Dispersion Particle Size Via Machine Learning Regression Methods. *Pharm Res*, **2022**, 1-17.

Szlęk J, Khalid M H, Pacławski A, et al. Puzzle out Machine Learning Model-Explaining Disintegration Process in ODTs. *Pharmaceutics*, **2022**, *14*(4): 859.

Wengert S, Csányi G, Reuter K, et al. A Hybrid Machine Learning Approach for Structure Stability Prediction in Molecular Co-crystal Screenings. *J Chem Theory Comput*, **2022**, *18*(7): 4586-4593.

Xiouras C, Cameli F, Quilló G L, et al. Applications of Artificial Intelligence and Machine Learning Algorithms to Crystallization. *Chem Rev*, **2022**, *122*(15): 13006-13042.

作者简介

罗小民，博士，中国科学院上海药物研究所研究员、博士生导师。从事药物设计和分子模拟研究。

Email：xmluo@simm.ac.cn

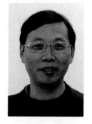

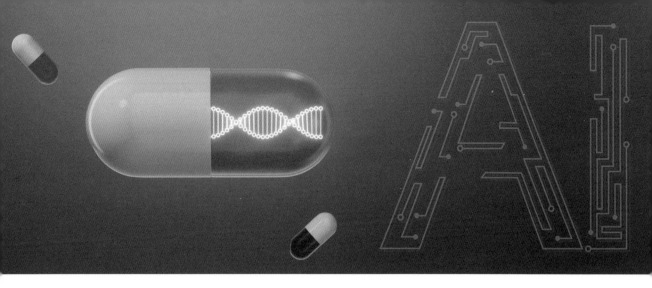

附录：缩略语对照表

缩略语	英文名称	中文名称
AAE	adversarial auto-encoders	对抗自编码器
ACE	automatic content extraction	自动内容抽取
ADE	adverse drug event extraction	药物副作用事件提取
ADMET	absorption, distribution, metabolism, excretion and toxic	吸收、分配、代谢、排泄和毒性
AE	auto-encoder	自编码器
AI	artificial intelligence	人工智能
AL	active learning	主动学习
ALAMO	automated learning of algebraic models for optimization	代数模型优化的自动学习
AMIE	association rule mining under incomplete evidence	基于不完备知识库的关联规则挖掘算法
AOPC	area over the perturbation curve	扰动量面积
APAAC	amphoteric pseudoamino acid composition	两性伪基酸组成
APD	atomic path descriptors	原子路径描述符
ASA	A* search algorithm	A* 搜索算法
ASPP	atrous spatial pyramid pooling	空洞空间金字塔池化
ATB	automatic topology builder	自动拓扑生成器
AUC	area under ROC curve	ROC 曲线下的面积
BB	bacterial biome	细菌生物群系
BBB	blood-brain barrier	血脑屏障
BEP	break-even point	平衡点
BiAAE	bidirectional adversarial auto-encoder	双向对抗性自动编码器
Bi-LSTM	bidirectional long short-term memory network	双向长短期记忆网络
BioNER	biomedical named entity recognition	生物医学命名实体识别
BioNEs	biomedical named entities	生物医学实体

缩略语	英文名称	中文名称
BLAST	basic local alignment search tool	一种基于局部序列相似性的比对工具
BN	batch normalization	批量归一化操作
BRO	batch representation orthonormalization	批量表示正交化
BS	beam search	集束搜索
CADD	computer-aided drug design	计算机辅助药物设计
CAOS	computer-aided strategies for organic synthesis	计算机辅助策略进行有机合成
CASP	critical assessment of protein structure prediction	蛋白质结构预测大赛
CCDC	cambridge crystallographic data center	剑桥晶体数据中心
CCM-AAE	constant-curvature Riemannian manifold adversarial auto-encoder	常曲率黎曼流形对抗自编码器
CCMS	constant-curvature Riemannian manifolds	常曲率黎曼流形
CDK	chemistry development kit	化学开发工具包
CFM-EI	competitive fragmentation modeling for electron ionization	电子电离的竞争性碎片建模
CLLMs	conditional log-linear models	有条件的对数线性概率模型
CMap	connectivity map	2006 年由博德研究所发布的一个基于干预基因表达的基因表达谱数据库：连接图
CNN	convolutional neural network	卷积神经网络
COD	crystallography open database	晶体学开放数据库
CoMFA	comparative molecular field analysis	比较分子场分析
CoMSIA	comparative molecular similarity indices analysis	相似性指数分析
CPI	compound-protein interaction	小分子蛋白质相互作用
CPR	computer-based patient record	基于计算机的病人记录
CSD	cambridge structural database	剑桥晶体结构数据
CSI	compound structure identification	化合物结构鉴定
CSP	crystal structure prediction	晶体结构预测
CTD	comparative toxicogenomics database	比较毒物遗传学数据库
CVs	collective variables	集合变量
CypD	cyclophilin D	亲环素 D
DBNs	deep belief networks	深度置信网络
DBSI	drug-based similarity inference	基于药物的相似性推理
DCC	dinucleotide cross covariance	双核苷酸交叉协方差
DDI	drug-drug interaction	药物 - 药物相互作用
DDPG	deep deterministic policy gradient	深度确定性策略梯度
DEL	DNA encoded compound library	DNA 编码化合物库技术
DFT	density functional theory	密度泛函理论
DG	distance geometry	距离几何
DGR	distillation guided routing	蒸馏引导路径模型
DILI	drug induced liver injury	药物性肝损伤

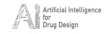

缩略语	英文名称	中文名称
DL	deep learning	深度学习
DMTA	design-make-test-analyze	设计 - 合成 - 测试 - 分析
DP	dynamic programming	动态规划
DPG	deterministic policy gradient	确定性策略梯度
DPIs	drug-protein interactions	药物 - 蛋白相互作用
DQN	deep Q-network	深度 Q 网络
DRL	deep reinforcement learning	深度强化学习
DRO	deep reaction optimizer	深度反应优化器
DSSP	dictionary of protein secondary structure	蛋白质二级结构词典
DTI	drug-target interaction	识别药物 - 靶点相互作用
DTNN	deep tensor neural network	深度张量神经网络
ECAAE	entangled conditional adversarial auto-encoder	纠缠条件性对抗自动编码器
ECFP	extended connectivity fingerprint	扩展连通性指纹
EDA	estimation of distribution algorithm	分布式估计算法
EDCs	endocrine disrupting chemicals	内分泌干扰化合物
EDP	entropy-density profile	熵密度分布
EGAT	edge-enhanced graph attention network	边增强图注意网络
EI	electron ionization	电子电离
EIIP	electron-ion interaction pseudopotential	电子 - 离子相互作用赝势
EipAP	electron-ion interaction pseudopotential average power	电子 - 离子相互作用赝势平均功率
EipSP	electron-ion interaction pseudopotential signal peak	电子 - 离子相互作用赝势信号峰
EiSNR	electron-ion interaction pseudopotential signal/noise ratio	电子 - 离子相互作用赝势信噪比
ELBO	evidence lower bound	证据下界
EMBL-EBI	European Molecular Biology Laboratory-European Bioinformatics Institute	欧洲生物信息学研究所
EMD	earth mover's distance	动土距离
EMR	electronic medical record	电子病历记录
ETKDG	experimental-torsion basic knowledge distance geometry	基于扭转角实验知识的距离几何
EV	export vector	输出矢量
EVB	empirical valence bond	经验价键
FBDD	fragment-based drug design	基于片段的药物设计
FCFP	functional class fingerprints	功能类指纹
FCN	fully convolutional network	全卷积网络
FEP	free energy perturbation	自由能微扰
FES	free energy surface	自由能面
FN	false negative	假阴性
FNN	forward fully connected neural network	前馈全连接神经网络
FP	false positive	假阳

缩略语	英文名称	中文名称
FP	fluorescence polarization	荧光偏振法
FPR	false positive rate	假阳性率
FunFams	functional families	功能家族
FunFHMMer	functional classification protocol	功能分类协议
GANs	generative adversarial networks	生成式对抗网
GAP	global average pooling	全局平均池化层
GAPs	Gaussian approximation potentials	高斯近似势函数
GAT	graph attention networks	图注意力网络
GCN	graph convolutional network	图卷积网络
GCNN	graph convolutional neural network	图卷积神经网络
GDB	generated databases	生成数据库
GDML	gradient domain machine learning	梯度域机器学习
GDT	global distance test	全局距离测试
GDT_TS	total score of global distance test	全局距离测试总分
GPCR	G protein-coupled receptors	G 蛋白偶联受体
GPU	graphics processing unit	图形处理单元
GRN	gene regulatory network	基因调控网络
GRU	gated recurrent unit	门控循环单元
GWAS	genome wide association study	全基因组关联分析
HBI	hydrogen bond increment	氢键增量
HDI	hub-depressed index	中心抑制指数
HDNNPs	high dimensional neural network potential functions	高维神经网络势函数
HMM	hidden Markov model	隐马尔可夫链模型
HPI	hub-promoted index	中心提升指数
HTS	high throughput screening	高通量筛选
InChI	international chemical identifier	国际化合物标识
IPA	invariant point attention	不变点注意力机制
ITC	isothermal titration calorimetry	等温滴定量热法
IUPAC	International Union of Pure and Applied Chemistry	国际纯粹与应用化学联合会
KEGG	Kyoto Encyclopedia of Genes and Genomes	一套医学信息数据库
KGE	knowledge graph embedding model	知识图谱嵌入模型
KO	knockout	单基因敲除
KPCA	kernel principal component analysis	核主成分分析
LBVS	ligand-based virtual screening	基于配体的虚拟筛选
LCAO	linear combination of atomic orbitals	原子轨道线性组合理论
LDDT	local distance difference test	局部距离差异测试
LE	ligand efficiency	高配体效率
LFESRs	linear free energy scaling relationships	线性自由能标度关系

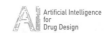

缩略语	英文名称	中文名称
LINCS	the library of integrated network-based cellular signatures	基于集成网络的细胞特征库
LLE	locally linear embedding	局部线性嵌入
LLMOD	large scale low-mode sampling	大规模低模采样
LMF	logistic matrix factorization	逻辑斯谛矩阵分解
LMOD	low-mode sampling	低模采样
LO	ligand observation	配体观察
LRN	local response normalization	局部响应归一化
LSH	locality sensitive hashing	局部敏感哈希
LSTM	long short-term memory	长短期记忆
m2dRNAs	multiobjective metaheuristic to design RNA sequences	多目标元启发式算法
Mb	myoglobin	肌红蛋白
MC	Monte Carlo	蒙特卡洛
MCMM	Monte Carlo multiple minima	蒙特卡洛多重最小法
MCTS	Monte Carlo tree search	蒙特卡洛树搜索
MD	molecular dynamics	分子动力学
MDP	Markov decision process	马尔可夫决策过程
MeSH	medical subject headings	医学主题词
MF	matrix factorization	矩阵分解
MFE	minimum free energy	最小自由能
MFF	multiple fingerprint features	多指纹特征
MHFP	MinHash fingerprint	最小哈希指纹
MILPs	mixed-integer linear program	混合整数线性规划
MLP	multilayer perceptron	多层感知机
MLPs	ML potentials	机器学习势函数
MorganFP	Morgan fingerprint	摩根分子指纹
MPNN	message passing neural network	消息传递神经网络
MPO	multiparameter optimization models	多参数优化模型
MRB	magnetic resonance data bank	生物核磁共振数据库
MS	mass spectrometry	质谱法
MVE	mean-variance estimation	均值 - 方差估计
MWED	minimum weighted edit distance	最小加权编辑距离
NAC	nonadiabatic coupling	非绝热耦合向量
NAM	neural association models	神经关联模型
NCBI	National Center for Biotechnology Information	美国国家生物信息安全中心
NCDB	national cancer database	美国国家癌症数据库
NDB	nucleic acid database	一个核酸结构数据库
NER	named entity recognition	命名实体识别
NGS	next-generation sequencing	"下一代"测序

缩略语	英文名称	中文名称
NLG	natural language generation	自然语言生成
NLP	natural language processing	自然语言处理
NLU	natural language understanding	自然语言理解
NMBAC	normalized Moreau-Broto autocorrelation	标准化 Moreau-Broto 自相关描述符
NMR	nuclear magnetic resonance	核磁共振
NNPs	neural network potentials	神经网络势函数
NQEs	nuclear quantum effects	核量子效应
ORF	open reading frame	开放阅读框
PAAC	pseudo amino acid composition	伪氨基酸组成
PCA	Principal component analysis	主成分分析
PC-PseDNC	parallel correlation PseDN composition	平行相关伪二核苷酸组成
PDB	protein data bank	蛋白质数据库档案
PDBe	protein data bank in Europe	欧洲蛋白质数据库
PDBj	protein data bank Japan	日本蛋白质数据库
PEM	pocket estimation method	口袋估计方法
PES	potential energy surface	势能面
PharmGKB	pharmacogenetics knowledge base	药物基因组学数据库
PIR	protein information resource	美国蛋白质信息资源数据库
PPI	protein protein interaction	蛋白质 - 蛋白质相互作用
PPInS	protein-protein interaction sitesbase	蛋白质 - 蛋白质复合物界面数据库
PPIs	protein-protein interactions	蛋白质 - 蛋白质相互作用关系
PROTAC	proteolysis-targeting chimeras	蛋白水解靶向嵌合分子
PROTCOM	the database of protein complexes	蛋白质 - 蛋白质复合物结构及相互作用数据库
PseDNC	pseudo dinucleotide composition	伪二核苷酸组成
PseNC	pseudo nucleotide composition	伪核苷酸组成
PSPNet	pyramid scene parsing network	金字塔场景解析网络
PSSM	position-specific scoring matrix	位置特异性打分矩阵
PSSP	protein secondary structure prediction	蛋白质二级结构的预测
PSSSA	protein secondary structure and solvent accessibility	二级结构及溶剂可及性描述符
QED	quantitative estimate of druglikeness	类药性
QSAR	quantitative structure activity relationship	定量构效关系
QSO	quasi-sequence-order	准序列顺序
QSPR	quantitative structure-property relationships	定量结构 - 性能关系
R2B	reactant-to-barrier	反应物到屏障物
RD	replica dynamics	副本动力学
REMD	replica-exchange MD	副本交换动力学
RetroXpert	retrosynthesis expert	逆合成专家
RF	random forest	随机森林

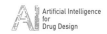

缩略语	英文名称	中文名称
RFE	recursive feature elimination	递归特征消除
RGN	reactant generation network	反应物生成网络
RKHSs	reproducing kernels	再生核
RL	reinforcement learning	强化学习
RMG	reaction mechanism generator	反应机制发生器
RMSD	root-mean-square deviation	均方根偏差
RNNs	recurrent neural networks	循环神经网络
ROC	receiver operating characteristic	受试者工作特征
ROSDAL	representation of structure diagram arranged linearly	线性排列的结构图表示法
SA	structural alerts	警示子结构
SAAE	supervised adversarial auto-encoder	监督对抗自动编码器
SAMFE	secondary structural average MFE	二级结构平均最小自由能
SAS	synthetic accessibility score	可合成性
SASA	solvent accessible surface area	溶剂可及表面积
SBDD	structure-based drug design	基于结构的药物设计
SCFG	stochastic context-free grammar	随机上下文自由语法
SCOPe	structural classification of proteins-extended	蛋白质结构分类扩展数据
SC-PseDNC	series correlation PseDN composition	系列相关伪二核苷酸组成
SDMFE	secondary structural minimum free energy	二级结构最小自由能
SF	scoring function	打分函数
sGDML	symmetric gradient domain machine learning	对称梯度域的机器学习方法
SIDER	side effect resource	副作用资源数据库
SLDLD	structural logarithm distance to lncRNA of acguD	到 acguD 的 lncRNA 的结构对数距离
SLDLN	structural logarithm distance to lncRNA of acguACGU	到 acguACGU 的 lncRNA 的结构对数距离
SLDPD	structural logarithm distance to pcRNA of acguD	到 acguD 的 pcRNA 的结构对数距离
SLDPN	structural logarithm distance to pcRNA of acguACGU	到 acguACGU 的 pcRNA 的结构对数距离
SLDRD	structural logarithm distance acguD ratio	结构对数距离 acguD 比率
SLDRN	structural logarithm distance acguACGU ratio	结构对数距离 acguACGU 比率
SLN	Sybyl line notation	Sybyl 线性表示
SME	semantic matching energy	语义匹配能量模型
SMILES	simplified molecular input line entry system	简化分子输入线输入系统
SmoPSSM	smoothed PSSM	平滑型位置特异性打分矩阵
SNOMED CT	systematized nomenclature of medicine–clinical term	临床医学系统化命名术语知识库
SOAP	smooth overlap of atomic positions	平滑原子位置重叠
SPLIFP	structural protein-ligand interaction fingerprint	结构性蛋白 - 配体相互作用指纹
SPMC	systematic torsional sampling	系统性扭转角采样
SPR	surface plasmon resonance	表面等离子共振
SSAP	sequential structure alignment program	序列性结构比对程序

缩略语	英文名称	中文名称
SSEs	secondary structural elements	二级结构元素
SVD	singular value decomposition	奇异值分解
SVM	support vector machine	支持向量机
Swiss-Prot	SWISS-PROT protein sequence data bank	瑞士生物信息研究所数据库
TAAP	total amino acid properties	总氨基酸性质
TBSI	target-based similarity inference	基于靶标的相似性推理
TD	temporal difference learning	时间差分学习
TDT	topic detection and tracking	主题检测和跟踪
TF	transcription factor	转录因子
TI	thermodynamic integration	热力学积分
TM-score	template modeling score	模板建模评分
TN	true negative	真阴性
TOF	turnover frequency	转换频率
TP	true positive	真阳性
TPR	true positive rate	真阳性率
TPSA	topological polar surface area	拓扑极性表面积
TrEMBL	translation of the European Molecular Biology Laboratory nucleotide sequence database	欧洲分子生物学实验室核苷酸序列翻译数据库
TSA	thermal shift assay	热漂移分析法
T-SNE	t stochastic neighbor embedding	t 分布领域嵌入
TTD	therapeutic target database	治疗靶点数据库
UMLS	unified medical language system	统一医学语言系统
UPS	ubiquitin-proteasome system	泛素 - 蛋白酶体系统
VAE	variational autoencoder	变分自编码器
ViT	vision transformer	视觉变换器
VS	virtual screening	虚拟筛选
WAC	weak affinity chromatography	弱亲和色谱
WGAN	Wasserstein generative adversarial network	Wasserstein 生成式对抗网络
WLN	Weisfeiler-Lehman network	韦斯费勒 - 雷曼网络
WLN	Wiswesser line notation	Wiswesser 线性表示
XAI	explainable AI	可解释性人工智能
XAI	explainable artificial intelligence	可解释性人工智能
ZINC	ZINC is not commercial	非商业虚拟筛选分子库

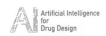

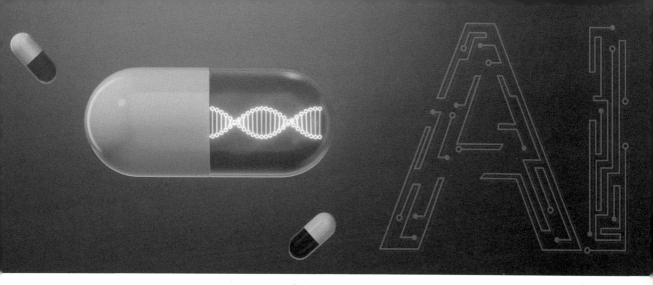

索引

Artificial Intelligence
for
Drug Design

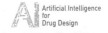

Artificial Intelligence
for
Drug Design